LEHRBUCH DER INNEREN MEDIZIN

VON

H. ASSMANN · K. BECKMANN · G. v. BERGMANN
H. BOHNENKAMP · R. DOERR · H. EPPINGER · E. GRAFE
FR. HILLER · G. KATSCH · W. NONNENBRUCH
A. SCHITTENHELM · R. SCHOEN · R. SIEBECK
R. STAEHELIN · W. STEPP · H. STRAUB† · F. STROEBE

VIERTE UMGEARBEITETE UND ERGÄNZTE AUFLAGE

ZWEITER BAND

MIT 163 ABBILDUNGEN

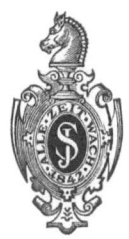

SPRINGER-VERLAG BERLIN HEIDELBERG GMBH 1939

ISBN 978-3-662-37142-8   ISBN 978-3-662-37855-7 (eBook)
DOI 10.1007/978-3-662-37855-7

ALLE RECHTE, INSBESONDERE DAS DER ÜBERSETZUNG
IN FREMDE SPRACHEN, VORBEHALTEN.
COPYRIGHT 1939 BY SPRINGER-VERLAG BERLIN HEIDELBERG
URSPRÜNGLICH ERSCHIENEN BEI JULIUS SPRINGER IN BERLIN 1939
SOFTCOVER REPRINT OF THE HARDCOVER 4TH EDITION 1939

Inhaltsverzeichnis.

Seite

Krankheiten des Wasser- und Salzstoffwechsels, Krankheiten der Nieren und Harnwege sowie der männlichen Geschlechtsorgane. Von Professor Dr. H. STRAUB †-Göttingen. Für die vierte Auflage bearbeitet von Professor Dr. K. BECKMANN-Stuttgart. (Mit 5 Abbildungen)... 1

- I. Allgemeine Pathologie des Wasser- und Salzstoffwechsels und der Harnbereitung 1
  1. Der Anteil der Niere an der Regulation der Blut- und Gewebszusammensetzung 1
  2. Die Konstanten der Blut- und Gewebszusammensetzung 9
     - a) Das Wasser... 9
     - b) Die Elektrolyte..................................... 11
     - c) Die Isohydrie....................................... 13
     - d) Die Körperasche.................................... 15
     - e) Organischer und anorganischer Stoffwechsel 16
     - f) Nahrung 16
     - g) Selektive Resorption................................ 16
     - h) Ausscheidung....................................... 17
  3. Extrarenale Regulation der Blut- und Gewebszusammensetzung 17
- II. Spezielle Pathologie und Therapie der Krankheiten des Wasser- und Salzhaushaltes... 23
  1. Krankheiten des Wasserhaushaltes........................... 23
     - Diabetes insipidus..................................... 23
     - Polydipsie.. 26
     - Symptomatische Polyurien............................. 26
     - Primäre Oligurie...................................... 27
     - Wasservergiftung und Durstkrankheit.................... 27
  2. Krankheiten des Salzhaushaltes............................. 29
     - Ungenügende und übermäßige Salzzufuhr. Salzfieber....... 29
     - Hypochlorämie.. 29
     - Phosphaturie... 30
  3. Transmineralisation...................................... 32
  4. Das Ödem.. 35
- III. Spezielle Pathologie der Nierenkrankheiten 40
  1. Symptomatologie 40
     - a) Blutdrucksteigerung................................. 40
     - b) Albuminurie. Cylindrurie............................ 44
     - c) Niereninsuffizienz.................................. 47
     - d) Poikilopikrie und Azidose........................... 49
     - e) Die Urämie... 49
     - f) Atemstörungen bei Nierenkranken..................... 52
     - g) Sonstige Begleitsymptome der Urämie................. 52
  2. Prüfung der Nierenfunktion................................ 53
     - a) Durch Urinuntersuchung............................ 53
     - b) Durch Blutuntersuchung............................ 56
     - c) Durch Vergleich zwischen Blut und Harn.............. 57
- IV. Klinik und Therapie der doppelseitigen hämatogenen Nierenkrankheiten . 57
  - Einleitung... 57
  1. Die Glomerulonephritis................................... 60
     - a) Die akute Glomerulonephritis........................ 60
     - b) Die chronische Glomerulonephritis................... 66
     - c) Die Herdnephritis................................... 70
     - d) Die Schwangerschaftsniere........................... 71
  2. Parenchymatöse Nierenerkrankungen........................ 72
     - a) Febrile Albuminurie................................. 72
     - b) Die Lipoidnephrose.................................. 72

	Seite
c) Die Amyloidniere	75
d) Nierenschädigungen durch Vergiftungen. Nekrosen	75
3. Hochdruckkrankheit und Nephrosklerose	77
4. Die arteriosklerotische Atrophie der Niere	81
5. Die Stauungsniere	81
V. Spezielle Pathologie und Therapie der sog. chirurgischen, ein- und doppelseitigen Erkrankungen der Nieren und der Harnwege	82
Spezielle Diagnostik	82
Physiologie und Pathologie der Harnentleerung	82
1. Infektiöse Erkrankungen der Harnwege	84
2. Die Tuberkulose der Nieren und der Harnwege	87
3. Harnstauung und Niere	88
4. Die Steinkrankheit des Nierenbeckens und der Harnblase	89
5. Die Paranephritis	91
6. Niereninfarkt	92
7. Tumoren der Nieren und der Harnwege	92
8. Kongenitale Anomalien der Nieren und der Harnwege	93
VI. Spezielle Pathologie und Therapie der männlichen Geschlechtsorgane	94
1. Die Erkrankungen der Prostata	94
2. Die Erkrankungen von Hoden, Nebenhoden und Samenblasen	95
Literatur	96

Die Krankheiten des Stoffwechsels und der Ernährung.
Von Professor Dr. E. GRAFE-Würzburg. (Mit 14 Abbildungen) 97

A. Allgemeine Physiologie und Pathologie des organischen Stoffwechsels und der Ernährung	97
I. Gesamtstoff- und Kraftwechsel	97
II. Die Sonderaufgaben der einzelnen Nahrungsstoffe	100
III. Die Vitamine	101
1. Vitamin A	104
2. Die B-Vitamine	104
3. Vitamin C	107
4. Vitamin D	108
5. Vitamin E	110
6. Vitamin H	111
7. Die Beziehungen der Vitamine untereinander und zu den Hormonen und Enzymen	111
IV. Nahrungsbedarf und allgemeine Diätetik	113
B. Spezielle Pathologie und Therapie der Krankheiten der Ernährung und des organischen Stoffwechsels	119
I. Wesen und Behandlung der Schädigungen durch unzureichende Ernährung	119
1. Hunger und Unterernährung und ihre Behandlung	120
2. Fieberstoffwechsel und Fieberdiät	122
3. Die A- und Hypovitaminosen und ihre Behandlung	123
II. Die Stoffwechselkrankheiten und ihre Behandlung	126
1. Die Fettsucht	127
2. Die Magersucht	142
3. Die Lipoidosen	146
4. Der Diabetes mellitus	147
5. Die Gicht	168
6. Seltenere Eiweiß-Stoffwechselerkrankungen	178
7. Die Porphyrinopathien	179
8. Allgemeines über sediment- und steinbildende Diathesen	180
Literatur	184

Die Krankheiten der Drüsen mit innerer Sekretion.
Von Professor Dr. H. EPPINGER-Wien. (Mit 29 Abbildungen) 186

I. Die Schilddrüse	191
A. Allgemeine Physiologie und Pathologie	191
1. Ausfallserscheinungen nach Schilddrüsenentfernung	192
2. Erscheinungen nach Schilddrüsenfütterung	194

B. Spezielle Pathologie und Therapie 195
 1. Hypothyreoidismus — Myxödem 195
 2. Hyperthyreoidismus — Basedowsche Krankheit 200
 3. Kropf und Kretinismus 209
II. Die Epithelkörperchen 212
 A. Allgemeine Physiologie und Pathologie 212
 B. Spezielle Pathologie und Therapie 215
  1. Die Tetanie 215
  2. Überfunktionszustände der Epithelkörperchen 218
III. Die Hypophyse 220
 A. Allgemeine Physiologie und Pathologie 220
 B. Spezielle Pathologie und Therapie 225
  1. Die Akromegalie 226
  2. Der Riesenwuchs 229
  3. Die Dystrophia adiposogenitalis (Typus Fröhlich) 229
  4. Cachexia hypophyseopriva (Typus Simmonds) 233
  5. Der hypophysäre Zwergwuchs 234
  6. Das basophile Vorderlappenadenom (Morbus Cushing) 236
  7. Diabetes insipidus 237
IV. Die Nebennieren 238
 A. Allgemeine Physiologie und Pathologie 238
 B. Spezielle Pathologie und Therapie der Nebennieren 241
  1. Die Addisonsche Krankheit 241
  2. Übermäßige Funktion der Nebenniere 243
V. Die Zirbeldrüse 245
VI. Die Thymusdrüse 246
VII. Das Pankreas 248
VIII. Die Keimdrüsen (Ovarium und Hoden) 249
IX. Die pluriglanduläre Insuffizienz 253
Literatur 254

Die Krankheiten des Blutes und der blutbildenden Gewebe.
Von Professor Dr. A. Schittenhelm-München. (Mit 26 Abbildungen) 255
Einleitung 255
I. Allgemeine Physiologie und Pathologie des Blutes und der blutbildenden Gewebe 256
 A. Blutmenge, Blutzusammensetzung, Blutkörperchensenkung 256
 B. Blutgerinnung 257
 C. Blutgruppen und Bluttransfusion 258
 D. Die wichtigsten diagnostischen Untersuchungsmethoden und Normalwerte 260
 E. Die blutbildenden Gewebe im embryonalen und postembryonalen Leben . 261
  1. Die roten Zellformen 262
   a) Bildung und Untergang, Funktion und Zusammensetzung der Erythrocyten 262
   b) Die Morphologie der roten Zellformen 264
  2. Die weißen Zellformen 268
   a) Bildung, Untergang, Funktion und Zusammensetzung der weißen Zellen 268
   b) Die Morphologie der weißen Zellformen 270
  3. Die blutbildenden Gewebe 274
   a) Knochenmark, Sternalpunktion (Hämomyelogramm) und ihre diagnostische Bedeutung 274
   b) Lymphatisches Gewebe, Funktion und Untersuchung 280
   c) Milz, Funktion und Untersuchung 281
   d) Reticuloendotheliales System 283
  4. Theorien der postembryonalen Blutbildung 283
II. Die Krankheiten des Blutes und der blutbildenden Gewebe 284
 A. Erkrankungsformen der Erythrocytopoese 284
  1. Hypochrome Anämien, Hämoglobinbildungsstörung 285
   a) Die posthämorrhagische Anämie 285
   b) Alimentäre Anämien 287
   c) Chlorose 287

d) Achylische Chloranämie. Essentielle hypochrome Anämie 289
e) Symptomatische hypochrome Anämien 291
2. Hyperchrome Anämien. Störung der Zellreifung und Zellbildung . . . 294
   a) Hyperchrome perniziöse Anämie (BIERMER) 295
   b) Symptomatische perniciosaähnliche Anämien 302
3. Abwechselnde Entstehung hypo- und hyperchromer Anämien durch dieselbe Schädlichkeit, Bleianämie 302
4. Hämolytische Anämien mit kongenital und erbmäßig bedingten Zellanomalien 304
   a) Konstitutionelle hämolytische Anämie (hämolytischer Ikterus, Kugelzellenanämie) 304
   b) Erworbene hämolytische Anämie (symptomatische Form) 308
   c) Elliptocytose (Ovalocytose) 308
   d) Sichelzellenanämie. Ovalocytenanämie 308
   e) Die Erythroblastenanämie (COOLEYsche Anämie. Mediteranämie) 308
   Anhang: Symptomatische hämolytische Anämien 309
5. Hypoplastische und aplastische Anämien 309
   a) Kryptogenetische aplastische Anämie, Aleukie, Panmyelophthise . 310
   b) Symptomatische aplastische Anämien 312
6. Polyglobulien (Polycythämie) 313
   a) Erythrocytose, Symptomatische Polyglobulie 313
   b) Polycythaemia rubra (Erythrämie) 313
B. Erkrankungsformen der Leukocytopoese und der weißen Blutzellen . . . 315
1. PELGERsche familiäre Kernanomalie 316
2. Symptomatische Änderungen der Leukocytopoese 316
3. Infektiöse Mononukleose, Pfeifersches Drüsenfieber. Monolymphocytose 317
4. Agranulocytose. Granulocytopenie 318
5. Leukämien (Leukosen) 321
   a) Akute Leukämien (Leukosen) 322
   b) Chronische myeloide Leukämie (myelogene Leukose) 325
   c) Chronische lymphatische Leukämie (chronische Lymphadenose, lymphogene Leukose) 329
   d) Andere chronische Leukosen 332
6. Geschwulstformen 333
   a) Chlorom (Chloroleukämie) 333
   b) Lymphosarkom (KUNDRAT) 333
   c) Retothelsarkom (Reticuloendothelsarkom) 334
   d) Myelom (KAHLERsche Krankheit) 334
C. Hämorrhagische Diathesen 335
1. Erkrankungsformen der Thrombocytopoese und der Thrombocyten . . 335
   a) Symptomatische Änderung der Thrombocytenzahl 335
   b) Morbus maculosus Werlhofii. Essentielle Thrombopenie 336
   c) Heredopathien von Blutplättchen, erbliche Thrombopathien . . . 339
      α) Hereditäre hämorrhagische Thrombopathie (GLANZMANN) . . . 339
      β) Konstitutionelle Trombopathie (v. WILLIBRAND-JÜRGENS) . . . 339
      γ) Typus NÄGELI 339
      δ) Typus JÜRGENS 339
2. Gefäßwandschädigungen: Capillartoxikosen. Venöse Blutungen . . . 339
   a) Morbus SCHÖNLEIN-HENOCH, ALLERGische Capillartoxikose 340
   b) Pupura majocchi (Teleangiectasia annularis) 341
   c) OSLERsche Krankheit (familiäres Nasenbluten) 341
   d) HIPPEL-LINDAUsche Krankheit 341
3. Hämophilie 341
   a) Echte Hämophilie 341
   b) Fibrinopenische Pseudohämophilie 344
D. Die Hämoglobinurien 344
1. Die Kältehämoglobinurie 345
2. Die Marschhämoglobinurie 346
3. Paroxysmale Myoglobinurie 347
E. Lymphdrüsenerkrankungen 347
1. Lymphogranulom (PALTAUF) 347
2. Tuberkulöses Granulom 352
3. Luisches Granulom 352

	Seite
4. Lepröses Granulom	352
5. Andere Lymphdrüsenerkrankungen	352

F. Erkrankungen der Milz. Splenomegalien und Lipoidosen 353
   1. Megalosplenien bei Infektionen 353
   2. Megalosplenie bei Lebercirrhosen. BANTIsche Krankheit 354
   3. Megalosplenie bei Stauung und Pfortadererkrankung 355
   4. Milzinfarkt und Milzabsceß 355
   5. Megalosplenien bei Blutkrankheiten 356
   6. Neubildungen der Milz. Echinococcus 356
   7. Ablagerungs- und Speicherungsvorgänge in der Milz. Die Milz bei Stoffwechselstörungen 356
      a) Die Amyloidmilz 356
      b) Die Pigmentablagerungen 357
      c) Lipoidablagerungen, Xanthomatose 357
         α) Die GAUCHERsche Krankheit (cerebrosidige Lipoidose) 357
         β) NIEMANN-PICKsche Krankheit. Lipoidzellige Splenomegalie (phosphatidige Lipoidose) 358
         γ) CHRISTIAN-SCHÜLLERsche Krankheit (cholesterinige Lipoidose) .. 359
         δ) Glykogenspeicherungskrankheit (v. GIERKE) 360
Literatur 360

Krankheiten der Bewegungsorgane. Von Professor Dr. H. ASSMANN-Königsberg/Pr. (Mit 27 Abbildungen) 361
Physiologische Vorbemerkungen 361
 I. Erkrankungen der Muskeln und Sehnen 362
   1. Angeborene Muskeldefekte 362
   2. Muskelatrophie 363
   3. Akute degenerative Schädigungen der Muskulatur 364
   4. Haffkrankheit 365
   5. Muskelschmerzen nach Anstrengungen 366
   6. Polymyositis 366
   7. Myositis acuta epidemica (BORNHOLMsche Krankheit) 367
   8. Lokale Myositis 367
   9. Myositis ossificans 367
  10. Calcinosis universalis 369
  11. Kalkgicht 369
  12. Verkalkung von Schleimbeuteln (Periarthritis humeroscapularis usw.) .. 370
  13. Calcaneus- und Olecranonsporn 370
  14. Muskelrheumatismus und Myalgie 370
 II. Erkrankungen der Gelenke 374
  A. Akute Gelenkerkrankungen 374
   1. Akuter Gelenkrheumatismus 374
   2. Sonstige akute Infektarthritiden 381
      a) Arthritis durch Streptokokken-, Pneumokokken-, Meningokokken-, Staphylokokkeninfektionen 381
      b) Gonokokkenarthritis 382
      c) Arthritiden bei Scharlach und anderen exanthematischen Infektionskrankheiten 383
      d) Arthritiden bei Ruhr, Typhus, Morbus BANG usw. 383
      e) Tuberkulöse Arthritiden 384
      f) Luetische Arthritiden 384
      g) Anaphylaktische Gelenkerkrankungen 385
  B. Chronische Gelenkerkrankungen 386
   1. Chronische Arthritis 386
      a) Sekundäre Polyarthritis 388
      b) Primäre chronische Polyarthritis 391
      c) Spondylarthritis ankylopoetica 392
      d) STILLsche Krankheit 394
      e) Behandlung der chronischen Polyarthritis 395
   2. Osteoarthrosis deformans 396
      Spondylosis deformans 400
      Knorpelknötchen 401
      Calcinosis intervertebralis 401

	Seite
Behandlung der Arthrosis und Spondylosis deformans	402
Neuropathische Gelenkerkrankungen	402
3. Osteoarthrosis (Osteochondrosis) deformans juvenilis (necroticans)	404
4. Kaschin-Becksche Krankheit	405
5. Blutergelenke	405
6. Gicht	406
III. Erkrankungen der Knochen	406
A. Entwicklungsstörungen der Knochen	406
1. Chondrodystrophie	407
2. Osteogenesis imperfecta	408
B. Andere allgemeine Knochenerkrankungen	409
1. Knochenatrophie	409
2. Osteomalacie	410
3. Rachitis	413
4. Möller-Barlowsche Krankheit	416
5. Ostitis fibrosa (Recklinghausen)	416
6. Ostitis deformans (Paget)	419
7. Osteosklerose	421
8. Marmorknochenkrankheit	422
9. Melorheostose	422
10. Periostitis hyperplastica (Osteoarthropathie hypertrophiante Pierre Marie)	422
C. Entzündliche Knochenerkrankungen	423
1. Osteomyelitis durch Eitererreger	423
2. Knochenerkrankungen bei Typhus	423
3. Knochenlues	424
4. Knochentuberkulose	426
5. Knochenerkrankungen bei Lymphogranulomatose, Lepra, Aktinomykose	426
6. Knochenechinokokken	426
D. Knochenveränderungen bei Erkrankungen des Blutes	426
E. Knochenveränderungen bei Erkrankungen des Stoffwechsels	427
F. Geschwülste der Knochen	427
1. Multiple Enchondrome	427
Kartilaginäre Exostosen	427
2. Multiple Myelome und Endotheliome	428
3. Metastatische Knochengeschwülste	429
Literatur	433

Organische Nervenkrankheiten. Von Fr. Hiller-München.
(Mit 51 Abbildungen) 434

Allgemeiner Teil.

I. Anatomie des Zentralnervensystems	434
1. Die topographische Anatomie der Hirn- und Rückenmarksoberfläche	434
2. Histologie des Zentralnervensystems	439
3. Die Hüllen des Zentralnervensystems	440
4. Die Blutversorgung des Zentralnervensystems	441
5. Der Liquor cerebrospinalis	441
II. Allgemeines über die Reaktionen des Zentralnervensystems und des Liquors bei Schädigungen des Organs	441
III. Physiologische Voraussetzungen	443
IV. Das sensible System	447
1. Die periphere Sensibilität	447
a) Die Rezeptionsorgane	447
b) Die peripheren sensiblen Nerven sowie die bei peripheren Nervenläsionen auftretenden Sensibilitätsstörungen (Prinzipielles über die Neuralgie und Neuritis)	448
2. Die zentrale Sensibilität	451
a) Der Wurzeleintritt. Segmentales Sensibilitätsschema. Radikuläre sensible Reizerscheinungen und Lähmungen	451

Seite
 b) Die sensiblen Bahnen im Rückenmark, ihre Funktionen und Läsionsfolgen 453
 c) Die sensiblen Bahnen im Hirnstamm und Großhirn und die Folgen ihrer Läsion 456
V. Das motorische (pyramidale) System 459
 1. Das zentrale motorische Neuron. (Die motorische Rinde und die Pyramidenbahn.) Ihre Läsionsfolgen 459
  a) Spastische Lähmungen im allgemeinen 461
  b) Die klinischen Symptome bei Läsionen der Hirnrinde und der inneren Kapsel 463
 2. Die periphere Motilität (das letzte motorische Neuron) 467
  a) Die motorischen Vorderhörner und Vorderwurzeln sowie die Folgen ihrer Läsion. Die spinale Lokalisation der Reflexe 467
  b) Die motorischen Nerven; periphere motorische und Hirnnervenlähmungen 469
VI. Das olfactorische System und seine Störungen 481
VII. Das optische System 481
 1. Anatomie und Physiologie 481
 2. Störungen im optischen System 483
 3. Die Störungen der Augenbewegungen und der Pupilleninnervation . . . 486
VIII. Das akustische System 488
 1. Anatomie und Physiologie 488
 2. Die Störungen im akustischen System 489
IX. Das Vestibular- und Kleinhirnsystem 490
 1. Die afferenten Beziehungen des Kleinhirns 490
 2. Die efferenten Beziehungen des Kleinhirns 491
 3. Die Läsionen des Kleinhirnsystems 492
 4. Labyrinth- und Vestibularisläsionen. Der Schwindel 493
X. Das extrapyramidal-motorische System 494
 1. Anatomie und Physiologie 494
 2. Pathophysiologie des extrapyramidal-motorischen Systems 496
  a) Tonusstörungen (Hyper- und Hypotonie) 496
  b) Bewegungsstörungen (Hypo- nnd Hyperkinesen) 497
 3. Läsionsfolgen einzelner Teile des extrapyramidal-motorischen Systems . 499
XI. Das vegetative oder autonome Nervensystem 500
 1. Anatomie 500
 2. Physiologie und Pathophysiologie des autonomen Nervensystems . . . 502
 3. Die vegetative Innervation einzelner Organe sowie die Innervation von Blase und Mastdarm und ihre Störungen 503
XII. Syndrome 506
 1. Das Syndrom der R-Querschnittsläsion 506
 2. Das Syndrom der Halbseitenläsion (BROWN-SÉQUARD) 507
 3. Das Kompressionssyndrom 508
 4. Syndrome seitens der Medulla oblong., des Pons und Mittelhirns . . . 509
  a) Bulbäre Syndrome 509
  b) Pontine Syndrome 511
  c) Mittelhirnsyndrome 511
XIII. Die klinisch wichtigen Formen der Störungen des Erkennens, Handelns und der Sprache, ihre Symptomatologie und Lokalisation 512
 1. Die taktile Agnosie (reine Tastlähmung WERNICKES) 513
 2. Die optische Agnosie (Seelenblindheit LISSAUERs) 513
 3. Apraxie 514
  Die klinischen Formen der Apraxie 515
 4. Störungen der Sprache im allgemeinen 516
  Die klinischen Formen der Aphasie 520
  a) Die subcorticale sensorische Aphasie (reine Worttaubheit) . . . 520
  b) Die corticale sensorische Aphasie WERNICKES 520
  c) Die subcorticale motorische Aphasie (Wortstummheit) 521
  d) Die corticale motorische Aphasie BROCAS 521
 Anhang: Die wichtigsten Störungen des Bewußtseins und der Intelligenz . . . 522
XIV. Neurologische Untersuchung 523

Spezieller Teil.

I. Die auf Zirkulationsstörungen beruhenden Erkrankungen des Zentralnervensystems 531
   1. Die Arteriosklerose des Zentralnervensystems und seine Schädigungen beim arteriellen Hochdruck und bei der Hirnembolie 532
      a) Die Pathogenese dieser Störungen 532
      b) Der apoplektische Insult 533
      c) Andere arteriosklerotische Erkrankungen des Zentralnervensystems . 536
   2. Das Aneurysma der Hirnarterien. 538
   3. Die subarachnoidale Blutung (meningeale Apoplexie). 538
   4. Die Sinusthrombose. 540

II. Die traumatischen Erkrankungen des Zentralnervensystems 541
   1. Die Commotio cerebri. 541
   2. Die Contusio cerebri 542
   3. Die Compressio cerebri (einschließlich Pachymeningitis haemorrhagica interna). 543
   4. Die traumatischen Läsionen des Rückenmarks einschließlich Hämatomyelie 544
   5. Traumatische Schädigungen der peripheren Nerven 545

III. Die Tumoren des Zentralnervensystems 546
   1. Die besondere Einwirkung der Tumoren auf das Gehirn 546
   2. Allgemeinsymptome 547
   3. Herdsymptome und biologische Qualität der Hirntumoren 549
      a) Die Tumoren der Gehirnhemisphären 549
      b) Die Tumoren der mittleren Schädelgrube 552
      c) Die Tumoren in der hinteren Schädelgrube. 554
   4. Die Diagnose des Hirntumors 557
   5. Die Differentialdiagnose des Hirntumors 559
   6. Die Behandlung der Hirntumoren 560
   7. Die Tumoren des Rückenmarks 560

IV. Die entzündlichen infektiösen und toxischen Erkrankungen des Zentralnervensystems 567
   1. Die eitrigen Entzündungen des Zentralnervensystems 567
      a) Die Sinusphlebitis 567
      b) Der Hirn- und Rückenmarksabsceß 568
      c) Die metastatische Encephalomyelitis. 571
      d) Die eitrigen Meningitiden 571
   2. Die Viruserkrankungen des Zentralnervensystems 576
      a) Die Encephalitis von ECONOMO (Encephalitis epidemica oder lethargica) 576
      b) Die Poliomyelitis anterior acuta, HEINE-MEDIN (die akute, epidemische spinale Kinderlähmung) 584
      Die Lyssa (Tollwut) 589
      d) Der Herpes zoster 590
   3. Die infektiös-toxischen Erkrankungen des Nervensystems 592
      a) Nichteitrige Meningitiden 592
      b) Encephalomyelitiden 593
      c) Die Polyneuritiden 598
      d) Der Tetanus (Starrkrampf) 601
      e) Die Chorea minor (SYDENHAM) 603
      f) Die Neuralgien 605
      g) Die MÉNIÈREsche Krankheit 612
      h) Die Neuritis des N. facialis (Gesichtslähmung) 612
   4. Exogene Intoxikationen des Nervensystems 614
      a) Die Alkoholschädigungen 614
      b) Die Bleivergiftung (Saturnismus) 617
      c) Die Arsenvergiftung 618
   5. Endogene Intoxikationen 619
      a) Die funikuläre Spinalerkrankung. 619
      b) Polyneuritiden und degenerative Erkrankungen des Nervensystems beim Diabetes, in der Schwangerschaft usw. 620
   6. Die multiple Sklerose 621

V. Die Syphilis des Nervensystems 626
   1. Die Neurosyphilis der Frühperiode 627
   2. Die Neurosyphilis der Tertiärperiode 628

	Seite
a) Die meningitische und encephalomyelitische Form	629
b) Die auf Zirkulationsstörungen beruhende hemiplegische Form	630
c) Die raumbeengende Form	631
3. Die „Metasyphilis"	632
a) Die Tabes dorsalis	633
b) Die progressive Paralyse	637
c) Die Therapie der Neurolues	640
VI. Die tuberkulösen Erkrankungen des Nervensystems	642
1. Die Spondylitis tuberculosa (Malum Pottii)	642
2. Die tuberkulöse Meningitis	644
VII. Angeborene exogene Entwicklungsstörungen und Mißbildungen sowie früherworbene Schädigungen des Zentralnervensystems	645
1. Encephalopathische Idiotien und der Hydrocephalus int. chronicus	645
2. Mißbildungen und Entwicklungsstörungen	646
3. Die cerebrale Kinderlähmung	647
VIII. Die Erbkrankheiten des Zentralnervensystems	648
1. Erbliche Entwicklungsstörungen, Miß- und Neubildungen	649
a) Die Neurofibromatose (RECKLINGHAUSENsche Erkrankung)	649
b) Die Syringomyelie	651
c) Die Myatonia congenita (OPPENHEIM)	653
2. Systematische Atrophien	654
a) Die spastische Spinalparalyse	654
b) Die spinale progressive Muskelatrophie	655
c) Die progressive Bulbärparalyse	656
d) Die amyotrophische Lateralsklerose	656
e) Die hereditäre Ataxie (FRIEDREICHsche Krankheit und die cerebellare Heredoataxie)	657
f) Die neurale Muskelatrophie	659
g) Die Paralysis agitans (PARKINSONsche Krankheit)	660
h) Die Chorea HUNTINGTON	661
i) Der essentielle Tremor, die Myoklonien und verwandte Hyperkinesen	662
Anhang: Hereditäre Störungen des Zellwachstums und Stoffwechsels	664
3. Erbkrankheiten mit vorwiegend muskulären Störungen	665
a) Die Myasthenia gravis pseudo-paralytica	665
b) Die Dystrophia musculorum progressiva	666
c) Die Myotonia congenita (THOMSENsche Krankheit)	669
4. Erbkrankheiten bei vorwiegend funktionellen Störungen im Zentralnervensystem	669
a) Die Epilepsie	669
b) Die Migräne (Hemikranie)	674
Literatur	677

Neurosen. Von Professor Dr. R. SIEBECK-Berlin 678

I. Die Bedeutung der Neurosen und der funktionellen vegetativen Erkrankungen in der inneren Medizin. Abgrenzung des Gebietes	678
II. Allgemeine Neurosenlehre	680
1. Begriff und Wesen neurotischer Erscheinungen	680
2. Die Psychogenese der Neurose. (Die psychische Dynamik)	682
3. Neurosebereitschaft und psychopathische Persönlichkeit	687
4. Die Gestaltung des Krankheitsbildes (Symptomwahl der Neurose)	692
III. Die funktionellen Erkrankungen des vegetativen Systems	696
1. Der Begriff des „vegetativen Systems" und das Wesen seiner funktionellen Erkrankungen	696
2. Die vegetativ Labilen („Stigmatisierte")	699
3. Vegetativ labile und psychopathische Persönlichkeiten, funktionelle und neurotische Erkrankung	700
IV. Die Krankenbeurteilung	701
V. Die Krankenbehandlung	708

Anhang:

VI. Besondere Begriffe und Formenkreise	715
1. Der Begriff der Neurasthenie und „nervösen Erschöpfung"	715
2. Der Begriff der hysterischen Reaktion	717
3. Die Neurosen der Versicherten	719

	Seite
Die Krankenbeurteilung	721
Die Krankenbehandlung	723
Literatur	724

Vergiftungen. Von Professor Dr. R. SCHOEN-Göttingen 727
  A. Allgemeine Toxikologie 727
    1. Einleitung 727
    2. Allgemeine Erkennung von Vergiftungen 728
    3. Allgemeine Therapie 730
  B. Spezielle Toxikologie 734
    1. Säuren, Alkalien, Phenole (Ätzgifte) 734
    2. Halogene 736
    3. Schwermetalle 737
    4. Metalloide 741
    5. Gase und Dämpfe 743
    6. Alkoholreihe, Narkotica, Schlafmittel 747
    7. Alkaloide 751
    8. Ätherische Öle, Glykoside 755
    9. Pilzvergiftungen (Mycetismus) 756
    10. Nahrungsmittelvergiftungen 757
    11. Tierische Gifte 757
  Literatur 758

Krankheiten aus äußeren physikalischen Ursachen.
Von Professor Dr. G. KATSCH-Greifswald. (Mit 1 Abbildung) 759
  Krankheiten durch Luftdruckveränderung 759
    Druckluftkrankheit (Preßluftkrankheit, Caissonkrankheit, Taucherkrankheit) . 759
    Störungen durch Wechsel des Luftdruckes 760
    Höhenkrankheit (Krankheit durch Luftdruckverminderung, Fliegerkrankheit,
      Ballonkrankheit, Bergkrankheit, Sorochs) 760
  Krankheiten durch passive Bewegungen (Kinetosen) 762
    Seekrankheit 762
    Luftkrankheit 763
    Erfrierungen und Kältetod 763
    Erkältungskrankheiten 764
    Verbrennungen 766
    Hitzschlag und Sonnenstich 767
    Schädigungen durch Licht 769
    Elektrischer Unfall und Blitzschlag 770
  Luftfahrtmedizin 772
  Literatur 774

Schädigungen durch radioaktive Strahlen, ihre Beurteilung und Behandlung.
Von Professor Dr. A. SCHITTENHELM-München 774
  I. Pathologische Physiologie der radioaktiven Strahlen 774
  II. Klinik und pathologische Anatomie 777
    A. Lokale Strahlenschädigungen der Körperoberfläche 777
    B. Tiefenschäden 780
      1. Unterhaut, Fett und Muskulatur 781
      2. Knorpel und Knochen 781
      3. Kehlkopf 781
      4. Pleura und Lunge 782
      5. Herz 782
      6. Verdauungstrakt und Harnblase 782
      7. In- und exkretorische Drüsen 782
      8. Keimdrüsen, Fruchtschäden 783
      9. Nervengewebe und Auge 784
  III. Allgemeinschäden 784
    1. Blut und blutbildende Gewebe 784
    2. Röntgenkater 786
  IV. Ursachen und Verhütung der Strahlenschädigungen 787
  V. Die Therapie der durch radioaktive Strahlen entstandenen Schädigungen . 790
  Literatur 791

Seite

Allgemeine Therapie. Von Professor Dr. H. Bohnenkamp-Freiburg i. Br.
(Mit 10 Abbildungen) 792
 A. Therapie als Krönung ärztlichen Tuns 792
  Notwendigkeit der Ursachenforschung und der Diagnose, die Therapie als wichtigstes Bedürfnis des Kranken 792
 B. Wesen und Bedingung einer allgemeinen Therapie 793
  1. Vertrauensverhältnis. Freie Arztwahl, Hausarzt 793
  2. Aufgabe der speziellen als Ergänzung der allgemeinen Therapie 794
  3. Die seelische Behandlung als gleichbedeutungsvolle biologische Grundlage der allgemeinen Therapie wie die rein naturwissenschaftlichen Verfahren . . 795
  4. Behandlung des gesamten Menschen. Gefahr der Fehl- und Überbehandlung des kranken Menschen 796
  5. Der Arzt im Auftrag der Wissenschaft und des Staates 796
  6. Die ärztliche Aufgabe in der sozialen Therapie 796
  7. Allgemeine Therapie ist individuelle Therapie. Die spezielle Therapie als unpersönliches Heilverfahren 797
  8. Vertrauen als erste Voraussetzung allgemeiner Therapie. Psychotherapie — auch als Therapie der Sprechstunde — immer notwendig 798
 C. Formen allgemeiner Therapie. Der Heilplan 799
  1. Ursachenbehandlung 799
  2. Vorbeugende Behandlung. (Erzieherische Maßnahmen. Meldepflicht. Impfung. Arzt als Vorbild) 803
  3. Konstitutionstherapie. (Disposition. Erbpflege. Allergische Reaktionen. Organminderwertigkeit) 805
  4. Umstimmende Behandlung. (Serotherapie. Kurort. Unspezifische Umstimmung. Bluttransfusion) 808
  5. Ableitende Therapie. (Haut, Lunge, Magen, Darm, Galle, Niere, Genitalien, Blutentzug [Schröpfkopf, Blutegel, Aderlaß], Punktionen) 810
  6. Ernährungstherapie. (Diätetische Schonung, gezielte Diätbehandlung, Berechnung des Kaloriengehaltes. Künstliche Ernährung. Nährwert, Art der Nahrung. Wasser, Salze, Vitamine, Genußmittel. Kuren) . . . 816
   Künstliche Wege für die Ernährung 817
   Nährwert, Art der Nahrung (Eiweiß, Kohlenhydrate, Fette, Fruchtsäuren, Alkohol) 818
   Wasser, Salze, Vitamine und Genußmittel 823
   Kuren 824
  7. Physikalische Therapie. (Wasserbehandlung, Wärme- und Kälteanwendung, Elektrotherapie, Strahlenbehandlung, Mechanotherapie, Massage) . . . 825
   Beispiel einer Übungsbehandlung im Sitzen 831
  8. Klimatische und Bäderbehandlung 834
  9. Symptomatische Behandlung (Blutung, Bewußtlosigkeit, Vergiftung, Krämpfe, Fieber, Schmerz, Schlaflosigkeit) 835
  10. Medikamentöse Therapie 842
 D. Technische Anweisungen 846
  1. Punktionen 847
   a) Venenpunktion 847
   b) Lumbalpunktion 847
   c) Suboccipitalstich 848
   d) Pleurapunktion 850
   e) Perikardpunktion 851
   f) Bauchpunktion 851
   g) Hautpunktion 853
  2. Magensondierung 853
  3. Zwölffingerdarmsondierung 853
  4. Rektoskopie 854
  5. Blasenkatheterismus 854
  6. Darmeinläufe 856
  7. Einspritzungen 857
  8. Bluttransfusion 857
  9. Infusion 859
 Literatur 859

Sachverzeichnis 860

Inhalt des ersten Bandes.

	Seite
Einleitung (Begriff und Stellung der Medizin. Der Kranke und seine Lage. Der Arzt und seine Aufgabe). Von Professor Dr. R. SIEBECK-Berlin	1
Allgemeine Erbpathologie innerer Krankheiten. Von Professor Dr. R. SIEBECK-Berlin	47
Infektionskrankheiten. 1. Die Lehre von den Infektionskrankheiten in allgemeiner Darstellung. Von Professor Dr. R. DOERR-Basel	68
2. Allgemeine Therapie der Infektionskrankheiten. Von Professor Dr. R. STAEHELIN-Basel	170
3. Spezielle Pathologie und Therapie der Infektionskrankheiten. Von Professor Dr. R. STAEHELIN-Basel	183
Krankheiten des Kreislaufes. Von Professor Dr. W. NONNENBRUCH-Prag	327
Krankheiten des Mediastinum. Von Professor Dr. W. NONNENBRUCH-Prag	461
Krankheiten der Atmungsorgane. Von Professor Dr. H. ASSMANN-Königsberg i. Pr.	469
Krankheiten der Verdauungsorgane. Von Professor Dr. W. STEPP-München	658
Allgemeine und spezielle Zwerchfellpathologie. Von Professor Dr. H. EPPINGER-Wien	846
Krankheiten der Leber und Gallenwege. Von Professor Dr. G. v. BERGMANN-Berlin und Professor Dr. F. STROEBE-Bremen	857
Krankheiten der Bauchspeicheldrüse. Von Professor Dr. G. KATSCH-Greifswald	958

Krankheiten des Wasser- und Salzstoffwechsels, Krankheiten der Nieren und Harnwege sowie der männlichen Geschlechtsorgane.

Von

H. STRAUB †.

Für die vierte Auflage bearbeitet von

K. BECKMANN-Stuttgart.

Mit 5 Abbildungen.

I. Allgemeine Pathologie des Wasser- und Salzstoffwechsels und der Harnbereitung.

1. Der Anteil der Niere an der Regulation der Blut- und Gewebszusammensetzung.

Die normale Funktion der Körperzellen ist an eine optimale Zusammensetzung des Innenmediums, also der die Zellen umspülenden Körperflüssigkeiten gebunden. Während die Zusammensetzung des organischen Anteils der Zellen und Körperflüssigkeiten stark wechselt und streng spezifisch ist, ist Gehalt und Verhältnis der anorganischen Kationen und Anionen in den Körperflüssigkeiten der verschiedensten Tierarten auffallend konstant. Er entspricht entwicklungsgeschichtlich der Salzmischung der Umwelt, in der sich die Zellart erstmals entwickelte. Für das Zellinnere ist dies die Salzmischung des aus Wassern des Urgesteins gespeisten Urmeeres mit seinem Reichtum an Ca, Mg und K, mit seiner Armut an Na und Cl. Die Zusammensetzung der ,,physiologischen Salzlösung" der Körperflüssigkeiten ist ein Vermächtnis der in den Ozeanen der Cambriumzeit lebenden Organismen. Damals war das Meerwasser verdünnter und ärmer an Mg als heute. Erst die Entwicklung von Tieren, die eine dem Meerwasser der Cambriumzeit entsprechende Leibesflüssigkeit in ihre Körperhöhlen eingeschlossen hatten, ermöglichte den Übergang zum Landleben. Bei der Höherentwicklung der Tierwelt ist dieses anorganische Salzmilieu beibehalten, die organische Zusammensetzung aber umgebildet und dem jeweiligen Bedarf angepaßt worden.

Die Aufgabe, die in der Konstanterhaltung dieses inneren Milieus besteht, kann nicht von einem einzelnen Organ bewältigt werden. Sie ist vielmehr einer Arbeitsgemeinschaft anvertraut, die durch nervöse und hormonale Steuerungen verbunden ist. Die Beeinflussung der Körperflüssigkeiten durch die Nahrung, durch selektive Resorption, durch den anorganischen und organischen Stoffwechsel, durch die extrarenale Ausscheidung, durch die extrarenale Regulation der Blut- und Gewebszusammensetzung, durch Stoffaustausch zwischen Gewebe, Leibesflüssigkeiten, Blut und Niere beruht auf dem verwickelten und innig verflochtenen Zusammenwirken der Glieder dieser Arbeitsgemeinschaft. Die

Niere als wichtigstes Ausscheidungsorgan des Körpers ist nur das letzte, freilich in vielen Fällen das ausschlaggebende Glied dieser Arbeitsgemeinschaft. Die Abkehr unseres klinischen Denkens von der reinen Organpathologie und die Betonung der gestörten Funktion hat dazu geführt, daß an Stelle der früher üblichen Abgrenzung des Kapitels Nierenkrankheiten eine Zusammenfassung der wichtigsten Störungen treten mußte, die das innere Milieu betreffen. Nicht mehr die Erkrankung des Einzelorgans Niere und ihr morphologischer Ausdruck steht im Vordergrund des klinischen Interesses, sondern die Folgen, die diese Organerkrankung für die Leistungen und Lebensäußerungen, schließlich für die Lebensfähigkeit des Gesamtkörpers hat. Die klinische Fragestellung richtet sich außerdem nach der Art, in der die andern Glieder der Arbeitsgemeinschaft in das krankhafte Geschehen eingreifen und die Folgen für den Gesamtkörper abzuwenden oder doch zu mildern suchen.

Die innige Koppelung der Nierenfunktion mit der Aufrechterhaltung des inneren Milieus ergibt sich aus der Entwicklungsgeschichte. Besondere Ausscheidungsorgane (Nephridien) treten zuerst bei den Rundwürmern (Anneliden) auf, die erstmals in ihren Segmenten Leibeshöhlen (Cölom) mit einer besonderen Cölomflüssigkeit besitzen. Die dem Tubulusapparat ähnlichen Nephridien beginnen mit einem Wimpertrichter innerhalb der Cölomhöhle. Mit der Entwicklung eines Blutkreislaufs verschiebt sich der Einfluß der Exkretionsorgane von der Cölomflüssigkeit auf das zwischengeschaltete Blutsystem. Besondere Gefäßknäuel treten bei den Cyclostomen (Rundmäulern) zunächst noch in den den Nephridien benachbarten Teilen der Cölomhöhle auf. In der Urniere gewinnen sie dann direkten Anschluß an den Tubulusapparat, dem der Gefäßknäuel als Glomerulus vorgeschaltet wird. Die Glomeruluskapsel, die BOWMANsche Membran, ist entwicklungsgeschichtlich ein Rest von Cölomepithel, der Spaltraum des Glomerulus ein abgetrennter Teil der Leibeshöhle.

Anatomie. Die Niere (lateinisch Ren, griechisch Nephros) ist eine zusammengesetzte tubulöse Drüse, deren drüsiger Anteil aus dem im Mittelblatt (Mesoderm) zur Entwicklung kommenden nephrogenen Gewebe stammt. Dieser ist kunstvoll mit einem besonders ausgebildeten Blutgefäßsystem zusammengefügt. Entwicklungsgeschichtlich entsteht die bleibende oder Nachniere (Metanephros) aus der dritten Nierenanlage, während Vorniere und Urniere wieder zurückgebildet werden. An die aus dem WOLFFschen Urnierengang ausgestülpte Ureterknospe legt sich der schwanzwärts gelegene Anteil des nierenbildenden (nephrogenen) Gewebes dicht an. In ihm entstehen isolierte Zellkugeln. Diese höhlen sich zu Bläschen aus und differenzieren sich zur BOWMANschen Kapsel, die durch die Gefäßschlingen des Glomerulus eingestülpt wird. Der Glomerulus ist der eine, und zwar der nicht drüsige Anteil des harnbereitenden Systems. Er besteht aus einem Capillarsystem, das von ganz platten protoplasmaarmen Epithelzellen umschlossen wird. Aus dem Glomerulusbläschen stülpt sich ein zunächst S-förmig angelegtes Harnkanälchen aus, das an die Sammelröhrchen Anschluß findet. Die Harnkanälchen des Nachnierengewebes erfahren eine Ausbildung des unteren Bogens zum Tubulus contortus 1. Ordnung (= Hauptstück), des Mittelstückes zur HENLEschen Schleife, des oberen Bogens zum Schaltstück. Sie bilden den zweiten, drüsigen Anteil des sezernierenden Parenchyms. Durch das Vorschieben der vom Ureter stammenden, also entwicklungsgeschichtlich nicht dem Drüsenanteil zugehörigen Sammelröhrchen in das Keimgewebe der Nachniere entstehen etwa 14—18 Stockwerke von Glomerulus- und Harnkanälchenanlagen übereinander. Die jüngsten Glomeruli liegen der Kapsel direkt an und sind beim Neugeborenen noch viel kleiner als die älteren, zentral gelegenen. Neuanlage von Nierenkanälchen und Glomerulis findet nur im embryonalen Leben bis zum 8. Fetalmonat statt. Eine kompensatorische Neubildung von Kanälchen und Glomerulis kommt anscheinend beim Erwachsenen, auch beim Nierenkranken nicht vor. Nur durch Vergrößerung vorhandener Glomeruli kann eine Kompensation erreicht werden, mit zunehmendem Alter verdoppelt sich der Durchmesser des Glomerulus, wodurch sich das Volumen auf das Achtfache erhöht. Die vom Ureter stammenden vielfach verzweigten Sammelröhrchen werden in Kelchen und Markkegeln zusammengefaßt und bilden zusammen mit den HENLEschen Schleifen die Marksubstanz. Glomeruli und gewundene Kanälchen, durch sehr spärliches Bindegewebe verbunden, setzen die Rinde zusammen.

Blutversorgung. Die Nieren gehören zu den am besten mit Blut versorgten Organen. Sie erhalten in der Minute etwa das Eineinhalbfache bis Siebenfache ihres Gewichtes an Blut, also 12mal so viel wie der Skeletmuskel. Die täglich durch die Nieren fließende Blutmenge wird zu 500—1500 Litern geschätzt. Das zugeführte Blut dient nicht nur zur Ernährung des Gewebes, sondern es dient vor allem auch als Ausgangsmaterial für die Harnbereitung. Die Durchblutungsgröße wird deshalb unabhängig von den vasomotorischen Reaktionen des übrigen Körpers und unabhängig von der Regulation des Blutdrucks autonom lediglich durch die Arbeitsbedingungen des Organs bestimmt. Die Arteria renalis, deren Kaliber dem der Carotis entspricht, tritt, meist schon in mehrere Äste geteilt, am Hilus in die Niere ein. Die Äste steigen in den BERTINIschen Säulen auf. In mehrere Äste zerfallend verlaufen sie leicht bogenförmig (Art. arcuatae) an der Grenze der gegen die Papillenbasis gerichteten Rindenunterfläche. Von ihnen stammen als wichtigste Seitenäste die Rindenäste (Art. interlobulares). Die übergroße Mehrzahl aller Äste der Interlobulares sind zu den Glomeruli ziehende Vasa afferentia. Wenige zweigen sich direkt in das Capillarsystem der Rinde auf oder begeben sich zur Kapsel. Das Vas afferens wird vor seinem Eintritt in den Glomerulus von einem Polkissen umgeben, das die Blutzufuhr zum Glomerulus steuert, durch Quellung drosselt, durch Entquellung freigibt. Arteriovenöse Anastomosen ermöglichen eine Durchblutung der Tubuluscapillaren unter Umgehung der Glomeruli. Bei seinem Eintritt in den Glomerulus teilt sich das Vas afferens in drei Äste, die sich in Capillarschlingen aufspalten und zu dem Vas efferens vereinigen, dessen Kaliber wesentlich enger ist als das des Vas afferens. Die Zahl der Glomeruli einer menschlichen Niere wird auf 8—10×10^5, die Länge sämtlicher Glomeruluscapillaren beider menschlichen Nieren zusammen auf etwa 50 km geschätzt. Die Schätzungen für die Gesamtfläche der menschlichen Glomeruli schwanken zwischen $^3/_4$ und $1^1/_2$ qm. (Die Oberfläche des Kanälchensystems wird mit 7,26 qm angegeben.) Das Vas efferens spaltet sich nochmals in die die Tubuli umspinnenden Rindencapillaren auf, deren Blutversorgung demnach der Menge nach vorwiegend von dem Durchfluß durch die Glomeruli abhängig ist.

Nervenversorgung. Außer den Nebennieren ist die Niere das nervenreichste Organ der Bauchhöhle. Die Verzweigungen des außerhalb der Niere gelegenen Plexus renalis folgen streng den Gefäßen bis zu den kleinsten Capillaren und sind auch in den Glomerulis nachweisbar. Die Mehrzahl von ihnen hat offenbar die Funktion von Vasomotoren, doch sieht man auch marklose Fasern mit büschelförmigen Endverzweigungen auf der Membrana propria der Harnkanälchen. Ganglienzellen finden sich nicht innerhalb des Organs, aber reichlich im Plexus, wahrscheinlich dem Sympathicus zugehörend. Die Zweige des Plexus renalis stammen aus dem Ganglion semilunare und werden aus den Splanchnici gespeist. Die Hauptmasse der Fasern verläßt das Rückenmark durch die Rami communicantes albi zum Splanchnicus minor in D. X—D. XII (Nervi renales superiores), doch führen auch die Wurzeln des Splanchnicus major in D. VI—D. IX und die obersten beiden Lumbalwurzeln Fasern für die Niere (Nervi renales inferiores). Durch paravertebrale Injektion neben dem XII. Brustwirbeldorn evtl. auch neben den beiden obersten Lendenwirbeln lassen sich diese Fasern unterbrechen. Sie ziehen einseitig nur zu der Niere derselben Seite und führen vasokonstriktorische Fasern. Die Beziehungen zum Vagus sind spärlicher. Die Fasern ziehen über das Ganglion coeliacum zur Niere. Der dorsale Vagusast führt Fasern für beide Nieren.

Physiologie. Die Nieren sind das wichtigste und vielseitigste Ausscheidungsorgan der für den Körper unbrauchbar gewordenen Abraumstoffe. Die harnpflichtigen Stoffe entstammen zum größten Teile der zugeführten Nahrung, deren Bestandteile zum Teil den Körper sehr rasch durchlaufen und unverändert in derselben Form, in der sie zugeführt werden, durch die Niere ausgeschieden werden. Dies trifft für einen großen Teil des Wassers, das Kochsalz und andere Salze zu. Andere Stoffwechselendprodukte werden aus größeren Molekülen abgespalten (Phosphorsäure und ein Teil der Schwefelsäure) oder im Stoffwechsel gebildet (Oxydationswasser, Endprodukte des Eiweißstoffwechsels, Schwefelsäure aus Oxydation schwefelhaltigen Materials). Der Masse der aus der Nahrung stammenden *exogenen* Stoffwechselendprodukte, deren Ausfuhrmenge von Art und Menge der zugeführten Nahrung abhängt, stehen andere gegenüber, die durch den Stoffwechsel der Körperzellen selbst entstehen und *endogen*, also unabhängig von der Nahrungszufuhr in den durch den Zellstoffwechsel bestimmten Mengen ausgeführt werden müssen (Kreatinin, täglich 0,5—2,5 g, endogener Anteil des Stoffwechsels der Kernsubstanzen, der Harnsäure, täglich 0,2—0,5 g). Das Verbrennungsprodukt des Kohlenstoffs, die Kohlensäure, verläßt den Körper nur zu einem ganz kleinen, manchmal verschwindenden Anteil durch die Niere. Die Hauptmasse geht durch die Lungen. Unter den übrigen Endprodukten finden sich viele, namentlich die Endprodukte des Eiweißstoffwechsels, ferner das Kochsalz, die nur durch die Niere den Körper verlassen können oder deren Ausscheidung an anderer Stelle, durch die Haut und den Verdauungskanal doch quantitativ an Bedeutung ganz zurücktritt. Solche Stoffe sind *obligat* *harnpflichtig.* Sinkt die Ausscheidungsfähigkeit kranker Nieren für diese Stoffe unter das durch den Stoffwechsel bestimmte Minimum, so ist dieser Zustand auf die Dauer mit dem Leben unvereinbar, da kein anderes Organ vikariierend für die Niere eintreten kann. Andere Endprodukte sind *fakultativ harnfähig.* Im normalen Körper wird zwar ein Teil, oft die Hauptmasse, dieser Substanzen, durch die Niere ausgeschieden, doch können sie auch in größeren Mengen durch andere Ausscheidungsorgane, Haut, Atmung, Darm, den Körper verlassen. Diese Organe können bei Versagen der Nierenleistung die Ausscheidung vikariierend übernehmen. Dies gilt für einen Teil des Wassers und für einzelne Salze. Die Ausscheidung der phosphorsauren Salze und der Erdalkalisalze verteilt sich zwischen Niere und Darm nach besonderen Gesetzen, wobei vielfach der Darm die größere Hälfte der Ausscheidung zu leisten hat. Dem Wasser kommt auch insofern eine besondere Bedeutung zu, als eine Mindestmenge von Lösungswasser für die Ausscheidung der gelösten Bestandteile im Harn unentbehrlich ist. Unfähigkeit der Niere zu Wasserausscheidung führt also nicht sowohl zur Zurückhaltung von Wasser, als namentlich von anderen harnpflichtigen Stoffen.

Als Hauptausscheidungsorgan ist die Niere in erster Linie berufen, über der normalen Zusammensetzung des Blutes und damit auch der Gewebe zu wachen. Die Flüssigkeitszufuhr durch Speisen und Getränke und der Wasserverlust durch Atmung, Schweiß und durch den Darm unterliegt starken Schwankungen. Die Niere als das einzige Organ, das den Wassergehalt von Blut und Gewebe regelt, muß in der Lage sein, diesen außerordentlichen Schwankungen der Anforderung gegenüber den Wasserbestand des Körpers konstant zu erhalten und je nach Bedarf mit dem Harn sehr große oder sehr geringe Wassermengen auszuscheiden. Völlig unabhängig vom Wassergehalt schwankt der Gehalt des Körpers an Salzen, vor allem an Kochsalz und der Gehalt an anderen Stoffwechselendprodukten, vor allem an Eiweißschlacken. Je nach der Anlieferung solcher Stoffe vermag die Niere jeden einzelnen für sich allein und weitgehend unabhängig von dem Angebot der anderen entweder in hoher Konzentration und großer Gesamtmenge auszuscheiden oder aber, wenn Mangel herrscht, fast restlos im Körper zurückzuhalten. Nur das Wasser macht hier eine Ausnahme, da eine Mindestmenge von Lösungswasser für die Ausscheidung der gelösten Bestandteile erforderlich ist. Dementsprechend kann die Niere eine *Verdünnungsarbeit* leisten, die sie befähigt, bei großem Wasserangebot fast reines destilliertes Wasser mit nur minimalen Mengen gelöster Teile auszuscheiden, andererseits aber auch eine *Konzentrationsarbeit* leisten, die einzelne Stoffe im Harn auf das Vielfache ihrer Blutkonzentration einengt. Für einzelne Ionen erweist sich die höchste erreichbare Urinkonzentration abhängig von der gleichzeitigen Konzentration eines anderen Ions, vor allem aber auch von der Wasserstoffzahl des Harns. So liegt die gemeinsame Konzentrationsgrenze für das Chlorid- und Bicarbonation für den Menschen bei 370 Millimol und die höchste Basenkonzentration bei 500 Millimol. Auch für die Summe Na + K, sowie für Chlorid + Harnstoff existiert eine Maximalkonzentration. Über die Konzentrationsleistung der Niere für einige wichtige Harnbestandteile gibt folgende Tabelle (nach CUSHNY) Auskunft.

Ein Teil dieser harnfähigen Stoffe ist für den Körper schlechthin entbehrlich, ja direkt schädlich. Sie werden von der Niere ausgeschieden, auch wenn ihre Konzentration im Blute minimal ist. Für sie besteht keine Konzentrationsschwelle. Der Gehalt des Harns an diesen Stoffen ist einfach proportional der Blutkonzentration. Von anderen Stoffen wird nur der Überschuß ausgeschieden, während eine bestimmte Konzentration im Blute unentbehrlich für die normalen Körperfunktionen ist. Man bezeichnet sie als *Schwellensubstanzen.* Die Urinkonzentration dieser Substanzen ist proportional der Blutkonzentration, die

	Blut-Plasma Prozentgehalt	Urin Prozentgehalt	Konzentrationszunahme in der Niere
Wasser	90—93	95	—
Eiweiß, Fett und andere Kolloide	7—9	—	—
Dextrose	0,1	—	—
Harnstoff	0,03	2,00	60
Harnsäure	0,002	0,05	25
Na	0,32	0,35	1
K	0,02	0,15	7
NH_4	0,001	0,04	40
Ca	0,008	0,015	2
Mg	0,0025	0,006	2
Cl	0,37	0,6	2
PO_4	0,009	0,27	30
SO_4	0,003	0,18	60

den Schwellenwert überschreitet. Zu ersteren gehören wohl die meisten Eiweißabbauprodukte, vor allem das Kreatinin, von den Salzen die Sulfate. Schwellensubstanzen sind das Wasser, das Chlorid, das Bicarbonat, das Natrium, der Traubenzucker. Die meisten im Harn ausgeschiedenen Substanzen werden der Niere durch das Blut schon in ihrer endgültigen Form zugeführt. Nur wenige werden in der Niere selbst gebildet. Zu ihnen gehören die der Regulation des Säure-Basengleichgewichtes dienenden Substanzen: das Ammoniak, das in der Niere, offenbar hauptsächlich in den Tubuli contorti, durch oxydative Desaminierung von Aminosäuren, vor allem von Adenosinphosphorsäure, nicht aus Harnstoff gebildet wird. Auch das Harnphosphat wird anscheinend zu einem gewissen Teil erst in der Niere durch eine Nierenphosphatase aus organischen Phosphatestern abgespalten. Die Hippursäure, das Benzoylglycin, wird ausschließlich in der Niere aus Benzoesäure und Glykokoll synthetisch gebildet.

Die gesunde Niere besitzt eine sehr große *Variationsfähigkeit*. Sie vermag die Harnzusammensetzung rasch und ausgiebig zu verändern. Je nach Bedarf kann sie einen sehr konzentrierten oder einen sehr verdünnten Harn liefern. Die Temperatur, bei der eine Lösung gefriert, hängt von der Zahl der in dem Wasser gelösten Teilchen ab. Gegenüber einer konstanten Gefrierpunktserniedrigung des Blutes δ von $-0{,}56°$ bewegt sich der Gefrierpunkt des Harns $\triangle$ zwischen $-0{,}075°$ und $-2{,}6°$ (ausnahmsweise bis $-5°$). Ein so hoch konzentrierter Harn ist annähernd zweifach (vierfach) normal. Die Kraft, die das Körperwasser gegen den osmotischen Zug einer so hoch konzentrierten Lösung zurückhält, darf für die besonders leistungsfähige Katzenniere auf 50—60 Atmosphären Druck geschätzt werden. Die menschliche Niere steht dem an Leistung nur wenig nach. Durch diese *osmotische Leistung* vermag die Niere den osmotischen Druck, die *Isotonie* der Körperflüssigkeiten zu wahren. Aber nicht nur die Gesamtsumme der gelösten Stoffe, sondern auch die Konzentration jedes einzelnen, die *Isoionie* der Körpersäfte wird durch die selektive Ausscheidung jedes einzelnen Stoffes von der Niere reguliert.

Eine besonders wichtige Aufgabe der Niere ist aber die Wahrung des Gleichgewichtes zwischen sauren und basischen Valenzen, der *Isohydrie* des Körpers. Zu diesem Zweck vermag die Niere ebensowohl einen leicht basischen wie einen stark sauren Harn zu liefern, wobei der Gehalt an sauren Valenzen um mehr als das Tausendfache verändert werden kann. Der Harn ist ein Gemisch von zahlreichen Salzen anorganischer und organischer Säuren und Basen und von freien Säuren. Starke Säuren und starke Basen können im Harn nur in der Weise ausgeschieden werden, daß jedem Äquivalent einer Säure ein basisches

Äquivalent entspricht. Eine Variation der Harnreaktion ist nur möglich durch veränderte Bereitstellung organischer Säuren und Basen, oder vor allem durch den Gehalt an schwachen Säuren, unter denen quantitativ der Phosphorsäure mit ihren drei Dissoziationsstufen die größte Bedeutung zukommt. Phosphorsaure Salze können von der Niere als primäre und sekundäre Salze mit einem oder zwei Basenäquivalenten ausgeschieden werden, während sie im Darm den Körper als tertiäre Salze mit 3 Basenäquivalenten verlassen. Saure Stoffwechsellage wird deshalb mit einer Vermehrung des Urinanteils der Phosphorsäureausscheidung zuungunsten der Ausscheidung durch den Darm beantwortet. Zur Säureneutralisation werden basische Äquivalente der Erdalkalien in den Harn verschoben, während sonst deren Hauptmasse als Tripelphosphat und als Kalkseife den Körper durch den Darm verläßt. Dabei werden zur Säureneutralisation Erdalkalien aus der Knochenasche zur Verfügung gestellt (negative Bilanz der Erdalkalien bei azidotischer Stoffwechsellage). Besonders dient aber das in der Niere gebildete und der Harnstoffsynthese entzogene Ammoniak zur Säureneutralisation. Der Ammoniakgehalt des Harns kann deshalb bei vielen Krankheiten als Ausdruck der sauren Stoffwechsellage gelten. Andere organische Basen, Glykokoll, Kreatinin spielen eine geringere Rolle. Einem Basenüberschuß wird durch Ableitung der Erdalkalien und der Phosphorsäure nach dem Darm und durch Heranziehung organischer Säuren im Urin begegnet. In erster Linie findet die Kohlensäure zur Neutralisation Verwendung. Bei Pflanzenkost enthält auch der menschliche Harn wie der der Pflanzenfresser große Mengen doppelkohlensaurer Salze. Dabei wird dann stets auch eine große Menge freier Kohlensäure im Harn ausgeschieden, so daß durch deren Einfluß der unter Vermeidung von Kohlensäureverlusten aufgefangene Harn eine nur wenig über den Neutralpunkt nach der basischen Seite verschobene aktuelle Reaktion aufweist. Aber auch andere organische Säuren können in großen Mengen im Harn auftreten. Die Harnsäure ist als normales Stoffwechselendprodukt obligat harnpflichtig und stets zugegen. Bei azidotischer Stoffwechsellage durch vermehrte Bildung organischer Säuren treten diese (Milchsäure, Acetessigsäure, β-Oxybuttersäure) in großen Mengen in den Harn über. Aber auch bei alkalotischer Stoffwechsellage werden diese stets in geringen Mengen im intermediären Stoffwechsel gebildeten Säuren teilweise der vollständigen Oxydation entzogen und zur Neutralisation überschüssiger harnfähiger Basen in den Urin abgeleitet. Auch andere organische Säuren der aliphatischen und aromatischen Reihe, unter anderem Citronensäure, sind in zum Teil nicht unbeträchtlicher Menge im Harn gefunden. Im ganzen treten im Harn organische Säuren auf, deren Menge in 24 Stunden etwa 375—450 ccm einer $^1/_{10}$ normalen Lösung entspricht.

Die *aktuelle Reaktion* des Harns wird bestimmt durch seine Konzentration an freien Wasserstoffionen, C_H, deren negativer Logarithmus als Wasserstoffexponent p_H bezeichnet wird (also Wasserstoffionenkonzentration $C_H = 10^{-p_H}$ [1]). Die aktuelle Harnacidität schwankt zwischen p_H 5 und 7. Unter extremen Bedingungen und im Fieber kann das p_H bis zu dem sehr sauren Wert 4,6 ansteigen, bei Muskelkrämpfen bis 4,0. Basenreicher Harn, der unter Vermeidung von Kohlensäureverlusten aufgefangen ist, überschreitet den Neutralitätspunkt nur wenig nach der basischen Seite, bis zu dem äußersten Werte $p_H = 8,3$. Die aktuelle Harnreaktion ist aber kein Maß für den im Urin tatsächlich ausgeschiedenen Überschuß saurer oder basischer Äquivalente. Zwei Urine, deren

---

[1] Statt zu sagen, die Wasserstoffionenkonzentration $C_H = 10^{-7}$ (also 0,0000001) Gramm-Ion pro Liter, kann man auch sagen: $\log C_H = -7$ oder $-\log C_H = 7$. Statt $-\log C_H$ wurde von Sörensen das Symbol P_H eingeführt. Wenn also z. B. $C_H = 2,00 \cdot 10^{-7}$ (also 0,0000002) ist, dann ist $\log C_H = 0,301 - 7$, also $P_H = 6,699$.

aktuelle Reaktion gleich ist, können doch je nach ihrer Zusammensetzung sehr verschieden große Äquivalentmengen ausführen. Die tatsächliche Menge von sauren oder basischen Äquivalenten, die dem Harn zugesetzt werden muß, um ihn auf die konstante Blutreaktion $p_H = 7,4$ zu bringen, wird als *potentielle Reaktion* oder *Titrationsacidität* des Harns bezeichnet. Der Unterschied wird durch Abb. 1 deutlich, die die elektrometrische Titrationskurve zweier Urine zeigt. Die Nullordinate zeigt den ursprünglichen Zustand beider Urine. Dem saureren Harn mit der aktuellen Reaktion $p_H = 4,9$ muß man 4 ccm $^1/_{10}$ normal Lauge zutitrieren, um ihn auf Blutreaktion zu bringen, während der Harn mit der geringeren aktuellen Acidität $p_H = 5,5$ bis zur Erreichung der Blutreaktion die $2^1/_2$fache Laugenmenge, 10 ccm Lauge, verbraucht. Er hat also die geringere aktuelle, aber die viel höhere Titrationsacidität. Diese Eigenschaft verdankt er dem viel flacheren Verlauf der Titrationskurve, der auf dem Gehalt an

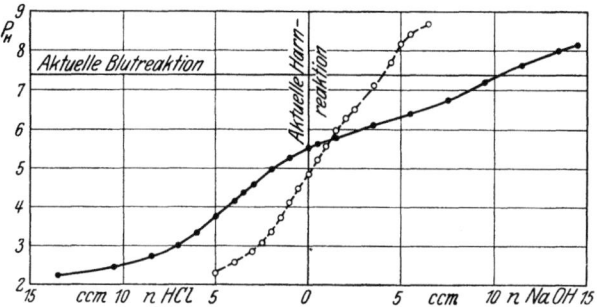

Abb. 1. Titrationskurven zweier Urinportionen. Abszisse 0 entspricht der ursprünglichen Harnbeschaffenheit. Abszissenwerte stellen die Mengen Normalnatronlauge bzw. Normalsalzsäure dar, die zu 100 ccm Harn hinzutitriert, die auf der Ordinate angegebene aktuelle Reaktion ergeben. Die Menge der bis zur Erreichung aktueller Blutreaktion zutitrierten Lauge heißt Titrationsacidität. Die ausgezogene Kurve ist besser gepuffert, trotz geringerer aktueller Acidität hat dieser Harn die viel größere Titrationsacidität.

Puffersubstanzen, d. h. schwachen Säuren und deren Salzen mit starken Basen beruht. Die aktuelle Reaktion ist also ein Maßstab für die Variationsfähigkeit der Säure-Basenausscheidung. Aber nur die Titrationsacidität ist bei sauren Harnen ein Ausdruck für die Größe des ausgeführten Säureüberschusses. Bei basenreichen Harnen kann der Basenüberschuß der Ausfuhr auch aus der Titrationskurve nicht erschlossen werden, da er viel mehr von dem Gehalt an Bicarbonat und an Salzen organischer Säuren abhängt.

Die nutzbringende Arbeit, die erforderlich ist, um aus dem Blute durch die trennenden Schichten das Endprodukt Harn abzuscheiden, ist in ihrer Größe unabhängig von dem Wege (Sekretion oder Rückresorption), auf dem diese Arbeit geleistet wird. Eiweißfreie Flüssigkeit kann durch *semipermeable Membranen* abgetrennt werden, die für echt gelöste Stoffe, nicht aber für Kolloide durchgängig sind. Eine solche Filtration muß unter Druck erfolgen *(Ultrafiltration)* zur Überwindung der wasseranziehenden Kraft der zurückbleibenden Kolloide, die als *Quellungsdruck* oder auch als *kolloidosmotischer Druck* bezeichnet wird. Er beträgt für menschliches Plasma 320—450 mm Wasser. Die Ergiebigkeit eines solchen in den Glomerulis vermuteten Ultrafiltrationsvorgangs hängt ab 1. von der Höhe des Blutdrucks in den Glomerulusschlingen, 2. in geringerem Maße von der Durchblutungsgröße, 3. von der Blutbeschaffenheit, insbesondere von Veränderungen des kolloidosmotischen Eiweißdruckes, 4. von der Beschaffenheit und Porengröße der Filtermembran. Sobald jedoch die Konzentration eines einzigen Stoffes im Harn verschieden ist von der Blutkonzentration, muß über einen solchen Ultrafiltrationsvorgang hinaus sehr große osmotische

Arbeit geleistet werden, die nicht aus rein physikalischen Kräften abgeleitet werden kann. Für ein Liter gewöhnlichen Harns darf diese osmotische Arbeit auf den sehr hohen Wert von 500 Meterkilogrammen geschätzt werden. Der Ausdruck der gesamten Nierenarbeit ist jene Menge chemischer Energie, die durch Lebensäußerung der Nieren in andere Energiearten — osmotische Verdünnungs- und Konzentrationsarbeit, Oberflächenenergie, elektrische Energie, Wärme — verwandelt wird. Die Hauptmasse dieser Energie wird für die osmotische Arbeit der Harnbereitung verbraucht. Doch scheint die Nierenarbeit, besonders bei Lieferung hypotonischen Urins, nicht sehr ökonomisch zu verlaufen und mit einer recht beträchtlichen Wärmetönung verbunden zu sein. Die Energie für die Harnbereitung stammt aus Verbrennungen. Schon im Ruhestoffwechsel verbraucht die Niere mit etwa 0,03 ccm Sauerstoff pro Gramm Substanz und Minute etwa ebensoviel wie andere drüsige Organe und etwa 7mal soviel wie der Skeletmuskel. Dies entspricht etwa 8% des Gaswechsels des Gesamtkörpers, obgleich die Nieren nur etwa 0,7% des Körpergewichtes ausmachen. Ein Gramm Nierensubstanz hat einen Energieumsatz von 0,75 Grammcalorien in der Minute. Auch reichliche Diuresen sind ohne Steigerung der Ruheoxydationen möglich, wenn der Harn die Beschaffenheit eines Ultrafiltrates hat. Diuresen, die einen von der Plasmazusammensetzung wesentlich verschiedenen Harn liefern, wie die Sulfat- und Harnstoff-, sowie die Purin- und Quecksilberdiurese, sind dagegen mit einer starken Steigerung des Sauerstoffverbrauches verbunden, der 0,1 ccm Sauerstoff pro Gramm und Minute und mehr erreichen kann. Hier sind also oxydative energieliefernde Prozesse durch Änderungen in der Tubulustätigkeit im Spiele.

Theorien der Harnbereitung. Klare Vorstellungen über die Arbeitsweise der Nieren bei der Harnbereitung wären für die Klinik, für Pathologie und Therapie von unschätzbarem Werte. Alle Theorien haben von der Anatomie der Nieren auszugehen, von der Tatsache, daß an der Harnbereitung zwei morphologisch und entwicklungsgeschichtlich ganz verschiedene Apparate, der Glomerulus, ein von einer dünnen Membran überkleideter Gefäßknäuel, und der drüsige Tubulusapparat Anteil haben. BOWMANS „künstlerische Intuition" (1842), die sich nur auf spärliche positive Tatsachen stützen konnte, weist dem Glomerulus die Sekretion von Wasser und vielleicht von den mit dem Wasser überall im Körper zusammengehenden Salzen zu. Die übrigen charakteristischen Harnbestandteile sollen in den Tubulis durch epitheliale Drüsenzellen sezerniert werden. Die mechanische Theorie von LUDWIG (1844) sieht von jeder aktiven Zelltätigkeit ab und nimmt eine physikalische Filtration im Glomerulus, Rückdiffusion von Wasser durch Endosmose im Tubulus an. HEIDENHAIN (1883) übt an dieser Vorstellung ablehnende Kritik und führt die Harnbereitung ausschließlich auf aktive Sekretion zurück, wobei dem Glomerulus dieselben Aufgaben zugewiesen werden wie von der BOWMANschen Theorie, während die spezifischen Harnbestandteile im Tubulus sezerniert werden, evtl. in Begleitung von Wasser. Nach CUSHNY (1917) besitzt LUDWIGS Theorie nur mehr historisches Interesse. Niemand nimmt gegenwärtig noch an, die Harnbildung könne ausschließlich durch physikalische Kräfte erklärt werden. CUSHNYs „moderne Theorie" weist aber in Anlehnung an LUDWIG dem Glomerulus die Aufgabe zu, ohne aktive Sekretion durch einen Vorgang der Ultrafiltration aus dem Blut ein kolloidfreies Filtrat herzustellen, in dem die echt gelösten Bestandteile in derselben Konzentration wie in dem eiweißfreien Plasma enthalten sind. Im Tubulus erfolge durch einen Vorgang von selektiver Rückresorption die eigentliche Konzentrationsarbeit. Der Weg der Rückresorption der Glucose führt dabei über eine fermentative Umwandlung in Hexosephosphorsäure. Die Lehre, daß der Vorgang im Glomerulus eine Ultrafiltration ohne aktive Arbeitsleistung sei, wird von maßgebenden Physiologen als fast völlig bewiesen angesehen. Trotz des Widerspruchs maßgebender Kliniker gewinnt sie auch in klinischen Arbeiten Anhänger.

Im Zustande mäßiger Aktivität sind nicht alle Glomeruli gleichzeitig durchblutet. Sie befinden sich wie andere Capillargebiete in alternierender Tätigkeit. Man schätzt die Zahl der gleichzeitig offenen Glomeruli auf 60% der Gesamtzahl. Für größere Diuresen bleibt so eine sehr beträchtliche Reserve. Völlig umstritten ist die Arbeitsweise der Tubuli, deren Energie zweifellos aus einem oxydativen Vorgang stammt. Ob sie nach CUSHNYs erster Vorstellung ausschließlich durch Rückresorption von Wasser und Schwellensubstanzen konzentrieren, ob sie ausschließlich sezernieren, ob ein Teil der Harnbestandteile sezerniert, ein anderer rückresorbiert wird, ob nach der Vorstellung VON KORANYIs in den Tubulis ein äquimolekularer Austausch zwischen Stickstoffschlacken und Salzen stattfindet, ob also Beschränkung der Salzausscheidung die Harnstoffausscheidung zu erleichtern vermag, das alles muß als völlig ungeklärt gelten. Alle Versuche, den verschiedenen Abschnitten der Kanälchen verschiedene Funktionen zuzuweisen, zu denen die Histologie herausfordert, sind über das Stadium der Hypothese nicht hinausgekommen. Wenn die klinischen Krankheitsbilder sich noch immer nicht recht mit dem pathologisch-anatomischen Befunde in Einklang bringen lassen, so liegt dies letzten Endes an unserer Unkenntnis der Arbeitsweise. Der in der Klinik unternommene Versuch, den verschiedenen Nierenabschnitten Partiarfunktionen zuzuweisen und aus dem Ausfall von Funktionsproben auf anatomische Läsionen zu schließen, steckt ganz in den Anfängen.

Der gewaltige Einfluß des Nervensystems auf die Harnbereitung ergibt sich aus den Versuchen an entnervten Nieren. Diese liefern 4—5mal soviel Harn wie die normale, mit beträchtlicher Verdünnung der Harnfixa. Auch die Variationsfähigkeit der aktuellen und potentiellen Reaktion ist vermindert. Reflektorisch kann Oligurie und Polyurie ausgelöst werden von anderen Abdominalorganen aus, besonders von Ureter und Blase, aber auch von der Haut aus. Schmerzreiz und Abkühlung der Haut vermindert die Nierendurchblutung und erhöht dadurch die Disposition zu infektiöser Schädigung.

2. Die Konstanten der Blut- und Gewebszusammensetzung.
a) Das Wasser.

Die größere Hälfte des Körpergewichtes besteht aus Wasser. Beim Erwachsenen macht das Wasser etwa 60% des Körpergewichtes aus, beim Kinde wie bei niederen Tieren bedeutend mehr. Im dritten Fetalmonat beträgt der Wassergehalt 94%, bei der Geburt 66—69%. Die aktiven Gewebe sind mit einem Wassergehalt von 75—80% wasserreicher als der Durchschnitt. Am wasserärmsten sind die Knochen mit einem Wassergehalt von 27% und das Fettgewebe mit nur 10%. Etwa ein Drittel bis zur Hälfte des Gesamtwassers, d. h. 20—25 Liter, finden sich im Muskelgewebe, dem wichtigsten Wasserdepot des Körpers. In der Haut sind etwa 11%, im Blutplasma nur 4% des Gesamtwassers enthalten.

Im Körper dient das Wasser zwei Aufgaben. Es ist *Quellungsmittel* für die im Körper reichlich vorhandenen, vorwiegend organischen, hydrophilen Kolloide und es ist *Lösungsmittel* für die molekular gelösten Salze und organischen Krystalloide. Kein anderes Lösungsmittel kommt dem Wasser auch nur annähernd gleich in der Zahl der darin löslichen Stoffe und in der Fähigkeit zur Lösung in hohen Konzentrationen, ferner zur Aufnahme von Gasen in gelöster Form. Die Fähigkeit des Wassers zur Lösung der Salze in elektrolytisch dissoziierter, ionisierter, also chemisch wirkungsvoller Form beruht auf seiner hohen Dielektrizitätskonstanten (Dieko 81), d. h. auf der Fähigkeit, der Anziehungskraft entgegen gesetzt geladener elektrischer Teilchen gegenüber als guter Isolator zu dienen. Sie verleiht den Teilchen ihre große Beweglichkeit und Wanderungsgeschwindigkeit. Die entgegengesetzt geladenen Ionen umgeben sich mit einem Mantel polarisierter Dipole des Wassermoleküls. Das so elektrisch an die Ionen fixierte Wasser ist nicht mehr als Lösungswasser disponibel, es wird gegen wasserentziehende Kräfte als *Hydratationswasser* festgehalten. Auf ähnlichen elektrostatischen Kräften beruht die Bindung des Wassers an Kolloide als *Quellungswasser*, das auch gegen gewaltige Druckkräfte festgehalten wird. Das Wasser hat ferner eine höhere *Oberflächenspannung* als irgendein anderer Stoff außer Quecksilber. Durch im Wasser gelöste, oberflächenaktive Stoffe, die sich in der Oberfläche anreichern, kann diese Oberflächenspannung stark verändert werden. Ihrer Größe verdanken wäßrige Lösungen die starke *Steigfähigkeit* in capillaren Spalträumen, die den Flüssigkeits- und Stofftransport erleichtert. Die hohe *spezifische Wärme* des Wassers, die hohe Verdampfungswärme, die Wärmeleitfähigkeit erleichtern die Temperaturregulation des Körpers in hohem Maße. Alle genannten Eigenschaften erweisen die einzigartige Eignung des Wassers als Körperflüssigkeit, die darin zum Ausdruck kommt, daß nur in wenigen mit speziellen Funktionen beauftragten Zellstrukturen, besonders den Zellgrenzflächen, andere Lösungsmittel aus der Reihe der Fette und Lipoide Verwendung finden.

Ein Teil des Wassers fließt als „*zirkulierende Körperflüssigkeit*", als Blut und Lymphe in einem besonderen Gefäßsystem („freies Wasser"). Das Wasser, das etwa 91% dieser Lösungen ausmacht, dient als Transportwasser für Salze und Stoffwechselprodukte. Erhebliche Wassermengen machen einen *inneren Kreislauf* im Körper durch, indem sie in der Menge von etwa 5—8 Litern täglich besonders in den Verdauungsorganen und den zugehörigen Drüsen sezerniert, aber in tieferen Darmabschnitten wieder resorbiert und dadurch dem Körper zurückgegeben werden. Die weitaus größte Menge des Körperwassers ist in den *Geweben* enthalten, und zwar in den Zellen selbst und in der Zwischensubstanz. Hier ist das Wasser in außerordentlich komplizierter Weise gebunden und unentbehrlich. Eine Reduktion dieses Gewebswassers um wenig mehr als 10% führt zum Tode. Die Wasserverteilung im Körper erfolgt durch den Blutkreislauf. Außerordentlich komplizierte Kräfte regeln den Flüssigkeitsaustausch zwischen dem Gewebe einerseits, Blut und Lymphe andererseits. Die Bindungsverhältnisse des Wassers, besonders der Quellungszustand der Kolloide, aber auch die Beschaffenheit der trennenden Membranen und die Druckkräfte zu beiden Seiten der trennenden Grenzen sind von maßgebender Bedeutung. Diese Kräfte sind verändert bei krankhaften Vorgängen, besonders bei vermehrtem Wassergehalt der Gewebe, der in seinen höheren Stadien als Ödem bezeichnet wird. Eine besondere Bedeutung für die Regelung des Wasserhaushaltes wird neuerdings der Leber zugeschrieben, die einen bei verschiedenen Tieren verschieden kräftig entwickelten Sperrmechanismus im Abflußgebiete der Lebervenen besitzt. Diesem wird eine Bedeutung für die Regulation der „zirkulierenden Plasmamenge" und die Fähigkeit zur Entlastung des rechten Herzens gegen übermäßige Flüssigkeitszufuhr zugeschrieben. Andererseits soll die Leber auch auf hormonalem Wege den Quellungszustand der Gewebe beeinflussen können.

Die eigentliche Regelung des Wasserhaushaltes besorgen Durstgefühl und Niere. Der Minimalbedarf der täglichen *Wasserzufuhr* hängt von den unvermeidlichen Wasserverlusten des Körpers ab und darf auf durchschnittlich $1^1/_2$ Liter täglich geschätzt werden. Die Resorption des getrunkenen Wassers erfolgt nicht im Magen, sondern vorwiegend im oberen Dünndarm. Der Ersatz erfolgt durch die Nahrung, und zwar nicht nur durch die eigentliche Flüssigkeitszufuhr, sondern auch durch das in den Nahrungsmitteln enthaltene Wasser, dessen Menge stets beträchtlich ist, bei Brot bis 40%, bei Kartoffeln und Fleisch bis 75%, bei Früchten bis über 90% beträgt. Eine kleine Wassermenge, täglich etwa 240—400 ccm, entsteht als Verbrennungswasser aus den Wasserstoffatomen der organischen Nahrungsmittel. Bei einem Umsatz von 100 Calorien entstehen aus Eiweiß 9,3 g, aus Kohlehydrat 13,3 g, aus Fett 11,3 g, aus Alkohol 16,8 g Wasser.

Die *Wasserabgabe* wird durch die Niere geregelt. Diese scheidet alles überschüssige Wasser aus, das nicht zwangsläufig in einer durch die Umweltsbedingungen bestimmten Menge den Körper auf anderen Wegen verläßt. Die *extrarenale Wasserabgabe* erfolgt durch Darm, Lunge und Haut. Ihre Gesamtmenge in 24 Stunden darf auf 700—1000 ccm veranschlagt werden. Der Wassergehalt des *Kotes* beträgt täglich etwa 100—200 g. Bei Durchfällen können durch den Darm $1^1/_2$—2 Liter, ausnahmsweise mehr als 3 Liter Wasser täglich verlorengehen. Die Wasserausscheidung durch die *Lunge* wechselt mit der Atmungsmechanik, sowie der Temperatur und Feuchtigkeit der geatmeten Luft. Diese wird in den Lungen bei Körpertemperatur voll mit Wasserdampf gesättigt. Gesunde scheiden in der Ruhe etwa 260—360 g Wasser täglich mit der Atmung aus. Bei vermehrter Atmungsgröße und im Fieber wächst dieser Wert. Die *Wasserabgabe durch die Haut* dient der Regulation der Körperwärme. Unabhängig von den Schweißdrüsen erfolgt durch physikalische Verdunstung eine unmerkliche Wasserabgabe durch die Haut, Perspiratio insensibilis, etwa 600 g in 24 Stunden. Der Ruhenüchternwert der Hautwasserabgabe, bezogen auf den Quadratmeter Oberfläche, scheint, ähnlich wie der Energieumsatz, eine konstante Zahl zu sein und 200 g in 24 Stunden zu betragen. Bei Ödemkranken kann diese Ausscheidung erheblich unter dem Normalwert liegen als Ausdruck dafür, daß das Ödemwasser nicht disponibel ist. Bei Ausschwemmung von Ödemen andererseits kann die Perspiration sehr stark erhöht sein und mitunter den Hauptteil der Wasserausschwemmung übernehmen. Bei vermehrter Flüssigkeitszufuhr kann die Perspiratio vermehrt sein. Durch das Produkt der Schweißdrüsen (Diaphorese) können mehrere Liter Wasser in wenigen Stunden ausgeschieden werden. Der Anteil der Schweißdrüsen an der Hautwasserabgabe läßt sich weitgehend durch Atropin ausschalten. Die Abgabe durch Verdunstung wird durch Atropin nicht beeinflußt. Die gesamte Hautwasserabgabe in den Tropen wird auf 3—4 Liter, im Wüstenklima auf 10 Liter und mehr in 24 Stunden geschätzt. Auch im Hochgebirge ist sie sehr beträchtlich. Sie ist abhängig von der Lufttemperatur, der Luftfeuchtigkeit und Luftbewegung, von Kleidung und Bettung, ferner vom Luftdruck, weniger von der Nahrungsaufnahme. Bei Körperarbeit und im Fieber ist sie vermehrt, bei Austrocknung des Körpers vermindert.

Die Aufstellung einer genauen *Wasserbilanz* stößt auf Schwierigkeiten. Die Ermittlung der in flüssiger Form zugeführten Wassermengen und der Harnmenge umfaßt zwar den größeren, aber einen mengenmäßig inkonstanten Anteil der Zufuhr und Ausfuhr und genügt deshalb nur zu oberflächlicher Orientierung. Wassergehalt und Verbrennungswasser der festen Nahrungsbestandteile können nach Tabellen nur ungenau geschätzt, genauer nur mühsam bestimmt werden. Zur genauen Bestimmung der gesamten Wasserabgabe bedarf man eines großen Kasten-Respirationsapparates. Die zuverlässigsten Vorstellungen über Schwankungen im Wassergehalt des Körpers vermitteln genaue Wägungen mit der Präzisionsbalkenwaage. Starke und kurzfristige Gewichtsschwankungen beruhen nicht auf Änderungen der Körpersubstanz, sondern fast ausschließlich des Wassers. Der „unmerkliche Gewichtsverlust" beruht in der Regel zu 90% auf Wasserabgabe, der kleine Rest rührt daher, daß das Gewicht der ausgeschiedenen Kohlensäure gewöhnlich, nämlich bei einem respiratorischen Quotienten über 0,727, das Gewicht des aufgenommenen Sauerstoffs übersteigt.

b) Die Elektrolyte.

Der Gesamtaschenbestand des Körpers beträgt 4,3—4,4%. Davon entfallen etwa $^5/_6$, d. h. 3,6% des Gesamtkörpergewichtes auf die Knochen. Von dem

Rest ist die größere Hälfte, also 0,4% des Körpergewichtes, in den Muskeln enthalten. Die Zahl der anorganischen Moleküle in Zellen und Gewebsflüssigkeiten ist trotzdem denen der organischen durchaus gleichwertig, weil letztere zum großen Teil, namentlich die Eiweißkörper, aus sehr schweren Molekülen bestehen. Daß sowohl der Gesamtaschengehalt, als besonders die Aschenzusammensetzung des Körpers, seiner Gewebe und Organe durch Ernährungs- und Stoffwechselstörungen, sowie Krankheiten überhaupt quantitative und qualitative Veränderungen erfährt, kann nicht bezweifelt werden. Doch liegen eigentlich nur über die Veränderungen im Mineralgehalt des Blutes ausgedehntere Erfahrungen bei zahlreichen Krankheiten vor.

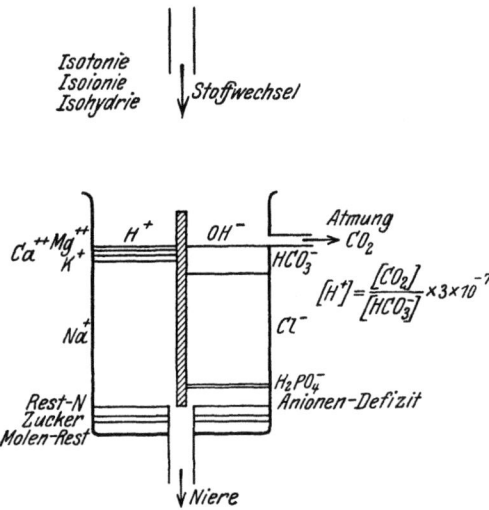

Abb. 2. Schematische Darstellung der Ionengleichgewichte des Blutplasmas, sowie der wichtigsten Regulationsvorrichtungen zu ihrer Konstanthaltung.

Die konstante Zusammensetzung der Körperflüssigkeiten ist für alle Lebensvorgänge auch der primitiven Lebewesen offenbar viel wichtiger als die erst bei den höheren Tieren erforderliche Konstanz der Körpertemperatur, die Isothermie. Die Wasserverteilung zwischen Außenflüssigkeit und Innenmedium, Quellung, Entquellung, Cytolyse ist abhängig von konstantem osmotischem Druck, von der *Isotonie* der Flüssigkeiten. Die Eigenschaft der Isosmose entwickelt sich bei den Amphibien, während die meisten Wassertiere poikilosmotisch sind. Immer genauer stellt sich die Zusammensetzung der Körperflüssigkeit auf eine 0,3 molare Konzentration ein (Blutplasma ist 0,305 molar), mit einer Gefrierpunktsdepression = 0,565°. Quantitativ ist für die Aufrechterhaltung des osmotischen Druckes der Körperflüssigkeiten in erster Linie das Kochsalz, NaCl, maßgebend und durch kein anderes Salz zu ersetzen. Noch wichtiger aber als die Gesamtsumme der Salzteilchen ist das Mischungsverhältnis der einzelnen Ionen (S. RINGER 1883, LOCKE 1894), die *Isoionie*, eine Konstante, von der der günstigste Zustand der Kolloide, die Eukolloidität, abhängt. Quellungszustand, Dispersität, Fällbarkeit, Membrandurchgängigkeit, Befruchtungsvorgänge, Protoplasmabewegungen, Erregbarkeit sind von der richtigen Zusammensetzung, dem Ionengleichgewichte, der äquilibrierten Salzlösung abhängig. Für die meisten Lebensvorgänge sind die einzelnen Ionen auch durch nahe chemische Verwandte nicht vertretbar. In ihrem Einfluß auf den Lösungszustand der Kolloide ordnen sich die Anionen in der lyotropen oder HOFMEISTERschen Reihe: SCN, J < ClO$_3$ < NO$_3$ < Cl < CH$_3$COO < SO$_4$ < Tart. < Citr. Die zäh festgehaltene normale Zusammensetzung menschlichen Blutes, die mit der höherer Tiere weitgehend übereinstimmt, ergibt sich aus folgender Tabelle:

Gehalt an	Plasma	Vollblut
Gefrierpunkt	—0,565°	—
Spezifisches Gewicht	1027—1032	etwa 1055
Blutkörperchen-Volum	—	42—48%
Wassergehalt	89—91%	75—82%
Trockenrückstand	9—11%	18—25%
Wasserstoffexponent p$_H$	7,28—7,40	—
Alkalireserve	45—60 Vol.-%	—
Natrium	320—350 mg-%	—
Kalium	18—23 mg-%	—
Magnesium	2,0—2,8 mg-%	—
Calcium	9—11 mg-%	—
Chlorid	330—370 mg-%	—
Kochsalz (NaCl)	570—620 mg-%	—
Gesamtphosphor	10—15 mg-%	—
Anorganischer Phosphor	2—4 mg-%	—
Säurelöslicher Phosphor	2—4 mg-%	—
Lipoidphosphor	6—10 mg-%	—
Gesamtschwefel	110—160 mg-%	—
Sulfatschwefel	2,5—3,0 mg-%	—
Jod	—	10—16 γ-% *
Eisen	Spur	50 mg-%
Sauerstoff, arteriell	0,25—0,3 Vol.-%	16—21 Vol.-%
„ venös	0,25—0,3 Vol.-%	11—16 Vol.-%
Kohlensäure, arteriell	55—60 Vol.-%	45—60 Vol.-%
„ venös	60—65 Vol.-%	50—65 Vol.-%
Gesamteiweiß	7—9%	—
Albumin	4,5—5,0%	—
Globulin	2,4—2,8%	—
Fibrinogen	0,2—0,5%	—
Gesamt-N	—	2,6—3,4%
Rest-N	20—40 mg-%	20—40 mg-%
Harnstoff-N	10—25 mg-%	10—25 mg-%
Harnsäure	1,5—4,0 mg-%	1,5—4,0 mg-%
Kreatin	2,0—6,0 mg-%	—
Kreatinin	0,8—2,0 mg-%	—
Aminosäure-N	5,0—8,5 mg-%	—
Ammoniak	—	0,02 mg-%
Indican	0,02—0,16 mg-%	—
Xanthoprotein	15—25 Einheiten	—
Gesamtcholesterin	150 mg-%	—
Gallensäuren	5—10 mg-%	—
Hämoglobin	—	13—15%
Bilirubin	0,1—0,5 mg-%	—
Dextrose	80—120 mg-%	80—120 mg-%
Milchsäure	5—15 mg-%	5—12 mg-%
Acetonkörper	1,0—3,0 mg-%	—
Alkohol	—	1,0—5,0 mg-%

c) Die Isohydrie.

Grundsätzlich noch bedeutungsvoller für die Lebensvorgänge als die Isotonie und Isoionie ist aber die Aufrechterhaltung der *Isohydrie*, eines konstanten Säure-Basengleichgewichtes in Geweben und Körperflüssigkeiten. Ihr Maß ist

---

* Mit anderer Analysenmethode 30—40 γ-%.

die Wasserstoffionenkonzentration C_H. Angegeben wird in der Regel der Wasserstoffexponent p_H, das ist der negative Logarithmus der Wasserstoffionenkonzentration. Er beträgt für normales Blut 7,28—7,40 bei 37°, das Blut ist also ganz schwach alkalisch. Die Konstanz der Wasserstoffionenkonzentration wird wohl etwa 10 000mal so genau gewahrt wie die der *übrigen Ionen*.

Die üblichen Methoden zur Bestimmung dieses Wertes mit Konzentrationsketten oder Indicatoren sind mit Fehlern behaftet. Genauer als die direkte Bestimmung der Reaktion

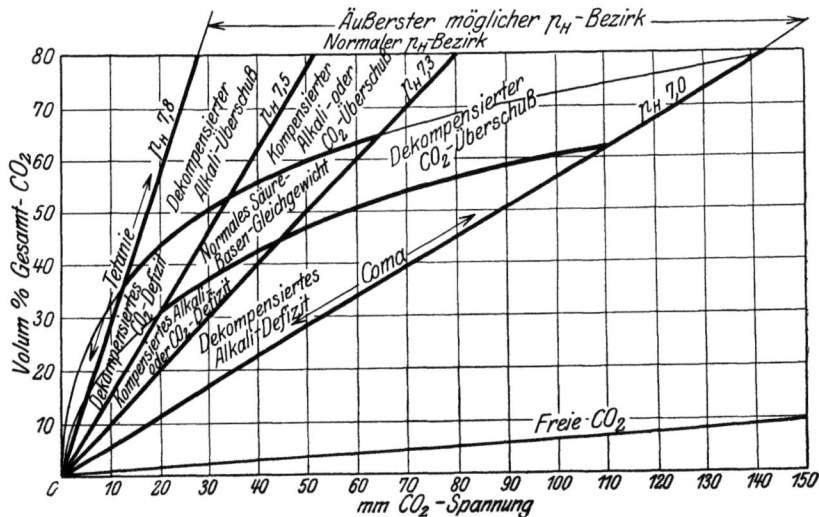

Abb. 3. Darstellung des Säure-Basengleichgewichtes im Arterienblute auf Grund des Kohlensäurediagramms. (Aus Erg. inn. Med. 25, H. STRAUB.)

ist die Berechnung aus dem Verhältnis der freien zur gebundenen Kohlensäure. Nach dem Massenwirkungsgesetz ist die Wasserstoffionenkonzentration durch dieses Verhältnis eindeutig definiert: $[H^+] = \frac{[CO_2]}{[HCO_3^-]} \times 3 \times 10^{-7}$ (Gleichung von HENDERSON-HASSELBALCH).

Diese Gleichung ist der Ausdruck vieler physiologischer Merkmale der inneren und äußeren Atmung. Der durch diese Gleichung definierte Zustand des Blutes wird graphisch ausgedrückt durch ein Kohlensäurediagramm (Abb. 3). Trägt man in einem Koordinatensystem als Abszisse die Kohlensäurespannung als Ausdruck der freien physikalisch gelösten Kohlensäure $[CO_2]$, als Ordinate den Kohlensäuregehalt als Ausdruck der chemisch in Bicarbonatform gebundenen Kohlensäure $[HCO_3^-]$ auf, so liegen alle Punkte gleicher Wasserstoffzahl auf vom Nullpunkt des Koordinatensystems ausgehenden Geraden. Durch zwei solcher Geraden wird im Diagramm der keilförmige normale p_H-Bezirk abgegrenzt. Zwei andere Linien grenzen links von ihm einen schmalen Bezirk zu alkalischer, rechts einen solchen zu saurer Reaktion ab, der als äußerster mit dem Leben vereinbar ist. Zu alkalische Reaktion führt klinisch zu den Erscheinungen der Tetanie, zu saure zu den Symptomen des Koma. Durch Bestimmung der bei jeder Kohlensäurespannung im Blute gegenwärtigen Kohlensäuresättigung erhält man die für den Gastransport bedeutungsvolle Kohlensäurebindungskurve, die beim normalen Mensch zwischen den engen im Diagramm angegebenen Grenzen schwankt. Blut mit erniedrigter Bindungskurve hat herabgesetzte, Blut mit erhöhter Bindungskurve vermehrte Alkalireserve. Die Reaktion der Gewebe ist etwas saurer als die des Blutes, um so mehr, je tätiger die Gewebe sind. Es besteht also ein ständiges Säuregefälle vom Gewebe über das Blut zu den Ausscheidungsorganen. Die geringere Pufferung der Gewebe, die nur über den Bicarbonat-, den Phosphat- und den Eiweißpuffer verfügen, verlangt rasche Abfuhr saurer und basischer Überschüsse durch das besser gepufferte Blut. Störungen des Austausches zwischen Gewebe und Blut, die sich bei verlangsamtem Blutkreislauf und bei Erkrankungen der feinsten Blutgefäße, z. B. bei der Hochdruckkrankheit finden, führen zu abnorm saurer Gewebsreaktion trotz normaler Blutzusammensetzung.

d) Die Körperasche.

Folgende mineralische Bestandteile des Organismus sind bekannt: Die Anionen Chlorid, Bicarbonat, Sulfat, Phosphat, Jodid, Fluorid und Silicat; die Kationen Natrium, Kalium, Ammonium, Magnesium, Calcium, Eisen, Aluminium und Zink. Sie sind im Körper sehr ungleichmäßig verteilt. Im Blutplasma und Gewebsflüssigkeiten überwiegt als Kation das Natrium, als Anion Chlorid und Bicarbonat. In den Zellflüssigkeiten umgekehrt treten diese Ionen ganz an Bedeutung zurück gegenüber den Kationen Kalium und Magnesium, den Anionen der Phosphorsäure. Im Zellkern fehlen Chlorid, Kalium und Calcium, in der Muskelfibrille enthält nur die anisotrope Schicht Kalium. Nur ein Teil der Mineralstoffe ist in echter wäßriger Lösung zugegen, Chlorid, Bicarbonat, Phosphat, Natrium, Kalium, Magnesium, Calcium. Eine Gleichgewichtsberechnung wird dadurch erschwert, daß ein Teil der Mineralbestandteile in einer kolloidalen Phase mit Eiweiß und Lipoid vereinigt zugegen ist. Aber auch Bodenkörper finden sich in den Krystallen der Knochen und Zähne als Erdalkaliphosphat und -carbonat, sowie als Fluorid. Es gelten also die komplizierten Gleichgewichtsbedingungen mehrphasiger Systeme, vor allem in Fragen der Lösung und Fällung, der Verkalkung und Demineralisation. Ein Teil der Salze, vor allem das Kochsalz, wird dem Körper von vornherein in anorganischer Form zugeführt und behält diese Eigenschaft während des ganzen Kreislaufes. Auch Kalium, Calcium und Magnesium kommen im Körper ausschließlich in anorganischer Bindung vor. Andere Mineralbestandteile sind in organischer Bindung zugegen, teils noch unmittelbar als anorganischer Anteil gekennzeichnet, wie die Esterbindungen der Phosphorsäure und Schwefelsäure, die schon durch Hydrolyse abgespalten werden können. Andere Mineralbestandteile werden erst im intermediären Stoffwechsel in anorganischer Form herausgelöst, vor allem die Hauptmasse des Schwefels und des Stickstoffs. Eisen bleibt als Bestandteil des Blut- und Muskelfarbstoffs fast restlos in organischer Bindung.

Die Mineralverschiebungen, die der Aufrechterhaltung der Körperkonstanten dienen, bezeichnen wir als *Regelungsstoffwechsel*. Die Umwandlung in ausscheidungsfähige Form heißt *Ausscheidungsstoffwechsel*. Darüber hinaus ist eine gewisse Mineralzufuhr unentbehrlich im *Verwendungsstoffwechsel*. Sie dient zum Ersatz der Abnutzung und des Verlustes durch Sekrete. Sie dient zum Anwuchs beim wachsenden Organismus. Eine gewisse Menge von Mineralbestandteilen kann außerdem gestapelt, thesauriert werden in Organen mit *Depotfunktion*. Als Hauptdepot für Kochsalz dient die Haut, außer ihr ist das Bindegewebe, die Lunge, der Darm kochsalzreich, der Skeletmuskel dagegen kochsalzarm. Während anderwärts das Kochsalz zur Aufrechterhaltung des osmotischen Druckes stets mit einer entsprechenden Wassermenge zusammen zurückgehalten wird, kann es offenbar, namentlich in der Haut und vielleicht im Bindegewebe, in Form einer *trockenen Salzretention* gestapelt werden. Die näheren Verhältnisse sind nicht bekannt, nicht einmal, ob Zellen oder Intercellularflüssigkeit der Sitz des Depots ist. Der Gesamtvorrat des Körpers an Kochsalz beträgt rund 150 g. Von Calcium und Phosphorsäure liegt das Vielhundertfache des Tagesbedarfes in den Depots der Knochen und Muskeln. Von Calcium 500—750 g bei einem Tagesbedarf von weniger als 2 g, von Phosphorsäure 1—1$^1/_2$ kg bei einem Tagesbedarf von etwa 4$^1/_2$ g. Kalium und Phosphorsäure finden sich reichlich in den Muskeln und den roten Blutkörperchen. Die Carbonate und Tripelphosphate der Knochen stellen das große Basenreservoir des Körpers dar.

e) Organischer und anorganischer Stoffwechsel

lassen sich nicht trennen. Für den osmotischen Druck spielen die organischen Anelektrolyte des Blutes normalerweise eine quantitativ untergeordnete Rolle. Die bekannten Anelektrolyte tragen weniger als 10% zum Gesamtwerte bei. Bei Nierenkranken kann der osmotische Anteil der organischen Blutbestandteile bis 35% des Gesamtwertes betragen. Unter solchen Verhältnissen versucht der Körper durch Verdrängung anorganischer Bestandteile, besonders von Kochsalz eine Kompensation zu erreichen. Hypochlorämie kann also ein kompensatorischer Vorgang sein. Wichtiger noch ist der Anteil des organischen Stoffwechsels an der Regelung der Isohydrie. Das Oxydationsprodukt des Kohlenstoffs, die Kohlensäure, verläßt nur zum Teil den Körper durch die Atmung in gasförmiger Form. Ein wechselnder, aber nicht unerheblicher Anteil wird anorganisch in Harn und Kot als Bicarbonat ausgeschieden. Sein Anteil an der anorganischen Bilanz läßt sich nicht theoretisch vorhersagen. Von den Endprodukten des N-Stoffwechsels tritt einerseits die Harnsäure mit ihren vollen Säureäquivalenten, andererseits das Ammoniak mit vollen Basenäquivalenten in die anorganische Bilanz ein. Auch kleine Mengen von Aminosäuren finden sich im Harn. Ein kleiner Teil der organischen Verbindungen ist im Körper überhaupt nicht oxydabel, so Weinsäure und Oxalsäure. Auch Citronensäure ist ein obligater Harnbestandteil. Aber auch Acetessigsäure, β-Oxybuttersäure, Milchsäure können im Harn, Fettsäuren als Seifen im Kot unverbrannt ausgeschieden werden und sind dann mit ihren vollen Anionenäquivalenten in die Bilanz einzusetzen. Sie neutralisieren dabei entsprechende Basenmengen. Organische Kationen dagegen, die im Mineralstoffwechsel eine Rolle spielen, sind mit Ausnahme des Ammoniaks bisher nicht bekannt, ihr Vorkommen aber vermutet.

f) Nahrung.

Mit der *Nahrung* nimmt der Organismus im wesentlichen die gleichen mineralischen Bestandteile auf, die in seinem Körper vorhanden sind. Auch in der Nahrung sind die Kationen und Anionen (mit Ausnahme des Magnesiums im Chlorophyll) in anorganischer Form vorhanden oder können, in der Hauptsache schon beim Verdauungsprozeß, anorganisch für die Resorption frei gemacht werden. Die von der Natur gelieferten Nahrungsmittel des Erwachsenen sind im allgemeinen gekennzeichnet durch hohen Gehalt an Phosphor und Kalium, durch geringen Gehalt an Chlorid und Natrium. Dies wird bei der Zubereitung durch Salzen ausgeglichen. Der absolute Bedarf an Chlorid ist sehr gering, etwa 2 g Cl oder weniger. Das absolute Angebot der verschiedenen Mineralbestandteile übertrifft bei gemischter Nahrung den Bedarf. Nur bei einseitiger Kost kann Mangel einzelner Salze eintreten (Vorsicht bei ärztlichen Kostverordnungen!). Die gemischte Kost enthält einen Überschuß saurer Äquivalente.

g) Selektive Resorption.

Durch *selektive Resorption* entnehmen die Verdauungsorgane, hauptsächlich der Dünndarm, der zugeführten Nahrung ein anders als das ursprüngliche zusammengesetztes Nahrungsgemisch. Natrium und Kalium, sowie Chlorid wird vom Darm prompt und restlos aufgesaugt. Von den Erdalkalien bleibt ein sehr beträchtlicher und wechselnder Anteil unresorbiert im Darm zurück, zum Teil werden sie auch in tieferen Darmabschnitten wieder ausgeschieden. Sie verlassen den Körper mit dem Kot als Carbonat, Phosphat, Sulfat und als Seifen. Von Phosphat wird nur ein Teil, von Sulfat so gut wie nichts im Darm resorbiert. Die nicht resorbierten Sulfate, zum Teil auch die Phosphate halten Wasser im Darm zurück und wirken abführend. Bei der Passage des Pfortaderblutes durch die Leber wird die Salzmischung verändert und reguliert. Natrium, Chlorid und Bicarbonat werden in der Leber zurückgehalten und erst im Bedarfsfall abgegeben, während Calcium, Kalium und Phosphat durchgelassen werden.

h) Ausscheidung.

Bei der *Ausscheidung* schlagen die einzelnen Mineralbestandteile verschiedene Wege ein. Im Schweiß werden meist von Mineralbestandteilen nur kleine Mengen Kochsalz ausgeschieden, pro Tag 0,27—0,40 g. Bei starken Schweißen können maximal bis 10 g Kochsalz in 24 Stunden im Schweiß verlorengehen. Alles übrige Na und Cl geht durch den Harn, während der normale Kot nahezu kochsalzfrei ist. Anders ist dies nur bei Durchfall. Auch das im Körper durch Oxydation schwefelhaltigen Materials gebildete Sulfat geht nahezu restlos durch den Harn. Doch ist auch der Kot sehr mineralreich, da die Asche 12% der Trockensubstanz, 2,5% des Gesamtgewichtes ausmacht. Der Kot ist damit nächst dem Knochen das mineralreichste Produkt des Körpers. Im Kot findet sich die Hauptmasse der Phosphat- und Erdalkaliausscheidung und auch relativ reichlich Kalium. Letzteres und das Magnesium sind möglicherweise Bestandteile der Leibessubstanz der Kotbakterien. Die Verteilung von Phosphat und Erdalkalien zwischen Kot und Harn erfolgt nach dem übergeordneten Bedarf der Säure-Basenregelung, indem beide bei azidotischer Stoffwechsellage mehr im Harn, bei alkalotischer zu höherem Anteil im Darm ausgeschieden werden.

3. Extrarenale Regulation der Blut- und Gewebszusammensetzung.

Die Aufrechterhaltung der Isotonie, Isoionie und Isohydrie ist Aufgabe eines komplizierten Systems, dessen letztes und wichtigstes Glied die Niere ist. Tatsächlich werden diese Konstanten aber nicht lediglich von der Niere geregelt. Die Verteilung von Wasser und Elektrolyten zwischen Gewebe, Blut und Niere (histo-hämo-renale Verteilung) folgt vielmehr verwickelten Gesetzen. Eine Störung des Blutgleichgewichtes wird innerhalb des Körpers selbst ausgeglichen, lange ehe die Niere wirksam eingegriffen hat. Ja auch bei völliger Ausschaltung der Nierenfunktion sind diese Regulationsvorgänge, die man als Aufgabe der *Vorniere* (VOLHARD) oder *Vorflutniere* (NÖGGERATH) bezeichnet, noch wirksam. Sie bestimmen die Verteilung von Wasser und Salzen zwischen Blut und Gewebe, die Heranbringung harnfähigen Materials an die Ausscheidungsorgane. Ihre Störung ist maßgeblich beteiligt an dem Zustandekommen der Ödeme.

Die Anpassung der Zufuhr an den Bedarf erfolgt durch *Allgemeingefühle*, für den Wasserbedarf durch den *Durst*. Er stellt sich ein bei Verminderung des Wasserbestandes ebensowohl wie bei Vermehrung des Salzbestandes, also bei Störung der Isotonie. Ausgelöst wird das Durstgefühl nicht durch eine trockene Kehle, auch nicht ausschließlich durch Wasserverarmung des Blutes. Selbst bei abnormem Wasserreichtum des Gesamtkörpers kann quälendes Durstgefühl bestehen. Dies ist der Fall bei Wasserabstrom in im Wachsen begriffene Ödeme, wobei Blut und Gewebe an Wasser verarmen können. Wasserverarmung der Gewebe mit Anstieg des osmotischen Gewebsdruckes, Gewebsdurst, mag zum Zustandekommen des Durstgefühles beitragen. Ausgelöst wird das Durstgefühl durch eine parasympathische Erregung am Boden des Zwischenhirns in den dort gelegenen vegetativen Zentren infolge Vermehrung der krystalloiden Stoffe des Blutes. Das Gefühl wird zum Bewußtsein gebracht durch Oesophaguskontraktionen, die auf dem Wege des Vagus ausgelöst werden. Durch Trinken von Wasser wird der normale osmotische Druck wiederhergestellt und der Reiz beseitigt. Ein Minimum der Wasserzufuhr wird durch den Durst angefordert, während die obere Grenze der Wasserzufuhr viel mehr durch Gewohnheit bestimmt wird. Viel unzuverlässiger ist die Regelung der Salzzufuhr durch *Salzhunger*. Ein Minimum der Kochsalzzufuhr existiert beim Gesunden kaum, da zur Aufrechterhaltung des osmotischen Druckes die Ausfuhr auf minimale Werte gedrosselt werden kann. Bei kochsalzfreier Ernährung und Forcierung der Ausscheidung durch Diuretica können aber tödliche Vergiftungserscheinungen auftreten. Die Salzzufuhr wird meist wesentlich über dem Minimalbedarf gehalten. Möglicherweise erleichtert die Natriumzufuhr die Aufrechterhaltung des Gleichgewichtes Natrium-Kalium im Körper, also die Isoionie, die durch die Natriumarmut der meisten natürlichen Nahrungsstoffe gefährdet werden könnte. Der Drang der Urvölker nach Orten mit Salzvorkommen weist dem Kochsalz im Mineralhaushalt immerhin eine über unsere jetzigen Kenntnisse hinausreichende Bedeutung zu und warnt vor kritikloser Verwendung sehr salzarmer Kost. Wieweit der bei manchen Krankheiten vorkommenden Sucht zur Aufnahme bestimmter Salze, etwa der Kreide, Bedürfnisse des Ionengleichgewichtes zugrunde liegen, entzieht sich noch unserer Kenntnis.

Die *Osmoregulation* wird bestimmt durch das Verhältnis von Wasser zu Kochsalz. Ausfall der osmoregulatorischen Nierentätigkeit kann durch Regelung der Wasserzufuhr und durch Anpassung der extrarenalen Wasserausgabe ersetzt werden. Der durch reichlichen Verlust salzhaltigen Schweißes hervorgerufene Durst kann durch bloße Wasserzufuhr ohne Kochsalz nicht gelöscht werden, weil die an Salz verarmten Gewebe das Wasser nicht festzuhalten vermögen. Osmoregulatorische Vorgänge im Körper stellen durch Austausch von Wasser und Salzen zwischen Gewebe und Blut rasch die durch Einbringen von hypertonischen oder hypotonischen Lösungen gestörte Isotonie des Blutes wieder her. Dabei wird sehr rasch die Isotonie, etwas später auch die Isoionie wiederhergestellt. Im Stadium der Ödementstehung und Ödemausschwemmung entspricht die Änderung des Körpergewichtes oft nicht der aus Wasserzufuhr und Harnausscheidung sich ergebenden Wasserbilanz. Diese Vorgänge zwingen zu der Annahme, daß es im Körper Ablagerungsorte gibt, die jedenfalls vorübergehend Lösungen sehr verschiedener osmotischer Konzentration ohne Schaden aufnehmen können. Ja man ist zu der Annahme einer trockenen Salzretention gezwungen, d. h. man muß dem Körper die Fähigkeit zuschreiben, auch im intermediären Stoffwechsel Wasser und Salz bis zu erheblichem Grade unabhängig von osmotischen Relationen zu behandeln. Für diese Retention spielt offenbar auch die Haut eine besondere Rolle.

Für die *Regelung der Isohydrie*, des Säure-Basengleichgewichtes, stehen dem Körper besonders fein abgestufte Mechanismen zur Verfügung. Auch hier wird die grobe Einstellung letzten Endes durch die Tätigkeit der Nieren besorgt. Sie wird ständig gefährdet durch die Zusammensetzung der Nahrung, durch die Bildung intermediärer, vorwiegend saurer Stoffwechselprodukte, durch die Abscheidung der Verdauungsdrüsen, unter denen die Magentätigkeit reichlich saure, Pankreas und Darm basische Valenzen beanspruchen. Alle diese Einflüsse finden sehr rasch ihren Ausdruck in der Harnbeschaffenheit. Darüber hinaus verfügt der Körper über weitgehende Kompensationsmöglichkeiten. Bei Basenüberschuß werden organische Säuren zur Neutralisation verwandt, Harnsäure, Weinsäure, Oxalsäure, Citronensäure, Milchsäure, Acetessigsäure, β-Oxybuttersäure, ferner Fettsäuren. Außerdem können reichlich Bicarbonate und Carbonate ausgeschieden werden. Bei Säureüberschuß wird Ammoniak zur Neutralisation zur Verfügung gestellt. Die große Basenreserve des Körpers ist die Knochenasche, deren Carbonate mit ihren vollen Äquivalenten, deren tertiäre Phosphate mit 1—2 Äquivalenten verfügbar werden. Azidotische Stoffwechsellage kennzeichnet sich dementsprechend durch eine aus der Knochenasche stammende negative Erdalkalibilanz. Vor allem aber beteiligt sich der Kot an der Regelung der Isohydrie. Bei basischer Stoffwechsellage geht die Hauptmasse der Phosphorsäure mit Erdalkalien als tertiäres Phosphat durch den Kot und auch der Rest der Erdalkalien wird als Carbonat oder als Fettseife im Kot ausgeschieden. Bei azidotischer Stoffwechsellage dagegen wird bis über 80% der Phosphorsäure im Urin, vorwiegend als Monophosphat, abgeschieden und auch von der Erdalkaliausscheidung wandern vermehrte Mengen in den Urin ab. Die Feinregulation des Säure-Basengleichgewichtes wird durch die Atmung besorgt. Eine Verminderung der Alkalireserve braucht keine Verschiebung der Blut- und Gewebsreaktion nach sich zu ziehen, wenn entsprechend der Gleichung von HENDERSON-HASSELBALCH ausreichende Mengen freier Kohlensäure abgeatmet werden. Nach der *Theorie der Atmungsregulation von* WINTERSTEIN wird die Ventilationsgröße durch die Blutreaktion oder vielmehr durch die Reaktion der das Atemzentrum umspülenden Gewebsflüssigkeit bestimmt. Schon geringe Verschiebungen nach der sauren Seite führen zu starker Überventilation mit Senkung der Kohlensäurespannung. Die Folgen einer Säurestauung durch vermehrte Säurebildung (z. B. bei der diabetischen Azidose) oder durch ungenügende Säureausscheidung kranker Nieren brauchen nicht zu Verschiebung der Blutreaktion zu führen, wenn durch Überventilation die Kohlensäurespannung entsprechend gesenkt wird (kompensierte Azidose). In diesen und nur in diesen vollkompensierten Fällen ist die Senkung der Kohlensäurespannung der Alveolarluft bzw. des Arterienblutes ein genaues Maß für den Grad der Säurestauung. Wo keine volle Kompensation vorliegt, ist außer der Kohlensäurespannung auch noch die Bestimmung der Kohlensäurebindungskurve oder der Alkalireserve erforderlich.

Hormonale Einflüsse greifen maßgebend in den Wasser- und Salzhaushalt ein. Am bedeutungsvollsten ist der Einfluß des *Hinterlappens der Hypophyse*. Neben einem den Uterus erregenden Stoff (Oxytocin, Pitocin, Orasthin) enthält dieser eine den Blutdruck steigernde und die Darmmuskulatur erregende Substanz (Pitressin, Vasopressin, Tonephin). Sicher nicht identisch mit dem ersteren, vielleicht aber nahe verwandt oder identisch mit dem zweitgenannten enthält der Hypophysenhinterlappen noch einen Stoff, der schon in außerordentlich geringer Konzentration parenteral zugeführt für viele Stunden eine starke Diuresehemmung hervorbringt. Unter seinem Einfluß wird viel weniger Wasser und viel mehr Kochsalz in der Zeiteinheit abgegeben. Die Ausscheidung anorganischer Phosphate im Urin ist ohne seine Gegenwart unmöglich. Das Diluierungsvermögen ist vermindert, durch reichliche Wasserzufuhr kann, wenn der Körper unter der Wirkung dieser Substanz steht, eine schwere Wasservergiftung hervorgerufen werden. Umgekehrt kann ein durch Erkrankung, besonders im Diabetes insipidus, verlorenes Konzentrationsvermögen durch diese Substanz wiederhergestellt werden. Zweifellos hat die antidiuretische und chloridausschüttende Substanz einen Angriffspunkt an der Nierenzelle. Aber auch die Wasser- und Chloridverteilung zwischen Blut und Gewebe wird durch diese Substanz beeinflußt. Beim nierenlosen Tier tritt unter ihrem Einfluß eine in die Blutbahn injizierte Ringerlösung verlangsamt in die Gewebe über. Die Lymphe des Ductus thoracicus fließt konzentrierter. Es darf als sicher gelten, daß der periphere Angriffspunkt dieser Substanz in Niere und Gewebe für den Einfluß auf den Wasserhaushalt entscheidend ist. Wahrscheinlich besteht daneben noch ein zentraler Angriffsmechanismus auf für den Wasser- und Salzhaushalt wichtige Hirngebiete. Bei Läsion der oberen Halsmarksegmente bis C_4 fehlt die Diuresehemmung durch Pituitrin, nicht aber bei Läsionen von C_5 abwärts. Die Substanz wird wahrscheinlich in die Blutbahn, vielleicht auch in den Liquor cerebrospinalis, nicht durch den Hypophysenstiel in den dritten Ventrikel abgegeben. Es ist nicht bekannt, wie die normale Abgabe dieses Stoffes gesteuert wird. Man nimmt einen direkten Einfluß des Wassergehaltes im Blute an; man glaubt annehmen zu können, daß Teophyllin, Harnstoff und andere Diuretica seine Abgabe fördern. Vor allem aber ist damit zu rechnen, daß seine Abgabe nervös gesteuert wird. Der Schlaf und die Wirkung bestimmter Schlafmittel verändern den Verlauf der Pituitrinwirkung. Auch von der Funktion der *Schilddrüse* erweist sich die Wasser- und Salzausscheidung abhängig. Wasserzufuhr wird bei gleichzeitiger Verfütterung von Schilddrüsensubstanz beschleunigt, nach Schilddrüsenexstirpation verzögert ausgeschieden. Bei manchen Ödemen Nierenkranker, vor allem anscheinend bei tubulären Schädigungen, wirkt Thyreoidin deutlich diureseförderd. Doch ist der Erfolg überaus wechselnd. Bei Unterfunktion der Schilddrüse entsteht ein abnormer Wasserreichtum des Gewebes, das Myxödem. Offenbar erleichtert das Schilddrüseninkret den Flüssigkeitsaustausch zwischen Blut und Gewebe und übt dadurch bestimmenden Einfluß auf den Wassergehalt der Gewebe aus, einen Einfluß, der anscheinend nicht streng an die Wirkung auf den Stoffwechselumsatz gebunden ist. Auch bei Ausfall der *Ovarien* im natürlichen oder künstlichen Klimakterium sind merkwürdige Anomalien des Wasserhaushaltes beobachtet. Doch erfolgt die Wirkung offenbar auf dem Umweg über die Hypophyse. Noch unsicherer ist es, ob das Produkt des *Nebennierenmarkes*, das Adrenalin, eine Diuresehemmung und Bluteindickung bewirkt und ob diese Wirkungen durch Vasokonstriktion allein oder auf andere Weise zustande kommen. Der *Nebennierenrinde* dagegen kommt offenbar eine wichtige regulatorische Funktion im Kochsalzhaushalt zu. Cortingaben führen zu Natrium- und Chloridretention im Blute mit Steigerung der Kaliumausscheidung. Auch die *Leber* soll auf hormonalem Wege den Wasserhaushalt beeinflussen. Eine isolierte Wirkung auf den Kalkstoffwechsel besitzt das Inkret der *Nebenschilddrüsen* (Parathormon, COLLIP). Sein Mangel führt zu Senkung des Blutkalkspiegels, Hyperphosphatämie und Symptomen von Tetanie. Zufuhr des Hormons per os oder parenteral beseitigt die Symptome und hebt den Blutkalkspiegel. Es beschleunigt die Kalkresorption im Magendarmkanal. Überproduktion durch Adenome der Nebenschilddrüse führt zu mächtiger Überhöhung des Blutkalkspiegels, vor allem seines diffusiblen Anteils, und zu Senkung des Blutphosphates, Entkalkung der Knochen, Ostitis fibrosa generalisata und starker Kalkausscheidung im Urin, sowie zu pathologischer Kalkablagerung in anderen Organen.

Die Regelung des Wasser- und Salzhaushaltes ist in hohem Maße vom *Zentralnervensystem* abhängig. Stichverletzung des *verlängerten Marks* in der Mittellinie in der Höhe zwischen Acusticus- und Vaguskern führt zu Polyurie *(Wasserstich)*, die öfters von Zuckerausscheidung begleitet ist (Zuckerstich, Piqûre, CLAUDE BERNARD 1835). Vielfach findet sich außer der Polyurie Steigerung des Kochsalzgehaltes im Urin *(Salzstich)*. Die beiden beim Wasser- und Salzstich verletzten Punkte liegen jedenfalls sehr nahe beisammen in der Formatio reticularis nahe dem dorsalen Vaguskern. Da aber Steigerung der Kochsalzausscheidung und Polyurie unabhängig voneinander vorkommen können, sind beide Punkte möglicherweise nicht identisch. Nach Durchschneidung des Splanchnicus soll diese Stichverletzung unwirksam werden. Im Blute wurden nach Stichverletzung stark diuretisch wirkende Substanzen gefunden. Die bei dieser Stichverletzung im Blute beobachtete Hypochlorämie ist unabhängig von der Hyperchlorurie, da sie auch nach Nierenexstirpation auftritt. Sie muß also durch eine Einwirkung auf den Austausch zwischen Blut und Gewebe erklärt werden. Reizung des Sinusnerven, des Depressor sowie Abklemmung großer Arterien ruft zentripetal reflektorisch ähnliche Veränderungen wie der Salzstich hervor.

Noch bedeutungsvoller sind die vegetativen Zentren des *Zwischenhirns*, deren Lokalisation schematisiert in Abb. 4 dargestellt ist. Verletzungen der Regio hypothalamica am Boden des dritten Ventrikels, dicht oberhalb und

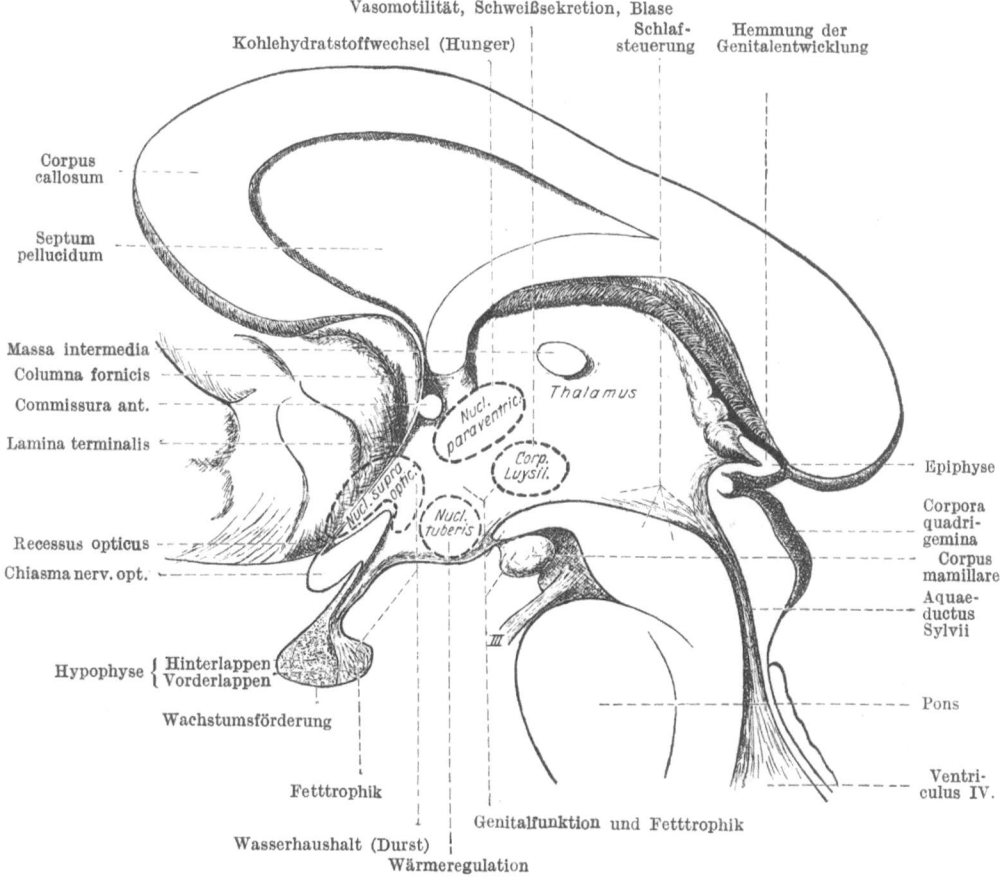

Abb. 4. Vegetative Zentren des Zwischenhirns, schematisch, nach GREVING. (Aus MÖLLENDORFFS Handbuch der mikroskopischen Anatomie des Menschen, IV/1. GREVING.)

hinter dem Hypophysenstiel, nahe dem Tuber cinereum, führen zu hochgradigen Polyurien mit Ausscheidung eines äußerst verdünnten Harns von sehr niedriger Kochsalzkonzentration. Gleichzeitig ist das Durstgefühl stark gesteigert. Der Kochsalzgehalt des Blutes ist dabei erhöht. Im Zwischenhirn wurde deshalb ein Zentrum für die Osmoregulation des Blutes angenommen. Vielleicht ist es auch für die Blutisoionie verantwortlich. Die genaue Lokalisation dieses vermuteten Zentrums und seine Trennung von anderen in der Nachbarschaft angenommenen vegetativen Zentren war bisher nicht zuverlässig möglich. Nahe räumliche Beziehungen und der Nachweis, daß die Nervenfasern des Hypophysenhinterlappens aus dem Nucleus supraopticus stammen (Tractus supraoptico-hypophyseus) legen die Annahme nahe, daß in diesem Kerngebiet das Zentrum für den Wasser- und Salzhaushalt zu suchen ist. Möglicherweise entfaltet es seine Wirkung durch Steuerung der Hypophysensekretion. Vielleicht steht aber auch umgekehrt seine Tätigkeit unter der Einwirkung des Hypophyseninkretes. Auch eine eigene, dem Hinterlappen gleichsinnige Inkretproduktion dieser Kerngebiete muß in Betracht gezogen werden („Zwischenhirndrüse"). Die Diurese nach Zwischenhirnstich ist eine Purindiurese und wird auf eine Störung des Stoffwechsels der Nukleoproteide (mit Verminderung der Ausscheidung von Harnsäure und Vermehrung anderer Purine) zurückgeführt. Sie tritt auch an der entnervten Niere ein und ist mit einer erhöhten Ausschüttung von Chloriden und Phosphaten verbunden. Für den Mineral- und Wasserhaushalt bedeutungsvoll ist die Tatsache, daß auch für die Gefäßinnervation und die Regulation der Schweißsekretion Zentren im Zwischenhirn angenommen werden, die vermutungsweise in das Corpus hypothalamicum Luysii verlegt werden. Bei der nahen Nachbarschaft verschiedener vegetativer Zwischenhirnzentren führen Erkrankungen dieser Gegend zu den verschiedenartigsten Kombinationen klinischer Krankheitsbilder.

Auch den *Vitaminen* kommt ein, wenn auch beschränkter Einfluß auf den Wasserhaushalt zu. B_1-Vitaminmangel führt zu Ödemen, Hypoproteinämie, serösen Ergüssen und Wasserimbibition des Herzmuskels. Die Genese dieser Störung ist noch nicht klar, da weder die Capillardurchlässigkeit, noch die Avidität der Gewebe für Kochsalz und Wasser gesteigert ist. Auch das Vitamin C kann unter bestimmten Bedingungen, z. B. bei Lebererkrankungen einen Einfluß auf den Wasserhaushalt ausüben.

II. Spezielle Pathologie und Therapie der Krankheiten des Wasser- und Salzhaushaltes.

1. Krankheiten des Wasserhaushaltes.

Diabetes insipidus.

Als Diabetes insipidus (diabainein [griechisch] durchfließen, sapere [lateinisch] schmecken, nicht schmeckende Wasserharnruhr, im Gegensatz zu Diabetes mellitus, bei dem der Harn süß schmeckt) bezeichnen wir eine Störung des Wasserhaushaltes bei anatomisch normalen Nieren. Sie ist gekennzeichnet durch Polyurie, die bei Wasserentziehung zwangsläufig weitergeht. Die Krankheit führt zu tiefgreifender Störung der Osmoregulation des Körpers, des gesamten Wasser- und Salzhaushaltes. Ihre letzte Ursache muß extrarenal gesucht werden. Für das Verständnis ist die Kenntnis der Beziehung des Wasser- und Salzaustausches zwischen Gewebe und Blut sowie zwischen Blut und Niere unentbehrlich.

Symptomatologie. Die Krankheit beginnt meist unmerklich und schleichend. Sie kann aber auch ganz plötzlich einsetzen im Anschluß an ein Trauma, besonders wenn es den Schädel betrifft, aber auch nach psychischer Erregung. In letzterem Falle wird wohl meist die latent bestehende Störung erstmals bewußt empfunden. Familiäres Vorkommen in mehreren Generationen ist beschrieben, doch sind hierher gehörige Fälle nicht ausreichend mit modernen Methoden untersucht. Die Krankheit kommt in jedem Lebensalter, auch bei ganz kleinen Kindern vor. Das klinische Bild wird beherrscht durch die Zwangspolyurie. In 24 Stunden werden 6, 10, 20, selbst 40—50 Liter Urin ausgeschieden. So große Harnmengen sind heute mühelos vermeidbar und werden deshalb selten mehr beobachtet. Durch Regelung der Wasser- und Salzzufuhr läßt sich die Ausscheidung meist leicht auf 3—5 Liter drücken. Vielfach erweist sich der Grad der Störung unter konstanten Bedingungen jahrelang völlig stationär. In anderen Fällen wird starkes Schwanken des Zustandes ohne äußere Einflüsse beobachtet. Der starke und unbezwingliche Durst wird beim echten Diabetes insipidus im Gegensatz zu der primären Polydipsie als die sekundäre Folge der durch die Polyurie bedingten Wasserverarmung aufgefaßt. Die Schwierigkeit der Unterscheidung von der Polydipsie ergibt sich aber daraus, daß im allgemeinen der Durst über das durch die Urinausscheidung gesetzte Maß hinausgeht. Die meisten Autoren nehmen deshalb eine über den wahren Bedarf hinausgehende aufgepfropfte sekundäre Polydipsie an, die von manchen fast in jedem Falle von Diabetes insipidus angenommen wird. Begründet wird diese Auffassung durch die Möglichkeit, in jedem Falle durch Beschränkung des Wasserangebotes die Harnmenge zu verkleinern. Die Ursache der Störung kann in einer primären Vermehrung der Wasserausscheidung der Nieren gesucht werden. Sieht man doch meist, daß zugeführtes Wasser den Körper rasch wieder verläßt (Tachyurie). Doch wird auch längeres Verweilen im Körper und verlangsamte Wiederausscheidung beobachtet (Bradyurie), meist mit Vermehrung des Nachtharns (Nykturie). Wahrscheinlicher ist die vermehrte Wasserausscheidung lediglich die zwangsmäßige Folge einer verminderten Konzentrationsfähigkeit der Niere, besonders für Kochsalz. Dessen Tagesmenge kann infolgedessen nur zusammen mit abnorm großen Wassermengen ausgeschieden werden. Aber auch eine Störung der Wasser- und Salzverteilung zwischen Gewebe und Blut muß als dritter möglicher Faktor beachtet werden. Die Annahme, daß dabei eine verminderte Wasserbindung der Gewebe eine Rolle spiele, wird nicht durch Tatsachen gestützt.

Bei näherer Prüfung kann man meist zunächst nichts anderes als eine Minderleistung der Niere, eine Konzentrationsschwäche, feststellen, die in erster Linie das Chlorion betrifft. Der reichliche, wenig gefärbte Harn ist außerordentlich verdünnt. Sein spezifisches Gewicht ist mit auffallend geringen Schwankungen der einzelnen Harnportionen auf Werte zwischen 1001 und 1005 fixiert. Der geringe Molengehalt kommt dadurch zum Ausdruck, daß der Gefrierpunkt Δ sich oft um weniger als $-0,3^0$ vom Nullpunkt entfernt, so daß also der Harn dem Blute gegenüber deutlich hyposmotisch ist. Stets liegt die Chloridkonzentration weit unter der des Blutes. Die höchste mögliche Kochsalzkonzentration liegt öfters unter 0,3%. Der Harnstoff ist dagegen stets erheblich über den Blutwert konzentriert. Aus beidem ergibt sich, daß der Harn sich keineswegs einem Blutfiltrat nähert. Da derselbe Harnbefund auch bei Gesunden, die viel getrunken haben, auftritt, ist zur Erkennung der Erkrankung lediglich die Unfähigkeit zur Produktion eines konzentrierteren Harns entscheidend. Nur im Fieber, besonders bei interkurrenten Infektionskrankheiten, gewinnt der Kranke vorübergehend die Konzentrationsfähigkeit wieder. In leichten Fällen ist auch eine Konzentrationsschwäche ohne Polyurie beobachtet worden (Diabetes insipidus latens). Neben der Partiarstörung für die Konzentrierung der Chlorionen findet sich aber auch eine analoge Partiarstörung für die Konzentrierung des Bicarbonates und der Basenäquivalente im Urin. Dadurch geht die Fähigkeit zur Produktion eines besonders stark alkalischen Harns verloren. Wenn auch für Phosphat und Harnstoff die Blutkonzentration weit überschritten werden kann, so scheint doch auch hier die höchstmögliche Harnkonzentration nicht an die des normalen heranzureichen. Also kann auch für diese Stoffe eine völlig intakte Konzentrationsleistung nicht als erwiesen gelten.

Tieferes Verständnis vermittelt erst ein Vergleich der Blut- und Harnkonzentration. Manchmal ist der onkotische Druck des Plasmas auffallend erhöht. Nach dem Verhalten des Blutes versuchte VEIL zwei Formen der Krankheit abzugrenzen. Die hyperchlorämisch-hypochlorurische Form ist gekennzeichnet durch Hyperosmose und erhöhten Kochsalzgehalt des Blutplasmas, Labilität der Wasserbilanz, Neigung zu Austrocknungserscheinungen des Körpers. Im Durstversuch findet man Zwangspolyurie mit starkem Körpergewichtsverlust, weiterer Bluteindickung, schweren Verdurstungserscheinungen, geringem Anstieg des spezifischen Gewichtes im Harn. Die Störung reagiert prompt auf Pituitrin, wenig oder nicht auf Theocin. Molenarme und kochsalzarme Kost ist erfolgreich. Ihr wird eine hypo- oder normochlorämische Form gegenübergestellt, mit Neigung zu Hyposmose und Hypochlorämie, stabiler Wasserbilanz. Im Durstversuch sinkt die Diurese, Zwangspolyurie fehlt. Der Wasserbestand des Körpers bleibt erhalten, die Zusammensetzung des Blutes wird nicht beeinflußt. Die Kochsalzbilanz ist ziemlich normal. Auf Theocin erfolgt starke Hyperchlorurie mit nachfolgender Reparation. Pituitrin dagegen ist fast unwirksam. Kochsalzarme Kost hat fast keinen Einfluß auf die Polyurie, nur das spezifische Gewicht des Urins sinkt noch weiter. Als das Wesentliche wird eine Einstellung des Organismus auf eine niedrigere osmotische Konzentration angesehen. Eine scharfe Trennung der beiden Formen ist nach neueren Untersuchungen nicht mehr aufrechtzuerhalten. Man findet bei demselben Kranken unter Umständen Übergang von der einen zur anderen Form, so daß beide nur als verschiedene Zustandsbilder derselben Krankheit gelten können, die zeitlich miteinander abwechseln können. Das gegensätzliche Verhalten des Kochsalzgehaltes im Blute ist eine sekundäre Erscheinung, die das Wesen der Funktionsstörung bei der hypochlorämischen Form nicht erklärt und die bei der hypochlorämischen Form zum Verschwinden gebracht werden kann, ohne daß die Erkrankung an sich dadurch beeinflußt wird. Immerhin wird vermutet, daß bei der hyperchlorämischen Form sowohl eine Störung der Niere als des Austausches Gewebe-Blut vorliegt, während die hypochlorämische nur eine Nierenstörung ohne Gewebsbeteiligung erkennen läßt. Das Vorliegen einer Gewebsstörung konnte dadurch wahrscheinlich gemacht werden, daß sich die im Durstversuch aus dem Gewebe ins Blut nachströmende Flüssigkeit als hypotonisch erwies. Auch kommt es nicht zu der gewöhnlichen Aderlaßhyperchlorämie, sondern man kann im Gegenteil durch mehrfache Aderlässe die anfänglich vorhandene Hyperchlorämie völlig beseitigen.

Charakteristisch ist das Verhalten im Durstversuch. Man findet schwere Störung des Allgemeinbefindens, bei zu lange fortgesetztem Wasserentzug drohende Lebensgefahr. Das Blut wird eingedickt. Der Gehalt an Trockensubstanz, Plasmaeiweiß, Hämoglobin und Zahl der roten Blutkörperchen steigen erheblich an, der Gefrierpunkt sinkt bis $-0{,}63^{\circ}$. Das Körpergewicht nimmt rapid ab. Die Kochsalzkonzentration des Harns bleibt niedrig. Der Rest-N des Blutes steigt. Aber doch dürfen die auftretende Tachykardie, Kopfschmerz, Benommenheit nicht als urämische Symptome gedeutet werden. Das geschilderte Verhalten ist besonders deutlich bei hyperchlorämischen Formen. Kochsalzzulagen werden teils prompt, teils, namentlich wenn gleichzeitig nicht genügend Wasser gereicht wird, sehr verzögert ausgeschieden. Der Durst steigt enorm. Wenn die Kochsalzkonzentration im Harn steigt, so geschieht dies evtl. auf Kosten der Achloride, da trotzdem Gefrierpunkt und spezifisches Gewicht des Harns ungeändert bleiben.

Nicht immer findet man als weitere Krankheitssymptome starke psychische Labilität, Niedergeschlagenheit, Erregbarkeit, Zornwütigkeit, Neigung zu Kopfschmerzen, Augenflimmern, Schwindel, Labilität der Wärmeregulation, auch unabhängig von der Tatsache, daß die Erwärmung großer Harnmengen auf Körpertemperatur den Wärmebedarf beträchtlich steigert. Kompensatorische Verminderung der extrarenalen Wasserausscheidung führt evtl. zur Unfähigkeit zu schwitzen. In schweren Fällen findet man starke Magerkeit, final Kachexie. Der Grundumsatz ist normal, erhebliche N-Verluste treten nicht ein. Nur wenn eine in seltenen Fällen beobachtete begleitende Polyphagie (TROUSSEAU) durch reichliche Fleischzufuhr gedeckt wird, finden sich ungewöhnlich hohe Zahlen der Stickstoffausscheidung. Der Blutdruck steht meist an der unteren Grenze der Norm, die Herzgröße ist normal. Die zirkulierende Plasmamenge wurde weder vermehrt noch vermindert gefunden.

Man unterscheidet eine idiopathische und eine symptomatische Form. Bei letzterer finden sich weitere Krankheitszeichen von seiten des Hypophysenzwischenhirnsystems: pathologischer Schlaf, Schlafsucht, Umkehr des Schlafrhythmus, Apathie, verminderte Arbeitslust, ferner Genitaldystrophie, Fettsucht, Akromegalie, Hemianopsie, Opticusatrophie, Hirndrucksymptome, Epilepsie, Migräne.

Die pathologische Anatomie zeigt, daß sowohl Hypophyse als auch die Gegend des Tuber cinereum — und nur diese — zum Ausgangspunkt der Erkrankung werden können. Man sieht aber auch, daß ein Diabetes insipidus bei Intaktheit jedes der beiden Zentren möglich ist. Der Streit, ob Hypophyse oder Zwischenhirn maßgebend für die Störung ist, kann noch nicht als endgültig entschieden gelten. Die Beziehungen des hormonalen zum nervösen Regulationsapparat sind dazu noch nicht ausreichend geklärt. Sicher ist, daß es sich letzten Endes um eine Störung des den Wasserhaushalt regelnden Hypophysenzwischenhirnsystems handelt. Im Tierexperiment wurden nach Läsionen des Tractus supraopticohypophyseus Polyurien erzeugt, die auf eine Verminderung der antidiuretischen Substanz bezogen werden.

Therapie. Eine kausale Therapie ist nur in den seltenen Fällen möglich, die auf einer luischen Erkrankung beruhen. Auf alle Fälle ist stets auf Lues sorgfältig, anamnestisch und durch Anstellung serologischer Reaktionen im Blut und Liquor zu fahnden. Das wichtigste ist eine diätetische Behandlung, die auf die Störung der Isosmose Rücksicht nimmt. Eine Einschränkung der Flüssigkeitszufuhr ist nur dann durchführbar, wenn gleichzeitig eine molenarme, vor allem aber äußerst kochsalzarme Kost gereicht wird. Letzteres ist entscheidend. Zulage von 20 g Kochsalz erhöhte in einem Fall die Harnmenge um $3^1/_2$ Liter, Zulage von 30 g Harnstoff dagegen nur um 1 Liter. Am besten wird eine vorwiegend vegetabilische Kost vertragen. Die Hyperchlorämie kann durch Aderlässe beseitigt werden. Lumbalpunktion bringt nur in den wenigen Fällen Erleichterung, bei denen der Hirndruck erhöht ist. Bei Tumorverdacht darf sie nur mit aller Vorsicht in Betracht gezogen werden. Ausgezeichnetes leistet die Behandlung mit Extrakten aus dem Hypophysenhinterlappen. Sie wird dadurch erschwert, daß die im Handel befindlichen Präparate in der Wirkung sehr ungleichartig sind, sich zum Teil auch am Kranken als unwirksam erweisen, der auf ein anderes Präparat gut reagiert. Die Angaben der älteren Literatur über fehlendes Ansprechen mancher Fälle auf Hypophysenpräparate beruhen sicher zum Teil auf dem Gebrauch unwirksamer Präparate. Ob man mit solchem Hormon eine echte Substitutionstherapie treibt, ist nicht ganz entschieden. Jedenfalls ist der Diabetes insipidus in vieler Beziehung das genaue Gegenteil des Zustandes, in den man den Organismus durch Hypophysenextraktinjektion versetzen kann. Die geeignete Dosis muß für jeden Kranken und jedes Präparat eigens festgestellt werden. Man muß mehrfach täglich, evtl. zweistündlich, jeweils nicht zu hohe Einzeldosen einverleiben. Außer durch Injektion kann das Mittel auch als Schnupfpulver durch die Nase einverleibt werden. Die Dosen sind wesentlich höher als bei Injektionsbehandlung. Man gibt so viele VÖGTLIN-Einheiten des Präparates, daß eine Steigerung der Dosis die Harnmenge nicht mehr wesentlich weiter vermindert. Überdosierung verrät sich durch Krämpfe im Bauch und Durchfall. Die Anregung der Darmbewegungen verursacht auch bei richtiger Dosierung meist Unbehagen. Vielleicht läßt sich durch Trennung der wirksamen Substanz von dem Vasopressin weitere Verbesserung der therapeutischen Verwendung erreichen. Theocin erweist sich nur inkonstant und vorwiegend oder ausschließlich bei hypochlorämischen Formen wirksam. Es hat einen Angriffspunkt in der Niere und im Gewebe. Auch durch das Quecksilberdiureticum Novasurol läßt sich die Kochsalzausfuhr steigern, teils ohne, teils mit Diuresehemmung. Doch ist vor häufig wiederholter Anwendung dieses Mittels zu warnen.

Polydipsie.

Unter Polydipsie versteht man eine primäre Störung des Durstgefühls, wie sie vor allem bei Geisteskranken und psychisch nicht ganz normalen Menschen beobachtet wird. Es handelt sich um den Verlust des Gefühls für das notwendige Maß der Flüssigkeitszufuhr, um eine primäre Willensstörung, die nur unter Berücksichtigung der innigen Beziehungen psychischer und somatischer Automatismen richtig verstanden werden kann. Das Vieltrinken führt zu erhöhtem Salzgehalt des Blutes und dadurch im Circulus vitiosus zu erhöhtem Durst. Dieser vermehrt sich nur bei jedem neuen Becher. Zwangspolyurie besteht nicht.

Die Fähigkeit, in der Zeiteinheit wechselnde Harnmengen zu produzieren und zu konzentrieren, ist erhalten. Harnmenge und Konzentration behalten ihre Abhängigkeit von der Zufuhr. Im Durstversuch tritt rasch Verminderung der Harnmenge mit entsprechendem Anstieg des spezifischen Gewichtes ein, im Blute finden sich nur vorübergehende und geringfügige Eindickungserscheinungen, Verdurstungssymptome fehlen. Durch Wasserentziehung ist die Krankheit heilbar.

Trotz dieser scheinbar so eindeutigen Unterscheidungsmerkmale ist die Abgrenzung vom echten Diabetes insipidus oft äußerst schwierig. Vor jedem Schematismus ist zu warnen. Neuerdings wird dem Durstversuch zum Teil fast jede differentialdiagnostische Bedeutung abgesprochen. Hohe Urinkonzentrationsfähigkeit fand sich auch bei sicher organischen Hirnkrankheiten. Im Selbstversuch fand sich nach mehrtägigem Vieltrinken ebenfalls wie beim Diabetes insipidus Störung der Osmoregulation mit Retention von Salz und erhöhter osmotischer Blutkonzentration. Die Flüssigkeitsentziehung stieß auf erhebliche Schwierigkeiten. Immerhin stieg der prozentuale Kochsalzgehalt des Harns prompt an. Auch bei Polydipsie hat Pituitrin eine gute Wirkung. Unsere Kenntnisse über das Durstgefühl und seine Beziehungen zur Osmoregulation sind noch nicht so gefestigt, daß heute schon die schwierigen klinischen Probleme eindeutig zu beantworten wären. Die Funktion des Zwischenhirns birgt noch manche Geheimnisse und manche vor kurzem als rein funktionell angesprochene Störung hat heute gesicherte organische Grundlagen bekommen.

Symptomatische Polyurien

findet man als Begleitsymptom verschiedenartiger Erkrankungen. Zum Teil ist die Polyurie zwangsläufig gebunden an die Ausscheidung einer harnfähigen Substanz, die nur in beschränkter Konzentration in den Harn übergehen kann. Beim Diabetes mellitus ist die Polyurie Folge der Zuckerausscheidung. Je mehr Zucker ausgeschieden wird, desto größer ist die Harnmenge. Doch steigt die Harnmenge meist langsamer als die Zuckerausscheidung, so daß große Harnmengen auch prozentual mehr Zucker enthalten und ein höheres spezifisches Gewicht aufweisen als kleine, was sonst bei keiner Krankheit vorkommt. Doch folgt die Harnmenge nicht immer streng der Zuckermenge. Manchmal geht die Polyurie der Glykosurie voraus. Dann wird die Abgrenzung gegen Diabetes insipidus schwierig, trotz der grundsätzlichen Verschiedenheit beider Krankheiten. Die der Entzuckerung manchmal noch nachfolgende Polyurie ist Folge der Polydipsie, die in der Vorperiode zur Gewohnheit wurde.

Als *Urina spastica* bezeichnet man die anfallsweise Entleerung eines auffallend dünnen und reichlichen Urins. Sie tritt bei nervösen Menschen nach psychischen Erregungen auf. Man findet sie gelegentlich bei Epileptikern. Sie tritt bei Migräne auf, teils während eines Anfalls, teils an dessen Stelle als Äquivalent. Anfälle paroxysmaler Tachykardie sind in manchen Fällen von auffallenden Änderungen der Harnmenge begleitet. Im Beginn eines Anfalls sieht man Polyurie mit vermehrtem Harndrang, dann allmähliches Absinken, ja Versiegen der Harnabscheidung, nach dem Anfall wieder reichlichen dünnen Urin. Die Erklärung, daß der während des Anfalls infolge einer Kreislaufinsuffizienz retinierte Harn nachher wieder ausgeschieden werde und so zu Polyurie führe, kann nicht befriedigen. Die initiale Polyurie und die starke Verdünnung der finalen Polyurie stehen damit im Widerspruch. Man muß auch solche Zustände als Urina spastica auffassen. Sie werden offenbar auf nervösem Wege ausgelöst durch Reizung der Nierennerven oder der Zwischenhirngebiete. Die paroxysmale Tachykardie ist dann durch denselben Reiz ausgelöst. Man sieht auch beides zusammen mit Migräne. Anfallsweise Polyurien sieht man auch bei Reizung der Harnwege durch Pyeliditen oder Steine. Sie alle haben die gemeinsame Ursache einer Auslösung durch Nervenreizung. Auch an den bei behindertem Harnabfluß beobachteten Polyurien wird wohl eine reflektorisch-nervöse Komponente beteiligt sein. Die S. 47

zu besprechende Polyurie der Schrumpfnierenkranken hat wohl in der Hauptsache andere Gründe. Bei den bestehenden ätiologischen Beziehungen zwischen Migräne und genuiner Schrumpfniere ist aber auch hier an eine Beteiligung von Nervengebieten zu denken.

Primäre Oligurie.

Unter diesem Namen sind vereinzelte Beobachtungen beschrieben, die in vielen Beziehungen das gerade Gegenstück zum Diabetes insipidus bilden. Das führende Symptom der Oligurie entgeht leicht der Wahrnehmung, wenn nicht durch begleitende Symptome die Aufmerksamkeit erregt wird. Ein Teil der Fälle wird als primäre Oligodipsie aufgefaßt, bei der Mehrzahl die Oligurie als das Primäre angesprochen. Die Kranken zeichnen sich durch besondere Labilität des Wasserhaushaltes und große Unbeständigkeit des Körpergewichtes aus. Gewichtszunahmen um 5 kg in 48 Stunden, um 19 kg in 17 Tagen sind berichtet. Bei einem Teil der Fälle tritt die Oligurie anfallsweise auf, verbunden mit starker Wasserretention und genereller Quellung aller Körpergewebe oder mit lokalisierten Ödemen. Zum Teil werden die Fälle als Ödeme unklarer Genese beschrieben. Die Ödeme führen zu starkem Spannungs- und Schmerzgefühl in den betroffenen Gebieten. Analyse mit Wasser- und Kochsalzbelastung deckt erhebliche Störungen der Osmoregulation auf. Sie können sich in kombinierter Störung des Wasser- und Kochsalzhaushaltes äußern, bei anderen Kranken in reiner Störung des Wasserhaushaltes, teils mit, teils ohne nachfolgende Salzretention. Eine dritte Gruppe zeigt reine Störung des Kochsalzhaushaltes, teils mit, teils ohne nachfolgende Wasserretention. Dementsprechend findet man teils erhöhten, teils erniedrigten osmotischen Druck und Kochsalzgehalt des Blutplasmas, vermehrte oder verminderte Salzausscheidung im Urin. In anderen Fällen ist die extrarenale Wasserabgabe stark erhöht. Psychische Begleitsymptome, die zu der Fehldiagnose einer rein neurotischen Störung verleiten, fehlen fast nie. Die Kranken sind erregt und neigen zu schweren Gemütsdepressionen, besonders um die Zeit der Ödementstehung. Vielfach finden sich Zeichen organischer Störungen des Gehirns, Hydrocephalus, erhöhter Liquordruck, Kopfdruck, Appetitlosigkeit, Übelkeit, cerebrales Erbrechen, Schwindel, epileptoide Zustände Migräneanfälle, cerebrale Schlafsucht, cerebrale Fettsucht, cerebrale Magersucht, cerebral bedingtes Fieber. Als Zeichen sympathischer Übererregbarkeit findet sich rascher und hoher Anstieg des Blutzuckerwertes auf Adrenalininjektion, parasympathische Tonussteigerung verrät sich durch Bradykardie und oft ganz auffallend erniedrigten Blutdruck. Die gesamte glatte Muskulatur des Körpers neigt zu heftigen Spasmen. Die Krankheit findet sich bei Herz- und Nierengesunden, doch gehören anscheinend Kranke mit blander Hypertonie ohne Niereninsuffizienz hierher, bei denen die Krankheit pseudourämische Zustände hervorrufen kann. Anatomisch findet man nicht selten organische Veränderungen im Gebiet des Hypophysenzwischenhirnsystems, auf dessen überragende Bedeutung auch die Begleitsymptome hinweisen. Wo die Oligurie Folge einer vermehrten Hautwasserabgabe ist, wird an eine Erkrankung des Hypophysenvorderlappens gedacht. Aber auch andere innersekretorische Organe, besonders Schilddrüse und Genitaldrüsen, können beteiligt sein. Man findet Erlöschen von Libido und Potenz, Rückgang der sekundären Geschlechtsmerkmale, Anomalien und Zessieren der Menses. Um die Zeit der Menses kann sich der Zustand besonders verschlechtern. Das sicher zu selten erkannte Krankheitsbild ist ätiologisch wohl kaum ganz einheitlich und noch nicht ausreichend geklärt. Therapeutisch haben sich in einzelnen Fällen Injektionen von Calciumchlorid je 1 g in 10%iger Lösung oder Jodkali in ganz kleinen Dosen von $1/2$ mg täglich bewährt, während größere Joddosen schaden. Von inkretorischen Präparaten werden Ovarialpräparate empfohlen. Auch Hypophysin erweist sich manchmal nützlich. Bei Erscheinungen eines Hypophysentumors nützte vereinzelt Röntgenbestrahlung der Hypophyse. Erhöhte Hautwasserabgabe kann durch Atropin vermindert werden.

Wasservergiftung und Durstkrankheit.

Mißverhältnis von Wasserzufuhr und -ausscheidung ohne gleichsinnige Salzbewegung führt zu schweren Störungen des osmotischen Gleichgewichtes. Übermäßige Wasserzufuhr wird selten gefährlich, solange die Niere in der Lage bleibt, äußerst verdünnten Harn, also fast reines Wasser ohne Mitnahme von Salz in Mengen zu liefern, die der Zufuhr entsprechen. Doch reagieren auch Gesunde auf übermäßige Wasserzufuhr sehr verschieden. Vereinzelt wird schon eine tägliche Zufuhr von 6 Liter Wasser mit so starken Störungen namentlich auf psychischem Gebiete beantwortet, daß der Versuch abgebrochen werden muß. Solche schon bei anscheinend Gesunden angedeuteten Erscheinungen von *Wasservergiftung* können sehr schwere Formen annehmen, wenn die Organe der osmotischen Regulation irgendwie erkrankt sind. Schwere Wasservergiftung wurde beobachtet bei chronischer Nephritis nach reichlichem Trinken, bei Diabetes insipidus, besonders wenn trotz einer durch Pituitrin verminderten Diurese die Wasserzufuhr nicht eingeschränkt wird, bei primärer Polydipsie auf organischer Grundlage nach Encephalitis, bei Hirngeschwülsten mit Zerstörung der vegetativen Regulationszentren im Bereich des 3. Ventrikels, bei Nebenniereninsuffizienz. Die Erscheinungen sind Unruhe, Schwäche, Schwindel, Kopfschmerz, Erbrechen, Durchfall, Speichelfluß, vermehrte Hautwasserabgabe, Tremor, Ataxie, tonisch-klonische Muskelkrämpfe von epileptiformem Charakter, Stupor, Koma und Tod. Die Fehldiagnose Epilepsie, bei Nierenkranken Urämie, liegt nahe. Das Verhalten des Blutes ist nicht einheitlich, doch können starke Blutverdünnungen vorkommen mit Abnahme von Hämoglobin, Serumeiweiß (bis 15%), Viscosität, elektrischer Leitfähigkeit (bis 25%), molarer Konzentration. Chlorid, Natrium und Kalium nehmen stärker ab als der Verdünnung entspricht. Bei anderen Personen findet sich nur im Beginn des Vieltrinkens Blutverdünnung, die bald von vermehrtem Wasserabstrom aus dem Blute mit Bluteindickung gefolgt ist. Das Körpergewicht nimmt beträchtlich, das Plasmavolumen nur wenig zu. Der Liquordruck ist erhöht. Ödeme fehlen bei der akuten Wasservergiftung, oder sie sind doch kaum angedeutet. Die Bedeutung des Wassers für die Wärmeregulation führt zu einer auffallenden Labilität der Körpertemperatur, vor allem, aber nicht nur wenn kaltes Wasser getrunken wird. Heißhunger erklärt sich zum Teil durch den Calorienbedarf für Erwärmung des getrunkenen Wassers (600 Calorien und mehr) und für das als Kälteschauer auftretende Muskelzittern.

Von größerer Bedeutung ist die Gefahr ungenügender Wasserzufuhr, die den Tod durch *Verdursten* herbeiführt. Alles, was erhöhte Wasserausfuhr herbeiführt, erhöht diese Gefahr. In heißem Wüstenklima, in heißen Kesselräumen kann der tägliche Wasserbedarf 20 Liter betragen. Zwangsweise Entwässerung durch Diuretica führt zu gefährlicher Wasser- (und Salz-) Verarmung. Gleichzeitige Nahrungs- und vor allem Salzzufuhr, die zur Ausscheidung der Endprodukte Harnwasser verlangt, erhöht die Gefahr des Verdurstens bei Wasserentziehung. Letztere wird deshalb bei völliger Nahrungskarenz länger ertragen. Große Wasserverluste durch den Darm, wie sie in besonders hohem Maße bei asiatischer Cholera, aber auch bei Gastroenteritis anderer Ätiologie auftreten, können in wenigen Stunden zu schwerster Vertrocknung der Körpergewebe führen. Lippen und Schleimhäute sind trocken, die Stimme rauh und tonlos, die Augen eingesunken, der Durst quälend. Venenblut entleert sich aus der Nadel dunkel und zähflüssig wie Pech. Das Schlucken ist erschwert, der Speichel wird spärlich und zähklebrig, die Augen röten sich und brennen. Der Puls ist klein und beschleunigt, die Körperwärme erhöht. Bald treten psychische Störungen auf, Müdigkeit, Hitzegefühl im Gesicht, Benommenheit, Apathie. Man beobachtet Erregungs- und Wutzustände, Halluzinationen, Wahnvorstellungen, Muskelzuckungen, die Körpertemperatur steigt, unter schrecklichen Qualen tritt Bewußtlosigkeit und Tod ein. Das Blut wird meist, aber nicht ausnahmslos stark eingedickt gefunden, der Eiweißgehalt kann auf 9—10% erhöht sein. Vermehrter Eiweißzerfall führt zu negativer Stickstoffbilanz und Anstieg des Reststickstoffes im Blute, sowie zu Blutazidose. Vermindert sich das Gewebswasser um 10%, treten schon schwere Störungen auf. Verminderung um 20—22% hat den Tod zur Folge. Besonders stark ist der Wasserverlust der Muskulatur. Leichenstarre tritt frühzeitig und stark auf, die Leichen erkalten auffallend langsam.

2. Krankheiten des Salzhaushaltes.
Ungenügende und übermäßige Salzzufuhr. Salzfieber.

Starke Einschränkung der Kochsalzzufuhr wird zweifellos lange Zeit ohne erkennbare Schädigung ertragen, da die Niere imstande ist, einen Harn zu liefern, der fast frei von Chlorid und Natrium ist. Die Bestände werden deshalb im Notfalle aufrechterhalten fast ohne Ergänzung. Es steht nicht fest, wieweit unter besonderen Bedingungen, etwa durch Schweiß, trotzdem Kochsalzverluste eintreten können, die Gefahren bringen. Erzwingung der Salzausfuhr durch Diuretica ohne ausreichende Zufuhr führt zu Vergiftungserscheinungen, Prostration und Krämpfen. Daß eine gewisse Kochsalzzufuhr instinktiv und nicht nur zur Genußzwecken erstrebt wird, ergibt sich aus dem ausnahmslosen Gesetz, daß zu allen Zeiten und in allen Ländern diejenigen Völker, welche von rein animalischer Nahrung leben, das Salz entweder gar nicht kennen oder, wo sie es kennenlernen, verabscheuen, während die vorherrschend von Vegetabilien sich nährenden Völker ein unwiderstehliches Verlangen danach tragen und es als unentbehrliches Lebensmittel betrachten (BUNGE). Vielleicht ist dabei weniger das Chlorid verlangt als das Natrium, das gegenüber dem überwiegenden Kalireichtum der vegetabilen Nahrungsmittel relativ zu spärlich angeboten wird. Doch besteht bezüglich der Säure-Basenregulation (von WENDT) und für die Salzsäuresekretion des Magensaftes auch ein spezieller Cl-Bedarf.

Große Salzzufuhren mit Tagesmengen von 20—30 g Kochsalz werden vom Gesunden leicht bewältigt, wenn das zur Ausscheidung nötige Wasser angeboten wird. Bei kranker Niere kann selbst geringe Kochsalzzufuhr schwere Schädigungen, Ödeme, Erhöhung der osmotischen Konzentration herbeiführen. Beschränkung der Kochsalzzufuhr erweist sich auch bei erhöhtem Blutdruck ohne nachweisbare Nierenstörung als vorteilhaft. Beim Säugling, dessen Mineralhaushalt viel weniger ausgeglichen ist als der des Erwachsenen, führt reichliche Kochsalzzufuhr per os oder intravenös zu Temperatursteigerung (*Kochsalzfieber*). Es beruht auf einer Steigerung der Wärmeproduktion und des Eiweißumsatzes, hat also die charakteristischen Zeichen des infektiösen Fiebers. Das Fieber ist an das Natriumion gebunden und kann durch Calciumzufuhr unterdrückt werden. Die Hyperthermie wird durch eine Störung der Wärmeregulation erklärt, wobei der vermehrten Bildung keine entsprechende Wärmeabgabe entsprechen soll. Neben einer Erhöhung des osmotischen Druckes muß an eine Störung des Ionengleichgewichtes gedacht werden. Angriffspunkt wäre demnach das vegetative Nervensystem.

Hypochlorämie.

Bei Pylorusstenosen und hochsitzenden Dünndarmstenosen, bei Pylorospasmus kommt es zu reichlichem Erbrechen von Magensaft. Dieses führt zu schweren Störungen des Mineralhaushaltes. Ähnliches sieht man nach häufigen Ascitespunktionen, zumal wenn gleichzeitig kochsalzarme Kost gegeben wird und wenn außerdem erhebliche renale Kochsalzausscheidung mit Diuretin oder mit Quecksilberdiureticis erzwungen wird. Der Salzverlust durch profuse Schweiße erreicht selten gefährliche Grade. Nicht der Wasserverlust ist entscheidend, sondern der Verlust an salzsauren Valenzen. Das Blut verarmt an Chlorionen, die durch Bicarbonationen ersetzt werden. Die Kohlensäurebindungskurve und die Alkalireserve steigen beträchtlich an. Da das Atemzentrum die Kohlensäurespannung nicht oder jedenfalls nicht ausreichend erhöht, verschiebt sich die Blutreaktion nach der alkalischen Seite (vgl. Abb. 3, S. 14). Niere und Gewebe greifen kompensierend ein und entfernen entsprechend dem übergeordneten Bedürfnis nach Aufrechterhaltung des Säure-Basengleichgewichtes Natrium aus dem Blute. Durch die Ionenabwanderung wird die elektrische Leitfähigkeit vermindert. Im Urin wird ein starker Basenüberschuß ausgeschieden, wobei zu dessen Neutralisation neben Kohlensäure organische Säuren, vor allem Ketonkörper, herangezogen werden, die hier also nicht als Zeichen einer azidotischen Stoffwechsellage aufgefaßt werden dürfen (acetonämisches Erbrechen der Kinder bei Pylorospasmus). Infolge toxischen Gewebszerfalls steigt der Rest-N und Harnstoff im Blute stark an, so daß trotz des niedrigen Salzgehaltes der Gefrierpunkt zu stark erniedrigt gefunden wird. Kreatinin, Aminosäuren und Zucker des Blutes bleiben unbeeinflußt. Die

Lymphocytenzahl des Blutes kann auf weniger als 200 im Kubikmillimeter absinken. Die in diesem Zustande auftretenden klinischen Zeichen von Tetanie werden zum Teil ausschließlich auf die Alkalose bezogen. Von anderen werden Eiweißspaltprodukte verantwortlich gemacht. Wieweit der Ionisation des Blutcalcium für dieses Zustandsbild eine Bedeutung zukommt, ist nicht geklärt. Therapeutisch bewährt sich symptomatisch nicht sowohl Zufuhr von Salzsäure, sondern von Kochsalz, da dieses am raschesten die normale Blutbeschaffenheit wiederherstellt und damit zugleich trotz seiner Eigenschaft als Neutralsalz die Alkalose aufhebt. Das Kochsalz wird intravenös (in 4—20%iger Lösung), subcutan, rectal oder peroral in einer täglichen Gesamtmenge von 3—10 g gegeben. Bei schweren Fällen kann im akuten Stadium eine tägliche Kochsalzzufuhr von 30—40 g notwendig sein.

Auch bei Nierenkranken, die heftig und anhaltend erbrechen, kann eine starke Chlorverarmung eintreten. Vielleicht kann auch Zwangspolyurie zu Entsalzung führen, wenn die Verdünnungsfähigkeit Not gelitten hat. Das dadurch entstehende Zustandsbild gleicht weitgehend dem der Retentionsurämie: Kopfschmerz, Prostration, Kachexie und Azotämie, evtl. erhöhte Muskelerregbarkeit (Azotämie durch Salzmangel). Da die bei diesem Zustand obligate Hypochlorämie mit erhöhter Alkalireserve auch bei Retentionsurämie vorkommt, ist die Unterscheidung der pathogenetisch so verschiedenen Zustandsbilder oft fast unmöglich. Entscheidend ist niederer Chlorgehalt der Erythrocyten bei hoher Alkalireserve des Plasmas. Der Urin ist in hierher gehörigen Fällen ganz oder nahezu chloridfrei. Handelt es sich um primäre Chlorverarmung, so ist die bei Urämie angezeigte Kochsalzentziehung gefährlich. Der Zustand bessert sich erstaunlich bei Kochsalzzufuhr. Auch die Injektion von Leberpräparaten wird empfohlen.

Bei akuter Gastroenteritis kann es ebenfalls zu Hypochlorämie kommen. Auch beim schweren Diabetes kommt es zu Salzmangelzuständen, die vor allem auch bei der Behandlung des Coma diabeticum zu beachten sind.

Phosphaturie.

Unter Phosphaturie versteht man die Entleerung eines milchig getrübten Harns (Milchpisser), meist von alkalischer, selten von amphoterer oder (nach Absetzen des Sediments) schwach lackmussaurer Reaktion. Nach kurzem Stehen bildet sich an der Oberfläche des trüben Harns ein zusammenhängendes Häutchen, das Interferenzfarben zeigt, am Glase haftet und beim Bewegen Falten wirft. Es hat Neigung, sich mit Kalk zu inkrustieren und besteht aus einem stark oberflächenaktiven, ätherlöslichen Kolloid. Der massige, weißliche Niederschlag besteht aus amorphem tertiärem Calciumphosphat und kohlensaurem Kalk. Ferner finden sich tertiäres Magnesiumphosphat, gelegentlich sekundäres Calciumphosphat und Sargdeckelkrystalle von phosphorsaurer Ammoniakmagnesia. Bedingung für das Ausfallen ist die Konzentration an Phosphorsäure, an Kalk und alkalische oder nahezu alkalische Reaktion (Phosphaturie + Calcariurie + Alkalinurie). Sekundäre und tertiäre Kalksalze der Phosphorsäure sind außerordentlich schlecht wasserlöslich. Bei Verwirklichung aller drei, nicht aber nur zweier der genannten Voraussetzungen treten sie reichlich im Harn auf. Vor dem Ausfallen aus übersättigter Lösung werden sie aber durch ein nur in alkalischem Harn auftretendes Schutzkolloid bewahrt, dessen unter Häutchenbildung eintretende Gerinnung die Ausfällung ermöglicht.

Eine physiologische Phosphaturie findet sich immer bei alkalotischer Stoffwechsellage, also nach Pflanzenkost, nach Basenzufuhr, bei superacidem Magensaft, nach saurem Erbrechen. Nach Tisch, in der Nachmittagssprechstunde wird diese physiologische Form von Phosphaturie oft beobachtet. Von *pathologischer* oder echter Phosphaturie spricht man, wenn alkalischer Harn entleert wird unter Bedingungen, wo der Gesunde sauren Harn liefert. Zur Erklärung nimmt man — beschreibend — an, die Niere habe zeitweise die Fähigkeit zur Produktion eines sauren Harns verloren. Man spricht von einer anfallsweisen Partiarstörung der Niere, beruhend auf einer Sekretionsneurose der Niere, also auf neuroendokriner Grundlage. Bei der großen Bedeutung der Phosphorsäure- und Kalkausscheidung und ihrer Verteilung auf Niere und Darm für die Regelung des Säure-Basengleichgewichtes im Körper (vgl. S. 19) muß die Störung mit erheblichen Veränderungen der Neutralitätsregulation verbunden sein. Die Annahme freilich, daß die reichliche Ausscheidung tertiärer Erdalkaliphosphate im Harn zu Basenverlusten führen müsse, trifft in dieser Allgemeinheit nicht zu, da die Ausscheidung dieser Ionen im Darm in derselben Form erfolgen würde. Auch Erdalkalicarbonate treten im Stuhl auf. Das Krankhafte ist lediglich in dem Umstand zu erblicken, daß normalerweise bei alkalotischer Stoffwechsellage die Ableitung dieser Salze in den Stuhl eintritt, während sie bei echter Phosphaturie in den Harn übertreten, ohne daß Grund zur Annahme einer alkalotischen Stoffwechsellage vorliegt. Im Gegenteil wurde im Blute während des Anfalls eine Säurestauung mit erheblicher Verschiebung der Blutreaktion nach der sauren Seite gefunden. Daß hierbei Basenmangel eintreten kann, zeigt die Zunahme der Ammoniakausscheidung im Harn. Neuerdings wird umgekehrt auch die Vermutung geäußert, daß eine vermehrte Ammoniakausscheidung infolge veränderter Arbeitsweise der Niere das Wesen der Phosphaturie ausmache. Diese soll den Urin alkalisch machen und tertiäre Phosphate in den Harn ableiten. Wieweit die Krankheit auf einer Störung der zentralnervösen Regulation des Säure Basengleichgewichtes mit pathologischer Verteilung der Salze zwischen Darm und Niere beruht, bedarf noch eindringender Forschung. Jedenfalls kann die anatomisch intakte Niere nicht der wesentliche Sitz der Störung sein. Die gelegentlich beobachteten Dickdarmerkrankungen, Kolitiden können entweder Ursache oder Folge der Verteilungsstörung sein.

Die klinischen Erscheinungen können gering sein. Nur die abnorme Harnbeschaffenheit beunruhigt die Befallenen. Oder aber es kommt zu anfallsweisen, mitunter außerordentlich heftigen Schmerzen im Oberbauch in der Magengegend, der Lendengegend, der Leistengegend, evtl. zu Steinkoliken mit Mikrohämaturie. Die starke Beteiligung des Zentralnervensystems verrät sich durch allerlei nervöse Stigmata, die dazu verleiten, die Kranken als Neuropathen aufzufassen, obwohl die nervösen Symptome wohl vielmehr die Folgen von Läsionen und Funktionsanomalien der vegetativen Stoffwechselzentren und benachbarter Hirngebiete, sowie Folgen des gestörten Mineralstoffwechsels sind. Man beobachtet migräneartige Kopfschmerzen, Müdigkeit, Ohnmachts- und Kollapszustände, große körperliche Hinfälligkeit, Depressionen, sexuale Hypochondrien.

Bei dem Fehlen ausreichender theoretischer Grundlagen ist eine rationelle **Therapie** nicht bekannt. Man versucht den Harn zu säuern durch eiweißreiche Kost und Zufuhr anorganischer Säuren, evtl. von Salmiak, tunlichst unter Beschränkung der Flüssigkeitszufuhr. Durch Hunger und anschließende vorwiegende Fettkost soll sich das Ziel der Säuerung am besten erreichen lassen. Paradoxerweise fühlen sich manche Kranke im Gegenteil subjektiv besser bei Alkalizufuhr, die einen etwaigen Basenverlust des Körpers beheben könnte und dadurch Kalk einsparen würde. Kalkarme Kost, also das gegenteilige Prinzip, wurde ebenfalls versucht, anscheinend ohne greifbaren Nutzen. Auch Atropin wurde empfohlen. Die nervösen Symptome verlangen bei dem Fehlen kausaler Therapie eine symptomatische Allgemeinbehandlung.

3. Transmineralisation.

Je höher die Entwicklung der Tierreihe geht, desto zuverlässiger wird die Mineralzusammensetzung aller Körpersäfte und Körpergewebe konstant erhalten. Doch finden sich auch beim Menschen gesetzmäßige geringe Schwankungen des Mineralbestandes. Wieweit die Gewebszusammensetzung an diesen Schwankungen beteiligt ist, ist kaum erst erforscht. Für das Blut ist einiges bekannt. Die Anforderungen des *Tages* kommen vor allem im Zusammenhang mit der Nahrungsaufnahme dadurch zum Ausdruck, daß die Tätigkeit der Verdauungsdrüsen das Säure-Basengleichgewicht und den Mineralbestand in leichtes gesetzmäßiges Schwanken bringt. Vor allem die Produktion des Magensaftes führt postdigestiv zu Verlust des Blutes an sauren Valenzen, nämlich an Chlorid. Unabhängig davon läßt sich ein Einfluß der Tages- und Jahreszeiten nachweisen. Zusammen mit der abendlichen Ermüdung und besonders im *Schlaf* ist die Kohlensäurespannung des Blutes stark erhöht, die Kohlensäurebindungsfähigkeit dagegen nicht wesentlich geändert, die Blutreaktion also stark nach der sauren Seite verschoben. Das Atemzentrum schläft. In dieser Umstellung des arteriellen Ionengehaltes sehen wir die Grundlage der physiologischen Wirkung des Schlafes. Die Kohlensäureazidose verdrängt Ermüdungsstoffe von saurem Charakter aus dem Gewebe und führt sie der Ausscheidung in der Niere zu. Der Nachtharn ist dementsprechend besonders sauer und reich an Phosphaten. Für die Häufung mancher Krankheiten zu bestimmten Jahreszeiten ergibt sich eine objektive Grundlage in der Feststellung von *Jahresschwankungen* im Mineralgehalt des Blutes, das am meisten Bicarbonat faßt um die Zeit des kürzesten, am wenigsten um die Zeit des längsten Tages. Da das Atemzentrum diesen Schwankungen nur unvollkommen folgt, reagiert das Blut im Frühling saurer als im Herbst. Der Harn wird im Frühjahr saurer, zwecks Neutralisation kommt es zu negativer Phosphorsäure- und Calciumbilanz, wobei diese Salze aus dem Kot in den Harn verschoben werden. Im Herbst schwingt der Stoffwechsel dann in die umgekehrte Richtung.

Willkürlich lassen sich Schwankungen im Mineralbestande erzielen durch physikalische Einwirkungen, Bäder, Wärmeapplikationen, Strahlenwirkungen. Ausreichende objektive Grundlagen besitzen wir in dieser Beziehung über die Einwirkung des *Höhenklimas*. Diese beruht neben der Reinheit der Luft von Staub und Bakterien, neben der geänderten Strahlenwirkung, neben der dadurch vermehrten Ionisation vor allem auf der Verminderung des Sauerstoffpartiardrucks auf die Atmung. Der Reiz des Sauerstoffmangels auf das Atemzentrum führt zu Überventilation, Senkung der Kohlensäurespannung, leichter Alkalose des Blutes; dann infolge davon zur Ausscheidung eines alkalischeren Harns mit Verminderung der Ammoniakausscheidung und schließlich zu Wiederherstellung der normalen Blutreaktion auf geänderter Gleichgewichtslage mit erniedrigter Alkalireserve und erniedrigter Kohlensäurespannung, d. h. mit kompensierter Alkalose. Der erste Angriffspunkt dieser biologisch so überaus wichtigen, im Blute nachweisbaren Transmineralisationen liegt also teils im Gewebe, teils im Atemzentrum, teils aber in den neurohormonalen Steuerungen.

Pathologische Transmineralisationen finden sich bei einer ganzen Reihe von Erkrankungen. Im Fieber tritt eine mehr oder minder hochgradige kompensierte Azidose auf. Bei manchen Infektionskrankheiten, besonders bei der croupösen Pneumonie, wandert ein großer Teil des Kochsalzes aus dem Blute ab, so daß auf der Höhe der Erkrankung die Chloride fast völlig aus dem Harn verschwinden. Besonders schwere Transmineralisationen finden sich bei manchen Vergiftungen, namentlich der Quecksilbervergiftung. Diese Störungen des Mineralhaushaltes sind Folgen des schweren Gewebszerfalls. Sie können an sich lebensbedrohend wirken und geben Veranlassung zu therapeutischem Eingreifen. Die schwersten Störungen des Mineralhaushaltes finden sich bei Erkrankungen der eigentlichen Regulationsorgane, in erster Linie der Nieren. Sie werden im folgenden eingehend zu besprechen sein. Die bei Erkrankungen der endokrinen Drüsen auftretenden Transmineralisationen sind an der entsprechenden Stelle dieses Buches erwähnt. Bei den verschiedensten Erkrankungen, insbesondere solchen tuberkulöser Natur, sind Transmineralisationen behauptet worden. Doch haben diese Angaben einer Nachprüfung nicht standgehalten. Wenn darüber hinaus, namentlich von seiten der Laienbehandler und Kurpfuscher, behauptet wird, daß infolge falscher Ernährung der Mineralbestand des gesunden Menschen falsch zusammengesetzt sei, so fehlt für solche Behauptung jede objektive Grundlage. Die Regulationsvorrichtungen des gesunden Körpers sind so vortrefflich ausgebildet, daß nur bei lange durchgeführter extremer Einseitigkeit der Kost (Zwangskost, Kriegskost, Krankenkost) ein Mangel (Submineralisation) eintreten kann, also durch Selbstbeschädigung mit und ohne ärztliche Mitwirkung. Durch Abbrühen kann den Gemüsen ein großer Teil ihres Kaliums entzogen werden, während viel Natrium aus dem Kochwasser hineingeht. Der Bestand an Calcium und Phosphor dagegen ändert sich nur wenig. Ein Kaliummangel kann durch diese Vorbehandlung doch nicht eintreten. Die Behauptung, daß eine gemischte Kost ein absolutes Minus an einzelnen Ionen enthalte, ist, abgesehen von seltenen Ionen, wie Jod, sachlich unhaltbar. Jedenfalls bekommt der Säugling trotz seines entsprechend dem Wachstum erheblich größeren Mineralbedarfs mit der Muttermilch gegenüber der Durchschnittskost des Erwachsenen pro Kilogramm Körpergewicht erheblich geringere Mineralmengen, nämlich an Natrium 25%, Kalium 94%, an Magnesium 70%, an Chlorid 53%, an Phosphat 82% und nur an Calcium für die Knochenbildung mehr, nämlich 250%. Die laienhafte Zufuhr meist sehr willkürlich zusammengesetzter *Mineralsalzgemische* zum Ersatz eines Mangels ist also meist eine ungerechtfertigte Ausbeutung leichtgläubiger Laien, denen sie den versprochenen Nutzen nicht bringen kann. Anders steht es mit der Wirkung von *Brunnenkuren* unter Verwendung salzhaltiger Wässer. Die vom Darm aus zugeführten Salze werden in der Regel zunächst in der Leber gestapelt und nur langsam und in veränderten Mischungsverhältnissen in den allgemeinen Kreislauf abgegeben. Aus dem Blute wandern sie meist rasch in Gewebe und Depots, so daß nur durch immer erneuerte Zufuhr ein kontinuierlicher Salzstrom durch den Körper geleitet und damit der Mineralbestand nachhaltig beeinflußt werden kann. Mineralisation, Demineralisation und Transmineralisation hängen dabei nicht einfach von den zugeführten Salzmengen, sondern von der Salzmischung und anderen, wenig erforschten Faktoren ab. Sie betreffen vorwiegend die Kationen, während der Anionenbestand nur ausnahmsweise beeinflußt werden kann. Der Wirkung eines von der Quelle getrunkenen Brunnens ist die Hauskur mit Flaschenabfüllungen oder mit künstlichen Salzlösungen nicht gleichwertig, auch wenn die Mengenverhältnisse der Salze dem Originalbrunnen entsprechen. Die Löslichkeitsverhältnisse und damit die Resorbierbarkeit der Salze hängen von der Ionisation, dem Kohlensäuregehalt, kolloidalen Beimengungen und anderen Faktoren ab. Daneben sind aber auch das Klima, die diätetischen Vorschriften und die kurgemäße Lebenshaltung für den Erfolg der Brunnenkur im Kurort von Bedeutung. Neben der Wirkung der getrunkenen Wassermengen ist die Salzwirkung von Wichtigkeit, die sich in erster Linie an den Verdauungsorganen selbst, an Magen und Darm äußert. Die Wirkung des Eisens beruht auf dem resorbierten Anteil, wahrscheinlich der Ferroionen. Darüber hinaus ruht die Wirkung der Brunnenkur auch heute noch mehr auf der Empirie als auf exakter wissenschaftlicher Kenntnis.

Bedeutungsvoller als solche Ersatzkuren sind *Entziehungskuren*, die namentlich bei Erkrankungen der Ausscheidungsorgane, d. h. der Niere, lebensrettend wirken können. Am eingreifendsten ist die Durchführung einer *Fastenkur*, die jedoch in strengster Form nur wenige Tage anwendbar ist, um nicht eine zu starke Hungerazidose herbeizuführen. Flüssigkeitsentziehung in Form einer *Durstkur* stellt oft an den Heroismus des Kranken große Anforderungen und wird deshalb häufig entgegen den ärztlichen Anordnungen nicht eingehalten. Nicht nur das als Flüssigkeit genossene Wasser, sondern auch der Wassergehalt der Nahrungsmittel muß dabei berücksichtigt werden. Der quälende Durst einer Trockenkost kann durch Befeuchten des Mundes und Anregung der Speichelsekretion durch Zergehenlassen kleiner Eisstückchen, von Pfefferminzdragées, durch Kauen von Dörrobst und Citronenscheiben, manchmal auch durch Cesol und Neucesol etwas gemildert werden. Oft empfiehlt sich Darreichung kleiner Dosen von Schlafmitteln. Nur bei gleichzeitiger starker *Kochsalzbeschränkung* wird eine Durstkur erträglich. Meist mit der Durstkur zusammen ist eine möglichst kochsalzarme Ernährung von größter Bedeutung vor allem bei Nieren- und Herzkranken, zur Beseitigung hydropischer Ergüsse, bei Diabetes insipidus. Unter eine tägliche Zufuhr von etwa 2 g Kochsalz herunterzukommen, ist auf die Dauer schwer möglich. Doch genügt diese Beschränkung den meisten Indikationen. Ob die Entziehung des Chlorid- oder des Natriumions wirksamer ist, wird von Fall zu Fall verschieden beantwortet werden müssen. Jedenfalls ist kochsalzarme und chloridarme Ernährung nicht identisch. Von den meisten Menschen wird das Kochsalz wegen seines Geschmackswertes zunächst sehr ungern entbehrt. Eine gute Küchentechnik unter Verwendung pflanzlicher Würzstoffe ist erforderlich. Salzersatz durch Brom ist unzulässig, andere chloridfreie Salze, etwa die Salze organischer Säuren (Curtasal, 33% Na; Citrofin, 31% Na), Ameisensäure (Sinechlor), Citronensäure, Aminosäuren haben nur begrenzten Geschmackswert und sind wegen des Natriumgehaltes nicht unbedenklich. Tageweise oder über mehrere Tage kann hier die Rohkost, kochsalzarm, an anderen Salzen reich, eiweißarm, evtl. in Form reiner Obsttage, großen Nutzen stiften. Allerdings wird mit dieser Kostform ziemlich viel Flüssigkeit zugeführt. Besser sind Safttage mit frischem Obst- und Beerensaft in Mengen von 700—800 ccm über 24 Stunden verteilt, zweckmäßig mit einem täglichen Reinigungseinlauf verbunden. Auch sie können bei genügendem Willen des Kranken zur Mitarbeit über mehrere Tage ausgedehnt werden. Auch Milchtage ergeben, wenn sie den Calorienbedarf einigermaßen decken sollen, große Flüssigkeits- und nicht unbeträchtliche Kochsalzmengen. Das gewöhnliche Brot enthält viel Kochsalz, kann aber kochsalzfrei hergestellt werden. Der Kochsalzgehalt der Rohmaterialien ist meist sehr gering, erst bei der Zubereitung wird das schädliche Kochsalz zugefügt. Als Calorienspender dienen bei salzarmer Kost reine Kohlehydrate, Zucker und Mehle, Obst, sowie Fette, wie salzfreie Butter. Auch Gelbei enthält sehr wenig Kochsalz. Die richtige Durchführung kochsalzarmer Ernährung soll durch fortlaufende Bestimmung der Chloridausscheidung im Urin kontrolliert werden.

Viel diskutiert wird augenblicklich die diätetische Beeinflussung des *Säure-Basenhaushaltes*. Die Behauptung, daß unsere Kost zu sauer sei und daß durch eine mehr basische Kost das Eiweißminimum gesenkt werden könne, hat sich bei Nachprüfung nicht bestätigt. Doch kann ein Einfluß der Reaktionslage des Körpers auf den Verlauf mancher Erkrankungen, besonders tuberkulöser Ätiologie, und auf die Wundheilung als wahrscheinlich gelten. Bei Störungen des Säure-Basenhaushaltes durch Erkrankungen, besonders der Nieren, muß auf die Kostzusammensetzung entscheidender Wert gelegt werden. Der saure Geschmack mancher Nahrungsmittel rührt von einem Überschuß organischer Säuren her und hat mit der hier besprochenen Frage nichts zu tun. Die augenblicklich übliche Einteilung der Speisen in säuernde und alkalisierende gründet sich auf *Aschenanalysen*, wobei lediglich die bei der Veraschung entstehenden anorganischen Säure- und Basenäquivalente berücksichtigt werden. Bei dieser Berechnung entstehen Unklarheiten besonders bezüglich des Phosphors und Schwefels, aber auch des Stickstoffes, von denen es unsicher bleibt, welche Äquivalentenzahlen ihnen zuzuweisen sind. Auch kann man bei solcher Berechnung lediglich die Gleichgewichte in einphasigen Systemen berücksichtigen, während im Körper und seinen Ausscheidungen mehrphasige Systeme, sowie Bodenkörper zugegen sind. Für den Mineralstoffwechsel gibt es also kein dem Isodynamiegesetz des Energiestoffwechsels entsprechendes Gesetz, nach dem die elektrischen Ladungen verschiedener Ionen für den tierischen und menschlichen

Organismus entsprechend den chemischen Valenzen als gleichwertig gelten könnten. Nach Aschenanalysen eingeteilt besitzen Basenüberschuß: Blut, Milch, Honig, Wein, Frucht- und Obstsäfte, alle Wurzel- und Knollengemüse, sowie Kohlarten, d. h. alle Gemüse außer Knospengemüsen (Artischocken, Spargelspitzen, Hopfen, Rosenkohl), ferner alle Früchte außer Preißelbeeren. Säureüberschuß besitzen: Bier und Malzgetränke, Fleisch, Zerealien, Mehl und Brot, reife Leguminosen, Preißelbeeren, Nüsse, Knospengemüse und alle abgebrühten Nahrungsmittel. Die Zubereitung hat also großen Einfluß. Der Basenüberschuß, vor allem das Kalium, geht aus den Gemüsen leicht in das Kochwasser. Deshalb haben zwar Bratkartoffeln einen leichten Basenüberschuß, Salzkartoffeln aber einen erheblichen Säureüberschuß. Mehrzufuhr saurer oder basischer Valenzen äußert sich zunächst ausschließlich in den Ausscheidungen, Harn und Kot (*Ausscheidungswert* der Kost). Für die Therapie handelt es sich aber lediglich um den *Ansatzwert* der Kostformen, der sich in Reaktionsverschiebungen von Blut und Gewebe äußern muß. Beim gesunden Menschen ist dank den glänzenden Regulationsvorrichtungen eine rein diätetische Beeinflussung zwar der Alkalireserve des Blutes, kaum aber der Körperreaktion möglich. Beim Kranken dagegen kann sie zum Mittelpunkte der Therapie werden. Dabei zeigt sich, daß der Ansatzwert der Kost nur von ungefähr dem Aschenäquivalentwert parallel geht. Milch z. B. wirkt trotz des Basenüberschusses ihrer Asche leicht säuernd. Die stärksten Reaktionsverschiebungen in Harn und Blut erzielt man denn auch durch Zufuhr entsprechender Mineralien. Stark säuernd wirken nicht sowohl Mineralsäuren (Salzsäure, Phosphorsäure) als vielmehr Ammonchlorid, ferner Calcium- und Magnesiumchlorid, von denen das Erdalkalikation im Darm bleibt und nur das Anion in den Körper eindringt. Alkalisierend wirken Bicarbonate und pflanzensaure Salze, deren organische Anionen verbrannt werden.

4. Das Ödem.

Unter Ödem versteht man eine Störung des Wasser- und Mineralhaushaltes, die zu Ansammlung von Flüssigkeit in tropfbarer und frei beweglicher Form in den Gewebslücken führt. Meist, aber nicht immer ist das Ödem mit einer an der Zunahme des Körpergewichts erkennbaren Wasserzurückhaltung im Körper verbunden. Nicht die Wasserverhaltung allein, sondern die abnorme Verteilung des Wassers im Körper ist das Kennzeichen des Ödems. Das Wasser verteilt sich nämlich nicht gleichmäßig im Körper, sondern sitzt vor allem in Muskulatur, Bindegewebe (Anasarka), subserösem Gewebe und serösen Höhlen (Höhlenhydrops). Bei manifestem Ödem sind Wasserverhaltungen von 10—20 Liter nicht selten, vereinzelt soll die Wasserretention bis 50% des Körpergewichts betragen können. Dem Auftreten von Ödemflüssigkeit in capillaren Spalträumen des Gewebes geht ein Stadium des Präödems voraus, das durch vermehrten Wassergehalt und Quellungszustand des Gewebes selbst gekennzeichnet ist. Auf diese Weise können bis zu 6 Liter Wasser ohne manifestes Ödem zurückgehalten werden.

Theorien der Ödementstehung. Jedes Versagen einer der vielen Funktionen, die an der Aufrechterhaltung des physiologischen Optimums im Wasserbestande beteiligt sind, kann zum Auftreten von Ödemen beitragen. Bei den meisten Ödemformen findet man mehrere dieser Funktionen gestört und es ist dann oft schwer zu entscheiden, welcher Funktionsstörung man im Einzelfalle die entscheidende Bedeutung zuweisen soll. Speziell bei den Ödemen der Nierenkranken werden je nach dem Standpunkt des Autors mehr die renalen oder die extrarenalen Faktoren in den Vordergrund gestellt und die extrarenalen Störungen wieder entweder als Folgen der Nierenschädigung oder als von der

Nierenveränderung unabhängige Folgen derselben Schädlichkeit aufgefaßt, die auch die Nierenveränderung hervorruft. Daß eine *renale Störung* der Wasserausscheidung die Entstehung von Ödemen begünstigt, kann nicht bezweifelt werden. Doch ist es im Einzelfalle oft schwer, zu entscheiden, was Ursache und Wirkung ist, d. h. ob nicht die Oligurie vielmehr die Folge vermehrter Wasserretention im Gewebe ist. Daß eine Ausscheidungsstörung für Wasser vorkommt, darf aus Beobachtungen über *Starre der Sekretion* bei Nierenkranken gefolgert werden: unabhängig von der Wasserzufuhr und der extrarenalen Wasserausscheidung behalten die Kranken stets dieselbe kleine Stundenurinmenge bei. Die *osmotische Theorie* faßt die Wasserretention auf als Folge einer primären Unfähigkeit der Niere zur Salzausscheidung. In der Tat führt bei manchen hydropischen Kranken Salzretention zwangsläufig zu Wasserretention. Entziehung der Wasser- und Salzzufuhr umgekehrt ist ein mächtiges Mittel zur Beseitigung der Ödeme. Aber eine so zwangsläufige Beziehung der beiden Substanzen besteht nicht immer. Man kann auch erhebliche trockene Salzretention und, seltener, Wasserretention ohne Salzretention finden. Für die Ödembildung ist wahrscheinlich oft das Na-Ion bedeutungsvoller als das Chloridion. Natriumbicarbonat ruft besonders leicht Ödeme hervor. Daß die Ausscheidungsunfähigkeit der Niere für Wasser und Kochsalz allein zu Ödem führt, kann aber als widerlegt gelten. Intravenöse Kochsalzinfusionen in großen Mengen, bis 92% des Körpergewichts, führen nicht zu Ödem. Bei ödematösen Nierenkranken findet man im Stadium der Ödementstehung die Plasmamenge des Blutes nur ausnahmsweise vermehrt, vielmehr in der Regel das Blut durch Wasserabstrom ins Gewebe eingedickt, den Kochsalzprozentgehalt allerdings oft beträchtlich gesteigert. Anurie und experimentelle doppelseitige Nephrektomie führt ebenso wie Zerstörungsprozesse in den Nieren durch ausgedehnte Tuberkulose, Tumoren, Cysten in der Regel nicht zu Ödem, begünstigt allerdings die Ödembildung, wenn gleichzeitig vermehrt Wasser und Salz zugeführt wird.

Wenn man das Ödem als Störung der Wasserverteilung von der bloßen Wasserretention abgrenzt, muß man deshalb *extrarenalen Faktoren* bei der Ödementstehung die maßgebende Rolle zuweisen. Blut und Gewebe sind durch das lebende Endothel der Capillarwand voneinander getrennt. Für den Wasseraustausch kommen hier folgende Kräfte in Betracht: 1. Der Druck des Blutes in den Capillaren, der als Filtrationsdruck Wasser abpressen kann, 2. der diesem entgegenwirkende extracapilläre Druck (Gewebsspannung), 3. der osmotische Druck der durch die Capillarwand getrennten Flüssigkeiten, 4. die Durchgängigkeit der Capillarwand für verschiedene Stoffe und deren Änderung, 5. aktive Sekretionskräfte der Capillarwandendothelien, 6. die Leichtigkeit, mit der sich Wasser aus dem Plasma abpressen läßt, seine Ultrafiltrierbarkeit. Sie hängt vorwiegend ab von dem kolloidosmotischen (onkotischen) Druck des Plasmaeiweißes, 7. die wasseranziehende Kraft des Gewebes, seine Quellbarkeit. Für die Ausscheidung des Wassers kommen dieselben Kräfte in der umgekehrten Richtung in Betracht, wobei zu berücksichtigen ist, daß das Wasser nur zum Teil direkt, zum anderen Teil erst auf dem Umweg über die Lymphe in die Blutbahn zurückkehrt. Die Lymphbildung ist eine Funktion der Gewebszellen. Im ödematösen Gewebe ist die Durchgängigkeit der semipermeablen Membran der Lymphgefäßwandungen stark erhöht. Der capillare Seitenwanddruck spielt eine entscheidende Rolle beim Zustandekommen der Ödeme Kreislaufkranker *(mechanische Ödeme)*. Diese sammeln sich dementsprechend vorwiegend an den Stellen größten hydrostatischen Druckes, im Stehen an den Beinen, im Liegen in der Kreuzgegend. Von nephritischen unterscheiden sich kardiale Ödeme durch den geringeren Eiweißgehalt und eine Chloridkonzentration, die die des Blutes nicht überschreitet.

Die sehr verschieden große Ödembereitschaft der Kreislaufkranken zeigt, daß auch bei kardialen Ödemen unabhängig von der Höhe des Venen- und des durch diesen beeinflußten Capillardruckes andere Faktoren eine Rolle spielen, die in einer Schädigung der Gewebsatmung durch die verlangsamte Zirkulation gesucht werden. Die Gewebsspannung ist von Bedeutung für die Lokalisation der Ödeme der Nierenkranken. Sie sammeln sich mit Vorliebe in lockerem Bindegewebe, um die Augen (Gesichtsödem) und am Scrotum. Der *osmotische Druck* der Ödemflüssigkeit ist in der Regel höher als der des Blutes. Auch reagiert das Ödem alkalischer als Blut. Seine Alkalireserve ist höher. Der erhöhte osmotische Druck beruht auf vermehrtem Gehalt an Natrium, Chlorid, Bicarbonat und Phosphat, während der Kaliumgehalt niedriger ist. Der größere Elektrolytgehalt der Ödeme kann jedenfalls teilweise durch elektrostatische Zugkräfte (Donnangleichgewichte) erklärt werden. Die Ödeme sind eiweißärmer als das Blut, die Capillarwand für die geladenen Eiweißmoleküle undurchgängig, deren elektrische Ladung andere Anionen durch die Membran vermehrt hindurchtreibt. Nur bei entzündlichen Ödemen ist die osmotische Differenz so groß, daß sie für die Wasserbewegung eine wesentliche Bedeutung besitzt. Eine erhebliche Bedeutung für die Ödembildung besitzt sicherlich die Durchgängigkeit der *Capillarwand*. Es handelt sich hier um gewaltige Dimensionen. Nach KROGH beträgt die Oberfläche der Körpercapillaren zusammen 6300 qm, die Länge rund 100 000 km. Die ständige Änderung ihrer Durchgängigkeit, teils nur für echt gelöste Stoffe, teils für kolloide Partikelchen, Farbstoffe, Eiweiß und die Bedeutung dieser Vorgänge für die Ödembildung ist experimentell zweifelsfrei erwiesen. Der relativ hohe Eiweißgehalt der entzündlichen und der nephritischen Ödeme wird meist als Beweis veränderter Capillardurchgängigkeit angesehen. Der Austritt von Eiweiß, die Albuminurie ins Gewebe, führt infolge der starken Quellbarkeit dieses Eiweißes zu Wasserretention. Wieweit man bei diesen Vorgängen den Capillarwänden aktive sekretorische Eigenschaften zuweisen muß, ist ungeklärt. Vielleicht genügen Änderungen ihrer Membraneigenschaften, Durchgängigkeit, Porengröße, elektrischen Ladung zur Erklärung. Bei vielen Ödemkranken wird das Wasser im Blute weniger fest zurückgehalten als normal, es tritt deshalb leichter ins Gewebe aus. Durch Ultrafiltration läßt sich aus dem Serum Ödemkranker Wasser leichter und in größerer Menge abpressen. Der *kolloidosmotische (onkotische) Druck* der Plasmaeiweißkörper ist bei Ödemkranken oft stark vermindert. Statt eines Normaldruckes von 320—450 mm Wasser findet man bei Nephritis, vor allem aber bei Nephrose, Amyloid und im urämischen Koma außerordentlich niedrige Druckwerte. Auch bei Kreislaufkranken findet man den onkotischen Druck erniedrigt, Druckwerte unter 260 führen bei diesen Kranken regelmäßig zu Ödem. Daß dadurch der Austritt von Wasser aus den Gefäßen sehr erleichtert, der Rücktransport erschwert wird, liegt auf der Hand. Doch findet sich niedriger onkotischer Druck auch ohne Ödeme. Ferner bleibt bei Nephrosen der onkotische Druck auch im Stadium der Ödemausschwemmung niedrig. In diesen Fällen ist also der niedrige onkotische Druck allein nicht für die Ödembildung entscheidend. Daß die Niere bei so niedrigem onkotischem Druck das Wasser nicht abzuscheiden vermag, wird als Ausdruck einer Partiarschädigung der Niere aufgefaßt. Diese Annahme ist nicht streng bewiesen. Aber selbst wenn die Niere einer solchen Aufgabe nicht nachkommt, so liegt doch die Ursache der Erscheinung nicht in der Niere. Die Hypoonkie des Bluteiweißes muß vielmehr durch veränderte Zusammensetzung des *Eiweißbildes* erklärt werden, in dem die stärker quellenden Albumine zurücktreten gegenüber den weniger quellenden Globulinen. Oft findet sich auch das Fibrinogen vermehrt, dessen onkotischer Druck fast Null ist. Daß diese Hypoonkie das Auftreten von Ödemen bei Nieren-

und Herzkranken stark begünstigt, steht fest. Hypalbuminose des Blutes steigert diese Wirkung. Im Tierversuch tritt Ödem stets auf bei Sinken des Plasmaeiweißes unter 3—3,5%, des Plasmaalbumins unter 1,5%. Schließlich wird den Geweben selbst ein wesentlicher Einfluß auf die Ödembildung, ja auf die Regulation des Wasser- und Salzgehaltes im Blute zugewiesen. Änderungen der *Quellbarkeit des Gewebes* sollen den ersten Anstoß zur Ödembildung geben. Die Quellung beruht nicht auf einer Gewebsazidose. Nur unphysiologisch saure Reaktion führt zu Quellung. Die Bindegewebsquellung bei Reaktionsverschiebungen im biologischen Bereich weist einen Antagonismus der Grundsubstanz zur kollagenen Faser auf, die bei Reaktionsverschiebungen das Wasser untereinander austauschen. Eher kann für Alkali ein quellender Einfluß angenommen werden, der zur Erklärung der Bicarbonatödeme herangezogen wird. Aber auch da tritt Ödem nur auf bei einer besonderen Gewebsbereitschaft, namentlich bei Kleinkindern mit ihrem unausgeglichenen Wasserhaushalt. Daß das Verhalten der Gewebe für die Ödementstehung eine Bedeutung besitzt, wird durch viele Beobachtungen belegt, wenn auch die näheren Umstände dieses Einflusses noch unklar sind. Ernährungsstörungen des Gewebes geben die Grundlage ab für die Ödeme bei zu ausschließlicher *Mehlnahrung*, für die Ödeme der *Zuckerkranken*, für das *kachektische* und für das *Hungerödem*, das durch eine äußerst calorien- und eiweißarme Kost zusammen mit überreichlicher Wasser- und Salzzufuhr hervorgerufen wird. Bei diesen Ödemformen mag außerdem dem Einfluß der Salzmischung, vielleicht einem relativen Kalkmangel, dem Einfluß der Reaktionslage, aber auch einem Vitaminmangel Bedeutung zukommen. Letzterer ist offenbar entscheidend bei dem Ödem der *Beri-Beri*. Aber auch für die Ödeme der Kreislaufkranken spielt die Schädigung der Gewebsatmung offenbar eine Rolle. Auch bei nephritischen und vor allem bei den extrem eiweißarmen nephrotischen Ödemen scheint dem Verhalten der Gewebe eine große Rolle zuzukommen. Auf Stoffwechselstörungen weist bei letzteren auch der oft sehr hohe Lipoidgehalt des Ödems und Blutes hin. Namentlich das Cholesterin ist absolut und in seinem Verhältnis zum Lipoidphosphor vermehrt. Freilich führt die Quellbarkeit des Gewebes das Wasser in das Gewebe, nicht zwischen die Zellen. Also nur das Präödem kann so erklärt werden, das aber, wie erwähnt, meist dem Ödem vorangeht. Normalerweise gibt es ja überhaupt kein freies Gewebswasser. Für die Erklärung manifesten Ödems muß also neben der veränderten Quellbarkeit, die das Wasser ins Gewebe führt, noch eine Störung des Abtransportes angenommen werden, deren Natur gänzlich ungeklärt ist. Unsere Kenntnisse über die zahlreichen Faktoren, welche die Ödementstehung begünstigen, haben also noch keineswegs zu voller Aufklärung des Ödemproblems geführt. Sie beweisen aber die entscheidende Bedeutung extrarenaler Faktoren für die Ödementstehung.

Die Therapie des Ödems hat in erster Linie die Grundursache zu berücksichtigen. Ernährungs- und Stoffwechselstörungen, sowie Avitaminosen sind zu beseitigen. Bei kardialen Ödemen ist die Herzkraft zu heben. Daneben bleibt aber eine Reihe von Maßnahmen, die bei jeder Art von Ödem notwendig sind. In erster Linie gilt es, die Zufuhr von ödembildendem Material zu unterbinden, namentlich durch äußerste Beschränkung der Flüssigkeits- und Salzzufuhr. Man kann mit absoluten Hunger- und Dursttagen beginnen und dies im Notfall 3—5 Tage lang durchführen. Dann verfährt man weiter nach den S. 33 gegebenen Gesichtspunkten. Gleichzeitige Eiweißbeschränkung kann sich, namentlich bei akuten Nephritiden, als zweckmäßig erweisen, darf aber nicht zu lange fortgeführt werden und soll unbedingt unterbleiben bei nephrotischen Ödemen, bei denen das Blut ohnehin stark an Eiweiß verarmt und die Stickstoffausscheidung der Niere nicht gestört ist. Dazu treten mechanische

Maßnahmen, unter denen absolute Bettruhe, evtl. Hochlagerung der Beine an erster Stelle steht. Der Wert der Massage zur Ödemmobilisierung wird sehr verschieden hoch geschätzt. Warme Bäder und Schwitzprozeduren wirken nicht sowohl durch die Niere entlastende Schweißbildung, als vielmehr durch Mobilisierung des Gewebswassers und bessere Nierendurchblutung. Bei Nierenkranken erhöhen Schwitzprozeduren oft die Urämiegefahr. Auch der Aderlaß wirkt vor allem durch innere Flüssigkeitsumlagerung, bei Kreislaufkranken auch durch mechanische Entlastung. Bei letzteren erweist er sich deshalb im ganzen wirksamer als bei Nierenkranken. Mit der Entleerung von Höhlenergüssen durch Punktion sollte namentlich dann nicht zu lange gezögert werden, wenn es sich um eiweißarme Transsudate handelt. Anasarka kann auch in verzweifelten Fällen durch Hauttroikarts oder große Incisionen unter streng aseptischen Kautelen erfolgreich entfernt werden.

Vorzügliche Entwässerungsmittel sind die *Quecksilberdiuretica*, das alte Kalomel, die neuen und viel wirksameren Novasurol (0,2), Salyrgan (10% Lösung 1—2 ccm), Esidron (1 ccm = 0,14 g) und Novurit (10%ige Lösung 1—4 ccm). Sie können intravenös oder intramuskulär 1—2mal wöchentlich injiziert werden. Auch die rectale Applikation in Form von Salyrgan- oder Novuritsuppositorien bewährt sich gut. Ihre Wirkung kann durch eine säuernde Vorbehandlung mit Ammonchlorid (6 g pro Tag) oder Mixtura solvens (6 Eßlöffel täglich) bei gleichzeitiger säuernder Kost 2—3 Tage vor Anwendung des Diureticums verstärkt werden. Sie können bei allen Ödemen mit Ausnahme derer bei Glomerulonephritis (s. S. 65) angewandt werden, besonders wirksam bei kardialen Ödemen. Vor allzu häufiger und zu lange fortgesetzter Anwendung ist jedoch wegen der gelegentlichen Gefahr einer Quecksilbervergiftung zu warnen.

Wie bei den Ödemen der Nierenkranken (s. S. 65) ist auch bei anderen Ödemformen ein Wasser- oder ein Kochsalzstoß im geeigneten Stadium wirksam. Nicht angezeigt sind sie im Stadium der Ödembereitschaft. Auch längere Zeit fortgesetzte Harnstoffgaben in Form von Urea pura 10—20 g täglich oder das geschmacklich besser einzunehmende Ituran (4—8 Brausetabletten täglich) bewirken oft eine zunehmende Flüssigkeitsausscheidung. Bei schwer auf alle Therapie ansprechenden Ödemen, vor allem bei Kreislaufkranken und bei Lipoidnephrose (s. S. 74) wirken nach EPPINGER durch Gewebsbeeinflussung Gaben von Schilddrüsensubstanz, z. B. Thyreoidin Merck (1—3 Tabl. zu 0,1) oder Thyroxin (2—4mal täglich 1 Tabl. zu 1,0 mg). Es empfiehlt sich, langsam steigernd vorzugehen und erst bei guter Verträglichkeit weiter zu steigern. Die Wirkung tritt allerdings meist erst nach einigen Tagen fortgesetzter Darreichung auf.

Ein von Kurpfuschern viel angewandtes Mittel zur Entwässerung ist das Nephrisan, das als wirksamen Stoff vor allem Meerzwiebel (Scilla) neben anderen Kräutern enthält. Seine Wirkung ist nur gelegentlich gut, oft treten unangenehme Nebenerscheinungen von seiten des Magen-Darmkanals auf.

Die *Diuretica der Puringruppe* wirken sowohl auf die Niere selbst, wie auch auf den Wasseraustausch innerhalb der Gewebe. Bei den Nierenkranken mit Ödemen sind sie nur mit Vorsicht zu verwenden (s. S. 65). Bei anderen Ödemformen wirken sie oft ausgezeichnet, doch empfiehlt sich eine mehr stoßweise Anwendung. Man gibt die Theobrominderivate Diuretin (höchstens 4,0 g täglich), Theocin (höchstens 3mal 0,2 g), ferner Euphyllin (als Suppositorien zu 0,36 oder intravenös 0,48 g) oder Deriphyllin (als Suppositorien zu 0,6 g oder intramuskulär oder intravenös 0,5—2 ccm = 0,2—0,8 g). Bei der peroralen Zufuhr schaltet man zweckmäßig nach 3—4 Tagen eine mehrtägige Pause ein, die stärkeren Mittel werden besser nur jeden zweiten Tag unter sorgfältiger Kontrolle der Diurese gegeben. Bei etwaigem Sinken der Diurese sind die Mittel sofort abzusetzen. Auch die Diuretica der Purinreihe wirken oft besser nach vorheriger Säuerung.

III. Spezielle Pathologie der Nierenkrankheiten.
1. Symptomatologie.
a) Blutdrucksteigerung[1].

Blutdrucksteigerung und Herzhypertrophie gehören zu den wichtigsten Symptomen der Nierenkrankheiten. Schon BRIGHT hat auf den Zusammenhang der Herzhypertrophie, TRAUBE auf den der Blutdrucksteigerung mit Nierenerkrankungen hingewiesen. Was aber bei dieser Verknüpfung Ursache, was Wirkung ist, das ist trotz aller Bemühungen auch heute noch gänzlich dunkel. Die theoretische Möglichkeit, Änderungen des arteriellen Drucks durch Änderungen des Minutenvolumens, Änderungen der Fassungskraft und Weitbarkeit des Arteriensystems oder Änderungen der Viscosität des Blutes herbeizuführen, tritt an Bedeutung ganz zurück gegenüber dem praktisch allein wichtigen Faktor von Änderungen der Widerstände, die dem Abströmen des Blutes entgegenstehen. Die herrschende Lehre verlegt den Sitz des Widerstandes in die kleinsten Arterien, die Arteriolen, die „terminale Strombahn". Offenbar können der durch Vermehrung dieser Widerstände hervorgerufenen krankhaften Blutdrucksteigerung des Menschen von Fall zu Fall ganz verschiedene Ursachen und Mechanismen zugrunde liegen. Man hat versucht, einzelne auch ursächlich und pathogenetisch verschiedene Typen der Blutdrucksteigerung abzugrenzen.

Eine solche Sonderstellung beansprucht das Zustandsbild, das man als *Hochdruckkrankheit,* essentielle Hypertonie, essentiellen Hochdruck, genuine Hypertonie, primäre permanente Hypertonie bezeichnet. Ziemlich allgemein wird gegenwärtig angenommen, daß hier die Blutdrucksteigerung ganz unabhängig von einer Erkrankung der Nieren entstehen kann. Man kennt Fälle jahrzehntelang bestehender Hypertension, bei denen auch sorgfältige histologische Untersuchung keine Gefäßwandveränderungen aufdeckt. Immerhin ist Fehlen deutlicher Veränderungen speziell an den Nierengefäßen nicht häufig und eine bevorzugte, ja fast isolierte Beteiligung der Nierengefäße nicht ungewöhnlich. Diese Krankheit, deren letzte Ursachen gänzlich dunkel sind, ist demnach in erster Linie eine Regulationsstörung des Kreislaufapparates und in diesem Lehrbuche bei den Erkrankungen des Kreislaufs abgehandelt. Der Dauerform mit permanenter Fixation des erhöhten Blutdrucks geht oft eine ziemlich lange Periode voraus, in der der Blutdruck große Schwankungen aufweist, vielfach unter starkem Einfluß psychischer Faktoren. Er kann dabei für lange Zeit auf ganz oder nahezu normale Werte zurückgehen (labiler Hochdruck). In diesem Frühstadium ist demnach die Blutdrucksteigerung funktionell bedingt, erst später anatomisch fixiert. Namhafte Forscher sehen das Wesen der Störung in einer veränderten Einstellung der den Blutdruck regelnden vasomotorischen Zentren im Zwischenhirn und der Substantia reticularis grisea des verlängerten Markes (Zentrentheorie). Auch die Corpora mamillaria scheinen an dem Vorgang beteiligt zu sein. Vereinzelte Beobachtungen über das Auftreten von Blutdrucksteigerung bei anatomischen Veränderungen dieser Gebiete beweisen für diese Fälle die Bedeutung zentraler Regulationsstörungen. Außer anatomischen Veränderungen, die teils durch entzündliche Prozesse, teils durch örtliche Durchblutungsstörungen infolge von Erkrankungen, namentlich von Altersveränderungen der Gehirngefäße hervorgerufen werden, können aber auch zentral angreifende mechanische (Hirndrucksteigerung), chemische (Erstickung,

---

[1] Vgl. auch den Abschnitt Hypertonie in dem Kapitel „Kreislauf" des I. Bandes.

Säure) und hormonale, besonders hypophysäre Einflüsse ebenso wie von der Peripherie her wirksame Reflexe (Nutritionsreflexe, Reflexhypertonie) für die abnorme Einstellung der Zentren verantwortlich sein. Einige dieser Reflexe, vor allem die durch Hirndrucksteigerungen hervorgerufenen, greifen offenbar nicht direkt an den Blutdruckzentren an, sondern wirken auf diese auf dem Umweg über den Hypophysenhinterlappen. Ihre Wirkung ist von einem im Blute nachweisbaren Wirkstoff abhängig. Von den gedehnten Nierenbecken ausgehende Reflexe werden in Betracht gezogen bei den Formen der Hypertonien, die bei Verengerung der Harnleiter, bei Prostatahypertrophie und anderen Behinderungen des Harnabflusses beobachtet werden und oft bei Beseitigung der Harnsperre prompt zurückgehen. Tonische Reflexe gehen vom Sinus caroticus (Sinusnerv) und von der Aortenwurzel (Nervus depressor) aus. Drucksteigerung in diesen Gefäßgebieten führt zu reflektorischer Senkung des Blutdrucks (Entlastungsreflex). Die den Reflex vermittelnden Blutdruckzügler verlaufen durch einen Ast des Nervus glossopharyngeus. Sie haben erregenden Einfluß auf den Parasympathicustonus und hemmenden auf den Sympathicustonus. Ausschaltung der Blutdruckzügler führt zu sehr beträchtlichem dauerndem Blutdruckanstieg, im Tierversuch nach Ausschaltung aller vier Blutdruckzügler bis auf das Doppelte des Ausgangswertes.

In diesen Regulationsmechanismus greifen zahlreiche weitere Faktoren ein, deren Einfluß im Einzelfalle verschieden hoch zu bewerten ist. Von *endokrinen Einflüssen* ist vor allem der Hinterlappen der Hypophyse bedeutungsvoll, dessen blutdrucksteigerndes Inkret (Pitressin, Vasopressin, Tonephin) einen zentralen Angriffspunkt besitzt. Neuere Untersuchungen weisen in zunehmendem Maße auf seine Wichtigkeit bei bestimmten Formen des Hochdrucks hin, die aber anscheinend nicht dem Zustandsbilde der essentiellen Hypertonie zugehören. Hochdruck findet sich auch zusammen mit Vermehrung oder Adenombildung der basophilen Zellen des Hypophysenvorderlappens. Bei solchen basophilen Adenomen findet man manchmal neben Blutdrucksteigerung Erhöhung des Blutzuckerspiegels, pathologische Fettsucht, sexuelle Dystrophie, Hypertrichose, Dysproportion des Körperbaus und Knochenbrüchigkeit zusammen mit Zeichen eines Hypophysentumors (CUSHINGsche Krankheit). Das Inkret des Nebennierenmarks hat offenbar für den permanenten Hochdruck nicht die entscheidende Bedeutung, die man ihm eine Zeitlang auf Grund seiner im akuten Versuch nachgewiesenen blutdrucksteigernden Wirkung zuzuweisen geneigt war. Sein Angriffspunkt liegt in der Peripherie. Unklar sind die Einflüsse, die von Schilddrüse und Nebenschilddrüse auf den Blutdruck ausgeübt werden. Der häufige Beginn der Blutdrucksteigerung im Klimakterium läßt an einen Einfluß der Ovarien denken, der vielleicht auf dem Umweg über den Hypophysenvorderlappen wirksam wird.

In manchen Familien wird eine Häufung und frühzeitiges Auftreten der Hochdruckkrankheit beobachtet, was auf den wichtigen Einfluß der Erbmasse bei diesem Leiden hinweist. Der Erbgang soll in diesen Fällen dominant sein. Ob bei allen Formen des Hochdrucks dem Erbfaktor entscheidende Bedeutung zukommt, ist noch nicht entschieden. Unter den Umweltfaktoren spielt für die Manifestation der Hochdruckkrankheit ein Leben unter großen Spannungen, in verantwortlicher, aufreibender Stellung ohne ausreichende Ruhepausen, die Hast und der Drang des Großstadtlebens, sowie anhaltende große Sorgen eine unverkennbare Rolle. Die Bedeutung der Ernährung wird sehr verschieden bewertet. Die Gefahr reichlicher Fleischnahrung, scharfer Gewürze, des Alkohols und Tabaks wird wohl da und dort überschätzt.

Von anderen Forschern wird die Bedeutung der zentralen Regulation für das Zustandekommen der essentiellen Form des Hochdrucks bezweifelt und das

Verhalten der peripheren Gefäße in den Vordergrund gestellt. Sie halten den „passiven" Mechanismus der essentiellen Hypertonie für histiogen bedingt und nehmen an, daß vorzeitige Altersveränderungen, Schwund der Muscularis interna mit Einbau von elastischem und kollagenem Gewebe die Weitbarkeit der Arterien herabsetze. Tatsächlich findet man völlige Unordnung und Planlosigkeit in der Architektur der Arteriolen, Capillaren und kleinen Venen (vasoneurotische Diathese). Die arteriellen Capillarschenkel erscheinen eng kontrahiert, die venösen stark, oft varikös erweitert, der subpapilläre Plexus ist deutlicher sichtbar als in der Norm, die Zahl der Gefäßreiser im Gesichtsfeld ist erhöht. Dadurch bekommen die Kranken ein vollsaftiges Aussehen *(roter Hochdruck)*. Der Capillardruck ist normal (Arterienhypertonie). Auf mechanische Reize sprechen diese Capillaren mit erhöhter Kontraktionsneigung und vermehrter Verletzlichkeit an. Auf Adrenalininjektion reagieren die Kranken meist mit paradoxer Blutdrucksenkung. Im Blute findet sich eine Verschiebung des Kalium-Calciumverhältnisses zugunsten des Kaliums. Blutdrucksteigernde Stoffe haben sich im Blute dieser Kranken nicht nachweisen lassen.

Von der essentiellen Hypertonie grundsätzlich zu trennen ist die Blutdrucksteigerung, die sich als charakteristisches Symptom bei akuten und chronischen entzündlichen Nierenerkrankungen findet. Hier ist der Druck in den Capillaren deutlich erhöht (Capillarhypertonie), und zwar tritt diese Erhöhung des Capillardruckes evtl. mehrere Tage vor der arteriellen Drucksteigerung ein. Infolge der Konstriktion der feinsten Hautgefäße sehen diese Kranken blaß aus *(blasser Hochdruck)*. Steigerung des Capillardrucks und des Blutdrucks kann dem Auftreten von Eiweiß zeitlich vorausgehen (pränephritische Blutdrucksteigerung). Das Capillarbild selbst weicht bezüglich der Form und des Blutgehaltes oft nicht erkennbar vom normalen Verhalten ab. Oder aber finden sich spastische Kontraktionen und rhythmische Stasen. Speziell die Beobachtung einer pränephritischen Blutdrucksteigerung führt zu der Vorstellung, daß bei der akuten Glomerulonephritis eine primäre Arteriolen- oder Capillarverengerung die Ursache der Blutdrucksteigerung ist und daß diese in ihrem renalen Anteil, als renale Ischämie, die entzündlichen Nierenveränderungen hervorruft. An Stelle der Bezeichnung Glomerulonephritis hätte damit der Name Capillaropathia universalis acuta zu treten. Ob es sich bei dieser Veränderung zunächst um den rein funktionellen Zustand eines Krampfes der feinsten Blutgefäße (angiospastische Theorie, Volhard) oder um eine Alteration (Munk, Kylin), Quellung, Kontraktion handelt, ist nicht endgültig entschieden. Die Anschauung aber, daß bei der akuten Glomerulonephritis die verursachenden, vorwiegend infektiösen Momente einen diffusen Capillarschaden hervorrufen und daß dadurch sekundär die Nephritis entstehe, daß also die die Blutdrucksteigerung hervorrufende Gefäßerkrankung die Nephritis mache, scheint durch diese Beobachtung gut gestützt. Jedenfalls ist universell die Capillardurchlässigkeit im akuten Stadium der entzündlichen Erkrankungen erhöht, wodurch sich hier die Ödemneigung erklärt.

Die Beziehungen der Blutdrucksteigerung zur Niere werden also für die essentielle Hypertonie im Augenblick fast allgemein insofern in Abrede gestellt, als man sich den Hochdruck extrarenal entstanden denkt. Auch für den bei Bleivergiftung auftretenden „blassen" Hochdruck wird die extrarenale Entstehung als gesichert angesehen. Schon für die präklamptische Blutdrucksteigerung der Schwangerschaft wird die extrarenale Genese nicht allgemein anerkannt. Und der Standpunkt, daß es bei der akuten Nephritis einen Einfluß der Niere auf die Blutdrucksteigerung nicht gebe, wird neuerdings wieder ernstlich in Frage gezogen. Vollends entstehen der Verteilung von Ursache und Wirkung aber Schwierigkeiten bei den chronischen Zuständen, besonders bei der genuinen und sekundären Schrumpfniere, den Endzuständen der Hochdruckkrankheit einerseits, der chronischen Glomerulonephritis andererseits. Hier fällt es schwer, die ursächliche Bedeutung der Nierenaffektion für den Hochdruck zu leugnen. VOLHARD nimmt an, daß die Fixation des Hochdrucks sowohl bei der genuinen als bei der sekundären Schrumpfniere durch die sich im Verlauf der Erkrankung einstellenden und mit der Krankheit ursächlich verbundenen Nierenveränderungen hervorgerufen werde. Erst dann, wenn bei der Nephritis der Gefäßkrampf bleibende Nierenveränderungen und Durchblutungsstörungen hinterlassen habe, werde aus der angiospastischen eine angiopathische Nierenerkrankung mit renal bedingter Blutdrucksteigerung. Diese Vorstellung gewinnt in zunehmendem Maße an Wahrscheinlichkeit durch den Nachweis gefäßaktiver Stoffe, die sich im Blute und Urin der Kranken mit blassem Hochdruck, nicht aber bei rotem Hochdruck in vermehrter Menge nachweisen lassen. Bei der akuten Nephritis werden diese Stoffe in den ersten Krankheitstagen, sowie kurz vor der Abheilung vermißt. Sonst finden sie sich aber hier ebenso wie bei Schwangerschaftsniere, bei Bleischrumpfniere, bei chronischer Nephritis mit Hochdruck, bei maligner Sklerose, bei Harnretention mit Hochdruck. Leider besteht bis jetzt noch keine einheitliche Meinung über diese gefäßaktiven Stoffe; möglicherweise handelt es sich überhaupt um eine Vielheit. Die chemische Natur der meisten ist nicht geklärt, zum Teil werden sie als Guanidinderivate angesprochen. Der Angriffspunkt dieser Stoffe soll in der Peripherie liegen. Unter diesen Stoffen gewinnen zwei zunehmend an Interesse. Der eine zeigt nahe Verwandtschaft mit dem Extrakt des Hypophysenhinterlappens, mit dem er vielleicht identisch ist. Andererseits ließ sich zeigen, daß sich im Blute der Kranken mit blassem, nicht aber mit rotem Hochdruck das blutdrucksteigernde Tyramin findet. Dieses wird in der Niere dann, wenn ihre Durchblutung schwer geschädigt ist, nicht aber in der gesunden Niere, durch Decarboxylierung aus Tyrosin gebildet. VOLHARDs Theorie gewinnt durch diesen Nachweis eine wichtige Stütze. Ein vermehrter Adrenalingehalt des Blutes bei Hypertonie hat sich nicht nachweisen lassen. Keinesfalls geht bei den als renal angesprochenen Hypertonieformen die Blutdrucksteigerung parallel mit einer Retention der bekannten, durch die Niere auszuscheidenden Stickstoffschlacken, insbesondere nicht mit der Höhe des Reststickstoffs.

Die *Herzhypertrophie* wird erklärt als die Folge des erhöhten Blutdrucks, der die Arbeit des linken Ventrikels dauernd vermehrt. Hypertrophie des rechten Ventrikels bei Hypertonie soll erst dann auftreten, wenn infolge Versagens des linken Herzens auch das rechte mehr belastet wird. Da aber die Rechtshypertrophie oft klinisch und anatomisch sehr früh und vor Versagen des linken Herzens gefunden wird, muß überlegt werden, ob dieselbe Ursache, die den Blutdruck in die Höhe treibt, auch für die Herzhypertrophie eine ursächliche Bedeutung haben kann. Die zirkulierende Blutmenge ist bei essentieller Hypertonie nicht vermehrt, solange keine Kreislaufdekompensation besteht. Vermehrte Gefäßfüllung durch hydrämische Plethora ist also nicht die Ursache der Hypertonie. Erst bei Hinzukommen einer Herzinsuffizienz vermehrt sich die zirkulierende Blutmenge. Auch bei nephritischer Hypertonie gehört die Plasmavolumenvermehrung nicht zu den regelmäßigen Befunden. Ebenso ist bei Hypertonie ohne Herzinsuffizienz das Minuten- und Schlagvolumen niedrig normal. Die Ernährung der Gewebe wird mit großer Ökonomie durchgeführt, die Sauerstoffausnützung ist normal. Bei einsetzender Kreislaufdekompensation besteht Neigung zu Beschleunigung des Herzschlages mit niedrigem Minuten- und stark herabgesetztem Schlagvolumen.

b) Albuminurie. Cylindrurie.

Seit der Entdeckung COTUGNOS (1770), daß der Harn Nierenkranker durch Hitze gerinnt, gilt die Albuminurie als das wichtigste Zeichen der Nierenkrankheiten. Als Quelle des Harneiweißes kommen in erster Linie die Eiweißkörper des Blutes in Betracht *(hämatogene Albuminurie)*. Serumalbumin, Serumglobulin und Fibrinogen kommen im Harn in durchaus wechselnden Verhältnissen vor, die keineswegs den im Blut herrschenden entsprechen. In keinem Falle sind die Eiweißteilchen im Harn so fein wie im Blute verteilt. Sie erfahren also beim Durchgang durch die Niere eine Vergröberung, die bis zur Flockung gehen kann. Die Albuminurie ist also keinesfalls der Ausdruck eines bloßen Durchgängigwerdens der Niere für Eiweiß. Daß das Protoplasma der Nierenzellen selbst einen erheblichen Beitrag zu dem Harneiweiß liefert *(tubulogene Albuminurie)*, ist wenig wahrscheinlich. Der Ort der Eiweißausscheidung kann sowohl Glomerulus wie Tubulus sein. Wahrscheinlich verhalten sich verschiedenartige Albuminurien in dieser Beziehung verschieden. Durchlässigkeit des Glomerulus für Eiweiß kommt vor allem als Ursache der Stauungsalbuminurie und der nephritischen Albuminurie in Betracht, also bei Erkrankungen, bei denen auch der Eiweißgehalt der Ödeme auf ein Durchgängigwerden des Gefäßapparates für Eiweiß hinweist. Die Tubulusalbuminurie kann ebenfalls auf einem Durchgängigwerden beruhen, ist aber wahrscheinlicher als aktive Eiweißsekretion aufzufassen. Die Ursache der Albuminurie kann in einer Schädigung der Nierenzellen gesehen werden, die das normale Bluteiweiß nicht zurückzuhalten vermögen. Daneben kommt aber eine Ausscheidung körperfremden oder körperfremd gewordenen Eiweißes als normale Nierenfunktion in Betracht (dyskrasische Albuminurie). Die Niere hat ja ganz allgemein die Aufgabe, körperfremde Substanzen aus dem Blute zu entfernen. Ein solcher körperfremd gewordener Eiweißkörper ist sicher der bei Myelomen auftretende, in diesen gebildete, von BENCE-JONES beschriebene Eiweißkörper, der im sauern Harn bei Erhitzen auf 60° flockig ausfällt, sich beim Kochen wieder löst und beim Erkalten von neuem ausfällt. Im Blut frei gelöstes Hämoglobin und andere Derivate des Blutfarbstoffes werden auf dieselbe Weise ausgeschieden. Übermäßige Zufuhr von Eiereiweiß kann nicht assimiliert werden. Eiereiweiß tritt dann in den Harn über. Auch für das Amyloid und für die Albuminurie der Nephrose kann eine dyskrasische Zusammensetzung des Bluteiweißes als Ursache der Albuminurie in Betracht kommen. Speziell bei der Lipoidnephrose läßt sich diese Vermutung durch die Zusammensetzung des Blutes stützen. Man findet bei dieser Erkrankung das Plasmaalbumin bedeutend, bis auf ein Siebentel der Norm vermindert, das Globulin absolut oder relativ und das Fibrinogen bedeutend vermehrt. Angesichts der Tatsache, daß das Eiweiß beim Durchgang durch die Niere verändert wird und bei der Schwierigkeit der Eiweißchemie überhaupt ist der Nachweis oft schwer zu führen, daß das Eiweiß schon im Blute körperfremd geworden ist. Daß der Durchtritt solchen körperfremden Eiweißes durch die Niere die Tubuli beschädigt, ist für den BENCE-JONES-Eiweißkörper erwiesen und kann auch für die Albuminurie der Nephrosen vermutet werden. Der Eiweißverlust durch die Nieren kann sehr beträchtlich sein und zu starker Eiweißverarmung führen. Vereinzelt sind Eiweißverluste von 110 g in 24 Stunden beobachtet. Die Eiweißkonzentration des Harns kann dann die des Blutes beträchtlich übersteigen. Wird Eiweiß erst in den tieferen Harnwegen dem Urin beigemischt, so spricht man von falscher Albuminurie.

Cylindrurie. Beim Durchgang durch die Kanälchen koaguliert das Eiweiß und bildet zylindrische Ausgüsse der Röhrchen. Die Menge der Zylinder geht der Hochgradigkeit der Albuminurie nicht parallel. Im Gegenteil finden sich oft reichlich Zylinder bei geringem oder kaum nachweisbarem Eiweißgehalt. Dies hängt mit den komplizierten und unübersehbaren Bedingungen der Ausfällung kolloider Substanzen zusammen. Die Ausfällung wird begünstigt durch saure Harnreaktion und durch eine Veränderung der Oberfläche der Tubuli, die bei normaler Beschaffenheit vom Harn nicht benetzt werden, in krankem Zustande aber eine die Gerinnung einleitende aktive Oberfläche bekommen können. Bei abklingenden Erkrankungen findet man Cylindroide als Zeichen der Ausscheidung gerinnungsfähigen, aber erst jenseits der Kanälchen gerinnenden Materials. Die so entstehenden Zylinder bezeichnet man als hyaline. Infolge der Klebrigkeit ihrer Oberfläche können sie mit organischen und nicht organisierten Teilchen bestäubt sein. Granulierte Zylinder tragen an der Oberfläche einen Belag von Zelldetritus, der von abgestoßenen Epithelien stammt und oft doppelbrechende Substanzen enthält. Sie sind nahe verwandt mit den Zellzylindern. Beide Formen beweisen degenerative Tubulusveränderungen. Nur bei schweren Nephritiden finden sich Wachszylinder, homogene, besonders lange und breite Gebilde mit starker Lichtbrechung. Die Zylinderbildung kann zu Verstopfung der Harnkanälchen führen.

Auch zellige Anteile des Harnsediments sind von großer Bedeutung für die Erkennung von Nierenkrankheiten. Nierenepithelien, durch Degeneration und Einwirkung des Harns in ihrer ursprünglich vieleckigen oder runden Form stark verändert, sind nicht immer leicht von Epithelien der ableitenden Harnwege zu unterscheiden. Die Erkennung ist leicht, wenn sie in größeren Zellverbänden oder Zylindern auftreten. Rote Blutkörperchen, im Harn oft gequollen, geschrumpft oder ausgelaugt (Blutschatten), finden sich sehr häufig im Harn. Je nach der Reichlichkeit ihres Auftretens spricht man von makroskopisch sichtbarer, von nach Zentrifugieren makroskopisch sichtbarer und von nur mikroskopisch sichtbarer (Mikro-) Hämaturie. Finden sich gleichzeitig mit den Erythrocyten Nierenelemente im Sediment oder ist eine im Verhältnis zur Blutbeimengung reichliche Albuminurie vorhanden, sind die Blutkörperchen in Zylinder gepreßt, so stammt das Blut aus der Niere. Ist dies nicht der Fall, so ist die Entscheidung darüber, ob Niere oder tiefere Harnwege Sitz der Blutung sind, oft schwer zu treffen. Die häufigsten Zellen des Harns sind die Leukocyten, die bei akuter und subakuter Nephritis aus der Niere stammen können, häufiger aber, namentlich wenn sie sich in großen Mengen finden, aus eitrigen Prozessen der Niere, des Nierenbeckens und der Harnwege stammen.

Gutartige Albuminurien. Eiweißausscheidung ist eines der wichtigsten, aber kein konstantes Zeichen einer Nierenerkrankung. Sie kann fehlen. Aber umgekehrt beweist das Vorhandensein von Albuminurie nicht das Bestehen einer Nephritis, ebensowenig wie der Befund von (hyalinen) Zylindern, weißen und roten Blutkörperchen. Auch der normale Harn enthält meist Spuren von Eiweiß, die aber mit den üblichen klinischen Untersuchungsmethoden nicht nachgewiesen werden können. Nach epileptischen Anfällen, bei Meningealblutungen, selbst nach Gemütsbewegungen kann Eiweiß auftreten. Alimentär bei überreichlicher Eiweißzufuhr, nach energischer Palpation der Nieren (renopalpatorisch), während der Menstruation, während und unmittelbar nach der Geburt kann der Urin Eiweiß enthalten. Starke Abkühlung der Haut, besonders durch kalte Bäder, führt zu gleichsinniger Gefäßzusammenziehung in der Niere und zu Albuminurie, die auch bei häufigem Auftreten für die gesunde Niere unschädlich ist. Bei gleichzeitig bestehender Infektion disponiert sie allerdings die Niere zum Haften der infektiösen Noxe. Auch bei sportlichen Anstrengungen, großen Märschen und nach langem Stehen in strammer Haltung treten Eiweiß und Zylinder in den Harn über. Vielfach tritt speziell bei diesen Albuminurien der durch Essigsäure in der Kälte fällbare „Essigsäurekörper" auf, allein oder zusammen mit anderem Eiweiß.

Als *orthotische* (orthostatische, lordotische, juvenile, cyclische) Albuminurie bezeichnet man das Auftreten von Eiweiß bei sonst Gesunden, fast ausschließlich bei Jugendlichen, und zwar zunehmend im Laufe des Tages, während das Eiweiß im Nacht- und Morgenurin fehlt und auch am Tage verschwindet, wenn der Betroffene liegende Haltung beibehält. Das auslösende Moment ist nicht das Stehen an sich, sondern die lordotische Haltung der Lendenwirbelsäule. Mit der Albuminurie zusammen sinkt die Harnmenge, der Harn wird saurer und neigt zum Ausfall von Sedimenten. Vielfach findet sich bei den Befallenen Übererregbarkeit und schlechte Funktion des Zirkulationsapparates, sowie neurotische Züge im Sinne einer Labilität des vegetativen Nervensystems. Der Blutdruck ist nicht erhöht. Durch Atropin kann häufig das Auftreten der Albuminurie verhindert werden. Störungen der Durchblutung und der Innervation der Nieren werden für das Auftreten dieser Albuminurie verantwortlich gemacht. Im jugendlichen Alter ist die Erscheinung sehr häufig. Sie ist völlig harmlos und verlangt keine Behandlung. Auch Sport ist erlaubt. Im Liegen zeigen die Orthotiker beim Wasser- und Salzwassertrinkversuch Neigung zu besonders stark überschießender Diurese. Kolloidale Farbstoffe treten im Stehen leichter als im Liegen aus dem Blute in den Harn über. Die Natur der Erscheinung wird aber oft verkannt und das Vorliegen einer echten Nierenkrankheit angenommen. Den Befallenen werden dann völlig unberechtigterweise eingreifende Beschränkungen auferlegt. Die Unterscheidung kann deshalb Schwierigkeiten machen, weil auch bei abklingenden Nierenkrankheiten die Eiweißausscheidung einige Zeit einen orthotischen Typ annehmen, d. h. vom Aufsein abhängig werden kann. Das Verhalten des Blutdrucks und das Vorhandensein pathologischer Befunde auch im Nachturin sind für die Differentialdiagnose wichtig.

Als *Hämoglobinurie* bezeichnet man das Auftreten gelösten Blutfarbstoffes im Harn. Die Natur des Farbstoffes, vor allem die Unterscheidung von Derivaten des Blutfarbstoffes (Methämoglobin, Sulfhämoglobin, Porphyrin) ist durch spektroskopische Untersuchung zu sichern. Meist ist die Hämoglobinurie Folge der vorausgegangenen Hämoglobinämie, d. h. der intravasalen Hämolyse. Für manche Fälle, so für die Marschhämoglobinurie und den „hämoglobinurischen Nachschub" bei abheilender akuter Glomerulonephritis wird die Hämolyse in die Nieren verlegt. Bei *Bluttransfusion* von Spendern ungeeigneter Blutgruppen lösen die Hämolysine des Empfängers die transfundierten Blutkörperchen auf. Selten sieht man anfallsweise auftretende, *paroxysmale* Hämoglobinurien, zu denen die Marschhämoglobinurie, die Kältehämoglobinurie und die paralytische Hämoglobinurie zu rechnen sind. Bei der *Marschhämoglobinurie* tritt, sehr selten, nach langem Marschieren anfallsweise braunroter Urin auf, der Erythrocytentrümmer, Hämoglobinzylinder und massenhaft freies Hämoglobin enthält. Schüttelfrost und Fieber fehlen meist. Auch hier wird Lordose als auslösende Ursache angeschuldigt. *Kältehämoglobinurie* tritt nur bei besonders Disponierten unter der Einwirkung starker Abkühlung auf. Der Anfall beginnt mit Unbehagen, Frösteln, Kreuzschmerzen, Mattigkeit und führt oft zu Schüttelfrost, Erbrechen, profusen Schweißen, Hautjucken und Muskelschmerzen. Der Harn hat dieselbe Beschaffenheit, wie sie für die Marschhämoglobinurie geschildert wurde. Das Plasma der Kranken enthält ein Autohämolysin, das einen thermostabilen und einen thermolabilen Anteil besitzt. In einem Gemisch von Plasma und Erythrocyten der Kranken, das im Reagensglas erst abgekühlt und dann auf Brutschranktemperatur gebracht wird, tritt nach einiger Zeit Hämolyse ein. Der thermolabile Amboceptor, der nur in der Kälte an Blutkörperchen gebunden wird, ist für die Krankheit charakteristisch. Der thermostabile Anteil, der dem Komplement des normalen Blutes entspricht, kann bei den Kranken nach dem Anfall im Blute vollkommen fehlen, doch auch zu anderen Zeiten stark vermindert sein. Fast bei allen Fällen dieser Krankheit ist eine luische Infektion nachweisbar und die Wa.R. positiv. Der Lues wird deshalb eine ursächliche Bedeutung für die Entstehung des Hämolysins zugewiesen. Therapeutisch hat sich neuerdings Leberverabreichung als wirksam erwiesen. Auch durch Injektionen von Vitamin C soll sich das Auftreten von Anfällen verhindern lassen. Als *paralytische Hämoglobinurie* bezeichnet man eine beim Menschen bisher erst in drei Fällen beobachtete, wahrscheinlich vom Darm ausgehende Allgemeinerkrankung, bei der eine progressive Muskeldystrophie auftritt.

Die Muskulatur ist in eine fischfleischähnliche Masse umgewandelt und zeigt histologisch ZENKERsche Muskeldegeneration. Man vermutet Beziehungen zu einer bei Pferden und auch bei Rindern häufiger beobachteten Störung, die mit Hämoglobinurie, Zittern, Steifheit und Lähmung der hinteren Extremitäten einhergeht und unter urämischen Erscheinungen zum Tode führen kann. Wieweit die bei Anwohnern des Kurischen Haffs beobachtete Haffkrankheit Beziehungen zu dieser Krankheitsgruppe hat, ist bei der unklaren Ätiologie dieser Krankheit nicht entschieden.

c) Niereninsuffizienz.

Die Leistung der gesunden Niere kennzeichnet sich durch große *Variationsfähigkeit*, sowohl was die Menge, als was die Zusammensetzung des Harns betrifft. In der normalen Niere werden in der Regel nur etwa 60% aller Glomeruli gleichzeitig durchblutet. Der Rest bildet eine große Reserve, deren Heranziehung die Niere im Bedarfsfalle zu Spitzenleistungen befähigt. Funktionelle oder anatomische Verminderung des sezernierenden Parenchyms engt diese Reserve ein. Der *Verlust der Akkommodationsbreite* kennzeichnet sich durch den Fortfall der durch den Stoffwechsel bedingten normalen Schwankungen der Harnzusammensetzung. Die durch den Gefrierpunkt des Harns ausgedrückte Summe der gelösten Bestandteile nähert sich mehr und mehr der des Blutes *(Hyposthenurie)* und wird ihr schließlich nahezu gleich *(Isosthenurie)*. Stärkere Gefrierpunktsdepressionen als $-1,0°$ können nicht mehr erreicht werden und schließlich bleibt der Gefrierpunkt aller einzelnen Harnportionen auf $-0,7$ bis $-0,6°$ stehen. Dieselbe Erscheinung findet ihren Ausdruck auch in einer Fixation des spezifischen Gewichtes schließlich auf den Wert 1010. Auch die Konzentration der einzelnen Harnanteile weist immer geringere Schwankungen auf. Die Konzentration von Kochsalz, Phosphat, Stickstoff, Harnsäure ist in allen Einzelportionen fast völlig starr fixiert. Die Beobachtung, daß die Konzentration von Chlorid und Stickstoff immer in entgegengesetztem Sinne schwankt, läßt an eine gegenseitige Abhängigkeit der Ausscheidung dieser beiden Stoffe denken. Diese *Starre der Harnsekretion* erweist sich unabhängig davon, ob viel oder wenig Wasser und harnfähige Nahrungsstoffe zugeführt werden, unabhängig von Belastung und Entlastung. Die in ständig schwankenden Mengen angebotenen Endprodukte des normalen Stoffwechsels ebenso wie Zulagen werden ohne ausreichende Steigerung der Konzentration unvollständig und über lange Zeiträume verteilt ausgeschieden. Da die Kranken die harnfähigen Stoffe nur mit viel Wasser ausscheiden können *(Zwangspolyurie)*, brauchen sie reichliche Flüssigkeitszufuhr, evtl. unter Beschränkung der extrarenalen Wasserausscheidung. Die Unterscheidung dieser Zwangspolyurien von den cerebralen Polyurien mit niederem spezifischem Gewicht und von den Polyurien bei Ödemausschwemmung mit meist hohem spezifischem Gewicht ist nicht immer leicht. Allmählich sinkt auch die sehr reichlich bemessene Fähigkeit zur Wasserausscheidung, die 24-Stunden-Menge des Harns kann einen begrenzten Betrag nicht mehr überschreiten *(Oligurie)*. Von der durch Wasserretention im Ödem hervorgerufenen unterscheidet sich die renale Oligurie durch niedrig fixiertes spezifisches Gewicht. In diesem Stadium werden zunächst die Nachtstunden zur Urinproduktion voll herangezogen *(Nykturie)*, während normalerweise die Menge des Nachtharns nur einen Bruchteil der Menge des Tagesharns ausmacht. Ja, der Nachtharn kann schließlich an Menge den Tagesharn übertreffen. Die geringere Belastung (Schonung) während der Nacht befähigt die Niere zu besseren Leistungen. Daneben kommt aber auch in Betracht, daß — speziell bei bestehender Kreislaufinsuffizienz — durch Einnehmen liegender Haltung der Blutfluß zu den Nieren gebessert werden kann. Der höchste Grad der Ausscheidungsstörung ist die *Anurie,* deren tatsächliches Vorhandensein stets mit dem Blasenkatheter sichergestellt werden sollte. Nicht nur Leistungsinsuffizienz der Niere, sondern auch mechanische oder reflektorische Aufhebung des Blutzuflusses zu den Nieren, und am häufigsten Verlegung des Harnabflusses führt zu Anurie. Alle Abstufungen der geschilderten Funktionsstörungen findet man bei dem klinischen Zustandsbilde der Schrumpfniere, wie auch bei funktioneller entzündlicher Ausschaltung und im Experiment durch starke Verkleinerung der Niere. Die Niere arbeitet dann ununterbrochen mit dem Höchstmaß ihrer Leistungsfähigkeit. Man spricht deshalb von der Arbeitsweise des *Nierenrestes.* Da sich die Ausscheidung verschiedener Stoffe im Einzelfall als verschieden beeinträchtigt erweist, spricht man von *Partiarfunktionen* der Niere, die in verschiedener Weise geschädigt werden können. Freilich ist bei der Prüfung dieser Partiarfunktionen zu bedenken, daß sich die Ausscheidungsstörung bei nicht ganz hochgradigen Störungen in hohem Maße von der Vorperiode abhängig erweist, da diese den Körperbestand an der fraglichen Substanz und damit die tatsächlich vorliegende Beanspruchung der Nierenleistung stark beeinflußt. Je nach der Vorperiode kann also das Ergebnis der Prüfung verschiedener Partiarfunktionen teils in günstigem, teils in ungünstigem Sinne verändert werden.

Genügt die 24-Stunden-Leistung der Niere nicht mehr, um das Ausfuhrbedürfnis zu befriedigen, so kommt es zur *Retention der Harnbestandteile* im Körper. Die Wasserretention führt bei den nicht nephritischen Anurien erst spät zu Ödem, das bei nephritischer Anurie infolge der extrarenalen Schädigung leicht auftritt und nicht nur Wirkung, sondern auch Ursache der Oligurie sein kann. Der Kochsalzgehalt und der Gehalt an anderen Salzen steigt im Blute an, wenn auch wegen der Beteiligung der Gewebe und der Salzdepots nicht in gesetzmäßig voraussehbarer Weise. Die durch die Ausscheidungsinsuffizienz bedingte Bilanzstörung kann für Wasser und Salze durch Beschränkung der Zufuhr weitgehend kompensiert werden. Dasselbe trifft nicht zu für die Stickstoffschlacken, von denen auch bei extremer Beschränkung der Zufuhr ein Minimum zu bewältigen bleibt, das wirksam nur durch die Nieren ausgeschieden werden kann. Die Summe der harnfähigen Stickstoffschlacken bezeichnet man als *Reststickstoff* (englisch = Nichteiweiß-Stickstoff). Er findet sich im normalen Blute mit 20—40 mg-%. Er setzt sich aus zahlreichen chemischen Substanzen zusammen, normalerweise zu 60—90% aus Harnstoff, ferner aus Aminosäuren, Ammoniak, Kreatinin, Indican, Harnsäure u. a. Alle diese Stoffe finden sich im Blute Nierenkranker in vermehrter Menge *(Azotämie),* besonders früh steigt oft der Spiegel der Harnsäure und des Indicans. Von einzelnen Schulen wird auf die Bestimmung des Blutharnstoffs besonderer Wert gelegt. Die Verteilung der Stickstoffschlacken auf den Körper ist eine ziemlich gleichmäßige. In Exsudaten, Transsudaten, im Ödemwasser und in der Cerebrospinalflüssigkeit finden sich Rest-N-Werte, die denen des Blutes naheliegen. Der Harnstoff verteilt sich wegen seiner guten Diffusionsfähigkeit überhaupt sehr gleichmäßig. Doch sind die meisten Gewebe etwas reicher an abiuretem Stickstoff als das Blut. Gehirn und Lunge, namentlich aber das Fettgewebe, haben stets einen niedrigeren Rest-N-Gehalt als die übrigen Gewebe. Indican dagegen findet sich vermehrt vorwiegend im Blute. Die Vermehrung der Stickstoffschlacken in den finalen Stadien der Niereninsuffizienz geht über den normalen endogenen Eiweißumsatz hinaus und weist auf einen vermehrten Eiweißzerfall hin. Erheblicher Wert wird neuerdings dem Anstieg von aromatischen Oxysäuren im Blute zugewiesen. Es handelt sich wie beim Indican um Darmfäulnisprodukte, die von der normalen Niere prompt ausgeschieden, bei Insuffizienz (des Tubulusapparates?) retiniert und als Frühsymptom einer ungünstigen Wendung des

Krankheitsverlaufs gewertet werden. Vorwiegend durch Anstieg der Stickstoffschlacken kommt es zu einem Anstieg der molaren Konzentration des Blutserums. Der Gefrierpunkt kann von $-0{,}56^0$ bis auf $-0{,}80^0$ und tiefer fallen. Daß der Organismus in solch bedrohlichen Fällen auf die Erhaltung der Isotonie größeren Wert legt als auf Isoionie, darf daraus gefolgert werden, daß so hohe Rest-N-Werte vielfach mit einer Verminderung (Verdrängung?) des Salzgehaltes, vor allem des Kochsalzgehaltes (Hypochlorämie) verbunden sind.

d) Poikilopikrie und Azidose.

Die unersetzliche Stellung der Niere im Mineralhaushalt führt zu einem Verluste der Isoionie des Blutes bei Niereninsuffizienz. Bei keiner anderen Krankheit findet man so lebensbedrohliche Schwankungen im Mineralbestande. Die Kationen erweisen sich im ganzen als ziemlich stabil. Der Calciumgehalt ist bei essentieller Hypertonie niedrig, bei Niereninsuffizienz meist auffallend wenig verändert, final vermindert. Stärkere Schwankungen finden sich in finalen Stadien der Niereninsuffizienz bei den Kalium- und Natriumwerten, die stark erhöht und stark erniedrigt sein können. Die Bewegungen der beiden Kationen gehen unter sich nicht immer gleichsinnig. Oft, aber nicht regelmäßig geht das Natrium mit dem Chlorid, so daß man nicht immer von Kochsalzschwankungen schlechthin sprechen kann. Viel häufiger und ausgesprochener, auch in früheren Stadien, findet man die Anionenwerte verändert. Das Blutphosphat findet sich oft frühzeitig erhöht. Ebenso steigen die Chloridwerte manchmal frühzeitig über die Norm. In finalen Stadien findet man umgekehrt, meist bei stark erhöhtem Reststickstoff, auffallend erniedrigte Chloridwerte. Infolge des Ausfalls der regulierenden Nierenfunktion schwanken die Blutwerte der sauren Valenzen *(Poikilopikrie)*.

Besonders bedeutungsvoll erweist sich der Ausfall der Nierenfunktion für das Säure-Basengleichgewicht. Mit anderen Teilfunktionen verliert der Nierenrest auch die Fähigkeit, nach Bedarf einen Harn wechselnder Acidität zu liefern. Die aktuelle Reaktion der einzelnen Urinportionen wird immer mehr auf einen bestimmten Wert fixiert. Damit wird das Säure-Basengleichgewicht des Körpers von dem der zugeführten Nahrung abhängig. Die Störung ist um so bedenklicher, als der kranken Niere auch die Fähigkeit verlorengeht, Aminosäuren zu desaminieren und auf diesem Wege Ammoniak zur Säureneutralisation zur Verfügung zu stellen. Dies wirkt sich in einer Störung der Isohydrie des Körpers aus. Infolge des Säureüberschusses der gewöhnlichen Kost findet sich meist die Alkalireserve des Blutes erniedrigt, doch kann bei basenreicher Ernährung auch eine erhöhte Alkalireserve gefunden werden *(Azidose und Alkalose der Nierenkranken)*. Da die Atmung bei Nierenkranken, sowohl solchen mit erniedrigter als namentlich mit erhöhter Alkalireserve, viel weniger vollkommen kompensierend eingreift, als z. B. bei diabetischer Azidose, schwankt die aktuelle Blutreaktion sehr beträchtlich und bedrohlich. Diese Poikilopikrie und Azidose der Nierenkranken ist also der Ausdruck einer Insuffizienz der regulatorischen Nierenfunktion. In finalen Stadien findet sich aber darüber hinaus im Blute Nierenkranker eine große Menge unbekannter saurer Valenzen. Deren Auftreten muß auf intermediäre saure Stoffwechselprodukte bezogen werden, die auf eine schwere, in das Getriebe des Gewebsstoffwechsels eingreifende Störung und eine dadurch bedingte *endogene Azidose* bezogen werden.

e) Die Urämie.

Als *echte, stille oder chronische Urämie* fassen wir eine Reihe von Krankheitssymptomen zusammen, die die Finalstadien aller schweren destruierenden

Nierenerkrankungen begleiten. Diese Finalstadien sind stets verbunden mit einer Retention harnfähiger Bestandteile *(Retentionsurämie)*, unter denen die Stickstoffschlacken besonders auffallen *(azotämische Urämie)*. Die einzelnen Symptome sind nicht immer alle gleich stark ausgesprochen und können sich in sehr verschiedener Weise kombinieren, wodurch wechselvolle Krankheitsbilder entstehen. Unter den lebenswichtigen Funktionen der Niere hat man verschiedene Partiarfunktionen unterschieden, die nicht immer in gleicher Hochgradigkeit gestört sind. Die resultierenden Partiarstörungen hängen aber außerdem von den im Verlauf der Erkrankung und ihrer Behandlung sich ergebenden Partiarbelastungen ab. Daraus ergibt sich die verschiedenartige Kombination der Partiarsymptome.

Die Symptome der echten Urämie sind rapide Abmagerung, förmlicher Muskelschwund, die zusammen mit verfallenem Aussehen, angstvollem Gesichtsausdruck, großer Hinfälligkeit, gelblicher Blässe und Anämie das Bild des *chronischen Nierensiechtums,* der asthenischen Urämie ergeben. Frühsymptome sind Trockenheit der Haut, des Mundes, der Zunge, übler, ammoniakalischer Foetor ex ore, schlechter Geschmack, Übelkeit, Erbrechen, das unstillbar sein kann, Singultus, Appetitlosigkeit, quälender Durst. Man findet Stomatitis, Gastroenteritis, schwere Colitis, die zu ruhrähnlichen Geschwürsbildungen führen kann. Besonders treten Vergiftungserscheinungen von seiten des Nervensystems hervor. Der Zustand bietet das Bild erregter Unfrische, Unrast, Unzufriedenheit, die die Kranken für ihre Umgebung schwer erträgbar macht. Die Kranken ermüden leicht, verfallen allmählich in Somnolenz bei zunehmender Unruhe und schließlich in Sopor und Koma. Die Eigenreflexe sind stark, manchmal bis zum Klonus gesteigert, Babinski fehlt. Häufig sieht man Muskelzittern, Zuckungen und Sehnenhüpfen. Selten und meist nur final treten Konvulsionen auf. Die Erregbarkeit der Muskeln auf Beklopfen ist erhöht, der Knipsreflex positiv. Infolge Reizung der Hautnerven tritt unerträglicher Pruritus auf. Seltener finden sich urämische Hautveränderungen mit Petechien bei gleichzeitiger Blutungsneigung aus den Schleimhäuten. Die Kranken leiden unter Schlaflosigkeit und zunehmenden Kopfschmerzen, vorwiegend im Hinterkopf. Die Körpertemperatur sinkt. Sehstörungen, hervorgerufen durch Augenhintergrundsveränderungen, und Atemstörungen vervollständigen das Bild. Final tritt nicht selten eine serofibrinöse Perikarditis auf, seltener analoge Veränderungen anderer seröser Häute. Der höchst qualvolle Zustand kann sich in wechselnder Schwere wochenlang hinziehen. Er endet ausnahmslos mit dem Tode, da die zugrunde liegende Verkleinerung des Nierenrestes nicht rückgängig zu machen ist.

Nur für einen Teil der urämischen Symptome sind wir über die Ursache ihres Auftretens unterrichtet. Die Magen-Darmsymptome können dadurch erklärt werden, daß bei Insuffizienz der Niere die im Blute angehäuften Stoffwechselschlacken, besonders Harnstoff, Harnsäure, Ammoniak, vikariierend — allerdings nie in höherer Konzentration als im Blute — im Verdauungskanal ausgeschieden werden, wodurch zwar der Stoffwechsel etwas entlastet, aber die Ausscheidungsorte geschädigt werden. Die nervösen Symptome werden hervorgerufen durch eine Vergiftung infolge des Nierenleidens. Die Art des oder der Gifte ist unbekannt. Die Summe des Reststickstoffes ist jedenfalls kein Maß für die Schwere der Urämie. Der Harnstoff ist ziemlich harmlos. Der Gehalt des Blutes an Indican, sowie Phenolen und aromatischen Oxysäuren geht mehr der Schwere der klinischen Erscheinungen parallel. Auch proteinogene Amine, die schon in sehr kleinen Mengen schwere Vergiftungen hervorrufen können, sind gefunden worden. Jedenfalls finden sich Zeichen einer schweren Störung des Eiweißstoffwechsels. Durch Anstauung der harnfähigen Endprodukte verlaufen die letzten Stadien des Eiweißabbaues nicht zu Ende und werden dabei vielleicht auf schädliche Nebenwege abgedrängt. Man kann von einer Eiweißzerfallstoxikose sprechen. Wieweit die Verschiebung der anorganischen Bestandteile von Bedeutung ist, weiß man nicht ausreichend. Die Zunahme der molaren Konzentration allein reicht jedenfalls zur Erklärung der Urämie nicht aus.

Als *Krampfurämie, eklamptische, akute Urämie* bezeichnet man das Auftreten von epileptiformen, tonisch-klonischen Krampfanfällen bei Nierenkranken, nicht selten ohne Niereninsuffizienz, am häufigsten bei akuter diffuser Glomerulonephritis und bei Schwangerschaftsniere, aber auch im Endstadium chronischer Nephritis, nur sehr selten bei Harnsperre. Den Anfällen gehen Kopfschmerz, psychische Erregungszustände, häufiger Somnolenz, cerebrales Erbrechen, Pulsverlangsamung, Extrablutdrucksteigerung, Muskelunruhe, Augenflimmern, Schwindel voraus. Die Anfälle werden vorwiegend bei Kindern und Jugendlichen beobachtet und können durch psychische Erregungen ausgelöst werden. Man findet Erscheinungen von Hirndruck, Nackensteifigkeit, der Liquordruck ist stark erhöht. Das BABINSKIsche Zeichen kann positiv sein. Die Pupillen sind weit, die Körpertemperatur ist manchmal erhöht. Nach den Anfällen können Amaurose ohne Augenhintergrundsveränderungen, Hemianopsien, Lähmungen zurückbleiben, die sich oft, aber nicht immer rasch zurückbilden und auf Gehirnschädigungen hinweisen. Selten häufen sich die Anfälle. Vereinzelt sind 100 bis 200 Anfälle in 24 Stunden beobachtet, Status eclampticus. Nach den Anfällen können psychische Störungen, Dämmerzustände oder Koma zurückbleiben. Der Anfall wird durch einen terminalen Schlaf beendet. Die eklamptischen Anfälle, die während der Schwangerschaft und Geburt auftreten, sind symptomatisch und wohl auch ursächlich identisch mit denen der Nierenkranken. Die Anfälle haben mit Niereninsuffizienz und Retention nichts zu tun. Manchmal treten sie auf der Höhe der diuretischen Ausschwemmung der Ödeme oder nach ausgiebiger Entwässerung durch Schwitzprozeduren auf. Die Annahme, daß fragliche Gifte nicht im Blute, aber im Gewebe zurückgehalten werden, wird durch Tatsachen nicht gestützt. Kochsalzretention (Chlorurämie) ist für das Auftreten der Anfälle nicht verantwortlich zu machen, obgleich salzreiche Kost das Auftreten der Anfälle begünstigt. Die Anfälle treten unabhängig von anatomischen und funktionellen Veränderungen der Nieren auf. Man erklärt sie durch Gefäßkrämpfe der Hirngefäße, vielleicht infolge eines unbekannten, nicht renalen toxischen Agens. Wieweit Hirnödem bei den Anfällen ursächlich in Frage kommt (Theorie von TRAUBE), wieweit das Hirnödem Folge vermehrten Übertritts von Chlorid in den Liquor oder Folge der gestörten Hirndurchblutung ist, wird verschieden beantwortet. Die Prognose der Krampfurämie ist viel besser als die der echten. Der Krampftod ist kein sehr häufiges Ereignis. Wenn auch die Krampfurämie von der echten grundsätzlich abzugrenzen ist, so kommen doch nicht ganz selten Mischformen vor.

Als *Pseudourämie* endlich bezeichnet man cerebrale Störungen, die vorwiegend bei chronischer Hypertonie vorkommen und auf örtliche, zuerst angiospastische, später bleibende organisch bedingte Zirkulationsstörungen im Gehirn bezogen werden müssen. Die Niere braucht dabei nicht insuffizient zu sein. Man sieht Verwirrungszustände, starke Erregtheit, Schlaflosigkeit, Schwindel, cerebrales Erbrechen, periodisches Atmen, Amaurosen, Hemianopsien, Aphasie, Astereognosie, transitorische Mono- und Hemiplegien, also Symptome, die auch sonst bei Cerebralsklerose beobachtet werden.

f) Atemstörungen bei Nierenkranken.

Unter den urämischen Symptomen hat man einzelne herauslösen und die Ursachen ihres Auftretens aufklären können. Zu ihnen gehören die Atemstörungen. Bei Urämischen sieht man nicht selten, manchmal schon in ziemlich frühen Stadien und nicht mit der Höhe des Reststickstoffes parallel gehend, schwere Dyspnoe auftreten, die mit qualvoller Vertiefung, selten Verlangsamung, meist Beschleunigung der Atmung einhergeht und zu starker Überventilation der Alveolen führt. In höchsten Graden ist die alveolare Kohlensäurespannung auf 10 mm und noch etwas weniger gesenkt, also auf die tiefsten Werte, die die Atmung bei maximaler Anspannung leisten kann. Wie bei der experimentellen Säurevergiftung versagt hier die Atmung nach einiger Zeit, so daß der Tod eintritt. Bei dieser echten *urämischen Dyspnoe* handelt es sich um eine hämatogene Dyspnoe infolge der Azidose (Verminderung der Alkalireserve) des Blutes, die, wie erwähnt, teils durch Versagen der säureregulierenden Funktion der Niere (Niereninsuffizienz), teils infolge des vermehrten Auftretens saurer Stoffwechselprodukte (Eiweißzerfallstoxikose) hervorgerufen wird. Das Atemzentrum versucht durch Abrauchen der Kohlensäure die Azidose zu kompensieren, vermag dies aber bei Nierenkranken meist viel weniger vollkommen zu leisten als bei der diabetischen Azidose, so daß die aktuelle Blutreaktion trotz der Überventilation nach der sauren Seite verschoben wird.

Grundsätzlich verschieden von der urämischen Dyspnoe ist eine nicht selten bei Hypertonikern schon als Frühsymptom anfallsweise auftretende Dyspnoe ohne Veränderung der Alkalireserve des Blutes. Sie wird hervorgerufen durch Störungen der Blutzirkulation und des Gewebsstoffwechsels im Gebiete der Atemzentren und wird deshalb als *cerebrales Asthma der Hypertoniker* bezeichnet. Diese Atemstörung bildet eine gewisse Analogie zu der eklamptischen Urämie. Die cerebral ausgelöste Überventilation führt bei normaler Alkalireserve zu alkalotischer Verschiebung der Blutreaktion, wodurch Symptome der latenten oder manifesten Tetanie (Überventilationstetanie) auftreten können, vor allem Übererregbarkeit des Facialis bei Beklopfen (CHVOSTEK).

g) Sonstige Begleitsymptome der Urämie.

Zu der charakteristischen *Blässe* der Haut vieler Nierenkranker kann eine spastische Verengerung der Hautgefäße beitragen. Auch Ödem kann das rötliche Inkarnat verdecken. Recht häufig aber liegt eine echte Anämie vom Typus der sekundären vor. Verdünnung des Blutes durch echte Hydrämie kommt offenbar nicht häufig vor. Mäßige Anämien können durch Hämaturie oder durch das die Nierenerkrankung erzeugende Grundleiden hervorgerufen werden. Auch zu häufig vorgenommene Aderlässe können zu Anämie führen. Schwere Anämien findet man fast regelmäßig bei chronischem Nierensiechtum. Die Blutbildung ist dabei vermindert, vielleicht infolge einer Schädigung des Knochenmarks durch retinierte Darmfäulnisprodukte. Schwer insuffiziente Schrumpfnierenkranke besitzen eine eigenartig gelbliche Hautfarbe, besonders an den dem Licht ausgesetzten Stellen. Sie beruht auf der Retention farbloser Vorstufen (Chromogene) des Harnfarbstoffes, die in Geweben und Haut abgelagert und unter Lichteinfluß in die Farbstoffe übergeführt werden.

Am *Auge* findet sich bei Nierenerkrankungen häufig eine Neuroretinitis. Sie kommt ausschließlich bei Kranken mit erhöhtem Blutdruck vor. Eiweißausscheidung, Funktionsstörungen, speziell Höhe des Reststickstoffes oder des Cholesterinspiegels im Blut haben keine Beziehung zu der Augenveränderung. Man sieht mit dem Augenspiegel verwaschene Papillen, Ödem der Retina, Blutungen und weiße Streifen, die vor allem die Arterien begleiten. Bald bilden sich weiße Flecken in der Umgebung des Sehnerven und der Macula, dort in einer Sternfigur. Sie beruhen auf Infiltration von Fett und Lipoiden. Die Herde führen zu Gesichtsfeldausfällen, die mit Rückgang der Nierenerkrankung zunächst rückbildungsfähig sind. In besonders schweren Fällen kommt es zu Sehnervenatrophie und selten zu Erblindung. Für das Auftreten der Veränderungen wird Ischämie der Retina infolge der der Nephritis eigentümlichen spastischen Gefäßkontraktionen verantwortlich gemacht. Außerdem wird aber auch an die Wirkung urämischer Gifte gedacht, die entzündungserregend wirken sollen. Plötzliche schwere Schädigungen des Sehvermögens werden aber häufig durch Komplikationen hervorgerufen, wie Netzhautablösung, Embolie der Zentralarterie, größere Blutungen. Während sich die geschilderten Veränderungen vorwiegend beblassem Hochdruck finden, sieht man bei der essentiellen Hypertonie enge Arterien mit verbreiterten Reflexstreifen, die zunächst eine kupfer- bis goldgelbe Farbe haben (Kupferdrahtarterien), mit zunehmender Verengerung weiß werden (Silberdrahtarterien). Die Venen dagegen sind weit, nur an den Kreuzungsstellen mit den Arterien verschmälert, oft bogenförmig verlaufend; kleine Venen sind korkzieherartig geschlängelt. Die üble prognostische Bedeutung der Neuroretinitis besteht nicht zu Recht bei akuter Nephritis und bei Schwangerschaftsniere. Bei chronischer Nephritis ist die Prognose ernster. Von der Regel, daß nach Auftreten der Veränderung die Lebensdauer höchstens noch 2 Jahre betrage, gibt es aber viele Ausnahmen.

Die Sehstörung bei eklamptischer Urämie besteht in völliger Erblindung für die Dauer von 12 bis 24 Stunden oder wenigen Tagen. Sie wird hervorgerufen durch den Gefäßkrampf im Gehirn; Retina und Opticus sind nicht betroffen, die Pupillenreaktion erhalten.

2. Prüfung der Nierenfunktion.
a) Durch Urinuntersuchung.

Für Prognose und Therapie ist es gleichermaßen wichtig, sich ein Bild von der Leistungsfähigkeit der Nieren zu machen. Bei all diesen Prüfungen ist jedoch zu bedenken, daß die Niere nur das ausscheiden kann, was durch das Blut an sie herangebracht wird, und daß die meisten Stoffe vom Orte ihrer Aufnahme nicht direkt an die Niere herangehen, sondern in Wechselwirkungen mit dem Gewebe eintreten. Bei der Beurteilung des Ausfalls einer Funktionsprüfung ist deshalb stets der Zustand des Gesamtkörpers zu berücksichtigen, das Verhalten des Kreislaufs, die Neigung zur Wasser- und Salzverschiebung in die Gewebe und in Ödeme zu beachten. Vor allem aber ist die Stoffwechsellage des Körpers zu berücksichtigen. Ist eine Entziehungsperiode vorausgegangen, wie das bei Kranken häufig der Fall sein wird, so wird Retention eines zur Prüfung zugeführten Stoffes als eine physiologische Funktion des an dem Stoff verarmten Organismus aufgefaßt werden müssen. Aus allen besonderen Umständen muß gedanklich der Zustand des Körpers, vor allem seine Blutbeschaffenheit, rekonstruiert und bei der Beurteilung des Gesamtresultates berücksichtigt werden. Bei einfachen, halbquantitativen Funktionsproben wird der Geübte mit einer solchen Abschätzung auskommen. In Zweifelsfällen ist die Untersuchung durch entsprechende Spezialuntersuchungen zu ergänzen.

Durch Untersuchung einer einzelnen Harnportion wird man etwas über pathologische chemische Beimengungen und über Sedimente, selten aber etwas über die Leistungsfähigkeit der Niere erfahren. Bei Blutbeimengung empfiehlt sich die *Dreigläserprobe*. Man läßt eine Miktion auf drei Gläser verteilen. Blutung aus Harnröhre und Prostata ist initial oder terminal, Blut aus der Blase ist am reichlichsten in der letzten Portion enthalten; Blut aus den Nieren auf alle drei Portionen gleichmäßig verteilt. Die *Farbe* des Schrumpfnierenharns ist auffallend hell. Wenn bei spärlicher Diurese ein blasser, oft eiweißhaltiger

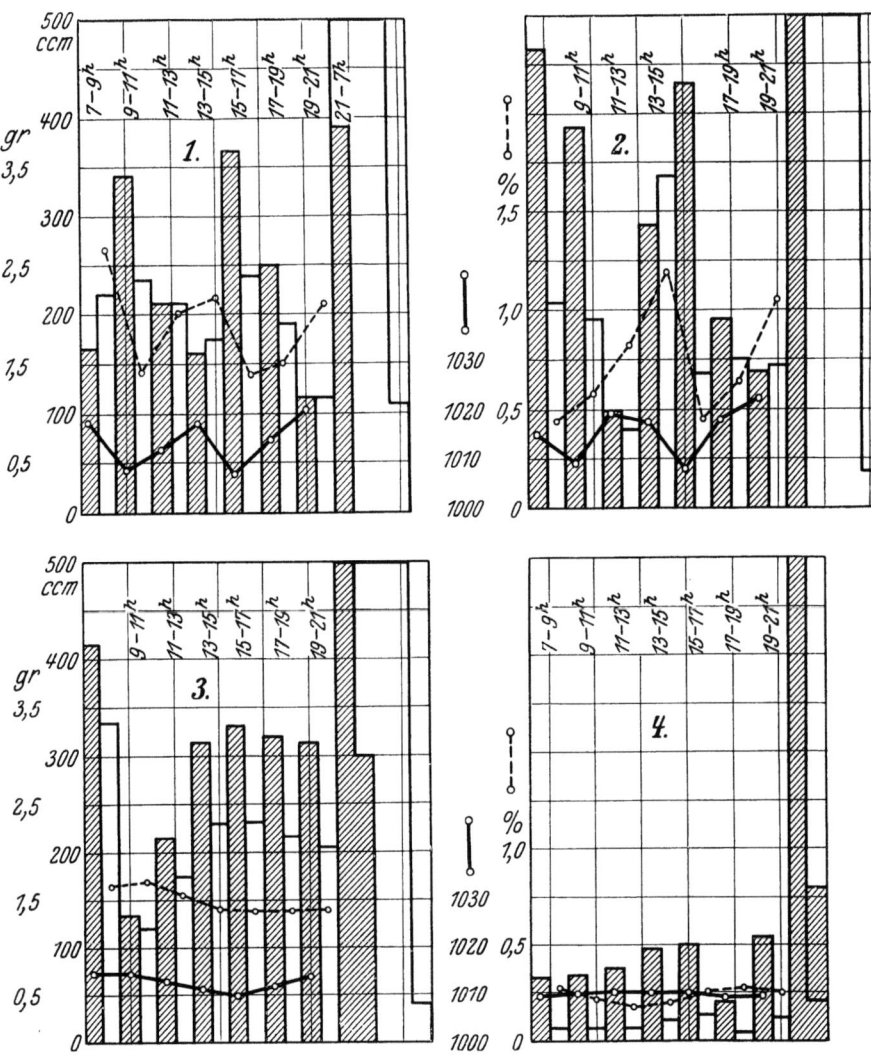

Abb. 5. Prüfung der Nierenfunktion mit Probekost nach SCHLAYER und HEDINGER. Schwarze Säulen: Urinmengen, 2-Stunden-Portion, letzte Säule: Nachtportion. Umrahmung der letzten Säule: Menge des Tagesharns. Weiße Säulen: Kochsalzmengen des Urins, 2-Stunden-Portionen. Untere Kurve: spezifisches Gewicht des Harns. Obere Kurve: Kochsalzprozentgehalt des Harns. 1. Normales Verhalten. Gute Variationsfähigkeit der Menge und des Prozentgehaltes. 2. Ausschwemmung kardialer Ödeme. Variationsfähigkeit erhalten. 3. Beginnende Schrumpfniere, leichtere Störung. Zwangspolyurie, Verlust der Akkommodationsbreite, gleichmäßige Harnmengen, Fixation des spezifischen Gewichtes und des prozentualen Salzgehaltes. 4. Schrumpfniere, schwerste Störung. Oligurie, Isosthenurie, Nykturie. Völliger Verlust der Variationsfähigkeit.

Harn von dem spezifischen Gewicht 1010—1012 ausgeschieden wird, ist der Verdacht auf Schrumpfniere gegeben. Durch Schütteln mit Kaolin lassen sich die Chromogene dieses Harns in Harnfarbstoff überführen, so daß eine erhebliche Verstärkung der Gelbfärbung auftritt. Noch eindeutiger spricht in demselben Sinne der positive Ausfall der Uroroseinprobe (BECHER).

Wichtiger ist die Beachtung der *Harnmenge,* stets im Vergleich zu der Flüssigkeitszufuhr. Über die Summe der gelösten Bestandteile unterrichtet das spezifische Gewicht ausreichend, so daß die mühsame Gefrierpunktsbestimmung im ganzen entbehrlich ist. Man beachte das Verhältnis des spezifischen Gewichtes zur Gesamtausfuhr. Zu einer vollständigen Wasserbilanz gehört auch fortlaufende Bestimmung des Körpergewichtes.

Die Antwort der Niere auf die wechselnden Anforderungen des Tages ergibt sich aus Beobachtung der 2-Stunden-Portionen. Zur Herstellung konstanter Ausgangsbedingungen empfiehlt sich die *Probekost* nach SCHLAYER-HEDINGER, die in der Mittagsmahlzeit mit Fleisch und Bohnenkaffee beträchtliche Anforderungen stellt. Abb. 5,1 zeigt den Ausfall beim Gesunden. Harnmenge und spezifisches Gewicht schwanken in den einzelnen 2-Stunden-Portionen beträchtlich und dasselbe trifft für absolute Menge und Prozentgehalt des Kochsalzes zu. Die Menge des Nachturins ist viel kleiner als die des Tages. Dieselbe normale Variabilität zeigt sich auch bei Polyurie infolge Ausschwemmung kardialer Ödeme (Abb. 5,2). Anders bei Niereninsuffizienz mit Verlust der Akkommodationsbreite. Bei Zwangspolyurie des Schrumpfnierenkranken (Abb. 5,3) sieht man die reichlichen Harnportionen über den ganzen Tag fast absolut gleich groß, spezifisches Gewicht und Kochsalzprozentgehalt sind fixiert, ersteres auf niedrigen Werten (Hyposthenurie). Bei schwerster Insuffizienz schließlich (Abb. 5,4) besteht Oligurie mit ebenfalls sehr gleichmäßigen Harnportionen, völlig fixiertem spezifischem Gewicht 1010 und fixiertem Kochsalzgehalt. Die Nachtportion des Harns ist größer als die Tagesportion, Nykturie. Da diese Mahlzeit eine beträchtliche Belastung bedeutet, kann man in derselben Weise auch nach einer wesentlich aus Milch und Breien zusammengesetzten Schonmahlzeit (SCHLAYER-BECKMANN) prüfen. In ganz ähnlicher Weise läßt sich auch Verlust der Variationsfähigkeit für andere Salze, besonders Phosphate, prüfen, wobei ebenso wie beim Kochsalz auch eine Herabsetzung der größten möglichen 24-Stunden-Menge der Ausscheidung auffällt (WORDELL). Ganz ähnliche Verhältnisse ergeben sich für die Harnsäureausscheidung, die sich oft auffallend früh gestört erweist (LUCKE). Wichtig ist die Prüfung der Säure-Basenausscheidung, die ebenfalls in 2-Stunden-Portionen vorgenommen wird, wobei an einem Tag eine Kost mit Säuren-, am anderen Tag mit Basenüberschuß gegeben wird (BECKMANN). Neben dem spezifischen Gewicht wird die aktuelle Harnreaktion bestimmt, deren normale Variationsfähigkeit bei Nierenkranken verlorengeht. All diese Proben, die bei kritischer Wertung recht brauchbare Anhaltspunkte über die Nierenleistung geben, entsprechen weitgehend den üblichen täglichen Anforderungen. Daß sie für kranke Nieren eine unter Umständen schon nicht mehr unbedenkliche Belastung bedeuten, muß bedacht werden.

In noch höherem Maße trifft diese Überlegung zu für alle *Belastungsproben,* die die Fähigkeit zu Spitzenleistungen feststellen sollen, aber nur zulässig sind, wenn keine Schädigung des Kranken zu fürchten ist. Die wichtigste hierher gehörige Probe ist der *Wasser- und Konzentrationsversuch* (STRAUSS, VOLHARD). Morgens nüchtern wird 1500, von anderen 1000 ccm Wasser oder verdünnter Tee gereicht und die Diurese zunächst 4 Stunden lang halbstündig, dann zweistündig bestimmt. Der Gesunde scheidet in 4 Stunden etwas mehr als die zugeführte Flüssigkeitsmenge aus, die Spitzenleistung erreicht meist in der zweiten Stunde über 300 ccm Ausscheidung in der Halbstundenportion, das spezifische Gewicht sinkt auf 1001. Bei nachfolgendem völligem Flüssigkeitsentzug (Konzentrationsversuch), der bei Kranken evtl. besser an einem anderen Tage angestellt wird, steigt das spezifische Gewicht auf nahezu 1030. Der Ausfall des Versuchs wird durch die Vorperiode und das Verhalten der

Vorniere stark beeinflußt. Durch halbstündiges Nachtrinkenlassen von Wasser in einer der vorangehenden Halbstunden-Urinportion entsprechenden Menge kann man die Fähigkeit zu großen Wasserdiuresen noch schärfer prüfen (protrahierter Wasserversuch). Belastungen mit Kochsalz (10 g Zulage), Harnstoff (20 g Zulage), Kreatinin (1,5 g Zulage) werden in Form von Bilanzversuchen nach einigen Vortagen mit konstanter Kost ausgeführt. Kochsalz wird in 48 Stunden, Harnstoff in 24—36 Stunden, Kreatinin in 6 Stunden zu 60—90%, in 12 Stunden zu 70—100% ausgeschieden. Alle 3 Belastungsmethoden haben extrarenale Fehlerquellen. Wieweit sich die neuesten Bestrebungen, mit Kreatinin die Größe der Glomerulusdiurese zu ermitteln, praktisch bewähren, bleibt abzuwarten. Zur Prüfung des Säure-Basengleichgewichtes dient Belastung mit Natriumbicarbonat per os, die Alkalitoleranzprobe. Beim Normalen wird der Harn nach 2mal 5 g Natr. bicarbonic. lackmusalkalisch. Bei Nierenkranken muß man die zweistündige Darreichung von je 5 g über längere Zeiten fortsetzen. Durch Ureterenkatheterismus kann man das Verhalten beider Nieren auf die Alkalibelastung getrennt prüfen und bemerkenswerte Unterschiede finden. Die Probe orientiert mehr über die Stoffwechsellage des Gesamtkörpers als über die Nierenfunktion. Die Belastungen mit körperfremden Substanzen, Milchzucker (2 g intravenös), Jodkalium (0,5 g per os), Natriumthiosulfat (1 g intravenös) haben die auf sie gesetzten Erwartungen bisher nicht erfüllt. Die Farbstoffmethoden leisten Gutes zur Feststellung einseitiger Nierenstörungen, wobei die Farbstoffausscheidung mit Blasenspiegel, evtl. unter Anwendung des Ureterenkatheterismus, beobachtet wird. Indigcarmin (0,08 g intravenös) wird nach VÖLCKER und JOSEPH nach 3—5 Minuten im Urin ausgeschieden, die Ausscheidung ist in weniger als 12 Stunden beendet. Phenolsulfophthalein, Methylenblau, Uranin, Ferrocyannatrium, Carbinolfarbstoffe werden von kranken Nieren zum Teil verzögert oder gar nicht ausgeschieden. Über die Art der Nierenschädigung erfährt man auch durch diese Proben wenig. Die Prüfungen spezifischer Nierenleistungen, wie der Hippursäuresynthese nach Belastung mit Benzoesäure, haben zunächst mehr theoretisches Interesse. Wichtiger ist der Wegfall der Ammoniakbildung zur Säureneutralisation bei kranken Nieren. Die durch Phlorrhizin hervorgerufene Zuckerdurchlässigkeit der Niere ist bei Nierenerkrankungen ebenfalls weniger ausgesprochen.

b) Durch Blutuntersuchung.

Sobald es zur Retention harnfähiger Bestandteile kommt, ist die Untersuchung der *Blutzusammensetzung* von ausschlaggebender Bedeutung. Der Wasserbestand läßt sich durch die vielfach geübte Erythrocytenzählung, Hämoglobinbestimmung, refraktometrische Eiweißbestimmung des Plasmas und Bestimmung der Trockensubstanz nicht eindeutig ermitteln, da die Schwankungen dieser Werte nicht nur durch Blutverdünnung, sondern recht häufig auch durch Verminderung der genannten Substanzen hervorgerufen werden. Zur Ergänzung ist eine Bestimmung der zirkulierenden Plasmamenge, am besten mit einer Farbstoffmethode, erforderlich. Vermehrung gelöster Blutbestandteile drückt sich sehr rasch in stärkerer Gefrierpunktsdepression aus. Sie kann durch Vermehrung anorganischer Serumbestandteile hervorgerufen werden, unter denen das Chlorid praktisch der wichtigste ist. Je nach der Fragestellung sind auch die Phosphate und die Kationen der Beachtung wert, doch für rein klinische Fragestellungen zur Zeit noch weniger bedeutungsvoll. Von grundlegender Bedeutung in diagnostischer und therapeutischer Beziehung ist jedoch die Feststellung des Säure-Basengleichgewichtes im Blut. Eine einfache Bestimmung der alveolaren Kohlensäurespannung gibt bei Nierenkranken keine ausreichende Auskunft. Notwendig ist eine Bestimmung der Kohlensäurebindungskurve und Ermittlung des Arterienpunktes (vgl. Abb. 3, S. 14). Besondere Beachtung verdienen die organischen Serumbestandteile, von denen meist die Gesamtsumme der Stickstoffschlacken, der Reststickstoff, bestimmt wird. Er kann bei Nierenkranken auf 200—300 mg.-% und mehr ansteigen. Werte von 40—80 mg stellen eine geringe, bis 120 mg eine deutliche und darüber eine starke Erhöhung des Rest-N dar. Geringe Erhöhungen auf 60—80 mg.-% kommen auch bei fieberhaften Erkrankungen und oligurischen, dekompensierten Herzkranken vor. Die Hauptmasse des Rest-N besteht aus Harnstoff, dessen Bestimmung im Blute namentlich von der französischen Schule bevorzugt wird. Für die Behandlung Nierenkranker ist fortlaufende Kontrolle der Stickstoffretention völlig unentbehrlich. Sehr frühzeitig findet sich oft die Harnsäure des Blutes erhöht. Nur bei ganz schwerer Niereninsuffizienz sind die Aminosäuren des Blutes vermehrt. Von praktischer Bedeutung ist der Nachweis einer Retention von Darmfäulnisprodukten (BECHER), die durch die gesunde Niere rasch eliminiert werden. Nur bei Schrumpfnieren finden sich diese Stoffe frühzeitig im Blute vermehrt. Darum ist die Indicanbestimmung, die Bestimmung der aromatischen Darmfäulnisprodukte mittels der Xanthoproteinreaktion und evtl. auch die im ganzen gleichsinnig verlaufende Kreatininbestimmung von großer diagnostischer und prognostischer Bedeutung. Die Cholesterinbestimmung im Blute ist keine eigentliche Nierenfunktionsprüfung, da diese Substanz normalerweise nicht durch die Nieren ausgeschieden wird. Der Cholesterinwert ist aber von Interesse, weil er oft sehr stark vermehrt gefunden wird bei Nephrosen und Glomerulonephritiden mit nephrotischem Einschlag. Der erhöhte Wert weist also auf Parenchymschädigung hin.

c) Durch Vergleich zwischen Blut und Harn.

Der Versuch, die Leistung der Niere für die Ausscheidung einer Substanz aus dem *Verhältnis ihrer Konzentration im Blute zu der Menge ihrer Ausscheidung im Urin* zu berechnen, wurde zuerst für den Harnstoff von AMBARD gemacht. In der einfachsten Form lautet das von AMBARD ermittelte Gesetz dahin, daß das Quadrat der Blutkonzentration Ur zu der 24-Stunden-Ausscheidung D in einem konstanten Verhältnis stehe: $\frac{Ur}{\sqrt{D}} = k$. Die Formel ist vielfach modifiziert und durch Heranziehen weiterer Faktoren kompliziert worden. Die Ansichten über ihren Wert sind geteilt.

IV. Klinik und Therapie der doppelseitigen hämatogenen Nierenkrankheiten.

Einleitung.

Seit der englische Arzt RICHARD BRIGHT 1827 die Zusammengehörigkeit von *Wassersucht* und *Eiweißausscheidung* im Urin mit anatomischen Veränderungen der Nieren erkannt und beschrieben hat, gelten diese beiden Erscheinungen zusammen mit der von BRIGHT schon erkannten *Herzhypertrophie* und der *Blutdrucksteigerung* als die Kardinalsymptome der Nierenleiden (BRIGHTsche Krankheit). Die Annahme, daß es sich bei den außerordentlich wechselnden Zustandsbildern des einzelnen Falles nur um einen wechselnden Ausdruck einer grundsätzlich einheitlichen Erkrankung handle (unitarischer Standpunkt), war lange vorherrschend. Dieser Standpunkt, den die französische Schule noch heute bevorzugt, war insofern berechtigt, als die in der älteren

Literatur abgetrennten Typen doch nur Erscheinungsformen des vielgestaltigen Krankheitsbildes der Glomerulonephritis sind. Er kann aber heute weder klinisch noch pathologisch-anatomisch aufrechterhalten werden. Trotz der Schwierigkeit einer klinisch brauchbaren Definition des Entzündungsbegriffes hat sich, jedenfalls in Deutschland, die Abtrennung der entzündlichen Nierenerkrankungen, für die die Bezeichnung Nephritis reserviert wird, von den nicht entzündlichen degenerativen Erkrankungen (Nephropathien, Nephrosen) und von den vasculären Leiden besonders seit 1905 durchgesetzt. Mit der praktischen Durchführbarkeit einer solchen grundsätzlichen Trennung ist es in der Klinik freilich, namentlich bei den Endzuständen, vielleicht dürftiger bestellt, als man meist annimmt (von Krehl). Die heute übliche Einteilung trägt deshalb an vielen Punkten noch einen vorläufigen Charakter.

Die Annahme Brights, daß die eigentliche Ursache des ganzen Krankheitsbildes in der Nierenveränderung zu sehen sei, hat schon zu Brights Zeiten Widerspruch gefunden, sich aber dank dem autoritativen Eintreten der maßgebenden Kliniker bis heute erhalten. Für die Mehrzahl der klinischen Symptome wurde diese Lehre in den letzten Jahren stark erschüttert. Die primitive Vorstellung, daß eine Zurückhaltung in den Nieren die Veranlassung für die Wassersucht abgebe, ist unhaltbar. Gerade hier spielen extrarenale Faktoren eine wohl allgemein anerkannte Rolle, die eine Beteiligung wichtiger Gewebe und Funktionen des ganzen Körpers aufzeigen. Der renale Charakter des Hochdrucks ist heute mehr denn je zweifelhaft geworden, sowohl bei der akuten Nephritis als vor allem auch bei den sog. essentiellen Hypertonien. Ja selbst die Annahme, daß die Albuminurie eine Folge der Nierenerkrankung sei, wurde schon von Brights Zeitgenossen bezweifelt. Der Gedanke wurde vertreten, daß die Albuminurie Teilerscheinung einer Allgemeinerkrankung mit Störungen im Eiweißbestande sei und daß die Nierenerkrankung als eine Folge der Albuminurie angesehen werden müsse. Diese vor 100 Jahren geäußerte Vorstellung ist heute wieder in moderner Form auferstanden zur Erklärung der oft besonders reichlichen Eiweißausscheidung der Nephrosen; sie kann für bestimmte Formen von Albuminurie als erwiesen gelten. Körperfremdes oder blutfremd gewordenes Eiweiß wird von der gesunden Niere ausgeschieden und kann dabei sekundär ernste Nierenveränderungen hervorrufen (Bence-Jones Albuminurie, Hämoglobinurie und Ausscheidung anderer Derivate des Blutfarbstoffs). Bei einer Reihe von Nierenerkrankungen sind tiefgreifende Verschiebungen der Eiweißzusammensetzung des Blutes nachgewiesen. Wenn auch bis heute bei den meisten Zustandsbildern der Nachweis aussteht, daß Teile dieses Eiweißbestandes blutfremd geworden sind, so ist diese Tatsache angesichts der ungeheuren Schwierigkeit der Eiweißchemie nicht wunderbar. Dies bleibt zu bedenken, auch wenn man mit der herrschenden Ansicht die Albuminurie der echten entzündlichen Nierenerkrankungen als den Ausdruck einer entzündlichen Ausschwitzung anerkennt.

Aber nicht nur für die Symptome, sondern auch für die abgrenzbaren Krankheitsbilder ist es zweifelhaft geworden, wieweit die Niere in den Vordergrund zu stellen ist. Für die Anfangsstadien des wichtigsten Typus der vasculären Nierenerkrankungen, die Hypertoniekrankheit, ist die Annahme des renalen Ursprungs heute ziemlich allgemein verlassen; die Krankheit ist in diesem Lehrbuch dementsprechend unter den Gefäßkrankheiten abgehandelt. Für die Lipoidnephrose und für die Amyloidose wird mit guten Gründen die Anschauung vorgebracht, daß es sich um eine Allgemeinerkrankung des ganzen Organismus handle, nämlich um eine Gewebszellen und Körperkolloide betreffende physikalisch-chemische Störung. Selbst die akute diffuse Glomerulonephritis verliert in den Augen führender Kliniker den Charakter einer primären Nierenerkrankung, sofern ein allgemeiner Gefäßkrampf als das Primäre und als die Ursache der Blutdrucksteigerung und der Nierenstörung angesprochen wird.

Auch die Folgen der Erkrankung machen sich im Gesamtkörper geltend. Sie äußern sich vor allem in Störungen des Wasser- und Mineralhaushaltes. Wieweit diese durch die renale Ausscheidungsstörung, wieweit sie extrarenal erklärt werden müssen, bedarf in jedem Einzelfall abwägender Überlegungen. Wohl ist die Niere das wichtigste Regulationsorgan des Wasser- und Mineralhaushaltes, aber ihre klinische Bedeutung erlangt die Erkrankung durch die funktionellen Folgen für den Gesamtkörper. Darum ist hier der Versuch gemacht, die Nierenkrankheiten im Rahmen des gesamten Wasser- und Mineralhaushaltes darzustellen. Auch dieser Standpunkt ist viel zu einseitig. Denn die Störung des organischen, vor allem des Stickstoffhaushaltes, gehört zu den bedeutungsvollsten Nierensymptomen. Im Stadium der chronischen Urämie kann die Schwere der Stoffwechselstörung und die daraus folgende Kachexie das klinische Zustandsbild beherrschen. Hier scheint die Insuffizienz der Nieren die maßgebende Rolle zu spielen, wenigstens für die biologisch freilich wenig bedenkliche Harnstoffretention. Vermehrung anderer, durch ihre biologischen Wirkungen bedeutungsvollerer Eiweißschlacken, wie der Harnsäure und der durch die Xanthoproteinreaktion nachweisbaren aromatischen Substanzen, findet man auch bei gesunden Nieren, also unter extrarenalen Einflüssen.

Dennoch wäre es natürlich falsch, das Kapitel der Nierenkrankheiten aufzulösen und in die Erkrankungen des Stoffwechsels oder des Blutkreislaufs einordnen zu wollen. Sicherlich ist durch die Beziehungen zum Gesamtorganismus gerade unser klinisches Verständnis von den Nierenkrankheiten ungeheuer bereichert worden. Aber wenn es auch Zustandsbilder gibt, bei denen die eigentlichen Nierensymptome stark zurücktreten, so steht doch besonders bei den schwereren Zustandsbildern immer wieder die Niere prognostisch und therapeutisch im Mittelpunkte der klinischen Betrachtungsweise. Wohl ist der Tod an Niereninsuffizienz nicht das regelmäßige Schicksal, aber er droht doch bei allen fortschreitenden Nierenleiden — vielleicht mit Ausnahme der Nephrosen — nicht selten letzten Endes unabwendbar.

Der Wunsch, die Einzelheiten des klinischen mit dem pathologisch-anatomischen Zustandsbilde in Einklang zu bringen, stößt bei kaum einer Krankheitsgruppe auf solche Schwierigkeiten wie gerade bei den Nierenkrankheiten. Dies erklärt sich zwanglos aus dem Umstande, daß die Mehrzahl der klinischen Symptome, mit Ausnahme der Niereninsuffizienz, gar nicht allein durch den Zustand der Niere, sondern durch das Verhalten der funktionellen Störungen fast des gesamten Körpers bedingt ist. Vollends erscheint es müßig, sich über den anatomischen Ort einer Funktionsstörung in der kranken Niere den Kopf zu zerbrechen, solange man über die örtliche Verteilung der Partiarfunktionen in der gesunden Niere noch nicht im klaren ist. Ebensowenig ist für die Einzelsymptome heute schon eine Zuordnung nach ätiologischen Gesichtspunkten möglich. Doch haben sich gerade in den letzten Jahren manche Lücken unseres Wissens in erfreulicher Weise vermindert. Die starke Betonung des pathogenetischen Gesichtspunktes hat neue Brücken auch zur Anatomie geschlagen. Die prinzipielle Unterscheidung der entzündlichen von den rein degenerativen und von den primär vasculären Nierenerkrankungen steht heute im Grundsatz fest. Die Zuweisung des einzelnen Zustandsbildes zu einem dieser Typen freilich macht oft heute noch die größten Schwierigkeiten, vor allem wenn es sich um die Unterscheidung degenerativer von entzündlichen Prozessen und um die Abtrennung der Endzustände handelt, die sowohl primär, genuin, als Endzustand der vasculären, wie sekundär als Endzustand der entzündlichen Erkrankungen auftreten können. Die Symptomatologie dieser Endzustände, die

S. 47—53 eingehend geschildert ist, wiederholt sich bei den Nierenerkrankungen der verschiedenen Entwicklungsformen so weitgehend, daß man versucht ist, sie klinisch als einheitliches Zustandsbild der *Niereninsuffizienz* oder des *chronischen Nierensiechtums* zusammenzufassen. Für diese klinischen Bilder, die unabhängig von der Entstehungsgeschichte durch weitgehenden Untergang des sezernierenden Parenchyms gekennzeichnet sind, hat sich der ursprünglich rein pathologisch-anatomische Begriff der *Schrumpfniere* auch in der Klinik erhalten. Wo das Zustandsbild, der augenblickliche Querschnitt der Erkrankung, eine pathogenetische Einteilung nicht gestattet, muß man versuchen, sie aus der Betrachtung der ganzen Entwicklung abzuleiten, aus der Berücksichtigung des Längsschnittes, der trotz der unendlichen Mannigfaltigkeit der Symptomatologie im Einzelfalle doch für jeden der abgegrenzten Grundtypen gemeinsame und charakteristische Unterscheidungsmerkmale aufweist.

1. Die Glomerulonephritis.

Der Häufigkeit nach stehen die diffusen entzündlichen Nierenerkrankungen an erster Stelle. Klinisch bieten sie durch die außerordentlich wechselvolle Kombination der Einzelsymptome sehr verschiedenartige Zustandsbilder. Alle mit Nierenerkrankungen in Verbindung gebrachten Symptome finden sich im klinischen Bilde der Glomerulonephritis. Dieses ist ausgezeichnet durch die Urinsymptome Albuminurie, Hämaturie, Cylindrurie, Oligurie, Hyposthenurie, durch die Kreislaufsymptome Blutdrucksteigerung und allmählich sich entwickelnde Herzhypertrophie und durch das Auftreten von Ödemen. Im Einzelfalle kann aber ein Teil dieser Symptome stark zurücktreten. Vereinzelt sind Erkrankungen beobachtet worden, bei denen selbst die Albuminurie fehlte, in anderen Fällen erreicht sie exzessive Grade. Die meist als obligat betrachtete Blutdrucksteigerung kann sehr flüchtig sein und dem Nachweis entgehen. Der universelle Hydrops-Anasarka fehlt nicht selten, während er in anderen Fällen so stark ausgesprochen ist, daß man ein besonderes Zustandsbild der Ödemnephritis abzugrenzen versucht ist. Die überragende Bedeutung, die dem Entzündungsbegriff bei den Nierenerkrankungen zugemessen wird, ergibt sich auch aus der Neigung, ungünstige Wendungen in dem Verlauf der als nicht entzündlich angesprochenen Krankheitsbilder auf eine Komplikation durch das Hinzutreten entzündlicher Faktoren zu beziehen (Kombinationsformen). Der oft schwierige Nachweis eines entzündlichen Beginns läßt sich manchmal durch sorgfältige Erhebung der Anamnese oder durch Auffinden des fokalen Ausgangsherdes auch in späteren Stadien noch objektiv erbringen.

a) Die akute Glomerulonephritis

beginnt plötzlich, manchmal aus voller Gesundheit, häufiger im unmittelbaren zeitlichen Anschluß oder kurze Zeit, höchstens 2—3 Wochen nach einer örtlichen entzündlichen Erkrankung der Rachenorgane, der Haut, seltener der inneren Organe. Nicht selten besteht Fieber, meist nicht sehr hoch, von dem es zweifelhaft bleiben kann, wieweit es der Grundkrankheit zugehört. Die ersten Symptome sind oft unbestimmt, Gliederschmerzen, Müdigkeit, Engigkeit auf der Brust, Kurzatmigkeit. Manchmal bestehen lebhafte Schmerzen in der Lumbalgegend, die selten auf das ganze Harnsystem ausstrahlen. Sie sind durch die Spannung der Nierenkapsel durch das geschwollene Organ zu erklären. Heftiger kolikartiger Nierenschmerz kann zu Erbrechen führen. Häufig bestehen jedoch gar keine Schmerzen. Es fällt lediglich der Umgebung des Kranken eine zunehmende Gedunsenheit des Gesichts auf. Oligurie und schmutzige Verfärbung des Harns machen nicht selten auf den Sitz der Erkrankung aufmerksam.

In anderen Fällen wird die Erkrankung zuerst an einem in wenigen Stunden auftretenden, oft hochgradigen Ödem erkannt. Sein Auftreten führt zu quälendem Durst. Kopfschmerz, Übelkeit und Erbrechen sind wichtige Warnungszeichen drohender Urämie.

Die objektive Untersuchung ergibt als wichtiges Symptom eine Steigerung des arteriellen Blutdruckes, oft flüchtig, meist nur mäßig hohen Grades, auf 140—160 mm, nur selten auf mehr als 200 mm Hg. Ihr geht eine Steigerung des Capillardruckes oft um mehrere Tage voraus. Die plötzliche Umwälzung im Kreislauf ist ganz einzigartig. Mit einem Schlage steht das Herz vor abnorm gesteigerten Widerständen. Herzhypertrophie entwickelt sich erst, wenn die Blutdruckerhöhung mindestens 3 Wochen angehalten hat. Am Augenhintergrund sieht man als Folge der Ischämie die Arterien eng, die Venen stark gefüllt, der Augenhintergrund wird ödematös, hauchartig verschleiert, die Papillengrenze verwaschen. Radiär gestellte Blutungen können ziemlich früh auftreten. Dagegen stellen sich die Degenerationsherde der Retinitis albuminurica erst bei vielwöchiger Krankheitsdauer ein. Der Urin wird spärlich, enthält wechselnde Mengen, selten ganz wenig, etwas häufiger sehr viel (bis $40^0/_{00}$), meist mittlere Mengen ($6—12^0/_{00}$) Eiweiß. Nicht sofort, aber nach wenigen Tagen wird der Urin hämorrhagisch. Die Beimengung von roten Blutkörperchen läßt sich mikroskopisch fast ausnahmslos nachweisen, ist aber oft so reichlich, daß die starke Blutbeimengung auch mit bloßem Auge ohne weiteres erkennbar wird. Ferner finden sich in frischen Fällen mehr Leukocyten im Sediment, als der Blutbeimengung entspricht. Zylinder aller Arten fehlen kaum je. Die Oligurie kann Folge des Wasserabstroms in das Ödem sein. Fehlt dieses, so muß die Wasserretention auf örtliche Ausscheidungsstörung in der Niere bezogen werden, die auch aus niedrigem spezifischem Gewicht erschlossen werden kann. Nicht immer, aber oft findet sich ausgesprochene Konzentrationsschwäche, besonders für die Kochsalzausscheidung, so daß die gesamte 24-Stunden-Menge der Kochsalzausfuhr auf wenige Gramm absinken kann. Auch die Stickstoffkonzentration kann notleiden, doch steigen Rest-N und Harnstoffwerte im Blute nicht oft auf sehr hohe Werte an. Die durch Indicanreaktion und Xanthoproteinreaktion nachweisbaren aromatischen Substanzen dagegen steigen im Blute bei der akuten Nephritis im allgemeinen nicht an. Nur bei hochgradiger Oligurie oder Anurie findet diese Regel eine Ausnahme. Der Wassergehalt des Blutes findet sich nicht selten vermehrt, die Zahl der roten Blutkörperchen ist herabgesetzt. Die aus dieser Beobachtung abgeleitete Annahme, daß eine hydrämische Plethora bestehe, d. h. daß durch Wassereinstrom und -zurückhaltung die Gesamtblutmenge vermehrt sei, hat sich jedoch nur in einer Minderzahl der Fälle bestätigt. Häufiger findet man die zirkulierende Plasmamenge normal oder gar vermindert, letzteres oft bei entstehendem und bestehendem Ödem, das Wasser dem Blute vorenthält. Ödem und etwaiger Höhlenhydrops verrät seine entzündliche Entstehung durch hohen Eiweißgehalt.

Der Verlauf der akuten Nephritis ist bei all den Fällen, die rechtzeitig und mit nicht gar zu schweren Erscheinungen in Behandlung kommen, durch die prompte Rückbildungsfähigkeit aller Symptome gekennzeichnet. Gefahr droht vor allem in den ersten Krankheitstagen zunächst, besonders bei den im ganzen bösartigeren Fällen, mit starkem Ödem, durch Versagen des linken Ventrikels, der namentlich durch die plötzliche Blutdrucksteigerung überlastet wird, ohne daß ihm ausreichende Zeit bleibt, eine entsprechende Hypertrophie zu entwickeln. Ja vielfach wird er selbst durch Ödem geschädigt. Das Herz dilatiert rasch nach links, als Ausdruck einer muskulären Mitralinsuffizienz wird ein systolisches Spitzengeräusch hörbar, der Kranke wird schwer dyspnoisch und orthopnoisch, Lungenödem beendet das Leben. Die zweite, nicht geringere Gefahr, die ebenfalls vor allem bei hydropischen Kranken besteht, ist der Ausbruch eklamptischer Urämie. Selten nur führt Anurie unter den Zeichen der Retentionsurämie zum Tode. Werden diese Gefahren vermieden, so verschwinden in einem sehr großen Prozentsatze alle Symptome rasch und je nach der Schwere des ursprünglichen Zustandes tritt in einigen Tagen oder Wochen völlige Heilung ein. Nicht immer freilich ist die Rückbildung so prompt und die Symptomlosigkeit eine so vollständige. Die Blutdrucksteigerung kann mit Schwankungen wochenlang fortbestehen, in anderen Fällen bleibt Ödembereitschaft und besonders hartnäckig erweisen sich vielfach die Harnsymptome. Resthämaturie und Restalbuminurie können sich monate- und jahrelang halten. Man spricht von Heilung mit Defekt. Die Restsymptome zeigen das Fortbestehen geringer Krankheitsprozesse oft umschriebener Gebiete an. Vor allem Blutdrucksteigerung und Resthämaturie sind zu beachten und gehören den Formen zu, die in chronische Glomerulonephritis übergehen.

Die bei weitem häufigste, vielleicht einzige *Ursache* der akuten diffusen Glomerulonephritis ist eine bakterielle Infektion. Bei der Schwierigkeit des Nachweises bakterieller Herde im Körper und angesichts der Tatsache, daß bei Ausbruch der Nephritis der ursprüngliche Krankheitsherd schon längere Zeit abgeheilt sein kann, muß mit der Möglichkeit des Ausgangs von bakteriellen Herden auch in den Fällen gerechnet werden, in denen sich diese Annahme nicht beweisen läßt. Zwar wird die Lehre von der ätiologischen Bedeutung der fokalen Infektion verschieden bewertet, an ihrem häufigen Vorkommen aber ist kein Zweifel möglich. Die wichtigste Rolle spielen Streptokokken, denen in weitem Abstand Pneumokokken und andere Kokken folgen. Der Sitz der primären Krankheit ist besonders häufig, in etwa $1/4$ aller Fälle, in den Tonsillen und dem lymphatischen Rachenring zu suchen. Diese Prozentzahl erhöht sich auf fast $3/4$, wenn man alle Fälle einrechnet, bei denen die Erreger durch die Rachenorgane eindringen, ohne dort stärkere Entzündungserscheinungen hervorzurufen. Äußerlich ist den Gaumenmandeln oft wenig anzusehen, oder die leichten entzündlichen Erscheinungen und das Vorhandensein von Tonsillarpfröpfen unterscheidet sie in nichts von dem Befunde, den man so oft ohne ernstere Folgen bei sonst gesunden Menschen findet. Nicht immer läßt sich unter Zuhilfenahme besonderer Instrumente Eiter aus den verdächtigen Mandeln auspressen. Der Eiterherd kann retrotonsillär oder in nach außen durch sekundäre Reaktion abgeschlossenen Krypten verborgen sein. Besonders verdächtig sind kleine geschrumpfte, an der Oberfläche narbig veränderte, glatte Tonsillen. Nächst den Mandeln kommen die Nachbarorgane, Nebenhöhlen der Nase, Ohren, Bronchien in Frage. Dann folgen die Zähne, deren Wurzelgranulome virulente Erreger auch dann enthalten können, wenn sie sich nicht durch Schmerz und Schwellung, sondern nur auf guten Röntgenbildern verraten. Seltener geht die Infektion von der Haut, der Lunge selbst, den Abdominalorganen aus. Besonders charakteristisch ist die akute Nephritis, die sich meist in der dritten Krankheitswoche bei Scharlach einstellt. Die regelmäßige Beteiligung der Rachenorgane bei dieser Krankheit und die nahe Beziehung zu Streptokokkeninfektionen macht dies verständlich. Je nach dem Genius epidemicus findet man diese Komplikation des Scharlach oft lange Zeit höchst selten, dann wieder häufig (in 10% und mehr aller Scharlacherkrankungen). Für die Erkrankung der Nieren maßgebend sind anscheinend Reaktionen auf die Toxine der Bakterien, im Sinne einer Allergie, nicht Metastasierung. Man denkt an Vorgänge anaphylaktischer Art, hervorgerufen durch zellschädigende bakterielle Antikörper. Sie beschädigen die Niere, wenn sie frühzeitig entstehen, ehe der Körper Zeit gehabt hat, seine eigenen Zellen durch Bildung von Antiendotoxinen zu schützen.

Die Reaktionslage des Nierengewebes ist für das Haften der Erkrankung von Bedeutung. Deshalb spielt offenbar Erkältung, Durchnässung, Abkühlung der Haut eine wichtige mitwirkende Ursache. Zusammen mit den Hautgefäßen werden unter diesen Einflüssen durch normale vegetative Mitreaktion auch die Nierengefäße in Kontraktion versetzt, die Durchblutung der Niere vermindert und das Nierengewebe in seiner Widerstandsfähigkeit geschädigt. Besondere Bedeutung kam dem Zusammenwirken von Durchnässung mit Infektion zu bei der Entstehung der Kriegsnephritis, die besonders stark zu Ödembildung, zu starker Hämaturie und zum Auftreten eklamptischer Urämie neigte.

Pathologisch-anatomisch ist bei ganz frischen Fällen der makroskopische Befund gering. Manchmal ist das Organ geschwollen. Auf der Schnittfläche sind die Glomeruli auffallend deutlich sichtbar. Mikroskopisch sieht man alle Glomeruli, wenn auch nicht in gleicher Stärke vergrößert, auffallend leukocytenreich. Die Capillarschlingen sind gebläht, plump und sehr kernreich. Der Kapselraum ist zunächst frei. Die Schlingen sind blutleer. In etwas älteren Stadien sind einzelne Schlingen und auch der Kapselraum mit Exsudat, bzw. körnig thrombotischen Massen verstopft. Es kommt zu Desquamation von Kapsel- und Glomerulusepithelien. Das Exsudat kann stark oder vorwiegend hämorrhagisch sein. Nun finden sich auch degenerative Veränderungen in den Hauptstücken der Tubuli.

Pathogenese. Eine Ansiedlung von Bakterien in der Niere selbst läßt sich nicht regelmäßig nachweisen. Die Nierenveränderung wird deshalb als eine allergisch-hypererergische Entzündungsreaktion auf einen anderswo im Körper sitzenden Prozeß aufgefaßt, wobei bakterielle Toxine eine Rolle spielen. Die Frage, wodurch die charakteristische Blutleere der Glomeruli bedingt sei, wird verschieden beantwortet. Der älteren Auffassung, daß diese durch eine Verstopfung der Schlingen mit Entzündungsprodukten hervorgerufen werde, setzt VOLHARD die ischämische Theorie entgegen. Nach dieser wird der Blutstrom durch spastische Kontraktion der Vasa afferentia und der stromaufwärts von diesen gelegenen Arterienabschnitte gedrosselt, vielleicht infolge einer allergischen Reaktion. Die Veränderungen am Glomerulus wären dann nicht entzündlich, sondern die sekundäre Folge der Ischämie. Bei kurzer Dauer der Ischämie sind sie völliger Restitution fähig. Je länger die primär spastische Ischämie dauert, desto mehr wird sie durch sekundäre organische Veränderungen in rückbildungsunfähiger Form fixiert. Diese völlige Ausschaltung des Entzündungsbegriffes hat vielfach Widerspruch erfahren. Sie findet aber Stütze durch die Beobachtung, daß die Vorgänge an den Glomeruluscapillaren nur ein Teilstück des Krankheitsgeschehens ausmachen. Die Drucksteigerung im Arteriensystem und die dieser vorausgehende Drucksteigerung in den Capillaren führt zu der Annahme einer primären allgemeinen Erkrankung des Blutgefäßsystems (Capillaropathia universalis acuta). Die Nierenstörung kann dann als die örtliche Folge dieser Allgemeinerkrankung angesehen werden. Volle Klärung dieser Frage ist noch nicht erreicht.

Die Prognose ist weitgehend von der frühzeitigen Erkennung der Krankheit abhängig. Es ist deshalb unbedingte Pflicht, bei jeder fieberhaften Infektion, insbesondere bei jeder Angina und bei Scharlach den Urin regelmäßig auf das Auftreten von Eiweiß, Blut und Zylindern zu kontrollieren und den Blutdruck messend zu verfolgen. Dann ist bei leichteren Erkrankungen die Aussicht auf völlige Heilung sehr groß. Aber auch schwerste Symptome sind restlos rückbildungsfähig, wenn nur die Behandlung genügend frühzeitig und energisch einsetzt. Nach VOLHARD ist der kritische Termin für die Möglichkeit der Ausheilung die 6. Woche nach dem Infekt. Je länger die Behandlung vernachlässigt ist, desto zurückhaltender ist die Prognose zu stellen. Das gilt nicht nur für die unmittelbare Lebensgefahr, sondern auch für das Schwinden der Symptome. Besonders wichtig für die Beurteilung ist das Verhalten des Blutdrucks, der fortlaufend kontrolliert werden muß. Im Durchschnitt beträgt die Mortalität noch immer 8—10%.

Therapie. Die Diät bildet das Kernstück der Behandlung der akuten Glomerulonephritis. Schon beim Auftreten leichter Symptome ist Bettruhe und gleichmäßige Wärme notwendig. In der Kost sind ausgesprochene Nierenbelastungen durch Alkohol, Gewürze, scharf Gesalzenes zu vermeiden und Kohlehydrate und reine Fette zu bevorzugen. Auch Hämaturie verlangt bei genügender Wasserausscheidungsfähigkeit und Variationsfähigkeit keine eingreifenderen Verordnungen. Wachsende Ödeme, Oligurie, zunehmende Blutdrucksteigerung, eklamptische Urämie und deren Vorboten verlangen energisches Eingreifen. Kochsalz und Wasser sind aufs äußerste, Eiweiß stark zu beschränken, eventuell zunächst mehrere Fast- und Dursttage anzuordnen. Bei akut einsetzender Nephritis müssen sofort diese Maßnahmen in strengster Form angewandt werden. Basenreiche Nahrungsmittel (Obst, Fruchtsäfte, Kartoffeln) erweisen sich oft vorteilhafter als säuernde (Milch, Cerealien, Reis). Vor allem ist dem Kreislauf Beachtung zu schenken. Bei akuter Nephritis kann der rapid ansteigende Blutdruck die ernste Gefahr einer momentanen *Herzinsuffizienz* mit Lungenödem herbeiführen. Diese Gefahr darf nicht übersehen werden. Hier ist Entlastung des Kreislaufs durch reichlichen Aderlaß (250—500 ccm) und dreiste Anwendung von Herzmitteln geboten. Der raschen Wirkung wegen ist die intravenöse Strophantinanwendung vorzuziehen. Ferner ist von Coffein, Campher, Cardiazol als Injektion oder per os Gebrauch zu machen. Entlastend wirkt salzarme Trockenkost. Durch Nierendiathermie kann eine Blutdrucksenkung erreicht werden.

Eine vorbeugende Behandlung bei Infektionskrankheiten, die den Ausbruch einer Glomerulonephritis befürchten lassen, besonders bei Scharlach, gibt es nicht. Man kann dieser Gefahr nicht wirksam vorbeugen, etwa durch Diätbeschränkungen und Darreichung von Harndesinfizienten. Doch soll man diese Kranken genügend lange im Bett unter fortlaufender Urin- und Blutdruckkontrolle halten.

Die *eklamptische Urämie* verlangt rasches Eingreifen, tunlichst schon vor Einsetzen der Krämpfe, die sich oft durch Extrasteigerungen des Blutdruckes ankündigen. Dreister Aderlaß und Lumbalpunktion sind die Mittel der Wahl. Dazu kommt strenge Bettruhe, extremste Beschränkung der Flüssigkeits- und Salzzufuhr, eventuell völliger Hunger und Durst über 3—5 Tage, sowie gründliche Entleerung des Darmes. Chloralhydrat, Luminal, Adalin, eventuell Morphin, ferner Kreislaufmittel sind oft unentbehrlich. Auch intravenöse Gaben von Magnesiumsulfat (20 ccm einer 25%igen Lösung) wirken sich zusammen mit großem Aderlaß und gründlicher Darmentleerung segensreich aus.

Die Bekämpfung der renalen, akut auftretenden *Anurie* bei Nephritis geschieht zunächst durch völlige Entziehung von Nahrung, besonders von Kochsalz und Flüssigkeit. Damit läßt sich doch meist in 3—4 Tagen eine Diurese wieder in Gang bringen. Auch Aderlaß fördert die Diurese. Diuretische Maßnahmen, auch der Wasserstoß, sind gefährlich und nur dem Erfahrenen erlaubt. Allenfalls kann Liquor Kal. acetic. (40:300, stündlich ein Eßlöffel) oder 1—2-stündlich Natr. bicarbonic., Kal. citric. āā 2,0 versucht werden. Ferner kann Erwärmung der Haut, speziell der Lumbalgegend, oder noch wirksamer Diathermie der Nierengegend zur Besserung der Nierendurchblutung angewandt werden. Manchmal läßt sich letztere erreichen durch paravertebrale Novocaininjektionen ($1/4$—$1/2$%, je 10 ccm) neben den Dornfortsätzen des XII. Brust- und I. Lendenwirbels, eventuell auch der darüber oder darunter liegenden Segmente, die die autonome Niereninnervation unterbrechen. Demnächst folge Bestrahlung der Nierenfelder vom Rücken her mit kleinen Dosen gefilterter

Röntgenstrahlen. Auch Injektion unspezifischer Reizkörper, z. B. Aolan 5 bis 10 ccm, kann von Erfolg sein. Bei Unwirksamkeit aller geschilderter Maßnahmen kommt die ein- oder besser doppelseitige Nierendekapsulation in Betracht. Es ist wichtig, mit ihrer Anwendung nicht bis zum äußersten zu warten. Gerade in solchen Fällen ist rasches, wenn auch überlegtes Handeln von Bedeutung.

Über die Behandlung der echten *Retentionsurämie* s. S. 69. Die Kontrolle der Blutzusammensetzung auf Gehalt an Rest-N und aromatischen Substanzen bestimmt den Zeitpunkt der angegebenen aktiven Therapie. *Diuretica* dürfen bei allen Nierenerkrankungen nur in vorsichtiger Dosierung Verwendung finden. Von den meisten, namentlich denen der Purinreihe, ist bekannt, daß sie auch an der gesunden Niere in zu großen Dosen durch Schädigung der Zellen die Diurese hemmen. Bei kranken Nieren liegt die toxische Dosis oft viel niedriger. Das natürlichste Diureticum ist Wasserzufuhr. Intravenöse Infusionen von Wasser als Normosal- oder noch besser als Dextroselösung (7—10%) werden bei Anurie, Eklampsie und chronischer Urämie empfohlen, wobei weniger die diuretische, als die verdünnende Wirkung im Blute angestrebt wird. Der Wasserstoß „zur Sprengung des Gefäßverschlusses bei nephritischer Anurie" ist stets ein gewagtes Unternehmen. Nach vorausgegangener Hunger- und Durstkur wird, tunlichst bei schon einsetzender Harnausscheidung, 1500 ccm Wasser oder dünner Tee möglichst rasch per os gegeben. Wenn der Versuch glückt, werden in wenigen Stunden mehrere Liter Wasser geliefert. Auch der Versuch eines protrahierten Wasserstoßes wird empfohlen. Dabei werden alle halbe Stunde soviel Tee im Anschluß an den Wasserversuch getrunken, als die Urinausscheidung beträgt und daneben stündlich ein Deriphyllinsuppositorium gegeben. Harnstoff und Kochsalz kommen bei der akuten Glomerulonephritis als Diuretica praktisch kaum in Betracht. Eher lohnt ein Versuch mit dem gleichzeitig alkalisierenden Liquor Kalii acetici (15—30 g täglich). Gutes leisten manchmal auch bei Nierenkranken die harntreibenden Tees, die von Kurpfuschern viel angewendet werden, z. B. die Teemischung von KREUSER. Die Quecksilberdiuretica sind kontraindiziert, da sie durch Nierenschädigung Verschlechterung herbeiführen können.

Besonders wichtig ist die Beachtung des *Ausgangsherdes* der Erkrankung. Entzündungsherde an den Mandeln und an anderen Stellen werden im allgemeinen besser nicht während des akuten Stadiums der Nephritis, sondern erst mehrere Wochen nach Abklingen der akuten Erscheinungen operativ angegangen, da jedes Angehen des Herdes zu einem erneuten Aufflammen der Nierensymptome führen kann. Bei manchen Fällen, bei denen man nach dem Befund mit einer dauernden, die Heilung störenden Einwirkung des Herdinfektes rechnen muß, ist allerdings trotzdem schon früher operativ vorzugehen.

Völlige Heilung darf erst bei Schwinden aller Symptome und Wiederherstellung der Konzentrationsfähigkeit angenommen werden. Darüber und über den Zeitpunkt des Abbaues der Diätbeschränkungen belehren von Zeit zu Zeit angestellte Funktionsprüfungen. Das Schwinden von Eiweiß und Zylindern allein genügt nicht zur Beurteilung. Sind Blutdrucksteigerung, Ödeme und Hämaturie abgeklungen, so soll die Diät freier gestaltet und ein Aufstehversuch unternommen werden. Tritt danach wieder *Hämaturie* auf, so muß wieder Bettruhe eingehalten werden. Bei stärkeren Blutungen kann Calcium intravenös versucht werden. Auch Pyramidon in großen Dosen (1,5—3,0 g täglich) erwies sich in einigen Fällen erfolgreich. Styptica haben meist keine deutliche Wirkung. Auch diätetisch ist nichts zu erreichen. Eher kommt eine Proteinkörpertherapie mit Milch, Serum, Bluttransfusion von einem gesunden Spender einer passenden Blutgruppe oder Röntgenbestrahlung der Milz in Betracht. Häufig erfordert Hämaturie operatives Vorgehen, d. h. Beseitigung des Focus, der die Hämaturie unterhält.

Die *Albuminurie* als solche wird selten eine besondere Therapie erfordern. Sie ist vielmehr als Symptom der Nierenveränderung zu werten und dementsprechend kausal zu behandeln. Wichtig ist vor Überschätzung der Albuminurie an sich zu warnen und zu wissen, daß harmlose orthotische Albuminurien keine Therapie verlangen. Schwierig ist die Frage, wann eine Restalbuminurie, die nach echter Nierenerkrankung zurückbleibt, keine eingreifende Therapie mehr verlangt. Solange noch Erythrocyten ausgeschieden werden, die auf fortbestehende Entzündung hinweisen, ist große Vorsicht geboten. Aber auf alle Fälle verlangen solche Restalbuminurien regelmäßige Überwachung und Vermeidung grober Schädlichkeiten der Kost, Beschränkung des Alkohols und scharfer Gewürze, sowie Vermeidung von Berufsschädigungen und starker körperlicher Exposition.

b) Die chronische Glomerulonephritis

kann unbemerkt und schleichend *beginnen,* so daß sie zufällig und oft erst dann bemerkt wird, wenn bereits ernste irreparable Nierenschädigungen eingetreten sind. Auch in diesen Fällen bleibt es zweifelhaft, ob nicht ein für den Betroffenen wenig eindrucksvolles akutes Stadium voraufgegangen ist. Eine sorgfältige Anamnese wird oft entsprechende Anhaltspunkte ergeben, die deshalb vergessen wurden, weil sie viele Jahre zurückliegen können. Namentlich eine frühere Scharlacherkrankung berechtigt zu dem Verdacht, daß sie den Beginn der Nierenschädigung eingeleitet habe. In anderen zahlreichen Fällen schließt sich das chronische Stadium nachweislich an eine akute Nephritis an, die nicht völlig ausgeheilt ist. Zwischen beiden Stadien kann freilich ein jahrelanger Zwischenraum der Latenz liegen, in dem nur die objektive Untersuchung Restsymptome aufdeckt, wie Albuminurie, leicht erhöhten Blutdruck, oder auch nur Verminderung der Akkommodationsfähigkeit bei Belastungsproben. Von der chronischen Nephritis, die mit erheblichem Intervall relativer Beschwerdefreiheit bei stationären Symptomen aus der akuten hervorgeht, pflegt man als subakute oder stürmische Verlaufsform eine Entwicklung abzugrenzen, die in stetiger Verschlechterung des Symptomenbildes fortschreitend binnen weniger Wochen oder Monate unter dem Bilde der zunehmenden Niereninsuffizienz zum Tode führt.

Der Verlauf ist ein außerordentlich wechselvoller. In gutartigen Fällen beobachtet man über lange Zeiträume ein völliges Stationärbleiben der Symptome, namentlich dann, wenn eine zweckmäßig geleitete Therapie jedes Überschreiten der durch die Leistungsbeschränkung gezogenen Grenzen vermeidet. Andere Fälle verlaufen, auch bei bestmöglicher Behandlung, unaufhaltsam und *stetig fortschreitend* in gerader Linie bis zu terminaler Niereninsuffizienz. Über lange Zeiten drückt sich dieser Verlauf oft vorwiegend in der stetigen Zunahme des Blutdrucks aus. Besonders charakteristisch aber ist ein oft beobachteter Verlauf *in Schüben.* Mehr oder weniger lange stationäre Perioden werden unterbrochen durch ein Wiederaufflammen des Entzündungsprozesses, wobei die Erscheinungen weitgehend denen einer akuten Erkrankung gleichen können. Wie bei dieser klingen die stürmischen Symptome ab. Sie hinterlassen aber fast ausnahmslos jedesmal eine merkliche Verminderung der verbliebenen Nierenleistung. Solange eine Albuminurie das einzige Zeichen der früheren Nephritis bleibt, ist es zweifelhaft, ob man berechtigt ist, von einer chronischen Nephritis zu sprechen. Die Abgrenzung gegen eine möglicherweise über Jahrzehnte fortbestehende, aber ganz stationäre und völlig harmlose Restalbuminurie kann im Einzelfalle um so größere Schwierigkeiten machen, als auch an diese sich noch nach Jahren ein progredientes Stadium anschließen kann. So bleibt für die Abgrenzung dieses Stadiums der chronischen Nephritis die Blutdrucksteigerung das wichtigste, aber keineswegs konstant vorhandene Symptom.

Ödeme können im ganzen Verlauf der chronischen Glomerulonephritis fehlen. Eine besondere Krankheitsgruppe dagegen zeichnet sich auch im weiteren Verlauf durch große Ödemneigung aus. Extrarenale Komponenten überwiegen im Krankheitsbilde. Wenn in solchen Fällen Blutdrucksteigerung, Retinitis und Hämaturie fehlt, noch dazu reichlich Eiweiß und Lipoidsubstanzen ausgeschieden werden und sich im Blute Hypalbuminose und Lipoidämie findet, kann die Erkrankung von einer Lipoidnephrose kaum zu unterscheiden sein. Nur die Beachtung der Krankheitsentwicklung schützt vor Verwechslungen. Manche Autoren sind geneigt, alle Lipoidnephrosen den chronischen Glomerulonephritiden dieser Verlaufsart zuzurechnen. Da man anatomisch in derartigen Nieren erhebliche degenerative Tubulusveränderungen zu finden pflegt, während die entzündlichen Erscheinungen auch anatomisch zurücktreten, spricht man wohl von *nephrotischem Einschlag* der Glomerulonephritis. Zu beachten ist, daß auch Kreislaufinsuffizienz die Ödemneigung begünstigt. Wo Ödeme und Blutdrucksteigerung gleichzeitig bestehen, kann mit dem Auftreten eklamptischer Urämie gerechnet werden, die sonst bei chronischer Glomerulonephritis ziemlich selten ist.

Während in diesem zweiten Stadium Störungen der Nierenfunktion gering sind und sich nur bei genaueren Prüfungen nachweisen lassen, manchmal auch sich als lediglich extrarenal bedingte Ausscheidungsinsuffizienz bei ungestörter Nierenleistungsfähigkeit erweisen, wird dies anders im dritten Stadium, dem Stadium der *sekundären Schrumpfniere*. Mit zunehmender Verminderung der leistungsfähigen Nephrone engt sich die Variationsfähigkeit mehr und mehr ein. Hyposthenurie, Zwangspolyurie, Pseudonormalurie, schließlich Oligurie mit fixiertem spezifischem Gewicht und geringer Konzentrationsfähigkeit, Retention von harnfähigen Stoffen im Blute sind die klinischen Kennzeichen dieses Krankheitsstadiums. Wenn gleichzeitig der Blutdruck weiter steigt, Ödeme fehlen und die Albuminurie und Hämaturie bescheiden bleibt, ist das klinische Zustandsbild kaum zu unterscheiden von dem Endstadium der Hypertoniekrankheit, der genuinen Schrumpfniere. Nur Kenntnis der vorangegangenen Krankheitsentwicklung schützt vor Verwechslungen. Die der zunehmenden Retention entsprechenden klinischen Erscheinungen echter Urämie treten im Krankheitsbilde in verschiedener Prägung mehr und mehr in den Vordergrund, und führen in der Mehrzahl der Fälle das Ende herbei. Häufig findet sich echte urämische Dyspnoe. Seltener als bei der genuinen Schrumpfniere beenden Zwischenfälle von seiten der Kreislauforgane, Herzinsuffizienz oder apoplektische Insulte, das Leben. Dem chronischen Nierensiechtum entsprechend kommt es zu Kachexie, zunehmender echter Anämie oft von aplastischem Typ, Neuroretinitis albuminurica wird selten vermißt. Final kommt es zu entzündlichen Veränderungen der serösen Häute, besonders des Perikards.

Die Ursachen der chronischen Nephritis sind dieselben wie die der akuten. Chronisch wird die Krankheit immer dann, wenn die Durchblutung und Funktion der Niere sich nicht rechtzeitig wiederherstellt und deshalb irreparable, auch anatomisch nachweisbare Veränderungen im Organ auftreten. Nicht die Schwere, sondern die Dauer der ursprünglichen akuten Veränderungen, besonders der Ischämie, ist für das Ausbleiben einer Heilung verantwortlich. Von der die Nephritis verursachenden Grundkrankheit kann der weitere Verlauf des Nierenleidens unabhängig werden, wenn die örtliche Nierenerkrankung als solche einen fortschreitenden Charakter bekommt. Bei allen Verlaufsformen aber, die sich schubweise entwickeln, besteht der dringende Verdacht, daß der Ausgangsherd, die Entzündung an entfernter Stelle fortbesteht und zu einem Wiederaufflammen des Entzündungsprozesses in derselben Weise wie bei der ersten akuten Entwicklung führt. Ein der chronischen Glomerulonephritis sehr ähnliches klinisches Zustandsbild entsteht auch bei chronischer Bleivergiftung.

Pathologisch-anatomisch bietet die Niere je nach dem Krankheitsstadium ein sehr wechselndes Bild, das sich recht oft mit der klinischen Stadieneinteilung nur mangelhaft deckt. Makroskopisch sieht man die Niere zunächst mehr oder weniger hochgradig vergrößert, blaß, grauweiß, die Oberfläche glatt. Im anatomischen Stadium der „sekundären Schrumpfniere" dagegen ist die Niere verkleinert, die Oberfläche fein oder grob granuliert, die Kapsel schwer abziehbar, die Konsistenz ist zäh, die Farbe grauweiß bis braunrot. Auf dem Durchschnitt ist die Rinde stark verschmälert. Die subakute stürmische Verlaufsform der chronischen Glomerulonephritis weist an den Glomerulis eine mächtige Wucherung des Kapselepithels auf, das in Form eines Halbmondes den Kapselraum ausfüllt und den Gefäßknäuel erdrückt *(extracapillare Form)*. Die Kanälchen sind erweitert, zum Teil von Zylindern ausgestopft. Das Epithel ist atrophisch, das Zwischengewebe gewuchert. Bei der subchronischen *intracapillaren Verlaufsform* dagegen sind die Glomeruli vergrößert, zellreich, aber blutleer, die Schlingen sind verklebt, ohne Lumen, hyalinisiert. Manche Glomeruli sind in hyaline Kugeln umgewandelt. Die erweiterten Kanälchen zeigen teilweise hochgradige fettige und lipoide Degeneration. Die Schrumpfniere zeigt an Stelle des differenzierten Parenchyms starke sekundäre Bindegewebswucherung, mit einzelnen erhaltenen Inseln stark vergrößerter Glomeruli und erweiterter Tubuli. Die Gefäße zeigen beträchtliche Veränderungen der Elastica und vor allem bindegewebige Verdickung der Intima, mit starker Verengerung des Lumens.

Die Prognose der chronischen Glomerulonephritis ist nur mit großer Vorsicht zu stellen. Mit dem Eintritt letaler Niereninsuffizienz muß immer über kurz oder lang gerechnet werden. Daß eine Restalbuminurie jahrzehntelang stationär bleiben kann, ohne das Wohlbefinden ernstlich zu beeinträchtigen, wird gar zu oft vergessen. Blutdrucksteigerungen selbst mäßigen Grades sind ernster zu werten, aber nicht unbedingt das Zeichen einer mehr oder weniger rasch fortschreitenden Erkrankung. Sehr hohe Blutdruckwerte über 200 mm Hg sind immer bedenklich, aber mit einem noch jahrelang vorhaltenden guten Gesamtbefinden nicht völlig unvereinbar. Auch eine Ödemnephritis mit Zurücktreten der entzündlichen Komponenten kann erstaunlich lange stationär bleiben. Nicht sowohl das augenblickliche Zustandsbild, als vielmehr die bisherige Entwicklung gibt Anhaltspunkte für die Voraussage. Besteht Kreislaufinsuffizienz, so droht nicht nur der Herztod, sondern auch infolge verschlechterter Nierendurchblutung rasche Abnahme der Nierenleistung. Im ganzen ist die Prognose um so ernster, je schlechter die Nierenleistung, besonders die Variationsfähigkeit, gefunden wird. Erhöhte Werte des Rest-N und des Harnstoffs im Blute sind nur unter Berücksichtigung der vorausgegangenen Behandlung, insbesondere der Diät, zu verwerten. Auch dann ist die absolute Zahl kein direkter Ausdruck der Gefahr. Wichtiger ist der Ausfall der Indican- und Xanthoproteinreaktion. Auch schwere renale Azidose ist prognostisch ungünstig. Kombinieren sich die Erscheinungen stärkerer Retention harnfähiger Bestandteile im Blute mit klinischen Zeichen ernster Niereninsuffizienz, chronischem Nierensiechtum mit blasser Haut und ernster Anämie, so bemißt sich die Lebensdauer meist nur nach Wochen, höchstens nach wenigen Monaten. Doch ist bei sorgfältiger Behandlung auch dann eine längere Lebensfristung nicht immer ausgeschlossen. Von der Annahme einer absolut ungünstigen prognostischen Bedeutung der Retinitis albuminurica finden sich nicht wenige Ausnahmen. Rasche Folge schwerer Schübe, deren Ursache sich nicht beseitigen läßt, führt meist zu rasch fortschreitender Niereninsuffizienz.

Die Therapie der chronischen Nephritis hat die Aufgabe, die Progression zu verhindern und den Eintritt der Niereninsuffizienz und Kreislaufinsuffizienz hinauszuschieben. Ersterer Aufgabe dient vor allem der Schutz vor Feuchtigkeit und Abkühlung, auch in Wohn- und Schlafräumen. Trockenes und warmes Klima wirkt günstig. Vor allem aber sind andersartige Erkrankungen, die ungünstig auf die Nieren einwirken, nach Möglichkeit zu beseitigen. Namentlich gilt dies für die auch bei chronischer Nephritis noch oft bedeutungsvollen fokalen Infektionen, deren Herde mit unermüdlichem Eifer gesucht und gründlichst beseitigt werden müssen. Akutes Stadium und akute Nachschübe bedürfen genügend lange fortgesetzter strenger Behandlung. Der Eintritt der Niereninsuffizienz wird verzögert durch Herabsetzung der Anforderungen an die Nierenleistung. Um zwecklose Einschränkungen zu vermeiden, ist genaue Feststellung der verbliebenen Leistungsfähigkeit notwendig. Vor schematischer Verordnung sehr kochsalzarmer und fleischarmer Kost über lange Zeiten ist dringend zu warnen. Sie bringt alle Gefahren einer einseitigen Mangelkost mit sich. Mäßigkeit ist immer ratsam. Im ganzen sollte man aber bei ausreichender Nierenfunktion möglichst wenig Verbote aussprechen. Die Fleischzufuhr sollte für eine Dauerkost die Zufuhr des Eiweißminimum sicherstellen und diesen Wert nur für kurze Perioden strenger Kost unterschreiten. Beschränkung der Kochsalzzufuhr unter 8—10 g täglich ist immer möglich. Meist wird man 4—5 g täglich auch für längere Perioden gestatten können. Nur bei schwerer Ausscheidungsinsuffizienz muß trotz vieler Schwierigkeiten die Tagesmenge auf 2 g oder in Ausnahmefällen auch weniger herabgesetzt werden. Bei Retention von Darmfäulnisprodukten kann deren Resorption aus dem Darm durch Adsorbentien, z. B. Adsorgan (3mal täglich 1 Eßlöffel), bekämpft werden.

Mit dieser Behandlung der Retentionserscheinungen infolge von Niereninsuffizienz deckt sich die Behandlung der *Retentionsurämie,* deren unabwendbares Schicksal durch geeignete diätetische Maßnahmen beträchtlich hinausgeschoben werden kann. Die psychische Behandlung der schwer leidenden Kranken stellt hohe Anforderungen. Sedativa, Luminal (nicht zu lange, Luminaldermatits!), Chloralhydrat 2—3 g als Klysma, in fortgeschrittenen Fällen freigiebig Morphin, erweisen sich als unentbehrlich. Aderlaß entfernt nur geringe Mengen retinierter Substanzen, ändert aber die Verteilung zwischen Blut und Gewebe und bringt bei noch einigermaßen leistungsfähiger Niere ausscheidungsfähiges Material an die Niere heran. Versagt die Niere diesen Dienst, ist er ziemlich zwecklos, bei stärkerer Anämie geradezu kontraindiziert. Diuretica nützen fast nie, schaden oft. Kopfschmerzen werden oft durch Lumbalpunktion gelindert. Urämisches Erbrechen kann durch Magenspülungen mit Wasser oder Karlsbader Mühlbrunn bekämpft werden, wodurch in den Magen ausgeschiedene harnfähige Bestandteile entfernt werden. Atropin, Anästhesin, Novocain bringen meist geringen Erfolg. Manchmal nützen kleine Mengen von Argent. nitricum (0,25:120,0; davon 3mal täglich 1 Eßlöffel in 1 Glas Wasser), Kollargol, Silargetten, die aber nicht zu lange gegeben werden dürfen. Mundpflege ist wichtig. Auch regelmäßige Darmspülungen werden empfohlen. Gegen Pruritus nützen spirituöse Einreibungen wenig, mehr erreicht man durch Sedativa. Gelegentlich ist die bei Leberkrankheiten übliche Insulin-Traubenzuckerbehandlung vorübergehend nützlich, offenbar durch allgemeine Stoffwechselwirkung mit Glykogenansatz in der Leber.

Störungen des Säure-Basengleichgewichtes verlangen eine Blutkontrolle. Acidotische Stoffwechsellage soll nicht durch Basenzufuhr (Natr. bic.) bekämpft werden, weil man damit die an sich insuffiziente Salzausscheidung belastet. Vielmehr ist eine basenreiche Diät zu verordnen, z. B. Reis-Obsttage. Laktovegetabilische Kost bringt guten Nutzen. Die lebensbedrohende urämische Dyspnoe kann dadurch allein beseitigt oder beträchtlich gemildert werden. Nur in extremen Notfällen ist kurzdauernde Alkalizufuhr per os oder intravenös zulässig. Die seltene alkalotische Stoffwechsellage umgekehrt verlangt eine Kost mit Säureüberschuß. Kochsalzbeschränkung ist vor allem auch erforderlich zur Entlastung des Kreislaufs bei Blutdrucksteigerung. Als Caloriespender kommen dann vor allem reine Kohlenhydrate und Fette in

Betracht. Eine tägliche Flüssigkeitszufuhr von $1^1/_4$—$1^1/_2$ l sollte nur an sehr trockenen heißen Tagen überschritten werden, sofern nicht Zwangspolyurie Ersatz der im Urin verlorenen Flüssigkeitsmengen verlangt. Durchspülen mit großen Wassermengen über längere Zeit ist schädlich. Brunnenkuren sind zum mindesten zwecklos, oft wegen der Zufuhr von Flüssigkeit und Salz bedenklich. Strengere Einschränkung der Kost und der Flüssigkeitszufuhr ist ferner bei Ödem und Kreislaufinsuffizienz erforderlich. Bei der Dauerdiät muß ständig auf ausreichende Zufuhr von Calorien und Vitaminen geachtet werden. Ein Wechsel der Ernährungsform erleichtert oft den Kranken das Durchhalten (Zickzackkost). Besonderer Überwachung bedarf ständig das Herz und der Blutkreislauf. Bettruhe ist nur bei Bestehen von Herzinsuffizienz und von renalen oder kardialen Ödemen erforderlich. Solange der Kreislauf das zuläßt, ist vorsichtig dosierte Muskelarbeit nützlich.

c) Die Herdnephritis.

Die *embolische Herdnephritis* wird durch Kokkenembolien in die Glomeruli hervorgerufen. Sie ist eine sehr häufige Begleiterscheinung septischer Erkrankungen, besonders der Endocarditis ulcerosa. Wenn auch im ganzen die Grundkrankheit das Zustandsbild und den Verlauf beherrscht, so kann doch das Auftreten von Nierensymptomen auf die Erkrankung aufmerksam machen. Man findet stets nur einen meist kleineren Teil der Glomeruli betroffen. In diesen kommt es zu Nekrose der Schlingen mit Degeneration der zugehörigen Tubuli. Oft verläuft die Erkrankung in Schüben. Sie kennzeichnet sich durch Hämaturie, Albuminurie, Cylindrurie, während Blutdrucksteigerung, Ödem und Niereninsuffizienz fehlen.

Als *interstitielle Herdnephritis* werden vereinzelt vorkommende Formen von Nierenerkrankungen bezeichnet, deren charakteristisches Merkmal pathologisch-anatomisch in dem Auftreten lymphocytärer interstitieller Infiltrate ohne entzündliche oder embolische Glomerulusveränderungen gegeben ist.

Sie haben nichts mit dem früheren, heute überholten Begriff der sog. ,,interstitiellen Nephritis" zu tun, mit dem man bestimmte Formen chronischer Nierenerkrankungen von der sog. ,,parenchymatösen Nephritis" abgrenzte.

Sie werden nach Scharlach, Diphtherie und Streptokokkeninfekten, z. B. nach Angina, beobachtet. Das klinische Bild ist äußerst spärlich. Es fehlen Blutdrucksteigerung, Ödembereitschaft, häufig auch Hämaturie und Albuminurie. Gelegentlich gibt die eingehende Untersuchung des Sediments auf Lymphocyten und Plasmazellen einen Anhalt. Der Verlauf wird durch die meist septische Grundkrankheit bestimmt. Es sollen sich aus dieser Form auch chronische und schrumpfende Prozesse entwickeln können.

Als *herdförmige hämorrhagische Glomerulonephritis* wird schließlich eine Erkrankung abgegrenzt, bei der sich prinzipiell dieselben Glomerulusveränderungen finden wie bei der akuten diffusen Glomerulonephritis, mit dem Unterschiede, daß nicht alle, sondern nur einige Glomeruli betroffen sind. Die Ätiologie fällt mit der der diffusen Erkrankung zusammen. Klinisch wird die Erkrankung gekennzeichnet durch Hämaturie bei Fehlen von Blutdrucksteigerung und Ödem. Die Nierenfunktion ist, wenn überhaupt, so doch nur wenig gestört. Die akuten Erscheinungen können rasch und restlos abklingen. Manchmal aber ziehen sie sich länger hin, auch findet sich große Neigung zu Rezidiven. Nach allem erscheint es zweifelhaft, ob die Abgrenzung eines eigenen Krankheitsbildes gegenüber leichten Formen der diffusen Glomerulonephritis einerseits, der embolischen Herdnephritis andererseits klinisch möglich ist. Das unterschiedliche Symptom der Blutdrucksteigerung kann auch bei echten diffusen Erkrankungen sehr flüchtig sein. Die Abgrenzung wird damit begründet, daß die Glomerulusveränderung der Herdnephritis als echt entzündliche, die der akuten diffusen Glomerulonephritis als ischämische angesprochen wird. Differentialdiagnostisch ist zu bedenken, daß Hämaturie sehr oft ein Frühsymptom der sog. chirurgischen Nierenerkrankungen sein kann (Tumor, Tuberkulose, Infarkt, Pyelitis). Im ganzen ist Verlauf und Prognose sehr günstig. Aber auch bei Erkrankungen, die als Herdnephritis beginnen, ist Übergang in ein chronisches Stadium mit Defektheilung beobachtet, das dann unmerklich in eine langsam progrediente diffuse Glomerulonephritis übergehen kann. Manchmal sind diese Erkrankungsformen von besonders heftigen Nierenschmerzen begleitet (Nephritis dolorosa). Die Therapie hat vor allem den Ausgangsherd des Infektes zu beseitigen. Eine eingreifende Diätbeschränkung ist meist unangebracht.

d) Die Schwangerschaftsniere

ist eine bei der ersten Schwangerschaft von der Mitte der Gravidität ab eintretende Erkrankung, die sich vor allem durch Ödem, evtl. sehr hohen Grades verrät. Im Urin finden sich große Eiweißmengen. Subjektiv machen sich jetzt Kreuzschmerzen, Darmstörungen, bei wachsendem Ödem Dyspnoe merklich. Der Blutdruck steigt oft rasch zu beträchtlichen Werten bis über 200 mm Hg an. Am Ende der Gravidität, mit besonderer Vorliebe mit Auftreten der Wehen, kommt es zu eklamptischen Anfällen, die sich in großer Zahl folgen können. Ihnen gehen Kopfschmerz und ischämische Amaurose voraus. Aber auch echte Retinitis albuminurica kann sich finden. Die Capillaroskopie deckt eigenartigen Wechsel der Durchströmung auf, der auf Gefäßspasmen hinweist. Im Blute kreisen gefäßaktive, peripher angreifende, blutdrucksteigernde Substanzen. Man findet im Blute Hypalbuminose, Cholesterinvermehrung, Senkung der Alkalireserve, erniedrigten kolloidosmotischen Druck und beschleunigte Blutkörperchensenkung. Die klinische Symptomatologie entspricht demnach sehr weitgehend dem der akuten Glomerulonephritis und der eklamptischen Urämie. Auch die Tatsache, daß Stickstoffretention bei Schwangerschaftsniere nicht beobachtet wird, entspricht dieser Auffassung. Das Gemeinsame beider Krankheitsbilder muß in dem Angiospasmus und der Capillarschädigung gesehen werden.

Wenn trotzdem an Stelle der älteren Bezeichnung einer Nephritis gravidarum heute die Bezeichnung Schwangerschaftsniere oder Nephropathia gravidarum gesetzt wird, so liegt dies daran, daß pathologisch-anatomisch degenerative Veränderungen besonders an den Tubuli contorti erster Ordnung vorwiegen. Allerdings finden sich auch an den Glomerulis Veränderungen, die aber nicht entzündlicher, sondern degenerativer Natur sind (Glomerulonephrose).

Bei dieser Diskrepanz zwischen klinischem und anatomischem Bild ist eine Klärung über das Wesen der Erkrankung bisher nicht erzielt. Dem hypothetischen, angeblich aus dem Chorionepithel stammenden Eklampsiegift wird die Eigenschaft zugeschrieben, zugleich durch pressorische Stoffe spastische Gefäßveränderungen, die das klinische Bild, und degenerative Tubulusveränderungen, die das anatomische Bild beherrschen, hervorzurufen. Vielleicht handelt es sich nur um vermehrten Übertritt eines für die Schwangerschaft physiologischen Stoffes in das Blut. In Betracht gezogen wird eine direkte oder indirekte Wirkung des Hypophysenhinterlappens und Zwischenhirns. Von anderen wird dem Hypophysenvorderlappen ein Einfluß zugeschrieben. Daß die Giftwirkung sich über den Bezirk der Niere hinaus auf den Gesamtkörper erstreckt, wird im Zeitalter der extrarenalen Betrachtung zahlreicher Nierensymptome wohl allgemein anerkannt.

Während des Bestehens der Schwangerschaft kommt es wohl zu Schwankungen der Symptome, nicht aber zur Ausheilung. Diese tritt aber unter völligem Schwinden aller Erscheinungen nach Beendigung der Gravidität häufig in erstaunlich kurzer Zeit ein. Gefahr droht vor allem durch eklamptische Erscheinungen, seltener durch übergroße Ödeme, Kreislaufinsuffizienz und Lungenödem. Bei den nicht ausheilenden Fällen kommt es zu Veränderungen der kleinen Nierengefäße im Sinne einer Endarteriitis obliterans.

Therapeutisch ist genaue Überwachung und starke Beschränkung der Flüssigkeits- und Salzzufuhr erforderlich. Das Körpergewicht ist fortlaufend zu kontrollieren. Damit gelingt es meist, ernste Gefahren zu vermeiden. Eklamptische Konvulsionen, Retinitis albuminurica und hochgradige Ödeme verlangen sofortige Unterbrechung der Schwangerschaft. Im übrigen verfährt man genau wie bei der Behandlung der Krampfurämie der Nephritis. Auch Bestrahlung mit Höhensonne wird empfohlen.

Die Aufklärung des Zustandsbildes der echten Schwangerschaftsniere wird dadurch erschwert, daß vielfach chronisch entzündliche Nierenerkrankungen während einer Schwangerschaft erstmals bemerkt werden oder jedenfalls ernstere Symptome machen. Sie werden dann leicht mit echter Schwangerschaftsniere verwechselt. Solche Erkrankungen führen nicht selten zum Absterben des Fetus. Die Schwangerschaft bringt, vielleicht zum Teil durch Erschwerung des Harnabflusses, erhöhte Urämiegefahr mit sich. Bei progredienten chronischen Nephritiden, namentlich bei solchen mit starken Ödemen und Neigung zu Herz- und Niereninsuffizienz, ist eine Konzeption dringend zu widerraten, besonders dann, wenn schon frühere Graviditäten mit Abort geendet und dauernde Verschlechterung des Zustandes hinterlassen haben.

2. Parenchymatöse Nierenerkrankungen.

a) Febrile Albuminurie

ist eine Begleiterscheinung aller fieberhaften Infektionskrankheiten. Selbständige Bedeutung kommt ihr nicht zu. Sie ist der Ausdruck einer toxischen Schädigung der Tubulusepithelien und geht der gleichartigen Schädigung anderer Organzellen (z. B. der Leber) parallel. Die Albuminurie bleibt mäßigen Grades und überschreitet selten $1-2^0/_{00}$. Das Sediment enthält hyaline und spärliche granulierte Zylinder, Leukocyten und Epithelien, sowie vereinzelte Erythrocyten. Die meist beobachtete Oligurie beruht nicht auf einer Ausscheidungsinsuffizienz, sondern auf einer Vermehrung der extrarenalen Wasserabgabe durch Haut, Lunge, Darm. Sehr selten, am ehesten bei Cholera, kann die Oligurie bzw. völlige Anurie bedrohlich werden. Die besonders bei Pneumonie beobachtete Verminderung der Harnchloride ist Folge des gesenkten Blutchloridspiegels. Alle Erscheinungen verschwinden in der Regel prompt mit Abklingen des Fiebers. Nur nach Diphtherie kommen schwerere Parenchymschädigungen vor. Anatomisch findet sich die Niere etwas geschwollen, die Kapsel gespannt, die Rinde getrübt. Histologisch zeigen die Epithelzellen trübe Schwellung. Behandlung verlangt nur die Grundkrankheit. Bei Streptokokkenerkrankungen, besonders der Rachenorgane, kann die Abgrenzung gegen akute Glomerulonephritis Schwierigkeiten machen. Beträchtliche Hämaturie, Steigen des Blutdrucks, Ödeme sprechen für letztere.

Als *seröse Nephritis* werden schwere toxische Nierenstörungen im Anschluß an Nahrungsmittelvergiftungen oder auch im Gefolge von Leberschädigungen (hepatorenales Syndrom) bezeichnet, die mit Neigung zu Anurie und Urämie einhergehen und unter strenger Behandlung auffallend rasch wieder völlig ausheilen können. Pathologisch-anatomisch liegt offenbar ein entzündliches Ödem der Nieren zugrunde.

b) Die Lipoidnephrose

ist klinisch gekennzeichnet durch hochgradige Ödeme, Oligurie und Albuminurie oft exzessiven Grades. Dagegen fehlen Blutdrucksteigerung, Hämaturie und Niereninsuffizienz, besonders Insuffizienz der Stickstoffausscheidung. Die Krankheit führt dementsprechend nicht zu echter Urämie. Echte Nephrose kommt außerordentlich selten vor und wird zweifellos viel zu häufig diagnostiziert. Dagegen finden sich ziemlich häufig gleichartige Zustandsbilder, die dem Verlauf der Glomerulonephritis zugehören (nephrotischer Einschlag). Von vielen Autoren wird angenommen, daß die Tubulusdegeneration stets eine sekundäre Veränderung sei, daß also jede Nephrose dem Krankheitsbilde der Glomerulonephritis zuzurechnen sei, während andere daran festhalten, daß in seltenen Fällen primäre degenerative Tubulusveränderungen ohne Störung der Glomerulusfunktion vorkommen. Die bei echter Nephrose gefundene Hyalinisierung der Glomeruluscapillaren wird als rein degenerative im Gegensatz zu der entzündlichen Veränderung der Nephritis angesprochen (Glomerulonephrose).

Pathologisch-anatomisch finden sich bei Lipoidnephrose nirgends im Körper außer in den Nieren charakteristische Veränderungen. Diese Organe sind vergrößert, die Oberfläche ist glatt, die Rinde blaßgelb, das Mark rot (Butterniere, große weiße Niere). Die Glomeruli sind intakt oder geringgradig hyalinisiert. Dagegen findet sich schwere Degeneration aller Tubuli, deren Epithelien verfettet sind und massenhaft doppelbrechende Lipoidtropfen, besonders Cholesterinester, enthalten. Letztere liegen auch im interstitiellen Gewebe. In späten Stadien findet sich kleinzellige Infiltration und Verbreiterung des Zwischengewebes.

Die Ätiologie ist meist völlig unbekannt *(genuine Nephrose)*. Diphtherie, Tuberkulose, Pneumokokkeninfektion, Lymphogranulomatose, chronische Eiterungen, ascendierende Infektion der Harnwege werden angeschuldigt. Besonders häufig bestehen Beziehungen zum Sekundärstadium der Lues.

Die Krankheit findet sich vor allem im Schulalter und bei jugendlichen Erwachsenen. Der *Beginn* ist schleichend. Meist wird zuerst der Hydrops-Anasarka bemerkt, der ganz gewaltige Grade annehmen kann, so daß Gewichtszunahmen um 20 kg und mehr vorkommen. Die Ödeme sind sehr eiweißarm, mit niedrigem spezifischem Gewicht und hohem Kochsalzgehalt. Sie sind milchig getrübt, pseudochylös. In der Regel findet sich gleichzeitig beträchtlicher Höhlenhydrops derselben Beschaffenheit, der in der Bauchhöhle besonders hartnäckig bestehen bleibt. Der Urin ist stark vermindert, oft wochenlang auf Tagesmengen von 200—300 g, trüb bis schmutzig braun. Er enthält gewaltige Eiweißmengen, die auf 40—50$^0/_{00}$ mit einem Tagesverlust bis 50 g Eiweiß ansteigen können. Das spezifische Gewicht ist hoch, 1030—1050. Der Kochsalzgehalt ist stark vermindert, der Stickstoffgehalt normal. Die Ammoniakbildung ist ungestört. Das Sediment ist anfangs sehr reichhaltig. Es enthält massenhaft hyaline, granulierte und verfettete Zylinder und verfettete Epithelien, die reichlich doppelbrechende Substanzen einschließen. Später kann das Sediment fast verschwinden trotz fortbestehender reichlicher Albuminurie. Die Ausscheidungsfähigkeit für Stickstoff und die Fähigkeit zu Variation der Harnreaktion sind erhalten. Die Spärlichkeit der Wasser- und Kochsalzausscheidung erklärt sich durch extrarenal bedingte Retention. Die Kranken sehen blaß gedunsen aus und klagen über Müdigkeit, Verstimmung, später weisen sie somnolente Passivität ihrer Krankheit gegenüber auf. Ferner bestehen Rückenschmerzen, Kopfschmerzen, Appetitlosigkeit, Erbrechen, Durchfälle. Am Augenhintergrund sieht man allenfalls Ödem der Papillen, aber nie Retinitis albuminurica. Krampfurämie ist nur vereinzelt beobachtet. Das Blutplasma ist milchig, pseudochylös infolge einer Lipoidämie, vor allem einer Hypercholesterinämie, die das Vielfache der Norm erreichen kann. Der Kochsalzgehalt ist besonders im Stadium der Ödemausschwemmung hoch, hydrämische Plethora findet sich jedenfalls im Anfang nicht. Hämoglobin und Zahl der roten Blutkörperchen sinken im Verlauf. Der Wert des Reststickstoffs ist niedrig, nie erhöht. Bedeutungsvoll ist eine starke Verschiebung der Eiweißfraktionen. Die starke Verminderung des Gesamteiweißgehaltes geht ganz auf Kosten der Albuminfraktion, die auf $^1/_7$ der Norm sinken kann. Die Globulinfraktion ist normal oder erhöht, das Fibrinogen stark vermehrt. Dementsprechend ist der kolloidosmotische Druck stark vermindert.

Der Verlauf ist eminent chronisch, Krankheitsdauer bis 17 Jahre ist beobachtet. Die Ödeme verschwinden mit Einsetzen einer Polyurie, die durch Wassereinstrom ins Blut eingeleitet wird. Gleichzeitig geht die Fibrinogenvermehrung des Plasmas zurück. Höhlenhydrops, besonders Ascites, kann bestehen bleiben. Ödembereitschaft verrät sich noch lange durch Rückfälle. Noch jahrelang kann der Urin reichlich Eiweiß enthalten, ohne daß dadurch Beschwerden hervorgerufen werden. Nach Monaten und Jahren ist völlige Wiederherstellung möglich. Doch ist die Prognose ernst, vor allem wegen der herabgesetzten Widerstandsfähigkeit gegen Infektionen. Angina, Bronchitis, Peritonitis, Erysipel können das Leben in wenigen Tagen enden. Die Bactericidie des Blutes ist vermindert. Selten wird Ausgang in nephrotische Schrumpfniere beobachtet, bei der eine stärkere Beteiligung der Glomeruli anzunehmen ist. Der Blutdruck kann dann erhöht gefunden werden.

Pathogenese. Bei der reinen akuten und chronischen Nephrose besteht nach VOLHARD die typische Betriebsstörung in einer abnormen Durchlässigkeit der gut durchbluteten Glomeruli für Eiweiß. Als Folge der großen Albuminurie kommt es zu einer allgemeinen Dyskrasie, einer Eiweißverarmung von Blut und Geweben mit sekundärer Lipämie. Der anatomische Befund einer ausschließlichen Nierenerkrankung reicht zur Erklärung nicht aus. Vielmehr muß das Vorliegen einer allgemeinen Gewebsschädigung mit Störung des Lipoideiweißstoffwechsels angenommen werden (Lipoidproteindiabetes; Diabetes albuminuricus). Vielleicht handelt es sich besonders um eine Leberschädigung, worauf Hypoglykämie bei nephrotischen Kindern hinweist. Vielfach findet sich erniedrigter Grundumsatz. Die Frage muß offenbleiben, ob die Schädigung der Nierenzellen lediglich als die Folge massenhafter Ausscheidung körperfremd gewordenen Eiweißes zu gelten hat oder ob, was fast wahrscheinlicher scheint, dieselbe Noxe, die zum Eiweißzerfall im ganzen Körper führt, gleichzeitig auch die Nierenzellen schädigt. Das in den Nierenepithelien gespeicherte Fett wird diesen auf dem Blutwege zugeführt. Das Material der Cholesterinämie stammt vermutlich aus jenen Zellen, die infolge des Krankheitsprozesses massenhaft zugrunde gehen. Der nephrotische Einschlag der Glomerulonephritis könnte dadurch entstehen, daß von der entzündlich erkrankten Niere aus schädliche Einwirkungen auf den Eiweißstoffwechsel ausgeübt werden. Doch ist ein solcher nur in finalen Stadien der Schrumpfniere nachgewiesen, der meist der nephrotische Einschlag fehlt. Deshalb ist es wahrscheinlich, daß die zu Glomerulonephritis führende Grundkrankheit, die ja meist in einem bakteriellen Infekt besteht, unter bestimmten Voraussetzungen außerdem Stoffe in den Gesamtkörper abgibt, die den Eiweißabbau stören. Eine solche Annahme stellt die Beziehungen zur echten Nephrose her.

Die Therapie besteht vor allem in der Bekämpfung der Ödeme. Im frischen Stadium ist strenge Bettruhe erforderlich. Kochsalz- und Flüssigkeitszufuhr sind stark zu beschränken. Die zugeführte Flüssigkeitsmenge soll die Harnmenge des Vortages nicht überschreiten. Eiweiß soll reichlich in der Kost enthalten sein, da Eiweißzufuhr die Albuminurie nicht steigert und der Verlust gedeckt werden muß. Dagegen empfehlen einige Autoren die Beschränkung von Fett und Lipoiden (Eigelb, Sahne, Hirn), während andere davon keinen Nutzen sahen. Digitalis und die meisten Diuretica erweisen sich als wirkungslos. Diurese läßt sich manchmal hervorrufen durch Harnstoff in Gaben von 10, ja bis 100 g täglich über längere Zeit, bis 14 Tage lang. Auch Kalium aceticum, 10 g täglich, wird empfohlen. Manchmal hilft getrocknete Schilddrüsensubstanz 0,1—0,3 g, selbst bis 0,9 g täglich, die meist auffallend gut vertragen wird. Über die Verwendung des Parathyreoideahormons (Collip) liegen vereinzelte günstige Berichte vor. Von anderer Seite wird Lebertherapie empfohlen. Auch Darreichung von Vitamin A soll günstig wirken. Quecksilberdiuretica in vorsichtiger Dosierung können wirksam sein. Punktionen sind wegen der Infektionsgefahr möglichst zu vermeiden. Regelmäßige Körpergewichtskontrolle belehrt über den Wasserbestand. Nach Schwinden der Ödeme kann trotz fortbestehender Albuminurie unter Kontrolle ein Arbeitsversuch angebracht sein. Stets ist sorgfältig auf verborgene Eiterherde zu fahnden, die mit aller Energie gründlich beseitigt werden müssen. Bei luischer Ätiologie kann Jodkali ohne Schaden gegeben werden, während Quecksilber, Wismut und Neosalvarsan nur in vorsichtigen Dosen unter genauer Kontrolle anzuwenden sind.

c) Die Amyloidniere.

Das Amyloid ist ein hochmolekularer Eiweißkörper, der in den verschiedensten Organen aus dem Saftstrom an den Grenzmembranen von epithelialen und endothelialen Schläuchen niedergeschlagen wird. In den Nieren findet er sich vor allem an den Glomerulis und der Basalmembran der Tubuli. Die Nierenamyloidose ist nur ein Teilbild allgemeiner Amyloidose. Sie braucht gar keine klinischen Erscheinungen zu machen. Die Symptome, die im allgemeinen als charakteristisch für die Nierenamyloidose beschrieben werden, decken sich in allen wesentlichen Zügen mit denen der Nephrose. Vielfach wird dieses klinische Symptomenbild in der Weise erklärt, daß eine Komplikation des Amyloides mit degenerativ nephrotischen Tubulusveränderungen angenommen wird, die anatomisch oft gefunden wird. Amyloid und Lipoid wären demnach als ganz analoge Störungen des Eiweißhaushaltes aufzufassen. Kongorot in die Blutbahn eingespritzt verschwindet bei beiden Erkrankungen auffallend rasch aus dem Plasma. Offenbar wird es hier abnorm schlecht an Plasmakolloide gebunden. Auch färbt es das Amyloid vital. Eine zuverlässige Unterscheidung von Amyloid und Lipoid durch die Kongorotprobe scheint doch nicht möglich zu sein. Amyloid entsteht bei Tuberkulose, Lues, chronischen Eiterungen, Malaria, Lymphogranulomatose. Einer Rückbildung ist der Prozeß kaum fähig. Ausgang in Schrumpfniere ist bei Amyloid häufiger als bei Lipoid. Die Prognose ist entsprechend der Grundkrankheit meist schlecht. Eine rationelle Therapie ist nicht bekannt.

d) Nierenschädigungen durch Vergiftungen. Nekrosen.

Als Ausscheidungsorgan körperfremder, in die Blutbahn gelangter Substanzen ist die Nierenzelle besonders hochgradigen Schädigungen ausgesetzt, da sie die giftige Substanz sammelt und konzentriert. Betroffen ist die Tubuluszelle, in der man alle Stufen der Schädigung von der trüben Schwellung über die fettige, lipoide, evtl. amyloide Degeneration bis zu völliger Nekrose findet. Der nekrotische Epithelbelag kann im Zusammenhang von der Basalmembran abgehoben und ausgestoßen werden. An den Glomerulis finden sich keine entzündlichen Veränderungen. Bemerkenswert ist die frühzeitig einsetzende ausgezeichnete Regenerationsfähigkeit der Tubusepithelien.

Bei Quecksilbervergiftung findet man *pathologisch-anatomisch* am ersten Tage ein rotes Initialstadium mit Hyperämie und Tubulusnekrose, in der ersten Woche eine grauweiße Niere, blutarm mit weiten, nekrotisierenden Kanälchen und von der zweiten Woche ab das Stadium der roten Niere mit Hyperämie und Epithelregeneration. Bemerkenswert ist das Auftreten von Verkalkungen in diesem Stadium.

Narkose mit Äther und Chloroform führt nicht zu Nierenschädigung. Zwar ist die Harnmenge und Kochsalzausscheidung in der Narkose durch extrarenale Einflüsse vermindert, aber die Stickstoffausscheidung ungeschädigt. Erhebliche Tubulusschädigungen kommen vor nach Anwendung von Phenolen, Salicylsäure, Terpentin, Barbitursäure, die als Bestandteil von Medikamenten per os oder von der Haut aus an die Niere gelangen. Während unter den anorganischen Giften das Arsen vorwiegend die Gefäße schädigt, machen Chrom, Wismut (selten) und vor allem Quecksilbersalze schwere Tubulusnekrosen.

Nach Einverleibung größerer Mengen löslicher Quecksilbersalze wird das subjektive Bild beherrscht von den schweren Vergiftungserscheinungen, Verätzungen in Mund und Speiseröhre, Erbrechen blutig-wässeriger Massen, die abgestoßene Schleimhautfetzen enthalten können, blutigen Durchfällen. Der Puls ist klein. Es besteht starkes Krankheitsgefühl und zunehmende Angstzustände. Bei Schwinden dieser Symptome kann einige Tage lang Euphorie eintreten. Wesentlich ist die Nierenschädigung. Initial kann Polyurie (Quecksilberdiurese) auftreten. Typisch ist Oligurie bis zur Anurie, die so plötzlich einsetzen kann, daß bei frisch Vergifteten aus der Blase noch normaler, vor der Vergiftung abgeschiedener Urin gewonnen werden kann, dem kein Tropfen pathologischen Harns nachfolgt. Der spärliche Harn enthält Eiweiß, oft in großen Mengen (bis $20^0/_{00}$) und ein sehr reichhaltiges Sediment von hyalinen, granulierten und epithelialen Zylindern, Leukocyten und vereinzelt Erythrocyten. Die Anurie kann viele Tage, evtl. bis zum Tode anhalten. Der Blutdruck bleibt meist niedrig, nur vereinzelt ist Anstieg des Druckes beobachtet. Zunahme des Körpergewichtes weist auf Wasserretention im Gewebe hin, die aber nur selten zu manifesten Ödemen führt. Eklamptisch urämische Konvulsionen wurden nur ausnahmsweise beobachtet.

Bilanzmäßig läßt sich ein schwerer toxogener Eiweißzerfall nachweisen. Im Stadium der Anurie werden Eiweißspaltprodukte retiniert, Reststickstoff, Blutharnstoff, Molenrest steigen mächtig an, $\delta - 1{,}0^0$ und niedriger; der Bluteiweißwert, Hämoglobin und Zahl der roten Blutkörperchen sinken, und zwar nicht durch Hydrämie. Die Folge ist eine gewaltige Transmineralisation mit primärer Abwanderung von Natrium und Chlorid ins Gewebe und starkem Sinken der Alkalireserve. Die Blutazidose führt zu Hyperventilation und subjektiver Dyspnoe. Später wandern die Ionen ins Blut zurück und steigen dort über den Normalwert hinaus an. Im Stadium der Reparation kommt es dann zu mächtiger Mehrausfuhr von Stickstoff und Kochsalz im Urin. Die ursprüngliche Chloridarmut des Urins beruht also nicht auf Konzentrationsunfähigkeit, sondern sie ist die Folge der Hypochlorämie. Die Stickstoffkonzentration des Urins kann anfangs niedrig, normal, seltener von Anfang an hoch sein.

Der Verlauf hängt zum Teil von den allgemeinen Vergiftungserscheinungen, vor allem aber von dem Verhalten der Niere ab. Erst bei Eintritt überschießender Diurese kann diese Gefahr als überwunden gelten. Dann stellt sich die Nierenfunktion erstaunlich rasch wieder her. Geringe Eiweißmengen und einzelne Erythrocyten bleiben oft noch längere Zeit im Urin, der Wasserversuch ergibt polyurischen Reiztyp. Schließlich ist völlige Reparation wahrscheinlich. Kommt die Diurese nicht oder nur ungenügend in Gang, so erfolgt der Tod um den 10. Tag, vom 5.—20. Tage nach der Vergiftung, meist mit zunehmender Somnolenz, seltener plötzlich im Vasomotorenkollaps. Die Prognose ist stets sehr ernst und nicht nur vom Verhalten der Niere abhängig. Sofortige und anhaltende Anurie ist besonders bedenklich.

Die Therapie hat zuerst möglichst viel Gift aus dem Körper zu entfernen durch Magenspülungen, wobei dem Spülwasser pro Liter 2—3 Eßlöffel Tierkohle oder Bismuth. carbonic. und subnitric. zugesetzt werden mögen. Eiweißlösungen (Milch) binden das Quecksilber. Mundpflege! Atropin und Opiate sind wegen der Darmspasmen unentbehrlich. Gegen Colitis längere Zeit 4- bis 6mal täglich 1,5 Bismuth. carbonic. Der Kreislauf bedarf der Stütze. Wasserverluste sollen durch Glucoselösungen intravenös oder als Tropfklystier ausgeglichen werden. Trotz der Hypochlorämie scheint Kochsalzzufuhr jedenfalls solange nicht ratsam, als nicht eine ausreichende Diurese eingesetzt hat. Dann aber trägt sie zu rascherem Rückgang der Azotämie bei und kann in diesem Stadium lebensrettend wirken. Zur Behebung der Anurie kommen die S. 64 geschilderten Maßnahmen in Betracht.

3. Hochdruckkrankheit und Nephrosklerose.

Unter essentieller Hypertonie versteht man eine anfangs rein funktionelle Störung im gesamten Gefäßapparat ohne anatomisches Substrat an Blutgefäßen und Nieren und ohne bekannte Ursache. Erst im späteren Verlauf kann die Blutdrucksteigerung durch eine Systemerkrankung der Arteriolen, eine Arteriolosklerose, oder der Präarteriolen organisch fixiert werden. Die ursprüngliche Anschauung, daß jede Blutdrucksteigerung renal bedingt sei, wird kaum noch vertreten. Der Schwerpunkt der Betrachtung hat sich von den Nieren mehr und mehr auf den Herzgefäßapparat verschoben und eine ganze Reihe von Symptomen, die früher als renal bedingt angesehen wurden, sind jetzt als Folgen gestörter Blutzirkulation erkannt. Bei der als gutartig bezeichneten Hypertonie können Nierensymptome jahrzehntelang fast völlig fehlen, oder doch an Bedeutung ganz zurücktreten. Dementsprechend ist dieses gutartige Dauerstadium der Erkrankung in dem Kapitel der Gefäßkrankheiten abgehandelt. Auf diese Darstellung sei hier verwiesen.

Von dieser eminent gutartigen, oft über Jahrzehnte fast stationären oder nur langsam progredienten Verlaufsform ist eine viel schwerere, rasch progrediente abzugrenzen, die man als *maligne Sklerose* bezeichnet. Der Verlauf legt manchmal den Gedanken nahe, daß es sich lediglich um zwei unmerklich ineinander übergehende Stadien derselben Erkrankung handle, indem durch Fortschreiten des anatomischen Prozesses langsam die Grenze der Nierensuffizienz überschritten werde. Vielfach zeigt aber der bis dahin gutartige Verlauf einen so scharfen Knick, daß sich der Gedanke eines neu hinzukommenden Faktors aufdrängt. Als solcher wurde die Aufpfropfung einer entzündlichen Komponente auf das Zustandsbild der Nierenerkrankung angesprochen (Kombinationsform). Neuerdings wird vielmehr Nachdruck auf das Dazukommen eines allgemeinen Gefäßkrampfes, einer ischämischen Komponente gelegt, der in dem Blaßwerden der Hautfarbe, dem Übergang vom roten zum weißen Hochdruck sichtbar wird (VOLHARD). Erst in diesem Stadium finden sich im Blute blutdruckwirksame Stoffe. Dieser Vorgang, der mit dem bei der nephritischen Blutdrucksteigerung von Beginn an angenommenen großen Verwandtschaft hat, ermöglicht eine Erklärung für die Ähnlichkeit der klinischen Zustandsbilder der genuinen und der sekundären Schrumpfniere. Zum Teil ist das außerordentlich rasche Fortschreiten der renalen aber auch eine Folge der kardialen Dekompensation.

Es handelt sich um eine Erkrankung des höheren Alters, die vorwiegend nach dem 50., selten vor dem 40. Lebensjahr beobachtet wird, aber auch ab und an bei Jugendlichen, und zwar vielfach in besonders rasch progredienter Form vorkommt. Pyknische Körperformen überwiegen bei diesen Kranken. Die Symptome gliedern sich in kardiovasculäre, cerebrale und renale.

Das führende **Symptom** ist die *Blutdruckerhöhung*, die zunächst in der Regel starke Schwankungen aufweist (Stadium des labilen Hochdrucks). Später verlieren sich die Druckschwankungen (fixierter Hochdruck). Verschlechterungen des Befindens gehen oft mit Extrasteigerung des Blutdrucks einher (Blutdruckkrisen). Die Herzhypertrophie betrifft den linken, aber in der Regel auch frühzeitig den rechten Ventrikel. Auffallend lange können subjektive Beschwerden völlig fehlen. Oder aber werden die Kranken belästigt durch Neigung zu Extrasystolie, zu anfallsweisem Herzjagen. Bei Nachlaß der Herzkraft wird präsystolischer Galopprhythmus, später Pulsus alternans beobachtet. Herzblock ist wohl meist der Ausdruck komplizierender Herzmuskelerkrankung. Subjektiv werden Schlafstörungen, nächtliche Beklemmungen, Druckgefühle, Herzangst, Schweißausbrüche, Herzkrämpfe geklagt, die in Anfällen echter Angina pectoris zum Tode führen können. Sehr häufig entwickelt sich eine relative Insuffizienz des muskelstarken Herzens. Dieses kann auffallend lange an der Grenze der Kompensation lavieren. Man findet Erweiterung der Herzgrenzen, das systolische Geräusch muskulärer Mitralinsuffizienz, Venenschwellung, Erhöhung des Venendruckes, Sinken des Minutenvolumens, Verminderung der zirkulierenden Blutmenge, Stauungsbronchitis, Stauungsleber, abdominale Stauungserscheinungen, Obstipation und Magenbeschwerden. Nächtliche anfallsweise Atemnot beruht in solchen Fällen auf Lungenödem, dessen Auftreten auf Nachlaß des linken Ventrikels bei guter Leistungsfähigkeit des rechten bezogen wird (kardiales Asthma). Die Abgrenzung gegen cerebrale Formen der Atemnot macht oft Schwierigkeiten. Über die Hälfte aller Hypertoniker stirbt unter den Erscheinungen der Herzinsuffizienz.

Die *vasculären Symptome* sind nicht Ausdruck einer Niereninsuffizienz, sondern allgemeiner arterieller Ischämie. Hierher gehören die kalten Extremitäten und die Neigung zu Absterben der Glieder, sowie die Urina spastica und die Angina pectoris. Oft besteht Neigung zu Blutungen, Hautpetechien, Nasenbluten, Blutungen aus den weiblichen Genitalien, die den Verdacht auf Korpuscarcinom erwecken können. Lungenblutungen, selten profuser Art, können durch Stauung, häufiger wohl durch Infarkte hervorgerufen werden. Die häufig geklagten rheumatoiden Beschwerden (Hochdruckrheumatismus) werden als Ausdruck von Angiospasmen in der Muskulatur erklärt.

Auch die *cerebralen Symptome* sind Folgen gestörter Gehirndurchblutung. Sie äußern sich oft sehr frühzeitig in nervösen (pseudoneurasthenischen) Klagen: Ermüdbarkeit, Energielosigkeit, Arbeitsunlust, Depression, Gedächtnisschwäche, psychischer Impotenz, unmotivierter Erregbarkeit. Dazu gesellt sich Kopfdruck, manchmal nur morgendlich. Recht häufig bestehen Beziehungen zu echter Migräne. Flimmerskotome, flüchtige hemianopische Störungen, Schwindel kommen dazu. Schwerere Störungen gehören vorwiegend dem Zustandsbild der malignen Verlaufsform zu. Sie äußern sich in anfallsweisen Aphasien, Monoplegien und Hemiplegien, Hemianopsien, cerebralen Paraästhesien, in Ohnmachten und Kollapsen. Frühzeitig findet sich die dieser Krankheit eigentümliche cerebrale Dyspnoe der Hypertoniker, die auf Durchblutungsstörungen der Atemzentren beruht und im weiteren Verlauf der Erkrankung wieder vollkommen verschwinden kann. Soweit diese Störungen sich binnen weniger Stunden reparieren, sind sie der Ausdruck angiospastischer Insulte. Bei längerem Bestehen der Gefäßkrämpfe treten Erweichungsherde auf, die bei häufiger Wiederholung schwere geistige Defekte, ja zunehmende Verblödung hinterlassen können. Schwere Rindenreizungen führen zu epileptiformen, eklamptischen Anfällen. Eine besondere Gefahr bilden die *Hirnblutungen*, die die Gegend der inneren Kapsel und der Stammganglien bevorzugen und besonders häufig im Herbst und Frühjahr beobachtet werden. Als Todesursache stehen sie hinter der Herzinsuffizienz an zweiter Stelle.

Die Veränderungen des *Augen*hintergrundes gehen ebenfalls von den Gefäßen aus. Frühzeitig sieht man korkzieherartige Schlängelung der feinsten Venen.

Nicht selten finden sich venöse Blutungen, die oft auf drohende Hirnblutungen aufmerksam machen. Manchmal beruhen sie auf Thrombosen der Vena centralis. Bei progressiven Erkrankungen wird durch die Ischämie Retinitis albuminurica (angiospastica) hervorgerufen, die als typisch für maligne Verlaufsart angesprochen und prognostisch ungünstig gewertet wird. Meist, aber nicht immer, erfolgt der Tod bei ihrem Nachweis in $1-1^1/_2$ Jahren.

Im Blute findet sich in den Frühstadien häufig eine beträchtliche Vermehrung der Erythrocytenzahlen bis auf 7 000 000. In den urämischen Spätstadien sind Anämien oft beträchtlichen Grades die Regel. Die zirkulierende Blutmenge wird manchmal, aber nicht regelmäßig, vermindert, in anderen Fällen vermehrt gefunden. Das Minutenvolum sinkt bei Nachlassen der Herzkraft. Der respiratorische Gaswechsel ist beim kompensierten Hypertoniker weder in der Ruhe noch bei mäßiger Arbeit grob gestört. Dieser ist also in diesem Stadium für mäßig schwere Arbeit leistungsfähig. Der Grundumsatz wird oft erhöht gefunden. Das abnorme Verhalten der Gefäße verrät sich in paradoxer Adrenalinreaktion mit primärem Absinken des Blutdrucks. Der Blutcholesterinspiegel, die Blutharnsäure und der Blutzucker sind oft erhöht, die Toleranz für Kohlehydratbelastung herabgesetzt. Die Gewebsreaktion neigt zu Verschiebung nach der sauren Seite, während die Blutreaktion nicht verändert gefunden wird.

Nur bei *malignem Verlauf* treten Erscheinungen von seiten der *Nieren* mehr in den Vordergrund. Eiweiß und Zylinder fehlen im benignen Stadium oder sind doch nur spärlich vorhanden. Zeichen der Herzdekompensation sind Oligurie, verminderte Verdünnungs-, gute Konzentrationsfähigkeit, evtl. postponierende Ausscheidung und Nykturie. Die Harnfarbe ist dunkel, das spezifische Gewicht hoch. Mit Hervortreten der Nierenschädigung finden sich alle Übergänge von diesem Verhalten zum reinen Schrumpfnierenharn. Albuminurie und Cylindrurie nehmen zu, erreichen aber nie hohe Grade. Spät treten auch einzelne Erythrocyten im Sediment auf. Charakteristisch ist der Verlust der Akkommodationsbreite, der sich in Hyposthenurie ausdrückt, sowie Zwangspolyurie, die sich im Wasserversuch in überschießenden 4-Stunden-Werten, im Durstversuch in schlechter Konzentrationsfähigkeit ausdrückt. Auch in diesem Stadium kann Nykturie vorkommen. Mehr und mehr tritt die helle Farbe des Schrumpfnierenharns hervor. Das damit zusammenhängende Positivwerden der Uroroseinprobe spricht sehr für wahre Niereninsuffizienz. Final geht die Ausscheidung in Oligurie und Isosthenurie über. Ödeme fehlen meist ganz oder zeigen kardialen Typ. Die Stickstoffausscheidung ist früh, die Kochsalzausscheidung erst später ernstlich geschädigt. Jetzt kommt es zu Retentionserscheinungen im Blute. Mäßiger Anstieg des Reststickstoffs, besonders des Harnstoffs, kommt auch bei rein kardialer Insuffizienz vor. Für Niereninsuffizienz spricht vor allem der Anstieg der Xanthoprotein- und Indicanwerte im Blute. Der Kranke tritt in das Stadium der echten Urämie ein, die sich unabhängig von der Höhe des Blutdrucks entsprechend dem Sinken der Nierenleistung entwickelt. Es kommt zu Kräfteverfall und Kachexie. Dumpfe Kopfschmerzen, Teilnahmslosigkeit, schließlich Benommenheit und Koma machen den Zustand zu einem besonders qualvollen. Die Kranken befinden sich in ständiger Unrast. Schlafstörungen treten stärker hervor. Während der Kranke am Tage schläft, findet er nachts nur kurze Schlafperioden. Lästiges Hautjucken steigert die Unruhe. Durch Verschiebung des Säure-Basengleichgewichtes im Blute kommt es zu echter urämischer Säuredyspnoe. Der Appetit liegt gänzlich darnieder. Es kommt zu urämischem Erbrechen, Durchfällen und quälendem Singultus. Die Muskeln zittern, Zuckungen treten auf, manchmal eklamptische Konvulsionen. Das Ende ist der Nierentod.

Pathologisch-anatomisch findet sich bei benigner Hypertonie die Niere meist normal groß, glatt oder fein granuliert. Seltener findet sich schon in diesem Stadium die rötlichgraue oder marmorierte Granularniere oder die für maligne Zustandsbilder typische genuine Schrumpfniere, die kleine rote Niere. Sie beruht auf einer Wipfeldürre des Gefäßbaums der Arteriae interlobulares. Man sieht degenerative Veränderungen der Arteriolen, Vasa afferentia und interlobulares. Schließlich veröden immer zahlreichere Glomeruli. Man sieht elastisch-hyperplastische Intimaverdickung, dann regressive Metamorphosen, Hyalinisierung, Kernschwund. Bei malignem Verlauf sieht man außerdem Leukocytenanhäufungen und kleinzellige Infiltrationen, die allgemein als entzündliche Veränderungen anerkannt werden. Das zugehörige Kanälchensystem verfällt der Atrophie. Das interstitielle Bindegewebe wuchert und schrumpft. In den Arteriolen findet sich Wandnekrose, Endarteriitis productiva und Periarteriitis. Die Schwere der anatomischen Veränderungen, d. h. der anatomische Begriff der Schrumpfniere, stimmt mit dem Grade der klinisch beobachteten Funktionsstörung, d. h. dem klinischen Begriff der Niereninsuffizienz, auffallend oft nicht überein.

Die Prognose der benignen Nephrosklerose darf mit einem gewissen Optimismus gestellt werden. Stationärer Zustand über die Dauer von Jahrzehnten ist keineswegs selten. Immerhin verkürzt erhöhter Blutdruck rein statistisch betrachtet die Lebensdauer um so mehr, je höher der Blutdruck ist. Schon bei einem Druck von 170 mm sind die Todesziffern doppelt so hoch als der allgemeinen Erwartung entspräche (Statistik amerikanischer Lebensversicherungen). Durch Fettleibigkeit, Plethora, Diabetes, Arteriosklerose, Lues, Bleischädigungen, sowie bei Auftreten in jugendlichem Alter wird die Lebenserwartung weiter herabgesetzt. Soweit nicht bei der langen Krankheitsdauer interkurrente Erkrankungen das Leben beenden, tritt der Tod am häufigsten durch Versagen des Kreislaufs ein. Er verursacht in verschiedenen Statistiken 33—50% aller Todesfälle. Apoplektische Insulte beenden in 14—31% aller Fälle das Leben. An letzter Stelle steht der Nierentod mit 5—21% aller Fälle. Ausgesprochen schlecht ist die Prognose bei maligner Nephrosklerose. Ist Indican und Xanthoproteinreaktion im Blute deutlich erhöht, die Uroroseinprobe im Harn positiv, so erfolgt der Tod meist binnen 6 Monaten. Aber auch bei weniger ausgesprochener Niereninsuffizienz überschreitet die Lebensdauer selten 2 Jahre. Bei diesen Kranken steht die Apoplexie unter den Todesursachen obenan.

Die Therapie hat von Anfang an darauf Rücksicht zu nehmen, daß infolge der gestörten Anpassungsfähigkeit des Gefäßsystems die Fähigkeit zu Spitzenleistungen, die rasche Anpassung an veränderte Bedingungen verlorengeht. Schon im Stadium des blanden Hochdrucks ist deshalb Regelung der Lebenshaltung besonders wichtig, Vermeidung außergewöhnlicher geistiger und körperlicher Anstrengungen, ausreichende Ruhepausen nach Tisch, langer Nachtschlaf, Wochenende, längerer Urlaub, tunlichst mindestens zweimal im Jahre. Die Einzelheiten der diätetischen und medikamentösen Behandlung des blanden Hochdrucks sind Bd. I, Beitrag MORAWITZ-NONNENBRUCH, näher besprochen. Auf die Wichtigkeit einer fleisch-, salz- und flüssigkeitsarmen Kost mit Basenüberschuß sei hier nochmals hingewiesen. Die durch die Überventilation bei essentieller Hypertonie zustande kommende Blutdrucksenkung hält nur solange an, als die alveoläre Kohlensäurespannung vermindert ist, d. h. nur einige weitere Minuten nach Beendigung der Überventilation. Die optimistische Behauptung, daß Überventilation ein Heilmittel der Hypertonie sei, verdient deshalb ausgesprochene Skepsis. Herzinsuffizienz verlangt Entsalzung, strenge Trockenkost und energische Digitalisierung. Die vielfach verbreitete Meinung, bei hohem Blutdruck seien intravenöse Strophanthininjektionen gefährlich, ist bei richtiger Dosierung unbegründet. Sedativa, besonders Luminal, wirken günstig. Auch ein Versuch mit Nitriten, die gefäßerweiternd wirken, ist manchmal symptomatisch nützlich. Die starken Kopfschmerzen lassen sich oft durch Acetylcholin in Suppositorien zu 0,3 g wesentlich lindern. Machen sich Zeichen von

Niereninsuffizienz merklich und droht der Übergang in das maligne Stadium, so kommen dieselben Gesichtspunkte wie bei der Behandlung der chronischen Glomerulonephritis in Betracht (s. S. 69).

4. Die arteriosklerotische Atrophie der Niere.

Die Arteriosklerose der mittelgroßen Arterien ruft an der Niere Veränderungen hervor, die grundsätzlich von denen der arteriolosklerotischen Schrumpfniere zu trennen sind. Bei Befallensein der größeren Äste sieht man narbige Einziehungen, die als flache Gruben unregelmäßig über die Oberfläche verteilt sind. Sie entsprechen ischämischen Defekten, in denen sich neben atrophischem Parenchym vermehrtes Bindegewebe findet. Die Defekte sind selten so ausgedehnt, daß ein funktioneller Ausfall entsteht. Zwar kann sich im Urin zunächst Blut und auch später noch etwas Eiweiß und einzelne Zylinder finden, aber Zeichen von Niereninsuffizienz fehlen ebenso wie Blutdrucksteigerung und Herzhypertrophie.

5. Die Stauungsniere.

Als Teilerscheinung einer allgemeinen Verlangsamung des Blutstroms bei Herz- und Kreislauferkrankungen kommt es zu den Erscheinungen der Stauungsniere. Da die Niere für ihre Tätigkeit auf die Anlieferung des Betriebsmaterials durch einen lebhaften Blutstrom besonders angewiesen ist, macht sich eine Zirkulationsstörung besonders frühzeitig in einer Verminderung der Harnmenge merklich. Deren Kontrolle ist zur Beurteilung einer Kreislaufinsuffizienz wertvoll.

Symptome. Charakteristisch ist der hochgestellte, dunkel gefärbte Stauungsharn, der meist auch vermehrte Mengen von Urobilin und Urobilinogen enthält. Seine Menge ist vermindert, besonders der Tagesharn, während bei Nacht oft größere Mengen ausgeschieden werden (Nykturie). Der Eiweißgehalt ist meist bescheiden, $1-2^0/_{00}$, kann aber bis auf $10^0/_{00}$ ansteigen. Man findet einige hyaline und auch granulierte Zylinder, einige weiße und rote Blutkörperchen. Alles verschwindet sofort mit Besserung der Blutzirkulation. Der prozentuale Kochsalzgehalt kann hoch sein, die Tagesmenge ist stets spärlich. Wird Kochsalz in Ödemen festgehalten, so ist es im Urin auch prozentual vermindert. Das spezifische Gewicht ist hoch, 1025—1040. Der reichliche Harnsäuregehalt setzt sich beim Erkalten als Ziegelmehl ab. Trotz der hohen Stickstoffkonzentration reicht bei schwereren Störungen die absolute Tagesausscheidung nicht aus, so daß der Reststickstoffgehalt im Blute mäßig, selten über 80 mg-% ansteigt. Indican- und Xanthoproteinreaktion sind meist nicht vermehrt. Der Ausfall von Nierenfunktionsprüfungen läßt sich meist nicht eindeutig auf Nierenfunktionsstörungen beziehen, da es fraglich bleibt, wieweit die zu prüfende Substanz an die Nieren herankommt.

Anatomisch findet man ein großes, schweres, derbes und dunkel blaurot gefärbtes Organ. Die Venen sind mit Blut überfüllt. Das interstitielle Gewebe kann ödematös sein. Bei langer Dauer tritt Verdichtung der faserigen Gerüstsubstanz ein (Stauungssklerose). In den Schaltstücken der Tubuli lagern sich vermehrte Fetttröpfchen ein. Später verfallen diese Tubulusabschnitte der Atrophie.

Die Therapie deckt sich mit der der Kreislaufinsuffizienz. Diuretica, namentlich der Quecksilberreihe, sind hier oft besonders erfolgreich.

V. Spezielle Pathologie und Therapie der sog. chirurgischen, ein- und doppelseitigen Erkrankungen der Nieren und der Harnwege.

Spezielle Diagnostik.

Bei der Mehrzahl der im folgenden zu schildernden Erkrankungen ist es unbedingt erforderlich, sich über das Verhalten der ableitenden Harnwege zu unterrichten. Die *Nierenpalpation* belehrt über Größe, Form und Lage der Niere. Sie ist in Rückenlage, aber auch im Stehen durchzuführen. Bei entspannter Bauchmuskulatur wird bimanuell von der Lumbalgegend und vom Bauche her die Niere aufgesucht, wobei sie in charakteristischer Weise zwischen beiden Händen ballotiert. Normale, ja auch stark vergrößerte Nieren sind aber namentlich bei Fettleibigen nicht immer fühlbar. Wichtig ist ferner die Beobachtung der *Harnmenge*, der Häufigkeit der Miktionen. Im Sediment des in Zweifelsfällen bei Frauen mit dem Katheter zu entnehmenden Urins interessiert das Vorhandensein von Epithelien, Leukocyten und Erythrocyten und das Fehlen von aus den Nieren stammenden Harnzylindern. Bestehen entzündliche Veränderungen, deren Sitz in den tieferen Harnwegen durch die Dreigläserprobe festgestellt wird, so ist die Art der Erreger im gefärbten Sedimentpräparat, sowie durch *bakteriologische Untersuchung* des aseptisch gewonnenen Harns zu ermitteln. Tuberkelbacillen sind im Sediment, evtl. nach Antiforminanreicherung, bei spärlichem Gehalt durch Kultur auf Spezialnährböden oder im Tierversuch nachzuweisen. Noch immer zu selten wird die Besichtigung der Blase mit dem *Blasenspiegel* vorgenommen. Sie unterrichtet über Art und Sitz entzündlicher Blasenveränderungen und anderer Erkrankungen der Harnblase, über die Herkunft von Blut und Eiter, und läßt Rückschlüsse auf Beteiligung einer oder beider Nieren zu, die sich in charakteristischen Veränderungen der betreffenden Ureterostien verraten. Vor jeder operativen Entfernung einer Niere ist die Leistungsfähigkeit der anderen festzustellen. Ob beide Nieren Harn abscheiden, erkennt man am besten durch *Chromocystoskopie*. Nach intravenöser Injektion von Indigcarmin sieht man im Blasenspiegel nach etwa 4 Minuten aus beiden Ureterostien in einzelnen kräftigen Strahlen intensiv blau gefärbten Urin austreten. Zur Trennung des Harns beider Nieren ist der *Ureterkatheterismus* auszuführen. Bei gleichzeitig aufgefangenem Urin aus beiden Nieren gestatten Unterschiede im Gefrierpunkt, Kochsalz- und Harnstoffgehalt der beiden Harnproben Rückschlüsse auf die Leistungsfähigkeit der Organe. Blutbeimengung im Ureterkatheterharn kann aus Verletzungen stammen, eindeutiger ist der Befund von Eiter und Bakterien.

Zweckmäßig ist der Ureterkatheterismus mit der *Röntgenuntersuchung* zu kombinieren. Strahlenundurchlässige Katheter unterrichten über den Verlauf der Harnleiter. Bei genügend entleertem Darm lassen sich, wenn es sich nicht um sehr Fettleibige handelt, die Nieren meist auf dem Röntgenbild in ihrem ganzen Umfang oder doch in den unteren zwei Dritteln röntgenologisch gut darstellen. Konkremente im Nierenbecken, im Harnleiter und in der Blase lassen sich bei geeigneter Technik meist auf der Platte zeigen. Die Darstellung wird oft durch Einblasen von etwas Luft durch den Harnleiterkatheter in das Nierenbecken erleichtert. Die Lagebeziehungen von verdächtigen Schatten zum Nierenbecken und Harnleiter werden auf diese Weise geklärt und Steine in den Harnwegen von Beckenflecken (Venensteinen), von Darminhalt und von Kalkschatten abdominaler Drüsen unterschieden. Durch Einspritzen von Flüssigkeit in den Katheter bis zum Auftreten von Druckgefühl in der Lumbalgegend wird die Fassungskraft des Nierenbeckens geeicht. Sie beträgt normal etwa 5—10 ccm. Spritzt man eine kontrastgebende Flüssigkeit (Umbrenal, Abrodil) ein, so läßt sich Lage, Form und Größe der Nierenbecken auf der Röntgenplatte gut darstellen *(retrograde Pyelographie)*. Einen großen diagnostischen Fortschritt bedeutet die *intravenöse Pyelographie* mit kontrastgebenden Mitteln (Uroselektan, Perabrodil), die rasch im Urin ausgeschieden werden und während ihrer Passage durch die Harnwege, etwa 15 Minuten nach der Einspritzung, diese gefüllt als deutliche Schatten darstellen. Dadurch ist die Pyelographie auch ohne den lästigen Katheterismus und bei dessen Unmöglichkeit durchführbar. Bei schwieriger Diagnosestellung läßt sich aber oft dadurch die retrograde Pyelographie nicht ersetzen.

Physiologie und Pathologie der Harnentleerung.

Die Nierenpapillen, beim Menschen 7—20, springen in das Nierenbecken vor und schließen die Nierenkelche zwischen sich, wobei teils ein mehr dentritischer, teils ein mehr ampullärer Bau des Beckens entsteht. Kelche und Becken bilden mit dem Harnleiter eine funktionelle Einheit. Der Ureter, ein Schlauch mit innerer Längs- und äußerer Ringmuskulatur, hat drei physiologische Engen, nämlich am Abgang vom Becken (Ureterhals), bei Kreuzung der Vasa iliaca und dicht vor dem Blaseneintritt. Die Blase wird in schräger Richtung durchbohrt, wodurch ein Rückfluß von Harn bei gefüllter Blase normalerweise ganz verhindert wird. Die hügelartigen Ureterpapillen liegen an der Rückwand der Blase und schließen mit der inneren Urethralmündung das gefäßreiche und sehr empfindliche Blasendreieck ein. An der Harnblase unterscheidet man Scheitel, Körper und Blasengrund. Die kräftige glatte Muskulatur (Detrusor) ist in einer äußeren Längsschicht besonders auf Vorder- und Hinterfläche kräftig entwickelt, die mittlere Schicht verläuft vorwiegend zirkulär. Die innere Längsschicht ist verstärkt im Trigonum. Hypertrophiert diese Muskulatur bei erschwerter Harnentleerung, so treten einzelne Muskelbündel im Blaseninnern kräftig hervor (Balkenblase). Der glatte innere Blasensphincter umgreift als Annulus urethralis die zapfenförmige Uvula der inneren Harnröhrenmündung schlingenförmig. Ein weiterer glatter Muskelabschnitt umgreift die Pars prostatica urethrae. Noch weiter peripher liegt der quergestreifte äußere Sphincter. In der Blasenwand liegt, besonders am Grunde und der Hinterfläche ein sehr reiches Nervengeflecht, der Plexus vesicalis. Zu ihm ziehen sympathische marklose Nerven. Diese verlassen als Nervi mesenterici aus dem Rückenmark durch die Rami communicantes im II. bis V. Lumbalsegment und ziehen durch den Grenzstrang zum Ganglion mesentericum inferius. Dort teilweise in Ganglienzellen umgeschaltet, zum Teil aber auch präganglionär ziehen sie als Nervi hypogastrici zum sympathischen Plexus hypogastricus und von da als Nervi vesicales zum Plexus vesicalis. Zum Plexus hypogastricus zieht auch der parasympathische Nervus pelvicus, dessen markhaltige Fasern aus dem II. bis IV. Sacralsegment stammen. Der äußere Sphincter wird durch den spinalen, aus Sacralis III und IV stammenden Nervus pudendus innerviert. Im Rückenmark finden sich wahrscheinlich zwei spinale Blasenzentren im Lumbal- und Sacralmark. Aufsteigende Fasern der Blaseninnervation verlaufen in den Seitensträngen, absteigende in den Hinterseitensträngen. Autonome Blasenzentren sind im Mittelhirn, vor allem im Thalamusgebiet, zu suchen. Sie sorgen für ungestörten Ablauf und Vollständigkeit der Blasenentleerung. Willkürliche Rindenzentren werden in der motorischen Region zwischen Arm- und Beinzentrum und im Lobus paracentralis angenommen. Sie bringen die Miktion willkürlich in Gang. Die Innervation erfolgt doppelseitig. Die Blasensensibilität vermittelt Gefühle der Völle, des Harndrangs, des Schmerzes durch vegetative Nerven, besonders den N. pelvicus.

Bei tropfenweiser Füllung der Harnblase steigt der Blasendruck nicht oder kaum an infolge eines plastischen Tonus der Blasenwand. Die Blase paßt sich ihrem Inhalt durch aktive Erschlaffung an. Bei einer gewissen Füllung wird Harndrang hervorgerufen durch eine Detrusorkontraktion, die eine prämiktionelle Drucksteigerung hervorruft. Der Sphincter erschlafft aktiv. Während der *Miktion* steigt der Blasendruck zunächst noch weiter an und fällt erst allmählich ab. Die Kapazität der Harnblase, bei der diese Detrusorkontraktionen einsetzen, ist psychisch beeinflußt. Sie beträgt normalerweise 200—400 ccm. Der Detrusortonus ist wesentlich vom parasympathischen N. pelvicus, der Sphinctertonus vom sympathischen N. hypogastricus abhängig. Atropin hebt Harnleiterkrämpfe und eine parasympathische Detrusorerregung auf, auch Papaverin und Benzylbenzoat wirken krampflösend. Morphin erschlafft den Detrusor und macht Sphincterkrampf. Hypophysin ruft kräftige Harnleiterperistaltik und Detrusorkontraktionen hervor.

Die Beherrschung der Harnblaseninnervation wird vom Kleinkinde erst gegen Ende des ersten Lebensjahres erlernt. Sie ist zunächst noch unvollkommen. Bei Abkühlung, vor allem aber bei Aufregung und Angst erfolgt selbst im Schulalter vereinzelt Harndurchbruch, d. h. ungewollter Urinabgang. Sonst aber ist die Aufsicht des Bewußtseins so zuverlässig, daß der Gesunde bei starker Blasenfüllung durch Harndrang auch aus tiefem Schlafe erweckt wird. Eine Schwäche dieser Funktion führt, besonders bei Kindern mit sonstigen neuropathischen Zügen, zum Bettnässen, *Enuresis nocturna*, das bald jede Nacht, bald nur sporadisch auftritt. Abkühlung, sowie örtliche Reizung, u. a. durch Überkriechen von Oxyuren vom Anus nach der Harnröhre oder durch Phimose begünstigt das Auftreten von Bettnässen. Die Behandlung bestehe vor allem in psychisch beruhigenden Maßnahmen. Strafen und moralische Brandmarkung sind zu vermeiden. Trockenkost in den Abendstunden verhindert abnorme Blasenfüllung. Vor dem Zeitpunkt der Enurese sind die Kinder zur Entleerung der Blase aufzuwecken. Häufige Entleerung der Harnblase schon bei geringer Füllung (Pollakisurie) findet sich unter dem Einfluß der Psyche bei Aufregung und neurotischen Störungen („reizbare Blase"), ferner bei Anwesenheit reizender Stoffe im Harn, vor allem aber bei entzündlichen Veränderungen der Harnblase selbst und ihrer Nachbarschaft und bei Prostatahypertrophie. Der Harndrang kann dabei imperiös werden, besonders bei akuter Cystitis, Prostatitis, bei Blasensteinen. Auch Schmerzen in der Blase, namentlich während der Miktion, sind ein Zeichen akut entzündlicher Blasenerkrankungen. Sie können aber auch reflektorisch von den oberen Harnwegen ausgelöst werden.

Störungen der Austreibungsfunktion mit *Harnverhaltung* (Retentio urinae) finden sich vor allem bei Nervenläsionen, Querdurchtrennungen des Rückenmarks, Tabes, multipler Sklerose, Myelitis. Der Harndrang wird nicht mehr empfunden, der Detrusor wird atonisch. Die Blase kann bis in Nabelhöhe gefüllt heraufsteigen. Nun gibt der Sphincter nach, es kommt zu *Harnträufeln* (Ischuria paradoxa). Bei dauernder Unterbrechung der Nervenbahnen stellt sich in der Regel nach einiger Zeit eine gewisse Automatie der Blasenfunktion wieder her. Die Entleerung erfolgt wieder in größeren Zeitabständen im Strahl, sie ist aber unvollständig, ein mehr oder weniger großer *Restharn* bleibt zurück (inkomplette Retention). Bei geringerer Läsion der Nervenbahnen kann die Entleerung zwar willkürlich in Gang gebracht werden, aber nur mühsam unter Pressen und nach längerem Zuwarten. Ähnliche Störungen der Harnentleerung finden sich auch bei mechanischer Behinderung des Abflusses durch Verengerungen der Harnröhre und vor allem durch Prostataerkrankungen. Auch Inkontinenz, unwillkürlicher Harndrang und Oligakisurie, abnorm seltene Harnentleerung trotz starker Blasenfüllung ist in der Regel auf organische Störungen der Innervation zu beziehen.

1. Infektiöse Erkrankungen der Harnwege.

Der Inhalt der gesunden Harnwege ist keimfrei. Dringen Keime ein, so rufen sie meist Krankheitserscheinungen hervor. Weitaus am häufigsten handelt es sich um Keime der Salmonellagruppe, vor allem um Bact. coli, das in 70 bis 90% aller Fälle gefunden wird, ferner um Typhus- und Paratyphusbacillen. Auf Differentialnährböden zeigen die aus dem Urin gezüchteten Stämme vielfach einzelne Abweichungen von dem typischen Wachstum (Paracoli). Ferner finden sich Bacillus lactis aerogenes, fluorescens und Faecalis alcaligenes, sowie Proteus vulgaris, weiter Staphylokokken, Streptokokken, Gonokokken und Anaerobier. Die Zersetzung des Harnstoffs zu kohlensaurem Ammon durch Proteus, Staphylokokken, Streptokokken macht alkalische Reaktion, die zu diphtherischer Nekrose der Schleimhaut Veranlassung gibt. Die anderen Keime finden sich bei saurer Harnreaktion. In das Nierenbecken gelangen die Keime wohl am häufigsten *ascendierend* von der Blase aus, wobei einseitig häufiger das rechte Nierenbecken betroffen wird. Für diesen Infektionsmodus spricht die Tatsache, daß das weibliche Geschlecht mit 66% bis 95% aller Fälle viel häufiger betroffen wird. Die kurze Urethra begünstigt das Eindringen von Keimen in die Blase. Auch Infektionen nach Katheterismus sind wohl stets ascendierende. Andererseits können auch Bakterien, die auf dem Blutwege herangebracht und durch die Nieren ausgeschieden werden, die Harnwege infizieren *(hämatogene Ausscheidungsinfektion)*. Dieser Weg ist anzunehmen für Typhus- und Tuberkelbacillen, vielleicht für einzelne Coliinfektionen und für Kokkenerkrankungen. Ob das Nierenbecken auch auf Lymphbahnen vom Coecum und Colon ascendens infiziert werden kann, ist strittig. Zum Haften der Infektion in den Harnwegen bedarf es besonderer Umstände, unter denen vor allem ein Sinken der natürlichen Immunität in Betracht kommt. Begünstigt wird die Ansiedlung durch Harnstauung, die das Eindringen von Keimen in die Schleimhaut ermöglicht. Das Abflußhindernis kann die Blase oder den Ureter betreffen. Kälte, Durchnässung, Abkühlung spielt bei dem Auftreten der Erkrankung offenbar eine Rolle, vielleicht dadurch, daß sie schon eingedrungenen Bakterien die Ansiedlung ermöglicht. Aseptische Reizung der Harnwege kann durch Medikamente hervorgerufen werden, Cantharidin, Urotropin, Terpentinöl. Auch Rettiche und junges Bier können reizen.

Das führende **Symptom** der *akuten Cystitis* ist die Strangurie. Nach Entleerung der Blase besteht der Harndrang fort. In immer wiederholter Miktion werden jedesmal nur wenige Tropfen entleert, die in der Harnröhre wie Feuer brennen. Dabei besteht mäßiges Fieber. Der Harn ist trübe, das Sediment enthält Blasenepithelien, Leukocyten und oft reichlich Erythrocyten. Auch bei akuter Cystitis ist oft das Nierenbecken beteiligt. Chronisch wird eine Cystitis nur aus besonderen Ursachen, vor allem bei Behinderung der Blasenentleerung, bei Anwesenheit von Steinen, Fremdkörpern und Tumoren in der Blase und bei fortdauernder Infektion der Blase vom Nierenbecken her. Dessen Verhalten ist deshalb in jedem Falle von Cystitis, besonders bei chronischem Verlauf, zu klären.

Die *akute Pyelitis* beginnt plötzlich mit hohem Temperaturanstieg und Schüttelfrost, ferner Kopfschmerz und Appetitlosigkeit. Örtliche Symptome, auch von seiten der Blase, können fehlen, so daß die Krankheit oft nicht erkannt wird. Meist besteht Lumbalschmerz in Form dumpfen Druckes, seltener ausgesprochener Kolikschmerz. Lumbalgegend und Verlauf des Ureters können druckempfindlich sein. Blasentenesmen sind häufig. Der Urin ist oft, aber nicht immer sehr trübe, er enthält Leukocyten, nicht selten auch reichlich Erythrocyten. Coliinfektion verrät sich durch jasminartigen Indolgeruch. Die Harnmenge ist vermehrt (Reizpolyurie). Der weitere Fieberverlauf ist wechselnd. Ziemlich selten findet sich auch bei Coliinfektion eine typhusähnliche Temperaturkurve, häufiger eine Continua remittens, oft wochenlanges intermittierendes Fieber von malariaähnlichem Verlauf oder subfebrile Temperatur mit einzelnen hohen Zacken, selten dauernde Fieberfreiheit. Im Blute findet sich nicht immer Leukocytose. Durch Züchtung lassen sich in seltenen Fällen im Blute Typhus- und auch Colikeime (Colisepsis) nachweisen. Das Blutserum agglutiniert die aus dem Harn gezüchteten Keime manchmal in beträchtlicher Verdünnung. Im chronischen Stadium besteht eine bemerkenswerte Neigung zum Auftreten neuer Schübe der Krankheit nach eventuell jahrelanger Latenz. Örtliche Symptome können immer mehr zurücktreten. Die Beeinflussung des Gesamtkörpers verrät sich durch Gelenkschmerzen, allgemeine Schwäche, Darmsymptome, wie Obstipation und Colica mucosa, manchmal durch Migräneanfälle. Treten Leukocyten im Harn nur zeitweise auf, so ist dies verdächtig auf einseitige Erkrankung des Nierenbeckens (Pyonephrose) mit zeitweiliger Verlegung des betreffenden Harnleiters.

Der Verlauf ist eminent chronisch, besonders bei Bestehen von Komplikationen. Ausheilung tritt meist erst bei deren Beseitigung, besonders nach Aufhebung etwaiger Harnstauung, ein. Sorgfältig ist auf Abflußhindernisse, Erweiterungen des Nierenbeckens, Steinbildung, komplizierende Tuberkulose zu achten. Stets ist die bakteriologische Harnuntersuchung, bei jedem langwierigen Verlauf die Cystoskopie und die Röntgendarstellung der Harnwege durchzuführen. Vor allem flammt die Erkrankung wieder auf unter dem Einfluß anderer Erkrankungen, selbst einfacher Anginen. Bekannt sind die Beziehungen zur Menstruation und Gravidität, sowie zu entzündlichen Erkrankungen der weiblichen Geschlechtsorgane. Die ersten Symptome machen sich oft während der Menses, nach der Defloration und im Verlaufe der Gravidität merklich. Bei letzterer spielt Druck auf die Ureteren, namentlich auf den rechten, eine entscheidende Rolle. Beteiligung der Niere (Pyelonephritis) ist nicht immer leicht zu erkennen. Das Nierenmark, schließlich auch die Rinde beteiligen sich an dem Krankheitsprozeß. Die Tubuli recti sind zum Teil mit Bakterienhaufen angefüllt, um die Herde herum sieht man Entzündung, schließlich multiple kleine Abscesse. Die Pyelonephritis kann zu Niereninsuffizienz und Nierentod führen. Oder es folgt eine generalisierte Urosepsis mit tödlichem Ausgang. Bei Nierenbeteiligung wird der Harn reichlicher und dünner. Das Sediment enthält Zylinder. Der Eiweißgehalt steigt über den durch die Leukocyten hervorgerufenen Grad an. Fällt bei der Kochprobe eine deutliche Eiweißkuppe aus, so sind meist die Nieren beteiligt. Nierenabscesse verraten sich durch Schüttelfröste. Dieser schwere, tödliche Verlauf findet sich vor allem bei schweren Harnstauungen durch Prostatahypertrophie, ferner bei Störungen der Blaseninnervation durch organische Nervenkrankheit, die besonders oft infolge dieser Komplikation tödlich enden.

Als *Bakteriurie* bezeichnet man die meist massenhafte Ausscheidung von Bakterien im Urin bei Fehlen von Entzündungserscheinungen. Eigentliche Krankheitszeichen fehlen. Doch kann aus einer Bakteriurie echte Pyelitis werden. Umgekehrt ist Bakteriurie manchmal ein Restzustand durchgemachter Pyelitis.

Die bakterielle Infektion der Harnwege ist eine außerordentlich häufige Erkrankung, die sich in allen Lebensaltern, gar nicht selten schon bei Säuglingen findet. Die *Prognose* ist bei Fehlen von Komplikationen gut, auch wenn zunächst bedrohliche Erscheinungen bestehen. Akute unkomplizierte Cystitiden heilen in der Regel spätestens in einigen Wochen aus, wenn kein Restharn vorhanden ist. Pyelitiden erweisen sich meist als hartnäckiger. Auch bei bester Behandlung läßt sich Bakterienfreiheit nur in wenig mehr als 50% aller Fälle erreichen. Auch die Beseitigung der Entzündungserscheinungen beansprucht recht oft viele Wochen. Bei schweren eitrigen Prozessen des Kleinkindes ist mit einer Mortalität von 4—20% zu rechnen. Auch Greise und organisch Nervenkranke werden durch ascendierende Infektion und Urosepsis schwer gefährdet. Recht oft hängt die Prognose von bestehenden Komplikationen ab.

Die Prophylaxe besteht beim Kleinkinde in Reinhaltung der Genitalregion. Bei anderweitig erkrankten Erwachsenen ist vor allem auf regelrechte Entleerung der Blase zu achten. Katheterismus darf nur bei absoluter Indikation und dann unter strenger Asepsis durchgeführt werden. Auch dann ist er bei Nervenkranken stets sehr gefährlich.

Die Therapie im akuten Stadium der Entzündung erfordert strenge Bettruhe, gleichmäßige Wärme und reichliche Flüssigkeitszufuhr. Die Harnwege reizende Stoffe, Alkohol, Gewürze, sind zu vermeiden. Kochsalzbeschränkung und eine strenge Nierendiät ist nicht erforderlich, solange keine Nierenbeteiligung besteht. Blasentenesmen werden durch Suppositorien mit Extract. Belladonn. 0,03 und Op. pur. 0,02 bekämpft. Medikamente, die in saurem Harn Formaldehyd abspalten, sind Urotropin, Helmitol, Hexal, Borovertin, Myrmalid, Amphotropin, die in Tagesdosen von 2—3 g als Tabletten verabreicht werden. Empfohlen wird auch Salol in derselben Dosis. Eine Reihe von Kombinationspräparaten, z. B. Buccosperin, setzen sich aus verschiedenen dieser Harndesinfizientien zusammen. Auch die Farbstoffpräparate Pyridium, Neotropin und Prontosil sind empfehlenswert. Auch intravenöse Injektionen von Cylotropin oder Amphotropin, von 0,1 g Trypaflavin im akuten Anfall, sowie von Neosalvarsan werden empfohlen. Tees von Bärentraubenblättern (1—2 gehäufte Eßlöffel auf $^1/_2$ Liter Wasser, 5 Minuten gekocht), von Lindenblüten und Birkenblättern sind beliebt. Wenn die oft sehr heftigen Schmerzen im akuten Stadium auf Wärme in Form von elektrischem Heizkissen oder feuchtwarmen Umschlägen nicht nachlassen, muß zu schmerzstillenden Mitteln gegriffen werden (Veramon, Eucodal eventuell in Suppositorienform u. a.). Im subchronischen und chronischen Stadium der Erkrankung ist es zweckmäßig, die Harndesinfizientien in etwa 8 tägigen Perioden zu wechseln. Vielfach bewähren sich Injektionen mit Kamillosept intramuskulär. Besonders wirksam erweist sich starke Säuerung des Harns. Man gebe 2 Tage 6, am dritten Tage 9 g Ammonchlorid, am bequemsten als Gelamon, zugleich saure Kost und wenig Flüssigkeit. Die Harnacidität kann dabei bis p_H 4,8 steigen. Solche Sauerperioden, zusammen mit den obengenannten Harndesinfizientien, können mehrfach in kurzen Abständen wiederholt werden. Dazwischen lege man alkalische Perioden, 3 Tage lang basenreiche Kost mit 20—30 g Natr. bicarbonic. oder Kal. citric. Die Wirkung der Säuretherapie läßt sich durch Schwitzprozeduren steigern. Eine kräftige Säuerung läßt sich auch durch Ammonium- und Calciumsalze der Mandelsäure erreichen. Die therapeutische Wirkung dieser Schaukelmethode mit Säuerung und Alkalisierung beruht auf der schädigenden Wirkung auf die Krankheitserreger. Sie läßt sich daher auch prophylaktisch bei der reinen Bakteriurie anwenden. Als Nachkur läßt man alkalische Wässer trinken: Wildunger, Wernarzer, Brückenauer, Fachinger. Auch Kuraufenthalt an den genannten Orten kommt in Frage. Wochenlanges Vieltrinken bei chronischem Verlauf ist nicht ratsam. Verschieden beurteilt wird der Erfolg der Injektion von Autovaccine, die aus den Eigenkeimen des Harns hergestellt alle 4—5 Tage subcutan, vereinzelt auch intravenös gespritzt wird. Bei hartnäckigen Fällen sind Blasenspülungen zu verwenden mit Borlösungen oder Argent. nitric. 1 : 2000. Nicht nur auf die Blase, sondern auch auf das Nierenbecken wirkt Einbringung von 1—2 %iger Argent. nitric.-Lösung oder von Targesin 2—5 % in die Blase in Mengen von 100 ccm und Nachspülung mit Kochsalzlösung. Bei hartnäckiger Cystitis sind oft Instillationen von Guajacolöl oder einer Dermatolaufschwemmung in Öl von Nutzen. Nur in der Hand des Geübten ist Spülung der Nierenbecken mittels Ureterenkatheterismus zulässig. Man beseitigt dadurch Harnstauungen, besonders bei Schwangeren. Einfacher läßt sich dasselbe Ziel oft durch Linkslagerung erreichen, wenn nur der rechte Ureter komprimiert ist. Regelung des Stuhls ist erforderlich. Ziel der Behandlung sei stets die bakteriologische Heilung, nicht nur symptomatische Beschwerdefreiheit.

2. Die Tuberkulose der Nieren und der Harnwege.

Die Infektion der Harnwege mit Tuberkelbacillen erfolgt fast ausnahmslos auf dem Blutwege, von der Niere descendierend. Bei frühzeitigem Nachweis zeigt sich überwiegend häufig nur eine Niere, die rechte etwas häufiger befallen. Die zweite Niere wird meist erst später, ebenfalls auf dem Blutwege infiziert. Die Erkrankung beginnt im Nierenmark, nahe der Papille. Anatomisch findet man dann Ulceration der Papillenspitze, in anderen Fällen Verkäsung mit Zerfall und Kavernenbildung, seltener eine chronische, disseminierte Knötchenform. Die kavernöse Form kann im weiteren Verlauf zu starker, höckeriger Vergrößerung des Organs führen. Bei den anderen Verlaufsformen ist der Niere äußerlich nichts anzusehen. Früh bricht die Erkrankung in das Nierenbecken durch, in dem sich tuberkulöses Granulationsgewebe entwickelt. Rasch wird jetzt die Blase befallen. An der Mündung des betreffenden Ureters sieht man Schwellung, Rötung, Knötchenbildung und Ulceration, die sich in der Blasenwand in der Richtung des Harnstrahls nach dem Trigonum zu ausdehnt.

Die **klinischen Erscheinungen** sind, solange nur die Niere betroffen ist, gering. Früh besteht subfebrile Temperatur. Die Niere ist nicht oder kaum schmerzhaft, Kolikschmerzen sind selten. Das Allgemeinbefinden ist wenig gestört. Als erstes

Symptom kommt es manchmal zu „essentieller" Nierenblutung. Deutlichere Erscheinungen machen sich meist erst bei Beteiligung der Blase merklich. Sie entsprechen einer Cystitis. Die Neigung zur Entwicklung einer Schrumpfblase führt in späteren Stadien zu Pollakisurie und manchmal zu Inkontinenz. Jede spontan entstandene Cystitis und Pyelitis, bei der der Harn sauer reagiert und bei dem üblichen Kulturverfahren steril bleibt, ist dringend auf Tuberkulose verdächtig. Der Harn enthält wenig Eiweiß, reichlich Leukocyten und wechselnde Mengen von Blut. Die Palpation der Niere ist meist ergebnislos.

Die **Diagnose** beruht in erster Linie auf dem Nachweis von Tuberkelbacillen, der mit Antiforminverfahren versucht werden muß. Sofort ist auch der Nachweis im Tierversuch oder auf Spezialnährböden einzuleiten. Entscheidend ist oft das Ergebnis der Cystoskopie, das die charakteristischen Knoten und Ulcerationen in der Umgebung einer Ureterenmündung ergibt und damit auch die Feststellung der kranken Seite ermöglicht. Die Leistung der anderen Niere ist durch Chromocystoskopie, besser nicht durch Einführen eines Ureterenkatheters durch die infizierte Blase hindurch zu prüfen.

Die **Therapie** besteht bei Einseitigkeit des Prozesses in der möglichst frühzeitig auszuführenden Nephrektomie. Blasenveränderungen heilen nach Entfernung der kranken Niere aus. Nur fortgeschrittene tuberkulöse Erkrankung anderer Organe verbietet die Operation. Bei Doppelseitigkeit der Erkrankung kommt roborierende Behandlung in Frage. Damit kann das Leben oft noch viele Jahre lang gefristet werden. Therapeutische Tuberkulininjektionen helfen nur selten.

3. Harnstauung und Niere.

Jedes Abflußhindernis in den tieferen Harnwegen führt zu Harnstauung. Das Nierenbecken erweitert sich zur *Sackniere*. Der Inhalt des Sackes ist Urin *(Hydro- oder Uronephrose)*. Kommt Infektion hinzu, so nimmt er eitrige Beschaffenheit an *(Pyonephrose)*. Im Verlauf kommt es zu Druckatrophie und Schwund des Nierengewebes als Folge von Störungen der Nierendurchblutung. In etwa einem Drittel der Fälle handelt es sich um eine kongenitale Störung bei besonders starken physiologischen Engen, bei Klappenbildungen, abnormer Ausmündung der Harnleiter und abnormem Gefäßverlauf mit Druck auf den Ureterabgang. Erworbene Abflußhindernisse entstehen durch Entzündung, Narbenbildung, Knickung, Steineinklemmung, Tumoren der Harnwege und Tumoren besonders der weiblichen Genitalien, die durch Druck von außen die Harnleiter verlegen. Die Verlegung kann permanent oder intermittierend sein. Im Beginn ist das Nierenbecken nur mäßig erweitert. Es vermag sich bei seinen Kontraktionen nicht völlig zu entleeren, so daß Residualharn zurückbleibt. Von da finden sich alle Übergänge bis zum Endstadium kompletter Retention.

Klinisch ist die Retention bei schleichendem Verlauf lange symptomlos. Die Palpation weist einen fluktuierenden Tumor oft beträchtlicher Größe nach. Von Tumoren der Milz, bzw. der Leber und Gallenblase unterscheidet er sich durch seine retroperitoneale Lage, die durch Luftaufblähung des Colons erkannt wird. Bei intermittierender Hydronephrose können heftige Kolikschmerzen auftreten. Die Harnmenge wechselt sehr stark. Der Nachweis gelingt durch Ureterenkatheterismus, neuerdings besonders eindeutig durch intravenöse Pyelographie.

Die **Prognose** hängt vom Verhalten des Nierengewebes ab. Bei Einseitigkeit des Prozesses übernimmt die andere Niere die Funktion. Gefahr droht hier vor allem von sekundärer Infektion des Sackinhaltes, die sich durch Fieberschübe oft septischer Art, Leukocytose des Blutes, nicht immer durch Leukocytenvermehrung im Urin anzeigt.

Die **Therapie** ist chirurgisch. Sie versuche das Abflußhindernis zu beseitigen. Pyonephrose muß bei guter Funktion der anderen Niere exstirpiert werden.

Zu Hydronephrose führt in seltenen Fällen auch die *Wanderniere*. Von der angeborenen fixierten Dystopie der Niere unterscheidet sich die Wanderniere durch abnorme Beweglichkeit, die namentlich bei Palpation im Stehen nachweisbar wird. Man findet die Wanderniere ganz überwiegend beim weiblichen Geschlecht, viel häufiger rechts als links. Die Niere verliert ihren Halt in der Fettkapsel zwischen zwei Blättern der tiefen Bauchfascie teils bei Frauen mit asthenischem Habitus, teils infolge von Fettschwund und Erschlaffung der Bauchdecken nach Geburten. Klinisch können durch Ureterknickung oder durch Kongestion infolge von Stildrehung und Stilzerrung Schmerzen auftreten. Häufiger fehlen Beschwerden. Die ärztlich gestellte Diagnose ruft manchmal allerhand nervöse Symptome hervor. Der Nachweis erfolgt durch Pyelographie.

Die **Therapie** bestehe bei unkomplizierten Fällen in der Versicherung, daß die Anomalie harmlos ist. Bandagen sind meist zwecklos. Operative Festlegung der Niere, Nephropexie, kommt nur bei Ureterknickung und Harnstauung in Frage.

Ein besonders schweres Krankheitsbild entsteht, wenn die Harnstauung beide Nieren betrifft. Dies tritt vor allem bei erschwerter Blasenentleerung ein, am häufigsten infolge von Prostatahypertrophie, von Tumoren der weiblichen Geschlechtsorgane, aber auch bei gestörter Blaseninnervation mit Harnretention. Unter den klinischen Symptomen stehen oft dyspeptische, Appetitlosigkeit, Erbrechen, Durst so sehr im Vordergrunde, daß die Grundkrankheit verkannt wird. Kommt es außerdem zu Abmagerung, so wird gar ein Magenkrebs vermutet. Charakteristisch ist eine oft sehr hochgradige Blutdrucksteigerung. Die Harnstauung führt, wahrscheinlich durch reflektorischen Reiz vom gedehnten Nierenbecken aus, zu mächtiger Polyurie von vielen Litern, zu Nykturie. Der Harn ist sehr diluiert, das spezifische Gewicht kann auf 1003 sinken, so daß das Zustandsbild weitgehend dem des Diabetes insipidus gleicht. Wie bei diesem wird das Blut eingedickt, die Gefrierpunktserniedrigung des Serums kann stark zunehmen, der Salzgehalt steigen. Auch der Reststickstoff ist deutlich erhöht. Es kommt zu Austrocknungserscheinungen, qualvollem Durst, borkig belegter Zunge, Schlaflosigkeit, Erregungszuständen, schließlich Benommenheit, Kopfschmerz, Erbrechen, Nierensiechtum und Tod im Coma uraemicum. Ödeme fehlen in der Regel.

Die *Therapie* hat das Auftreten von Residualharn rechtzeitig zu bekämpfen. Bei vollentwickeltem Zustandsbild kann allzu brüske Beseitigung der Stauung tödlich wirken. Die Blasenentleerung erfolge in Etappen. Als Dauerkatheter darf nur ein ganz dünner (Ureteren-) Katheter verwendet werden, der die Blasenentleerung über Stunden hinzieht. Mit Beseitigung der Harnstauung verschwinden alle Symptome, die Harnmenge wird normal, die Konzentrationsfähigkeit stellt sich wieder her, der Blutdruck sinkt ab, die Bluteindickung verschwindet, das Gesamtbefinden wird rasch wieder gut.

4. Die Steinkrankheit des Nierenbeckens und der Harnblase.

Die Steinkrankheit[1] der Harnwege ist eine bei beiden Geschlechtern häufig vorkommende Erkrankung. Die Voraussetzungen für das Auskrystallisieren von

---

[1] Vgl. a. S. 180 dieses Bandes.

Salzen aus übersättigten Lösungen sind an anderer Stelle dieses Lehrbuches besprochen. Dort ist vor allem auf die Bedeutung der Harnkolloide hingewiesen. Harnstauung ist keine notwendige Voraussetzung. Ein organischer Steinkern wird vor allem geliefert bei katarrhalischen oder entzündlichen Veränderungen (sekundäre Steinbildung). Das Material der Steine ist am häufigsten Harnsäure und deren Salze, dann oxalsaurer Kalk, phosphorsaurer und kohlensaurer Kalk. Steine aus Cystin oder Xanthin sind Raritäten. Bei Ratten, deren Futter kein A-Vitamin enthält, treten sehr häufig Phosphat- und Oxalsteine auf. Ausfällungen bis Hanfkorngröße nennt man Grieß. Die Steine können sehr verschiedene Größe von Erbsengröße bis zu kilogrammschweren Steinen annehmen. Der Sitz der Steine sind die Nierenkelche, das Nierenbecken, dessen Ausgang, der Harnleiter, in dem Steine besonders vor dem Durchtritt in die Blase steckenbleiben, ferner die Blase selbst.

Die **Symptome** hängen weitgehend von Sitz und Größe der Steine ab. In den Kelchen bleiben selbst sehr große Steine oft jahrelang symptomlos. Bei Reizung des Nierenbeckens führt ein reno-vesicaler Reflex zu häufigem Harndrang. Mikrohämaturie tritt namentlich nach Erschütterungen, Reiten, Fahren auf. Sobald der Stein in den Nierenbeckenausgang oder Ureter übertritt, machen sich stärkere Erscheinungen merklich. Blutungen, oft beträchtlichen Ausmaßes, werden häufiger. In der Lumbalgegend wird dumpfer Schmerz empfunden. Besonders kennzeichnend ist ein Nierenkolikanfall, der sich namentlich bei Wanderung kleinerer Steine, bis Erbsengröße, einstellt. Meist plötzlich treten unerträgliche Schmerzen auf, die von der Lende entlang dem Ureterverlauf nach der Blase, beim Manne in die Hoden ausstrahlen. Recht oft finden sich Schüttelfrost, Fieber und Erbrechen. Manchmal gleichen die Erscheinungen denen eines akuten Darmverschlusses mit völliger Verhaltung von Stuhl und Winden. Der Anfall kann viele Stunden, selbst tagelang dauern. Auch bei Einseitigkeit der Steinbildung vermindert sich die Harnmenge bis zu völliger Anurie. Infolge eines reno-renalen Reflexes stellt auch die unbehinderte Niere ihre Tätigkeit ein. Der etwa gelassene Harn enthält meist reichlich Blut. Selten dauert die Anurie mehrere Tage an, so daß der Tod durch Harnverhaltung eintreten kann. In der Regel aber klingt der Anfall nach qualvollen Stunden oder Tagen spontan ab. Völliges Wohlbefinden kehrt wieder. Nicht immer ist dies einem erfolgreichen Steinabgang zu danken. Der Stein kann an seine alte Stelle zurückkehren. Oder er verlegt den Ureter und schaltet die eine Niere aus, deren Becken sich hydronephrotisch erweitert, während die andere Niere die ganze Harnbereitung übernimmt. Die Gefahr der Rezidive ist groß, auch wenn ein Stein abgegangen ist, weil ihm andere folgen können. Für die Beurteilung des Zustandes wichtig ist stets die Frage, ob infolge von Stauung das Nierenbecken erweitert ist, vor allem aber die Frage, ob eine infizierte oder aseptische Steinniere vorliegt. Die Infektion der Harnwege kann dabei das Primäre sein und ihrerseits zur Steinbildung Veranlassung geben. Oder ein keimfreies, steinhaltiges Nierenbecken kann sekundär infiziert werden. Auch bei sterilen Steinen im Nierenbecken droht der Niere Gefahr einmal durch Hydronephrose, dann aber auch durch chronische Entzündungsvorgänge, die zu Vergrößerung, Verhärtung und schließlich zu Atrophie des Organs führen.

Die **Diagnose** stützt sich auf die genannten Symptome, vor allem aber auch auf das Röntgenbild, das nicht alle, aber doch zahlreiche Steine nachweist, namentlich, wenn mittels Ureterkatheters das Nierenbecken mit Luft gefüllt wird. Harnleitersteine lassen sich von Beckenflecken dadurch unterscheiden, daß man einen strahlenundurchlässigen Ureterkatheter einführt und die Beziehungen des Steinfleckes zum Ureter röntgenologisch kontrolliert.

Die **Therapie** des Anfalls besteht in Injektionen von Morphin (0,02) mit Atropin ($^1/_2$ bis $^3/_4$ mg) und Kataplasmen. Auch Novalgin oder Trasentin intravenös bringt oft rasche Linderung. Über die Zweckmäßigkeit reichlicher Flüssigkeitszufuhr im Anfall sind die Meinungen geteilt. Meist scheitert sie an dem Unvermögen der Kranken. Überschreitet der Stein Erbsengröße nicht, so kann ein Abtreibungsversuch erwogen werden. Man gibt hierzu, evtl. über längere Zeiten 3mal tägl. 1—3 Eßlöffel Glycerin. puriss. in heißer Milch oder ätherische Öle (Enatin), läßt reichlich Flüssigkeit trinken, nachdem man vorher für Ruhigstellung von Ureterkrämpfen durch Atropininjektion ($^3/_4$—1 mg), Papaverin- oder Eupaverininjektion oder Suppositor. Belladonn. 0,03 mit Papaverin 0,06 gesorgt hat. Auch der Versuch, den Stein durch Hypophysininjektion ($1^1/_2$—2 ccm) in Bewegung zu bringen, ist erlaubt. Uretersteine können oft mit dem Katheter gelockert werden, wobei durch Einspritzen von Glycerin in den Ureter die Abtreibung in Gang gebracht wird. Paravertebrale Injektionen von Novocain besonders neben D. XII und L. I, evtl. auch den nächst höheren und tieferen Segmenten heben oft die Kolikschmerzen prompt auf und leiten den Steinabgang ein. Gute Entleerung des Darms ist wichtig. Dabei bewähren sich subaquale Darmbäder. Operatives Vorgehen ist notwendig bei infizierten Nierenbecken. Entfernung der Steine durch Pyelotomie muß versucht werden. Da bei großen Steinen und starker Infektion oft die Niere geopfert werden muß, ist vorher die Funktion der anderen Niere sicherzustellen. Auch hohe Einklemmung eines Uretersteins, deutliche Erweiterung der Nierenbecken, sowie gehäuftes Auftreten von Kolikanfällen legen operatives Vorgehen nahe. Fehlen diese Komplikationen und stärkere Beschwerden, so kann von der Operation Abstand genommen werden, obwohl auch da, wie erwähnt, die Niere stets durch die Steine gefährdet ist. Die Neigung der Steine zu appositionellem Wachstum erschwert zudem spätere Operation. Die Nachbehandlung hat etwaige Obstipation zu beseitigen. Solange Steine anwesend sind, ist jede stärkere Erschütterung des Körpers zu vermeiden. Die Diät richtet sich gewohnheitsmäßig nach der Art des Steines. Bei Uratsteinen gibt man gerne eine an Nucleinen (innere Teile vom Tier, kleine Fische, Hülsenfrüchte) arme Kost mit einem Überschuß alkalischer Valenzen. Dazu läßt man alkalische Wässer trinken, Wildunger, Fachinger, Brückenauer, Wernarzer Wasser. Phosphat- und Oxalatsteine werden gerne mit saurer Kost behandelt. Bei Oxalatsteinen kommt Beschränkung der oxalsäurereichen Nahrungsmittel (Spinat, Rhabarber, Feigen, rote Rüben, Kartoffel, grüne Bohnen, Tomaten) in Betracht. Über die therapeutische Wirkung der längerdauernden Zufuhr von Vitamin A sind die Ansichten noch geteilt.

Blasensteine sind zum Teil vom Nierenbecken herabgewandert. Andere entstehen an Ort und Stelle aus denselben Gründen wie die Nierenbeckensteine. Oft geben Fremdkörper Veranlassung zu Cystitis und Phosphatinkrustationen. Symptome treten besonders bei Bewegungen auf. Sie bestehen in Blutungen, Schmerzen und häufigem Harndrang. Gelegentlich wird durch Vorlegen des Steins der Harnstrahl unterbrochen. Die Diagnose wird heute meist durch das Röntgenverfahren gestellt, wobei die Harnblase vorher mit Luft gefüllt werden mag. Direkt sichtbar sind die Steine im Blasenspiegel. Die Therapie ist eine chirurgische und besteht als Methode der Wahl in der Steinzertrümmerung mittels des Operationscystoskops. Nur in besonders gelagerten Fällen wird der Steinschnitt, die Lithotomie, erforderlich. Rezidive kommen auch bei Blasensteinen vor. Die Nachbehandlung ist deshalb dieselbe wie bei Nierensteinen.

5. Die Paranephritis.

Die entzündliche Erkrankung der Nierenfettkapsel mit eitriger Einschmelzung wird als Paranephritis bezeichnet. Als Erreger kommen vor allem Kokken und Stäbchen in Frage. Die Infektion geht in der Regel von einem Rindenabsceß der Niere aus, der seinerseits bei einer ascendierenden Infektion der Harnwege oder häufiger embolisch metastatisch entsteht. Als Ausgangspunkt der pyogenen Metastase kommen Anginen, Furunkulose, Panaritien und andere Eiterungen in Frage.

Die **Symptome** sind im Anfang meist wenig charakteristisch. In der Regel besteht unregelmäßiges Fieber von wechselndem Verlauf, Frost, starke Prostration. Der Lumbalschmerz kann zunächst undeutlich sein. In anderen Fällen ist er so heftig, daß er rasch die Diagnose ermöglicht. Im Harn kann jeglicher Befund fehlen. In anderen Fällen findet sich Eiweiß, rote und weiße Blutkörperchen. Im Blut ist Leukocytose und Linksverschiebung der Granulocyten gewöhnlich. Allmählich, manchmal nach Wochen, wird der Druckschmerz an der XII. Rippe deutlicher, die Gegend wölbt sich vor, die Haut ist gedunsen. Der Eiter kann sich unter das Zwerchfell als subphrenisches Empyem ausdehnen. Die Zwerchfellbewegungen werden eingeschränkt. Durch Durchwandern der Erreger kommt es zu Pleuraexsudat. Auch nach unten kann sich der Eiter entlang dem Psoas ausdehnen, so daß er nahe dem Leistenbande zum Vorschein kommt.

Die **Diagnose** wird durch Probepunktion gesichert. Ihr hat die Incision zu folgen. Bei rechtzeitiger Diagnosestellung ist die Prognose gut. Andernfalls droht Kräfteverfall, Durchbruch in die Nachbarschaft (Darm, Nierenbecken) oder generalisierte Sepsis.

6. Niereninfarkt.

Embolie einer Nierenarterie führt zu hämorrhagischem Infarkt. Die Nekrose des Gewebes macht narbige Einziehung. Bei multiplen Infarkten entsteht die embolische Schrumpfniere.

Die **Symptome** sind nicht immer deutlich. Doch kann der Schmerz so heftig sein, daß er an eine Steinkolik denken läßt. Die Temperatur ist oft leicht erhöht. Die Hämaturie hält sich meist in mäßigen Grenzen, kann aber auch abundant sein. Dann entstehen differentialdiagnostische Schwierigkeiten. Dauernde Folgen bleiben in der Regel nicht zurück, da noch genügend funktionierendes Nierengewebe übrigbleibt. Ist der Embolus infiziert, so kommt es zu Nierenabscessen, die sich dann oft in großer Zahl finden. Die meist schlechte Prognose dieser Abscesse hängt in erster Linie von der Grundkrankheit ab.

7. Tumoren der Nieren und der Harnwege.

Sie sind relativ selten und treten einmal im Kindesalter, dann wieder zwischen dem 40. und 60. Lebensjahr auf. Die Mehrzahl der Nierentumoren stammt von versprengten Nebennierenkeimen (Hypernephrome). Außerdem findet man Carcinome, selten Sarkome und Teratome, ausnahmsweise gutartige Geschwülste. Besonders die Hypernephrome neigen zu Metastasierung in Lungen, Leber, Lymphdrüsen und Knochen. In der Harnblase finden sich Zottenpolypen, Papillome und Carcinome.

Symptome treten leider oft recht spät in Erscheinung. Als erstes tritt, unabhängig von äußeren Einflüssen, eine Hämaturie auf. Teils handelt es sich nur um bescheidene, selbst um nur mikroskopisch nachweisbare Blutungen. Andererseits kommt es auch zu abundanten Blutungen, die die Harnblase so sehr mit Blutgerinnseln erfüllen, daß die Miktion erschwert oder unmöglich gemacht wird. Dann kann starke Anämie entstehen. Manchmal enthält nur eine einzige Harnprobe Blut, andere Male hält die Blutung wochenlang an.

Die Palpation ergibt dann manchmal schon einen sehr großen Nierentumor. Tumoren des oberen Nierenpols andererseits sind oft schwer tastbar. Schmerzen fehlen lange oder sie treten erst im Zusammenhang mit der Blutung auf. Sie bestehen in Spannung, selten in Koliken. Die Temperatur ist häufig erhöht. Im weiteren Verlauf werden die Kranken zunehmend kachektisch. Durch Fernwirkungen auf den Darm kommt es manchmal zu Erscheinungen der Darmokklusion. Zur Klärung der Diagnose muß, möglichst während der Blutung, die Cystoskopie ausgeführt werden. Sie stellt den Sitz der Blutung fest, insbesondere, ob das Blut aus Blase oder Niere stammt. Vielfach ist auch zu sehen, aus welcher Seite das Blut kommt, nötigenfalls unter Anwendung des Harnleiterkatheterismus. Durch das Fehlen von Leukocyten im Urin läßt sich Tuberkulose, durch das Röntgenbild Steinkrankheit unwahrscheinlich machen. Fast unüberwindliche Schwierigkeiten macht evtl. die Abgrenzung gegen sog. essentielle Hämaturien, deren Ursache nicht zu ermitteln ist.

Auch Tumoren der Harnblase verraten sich durch Hämaturie. Besonders stark bluten die zarten Polypen. Außerdem können Zeichen von Cystitis bestehen. Die Miktion braucht nicht gestört zu sein. Besonders bei nahe der Harnröhrenöffnung gelegenen Tumoren besteht oft häufiger Harndrang. Auch ursprünglich gutartige Polypen neigen oft zu andauerndem Wachstum und zu maligner Degeneration.

Die **Prognose** aller malignen Tumoren der Harnwege ist wenig günstig, zumal die Diagnose häufig erst sehr spät gestellt werden kann. Die *Therapie* soll immer, wenn möglich, eine operative sein. Auch bei bloßem Verdacht auf Nierentumor kommt, wenn die Diagnose nicht anderweitig gesichert werden kann, die probeweise Freilegung der Niere in Betracht. Für Blasentumoren kommt der endovesicale Operationsweg und die Sectio alta in Frage. Bestehen Metastasen, zeigt ein Blasentumor ausgedehnte Verwachsungen mit den Nachbarorganen, so bleibt nur symptomatische Therapie. Opiumsuppositorien, Aspirin, Verweilkatheter erleichtern die Blasenbeschwerden. Styptica sind gegen die Blutungen meist wenig erfolgreich. Die Blase kann evtl. mit Argent. nitric.-Lösungen (1:500) gefüllt werden.

8. Kongenitale Anomalien der Nieren und der Harnwege.

Infolge der komplizierten Entwicklung der Nieren kommt es nicht ganz selten zu Formabweichungen, unter denen die Hufeisenniere die wichtigste ist. Die unteren Pole beider Nieren sind durch Rindengewebe oder Bindegewebe verbunden. Solche Nieren erkranken häufig an Hydronephrose, Steinbildung oder Tuberkulose. Ferner kommt es vor, daß eine Niere verkümmert oder fehlt, so daß die andere die ganze Funktion übernimmt. Sie ist dann vergrößert. Man hüte sich vor Nephrektomie der einzigen Niere! Das Nierenbecken kann doppelt angelegt sein, mit doppeltem Ureter oder mit blind endigendem Harnleiter. In den Ureteren kommen Klappenbildungen vor. Alle diese Mißbildungen können zu Erkrankungen, besonders zu Hydronephrosen, führen. Sie gewinnen aber vor allem Bedeutung bei Erkrankungen der abnorm entwickelten Nieren, da sie dann für die Diagnose und die Therapie sehr bedeutungsvoll werden können. Mit Cystoskop, Ureterenkatheterismus und Pyelographie kann der Geübte in der Regel die Situation klären.

VI. Spezielle Pathologie und Therapie der männlichen Geschlechtsorgane.

1. Die Erkrankungen der Prostata

können hier nur besprochen werden, soweit sie Beziehungen zu Erkrankungen der inneren Organe haben. Das kastaniengroße Organ umgibt die Harnröhre bei ihrem Austritt aus der Blase. Es wird von den im Colliculus seminalis mündenden Ductus ejaculatorii durchsetzt. Die läppchenförmig angeordneten Drüsen münden zu beiden Seiten des Colliculus in zahlreichen Ausführungsgängen. Ihr Sekret enthält Eiweiß und Lipoide. Nach vorne zu findet sich der Musculus prostaticus, oben aus glatten, unten aus quergestreiften Muskeln bestehend. Er dient dem Blasenschluß und als Ejaculationsorgan. Nach hinten liegt die Drüse dem Mastdarm an.

Die **Symptome** der Prostataerkrankungen bestehen vor allem in Störungen der Blasenfunktion, Harndrang, Harnretention. Auch die Darmfunktion wird beeinträchtigt. Schmerzen strahlen nach dem Mastdarm, dem Damm, dem Penis, der Kreuzgegend und den Oberschenkeln aus.

Der **Diagnose** dient vor allem die Palpation vom Rectum aus, die Größe, Form, Konsistenz und Beweglichkeit feststellt. Ferner sind die Sekrete zu untersuchen.

Praktisch die wichtigste Erkrankung ist die *Prostatahypertrophie*, eine Erkrankung männlicher Greise, meist jenseits des 50. Lebensjahres. Anatomisch handelt es sich um Adenome oder Myome der zentralen Drüsenmasse der Prostata. Die Vergrößerung kann das ganze Organ betreffen. Häufiger ist sie ungleichmäßig asymmetrisch. Besondere Bedeutung besitzt die digital schwer fühlbare Hypertrophie des Mittellappens, die in die Blase vorspringt und deren Entleerung besonders leicht beeinträchtigt. Die Erkrankung kann lange symptomlos bleiben. Dann führt sie zu vermehrtem Harndrang, besonders des Nachts, zu erschwerter Miktion und zu gebieterischem Harndrang, ferner zu Harnträufeln. Im zweiten Stadium kommt es zu partieller Retention, die oft sehr plötzlich eine totale werden kann. Im dritten Stadium stellen sich die S. 88 näher geschilderten Symptome der Stauungsblase ein. Manchmal kommt es auch ohne Katheterverletzungen zu starken, ja zu bedrohlichen Blutungen in die Blase. Besonders treten solche nach zu rascher Katheterentleerung der Blase auf (Blutung ex vacuo). Kompliziert wird die Krankheit durch Infektion der Harnwege, besonders nach unsterilem Katheterismus. Für die Diagnose maßgebend ist die rectale Palpation und die Feststellung von Residualharn. Die konservative Behandlung besteht im ersten Stadium in blander Kost mit Vermeidung von Stoffen, die die Harnwege reizen. Besonders abends ist die Flüssigkeitszufuhr einzuschränken. Abendliche warme Sitzbäder werden empfohlen. Sobald sich Residualharn findet, ist ausreichend häufig, 1—2—5mal täglich unter streng aseptischen Kautelen, tunlichst mit Weichgummikatheter, zu katheterisieren, um größeren Harnretentionen mit ihren verderblichen Folgen vorzubeugen. Bei großen Retentionen entleere man langsam, evtl. in Etappen. Sind im Harn reichliche Leukocyten vorhanden, ist an den Katheterismus Blasenspülung anzuschließen. Neuerdings wird über wesentliche symptomatische Besserungen durch Behandlung mit Testikelhormon (Hombreol, Erugon berichtet). Oft tritt nach täglichen Testovironinjektionen überraschende Besserung auf. Die moderne Verbesserung der chirurgischen Technik erleichtert den Entschluß zur Frühoperation, die bei komplikationslosem Verlauf Heilung und Wiederherstellung der Arbeitsfähigkeit bringt. Die Mortalität beträgt in neueren Statistiken zum Teil nur wenig mehr als 3%, steigt aber bei weniger strenger Auswahl der Fälle auf 10 bis 25%. Bei Neigung zu Niereninsuffizienz droht die Gefahr postoperativer Urämie. Stets ist deshalb vor der Operation eine genaue Nierenfunktionsprüfung auszuführen, besonders der Wasser- und Konzentrationsversuch und die Bestimmung des Reststickstoffes und des Indicans im Blute. Insuffizienz der Nieren oder der Kreislauforgane bilden ebenso wie ernste Komplikationen der Atmungsorgane eine Gegenanzeige gegen operatives Vorgehen. Dieses ist erst möglich, wenn der Dauerkatheter die Harnstauung und ihre Folgen für Wasser- und Mineralhaushalt beseitigt hat. Neben der radikalen transvesicalen suprapubischen Prostatektomie wird als schonenderes Verfahren auch die Elektrokoagulation in Betracht gezogen.

Entzündungen der Prostata sind fast ausnahmslos von der Harnröhre fortgeleitet und beruhen zu 60—85% auf Gonorrhöe, freilich oft mit Mischinfektion. Auch unsauberer Katheterismus kann Prostatitis hervorrufen. Man findet alle Grade der Entzündung, einfache Hyperämie, entzündliche Infiltration, Abszeßbildung. Der Prozeß kann auf die Umgebung übergreifen. Bei akuten Prozessen besteht Harndrang, Schmerz bei der Miktion, die dadurch unmöglich gemacht werden kann; ferner treten Tenesmen der Blase und des Mastdarms auf. Fieber ist oft vorhanden, kann aber auch bei Abscessen fehlen. Die Palpation ergibt in der vergrößerten Prostata derbe, schmerzhafte Stellen. Der Prozeß neigt dazu, chronisch zu werden. Narbenbildung führt dann zu Sekretverhaltung. Bedenklich ist die Einbeziehung der Ductus ejaculatorii, die veröden können. Oft findet sich eine begleitende Urethritis. Die chronische Prostatitis spielt oft die Rolle eines Herdinfektes, der leicht übersehen wird. Auch embolische Prozesse können von einer begleitenden Thrombophlebitis der umgebenden Venengeflechte ausgehen. Die Therapie des akuten Stadiums besteht in Bettruhe, Verabreichung von Narcoticis in Suppositorien, Regelung des Stuhls und Sitzbädern. Abscesse werden am besten vom Damm aus eröffnet. Im chronischen Stadium kommt Massage vom Darm aus, Wärmeapplikation, evtl. Sondenbehandlung in Frage. Am besten liegt die verantwortungsvolle Behandlung in der Hand des Spezialisten.

Maligne Tumoren kommen als Carcinome und Sarkome vor. Die Erscheinungen gleichen denen der Prostatahypertrophie. Manchmal sind Schmerzen im Becken besonders ausgesprochen. Auch palpatorisch ist die Unterscheidung von der Hypertrophie nur bei bestehendem infiltrativem Wachstum möglich. Kindliches Alter spricht ebenfalls für malignen Tumor. Die Carcinome neigen zu Metastasen in den regionären Drüsen und in entfernten Organen. Besonders kommen Knochenmetastasen nicht selten mit Eburnisation der Wirbelkörper vor. Oft machen die Metastasen Erscheinungen, während die Primärtumor übersehen wird. Die Prognose ist auch bei frühzeitiger Operation schlecht. Bei bestehenden Verwachsungen oder Metastasen kommt nur symptomatische Therapie in Frage.

2. Die Erkrankungen von Hoden, Nebenhoden und Samenblasen.

Der Hoden (Orchis, Testis, Didymis), die männliche Geschlechtsdrüse, hat die Aufgabe, die Samenfäden zu bilden und ein inneres Sekret, das männliche Geschlechtshormon, zu liefern, von dessen Anwesenheit die Entwicklung der sekundären Geschlechtsmerkmale und die Geschlechtsreife abhängt. Er steigt im 7. bis 8. Embryonalmonat von der Nierengegend in das Scrotum herab (Descensus testis). Bleibt er irgendwo auf diesem Wege liegen, so spricht man von *Retentio testis* (abdominalis, inguinalis), bei Verlagerung an falsche Stelle von Ectopia testis. Bis zum 12. Lebensjahr kann noch auf das spontane Herabsteigen gehofft werden. Leistenhoden sind durch Traumen und Druck der Bauchmuskeln gefährdet und atrophieren leicht, wodurch Azoospermie eintritt. Als Ursache des verzögerten Descensus kommen offenbar innersekretorische Vorgänge der Hoden selbst und besonders der Hypophyse in Betracht. Ein Behandlungsversuch mit Hypophysenvorderlappen-Präparaten, evtl. zusammen mit Testikelhormon erscheint aussichtsreich. Er dürfte die älteren chirurgischen Methoden überall da verdrängen, wo keine mechanischen Hindernisse vorliegen.

Atrophie der Hoden führt zum Versiegen der Potentia generandi und coeundi und zur Entwicklung eines eunuchoiden Typus. Sie tritt als Endzustand entzündlicher Veränderungen, ferner häufig in abnorm gelagerten Hoden auf.

Die *Entzündung* des Hodens (Orchitis) tritt vorwiegend metastatisch auf bei den verschiedensten Infektionskrankheiten. Bemerkenswert ist die Häufigkeit der Orchitis des geschlechtsreifen Mannes bei Mumps. Diese Orchitis entsteht meist gegen Ende der 1. Krankheitswoche und dauert mit sehr heftigen Schmerzen 2—4 Wochen an. Der Ausgang ist in 33—50% der Fälle die Atrophie. Die Entzündung des Nebenhodens (Epididymitis) entsteht nur selten metastatisch, meist aufsteigend von der Urethra bei Gonorrhöe und anderen entzündlichen Erkrankungen der Harnröhre. Die Krankheit äußert sich durch örtlichen Schmerz, der gegen Leiste, Kreuzbein und Lende ausstrahlen kann, durch Schwellung, Ödem des Scrotum und manchmal sehr hohes Fieber. Stets droht Ausgang in Atrophie mit Impotentia generandi. Die Therapie besteht in Bettruhe, Eisblase oder Wärmeapplikation, später im Tragen eines Suspensoriums. Die Entzündung der Samenblasen (Spermatocystitis) entsteht von Infektionen der Urethra aus. Oft ist die Prostata beteiligt, von deren Entzündung sich die Samenblasenerkrankung bezüglich der Symptome und der Therapie kaum unterscheidet.

Die *Tuberkulose* der männlichen Geschlechtsorgane kann die einzige nachweisbare Lokalisation der Tuberkulose im Körper sein. Die Infektion erfolgt auf dem Blutwege und siedelt sich meist zuerst im Nebenhoden an. Von da wird der Hoden durch Kontaktwachstum beteiligt. Die weitere Ausbreitung erfolgt in der Richtung des Saftstroms auf Samenblase und Prostata, dann auf die Blase. Niere und anderer Hoden werden dann hämatogen infiziert. Der Beginn der Erkrankung ist eine akute oder schleichend einsetzende Epididymitis, die zu Bildung derber Knoten, zu Vereiterung und Fistelbildung oder auch zu Abkapselung führt. Die Erkrankung von Prostata und Samenblasen macht keine Symptome. Die Therapie ist chirurgisch und besteht bei Beteiligung des Hodens in Kastration, bei ausschließlichem Betroffensein des Nebenhodens in Epididymektomie. Die miterkrankten Samenblasen heilen dann in der Regel aus. Die Nachbehandlung sei hygienisch-diätetisch nach den Grundsätzen der Behandlung der Tuberkulose anderer Organe.

Die *Lues* betrifft — meist im Spätstadium — ausschließlich den Hoden. Sie kann zu erheblicher Tumorbildung führen. Später tritt Schrumpfung und Hodenatrophie ein.

Literatur.

Handbuch der normalen und pathologischen Physiologie. Herausgeg. von A. BETHE, G. v. BERGMANN, G. EMBDEN, A. ELLINGER†, Bd. 4. Berlin: Julius Springer 1929. Bd. 16/2. Berlin: Julius Springer 1931.

BECKMANN, K.: Funktionsprüfung der Niere und Vorniere in klinische Laboratoriumstechnik. Herausgeg. von TH. BRUGSCH und A. SCHITTENHELM. Berlin u. Wien: Urban & Schwarzenberg 1928. — Das Säurebasengleichgewicht und seine Bedeutung für die Therapie. Halle a. S.: Carl Marhold 1931.

LICHTWITZ, L.: Die Praxis der Nierenkrankheiten, 3. Aufl. Berlin: Julius Springer 1934.

MÖLLENDORFF, W. VON: Harn- und Geschlechtsapparat. Handbuch der mikroskopischen Anatomie des Menschen, Bd. VII/1. Berlin: Julius Springer 1930. — MÜLLER, O. u. W. PARRISIUS: Die Blutdruckkrankheit. Stuttgart: F. Encke 1932. — MUNK, FR.: Nierenerkrankungen. Berlin u. Wien: Urban & Schwarzenberg 1925.

NOEGGERATH, C. u. A. ECKSTEIN: Handbuch der Kinderheilkunde, 4. Aufl. Bd. 4. Berlin: F. C. W. Vogel 1931.

SIEBECK, R.: Die Beurteilung und Behandlung der Nierenkranken. Tübingen: J. C. B. Mohr 1920. — STRAUB, H.: Erg. inn. Med. 25 (1924).

VOLHARD, FR.: Handbuch der inneren Medizin. Herausgeg. von G. v. BERGMANN und R. STAEHELIN, 2. Aufl., Bd. 6. Berlin: Julius Springer 1931.

Die Krankheiten des Stoffwechsels und der Ernährung.

Von

E. GRAFE-Würzburg.

Mit 14 Abbildungen und 10 Tabellen.

A. Allgemeine Physiologie und Pathologie des organischen Stoffwechsels und der Ernährung.

I. Gesamtstoff- und Kraftwechsel.

Das Leben geht unlösbar mit einem dauernden Wandel von Stoff und Energie einher und wird dadurch überhaupt erst möglich. Auch in der unbelebten Natur gibt es derartige Umwandlungen. Im Lebensprozeß haben sie aber eine ganz bestimmte Richtung. Sie dienen der Gewinnung von Kraft für die zur Aufrechterhaltung des Lebens notwendigen Arbeitsleistungen und gehorchen dem Prinzip der Selbststeuerung des Organismus (PFLÜGER). Neben diesen dissimilatorischen Vorgängen verlaufen aber auch assimilatorische, welche dem Stoffauf- und -anbau und der Speicherung von Energie dienen. Vor allem geschieht das bei der Nahrungsaufnahme, beim Wachstum und in der Rekonvaleszenz nach schweren Gewebseinbußen. Stets sind beide Arten von Reaktionsabläufen vorhanden, selbst im Hunger werden an einzelnen Stellen des Körpers, besonders in den Inkretdrüsen, dauernd Stoffe, die zur Erhaltung des Lebens nötig sind, neu aufgebaut.

Die *Hauptenergie* für den Organismus wird aus oxydativen, d. h. mit Sauerstoffverbrauch einhergehenden chemischen Umwandlungen gewonnen, daneben gibt es vor allem im Muskelstoffwechsel auch anoxybiotische Vorgänge, doch treten diese im allgemeinen, besonders beim ruhenden Organismus, quantitativ so an Bedeutung zurück, daß sie bei der Untersuchung der Gesamtenergieproduktion gar nicht sicher gefaßt werden können. Selbst für die assimilatorischen Vorgänge gilt dies, von wenigen Ausnahmen abgesehen.

So ist der Sauerstoff und seine Bestimmung ein guter Indicator für die Intensität der Verbrennungen, wenn auch nicht von der Exaktheit, wie LAVOISIER, der Begründer der Stoffwechselforschung, es annahm. Die Genauigkeit wächst, wenn gleichzeitig mit dem aufgenommenen Sauerstoff auch die ausgeatmete Kohlensäure mitgemessen wird. Der Quotient aus beiden Größen, der sog. respiratorische Quotient $\left(RQ = \dfrac{CO_2}{O_2}\right)$ gestattet gleichzeitig einen Einblick in Art und Menge der zur Verbrennung kommenden Stoffe. Es sind dies Eiweiß, Kohlehydrate und Fette. Je größer die im Nährstoff selbst vorhandene Menge O_2 ist — wie z. B. im Zucker —, um so weniger Sauerstoff braucht von außen zugeführt zu werden, um so höher ist also RQ. Umgekehrt sinkt er um so mehr ab, je mehr O_2 zur Verbrennung sauerstoffarmer Nährstoffe durch die

Atmung aufgenommen werden muß. So errechnen sich einfach die respiratorischen Quotienten für die drei Hauptnährstoffe:

RQ ist bei reiner Kohlehydratverbrennung = 1,00
  „   „   „   Eiweißverbrennung   = 0,801
  „   „   „   Fettverbrennung   = 0,707.

Da die gleichzeitig im Harn ausgeschiedene N-Menge ein brauchbares Maß für die im Körper verbrannte Eiweißmenge ist, und ihr eine bestimmte Menge aufgenommenen Sauerstoffs entspricht, so läßt sich leicht eine entsprechende Korrektur für RQ anbringen, so daß dann aus der Größe des Nichteiweißes-RQ auch die Mengen umgesetzter Kohlehydrate und Fette errechnet werden können.

Für die meisten klinischen Zwecke interessieren weniger die Mengen der verbrannten Nährstoffe, als die dabei produzierte Menge von *Wärme* im Körper. Der Wärmewert eines Liters Sauerstoffs, das sog. calorische Äquivalent, ist bei den einzelnen Nahrungsmitteln verschieden.

Er beträgt für Eiweiß   = 4,6 Calorien
  „   „   Fett   = 4,67   „
  „   „   Kohlehydrate = 5,07   „

Für die einzelnen *respiratorischen Quotienten* ergeben sich mithin folgende Calorienbeträge:

RQ
bei 0,71   4,72 Calorien pro Lt. O_2
„   0,80   4,83   „   „   „ O_2
„   0,90   4,95   „   „   „ O_2
„   1,00   5,07   „   „   „ O_2

Da diese Zahlen sehr nahe beieinander liegen, genügt für klinische praktische Zwecke im allgemeinen die Bestimmung des O_2-Verbrauchs, wie sie z. B. in großer Einfachheit die Spirometermethode von A. Krogh gestattet. Bei Innehaltung einer bestimmten eiweißarmen Diät an den Vortagen ergibt die Menge des während der Versuchszeit aufgenommenen Sauerstoffs, umgerechnet auf 24 Stunden und multipliziert mit 4,8, die Calorienproduktion pro Tag. Die indirekte Berechnungsart über den Sauerstoff deckt sich, wie zahlreiche Versuche von Atwater, Benedict, Lusk, Du Bois u. a. gezeigt haben, ziemlich genau mit der direkt im sog. Calorimeter bestimmten Wärmeabgabe.

Für klinische Zwecke, vor allem diagnostischer Art, interessiert nur das Verhalten des Kraftwechsels bei mittlerer Außentemperatur im absoluten Ruhezustand, d. h. bei vollständiger Muskelruhe und Nüchternheit, der sog. Grundumsatz oder Basalstoffwechsel. Er beträgt pro 1 kg Körpergewicht in 1 Stunde ungefähr 1 Calorie.

Die *Größe des Grundumsatzes* wird vor allem beim Menschen wesentlich, wenn auch keinesfalls allein von der Oberfläche bestimmt (Rubners Oberflächengesetz). Meeh hat die Oberflächenbestimmung lediglich auf das Körpergewicht bezogen und die einfache Formel $O = k \sqrt[3]{P^2}$ angegeben, in der k eine für die einzelnen Tierarten etwas wechselnde Konstante, P das Körpergewicht bezeichnet.

E. F. Du Bois hat später komplizierte, aber exaktere, auch die Körperlänge mit einbeziehende Formeln angegeben, von denen die folgende noch die einfachste ist.

$$O = \sqrt{P} \times \text{Länge} \times 167{,}2.$$

Andere Wege der Bestimmung und Berechnung sind Bohnenkamp u. a. gegangen.

Nach Du Bois beträgt die stündliche Wärmeproduktion pro Quadratmeter Oberfläche bei erwachsenen Männern zwischen 20—60 Jahre 38,5 Calorien, bei

Frauen entsprechenden Alters 36 Calorien. In den früheren Lebensjahren liegen die Werte etwas höher, so z. B. im 14. Jahre bei 46 bzw. 43 Calorien, im Greisenalter fallen sie etwas ab.

BENEDICT und HARRIS, welche die Bedeutung der Oberfläche für die Wärmeproduktion leugnen, haben auf Grund eines großen eigenen und fremden Untersuchungsmaterials sehr komplizierte empirische Formeln aufgestellt, welche neben Körperlänge und -gewicht auch Alter und Geschlecht mit berücksichtigen. Mit ihrer Hilfe haben sie außerordentlich übersichtliche, leicht zu handhabende Tabellen geschaffen, in denen leicht durch Addition von nur 2 Zahlen je nach Alter, Körperlänge, Gewicht und Geschlecht die normale Calorienproduktion einer Versuchsperson nachgeschlagen werden kann. Diese Zahlen werden heute meist für die Beurteilung, ob ein Grundumsatz von der Norm abweicht, zugrunde gelegt, wobei eine mittlere Schwankungsbreite der Norm von $\pm 15\%$ nach oben und unten in Rechnung zu stellen ist. Für die Erkennung und Beurteilung bestimmter Krankheiten, vor allem auf dem Gebiet der inneren Sekretion (Thyreoidea) haben Grundumsatzbestimmungen große, manchmal entscheidende, praktische Bedeutung.

Der Grundumsatz entspricht annähernd dem Minimalstoffwechsel, wie er bei etwa 30^0 Außentemperatur infolge der chemischen Wärmeregulation, welche der Verhinderung von zu großen Wärmeverlusten dient, sich einstellt.

Die Haupteinwirkungen auf den Grundumsatz im Sinne der Steigerung sind *Muskeltätigkeit* und *Nahrungsaufnahme*. In welchem Ausmaße durch körperliche Anstrengungen der Grundumsatz erhöht wird, dafür geben die alten Zahlen von ZUNTZ für einen Mann von 70 kg und 1 Stunde auch heute noch einen guten Anhalt.

	Calorien
Bettruhe	70
Strammstehen	80
Gehen in der Ebene (3,6 km)	210
Marsch in der Ebene (6 km)	350
Bergsteigen (3,6 km, 300 m Erhöhung)	360
Bergsteigen (3,6 km, 500 m Erhöhung)	500
Radfahren (15 km)	380
Schwimmen	640

Bei mittlerer Arbeitsleistung beträgt nach ATWATER der Mehrverbrauch an Calorien im Durchschnitt $0,012 \times$ geleistete Kgm. Während nach physikalischer Definition 1 Calorie 425 kgm entsprechen, entfällt hier auf 1 Calorie etwa 83 kgm.

Wir haben also auch beim Muskelapparat die gleichen Erscheinungen wie bei unsern besten und am ökonomischsten arbeitenden Maschinen. Der Nutzeffekt beträgt nur 20—25% des theoretisch möglichen Wertes. Der Hauptteil geht als nicht weiter nutzbare Wärme verloren. Die genannten Zahlen, die bei guttrainierten Menschen und mittlerer Arbeit bis maximal 30% ansteigen können, sinken zumal bei Kranken oder Rekonvaleszenten mit mangelndem Training und zunehmender Ermüdung sehr erheblich ab, so daß der Nutzwert manchmal nur wenige Prozente der aufgewandten Energieproduktion ausmacht.

Das andere große Stimulans im Stoffwechsel ist die *Nahrung*. Auch deren Aufnahme und Verarbeitung geht nicht ohne Verluste im Körper vor sich. Es kommt aus Gründen, die noch immer nicht ganz klar liegen, zu einer Stoffwechselsteigerung, zu einer *spezifisch-dynamischen Wirkung*, wie sie RUBNER genannt hat. Am größten ist sie beim Eiweiß. Bei der außerordentlich großen Streuung der Zahlen schon in der Norm und bei der Fülle von Faktoren, die auf diese Vorgänge Einfluß haben, ist es schwer, Normalwerte anzugeben. Folgende Zahlen entsprechen etwa den Durchschnittswerten der Literatur und eigener Untersuchungen:

für Eiweiß	20—30%	des Brennwertes der Zufuhr
„ Mono- und Disaccharide	3— 6%	„ „ „ „
„ Polysaccharide	5— 9%	„ „ „ „
„ Fette	$2^1/_2$— 5%	„ „ „ „
„ ausreichende gemischte Kost (16% Eiweiß)	8—20%	„ „ „ „

Angaben für die jeweilige Steigerung des Grundumsatzes lassen sich schwer machen, weil sie von der Größe der Zufuhr abhängt. Bei mittleren Mengen von etwa 100 g liegen die Oxydationszunahmen gewöhnlich um einige Prozente niedriger wie die obigen Zahlen. Bei Kohlehydraten und Fetten können sie manchmal nur in kurzen Versuchsabschnitten gefaßt werden. Bei gewissen Krankheiten, vor allen Dingen innersekretorischer Art (Hypophysenleiden, endogene Fettsucht usw.) können Abweichungen von der Norm vorkommen und hier auch diagnostische Bedeutung erhalten. Im Gegensatz zur Muskelarbeit geht der Wärmezuwachs bei der Nahrungsverarbeitung dem Körper nicht immer ganz verloren. Bei sehr niedriger Außentemperatur tritt er in den Dienst der sog. chemischen Wärmeregulation, d. h. der Steigerung der Verbrennungen, die zur Verhinderung einer zu großen Abkühlung des Körpers eintritt.

II. Die Sonderaufgaben der einzelnen Nahrungsstoffe.

Die Hauptaufgabe der Nährstoffe besteht in der Lieferung von Energie zur Aufrechterhaltung der Leistungen des Lebens. In dieser Richtung vertreten sich auch Eiweiß, Kohlehydrate und Fett entsprechend ihrem Brennwert (RUBNERs Isodynamiegesetz). Darüber hinaus besitzt aber jeder dieser Nahrungsstoffe Sonderaufgaben, in denen er nicht durch einen andern ersetzt werden kann. Wenn die dafür notwendigen Mengen auch nur klein sind (2—10% des Gesamtwertes), so führt ihr Fehlen doch zu Gesundheitsstörungen und gefährdet auf die Dauer das Leben. Ganz besonders gilt das für die Eiweißkörper, die Proteine (Hauptnährstoffe).

Genau wie bei der Maschine, die sich im Betriebe abnutzt, geht auch im Organismus durch den Lebensprozeß ein Verbrauch der Strukturelemente, des lebendigen Protoplasmas, vor sich. Es geschieht dies vor allem an den äußeren und inneren Oberflächen, in den sezernierenden Organen und im Blut. Dieser unvermeidliche Eiweißverlust (Abnützungs-Quote [RUBNER], Minimal-N [LANDERGREN], endogener Eiweißstoffwechsel [FOLIN]) beträgt nur 2—4% des gesamten Eiweißumsatzes oder 0,03—0,05 g N pro Kilogramm und Tag. Diese Werte sind bei Gesunden und Kranken recht konstant und weichen nur sehr selten (z. B. bei schweren Infekten) nach oben ab. Sie sind nur zu erreichen, wenn das Eiweiß als Kraftspender durch einen Überschuß der andern Nährstoffe, vor allem der Kohlehydrate, ausgeschaltet wird.

Von der Abnutzungsquote ist zu unterscheiden das sog. *Eiweißminimum*, d. h. die niedrigste Eiweißmenge, mit der noch ein Eiweißgleichgewicht erreicht werden kann. Es liegt normalerweise stets erheblich über dem Abnützungswert und ist weitgehend von Art und Menge der andern Nährstoffe abhängig. Bei reichlichen Kohlehydratmengen und mindestens ausreichendem Caloriengehalt betragen die Werte etwa 25—30 g.

Nicht alle Eiweißkörper sind gleichwertig, entscheidend ist vielmehr der Gehalt an den zum Abbau und der Erhaltung des Lebens wichtigen, zum Teil vom Körper nicht selbst herstellbaren Aminosäuren (Tyrosin, Tryptophan, Cystin usw.). Daher ist gerade in N-Minimumversuchen pflanzliches Eiweiß gegenüber tierischem nicht gleichwertig.

Auch die *Kohlehydrate* sind im Organismus nicht zu entbehren, da eine bestimmte Konzentration der Säfte an Glucose (im Blute ein konstanter Wert von 0,1%) für den ungestörten Ablauf der Lebensprozesse notwendig ist. Zufuhr von Kohlehydraten von außen ist dabei allerdings keine absolute Voraussetzung. Der notwendige Zucker kann auch aus andern Quellen, vor allem den Ketosäuren der desaminierten Aminosäuren des Eiweißes kommen, doch müssen zur Erreichung dieses Ziels ganz unzweckmäßig große Eiweißmengen gegeben werden. Werden bei gewöhnlicher gemischter Kost die Kohlehydrate fortgelassen und der Hauptsache nach durch Fett ersetzt, so kommt es zum Auftreten von Acetonkörpern im Harn (Aceton, Acetessigsäure und β-Oxybuttersäure) und in der Atemluft (Aceton). Der kritische Punkt liegt bei einer Kohlehydratzufuhr, die zu 10% den Nahrungsbedarf deckt, d. h. etwa 40—60 g beim ruhenden Menschen. Es entspricht das etwa dem 10. Teil des Kohlehydratgehaltes der gewöhnlichen gemischten Kost.

Hinsichtlich der Sonderaufgaben der *Fette* liegen die Verhältnisse kompliziert und auch noch nicht immer genügend klar. Fette sind keine einheitlichen Stoffe, sondern zerfallen in Neutralfette, die Glycerinesther der höheren Fettsäuren, und Lipoide, die ihrerseits sich wieder aus Phosphatiden (Lecithin, Cephalin, Sphingomyelin, Protargon, Cerebroside usw.) und Cholesteriden (vor allem Cholesterin) zusammensetzen. Es scheint, daß Neutralfette in der Nahrung entbehrt werden können. OSBORNE und MENDEL fanden keinen Unterschied in der Aufzucht zwischen normal und fettfrei ernährten Ratten, wenn dem Lipoidfaktor Rechnung getragen wurde. Auch Säuglinge können monatelang fettfrei aufgezogen werden (PIRQUET), doch beschreibt BLOCH als Fettmangelschaden das Krankheitsbild der Dystrophia alipogenetica, das durch Ernährungsstörungen, starke Empfänglichkeit und Widerstandsherabsetzung gegenüber Infektionen gekennzeichnet sein soll.

Der 16 Monate ohne Beeinträchtigung von Gesundheit und Leistungsfähigkeit fortgesetzte Versuch mit fettfreier Ernährung bei einem erwachsenen Mann von HINDHEDE ist nicht beweiskräftig. Auch bei den Lipoiden ist die Frage der Notwendigkeit einer Zufuhr von außen nicht genügend geklärt. Sicher scheint nur, daß das Ergosterin, das Vitamin D, nicht im Körper gebildet werden kann, wohl aber viele andere Sterine.

III. Die Vitamine.

Obwohl eine der wichtigsten Avitaminosen, nämlich der Skorbut, schon seit Jahrhunderten den schiffahrenden Nationen bekannt war, ging die Erkenntnis, daß außer den bekannten Nährstoffen noch besondere andere Substanzen in der Nahrung zum Leben notwendig sind, erst von experimentellen Beobachtungen aus. FORSTER (1873) und LUNIN (1881) bemühten sich als erste vergeblich, Tiere mit reinen Nährstoffen am Leben zu erhalten. Daraus zogen dann G. V. BUNGE und F. G. HOPKINS bereits die richtigen Schlüsse. Dann kamen die wichtigen Entdeckungen von TAKAKI (1882) und vor allem von EYKMAN (1895/36), daß die Beriberi auf einseitige Reisnahrung, und zwar von Verzehr von poliertem Reis zurückzuführen ist. Die ersten exakten Tierversuche kamen erst erheblich später (STEPP, F. G. HOPKINS u. a.), und in 20 Jahren wurde dann der stolze Bau der heutigen Vitaminlehre aufgeführt.

Die Begriffsbestimmung dieser besonderen Substanzen ist heute schwieriger wie je. Oberflächlich gefaßt kann man sie bezeichnen als selbständige oder in den Vorstufen aus dem Pflanzenreich stammende Wirkstoffe, die in einer ausreichenden Nahrung enthalten sein müssen und deren Fehlen bei einem sonst gesunden Körper Mangelerscheinungen (Avitaminosen, Hypovitaminosen) hervorruft. Da eine scharfe Trennung von Hormonen und Vitaminen sich überhaupt nicht mehr durchführen läßt, ist wohl die ganz allgemein gehaltene Definition von H. VON EULER, daß Vitamine und Hormone Katalysatoren und Reizstoffe der Natur sind, am zweckmäßigsten.

Die Vitamine sind weit in Tier- und Pflanzenwelt verbreitet und in kleinsten, calorisch gar nicht in Betracht kommenden Mengen wirksam.

Tabelle 1 (nach STEPP-KÜHNAU und SCHRÖDER) gibt eine Aufstellung der bis heute bekannten Vitamine zugleich mit einigen Angaben über ihren Bedarf.

Tabelle 1. Übersicht über die bisher bekannten Vitamine.
(Nach STEPP-KÜHNAU-SCHRÖDER.)

Buchstabenbezeichnung des Vitamins	Bezeichnung des Vitamins nach der Funktion	Täglicher Vitaminbedarf des Menschen	Bemerkungen
I. Fettlösliche Vitamine			
Vitamin A	Antixerophthalmisches Vitamin	minimal etwa 1 mg Carotin optimal etwa 3—5 mg Carotin (nicht genau bekannt)	
Vitamin D	Antirachitisches Vitamin	Säugling und Kleinkind: minimal 0,002 mg kryst. (Calciferol neu), optimal (gleichzeitig Minimum bei Rachitis) 0,01 mg D_2. Bedarf der Erwachsenen unbekannt, jedoch nicht viel höher	
Vitamin E	Antisterilitätsvitamin	Bedarf unbekannt	
Vitamin K	Antihämorrhagisches Vitamin (DAM, SCHÖNHEYDER)	Bedarf unbekannt	Für das Huhn, wahrscheinlich auch für den Menschen unentbehrlich; wohl identisch mit dem Faktor T von SCHIFF-HIRSCHBERGER
—	Fettlösliches Wachstumsvitamin (COWARD-KEY-MORGAN)	Bedarf unbekannt	[1]
II. Wasserlösliche Vitamine.			
Vitamin B_1 (in Amerika Vitamin B)	Antineuritisches Vitamin (Aneurin)	minimal 0,25—0,5 mg kryst. B_1, optimal 1—2 mg kryst. B_1	
Vitamin B_2-Komplex (in Amerika Vitamin G) bestehend aus:			
1. Vitamin B_2	Wachstumsvitamin, thermostabil (Laktoflavin)	minimal 1 mg kryst. Laktoflavin, optimal 2—3 mg kryst. Laktoflavin	
2. PP-Faktor	Pellagraschutzstoff des Menschen (Antiblacktonguefaktor)	Bedarf unbekannt	
3. Vitamin B_6	Pellagraschutzstoff der Ratte (Antiakrodyniefaktor)	Bedarf unbekannt	[1] Identisch mit Faktor Y von CHIK-COPPING
4. —	Antianämisches Vitamin („extrinsic-factor" CASTLE, Hämogen REIMANN)	Bedarf unbekannt	

[1] Bedeutung für den Menschen unbekannt. Als Vitamin F bezeichnen EVANS (1928) und ONCKEN (1935) ein Gemisch lebenswichtiger, im Körper nicht synthetisierbarer, hochungesättigter Fettsäuren, deren Fehlen in der Kost bei Ratten Hautnekrosen, Sterilität und Urämie herbeiführt.

Tabelle 1. (Fortsetzung.)

Buchstaben-bezeichnung des Vitamins	Bezeichnung des Vitamins nach der Funktion	Täglicher Vitaminbedarf des Menschen	Bemerkungen
5. Vitamin B_6	Rattensprue und ziegenmilchanämieverhütender Faktor (Uropterin, TSCHESCHE-WOLF)	Bedarf unbekannt	Identität mit dem Antispruevitamin des Menschen nicht sicher
6.	Hühnerdermatitis-verhütender Faktor („Filtratfaktor", LEPKOVSKY-JUKES)	Bedarf unbekannt	Für Mensch, Hund und Huhn unentbehrlich
7.	Keratitisverhütender Faktor (DAY-LANGSTON)	Bedarf unbekannt	
Vitamin B_3	Thermolabiler Wachstumsfaktor (WILLIAMS-WATERMAN)	Bedarf unbekannt	Unentbehrlich für die Taube[1]
Vitamin B_4	Thermolabiler Wachstumsfaktor; antiparalytischer Faktor (READER; KEENAN-KLINE)	Bedarf unbekannt	Unentbehrlich für das Huhn; Bedeutung für den Säuger unbekannt[1]
Vitamin B_5	Thermostabiler Wachstumsfaktor (CARTER-KINNERSLEY-PETERS)	Bedarf unbekannt	Unentbehrlich für die Taube[1]
Vitamin B_7	Enterales Vitamin (CENTANNI-MONTEVECCHI)	Bedarf unbekannt	Nicht einheitlich[1]
Vitamin C	Antiskorbutisches Vitamin; Ascorbinsäure	minimal (gleichzeitig untere Grenze des Optimum) Säugling: 5 mg kryst. Ascorbinsäure, Erwachsener: 20—50 mg kryst. Ascorbinsäure	
Vitamin H	Hautfaktor; antiseborrhoisches Vitamin (GYÖRGYI)	Bedarf unbekannt	Wahrscheinlich identisch mit Faktor R (HUNT-WILLIAMS) und Faktor X (BOAS-FIXSEN)
Vitamin J	Antipneumonisches Vitamin (v. EULER)	Bedarf unbekannt	[1]
Vitamin L	Lactationsfaktor (NAKAHARA)	Bedarf unbekannt	[1]
Vitamin P	Permeabilitätsvitamin; Citrin (v. SZENT-GYÖRGYI)	Bedarf unbekannt	Anscheinend für den Menschen unentbehrlich

Wie die spärlichen schwankenden Zahlen zeigen, ist darüber noch wenig Exaktes bekannt. Auch bei den genannten Werten handelt es sich wohl nur um Anhaltspunkte, der Größenordnung nach, meist wohl Minimalzahlen. Ihre Bedeutung ist nicht groß, weil der Vitaminbedarf nicht nur der verschiedenen Menschen, sondern auch des Einzelmenschen zu verschiedenen Zeiten und unter verschiedenen Umständen ungeheuer schwankt. Vor allem gilt das für Krankheitsperioden und hier insbesondere für das am besten studierte Vitamin C.

---

[1] Siehe Fußnote auf S. 102.

Die Einteilung der Vitamine geschieht nach ihrer Löslichkeit, die Bezeichnung der vier erstbekannten A—D ist willkürlich, die späteren kamen dann meist in der Reihe der Buchstaben des Alphabets hinzu.

1. Vitamin A.

Vitamin A ist ein fettlöslicher Alkohol, der auch synthetisch hergestellt ist (KARRER und KUHN). Die Strukturformel ist

$$\begin{array}{c} CH_3\ CH_3 \\ \diagdown / \\ C \\ | \\ CH_2 \diagup \diagdown C-CH=CH-\overset{\overset{CH_3}{|}}{C}=CH-CH=CH-\overset{\overset{CH_3}{|}}{C}=CH-CH_2OH. \\ CH_2 \diagdown \diagup C-CH_2 \\ CH_2 \end{array}$$

Die Vorstufe (Provitamin) ist das β-Carotin ($C_{40}H_{56}$), ein im Pflanzenreich weitverbreiteter gelbroter Farbstoff. Zwei Moleküle Vitamin entstehen erst in der Leber durch Spaltung des großen Moleküls unter zweifacher Wasseraufnahme mit Hilfe der Carotinase, deren Wirksamkeit von einer genügenden Thyroxinmenge abhängig ist. Auch andere Carotine können Vorstufen sein, aber keineswegs alle.

Charakteristisch für Vitamin A ist die Blaufärbung mit Antimontrichlorid. Die quantitative Bestimmung erfolgt unter Benutzung dieser Reaktion entweder colorimetrisch oder spektophotometrisch.

Eine Vitamineinheit entspricht nach dem Vorschlag der Hygienekommission des Völkerbunds $0,6\gamma$ ($1\gamma = 0,001$ mg) reinen β-Carotins aus Cocosnußöl.

Die stärkste Vitamin A-Quelle ist der Lebertran, anscheinend besonders vom Heilbutt (bis 200 Einh. pro 100 g), ferner Leber, Butter, Eigelb, Käse, von pflanzlichen Nahrungsmitteln grüner Salat, Spinat und Karotten. Der tägliche Bedarf des Menschen ist minimal, 1 mg, optimal etwa 3—5 mg Carotin.

Carotin kann nur in Gegenwart von Neutralfetten aufgenommen werden. Die Speicherung des gebildeten Vitamins, oft neben unverändertem Carotin, erfolgt im reticuloendothelialen System. Beide sind stets im Blute nachweisbar, besonders reichlich bei Nephrosen und Diabetes. Reichliche Fütterung von Carotin steigert die Blutwerte und führt zur Gelbfärbung der Haut (Xanthosis).

Vitamin A steigert die Oxydationen und ist Antagonist von Thyroxin.

Fortlassen bedingt im Tierexperiment Augenschädigungen (Austrocknung und Nachtblindheit), verminderten Schutz gegen Infektionen, Wachstumsstillstand, Neigung zu Schleimhautdegenerationen und Steinbildungen, mangelhafte Blutbildung und Impotenz. Hinsichtlich der A- und Hypovitaminose A beim Menschen vgl. S. 124.

Übermäßige Zufuhr von Vitamin A macht bei Ratten und Mäusen krankhafte Veränderungen (A-Hypovitaminose) in Gestalt von Abmagerung, Leberverfettung, Neigung zu Blutungen usw.

Vitaminpräparate sind Vogan *(Merck)* mit 120000 Einh. pro ccm Detavit (I. G. u. Merck) mit 2400 Einh. pro 1 g, Sanostol, Essogen usw.

2. Die B-Vitamine.

Ursprünglich wurde nur ein Vitamin B angenommen, der zuerst von C. FUNK (1911) in der Hefe aufgefundenen Beriberischutzstoff. Die chemische und biologische Analyse zeigte dann aber später, daß hier kein einheitlicher Wirkstoff, sondern eine Mischung mehrerer wasserlöslicher, N-haltiger, schwierig zu trennender Substanzen vorlag. 1925 wurde bereits von dem eigentlichen Beriberischutzstoff, der den Namen B_1 (Aneurin) erhielt, der Pellagraschutzstoff B_2-Komplex abgetrennt, aus dem dann das reine Vitamin B_2 und eine Reihe wachstumfördernder Begleitstoffe, die für gewisse Tierarten Bedeutung haben, isoliert.

a) Vitamin B_1 (Antineuritisches Vitamin = Aneurin).

Aneurin ist eine zweibasische Säure, in der S in der sonst biologisch unbekannten Form des Thiazols enthalten ist.

Konstitution und Synthese sind in den letzten Jahren WILLIAMS und GREVE und ihren Mitarbeitern u. a. gelungen: Die Summenformel dieses Chlorhydrats ist $C_{12}H_{18}N_4OSCl_2$.

B_1 kommt im Pflanzenreich, vor allem in den Getreidekeimlingen und Samen der Hülsenfrüchte vor, besonders reichlich in Hefe und Reiskleie.

Während Vollkornbrot relativ viel Vitamin B_1 enthält, sinkt der Gehalt mit zunehmender Ausmahlung bis zum Weißbrot (60%) auf 0 ab.

Im Tierkörper sind Leber, Muskel und Niere am reichsten. Von animalischen Nahrungsmitteln steht das Schweinefleisch nach den bisherigen Analysen weitaus an der Spitze, es ist fast siebenmal so reich an Vitamin B_1 als selbst das Vollkornbrot.

Beim Kochen gehen bei den Pflanzen bis zu 50%, bei tierischen Organen nur 12—20% ins Kochwasser über.

B_1 ist standardisiert nach Einheiten: eine internationale Einheit entspricht einer Taubentagesschutzdosis (= 10 mg Fullererdeadsorbat) = 2γ B_1-Hydrochlorid.

Das Vitamin B_1 wird im Dünndarm resorbiert und in den Organen, vor allem Herz, Leber und Muskel, gespeichert. Ein Teil wird hier fixiert nach Veresterung mit Phosphorsäure, wobei die Co-Carboxylase, ein wichtiges Ferment des Kohlehydratstoffwechsels entsteht, das auch noch eine geringe Vitaminwirkung besitzt. Hier geht also Vitamin in Ferment über. Die Überschüsse (30—70 γ) werden im Harn entleert, auch in den Magensaft wird es mit Ausnahme der Perniciosakranken sezerniert, kommt hier aber dem Körper wieder zugute.

Das Vitamin B_1 greift an zwei wichtigen Organsystemen in den Kohlehydratabbau ein, beim Zentralnervensystem auf der Stufe der Brenztraubensäure, die bei Beriberi sich hier anhäuft und wahrscheinlich die schweren neurotoxischen Erscheinungen hervorruft, im Herzen schon auf der Stufe der Milchsäure, deren Stauung neben der gleichfalls zunehmenden Adenylsäure wahrscheinlich den Hauptteil der schweren kardiovasculären Störungen, vor allem der Sinusbradykardie bei der Beriberikrankheit bedingt.

Sicher besteht angesichts der extrarenalen Ödeme der B_1-Avitaminosen auch eine starke Einwirkung auf den Wasserhaushalt, die aber noch nicht im einzelnen analysiert ist.

Schließlich seien noch die Beziehungen zur Nebennierenrinde, die bei B_1-Mangel, sei es durch zu geringe Zufuhr oder durch zu starken Verbrauch (Muskelarbeit) hypertrophiert, und zum Darm (Tonusaufrechterhaltung, Fettresorption) erwähnt. Letztere ist vielleicht durch eine Herabsetzung der Wirksamkeit der Pankreaslipase und Esterase bedingt.

Ein Antagonist des Vitamin B_1 ist in vielen Beziehungen das Cholin. Mit B_1 läßt sich bei Tieren mit enormen Dosen (etwa 0,2—0,3 pro Kilogramm) eine durch zentrale Lähmung tödlich verlaufende Vergiftung hervorrufen. Beim Menschen kann man auch ein Vielfaches der gewöhnlichen therapeutischen Dosen ohne jede Schädigung längere Zeit hindurch geben.

Der Mindestbedarf für den Menschen liegt bei 250—750 γ, der Optimalbedarf wahrscheinlich bei 1 mg und darüber. Untersuchungen von STEPP und seinen Schülern haben gezeigt, daß diese Forderungen oft nicht einmal in der gewöhnlichen Krankenhauskost, erst recht nicht bei den meisten Diätformen erfüllt werden. Daß trotzdem keine nachweisbaren Schädigungen auftreten, könnte für noch unbekannte Kompensationsvorgänge im Organismus sprechen. Der Bedarf steigt stark mit einer Steigerung der Kohlehydratzufuhr, beim Wachstum, bei fieberhaften Infekten, Gravidität und Lactation, ferner bei Hyperthyreosen; umgekehrt sinkt er mit steigendem Fettverzehr. Die parenterale Zufuhr ist 5—10mal wirksamer wie die perorale.

Die wichtigsten Symptome des B_1-Mangels im Tierexperiment (besonders Taube und Hund) sind Schädigungen des zentralen und peripheren Nervensystems (Ataxie, Opisthotonus, Krämpfe mit Blutungen und Degenerationen der Markscheiden, des Herzens, des Magendarmkanals im Sinne atonischer und entzündlicher Prozesse), des Wasserhaushalts und der Keimzellen.

Von B_1-Vitaminpräparaten seien das Betabion (Merck) mit Tabletten à 1 mg und Ampullen à 10 mg Chlorhydr., das Betaxin (I. G. Farben) in gleicher Dosierung und das Benerva (Hoffmann-La Roche) erwähnt. Sehr B_1-reich sind die Hefepräparate Lävurinose-Blaes und Cenovis (5—7 mg-%).

b) Vitamin B_2.

Bei diesem Vitamin handelt es sich nicht um einen einheitlichen Stoff, sondern um einen Komplex von etwa 6—7 chemisch und biologisch verschiedenen Stoffen, die, erst gemeinsam dargereicht, ihre volle Wirkung entfalten.

Chemisch genau erforscht sind nur einzelne Wirkstoffe dieses Gemisches, vor allem das Vitamin B_2 im engeren Sinne, das Laktoflavin, ein Rattenwachstumsfaktor, der erst in den letzten Jahren von KARRER, KUHN, v. EULER u. a. chemisch genau definiert und synthetisiert worden ist. Er ist ein 6,7 Dimethyl-9-(1-dribityl)-isoalloxazin mit der Bruttoformel $C_{17}H_{20}H_4O_6$ und der nebenstehenden Konstitutionsformel.

Dieser gelbe Körper wird als Phosphorsäureester (Flavienzym, gelbes Atemferment von WARBURG) sowohl in freier Form wie an Eiweiß gebunden in der Nahrung vom Darm aufgenommen. Wirksam ist nicht das isolierte Flavin, sondern die Laktoflavinphosphorsäure (VERZÀR), so daß Laktoflavin als Provitamin anzusehen ist. Besonderen Reichtum zeigen die Hefe, vor allem das Präparat Vitox (etwa 3300 γ), Rindsleber (etwa 2000 γ), Rinderniere, Rinderherz und Eier. Die Standardisierung geschieht biologisch bei der Ratte. Eine Einheit ist die Menge, die 20 Tage gegeben bei der Ratte eine Gewichtszunahme von 20 g bedingt. Es entspricht das 4 γ krystallinischem Laktoflavin, enthalten in 0,1 g Trockenhefe. Im Organismus kommt das Laktoflavin teils frei, teils phosphoryliert, teils an Eiweiß gebunden vor, besonders reich ist die Retina, so daß das Vitamin B_2 anscheinend beim Sehakt eine wichtige Rolle spielt. Nach VERZÀR kann die Laktoflavinphosphorsäure das Nebennierenhormon ersetzen. Die Ausscheidung erfolgt zu etwa $^2/_3$ im Kot, zu $^1/_3$ im Urin (etwa 1,5 mg pro Liter), teils frei, teils abgebaut (Aquoflavin).

Die Hauptbedeutung des Vitamin B_2 liegt in seiner Eigenschaft als Hauptbaustein des gelben Atemfermentes von WARBURG, das für die Oxydationen in der Zelle, besonders auf dem Gebiete des Kohlehydratstoffwechsels notwendig ist. Im Tierversuch (bei Ratte und Huhn) äußert sich die B_2-Avitaminose in Wachstumsstillstand, Herabsetzung der Gewebsatmung und Dermatitiden nicht pellagraartiger Natur.

Der Mindestbedarf beim Menschen beträgt etwa 1 mg, der Optimalbedarf etwa 3 mg, Mengen, die genügend in der gewöhnlichen Kost enthalten sind, so daß die Gefahr einer B_2-Avitaminose für den Menschen sehr gering ist. Laktoflavin zu Injektionszwecken (Ampullen zu 1 mg) wird von der I. G. und Hoffmann-Laroche in den Handel gebracht. Therapeutisches Anwendungsgebiet für B_2 bzw. den B_2-Komplex sind organische Nervenkrankheiten (Neuritis, multiple Sklerose, M. Adie, Akrodynie, Myelosen, Lepra), Cöliakie, Sprue und neuerdings auch M. Gaucher und Agranulocytose. Beim Diabetiker wird der Blutzucker gesenkt und es kommt zu einer Insulinersparnis. Bei Pellagra ist Laktoflavin völlig unwirksam.

Von den anderen Vitaminen des B_2-Komplexes ist am wichtigsten B_6, der Pellagraschutzstoff des Menschen (PP-Faktor) und der Ratte bzw. der Antibacktongue-Faktor (von GYÖRGYI). Ob Ratten und Menschen pellagraschutzstoffidentisch sind, ist noch nicht sicher entschieden.

Der mutmaßliche Pellagraschutzstoff ist relativ sehr einfach zusammengesetzt, Nicotinsäureamid mit der nebenstehenden Formel. Er vermag die Schwarzzungenkrankheit der Hunde sowie die Schleimhautschädigungen und leichteren Dermatitiden bei der menschlichen Pellagra zu beseitigen.

PP ist vor allem in inneren Organen, besonders Leber von Rind und Schwein, Hühnerfleisch, Fischen (Hering, Lachs, Schellfisch) sowie einzelnen Gemüsen (grüne Bohnen, Erbsen), Hefe und Weizenkeimlingen reichlich enthalten.

Der Bedarf des Menschen ist noch unbekannt.

Die Bedeutung für den Organismus scheint auf dem Gebiete des Schwefelstoffwechsels, vielleicht auch des Eiweißstoffwechsels zu liegen. Der PP-Faktor wird anscheinend, ähnlich dem Antiperniciosaprinzip, erst durch einen vom Magendarmkanal gelieferten Enzym oder Hormonstoff, der nicht mit dem intrinsic-Faktor identisch ist, aktiviert.

Eine reine PP-Avitaminose scheint nur beim Hunde vorzukommen in Gestalt von Durchfällen, Blutungen und schweren Schädigungen des Zentralnervensystems. Beim Menschen kommen Lichtsensibilisierungserscheinungen dazu.

Vitamin B_6 (Pellagraschutzstoff der Ratte) ist vielleicht mit PP-Stoff identisch, findet sich auch vielfach in den gleichen Lebensmitteln. Für einzelne (Mais, Melasse, Leberextrakt) werden allerdings Unterschiede angegeben, die aber noch strittig sind. Auch für Vitamin B_6 werden Beziehungen zum Schwefel- und Eisenstoff angenommen. Vermehrter Verbrauch von B_6 soll die Hypertrophie der Nebennieren bei starker körperlicher Arbeit hervorrufen. B_6-Mangel bedingt bei der Ratte typische Erscheinungen, symmetrischen Haarausfall besonders an Extremitäten, Kopf und um die Augen und ähnlich lokalisierte Dermatitis (Adermin)[1].

Über die anderen Komponenten des B_2-Komplexes ist noch so wenig Sicheres bekannt, daß der Hinweis auf die Tabelle 1 genügt. Hinsichtlich des extrinsic-Faktors von CASTLE, der auch in diese Gruppe zu gehören scheint, sei auf das Kapitel Blutkrankheiten dieses Lehrbuches verwiesen.

3. Vitamin C.

Obwohl schon seit dem 16. Jahrhundert die Heilkraft von frischem Kiefernadelextrakt beim Skorbut bekannt ist, gelang es erst HOLST und FRÖHLICH (1913) experimentell durch Entzug von Grünfütterung bei Meerschweinchen Skorbut zu erzeugen und so die Avitaminosenatur dieser Krankheit zu beweisen.

---

[1] KUHN ist in den letzten Wochen die Aufklärung eines B_6-Faktors, des Adermin, gelungen, es ist ein relativ einfaches Pyridin (Methyl-oxymethyl-3-oxypyridin).

DRUMMOND (1920) schlug zuerst den Namen Vitamin C für den fehlenden Stoff vor. SZENT-GYÖRGYI gelang 1927/28 aus Nebenniere und Pflanzen (Orangen und Kohl) die Gewinnung einer krystallinischen Substanz mit der Bruttoformel $C_6H_8O_6$, die er als Hexursäure erkannte und später auch synthetisch darstellte und wegen ihrer wichtigen biologischen Eigenschaft als Ascorbinsäure bezeichnete. Es handelt sich um ein enolisiertes Lakton der 3. Keto-l-Gulosäure mit der nebenstehenden Strukturformel.

$$\begin{array}{l} CO \\ HOC \diagdown \\ HOC \diagup O \\ HC \\ | \\ HOCH \\ | \\ CH_2OH \end{array} \quad \text{l-Ascorbinsäure}$$

Die doppelte Bindung verleiht dem Vitamin C die starke Reaktivität und ist auch Ursache der starken, leicht reversiblen Reduktion.

Die Substanz löst sich mit stark saurer Reaktion leicht im Wasser. Schon bei kleinen Molekülveränderungen geht der Vitamincharakter verloren. Der Nachweis ist sowohl biologisch (Verhinderung von Gewichtsabfall bei Vitamin C-freier Kost beim Meerschweinchen) wie chemisch (colorimetrische Titration von TILLMANS) leicht zu führen.

Hauptvitaminträger sind Apfelsinen, Citronen (1,5 ccm Saft enthält etwa 0,5 mg Vitamin C), Hagebutten, Paprika, Zwiebeln, Tomaten, Tannen- und Kiefernadeln. Der tägliche Bedarf für den Säugling liegt bei 5—10 mg, für den Erwachsenen bei etwa 50 mg. Die Schwankungen nach oben können aber außerordentlich groß sein, schon beim Gesunden, erst recht unter pathologischen Umständen, vor allem bei fieberhaften Infekten.

Vitamin C greift durch sein hohes Redoxpotential als Zwischenakzeptor vielleicht auch als Katalysator tief in die Oxydationen und Dehydrierungsprozesse im Stoffwechsel ein, vor allem bei den Kohlehydraten. Fermente (wie Kathepsin, Papain, Arginase) und Hormone (Adrenalin) werden aktiviert, Amylasen werden gehemmt, Arzneimittelwirkungen gesteigert und entgiftet.

Die Entstehungsweise des Vitamin C ist noch nicht genügend aufgeklärt, ebensowenig der Abbau im Körper. Es ist möglich, daß bestimmte Tierarten wie Ratten und Hühner, vielleicht auch Kaninchen, die Fähigkeit zur Synthese besitzen, möglicherweise unter Zuhilfenahme ihrer Darmbakterien. Für den Menschen, das Meerschweinchen und einige Affenarten gilt das sicher nicht. Fortlassen des Vitamins bei Meerschweinchen bedingt Struppigwerden des Fells, Gewichtsstürze und Blutungen aller Art, besonders in den Gelenken.

Handelspräparate sind (in Tabletten und Ampullen von 0,05—0,3) Cebion (Merck), Cantan (I. G. Farben) und Redoxon (Hoffmann-Laroche).

Anwendungsgebiete sind außer den bekannten C-A- und Hypovitaminosen (vgl. diese) Blutungen aller Art, besonders die hämorrhagischen Diathesen (wobei vielleicht Capillarabdichtungen eine Rolle spielen), abnorme Pigmentierungen (mit Ausnahme des Chloasma uterinum), Erkrankungen des Magendarmkanals, insbesondere Ulcera, sowie Zahn- und Knochenerkrankungen. Überdosierungen sind nicht zu befürchten.

Es ist möglich, daß es noch ein zweites Vitamin C gibt (C_2 oder Vitamin J. von EULER), da Vitamin C-frei ernährte Meerschweinchen gegen Pneumokokkenerkrankungen weit besser durch Citronen- und Apfelsinensaft geschützt werden wie durch reine Ascorbinsäure.

4. Vitamin D.
(Antirachitische Vitamine.)

Die zuerst von HOPKINS (1912) ausgesprochene Vermutung, daß die Rachitis eine Mangelkrankheit sei, wurde von MELLANBY (1918) experimentell bestätigt. Für die Auffindung des wirksamen Stoffes waren zwei therapeutische Erfahrungstatsachen maßgebend, einmal die schon seit 1824 bekannte Heilwirkung des Lebertrans und zweitens die große Bedeutung der Lichteinwirkung.

Durch die Zusammenarbeit deutscher und amerikanischer Forscher (HESS und WINDAUS-POHL und ihre Mitarbeiter) wurde als wirksame Substanz ein Sterin, das in kleinsten Mengen (zu etwa $^1/_{6000}$) den in Nahrungsmittel vorkommenden Cholesterinen beigemischt ist, das sog. Ergosterin entdeckt.

Daraus entsteht durch Bestrahlung mit Sonnen- oder ultraviolettem Licht über gewisse unwirksame Zwischenprodukte (s. u.) Vitamin D_2.

Das ursprünglich isolierte Vitamin D erwies sich später als eine Molekülverbindung von 1 Molekül reinem (D_2) Vitamin mit 1 Molekül unwirksamem Lumisterin. Ergosterin und D_2 haben als Isomere dieselbe Summenformel $C_{20}H_{44}O$, unterscheiden sich aber durch die Doppelbindungen (4 bei D_2).

In den letzten Jahren wurde noch ein D_3 gefunden, das aus Dehydrocholesterin (Provitamin D_3) durch Bestrahlung hervorgeht und auch krystallinisch gewonnen ist. Es hat im ganzen die gleiche Wirksamkeit wie D_2. Auch ein bestrahltes Dehydroergosterin, als D_4 bezeichnet und gleichfalls krystallisiert, besitzt antirachitische Eigenschaften.

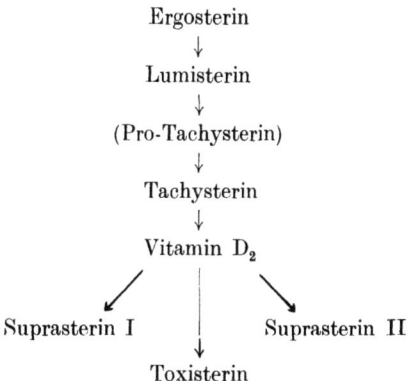

Die D-Sterine bzw. ihre Vorstufen sind fettlöslich und reichlich nur im Dorschlebertran (40—400 γ pro 100 g) sowie Eigelb und Butter (etwa 20 γ) enthalten, in kleinen Mengen auch in Milch, anderen Fischorganen und Eßpilzen.

Eine internationale biologische Vitamin D-Einheit entspricht 0,1 γ bestrahltem Ergosterin, eine klinische = 100 internat. (= 10 γ). Vigantol, das deutsche reine Vitamin D_2 enthält als ölige Lösung im Kubikzentimeter 12000 internat. Einheiten (0,3 g) im Dragee 2400 (= 60 γ). Der Bedarf des Säuglings und Kleinkindes wird auf 0,002 mg D_2 minimal, 0,01 optimal geschätzt. Das gleiche gilt wohl auch für den Erwachsenen.

D_2 hat eine Allgemeinwirkung im Sinne der Steigerung der Oxydationen (Katalasezunahme und Milchsäureabnahme im Blut) und eine spezielle Wirkung auf das Knochenwachstum, indem es nach Art eines Katalysators eine bessere Ausnutzung des Phosphors und Calciums bewirkt und dem Knochen die Adsorption dieser beiden Stoffe ermöglicht. Auch die Nebenschilddrüse ist ein Regulator für diese beiden Stoffwechselkomponenten, jedoch mit dem Unterschied, daß die Einwirkung auf Kosten der Knochen vor sich geht.

Der Mangel an D-Vitamin (D-A- bzw. Hypovitaminose) führt sowohl bei Tieren, und zwar fast bei allen Laboratoriumstieren, wie auch beim Menschen zu typischen Veränderungen am Knochensytem in Form einer Verkalkungshemmung an der Epi-Diaphysengrenze besonders der langen Röhrenknochen mit anschließender Störung des Längenwachstums. Mikroskopisch findet sich ein Verschwinden der Verkalkungszone infolge mangelhafter Bildung von Ostoid. Sekundär kommt es dann zu Knochenverbiegungen. Gleichzeitig sinkt schon früh und stark der Phosphorspiegel im Blut, bald hinterher, wenn auch schwächer, der Calciumspiegel. Auch bei der Heilung bessert sich zuerst die Phosphor-, dann die Calciumbilanz.

Überdosierung von D_2-Vitamin führt zu einer Hypervitaminose mit Entkalkung der Knochen, hohen Calcium- und Phosphorwerten im Blut, Calcinose der Organe, Nierenschädigungen, struppigem Fell, Gewichtsabnahme, gastroenteritischen Erscheinungen und schließlich tödlicher Kachexie. Zur Erzielung so schwerer toxischer Erscheinungen, die nicht nur bei den ersten, nicht ganz reinen Präparaten, sondern auch beim reinen, krystallisierten D_2 erzielt werden können, sind sehr große Dosen nötig, beim Tier das tausendfache der Heildose. Die toxische Grenzdosis liegt bei dem 200fachen der Normalmenge. Die Gefahr einer Überdosierung ist also beim Menschen sehr gering, zumal die rachitischen Kinder wegen ihres D-Defizits weit größere Dosen vertragen als gesunde.

Hauptanwendungsgebiet des D-Vitamins sind außer der Rachitis die Tetanie, bei der A. T. 10 (HOLTZ) ein Dihydrotachysterin, das bei der Rachitis unwirksam ist, wohl das zur Zeit beste Mittel gegen diese Krankheit darstellt, ferner Osteomalacie, andere Knochen- und Zahnkrankheiten, allergische Erkrankungen und thyreotoxische Zustände.

5. Vitamin E.
(Antisterilitätsvitamin.)

Durch EVANS ist ein fettlöslicher Stoff beschrieben worden, dessen Vorhandensein für den normalen Ablauf der Schwangerschaft bei Tieren, besonders Ratten, ferner Maus und Huhn notwendige Voraussetzung ist. Seine Bedeutung beim Menschen ist vorläufig noch unklar, da die Untersuchungen hier außerordentlich kompliziert und schwierig sind. Es ist möglich, daß die weitverbreitete Sterilität der Frauen im Kriege auf einen Vitamin E-Mangel zurückzuführen ist.

Vitamin E ist in der Natur weitverbreitet, in größeren Mengen ist es in Weizenkeimlingen, getrockneten Gemüsen und in einzelnen tierischen Organen (vor allem Hypophysenvorderlappen und Placenta) vorhanden.

Die chemische Konstitution und Synthese ist in den letzten Jahren EVANS, FERNHOLZ und KARRER gelungen. Die aus Weizenkeimlingsöl gewonnene Substanz ist ein Öl mit der Bruttoformel $C_{29}H_{50}O_2$, von EVANS Tokopherol (von tokos = Geburt) genannt. Es kommt in mindestens 2 Formen vor (α und β). Tokopherol ist ein Cromanderivat mit langer aliphatischer Seitenkette. Bei der Spaltung entstehen Hydrochinonderivate und Phytol. Der Nachweis ist vorläufig nur biologisch zu führen. Eine vitaminfreie Kost ist sehr schwierig herzustellen, da Vitamin E weitverbreitet und schwer zu zerstören ist (am besten durch Ranzigwerden der in der Nahrung enthaltenen Fette).

Präparate sind Evion (Merck) (0,3 g Weizenkeimöl) und Vitamin E-Promonta. Da KARRER in den letzten Wochen die Synthese gelang, werden in Znkunft reine Präparate in beliebiger Menge zur Verfügung stehen.

Die Wirkung im einzelnen ist vorläufig noch unbekannt. Ein Zusammenhang mit dem gonadotropen Hypophysenvorderlappenhormon, der durch den reichen Gehalt dieser Inkretdrüse an Vitamin E nahegelegt wurde, scheint nicht zu bestehen.

Fehlen von Vitamin E macht bei Tieren (Hauptobjekt ist die Ratte) außerordentlich charakteristische Erscheinungen. Beim Weibchen verläuft die erste Schwangerschaft noch normal, aber die Jungen werden aufgefressen, bei der 2. Schwangerschaft kommt es etwa in der Mitte zum Abort, bei der 3. zur Resorption der Föten. Beim männlichen Tier setzen schwerste Veränderungen in Hoden (besonders Atrophie der Spermatogonien und Spermatocysten), Nebenhoden und Prostata ein. Während diese Veränderungen beim Männchen irreversibel sind, vermögen beim E-Vitaminkranken Weibchen schon 3 mg Vitamin E, einmal kurz vor der Befruchtung gegeben, die folgende Gravidität wieder ganz normal zu gestalten.

Außerhalb der Genitalsphäre kommt es zu Schilddrüsenhypoplasien, Muskeldystrophien und Degenerationserscheinungen im Rückenmark mit Lähmungen.

Klinische Anwendung hat Vitamin E bisher beim habituellen oder sonst drohenden Abort, primären Sterilitäten, puerperalen Psychosen und Milchsekretionsstörungen, beim Manne bei Azoospermie und sexueller Schwäche gefunden. Wegen der Spärlichkeit exakter Beobachtungen und der Kompliziertheit ihrer Beurteilung sind die Erfolge noch nicht spruchreif. Selbst massive Dosen (2 g pro kg) von Vitamin E rufen nach KARRER keine Schädigungen hervor.

6. Vitamin H.

Von Bous (1927) und György (1931) wurde ein für die normale Beschaffenheit und Funktion der Haut wichtiger Stoff beschrieben, der in üblichen Lösungsmitteln für Vitamine nicht löslich ist, sondern in der organischen Grundsubstanz, wahrscheinlich an Eiweiß gebunden, vorkommt und erst im Darm in Freiheit gesetzt und resorbiert wird. Das freie Vitamin ist dialysabel, hitze- und säurebeständig, in Wasser und Methylalkohol löslich. Über seine chemische Natur ist vorläufig nur bekannt, daß das Vitamin N-haltig, aber S-frei ist. Es kommt reichlich in Leber und Niere vor, in denen es gespeichert wird, ferner in Reiskleie und Casein. Eine Ratteneinheit (entsprechend etwa $5\,\gamma$ des bisher reinsten Präparates) ist die Menge, die parenteral injiziert bei Vitamin H-avitaminotischen Tieren eine Heilung der Hautveränderungen herbeiführt. Der Bedarf des Menschen pro Kilogramm wird auf etwa 50 Ratteneinheiten geschätzt (Györgyi), variiert aber stark mit der Nahrung, besonders deren Fettgehalt. Fehlen dieses Hautfaktors führt bei der Ratte zu Hautentzündung in der Gegend des Mundes, Intertrigo, Juckreiz, Haarausfall, nässenden Desquamationen und Schuppenbildungen, Erscheinungen, die zum Teil pellagraartig sind, mit der Pellagra aber anscheinend nichts zu tun haben. Beim Menschen, besonders beim Säugling, wird der Status seborrhoicus auf einen Mangel an Vitamin H zurückgeführt, wobei toxische Eiweißwirkungen vielleicht mitbeteiligt sind. Weiteres Indikationsgebiet ist die Psoriasis, bei der eine Störung des Hautstoffwechsels angenommen wird (Bürger-Grütz) und verschiedene andere Hauterkrankungen, bei denen aber die Erfolge noch sehr umstritten sind.

Anhangsweise seien noch erwähnt die beiden antihämorrhagischen Vitamine, Faktor T und Vitamin K.

In gewissen Vitamin A-haltigen Stoffen (Voganöl, Eigelb usw.) wurde, vor allem aber auch im Vitamin A-freien Sesamöl, ein fettlöslicher, durch Ultraviolettlicht zerstörbarer Stoff, der die Thrombocytenzahl steigert, festgestellt und vorläufig als Faktor T bezeichnet. Er hat anscheinend nahe Verwandtschaft zum Vitamin K (1935 von nordischen Forschern entdeckt), dessen Fehlen bei jungen Vögeln, Kaninchen und Schwein Haut- und Schleimhautblutungen, Anämie und Verzögerung der Blutgerinnung bedingt. Chemisch ist es ein ungesättigtes Indolderivat, das besonders reichlich in Schweineleber, von Gemüsen im Spinat enthalten ist. Die Bedeutung für den Menschen ist wahrscheinlich, aber noch unbewiesen.

Als Vitamin J (oder C_2 antipneumonischer Faktor) ist 1933 von v. Euler ein chemisch noch unbekannter Stoff beschrieben, der Vitamin C-reich ernährte Meerschweinchen vor Pneumokokkeninfektionen schützt und die Überlegenheit des Citronensaftes gegenüber dem reinen Vitamin C bedingt. Daß er nicht identisch mit Vitamin C ist, geht auch daraus hervor, daß er im Paprika nicht enthalten ist.

Schließlich hat Szent-Györgyi gleichfalls aus der Citrone, daneben aber auch aus der Paprika ein Vitamin P (Permeabilitätsvitamin) hergestellt, das bei hämorrhagischen Diathesen, die auf Vitamin C nicht ansprechen, wirksam ist. Vitamin P — wegen seiner gelben Farbe auch Citrin genannt — ist in Wasser und Alkohol schwer löslich. Chemisch ist es mit der Bruttoformel $C_{28}H_{36}O_{17}$ ein Flavonderivat (wahrscheinlich Diglykosid). Als Tagesbedarf des Menschen werden 30 mg bei intravenöser Darreichung angegeben. Die P-Avitaminose führt zu herabgesetzter Capillarresistenz mit seröser Entzündung. Sie wirkt manchmal günstig bei der vasculären Purpura. Bei der hämorrhagischen Nephritis sind die Erfolge noch umstritten. Wir sahen an unserer Klinik sehr günstige Wirkungen bei der essentieller Thromboperie mit enorm langer Blutungszeit.

7. Die Beziehungen der Vitamine untereinander und zu den Hormonen und Enzymen.

Wie auf dem Gebiete des Nervensystems und der inneren Sekretion, so gibt es auch bei den Vitaminen Synergisten und Antagonisten. Im gesunden Organismus besteht ein, den optimalen Ablauf der Lebensvorgänge garantierendes Gleichgewicht, bei den A- und Hypovitaminosen ist es unsere Aufgabe, dieses möglichst wieder herzustellen. In einzelnen Nahrungsmitteln besteht solch ein von der Natur geschaffenes ideales Gleichgewicht, z. B. im Lebertran (Stepp). Bei anderen, z. B. einzelnen Gemüsen, haben die vergleichenden chemischen und biologischen Analysen so große, nicht mehr methodisch bedingte Unterschiede aufgedeckt, daß sie auf Störungen dieses Gleichgewichts zurückgeführt werden müssen. Beispiele für den Synergismus der Vitamine sind die verschiedenen Wirkstoffe der B-Gruppe, die nur vereint ihre optimale Wirkung entfalten, und das Zusammenwirken des H-Vitamins mit dem Pellagraschutzstoff.

Wichtiger und besser studiert sind die antagonistischen Beziehungen. So besteht eine gegensätzliche Wirkung zwischen den beiden fettlöslichen Vitaminen A und D. Mangel an A wirkt wie ein Überschuß an D und umgekehrt, so daß eine D-Hypovitaminose durch Vitamin A ebenso verhindert werden kann, wie eine A-Hypovitaminose durch Überschuß an Vitamin D. Ebenso läßt sich durch zu große D-Gaben eine A-Hypovitaminose erzeugen. Analog entgegengesetzte Wirkungen liegen auch zwischen A- und B-Gruppe vor. Vitamin A-Überschuß steigert die B_1-Mangelerscheinungen, ebenso wie B_1-Überschuß die A-Hypovitaminose mildert. Ähnlich sind die Beziehungen A und C. Eine A-Hypovitaminose läßt sich durch Vitamin C verhindern, eine ausreichende Menge Vitamin C durch Überdosierung von A unwirksam machen, so daß z. B. trotz normaler Verabreichung von Citronensaft und gleichzeitigen Gaben von Lebertran ein Skorbut entstehen kann. Schließlich stehen auch Vitamin D- und B-Gruppe antagonistisch zueinander, was daraus hervorgeht, daß eine D-Hypovitaminose durch große Mengen von Vitamin B verzögert oder abgeschwächt werden kann.

Diese Beispiele zeigen, wie wichtig bei der Vitamintherapie die Dosierungsfrage ist, wenn sie gewiß auch in Tierversuchen eine größere Rolle spielt wie beim Menschen, bei dem in der Regel gewisse Dosen nicht überschritten werden.

Aber nicht nur untereinander stehen die Vitamine in nahen Korrelationen, sondern auch mit den anderen beiden Gruppen von Katalysatoren des Organismus, den Hormonen und Fermenten. So baut sich hier über dem gewöhnlichen Kraft- und Stoffwechsel, ihn beherrschend, ein regulierendes Stoffwechselsystem höherer Ordnung auf, ein System an Wirkstoffen, die mit den verschiedensten Namen belegt sind (Ergozyme [v. Euler] oder Ergine [Ammon-Dirschel]). Die Funktionen der einzelnen chemisch zum Teil sehr gut definierten Stoffe sind so vielseitig und übergreifend, daß weder definitorisch noch der Wirkung nach die alte Trennung in Fermente, Hormone, Vitamine mehr möglich ist. Alle diese Wirkstoffe sind Katalysatoren, die für den normalen Lebensablauf in Pflanzen- und Tierwelt notwendig sind und in kleinsten energetisch nicht in Betracht kommenden Mengen wirksam sind.

Nur einzelne Beispiele können hier angeführt werden. Die Beziehungen zu den Fermenten sind vor allem beim chemisch sehr labilen Vitamin C bedeutungsvoll. Es wird durch weitverbreitete Oxydasen leicht oxydiert und verliert dadurch seine antiskorbutische Eigenschaft (z. B. Zerstörung im Obstsalat). Das gleiche gilt für Bakterien der Coligruppe (Stepp). Andererseits wirkt das Vitamin C seinerseits stark aktivierend auf gewisse eiweißspaltende Enzyme, wie Kathepsin und Arginase, während z. B. Amylasen und Urease gehemmt werden. Im Reagensglas wird durch Aktivierung des Thrombins die Blutgerinnung beschleunigt (Kühnau). Bei der Einwirkung auf Aminosäuren wirkt es wie eine Oxydodesamidase.

Vitamin B_1 steigert die Magen- und Pankreasfermentsekretion. Diphosphoryliert wirkt es als Ferment (Co-Carboxylase von Lohmann). Vitamin B_1 ist auch mit der aeroben Reaktion der Brenztraubensäure-Oxydase in Verbindung gebracht worden (Peters).

Vitamin B_2 (Laktoflavinphosphorsäure) ist zugleich das Co-Ferment des gelben Atmungsfermentes von Warburg, in das es sich nach Vereinigung mit einem Globulin verwandelt. Gleichzeitig vermag es nach Verzàr das Nebennierenrindenhormon zu ersetzen.

Noch inniger und verbreiteter sind die Beziehungen zwischen Hormonen und Vitaminen. Auch in dieser Beziehung steht Vitamin C an erster Stelle. Hier ist vor allem der Zusammenhang mit Rinde und Mark der Nebenniere von Bedeutung. In vitro wird die Oxydation des Adrenalins durch Vitamin C herabgesetzt (Schröder). Nach Asher kann die bereits durch Adrenalin und Rindenhormon verzögerte Muskelermüdung durch Vitamin C noch weiter hinausgeschoben werden. Auch sonst vermag Vitamin C die Adrenalinwirkung zu verstärken. Die Beziehungen des Vitamin C zu anderen Inkreten sind noch umstritten, besonders gilt das für die Schilddrüse.

Beim Vitamin A sind vor allem die Einwirkungen auf das Thyroxin zu erwähnen. Bei hyperthyreotischen Meerschweinchen wird die Umwandlung von Carotin in Vitamin A gehemmt, das gleiche gilt allerdings auch für das schilddrüsenlose Tier. Die Grundumsatzsteigerung von Thyroxin kann bei Ratten durch Vitamin A herabgesetzt werden. Bei Basedowkranken fehlt Vitamin A im Serum ganz oder weitgehend. Zufuhr von Vitamin A in hohen Dosen wirkt manchmal günstig. Wahrscheinlich bestehen auch Beziehungen zu den Sexualdrüsen (bei A-Mangel Störungen der Spermatogenese, der Befruchtung und der Eiimplantation).

Auch beim Vitamin D scheinen Beziehungen zur Schilddrüse vorhanden zu sein, und zwar vielleicht bei Kindern im Sinne eines Antagonismus (NIETSCHKE). Dem widerspricht allerdings, wenigstens beim Tier, eine thyreotrope Wirkung von Vitamin D. Sicherer sind die Zusammenhänge von D mit den Nebenschilddrüsen. Es geht das sowohl aus der günstigen Wirkung hoher D-Dosen bei der strumipriven Tetanie wie aus der Blutkalkspiegelerhöhung des A. T. 10, eines bei Rachitis unwirksamen Vitamin D-Derivates, hervor. Im Gegensatz dazu sind aber die Epithelkörperchen bei der Behandlung der Rachitis unwirksam, so daß hier anscheinend doch recht komplizierte Beziehungen bestehen.

Beim Vitamin E liegt es sehr nahe, an Wechselwirkungen mit den Sexual- und Hypophysenhormonen zu denken, zumal die E-Avitaminose gewisse Ähnlichkeiten mit dem klinischen Bilde nach Hypophysenexstirpation besitzt. Eine Identität von gonadotropem Hypophysenvorderlappenhormon und Vitamin kommt aber schon aus chemischen Gründen nicht in Betracht. E-Mangel läßt sich auch nicht durch Sexualhormone beheben. Manche Versuche sprechen aber dafür, daß E-Mangel die Hypophysenhormonbildung ungünstig beeinflußt. Jedenfalls komt es zu deutlichen Degenerationen in dieser Inkretdrüse. Umgekehrt soll Vitamin E die Bildung von Follikel- und Corpus luteum-Hormon befördern. Schilddrüsenhypoplasie bei E-Avitaminosen spricht auch für Einwirkungen dieses Vitamins auf die Thyreoidea.

Diese wenigen Beispiele aus dem jüngsten Gebiet der Vitaminforschung zeigen, daß, je tiefer das Stadium in die Zusammenhänge eindringt, um so inniger sich die gegenseitige Durchflechtung von enzymatischen, hormonalen und vitaminalen Vorgängen erweist. Und wenn dieser ungeheuer komplizierte Mechanismus nicht viel öfter und leichter in Unordnung gerät, als es tatsächlich der Fall ist, so beruht das in erster Linie auf dem Prinzip der mehrfachen Sicherungen, das innerhalb gewisser Grenzen immer wieder Ausgleiche schafft und so faßbare Krankheitserscheinungen weitgehend verhindert.

IV. Nahrungsbedarf und allgemeine Diätetik.

Der *Nahrungsbedarf* wird vom gesunden Menschen instinktiv sicher und richtig getroffen und gedeckt. Hunger und Durst sowie Sättigungsgefühl funktionieren so erstaunlich fein, daß unzählige Menschen unter annähernd gleichen Lebensbedingungen Jahrzehnte hindurch ihr Gewicht konstant erhalten. Die Nahrung ist die richtige, welche über längere Zeiträume hin das Normalgewicht und dabei ein Höchstmaß von Leistungsfähigkeit aufrecht erhält. Sie läßt sich beim Gesunden der Nahrungsbedarf leicht empirisch feststellen. Sobald aber der Regulationsapparat ins Wanken kommt, wie bei Erkrankungen mit Appetitstörungen oder Anomalien des Wasserhaushaltes, muß vom Arzt der Nahrungsbedarf berechnet werden. Es geht heute nicht mehr an, solche Kranke ihrer Appetitlosigkeit zu überlassen und dadurch in ihrem Körper- und Kräftezustand zu schädigen.

Die exakteste Basis für die Berechnung wird immer die Bestimmung des Grundumsatzes sein. In praxi wird man sie im allgemeinen nur dort vornehmen, wo Abweichungen von der Norm in Betracht kommen. Als allgemeine Orientierung für den calorischen Bedarf des erwachsenen Menschen im Nüchtern- und Ruhezustand genügt die Zahl: 1 Calorie pro 1 Stunde und 1 kg. Dazu kommen die Zuschläge für Motilität und spezifisch-dynamische Wirkung. Beim bettlägerigen, sich ruhig verhaltenden Kranken betragen sie 20% (= 1,2 Calorien pro Stunde und Kilogramm). Bei Menschen mit geringer körperlicher Tätigkeit und Kranken außer Bett (Aufenthalt im Zimmer) sind die Erhöhungen 30—50% (= 1,3—1,5 Calorien pro Kilogramm und Stunde).

Für den tätigen Menschen sind je nach Beruf und körperlicher Anstrengung die Erfordernisse außerordentlich verschieden. Folgende Tabelle von ATZLER, in der die Extracalorien pro Stunde (h) nach Abzug des Grundumsatzes (E) angegeben sind, zeigt das deutlich.

Tabelle 2 (ATZLER).

Beruf	Cal. pro Std. nach Abzug von E	Beruf	Cal. pro Std. nach Abzug von E
Schneider	45	Maler	143—146
Schreiber	49,1	Schreiber	116—164
Lithograph (sitzend)	52,7	Steinhauer	286—319
Zeichner (stehend)	73,1	Holzsäger	370—606
Buchbinder	81,5	Handnäherin	4— 33,4
Mechaniker	92,3	Maschinennäherin	24— 49,6
Schuhmacher	77—122	Waschfrau	124—214
Metallarbeiter	137—145	Aufwartefrau	81—157

Selbst die Höchstzahlen der Tabelle werden bei maximalen sportlichen Leistungen noch erheblich überboten. Die Steigerungen des Stoffwechsels, und dementsprechend der Nahrungsbedarf, können das 10fache und mehr der Norm betragen.

Nach der Festsetzung des Nahrungsbedarfs im allgemeinen in Calorien, kommt die *Verteilung auf die einzelnen Nährstoffe.* „Ein Ganzes ist die Ernährung, eine Vielheit sind die Nahrungsmittel", lehrte in bemerkenswerter Vorahnung schon HIPPOKRATES. Von physiologischer und hygienischer Seite sind immer wieder mittlere Kostmaße aufgestellt worden. Am bekanntesten ist dasjenige von VOIT für einen Erwachsenen bei mittlerer Arbeit mit 118 g Eiweiß, 56 g Fett, 500 g Kohlehydraten. Hinsichtlich der Forderung für das Eiweiß ist es nach unseren heutigen Ansichten etwas zu hoch angesetzt, gibt sonst aber einen sehr guten Anhaltspunkt. Erstaunlich gleichförmig ist der Nahrungsbedarf der Kulturvölker der Erde (450 Millionen), berechnet nach ihrem Verzehr. Er beträgt nach RUBNER für einen 45 kg schweren Menschen im Durchschnitt 85,4 g Eiweiß, 60,8 g Fett und 460 g Kohlehydrate pro Tag, größere Schwankungen im einzelnen sind nur beim Fett vorhanden (20 g [Japan] bis 105 g [England]). In den letzten Jahren ist in der ganzen Welt, vor allem auch in Deutschland, der Fettverbrauch erheblich gewachsen. Er ist gegenüber 1913 in Deutschland um etwa 40% gestiegen, für Butter allein beträgt er zur Zeit 62 g pro Kopf und Tag. Es ist das zweifellos zuviel.

Gegenstand lebhafter Kontroversen, auch heute noch, ist die Frage des Eiweißbedarfs. Von seiten der Vegetarianer wird immer wieder die Behauptung aufgestellt, daß Eiweiß schädlich ist und in zu großer Menge genossen wird. Beide Behauptungen sind, soweit sie den gesunden Menschen betreffen, gleich irrig. Ein zwingender Beweis für die Giftigkeit des Eiweißes ist nie geliefert.

Schon im Altertum waren die Ätiopier, die lediglich von Fleisch lebten, wegen ihrer Langlebigkeit bekannt (HERODOT). Die Eskimos leben auch heute noch fast nur von Fleisch (2—4 kg täglich), die Nordländer, vor allem die Fischer, ganz vorwiegend von Eiweiß. Besondere lang dauernde Ernährungsversuche (MAC CLELLAN u. a.) haben die Unschädlichkeit des Fleisches auch für unsere Breiten nachgewiesen.

Während die ersten wissenschaftlichen Vegetarianer in ihren Forderungen hinsichtlich des Eiweißes nur wenig von den oben genannten Zahlen abwichen (z. B. CHITTENDEN mit 80 g Eiweiß für einen Geistesarbeiter von 70 kg), gingen die Nachfolger immer tiefer mit den Zahlen herunter, so HINDHEDE auf etwa 30 g, annähernd die Menge (27 g), die Deutschland pro Kopf und Tag auf der Höhe der feindlichen Blockade im Kriege zur Verfügung stand. Welche Schädigungen das im Gefolge hatte, ist genügend bekannt. Glänzender ist keine Irrlehre durch ein Massenexperiment widerlegt worden. Es ist zuzugeben, daß einzelne Menschen (z. B. RÖSE) Jahre hindurch mit außerordentlich niedrigen Eiweißmengen (etwa 25 g) auskommen und dabei erstaunliche Leistungen ausführen können. Niemals aber dürfen solche Virtuosenstücke verallgemeinert werden. Entscheidend ist nicht der Minimalbedarf, sondern der Optimalbedarf, der stets erheblich höher liegt. Bei den niedrigen Zahlen genügt eine kleine Infektion, um sofort Eiweißverluste hervorzurufen. Erst recht groß muß der Sicherheitsfaktor sein, wenn es sich um Fragen der Volksernährung handelt. „Vorläufig und für einige Zeit bleibt es in der täglichen Kost bei der Empirie der großen Massen. Der einzelne kann irren, die große Masse verfolgt aber instinktiv und triebhaft gewisse, wenn auch kaum geahnte Ziele" (RUBNER). Der Optimalbedarf des Menschen an Eiweiß dürfte bei mittlerem Körpergewicht im allgemeinen bei 1,5—1,75 g Eiweiß pro Kilogramm und Tag liegen. Die Frage, in welchem Umfange er durch tierisches und pflanzliches Eiweiß gedeckt werden soll, ist von untergeordneter Bedeutung. Da die pflanzlichen Nährstoffe relativ eiweißarm sind, und daher zur Befriedigung des Eiweißbedarfes in sehr großen, den Magen-Darmkanal belastenden Mengen genossen werden müßten, sollten etwa $^2/_3$—$^3/_4$ des Eiweißes in animalischer Form (Fleisch, Fisch, Milch, Eier, Käse usw.) verzehrt werden, der Rest in vegetabilischer. Doch kann hier den individuellen Bedürfnissen und Liebhabereien ein weiter Spielraum gelassen werden.

Daß der Hauptteil der Nahrung calorisch und mengenmäßig aus *Kohlehydraten* bestehen soll, darüber besteht völlige Einmütigkeit. Wie sie auf die einzelnen Nahrungsmittel sich verteilen sollen, darüber entscheiden Geschmack, Liebhabereien, Gewohnheiten, Beschaffungsmöglichkeit und Preisfragen. Am hochwertigsten ist zweifellos der Zucker, da er an die Verdauung und den Intermediärstoffwechsel die geringsten Anforderungen stellt. Meist deckt er zu etwa 10% die Zufuhr, der Hauptteil (etwa $^2/_3$—$^3/_4$) wird immer auf Brot, Cerealien und Kartoffeln entfallen, der Rest auf Gemüse und Obst.

Das *Fett* steht fast bei allen Völkern mengenmäßig an letzter Stelle. Auch hier sind bei Gesunden keine besonderen Vorschriften nötig. Unter 20—30 g pro die wird der Verbrauch selten herabsinken, schon nicht aus Gründen einer schmackhaften Zubereitung der Kost. Bei Kranken mit schlechtem Appetit und Abmagerung kommt diesem Nährstoff wegen seines hohen calorischen Wertes und der Möglichkeit, ihn in relativ großen Mengen, besonders als Butter mit andern Nahrungsmitteln unbemerkt zuzuführen, besondere Bedeutung zu.

Die einzelnen Nährstoffe in Gestalt der einzelnen Nahrungsmittel bilden zusammen mit Wasser, Salzen und Genußmitteln (Tee, Kaffee, alkoholische Getränke, Pfeffer, Senf usw.) die Nahrung. Wegen der großen Menge der Einzelbestandteilen und der Unzahl von Variationsmöglichkeiten kann die Nahrung außerordentlich vielseitig gestaltet werden. Die ganze Kunst der Diätetik und der Küchentechnik zielt darauf, ihr die den jeweiligen individuellen Anforderungen und Wünschen optimal entsprechende Anordnung zu geben. Die Nahrung wirkt dabei als Ganzes. Man kann an ihr hinsichtlich der Wirkung auf den Organismus im einzelnen, außer dem bisher besprochenen Nährwert noch Geschmackswert, Sättigungswert und Resorptionswert unterscheiden. Der Geschmackswert ist, abgesehen von der Art der Speisen selbst, vor allem von dem Gehalt an Extrakt- und Zusatzstoffen, der Art der Zubereitung und vor allem auch der Form der Darreichung, bei der auch die Augen mitwirken, abhängig. Bei der Sekretion der Verdauungssäfte spielen auch psychische Faktoren eine große Rolle. Die Resorbierbarkeit hängt im wesentlichen von der Raschheit und Vollständigkeit der fermentativen Zerlegung ab, sie ist bei der animalischen Nahrung erheblich günstiger wie bei der vegetabilischen, die wegen des hohen Cellulosegehaltes die höchsten Rückstände hat.

Während der Primitive und der Mensch des klassischen Altertums — auch HIPPOKRATES empfahl es — mit *einer* reichlichen täglichen Mahlzeit sich begnügte, werden heute bei allen Kulturvölkern mindestens drei Mahlzeiten eingenommen, Frühstück, Mittagessen und Abendessen. Gegenüber früher tritt die zweite Mahlzeit vielfach an Bedeutung zurück. Ein zweites Frühstück und Vespern kommen manchmal noch dazu.

Stellt schon eine in jeder Beziehung zweckmäßige und kultivierte Ernährung sehr hohe Ansprüche an Auswahl, Menge und Zubereitung der Speisen, so gilt dies erst recht für die *Krankenernährung*, die Diätetik im eigentlichen Sinne.

Gab es in uralter Zeit nur Ernährungsvorschriften aus religiösen und kultischen Gründen, so schuf HIPPOKRATES erst die Diätetik. Für ihn beruhte sogar die ganze Heilkunst auf der Unterscheidung zuträglicher und schädlicher Nahrungsmittel und der Erfindung ihrer richtigen Zubereitung. Quantitative Angaben finden sich allerdings auch bei ihm noch nicht.

Die Diätetik hat 3 Hauptaufgaben:

1. Aufrechterhaltung eines normalen Ernährungszustandes (z. B. bei Appetitmangel) und Korrektur eines falschen (z. B. bei Unterernährung und Fettsucht).

2. Schonung oder Übung erkrankter Organe oder gestörter Funktionen (z. B. bei Magen-Darmerkrankungen, Diabetes, Nierenleiden).

3. Ernährungskorrektur als spezifische, bzw. kausale Therapie (z. B. bei Avitaminosen, perniziöser Anämie).

In der letzten Gruppe wird die Ernährung heute in zunehmendem Maße durch Zufuhr der rein, bzw. synthetisch dargestellten wirksamen Substanzen ersetzt.

Die Diätetik ist leider auch heute noch ein Stiefkind der Medizin, das von den meisten Ärzten weitgehend untergeordneten Organen wie Schwestern, Köchinnen überlassen wird. Vor allem ist das quantitative Denken in Ernährungsfragen noch lange nicht Allgemeingut der Ärzte geworden. Es genügt nicht, allgemeine Angaben über die Art der zu wählenden Nahrungsmittel zu machen, sondern es müssen auch meist die Mengen genau angegeben werden. Vor allem ist bei jeder Anordnung zu überlegen, ob sie auch im Einzelfall praktisch möglich ist. Je komplizierter und je abweichender von der Normalernährung sie getroffen werden muß, um so schwieriger wird gewöhnlich die Durchführung sein. Auf kaum einem Gebiet der Medizin spielen individuelle Geschmacksneigungen und Abneigungen, Gewohnheiten, Empfindlichkeiten und Reaktionsweisen eine so große Rolle, wie auf dem Gebiet der Ernährung Kranker. Alledem muß unbedingt Rechnung getragen werden, denn nirgends wirkt der Schematismus so schädlich, wie gerade hier.

Tabelle 3.

Nahrungsmitteltabelle.

I. Fisch, Fleisch, Wurst.

In 100 g sind enthalten:

	Eiweiß g	Fett g	Kohlehydrate g	Calorien		Eiweiß g	Fett g	Kohlehydrate g	Calorien
Rind (roh) mittelfett	20	7	—	160	Schinken (roh)	23	13	—	240
Leber	20	3	2	120	Schinken (gekocht)	24	8—25	—	190
Lunge, Niere, Zunge	15	3	—	ca. 85					bis 340
Knochenmark (gekocht)	3	83	—	790	Lachsschinken	22	3	—	140
Fleisch	22—28	8—29	—	180 bis 350	Speck	9	69	—	690
Corned Beef	27	11	—	210	Ente (roh), Fleisch	22	3	—	130
Kalb (roh) mittel	20	5	—	130	Gans (roh), Fleisch	16	28	—	340
Kalb (gekocht) mittel	26	6	—	180	Huhn (roh) mager	19	1	—	105
Hirn	9	8	—	120	Huhn (roh) fett	18	9	—	175
Leber	19	5	—	120	Fasan, Hase, Rebhuhn, Reh, Taube	23	1	—	120
Schweser (Bries, Milch)	15	2	—	90	Frankf. Wurst	13	38	2	420
Hammel (roh)	18	17	—	250	Leberwurst	13	25	12	340
Durchschnitt	17	15	—	210	Mettwurst	18	39	—	450
Schwein mittel	18	15	—	230	Zervelat	8	40	—	440

II. Fische, Schaltiere u. ä.

(roh)					(gesalzen)				
Barsch, Forelle, Hecht, Heilbutt, Karpfen, Lachsforelle, Steinbutt, Stör	18	1—5	—	100 bis 140	Hering	18	15	—	230
					Makreele	19	20	—	280
					Sardelle	21	2	—	120
Kabeljau, Merlan, Rotzunge, Schellfisch, Schleie, Seezunge, Zander	14—16	1—3	—	70—90	(geräuchert)				
					Hering (Bückling)	20	8	—	170
					Flunder	14	1	—	75
					Lachs, Kiel. Sprotten	23	12	—	225
					Stockfisch	70	2	—	360
Hering, Makreele	15	7	—	150	Ölsardinen, Kaviar	26	12	—	235
Lachs, Maifisch	21	12	—	210	Austern, Hummer, Krabben, Krebse (Fleisch)	12	2	—	85
Aal	12	25	—	290					

III. Fette.

Butter	—	81	—	760	Rindstalg, Schweineschmalz	—	93	—	865
Margarine	—	84	—	790					
Öl	—	97	—	900					

IV. Eier.

Hühnerei 1 Stück	6	5	—	75	Weißei	3,4	—	—	15
Gelbei 1 Stück	2,6	5	—	60					

V. Milch und Milchprodukte.

Kuh- und Ziegenmilch	3,2	3,5	4,8	67	Mager-, Buttermilch	3,3	1,0	4,3	40
Frauenmilch	1,9	3,6	6,3	68	Sauermilch	3	3	3,4	60
Rahm, mittelfett	3,5	20	3,5	215	Kondensierte Milch	10	11	14	210

Käse

Mainzer Hand, Harzer Quark (Topfen)	35	5	—	220	Brie, Camembert	20	24	—	360
Kümmel-, Magerkäse	30	11	4—9	260 bis 280	Chester, Schweizer	20	25	6	390
					Emmenthaler, Holländer	28	25	2	385
Gervais	13	38	—	420	Parmesan	39	17	2	350
Edamer, Gorgonzola, Roquefort, Tilsiter	25	26—29	0—3	360 bis 400					

	Eiweiß g	Fett g	Kohlehydrate g	Calorien		Eiweiß g	Fett g	Kohlehydrate g	Calorien
VI. Mehle, Brot, Cerealien, Leguminosen.									
Weizen-, Roggen-, Hafer-, Gerstengrieß-, Grünkern-, Buchweizen-, Mais- (Mondamin), Hirsemehl	8	2	70	320	Kommißbrot, Schrotbrot (Grahambrot), Pumpernickel, Knäckebrot, Semmel	7	—	ca. 50	270
Reis (geschält)	6	—	76	340	Weizenzwieback	7,6	2	73	350
Normal-Weizenbrot, Weizenbrot (Ausmahlgüte 80%), Roggenbrot (Ausmahlung 80%)	7	—	50	240	Leibnitz-Keks	7,5	8	72	400
					Makkaroni, Spaghetti	13	1	75	360
					Erbsen (trocken), Linsen	18	—	45	270
					Vitzbohnen	17	—	47	270
VII. Zucker, Kakao, Schokolade.									
Rübenzucker	—	—	98	390	Kakao	8	27	33	430
Honig	—	—	95	380	Schokolade	5	18	55	430
Kunsthonig	—	—	80	310					
VIII. Gemüse.									
a) Knollen und Wurzeln.									
Kartoffel	1,5	—	20	88	Zuckerrüben	1	—	15	65
Möhren, Karotten, rote Rüben, Runkelrüb., Kohlrüb., Steckrüb., Kohlrabi, Rettich, Zwiebel	1	—	6—9	30—40	Teltower Rübe, Sellerie, Schwarzwurzel	1—2,5	—	10	50
					Radieschen	1	—	3	18
b) Blattgemüse, Stengelgemüse, Blütengemüse.									
Rosenkohl, Wirsing	3	—	5	35	Sellerie, Kohlrabi (Blätter u. Stengel)	2	—	6	35
Rotkraut, Weißkraut	2	—	4	25	Spargel	1,5	—	2	15
Spinat, Grünkohl	3	—	10	55	Artischocken	1,5	—	9	45
Kopfsalat, Endivien, Lattich, Römischer Salat, Sauerampfer	1,5	—	3	20	Blumenkohl	2	—	4	25
c) Fruchtgemüse.									
Gurke	1	—	2	12	Melone	0,5	—	5	25
Kürbis	1	—	5	25	Tomate	0,5	—	3	15
d) Pilze.									
Champignon	3	—	3	25	Pfifferling, Reizker, Morchel	2	—	3	20
Steinpilz	4	—	4	35	Trüffel	5	—	5	45
IX. Obst.									
Apfel, Birne	—	—	13	50	Apfelsine, Citrone	—	—	9	37
Aprikose, Pfirsich, Sauerkirsche	1	—	9	40	Ananas	—	—	12	50
					Banane (o. Schale)	1	—	18	80
Kirsche, Mirabelle, Zwetschge	1	—	12	50	Dattel, Feigen (getr.)	2	—	57	240
Pflaume, Reineclaude	1	—	13	60	Haselnuß	12	54	6—11	600
Brombeere, Heidelb., Himb., Johannisb., Preiselbeere	1	—	6—7	30	Erdnuß, Mandel	15—19	44	12	540
					Kastanien (Kern)	4	4	33	190
Erdbeere, rote Johannisb., Stachelbeere	—	—	10	40					
Weintraube	—	—	17	70					

X. Getränke.

	Alkohol g	Zucker g	Calorien		Alkohol g	Zucker g	Calorien
Leichtes Bier	3,4	4,3	45	Deutsche Weißweine	6,4—8,5	0,1—0,2	50—70
Schweres Bier	3,7	4,2	45	Deutsche Rotweine,			
Exportbier	4,3	5,0	55	Bordeaux	8,0	0,1	60
Weißbier	2,8	4,0	40	Schaumwein, Sekt,			
Kognak, Weinbrand,				Champagner (trock.)	10,4	0,5	82
Kirschwasser u. ä.	40—42	—	280—300	Schaumwein, Sekt,			
Rum	60	1	420	Champagner (süß)	9,5	11	120
Liköre	28—42	28—44	300—440	Südweine	11—17	2—5	130—170

Während die quantitative Seite der Ernährung früher oft ganz vernachlässigt wurde, verlor sie sich bei der Auswahl der Nahrungsmittel vielfach in Spitzfindigkeiten und Pedanterien. Viel von dem ist heutzutage glücklicherweise über Bord geworfen worden, so die Unterscheidung zwischen dunklem und hellem Fleisch, die gefährliche Monotonie der Fieberkost usw. Die Diätetik ist heute auf den meisten Gebieten viel liberaler geworden. Diätetische Angaben müssen sowohl das Positive wie das Negative enthalten. Dazu eignen sich am besten solche Diätzettel, welche sämtliche nur möglichen Speisen enthalten. In Fühlungnahme mit den Kranken können sie durch Unterstreichen und Durchstreichen leicht individuell richtig ausgefüllt werden.

Zu verwerfen sind allgemeine Anordnungen wie „leicht verdaulich", „bekömmlich", da damit so gut wie alles in das Ermessen des Kranken und seiner Umgebung gestellt wird. Auch die Form und Art der Zubereitung und die Häufigkeit der Darreichung der erlaubten Speisen muß genau angeordnet werden. Das gilt vor allem für Appetitlose und Krankheiten der Verdauungsorgane. Es ist nicht gleichgültig, ob eine Nahrung in fester, breiiger oder flüssiger Form zugeführt wird.

Angaben über Salz- und Gewürzzusätze — meist wird eine reizlose Kost von natürlichem Geschmack vorzuziehen sein — dürfen nicht fehlen. Auch die zeitlichen Verhältnisse müssen genau bestimmt werden. Die übliche Einteilung der Mahlzeiten kann oft nicht beibehalten werden, weil viel häufigere kleine Nahrungszufuhren am Platze sind. Auch die zeitlichen Abstände zur Darreichung von Medikamenten spielen oft eine Rolle, z. B. bei der Insulintherapie des Diabetes.

Diese wenigen allgemeinen Angaben mögen hier genügen, im übrigen sei auf die Lehr- und Handbücher der Diätetik von Jürgensen, von Noorden-Salomon, McLester, Schlayer und Prüfer u. a. verwiesen.

Die vorstehende Nahrungsmitteltabelle (Tabelle 3, S. 117—119) ist stark gekürzt, da sie nur zur Orientierung dienen soll. Mit der Zunahme des Analysenmaterials verschieben sich die Mittelwerte immer wieder, vor allem gilt das für Obst und Gemüse. Für genaue Kostberechnungen sind die großen Tabellen von Schwenkenbecher, Heissler und Schall u. a. nicht zu entbehren.

B. Spezielle Pathologie und Therapie der Krankheiten der Ernährung und des organischen Stoffwechsels.

I. Wesen und Behandlung der Schädigungen durch unzureichende Ernährung.

Die Ursachen von Ernährungsstörungen und Schädigungen des Ernährungszustandes sind sehr vielfältig. Mangelhafte Mengen oder fehlerhafte Zusammensetzung der Nahrung, ungenügende Resorption stehen an erster Stelle.

1. Hunger und Unterernährung und ihre Behandlung.

Man spricht von Unterernährung, wenn der Körper die seinem jeweiligen Bedarfe entsprechenden Nahrungsstoffe nicht von außen zugeführt bekommt oder nicht genügend verwenden kann. Der Fehler kann sowohl in unzureichender Menge der Nahrung (calorische Unterernährung) im ganzen, wie in unzureichender Zusammensetzung im einzelnen bei genügendem Caloriengehalt beruhen (partielle Unterernährung). Entscheidend ist hierbei nicht die in den Verdauungskanal aufgenommene Menge, sondern die dem Körper nutzbaren Mengen, d. h. die Nahrungszufuhr vermindert um die in den Ausscheidungen wieder erscheinenden Beträge. Die Defizits muß der Körper aus seinen Beständen decken, was nicht ohne Einbuße an Gewicht möglich ist, wenn auch Wasserretentionen manchmal vorübergehend Abnahmen an Körpergewebe maskieren können. Die reinste Form der Unterernährung ist der Hunger.

Für die ärztliche Praxis ist er im allgemeinen von untergeordneter Bedeutung, da nur selten eine absolute Unfähigkeit zur Nahrungsaufnahme besteht, wie in komatösen und stuporösen Zuständen. Im übrigen stellen Fanatiker, Demonstranten, Hungerkünstler das Hauptkontingent. Fastenkuren als therapeutische Maßnahmen sind heute modern geworden, nicht nur bei den Anhängern der Naturheilmethode (vgl. z. B. BUCHINGER und SCHENCK. Als Hauptgründe dafür werden Entlastung des Organismus und Befreiung von schädlichen Stoffwechselschlacken angegeben. Während der erstere Einfluß meist erzielt wird, ist der zweite Vorgang noch unbewiesen. Die Indikationen werden vielfach ziemlich wahllos gestellt. Der Unterernährungszustand kann ein relativer oder ein absoluter sein. Im ersten Fall ist es zwar zu Gewichtsabnahmen gekommen, aber das Normalgewicht ist noch nicht unterschritten, im anderen Falle ist dieser Effekt bereits eingetreten. Die längste beglaubigte, mit dem Tode endigende Hungerzeit ist beim Menschen 75 Tage (MacSwiney, Bürgermeister von Cork in seinem Hungerstreik), beim Hunde über 100 Tage. Im allgemeinen gilt eine 50%ige Gewichtsabnahme als tödlich, doch sah ich verschiedentlich bei langsamer chronischer Unterernährung noch Menschen mit 60% Untergewicht am Leben.

Hinsichtlich des Verhaltens ihres Stoffwechsels und der Auswirkungen auf die Körperorgane verhalten sich Hunger und Unterernährung prinzipiell gleich. Der Gesamtumsatz pflegt nicht nur absolut, sondern auch relativ, d. h. bezogen auf die Gewichtseinheit, abzusinken, der Organismus arbeitet also oft sparsamer, ohne daß allerdings eine Gesetzmäßigkeit vorliegt. Zuerst werden die Glykogenvorräte eingeschmolzen, dann, anfangs in steigender, dann wieder in fallender Menge das Körpereiweiß, bis kurz vor dem Tode ein neuer Anstieg erfolgt (prämortaler Zerfall). Der Restbedarf wird mit Fett bestritten, das besonders im Hunger unvollständig verbrennt (Auftreten von Ketonkörpern). Die Unterernährung wirkt sich bei den verschiedenen Organen sehr verschieden aus, je nach ihrer biologischen Bedeutung, am meisten verliert im Hunger das Fettgewebe (95%), am wenigsten das Zentralnervensystem (5%), in der Mitte stehen die Muskeln (50%).

Hunger und absolute Unterernährung geben dem Organismus ein charakteristisches Gepräge, vor allem durch den Schwund des Fettgewebes. Augenhöhlen und Wangen sinken ein, die Haut wird welk, trocken, schlaff und faltig, die Muskeln werden atrophisch, die innere und äußere Sekretion der Drüsen läßt nach (Austrocknung des Mundes, Magen- und Pankreasachylie, Nachlassen von Potenz, Aufhören der Periode usw.). Entsprechend der Stoffwechselsenkung kommt es zur Erniedrigung von Körpertemperatur, Puls und Atmung, dazu treten Blutveränderungen (Abnahme von Menge und Eiweiß, Anämie, Leukopenie), Weich- und Brüchigwerden der Knochen (Hungerosteopathien). Auffallend ist die Neigung zu Wasserretentionen und Auftreten von Ödemen (Hunger- und Kriegsödem), die durch reichliche Wasser- und Salzgaben noch verstärkt werden. Bedeutungsvoll ist weiter, daß Unterernährte eine gesteigerte Empfänglichkeit für Infektionen und ihnen gegenüber eine herabgesetzte Resistenz aufweisen, wie das erzwungene Massenexperiment des Krieges in den letzten

Blockadejahren, vor allem in der gewaltigen Zunahme der Tuberkulose, bewiesen hat.

Die Unterernährung zeigt, je nach ihrer Herkunft, Auswirkung im einzelnen und ihren Begleiterscheinungen (Veränderungen an Knochen, Nerven, Blut usw.), verschiedene Bilder.

Eine besonders charakteristische Form der Unterernährung, eventuell auch noch bei gegenüber der Norm erhöhtem Körpergewicht, ist die sog. *Kachexie*, ein schwer näher zu definierender Stempel, den vor allem maligne Tumoren, dann aber auch andere chronische zehrende Krankheiten (vor allem Tuberkulose, ferner Avitaminosen, innersekretorische und Blutkrankheiten) dem Gesamtorganismus aufprägen, wobei neben einer mehr oder weniger ausgesprochenen Abmagerung blasses Hautkolorit, herabgesetzter Gewebsturgor, Schlaffheit der Züge, Haltung und Bewegung, Depressionen usw. im Vordergrund stehen.

Von der Abmagerung durch einfache Unterernährung (exogene Form) hat man, in Parallele zur Fettsucht, in den letzten Jahren die sog. Magersucht (endogene Form) abgetrennt (vgl. S. 142).

Tabelle 4. Beispiel für eine Mastkur.

	Eiweiß	Kohlehydrate	Fett	Calorien
Vorfrühstück:				
20 g Hafergrütze	2,1	12,9	1,1	72
15 g Butter	0,1	0,1	12,3	114
115 g Milch	3,6	5,4	4,0	74,8
1. Frühstück:				
200 g Milch mit Tee oder Kaffee	6,2	9,4	7,0	130
50 g Sahne	1,5	1,8	7,5	82,5
50 g Brot, Brötchen, Hörnchen oder Toast	2,8	28,3	0,3	130
15 g Butter	0,1	0,1	12,3	114
10 g Zucker	—	9,8	—	40
1 Ei	5,5	0,3	5,2	72
2. Frühstück:				
25 g Speck, gebraten	2,8	—	20,8	204,3
1 Ei „	5,5	0,3	5,2	72
150 g Bouillon	1,4	1,0	2,0	27,5
Mittagessen:				
100 g Bouillon oder Gemüsesuppe	0,9	0,7	1,3	19
150 g Fleisch (Schweinefleisch)	42,1	—	14,9	311
150 g Gemüse, berechnet als Schnittbohnen	2,7	9,3	5,4	99
100 g Kartoffeln in Brei	2,3	15,8	3,4	106
100 g Pudding, berechnet als Grießpudding	5,6	20,3	5,2	155
50 g Fruchtsauce (Himbeersaft)	7,5	34,5	—	143
50 g Butter in Gemüse oder Kartoffeln	0,3	0,3	41	382,5
Nachmittags:				
200 g Milch zum Kaffee oder Tee eventuell mit Kakao	6,2	9,4	7,0	130
10 g Zucker	—	9,8	—	40
30 g Brot oder Brötchen	1,7	17	0,2	78
15 g Butter	0,1	0,1	12,3	114
Abendessen:				
2 Eier	11,0	0,6	10,4	144
50 g Fleisch	13,5	—	2,3	75
100 g Gemüse, berechnet als Blumenkohl	1,9	2,1	4,4	57
100 g Kartoffeln	2,1	21,0	0,1	95
200 g Milch	6,2	9,4	7,0	130
50 g Käse (Camembert)	9,0	1,0	11,0	146
200 g Obst (berechnet als Bananen)	1,8	31,0	—	136
30 g Butter	0,2	0,2	24,6	229,5
	146,7	251,9	228,2	3723,1

In jedem Fall ist ein Überwiegen der Ausgaben des Körpers über die Einnahmen die Ursache. Die Aufgabe der Behandlung ist, dieses Defizit zu beseitigen und in einen Überschuß zu verwandeln, der dem Körper wieder den nötigen Gewichtsansatz ermöglicht. Meist geht das erst, wenn die Ursache der Abmagerung beseitigt ist. Die Ausgaben werden möglichst durch geringe körperliche Tätigkeit, am besten Bettruhe, niedrig gehalten. Wegen der meist stark darniederliegenden Sekretion der Verdauungsdrüsen empfiehlt es sich, die Nahrungszufuhr erst allmählich zu steigern, jeden Tag um etwa 100 Calorien, bis zu dem zu erreichenden Maximum, das möglichst 10—20% über dem Bedarf liegen sollte. Die zweckmäßigste Mastsubstanz ist das Fett, weil es ohne nennenswerte Abzüge angelagert werden kann; größere Eiweißmengen sind unökonomisch, da sie meist zerlegt werden und die Verbrennungen des Körpers anfachen (spez.-dynamische Wirkung). Ein Beispiel einer intensiven Mastkur bringt Tabelle 4.

Die Hauptschwierigkeit bei der Auffütterung bringt der meist darniederliegende Appetit mit sich. Vernunft und Energie können hier stellvertretend eingreifen. Oft gelingt es durch Insulininjektionen (1—3mal täglich 10 bis maximal 20 Einh. $^{1}/_{2}$—$^{3}/_{4}$ Stunde vor der Mahlzeit) das Hungergefühl wachzurufen und mit einer kohlehydratreichen Mahlzeit zu stillen.

Insulin befördert sowohl den Glykogen- wie darüber hinaus den Fettansatz und reichert den Körper mit Wasser und Salzen an, so daß bei günstiger Reaktion die Gewichtszunahmen, zumal in den ersten Tagen, oft überraschend hoch sind.

2. Fieberstoffwechsel und Fieberdiät.

Eine der Hauptursachen der Gewichtsabnahme ist das Fieber, meist als Symptom einer Infektionskrankheit. Akute Infekte mit sehr hohen Temperaturen wirken hier am stärksten. Hinsichtlich des Wesens und der Entstehung des Fiebers sei auf den Beitrag von DOERR (Bd. I dieses Buches) verwiesen. Auch im Fieber besteht gewöhnlich ein starker Appetitmangel, gegen den aber Insulin meist machtlos ist. Er wirkt sich um so verhängnisvoller aus, als der Stoffwechsel und somit der Nahrungsbedarf gegenüber der Norm um durchschnittlich 20 bis 50% gesteigert sind. Besonders rasch werden die Kohlehydratreserven verbraucht, in unverhältnismäßig hohem Grade, teils durch Unterernährung, teils durch zentralnervöse Schädigung auch das Eiweiß.

Die Pflicht des Arztes ist es, dieses katastrophale Mißverhältnis zwischen Nahrungsbedarf und Nahrungszufuhr zu beseitigen. Jahrhunderte und Jahr-

Tabelle 5. Beispiel einer ausreichenden Fieberdiät.

Art und Menge der Nahrungsmittel	Caloriengehalt
150 g Rohrzucker in Eis, Citronenlimonade und mit Ei und Kognak . . .	600
50 g Milchzucker in Milch, Rahm oder Eis	200
1500 g Milch allein oder mit starkem Kaffee, Tee oder Kakao	1000
30 g Kakao oder Schokolade zu Milchkakao oder Eis	150
200 g Rahm allein oder in Milch oder in Eis	430
100 g Kartoffelbrei mit etwas Fleischextrakt oder Bratensauce, hauptsächlich als Vehikel für Butter	100
100 g Spinat mit etwas Bouillon, hauptsächlich als Vehikel für Butter . .	50
100 g Butter in Milch, Brei, Eis und Gemüse, Kartoffelbrei	780
4 Eigelb in Eis, Milch, Kartoffelbrei, Gemüse und mit Kognak	230
30 g Kognak (oder Südwein) mit Ei und Zucker gerührt	110
20 g Gelatine zu Eis oder Puddings	70
Summe Bruttocalorien	3720

tausende hindurch herrschte die durch nichts bewiesene Irrlehre, der Fiebernde dürfte nur mit Wasser und Mehlsuppen („Ptisanen") ernährt werden, weil sonst das Fieber weiter stiege. Millionen von Kranken hat ein solches Vorgehen das Leben gekostet. Heute wissen wir mit voller Sicherheit, daß eine möglichst ausreichende Nahrungszufuhr nicht nur nichts schadet, sondern die Abwehrkräfte des Organismus stärkt, die Mortalität erheblich herabsetzt und die Menschen viel rascher wieder an die Arbeit bringt. Es ist unter allen Umständen anzustreben, daß bei Normalen oder Unterernährten die Gewichtsabnahmen nicht über 2—3 kg betragen, auch nicht bei dem protrahierten Verlauf von Typhus und Sepsis. Infolge besonders großer Appetitlosigkeit, Mattigkeit und Energielosigkeit sind die Schwierigkeiten hier oft größer wie bei jeder andern Form der Unterernährung. Es hilft aber der Durst und das Hitzegefühl, manchmal auch die Dösigkeit der Kranken, die automatisch trinken. Die Nahrung darf natürlich nur flüssig und dünnbreiig sein. Eiskalte Getränke, auch Rahmeis, sind zu bevorzugen.

Die vorstehende Tabelle 5 (S. 122) bringt ein Beispiel für eine besonders calorienreiche Fieberdiät.

3. Die A- und Hypovitaminosen und ihre Behandlung.

Die Mangelkrankheiten oder Avitaminosen sind die besten Beispiele für die Schäden, die durch partielle Unterernährung bei ausreichendem Caloriengehalt und richtiger Zusammensetzung der Kost an den drei Hauptnährstoffen entstehen können. Das Minimumgesetz, das LIEBIG für das Wachstum der Pflanzen in Abhängigkeit von ihrem Nährboden festgestellt hatte, gilt auch in vollem Umfange für Tier und Mensch. Ist irgendein zum Leben notwendiger Stoff nicht in genügender Menge in der Nahrung vorhanden, so kommt es zu schweren Krankheitserscheinungen und bei Fortdauer dieser Unterwertigkeit zum Tode, gleichgültig ob es sich dabei um Defizits an Eiweiß, Salzen oder sonstigen Stoffen handelt.

Unter den sog. Mangelkrankheiten spielen die A- bzw. Hypovitaminosen bei weitem die wichtigste Rolle. Ihr Wesen und ihre Ursache besteht in einem vollständigen oder teilweisen Mangel an einem oder mehreren Vitaminen im Körper, wobei es im Endeffekt gleichgültig ist, ob in der Nahrung nicht genügend Vitamine eingeführt wurden oder ob durch Störung der Resorption infolge der verschiedensten Krankheiten im Darm nicht genügend Vitamine in die Pfortader gelangen. Theoretisch wäre auch die Annahme möglich, daß in einzelnen Fällen Mangelkrankheiten primär dadurch entstehen, daß im intermediären Stoffwechsel Störungen vorhanden sind, die den Endaufbau, die Speicherung, den Angriff und den Abbau hemmen oder in falsche Wege leiten. Vorläufig haben wir aber noch keinerlei sichere Anhaltspunkte dafür, daß solche primären Schädigungen des intermediären Vitaminstoffwechsels bei Krankheiten des Menschen irgendeine maßgebende Rolle spielen. Als sekundäre Störung bei Lebererkrankungen (mangelhafte Umwandlung von Carotin in Vitamin A) und Infekten usw. sind sie bekannt. Auch im Tierexperiment sind diese Fragen noch nicht genügend studiert, obwohl sie gerade zur Aufklärung des so außerordentlich verschiedenen Vitaminbedarfes von erheblicher Bedeutung sein könnten.

Bis vor kurzem sprach man im allgemeinen nur von Avitaminosen, wobei man sich einer Übertreibung schuldig machte, da ein völliges Fehlen eines oder mehrerer Vitamine im Körper wohl nur ganz selten vorkommt. Man bezeichnete damit typische Krankheitsbilder, die durch Mangel ausreichender Mengen eines bestimmten Vitamins bedingt sind. Heute, wo die wirksamen Stoffe in genügenden Mengen zur Verwendung stehen, wissen wir, daß es außerhalb der klassischen Erkrankungen eine Fülle von Störungen gibt, die teils ganz abortive, monosymptomatische Formen der typischen Krankheiten darstellen, teils so uncharakteristisch sind, daß ihre Genese erst durch den prompten Erfolg einer bestimmten Vitamintherapie klar wird. Solche Krankheitsbilder werden jetzt allgemein als Hypovitaminosen bezeichnet. Sie werden verständlich, wenn man bedenkt, wie enorm verschieden der Vitaminbedarf der verschiedenen Menschen ist, und desgleichen unter verschiedenen Bedingungen, insbesondere bei anormaler Ernährung, Krankheiten und anderen besonderen Belastungen des Organismus. Die Gründe dafür sind noch keineswegs klar. Daß alle diese Störungen in der Regel eine lange Latenzzeit haben, je größer der Organismus, um so länger, hängt teils mit den Reserven an diesen Stoffen, teils mit dem sparsamen Wirtschaften, teils mit den zahlreichen Kompensationsmöglichkeiten zusammen (vgl. S. 111). So kommt es, daß viele Menschen und größere Tiere selbst nach mehrwöchigem totalem Hungern keine avitaminotischen Zeichen aufweisen.

Wenn wir im folgenden die typischen Avitaminosen kurz skizzieren, so sei vorausgeschickt, daß in vielen Fällen schon ein oder zwei angedeutete Symptome genügen können für die Diagnose, die ihren wahren Charakter durch abnorm niedrige Vitaminwerte im Blute oder Harn ex juvantibus erkennen läßt.

Die *A-Avitaminose* wird nach dem führenden klinischen Symptom auch als *Xerophthalmie* oder *Keratomalacie* bezeichnet.

Die Kenntnis dieser Krankheit und ihre Abhängigkeit von irgendwelchen Ernährungsstörungen geht schon fast 80 Jahre zurück, aber erst der Krieg mit seinem Fettmangel und das dadurch gehäufte Auftreten der Störungen haben, im Verein mit dem Fortschreiten der experimentellen Vitaminforschung, die Zusammenhänge aufgeklärt. Die allerersten, oft nur durch feine Untersuchungen aufdeckbaren Schädigungen sind Störungen der Dunkeladaption. Erst viel später kommt es zur Nachtblindheit, manchmal mit Erhöhung der Lichtreizschwelle am Tage. Erste sinnenfällige Erscheinungen sind kleine weißliche, trockene Herde der Conjunctiva (sog. BITÔTsche Flecken) mit leichter Hyperämie und entsprechenden subjektiven Beschwerden, wie bei einer Conjunctivitis. Im zweiten Stadium kommt es im Lidspaltengebiet der Cornea erst zu feinen Trübungen, dann zu Infiltraten, die dann die Hornhaut erweichen, deformieren und perforieren können, so daß bei Sekundärinfektion der ganze Bulbus vereitern kann (Panophthalmie).

Mit diesen Lokalerscheinungen geht eine allgemeine Atrophie bzw. Dystrophie des Gesamtorganismus mit Gewichtsabnahme, Wachstumsstillstand, nervösen Störungen, Anämie, Neigung zu Steinbildung, Sterilität, Anfälligkeit gegenüber Infekten usw. Hand in Hand.

Da das Wesen der Erkrankung im Fehlen des Vitamins A besteht, müssen zur Verhütung bzw. Heilung an diesem Vitamin reiche Nahrungsmittel, vor allem Milchfett, Fischtran, Eidotter, parenchymatische Organe gegeben werden oder das Vitamin selbst in Form des Vogans. Die lokale Behandlung der Augen geschieht durch Spülungen mit sterilem Wasser, Aufstreichen steriler Vaseline, Atropineinträufelung eventuell Enucleation.

Es gibt zwei B-Avitaminosen: Die B_1-Avitaminose Beri-Beri und die B_2-Avitaminose Pellagra.

Die fast nur in tropischen oder subtropischen Gegenden, besonders Japan, vorkommende *Beri-Beri-Krankheit* (Name wahrscheinlich von dem hindustanischen Beri = Schaf abgeleitet, von den Japanern Kake = Beindunst bzw. Beinleiden genannt) ist charakterisiert durch das Trias, kardiovasculäre Störungen, Ödeme und Polyneuritis. In Europa kommen heute fast nur noch verschleppte Fälle vor. Bis vor einigen Jahrzehnten gab es noch kleine Herde in hygienisch sehr schlecht versorgten Anstalten (Gefängnissen, Irrenanstalten, Pfründnerhäusern). Sehr bemerkenswert sind Beri-Beriartige Krankheitsbilder bei enorm großem Kohlehydratverzehr (STEPP und SCHRÖDER). Abortive Formen sind etwas häufiger, aber im ganzen auch selten.

In Japan werden gewöhnlich vier Formen unterschieden, die sensibel-motorische, die trocken atrophische, die hydropische und die akut perniziöse (SHÔSHIN). Die Gruppierung kann auch nach dem Vorherrschen der Kardinalsymptome vorgenommen werden. Die Allgemeinsymptome schwanken zwischen leichtester Ermüdbarkeit und schwerster, tödlicher Prostration. Gewöhnlich sind Mattigkeit der Beine, Herzklopfen, dyspeptische Beschwerden die ersten Zeichen. Bei weiterer Verschlimmerung kommt es zu Ödemen, Hyperästhesien, allgemein nervösen Symptomen (Reizbarkeit, Kopfschmerzen, Schwindel), Die kardiovasculären Störungen können sich dann zu heftigen Druckgefühlen, Atemnot, Angstzuständen, allgemeinen Ergüssen ohne typische Herzinsuffizienz steigern. Objektiv werden Herzdilatationen, besonders des rechten Ventrikels, Arrhythmien, Blutdrucksenkungen, besonders auch des diastolischen Druckes gefunden. Ursache ist eine Quellung der Herzmuskelfasern (WENCKEBACH).

Die polyneuritische Form zeigt gegenüber der gewöhnlichen Polyneuritis keinen charakteristischen Unterschied, mit Ausnahme der Schmerzen, die unter den sensiblen Symptomen, bei denen die Hypästhesien ganz im Vordergrund stehen, meist ganz fehlen. Motorisch gibt es alle Übergänge von leichten schlaffen Paresen und Ataxien, die sämtliche Körpermuskeln, mit Ausnahme von Kopf- und Halsmuskeln ergreifen können, bis zu vollkommenen Paralysen, hochgradigen Atrophien mit kompletter Entartungsreaktion. Die glatte Muskulatur, meist auch die Potenz, bleiben ungestört.

Das Endstadium ist beherrscht von allgemeiner Prostation, Bewußtlosigkeit und Kreislaufkollaps (Shôshin). Die Mortalität schwankt in den weiten Grenzen von 2—70%.

Die wirksamste Therapie ist die Darreichung von Vitamin B, bzw. daran reichen Nährstoffen (vgl. S. 106).

Pellagra. Während noch bis vor einigen Jahren die Ätiologie dieser sehr gestaltenreichen Krankheit (Name wahrscheinlich aus den italienischen Wörtern pelle [Haut] und agra [rauh]) noch sehr umstritten war (Mais-, Infektionstheorie), kann nach den neuesten Arbeiten, vor allem von GOLDENBERGER u. a., an dem Wesen einer echten Avitaminose (B_2) nicht mehr gezweifelt werden. Die Krankheit kommt gehäuft vor allem in Norditalien, Osttirol, Ägypten und Nordamerika (Missisippigebiet) vor, sporadisch fast überall, außer in den arktischen und subarktischen Gebieten. Nervöse, gastroenteritische Störungen und Hautveränderungen stehen im Vordergrund. Die Schädigungen des Nervensystems sind organischer Natur und wechseln zwischen leichten ,,neurasthenischen" Symptomen (Schlaflosigkeit, Kopfschmerz, Schwindel, Depressionen) und hochgradigsten Lähmungen, Krämpfen, sowie schweren psychischen Ausfällen (Delirien, Angstzuständen, Melancholien) katatonen und zirkulären Zuständen bis zur völligen Demenz. Die gastroenteritischen Störungen haben nichts Typisches, sie nehmen oft ruhrartigen Charakter an.

Um so charakteristischer sind die Hautveränderungen, die nur in 25% der Fälle fehlen. Es ist anfangs ein symmetrisches, oft juckendes Erythem an den unbedeckten Hautpartien, das sich in Blasen oder Pusteln abhebt und groblamellös schuppt. Hinterher kommt es meist zu gelblich-bräunlichen, auch grünlichen Pigmentierungen. Die Haut wird dabei oft hart, verdickt und rissig.

Die Krankheit ist chronisch, verläuft meist in Schüben, oft über viele Jahre hin. Die Prognose ist ohne entsprechende Therapie ernst, die Mortalität wird mit etwa 10% angegeben. Der Tod erfolgt unter den Erscheinungen allgemeiner Erschöpfung. Autoptisch werden Atrophien der inneren Organe und schwere Degenerationen des Zentralnervensystems gefunden.

Die *wirksamste Therapie* sind kleine Gaben von Nicotinsäureamid (vgl. S. 107), ferner eine Diät die in erster Linie den Reichtum an Vitamin B_2 und die entzündlichen Veränderungen am Magen-Darmkanal berücksichtigen muß. Hefe, besonders Cenovis, frische Milch, Leber stehen an erster Stelle. Die Haut ist vor Sonneneinwirkung zu schützen.

Skorbut (holländisch Scorbech = Geschwür) und MÖLLER-BARLOWsche *Krankheit.* Die C-Avitaminose verläuft unter dem Bild der hämorrhagischen Diathese und wurde bis vor kurzem ganz dieser Gruppe zugeteilt. Während die Krankheit früher bei langen Seereisen sehr gefürchtet war (Vasco de Gama verlor bei seiner Kapumsegelung die Hälfte seiner Mannschaft daran) und unter den abnormen Ernährungsbedingungen auf den östlichen Kriegsschauplätzen im Weltkrieg noch einmal gehäuft auftrat, kommt sie heute fast nur noch sporadisch vor, meist bei verwahrlosten Fanatikern einseitiger Ernährung und ganz schlechter Kochtechnik (stundenlanges Erhitzen der Nahrungsmittel). Ganz abortive, uncharakteristische Fälle sind wahrscheinlich häufiger, wie die Wirksamkeit des Vitamins C bei ihnen beweist. Prodromalerscheinungen können ganz fehlen, manchmal gestalten sie sich wie in der Inkubationszeit akuter Infekte (allgemeine Mattigkeit und Depression, Kopfschmerzen, Herzklopfen usw.). Das charakteristische Kardinalsymptom sind die Blutungen, die nach SALLE-ROSENBERG in fallender Häufigkeit Zahnfleisch, Muskulatur, subcutanes Gewebe, Haut, sehr viel seltener Periost und Gelenke und ganz ausnahmsweise innere Organe (seröse Häute, Darm, Niere, Rückenmark) befallen. Die ersten Erscheinungen treten gewöhnlich an den Unterschenkeln auf. Die einzelnen Petechien wechseln von Flohstichgröße, mit den Haarfollikeln als Zentrum, bis zu handtellergroßen Ausbreitungen. Beugeseiten und dem Druck ausgesetzte Stellen sind bevorzugt. Die Blutungsbereitschaft läßt sich sehr gut durch Anlegen einer elastischen Binde nachweisen (RUMPEL-LEEDESsches Phänomen). Bei 5—10 Minuten starker

Stauung bildet sich unter der Binde und peripher davon ein Kranz von Hämorrhagien. Rumpf und obere Extremitäten werden viel seltener, der Kopf fast nie betroffen. Mit zunehmender Veränderung des Blutfarbstoffes geht das Rotblau der Blutungen in Grün und Gelb über. Rheumatische Schmerzen sprechen meist für Blutungen in der Muskulatur, die nur bei großen Austritten zu Vorwölbungen oder Verfärbungen führen. Die Zahnfleischblutungen sind nur selten und vorübergehend flächenhaft und punktförmig, meist gehen sie rasch in wulstige, leicht blutende und durch Sekundärinfektion oft zerfallende, eitrig-jauchige Gingivitis über, deren Folgeerscheinung (Schmerzen, Fäulnisgeruch und -geschmack, Speichelfluß) sehr lästig sind. Die ihres Haltes beraubten Zähne fallen leicht aus. In ausgeprägten Fällen besteht fast immer ein ausgesprochenes Krankheitsgefühl, oft mit Fieber infolge der Zerfallserscheinungen und Blutresorptionen. Die allgemeine Resistenz des Organismus ist herabgesetzt (Gefahr einer anschließenden Tuberkulose). Die in schweren Fällen nie ausbleibende Anämie ist eine typisch sekundäre, wenn auch nicht immer mit erniedrigtem Färbeindex. Wird nicht beizeiten die wirksame Therapie eingeleitet, so führen Zunahme von Anämie, Kachexie, interkurrente Infektionen, Herzschwäche schließlich zur tödlichen Erschöpfung.

Die *Diagnose* kann in sporadischen und abortiven Fällen Schwierigkeiten machen. Alle hämorrhagischen Diathesen kommen dann differentialdiagnostisch in Betracht. Entscheidend ist meist der Nachweis abnormer Ernährung (langes Fehlen von frischem Obst und Gemüsen). Bei Purpura rheumatica sind immer die Gelenke mitbeteiligt, Sepsis macht viel höheres Fieber, Leukämien Veränderungen im weißen Blutbild. Manchmal wird erst ex juvantibus (Erfolg der Vitamin C-Zufuhr) der Charakter der Hypovitaminose klar.

Therapie. Frisches Obst, frische Gemüse (Spinat, Tomaten, Grünkohl, Salate) verhindern den Ausbruch der Krankheit und beseitigen ihre Erscheinungen. Am wirksamsten ist das seit einigen Jahren rein dargestellte Vitamin C (vgl. S. 107).

Bei Kindern und Jugendlichen kommt der Skorbut gewöhnlich in Form der Müller-Barlowschen Krankheit vor (vgl. das betr. Kapitel in diesem Bande).

Rachitis. Die D-Avitaminose ist die Rachitis, eine Erkrankung des Kindesalters, die in diesem Band unter den Erkrankungen der Knochen dargestellt ist, zu denen sie nach der klinischen Erscheinungsform, nicht aber nach der Ätiologie gehört.

Sprue. Auch diese Krankheit wird vielfach unter die Avitaminosen gerechnet. Zweifellos zeigt sie vor allem in fortgeschrittenen Stadien hypovitaminotische Züge der verschiedensten Art. Der Hauptsache nach dürften diese aber sekundärer Natur sein. Die primäre Ursache ist vorläufig noch umstritten. Die Krankheit ist daher zweckmäßig unter den Darmleiden geschildert (vgl. den entsprechenden Abschnitt dieses Lehrbuches).

II. Die Stoffwechselkrankheiten und ihre Behandlung.

Die Stoffwechselkrankheiten im engeren Sinne gruppieren sich um die drei Hauptnährstoffe. Die Krankheiten des Fettumsatzes sind Fettsucht, Magersucht und Lipoidosen, des Kohlehydratstoffwechsels der Diabetes mellitus, ferner Hyperinsulinismus und Glykogenspeicherkrankheit. Krankheiten des Eiweißstoffwechsels im ganzen gibt es nicht, sondern nur solche einzelner Teilvorgänge. Beim Nucleinhaushalt ist es die Gicht. Ferner finden sich Abbauanomalien bei einzelnen Aminosäuren (Alkaptonurie, Cystinurie, Diaminurie) und beim Blutfarbstoff (Porphyrien).

1. Die Fettsucht.

Allgemeines und Theoretisches. Unter Fettsucht (Fettleibigkeit, Adipositas) versteht man eine, die Norm erheblich überschreitende Gewichtszunahme infolge abnormer Zunahme des Körperfetts. Zu einer eigentlichen Krankheit wird sie erst dann, wenn sich daraus Störungen für den Ablauf der Lebensfunktionen entwickeln, was meist erst nach Jahren geschieht. Das Normalgewicht läßt sich mit genügender Genauigkeit nach der bekannten Formel von BROCA berechnen:

$$\text{Sollgewicht} = \text{Körperlänge (in cm)} = 100.$$

Genauer ist die Formel von BORNHARDT:

$$\text{Sollgewicht} = \frac{\text{Körperlänge} \times \text{mittlerer Brustumfang}}{240},$$

weil sie die individuell sehr verschiedene Breite mit in Rechnung setzt.

Abweichungen von $\pm 10\%$ dürften noch als normal anzusehen sein, um so mehr als das Optimalgewicht nicht notwendig mit dem mittleren Sollgewicht zusammenfällt. Bei Übergewichten von 15—25% Gewicht spricht man von leichter, von 25—50% von mittlerer, darüber hinaus von schwerer Fettsucht.

Das Körperfett ist normalerweise ein Triglycerid der drei geraden Fettsäuren Palmitin, Stearin und Ölsäure, doch läßt sich auch anders geartetes Fett zum Ansatz bringen. Das Fett stammt der Hauptsache nach aus der Nahrung, doch kann auch aus den beiden andern Nährstoffen, Kohlehydrate und Eiweiß, Fett entstehen, im ersteren Falle hauptsächlich in loco aus Glykogen, im letzteren Fall aus gewissen Aminosäureresten nach deren Desaminierung. Der normale Körper besteht zu etwa 15% aus Fett, von denen 70—80% in besonderen Depots (Unterhautzellgewebe, besonders am Stamm und in der Bauchhöhle) abgelagert werden.

Die *Entstehung der Fettsucht* ist ein weit komplizierteres Problem, als es auf den ersten Blick erscheint. In jedem Fall liegt eine Überernährung zugrunde, d. h. die Einnahmen des Körpers sind größer wie die Ausgaben. In vielen Fällen, wie bei der exogenen oder Mastfettsucht, liegt dies Mißverhältnis klar zutage. Diese Leute essen ganz offensichtlich mehr wie andere gleicher Konstitution. In der Tatsache, daß sie das tun, liegt aber bereits etwas Krankhaftes, irgendeine Störung des Appetits (Hyperappetenz) oder des Sättigungsgefühls, das normalerweise so fein reguliert ist, daß der Normale automatisch zu essen aufhört, sobald sein Nahrungsbedarf gedeckt ist. Gewisse Anlagen (große Bäuche), schlechte Beispiele und Gewohnheiten, Verlockungen durch den Beruf (bei Fleischern und Gastwirten), abnorme Eßfreude, zu rasches Essen bei nachhinkendem Sättigungsgefühl, Ablenkung durch andere Dinge usw. leisten dem Vorschub. Auf der anderen Seite wird aber auch nicht jeder dick, der zuviel ißt, weil der normale Organismus Ausgleichsmöglichkeiten besitzt, die entweder durch Steigerung der Ausgaben im Sinne einer Luxuskonsumtion (GRAFE), wahrscheinlich infolge vermehrter Schilddrüsen- und Hypophysentätigkeit, oder durch instinktiv verminderte Nahrungsaufnahme bei anderen Mahlzeiten kompensatorisch eingreifen. Eine Überernährung muß aber auch da vorliegen, wo eine Fettsucht bei anscheinend normaler oder sogar herabgesetzter Nahrungsaufnahme sich entwickelt (sog. endogene Fettsucht). Hier ist die Überernährung nur eine relative, indem anscheinend die Ausgaben sich gegenüber der Norm vermindert haben. Dies energetische Bilanzproblem steht zweifellos an erster Stelle, da aus der Luft weder Fett- noch Gewichtsanstieg erfolgen können. Dazu kommen aber mindestens noch drei andere Einzelprobleme, das Intermediärstoffwechsel-, ein konstitutionell-endogenes Lokalisations- und ein Wasserhaushaltproblem.

Wie kommt es da, wo die Nahrungsaufnahme gegenüber früher beim gleichen Menschen oder gegenüber anderen normalen Menschen gleicher Art nicht zugenommen hat, zu Einsparungen? Nur in einem sehr kleinen Teil der Fälle (etwa 3—5%) ist der sog. Grundumsatz (vgl. S. 98) erniedrigt. Sicher ist, daß im Durchschnitt, wenn auch keineswegs in jedem Falle, die Reaktion des Organismus auf Nahrungszufuhr, die sog. spezifisch-dynamische Wirkung (vgl. S. 99) herabgesetzt ist, vereinzelt sogar auf Null. Auch bei der Arbeit und der chemischen Wärmeregulation sind Einsparungen möglich. Am schwierigsten sind die Verminderungen durch herabgesetzte Motilität und Affektverminderung zu fassen. Im ganzen läßt sich wohl nur sagen, daß im allgemeinen der Organismus des Fettsüchtigen sparsamer arbeitet wie der normale.

Einzelberechnungen sind darum so ungeheuer schwer aufzustellen, weil es fast unmöglich erscheint, eine tägliche Einsparung von beispielsweise 15 g Fett (120 Calorien = 5% der Nahrungszufuhr) mit dem Effekte einer Gewichtszunahme von 22 kg in 3 Jahren im Stoffwechselversuch zu fassen.

Warum kommt es zu Einsparungen? G. v. BERGMANN hat dies mit einer abnormen Avidität bestimmter Gewebe für Fett, einer sog. lipophilen Tendenz zu erklären versucht, analog etwa wie bei Lipomen. Es könnte sich damit auch eine vermehrte Resistenz gegen Einschmelzungen verbinden, wie sie gleichfalls den Lipomen eigentümlich ist.

Diese Fragen lassen sich nur durch mühsame Untersuchungen des intermediären Stoffwechsels beantworten. Wenn auch gewisse Untersuchungen dafür sprechen, daß, beurteilt nach dem Respirationsversuche, die Fettbildung auf gleiche Kohlehydratzulagen stärker ist wie in der Norm, und daß unter bestimmten Bedingungen bei Fettsüchtigen eine geringere Ketonämie besteht, wie bei Gesunden, so sind doch diese Resultate teils bestritten, teils so vieldeutig, daß vorläufig ein Beweis für die Existenz einer lipomatösen Tendenz von der Seite des intermediären Stoffwechsels noch nicht erbracht ist; aber auch hier mag es sich um so geringfügige quantitative Abweichungen von der Norm handeln, daß sie sich erst über längere Zeit hin auswirken und in vergleichenden Versuchen gar nicht sicher gefaßt werden können.

Hinsichtlich der *Lokalisation der Fettbildung* und Fettverbrennung ist heute der Schwerpunkt von der Leber, die früher im Vordergrunde stand, nach der Peripherie verschoben, nachdem sowohl morphologisch wie physiologisch die Fettbildung aus Glykogen in den Fettzellen selbst bewiesen worden ist. Hinsichtlich der Ketonkörperbildung wird nach wie vor an der dominierenden Rolle der Leber festgehalten, wobei die Möglichkeit einer gewissen Mitbeteiligung der Fettzellen selbst an diesen Vorgängen wohl kaum bestritten werden kann. Der Ketonkörperabbau scheint wohl ganz in Niere und Muskeln zu erfolgen (SNAPPER). LICHTWITZ verlegt die Ursache der Fettsucht ganz in die Fettzellen, indem er eine verstärkte räumliche Trennung von Fett und fettspaltenden Fermenten annimmt. Auch diese Theorie setzt die bisher noch nicht bewiesene verminderte Abbaufähigkeit des Fettgewebes beim Fettsüchtigen voraus.

In dritter Linie ist die *Fettsucht ein konstitutionell-innersekretorisches Problem*. Der Erbfaktor ist nicht zu bestreiten. Je zuverlässiger in dieser Richtung die Nachforschungen, um so größer erscheint sein Einfluß, doch liegen wegen der Häufigkeit der Fettsucht die Dinge recht kompliziert. Die Erbanlage können wir vorläufig nicht weiter analysieren. Auch die für manche Genesen der Fettsucht manchmal charakteristische Anordnung der Fettablagerung können wir nur statistisch erfassen. Sie ist nicht gesetzmäßig (LAUTER). Daß dabei ein autochthoner Gewebsfaktor eine entscheidende Rolle spielt, ergibt sich aus manchen Beobachtungen an Transplantaten.

So sieht man, daß bei normalem Ernährungszustand transplantierte Bauchhaut (z. B. am Arm) bei später auftretender Fettsucht ganz unverhältnismäßig mehr Fett speichert, wie ihre Nachbarschaft. In solchen Fällen liegt wohl sicher eine lipomatöse Tendenz des betreffenden Hautstückes vor, da sie, bei wirklich guter Einheilung, im übrigen meist unter den gleichen Bedingungen wie ihre Umgebung sich befindet.

Daß Erkrankungen inkretorischer Drüsen in der Genese der Fettsucht eine entscheidende Rolle spielen, ist durch zahllose klinische und experimentelle Beobachtungen sichergestellt. In erster Linie gilt das für die *Schilddrüse*. Wenn die thyreogene Fettsucht genetisch auch früher wohl überschätzt wurde und sicher nicht letzten Endes immer die Ursache jeder Form endokriner Fettsucht dargestellt, so ist ihre Existenz doch nicht zu leugnen. Der Mechanismus ist hier vielleicht noch am durchsichtigsten, da die Schilddrüse der Hauptmotor im Stoffwechsel ist und eine Herabsetzung ihrer Tätigkeit immer eine Herabsetzung des Stoffwechsels im Gefolge hat, die einer Fettsucht Vorschub leistet. Diese Fettsucht kann mit Myxödem vergesellschaftet sein, braucht es aber nicht.

Neben der Thyreoidea spielt die *Hypophyse* eine große Rolle, deren Bedeutung immer mehr wächst. Klinisch war das Zusammentreffen von Hypophysenvorderlappenerkrankungen und Adipositas schon lange bekannt in Form der Dystrophia adiposogenitalis. Auf die Zusammenhänge im einzelnen werfen aber erst die Untersuchungen der letzten Jahre einiges Licht. Es ist experimentell sichergestellt, daß die Hypophysenentfernung Fettsucht bedingt, allerdings immer nur in einem Teil der Fälle. Unter den vielen Hormonen des Vorderlappens befindet sich auch ein thyreotropes (LOEB, ARON u. a.), das ein Schrittmacher der Schilddrüse ist und auf dem Umwege über diese in die Gesamtverbrennungen und damit auch in den Fetthaushalt eingreift

Von einzelnen Autoren (ANSELMINO und HOFFMANN, RAAB u. a.) sind in den letzten Jahren auch zwei direkt auf den Fettumsatz einwirkende Hypophysenstoffe (Orophysin und Lipoitrin) beschrieben worden.

Die häufigste hormonale Fettsucht ist zweifellos die *genitale,* nach Entfernung der Keimdrüsen oder nach Erlöschen ihrer Funktion. Besonders bei der Frau spielt sie als klimakterische Fettsucht eine große Rolle. Ein gewisser Fettansatz in den Jahren abnehmender Geschlechtsfunktion ist bei beiden Geschlechtern sogar physiologisch. Eine ausgesprochene Fettsucht bekommt aber unter diesen Bedingungen immer nur ein kleiner Teil der Menschen, meist nur, soweit nicht ausgesprochene Überernährung vorliegt, die mit Fettsucht belasteten, so daß wir auch hier wieder auf die nicht weiter analysierte Konstitution zurückgreifen müssen.

Da im Experiment die Keimdrüsen und ihre Produkte nur einen geringen, mancherseits sogar umstrittenen Einfluß auf die Intensität der Verbrennungen im ganzen und des Fettstoffwechsels im besonderen haben, so sind wir vorläufig nicht in der Lage, die hier vorliegenden Zusammenhänge klarzulegen. Sicher bestehen auch Beziehungen zwischen Fettstoffwechsel und innerer Sekretion des Pankreas. Besonders FALTA ist auf Grund der glänzenden Mastresultate der von ihm auf diesem Gebiete eingeführten Insulintherapie, sowie von hypoglykämischen Blutzuckerkurven bei Adipösen für eine insuläre Genese gewisser Fälle von Fettsucht eingetreten. Das Zusammentreffen von Hyperinsulinismus, z. B. bei Inselcarcinom (WILDER) mit Fettsucht, stützte diese Annahme. Diese Genese gilt aber wahrscheinlich nur für einen kleinen Bruchteil. Experimentell ist die Rolle des Pankreas für die Fettbildung durch Überbelastung des Inselapparates bei Tieren mit kleinem Pankreasrest (ALLEN) sehr wahrscheinlich gemacht.

Wenn wir im Einzelfalle klinisch und experimentell eine besondere Inkretdrüse für die Entstehung einer Fettsucht verantwortlich machen, so müssen wir uns immer darüber klar sein, daß der Inkretapparat ein durch feinste

Korrelationen und gegenseitige Einwirkungen seiner Glieder zusammengefügtes Ganze darstellt, so daß die anscheinend monoglandulären Störungen meist pluriglandulärer Natur sind. Gilt das schon für das exakte Tierexperiment, so erst recht für die viel komplizierteren Verhältnisse beim kranken Menschen. Anhangsweise sei hier auch die *cerebrale Genese* der Fettsucht erwähnt. Klinisch war diese Entstehung durch ihr Auftreten bei entzündlichen Erkrankungen, z. B. Encephalitis, wahrscheinlich gemacht. Neuerdings ist sie als Folge isolierter Schädigungen des Zwischenhirns auch experimentell sichergestellt. Der Mechanismus dieser Form, die im Experiment mit starken Stoffwechselsenkungen einhergeht, ist noch unbekannt. Insbesondere ist unklar, ob sie primär über das Nervensystem oder indirekt über das Sekretsystem zur Ausbildung kommt.

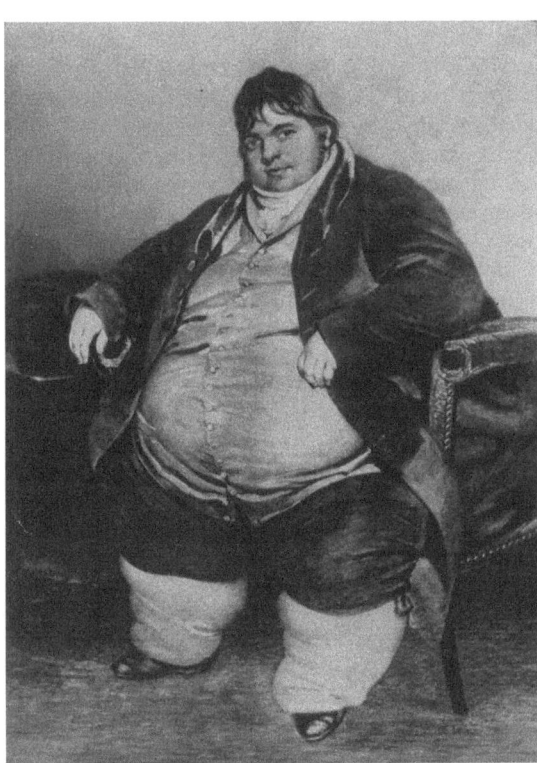

Abb. 1. Extrem starke Fettsucht. Gewicht 331 kg.

Wenn als 4. Partialproblem der Fettsucht auch die *Anomalien des Wasserhaushaltes* namhaft gemacht werden, so geschieht es nicht wegen etwaiger direkter Beziehungen zum Fettstoffwechsel, sondern wegen seiner Bedeutung für die Genese der hohen Gewichte. Es besteht keineswegs das Übergewicht der Fettsüchtigen lediglich aus Fett. Ein großer Teil, manchmal sogar der größte, ist immer Wasser. Wenn man bedenkt, daß der Wassergehalt des Fettgewebes zwischen 5 und 71% schwanken kann, so ist es verständlich, daß außerordentliche Wassermengen mit entsprechender Gewichtserhöhung vom Fettgewebe aufgenommen werden können (hydrophile Tendenz). 10 kg wasserarmes Fett, entsprechend dem Fettgehalt eines normalen Menschen von 67 kg, können also maximal noch etwa 6,6 Lt. Wasser aufnehmen, was zu einer Gewichtserhöhung des Gesamtorganismus in gleicher Höhe führen würde, ohne daß 1 g Fett mehr zum Ansatz gekommen zu sein braucht. Das Wasser wird zum Teil vom Fettgewebe selbst sehr stark festgehalten. Bei Entfettungskuren kommt es auf die Dauer fast immer zu erneuten Wassereinlagerungen, indem die ihres Fettes beraubten Fettzellen Wassertröpfchen aufnehmen. Diese Wasserretentionen können so groß sein, daß sie im Endeffekt auf das Körpergewicht die Fettverluste vollständig maskieren, die Verzweiflung so vieler, sich tatsächlich unterernährenden Fettsüchtigen. Palpatorisch können wir diese Veränderungen im Fettgewebe oft nachweisen, indem das vorher pralle, derbe Fett schwammig und wabbelig geworden ist. Daß hier tatsächlich Fett oft in sehr erheblichen Beträgen eingeschmolzen und durch Wasser ersetzt wird, haben NEWBURGH und JOHNSTON in wochenlangen Bilanzversuchen einwandfrei nachweisen können.

Wir sehen daraus, wie illusorisch Gewichte und Gewichtskurven für die Beurteilung des Fettbestandes sein können, auch dann, wenn manifeste oder latente Ödeme, die erst recht starke Einwirkungen haben, völlig fehlen.

Die Erscheinungsformen der Fettsucht. Für die Stärke der Fettsucht gibt die Größe des Gewichts und der Umfang des Körpers, insbesondere des Abdomens, die entscheidenden Anhaltspunkte. Gewichte über 150 kg sind Ausnahmen, über

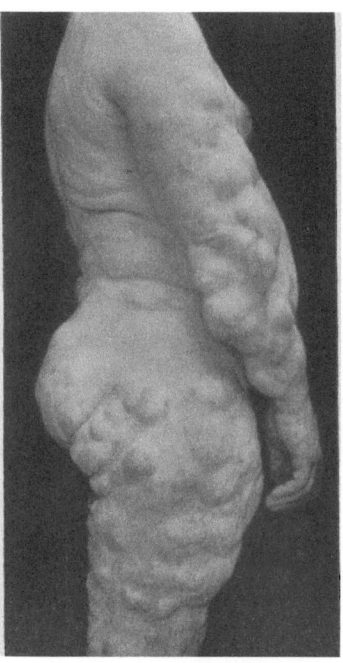

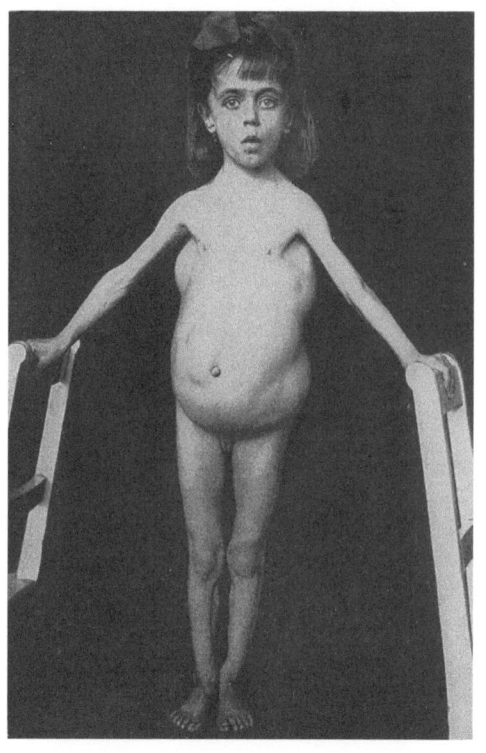

Abb. 2. Lipomatosis gigantica.

Abb. 3. Lipomatosis atrophicans.
(Eigene Beobachtung.)

200 kg sehr große Raritäten, die fast nur noch in Schaubuden und Panoptiken zusehen sind. Das in der Weltliteratur beschriebene Höchstgewicht ist 490 kg (DADD). Abb. 1 zeigt einen 331 kg schweren anderen Engländer.

Die Fettanhäufungen im Körper können fleckweise *(Lipomatosis)* und diffus *(Adipositas)* vorkommen, dazwischen gibt es manchmal Übergänge, etwas häufiger sind Kombinationen. Lipome sind scharf umschriebene tumorartige Fettknoten, meist im Unterhautzellgewebe. Sie können fast an allen Stellen des Körpers vorkommen mit Ausnahme von Händen, Füßen und Gesicht. Sie sind weitgehend unabhängig vom allgemeinen Ernährungszustande. Wie Abb. 3 zeigt, kann sogar gleichzeitig hochgradige Abmagerung vorliegen. Man kann mit GÜNTHER 4 Formen unterscheiden, simplex, dolorosa (Sonderform der DERCUMschen Krankheit), atrophicans (Abb. 3) und gigantica (Abb. 2). Für den selbständigen und tumorartigen Charakter der Lipome spricht die Tatsache, daß ihr Fett, selbst in Zeiten höchsten Bedarfes, für

132 E. GRAFE: Die Krankheiten des Stoffwechsels und der Ernährung.

den Stoffwechsel des Gesamtorganismus gar nicht oder höchstens in minimalem Umfange zur Verfügung steht.

Eine gewisse Zwischenstellung zwischen Lipomatosis und Fettsucht nimmt die sog. *Lipodystrophie* ein, bei der die Fettanhäufungen auch regionär vorkommen, gewöhnlich aber die ganze untere Leibhälfte betreffen, während die obere Körperhälfte abnorm mager sein kann. (Näheres vgl. S. 143).

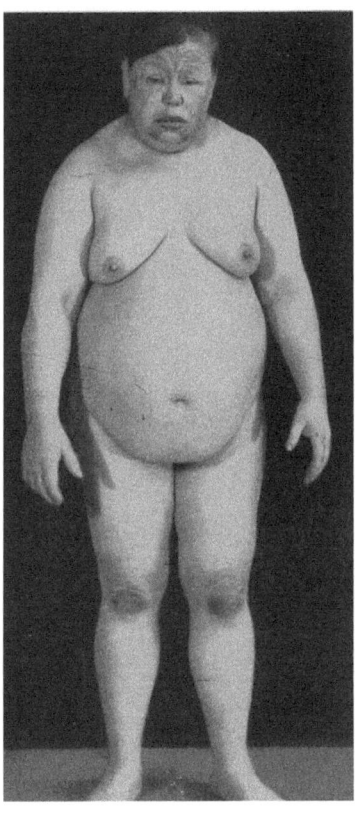 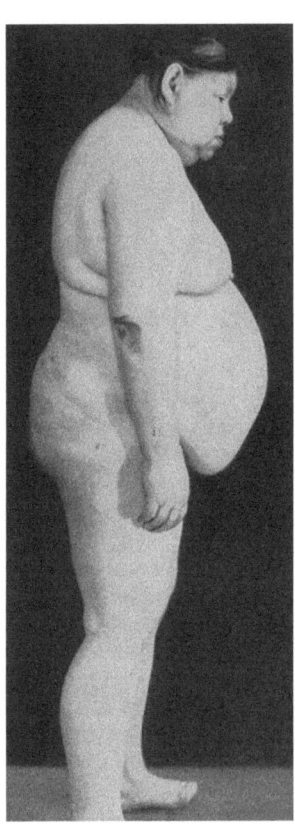

a b

Abb. 4 a und b. Typische thyreogene Fettsucht mit myxödematösem Einschlag. 53jährige Frau A. K. mit 114,2 kg Gewicht bei 1,57 m Länge. Grundumsatzsenkung: —32,5°. (Eigene Beobachtung.)

Die einzelnen Formen der universellen Fettsucht werden am besten nach ihrer Genese unterschieden. Die Trennung zwischen exogener (Mast-, Faulheitsfettsucht) und endogener Form hat auch heute noch trotz vieler Bedenken ihre didaktische Berechtigung. Objektive Kriterien der Unterscheidung gibt es nur insofern, als alle Kranken mit Herabsetzung des Grundumsatzes oder der spezifisch-dynamischen Wirkung der 2. Gruppe zuzurechnen sind. Im übrigen muß die leider gerade bei Fetten oft sehr unzuverlässige Anamnese herangezogen werden.

Abnorm große Nahrungs- und Flüssigkeitsaufnahme, vor allem in Form von Alkohol, spricht für die exogene Form. Erblichkeitsfaktoren, gewisse Anordnungen des Fettes, besondere Begleiterscheinungen können manchmal weiterführen. Auch kann man sagen, daß fast jede besonders starke Fettsucht (über 100% Steigerung des Sollgewichts) der konstitutionellen Form angehört. Für die Mastfettsucht wird vielfach der sog. Falstafftypus als charakteristisch angesehen, Fettablagerungen an den Stellen, an denen schon normalerweise reichlich Fett vorhanden ist, Bauch, Hüftgegend, Brust und Genick, eventuell noch Schultern, während die Extremitäten, besonders gegen die Peripherie hin, nicht betroffen sind. Es bleibt ein großer Rest von Übergangsfällen, die nicht genau unterzubringen sind. In der 2. Gruppe haben manche Formen endokriner und cerebraler Genese ein sehr charakteristisches Gepräge, so die thyreogene Fettsucht mit Stoffwechselverlangsamung und myxödematösem Einschlage. Die Abb. 4 a und b mit dem gedunsenen stupiden Gesicht bringen dafür ein sehr charakteristisches

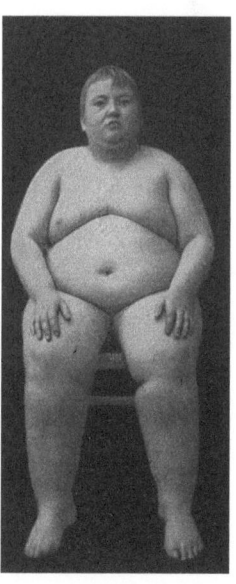

Abb. 5.   Abb. 6.
Abb. 5. Dystrophia adiposo-genitalis. 12jähriger Knabe von 156 cm Länge und 105 kg Gewicht, rechts daneben zum Vergleich der normale 4 Jahre ältere Bruder. (Nach UMBER.)
Abb. 6. Cerebrale Fettsucht. 14jähriger Knabe. Von frühester Kindheit an sehr korpulent. Geistig minderwertig. Geschlechtlich unterentwickelt. Starkes Schielen, gespaltene Uvula, angewachsene Ohren. Retinitis pigmentosa. Starker Appetit. (II. Med. Klinik München, nach THANNHAUSER.)

Beispiel. Die hypophysäre Form ist fast immer mit schweren, auch klinisch nachweisbaren Veränderungen im Sexualleben und Sexualhabitus verknüpft (Dystrophia adiposogenitalis vom Typus FRÖHLICH). Charakteristisch ist hier der intersexuelle Habitus, der besonders im Wachstumsalter sehr deutlich hervortritt (vgl. Abb. 5). Die äußeren Genitalien bleiben in der Entwicklung zurück oder atrophieren, die Sexualfunktionen fehlen oder erlöschen. Die sekundären Geschlechtsmerkmale sind nicht ausgeprägt, Haare, Brüste fehlen oder sind verkümmert. Mädchen und Frauen bekommen dadurch oft einen maskulinen, Jungen und Männer, vor allem infolge der Fettablagerungen an der Brust, einen femininen Habitus. Da der Hypophysenvorderlappen nicht nur der Schrittmacher für Stoffwechsel- und Genitalfunktionen, sondern auch für das Wachstum ist, finden sich oft auch auf diesem Gebiete Störungen.

Da die FRÖHLICHsche Erkrankung meist durch Tumor oder Cyste der Hypophyse bedingt ist, so finden sich auch oft Druckerscheinungen auf Nachbarorgane mit entsprechenden Ausfallserscheinungen (Näheres darüber EPPINGER im nächsten Hauptkapitel). Für die dysgenitale Fettsucht ist der zeitliche und ursächliche Zusammenhang mit dem Ausfall oder Erlöschen der Keimdrüsenfunktion charakteristisch. Der äußere Habitus und die Anordnung der Fettablagerungen zeigen dabei nichts Typisches.

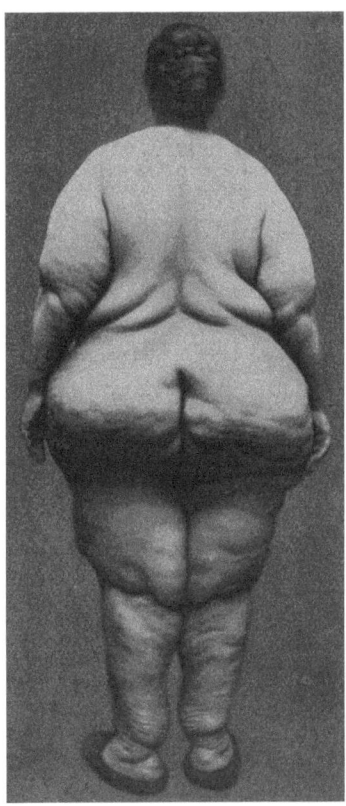 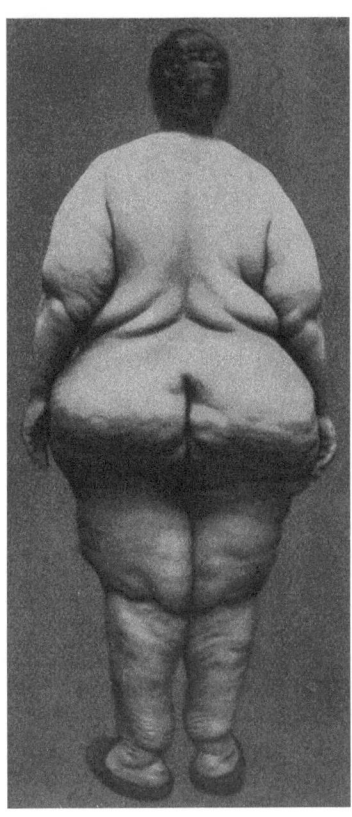

a b
Abb. 7a und b. Hochgradige endogene Fettsucht (195 kg bei 1,61 m Größe). (Eigene Beobachtung.)

Zu den bisher schon bekannten Formen endogener Fettsucht ist in letzter Zeit auch die *cerebrale Form* hinzugetreten. Voraussetzung ist hier das Vorhandensein einer Gehirnerkrankung, welche das Zwischenhirn oder seine nächste Nachbarschaft betroffen hat. Encephalitis lethargica, progressive Paralyse, Lues, Tumoren, selbst multiple Sklerose können in sehr seltenen Fällen dazu führen.

Eine Sonderform der cerebralen Fettsucht, die aber auch gewisse *hypophysäre Züge* enthält, hat BIEDL beschrieben mit dem Syndrom: Fettsucht, Retinitis pigmentosa, geistige Minderwertigkeit, Genitalatrophie, Poly- und Syndaktylie. In einzelnen Fällen kommen noch andere Mißbildungen, Deformitäten und nervöse Symptome hinzu. Abb. 6 bringt ein charakteristisches Beispiel.

Schließlich sei noch auf 2 Abbildungen (Abb. 7a und b) einer ungewöhnlich schweren, nicht näher analysierbaren konstitutionellen Fettsucht hingewiesen, bei der die völlige Unbeteiligtheit von Kopf, Gesicht und Händen auffällt.

Als *Adipositas dolorosa* hat DERCUM versucht, eine Sonderform noch abzutrennen. Führendes Symptom ist hier die Schmerz-, besonders Druckempfindlichkeit der Fettablagerungen, verbunden mit starker Adynamie und ausgesprochenen nervös-psychischen Störungen. Meist sind Frauen betroffen. Genetisch besteht die Sonderstellung wohl nicht zu Recht, da vielfach ein endokriner Ursprung nachgewiesen werden kann.

Die *Beschwerden* der Fettsüchtigen sind einmal von der Hochgradigkeit der Fettablagerungen, vor allem aber von der Einwirkung der Krankheit auf bestimmte Organsysteme abhängig. In unkomplizierten Fällen besteht völliges Wohlbefinden, dem auch das gesunde und frische Aussehen entspricht. Bei körperlichen Anstrengungen fehlt als Folge der ungünstigen Verhältnisse für die Wärmeabgabe das Schwitzen wohl nie, ebensowenig eine gewisse Atemnot und Neigung zu Herzklopfen. Dazu kommen in manchen Fällen, besonders bei älteren Individuen, gesteigerte Ermüdbarkeit, Kopfschmerzen, Schwindel, Verstopfung, rheumatische Beschwerden, Neigung zu Erkältungen usw.

Das Verhalten der einzelnen Organsysteme. Zirkulationsorgane. Bei der Fettsucht haben Herz und Gefäße die Hauptlast zu tragen, daher erkranken sie auch am ehesten und häufigsten. Feinere, zum Teil nur elektrokardiographisch feststellbare Schädigungen kommen bei etwa 50% aller Fettleibigen vor. Es ist dies verständlich, wenn man bedenkt, daß das normale Herz nicht nur einen viel größeren und schwereren Körper und seine Muskulatur mit Blut zu versorgen hat, sondern auch ein größeres Gefäßsystem füllen muß, da entgegen älterer Vorstellungen das Fett durchaus nicht nur wie Ballast wirkt, sondern auch außerordentlich gefäßreich ist. Dazu kommt in vielen Fällen die rein mechanische Behinderung durch Fettauflagerungen und Ablagerungen in seiner Nachbarschaft (Perikard, Mediastinum usw.). Ein typisches Mastfettherz kann mit Perikard bis zu 62% der Trockensubstanz aus Fett bestehen. Herzverfettung im Sinne von Einlagerung zwischen die Muskelfasern, wie in Laienkreisen vielfach angenommen wird, gibt es nicht, wohl aber bei bereits ausgesprochener Herzmuskelerkrankung fettige Degeneration der Fasern.

Unter Fettherz (STOKES) versteht man, um Mißverständnisse zu vermeiden, mit VON LEYDEN zweckmäßig die Herzbeschwerden Fettsüchtiger. Sie können von geringfügigem Klopfen und leichtem Druckgefühl bis zu schwersten Insuffizienzerscheinungen mit hochgradiger Dyspnoe, Cyanose und allgemeinen Stauungen sich steigern. Differentialdiagnostisch können, zumal bei älteren Menschen, Schwierigkeiten der Abgrenzung gegen Angina pectoris und RÖMHELDs gastrokardialen Symptomenkomplex vorliegen, manchmal kommen auch Kombinationen mit diesen Erkrankungen vor.

Die Überbelastung des Herzens äußert sich objektiv in Dilatationen, Hypertrophien, Myokardschädigungen, Rhythmusstörungen, Hypertonien und frühzeitigen Coronarsklerosen. Auch sonst neigen die Fettsüchtigen zu Gefäßkrankheiten (allgemeiner Arteriosklerose, Thrombosen und Embolien).

Die Feststellung der Herzgrenzen durch Perkussion ist bei Fettsüchtigen bis zur Unmöglichkeit erschwert durch die Dicke der Thoraxwandung und häufige, nach oben sich fortsetzende Tympanie von Magen und Darm. Besonders nach links werden die Herzen oft zu groß gefunden. Darum ist in allen zweifelhaften Fällen eine Röntgendurchleuchtung, am besten in Verbindung mit Orthodiagraphie oder Fernaufnahme (2 m Abstand) erforderlich. Die genaue Überwachung der Kreislauforgane ist darum besonders wichtig, weil die meisten Fettsüchtigen Kreislaufschädigungen erliegen.

Atemorgane. Auch die Atmung wird durch starke Fetteinlagerung behindert, vor allem durch den fast stets vorhandenen Zwerchfellhochstand, den das abdominelle Fett bedingt. Diese Atemstörungen verstärken sich durch reichliche Nahrungsaufnahme sowie Verstopfung und machen dann, vor allem, wenn noch körperliche Bewegungen hinzukommen, auch ohne Herzerkrankung erhebliche subjektive Beschwerden (Atemnot und Cyanose). Gestört ist vor allem die Inspiration und damit die Ventilation der Lungen, was sich oft auch in herabgesetzten Werten der Vitalkapazität äußert. Die Folge davon ist die Neigung zu Bronchitiden und, besonders bei Bettlägerigen, zu Bronchopneumonien, gefürchteten Komplikationen zumal nach chirurgischen Eingriffen. Die katarrhalischen Erscheinungen werden wegen Erschwerung der Expektoration leicht chronisch und führen dann rasch zu Emphysem und manchmal auch zu Bronchiektasien.

Verdauungsorgane. Appetitstörungen sind bei Fettsüchtigen relativ selten. Gewöhnlich ist der Appetit sogar vermehrt, der Hunger wird schlechter vertragen, was vor allen Dingen bei Entfettungskuren in Gestalt von Heißhunger, Flauheit, Mattigkeit, Schwindel und Schwitzen zum Teil wohl durch abnorm niedrigen Blutzucker bedingt, sehr störend sich geltend machen kann. Chronische Appetitlosigkeit findet man, sofern nicht besondere Komplikationen vorliegen, gewöhnlich nur bei Kranken mit sehr hochgradiger konstitutioneller Fettsucht. Plötzlicher Appetitverlust ist immer verdächtig auf einen malignen Prozeß, der durchaus mit starker Übergewichtigkeit Hand in Hand gehen kann, wenn auch Gewichtsverluste gegenüber den Höchstwerten so gut wie nie ausbleiben. Charakteristische Befunde am Magen fehlen bei Fettsüchtigen; da, wo sie vorhanden sind, etwa im Sinne einer Gastritis oder Hyperacidität, sind sie durch eine qualitativ unzweckmäßige Nahrungs- und Flüssigkeitsaufnahme (zu starker Salz- oder Gewürzzusatz, viel Alkohol, vor allem in konzentrierterer Form) bedingt.

Der Darm erkrankt bei der Mehrzahl der Fettsüchtigen in Form einer Obstipation, die zum größten Teil mechanische Ursachen hat (Erschwerung der Peristaltik durch Fettein- und -umlagerungen). Geringe körperliche Bewegung, Schwäche der Bauchpresse und geringe Zwerchfellbewegungen kommen vielfach dazu. Die Steigerung des intraabdominellen Druckes, die meist vorhandene Schlaffheit von Muskulatur und Fascien leistet der Entstehung von Bruchanlagen und Brüchen Vorschub, die manchmal erst nach der Entfettung in die Erscheinung treten.

Die Leber weist bei hochgradiger Fettsucht auf die Dauer fast immer Schädigungen auf, auch da, wo Alkoholismus und Lues fehlen. Klinisch äußert sich das in einer Vergrößerung (Fettleber) und manchmal (bei Stauungserscheinungen) auch Verhärtung der Leber und im Auftreten von Urobilin und Urobilinogen im Harn.

Auch Kombinationen mit nichtalkoholischen Cirrhosen sind bei der exogenen Fettsucht nicht so selten, während sie bei den endogenen Formen fast ganz fehlen.

Bekannt ist das häufige Auftreten von Gallensteinen. Sicher spielen auch hier mechanische Momente (Fettablagerungen und abdominelle Drucksteigerungen), welche den Abfluß der Galle behindern, die Hauptrolle, möglicherweise auch ein abnormer Cholesterinstoffwechsel (UMBER). Mit den Gallensteinen können Gallenblasenentzündungen sich kombinieren. Besonders gefürchtet ist die Komplikation mit Pankreasfettgewebsnekrose, die zweifellos bei Adipösen häufiger ist als bei Mageren. Auch ohne Gallenwegserkrankungen scheint es dazu leicht zu kommen.

Der Inselapparat des Pankreas ist oft im Sinne eines Diabetes erkrankt (vgl. darüber S. 147).

Urogenitalsystem. Wenn auch die Niere direkt an der Fettsucht kaum beteiligt ist, so bleibt doch auffallend, daß vor allem nach körperlichen Anstrengungen, selbst bei jüngeren Kranken, hin und wieder Spuren von Eiweiß und vereinzelte hyaline Zylinder gefunden werden, und zwar zu einer Zeit, in der noch keinerlei Anhalt für eine Gefäß- oder Nierenschädigung vorliegt. Ein gleiches kommt bei sehr intensiven Anstrengungen (Wettkämpfen, Bergbesteigungen usw.) auch beim Gesunden vor. Der Schwellenwert des Auftretens liegt aber beim Fettsüchtigen weit niedriger. Jahrelang können solche leichten

Störungen, anfangs transitorischer, später dauernder Art bestehen, ehe Herzstörungen, Hypertonien oder sonstige Nierenveränderungen nachweisbar werden.

Typische Nierenerkrankungen kommen zweifellos bei Adipösen häufiger vor wie bei Gesunden oder andern Krankheiten (mit Ausnahme von Arteriosklerose und Gicht). v. NOORDEN rechnet in seinem großen Material sogar mit 20% Schrumpfnieren, eine Zahl, die nach dem von mir überblickten Sektionsmaterial sicher zu hoch gegriffen erscheint. Ob Nierensteine mit ihren Folgeerscheinungen für Nierenbecken und Blase häufiger sind wie sonst, ist noch streitig.

Die Sexualfunktionen nehmen auch bei einer Mastfettsucht in der Regel allmählich ab.

Vielfach ist aus rein anatomischen Gründen (störende Fettwülste) die Cohabitation unmöglich geworden. Daß das nicht immer zutrifft, beweist die auf S. 134 abgebildete Kranke, die im 4. Monat gravid war. Bei Frauen finden sich, abgesehen von einer Herabsetzung der Libido, oft Menstruationsstörungen, vor allem Hypo- und Amenorrhöe. Diese Störungen sind häufig reversibel und können durch wirksame Entfettung beseitigt werden.

Haut. Störungen der Hautfunktion finden sich fast bei jeder ausgesprochenen Fettsucht. Die Hauptaufgabe der Haut ist der Vollzug der physikalischen Wärmeregulation. Infolge der schlechten Wärmeleitung durch das Fett fühlt sich die Haut der Adipösen meist kalt an. Sie ist aus dem gleichen Grunde unfähig, den Hauptteil der Wärme in Form von Leitung und Strahlung wie in der Norm nach außen abzuführen. Kompensatorisch ist nicht nur die Perspiratio insensibilis, sondern auch die Schweißbildung erheblich gesteigert. Aber auch das reicht oft nicht aus, um bei stärkeren Erhöhungen der Wärmebildung genügend Wärme abzugeben. So kommt es, besonders bei körperlichen Anstrengungen in der Hitze zu Wärmestauungen mit starken Anstiegen der Körpertemperatur (bis 39° und darüber). Die häufigen Schweißbildungen und die Zersetzung der Sekrete schädigen leicht die Hautoberfläche und leisten Infektionen Vorschub. So sehen wir sehr häufig bei Fettsüchtigen, insbesondere in faltenreichen Gegenden (Brüste, Leisten, Genitalien) Pruritis, Ekzeme, Intertrigo, auch Schweißdrüsenabscesse, Furunkel und Karbunkel.

Nervensystem. Außer der schon erwähnten cerebralen und dolorösen Fettsucht ist das Nervensystem bei Adipösen häufig genug in Mitleidenschaft gezogen. Druckempfindlichkeiten der Fettpolster kommen auch außerhalb der DERCUMschen Krankheit vor, vor allem bei der *Neurolipomatose* (UMBER), einer Abart der RECKLINGHAUSENschen Krankheit. Neuralgien, Myalgien, Neuritiden, meist als Folge von Erkältungen nach starkem Schwitzen, sind sehr häufig.

Auch die *Psyche* zeigt oft Veränderungen. Fettleibige sind in der Regel schlapp, matt, stumpf, ohne Energie und Initiative, dabei gutmütig und wohlwollend. Weil sie in Ruhe gelassen werden wollen, behelligen sie auch andere Menschen nicht. Darum hatte auch der ängstliche Cäsar nach Shakespeare den Wunsch: „Laßt wohlbeleibte Männer um mich sein." Bei gewissen Formen konstitutioneller Fettsucht, der thyreogenen und cerebralen, sind die psychischen Anomalien, Apathie und Intelligenzabnahme, besonders ausgesprochen.

In manchen Fällen dominieren die Erscheinungen der oft frühzeitigen cerebralen Arteriosklerose in Gestalt von Kopfschmerzen, Schwindel, Blutandrang nach dem Kopf, Schlafstörungen, Nachlassen von Gedächtnis, Konzentration und Affekten, Neigung zu Depressionen usw.

Prognose. Wenn die Fettsucht jahrelang auch ohne Beschwerden verlaufen kann und die meist optimistischen Kranken es oft nicht glauben wollen, so kann doch kein Zweifel daran bestehen, daß Fettleibigkeit das Leben verkürzt, und zwar nach den Statistiken der großen amerikanischen Lebensversicherungsgesellschaften mit ihren vielen Millionen von Versicherten im Durchschnitt um etwa 7 Jahre gegenüber Normalgewichtigen. Mit zunehmendem Lebensalter wird die Mortalität der Fettsüchtigen gegenüber ihren Altersgenossen mit normalem Gewicht immer ungünstiger. Bei gleich großen Ausgangszahlen im 30. Lebensjahre erreichen 3mal mehr Normalgewichtige als Fette das 80. Lebensjahr. Hier gilt buchstäblich das Wort von Heinrich IV.:

Laß ab vom Schlemmen, wisse, daß das Grab
Dir dreimal weiter gähnt als andern Menschen. (Shakespeare.)

Ursache des frühzeitigen Todes sind vor allem die Überbelastungen und daher vorzeitigen Erkrankungen der lebenswichtigen Kreislauf- und Atemorgane, sowie die geringere Widerstandskraft gegenüber interkurrenten Erkrankungen, vor allem Infekten und besonderen Eingriffen, wie Operationen.

Therapie. Da die Fettsucht in den meisten Fällen ein zumindestens das Leben abkürzendes Leiden darstellt, und die Beseitigung im Anfang viel leichter zu erzielen ist wie auf der Höhe der Krankheit, so muß die Behandlung möglichst früh einsetzen.

Prophylaxe und Indikationen. Die wirksamste Abwehr ist hier, wie überall, das Verhindern der Entstehung des Leidens. Besonders gilt das für Abkömmlinge aus Familien mit erblicher Fettsucht oder in einem Milieu, in dem die Krankheit aus äußeren Gründen (Metzgereien, Wirtschaften, Bäckereien usw.) gehäuft auftritt. Hier ist schon auf die Kinder zu achten. Voraussetzung jeder Abwehrmaßnahme ist die Kenntnis des Gewichts. Aus begreiflicher Scheu, unangenehme Wahrheiten zu erfahren, sträuben sich die meisten Fettsüchtigen auch schon im Anfang gegen die Waage. Alle zur Fettleibigkeit neigenden Menschen sollten es sich zur Pflicht machen, mindestens einmal wöchentlich, am besten sogar täglich, am zweckmäßigsten morgens nüchtern nach Stuhl- und Urinentleerung, sich zu wiegen, wozu schon eine gewöhnliche Trittwage, die nur bis auf $1/2$ kg genau anzeigt, genügt. Überschreitungen des gewünschten Gewichtes können dann sofort durch Einschränkung der Nahrungszufuhr oder vermehrte Körperbewegung beseitigt werden. Den Begriff des Normalgewichtes darf man dabei nicht eng fassen, da die S. 127 angegebenen Durchschnittswerte des Sollgewichtes keineswegs mit dem Optimalgewicht des einzelnen Menschen zusammenfallen. Bei welcher Kilogrammzahl das liegt, muß der einzelne bei sich selbst feststellen. Beim Herzkranken liegt es oft erheblich unter dem Mittelwert der Norm, bei vielen Gesunden und Kranken deutlich darüber. Abweichungen von 10—15% machen, sofern keine Beschwerden eintreten, keine Entfettung nötig. Erst Übergewichte von 20%, ferner schon darunter Beschwerden, welche Wohlbefinden und Leistungsfähigkeit stören, sind Gegenstand der Behandlung, aber auch hier nicht ausnahmslos, da es Gruppen von Kranken, wie Tuberkulöse, Basedowkranke, Nervöse gibt, bei denen ein leichter Grad der Überernährung erwünscht ist. Auch bei alten Leuten ist Vorsicht am Platze, es sei denn, daß Kreislaufstörungen vorliegen oder drohen.

Da die Fettsucht stets durch eine, wenn auch oft relative Überernährung hervorgerufen wird, so ist das Leitmotiv für die Behandlung die Herbeiführung einer Unterernährung. Es geschieht das am wirksamsten auf beiden Seiten der Bilanz, durch Herabsetzung der Einnahmen und Steigerungen der Ausgaben des Körpers.

Die diätetische Therapie (Entfettungskuren). Eine wirksame Entfettung, vor allem über längere Zeiten hin, ist niemals ohne Einschränkung der Nahrungszufuhr möglich. Die ärztliche Aufgabe besteht darin, deren Stärke zu bestimmen und innerhalb dieses Rahmens die Auswahl der Speisen im einzelnen so zu gestalten, daß für die Kranken ein Minimum von Belästigung resultiert. Mit allgemeinen Angaben, wie etwa wenig Butter und Süßigkeiten zu essen, ist hier gar nichts geholfen, sondern es sind ganz genaue schriftliche quantitative Vorschriften nötig. Der Rahmen ist gegeben durch die Stärke der notwendig gewordenen Unterernährung, ausgedrückt in dem Minus an Calorienzufuhr. Je stärker das Übergewicht, um so größer müssen hier die Abstriche sein. Im allgemeinen ist die Calorienmenge der Nahrung gegenüber dem leicht festzustellenden Bedarfe um so viel Prozente herabzusetzen, wie der Gewichtsüberschuß beträgt, d. h. bei einem Übergewicht von 50% um etwa die Hälfte. Bei Werten über 75% hat diese Berechnungsart ihre Grenze, da man für lange Kuren, selbst in Krankenhäusern, im allgemeinen nicht unter ein Viertel des Bedarfes herabgehen sollte. Gegen wenige initiale Hungertage oder gegen Fastenkuren, wie sie heute steigender Beliebtheit sich erfreuen, besteht gewöhnlich da, wo sie vertragen werden, kein Bedenken. Fastenkuren dürfen dabei nur unter ärztlicher Aufsicht durchgeführt werden. Vor einem schematischen Vorgehen ist, besonders bei Fettsüchtigen mit labilem, vegetativem Nervensystem, dringend zu warnen.

Eine stärkere Drosselung der Nahrung unter 50% ist gewöhnlich, selbst bei einer Erleichterung durch gleichzeitige Bettruhe, nur für eine Reihe von Wochen erlaubt, dann kommen die erleichternden Bestimmungen für die Dauerernährung, die im allgemeinen ohne Bedenken für Monate auf $^3/_4$ des Bedarfes beschränkt werden kann. In allen Fällen erheblicher Fettsucht ist mit kurzen Kuren (etwa 4 Wochen Sanatoriumsaufenthalt) nur ein erster, meist sehr erzieherisch wirkender Anfang gemacht. Eine radikale Änderung der Eß- und Lebensverhältnisse, oft für Jahre, nach genauen Vorschriften, muß sich anschließen. Wie die Fettsucht zu ihrer Entstehung meist lange Zeit nötig hat, so dauert ihre Beseitigung oder Beschränkung auf ein erträgliches Maß oft viele Monate und Jahre. Auf die Dauer darf man mit regelmäßigen Gewichtsabnahmen von etwa $^1/_2$ kg pro Woche durchaus zufrieden sein.

Die zweite Frage bei den Entfettungskuren betrifft die quantitative Zusammensetzung der Nahrung, die Verteilung der reduzierten Calorien auf die einzelnen Nahrungsmittel. Die grundsätzlichen Erwägungen liegen auch hier klar. Auf das stärkste einzuschränken sind die Fette. Sie kommen zu leicht „abgabefrei" im Körper des Adipösen zum Ansatz. Ein gewisses Minimum von etwa 20—30 g läßt sich allerdings nicht unterschreiten, da eine genießbare Nahrung sonst auf die Dauer nicht hergestellt werden kann.

Auch die Kohlehydrate sind gegenüber der Norm erheblich einzuschränken, da sie zum Teil gute Fettbildner sind, vor allem gilt das für die an Kohlehydraten hochkonzentrierten Nahrungsmittel wie Zucker, Brot, Cerealien, Kartoffeln, während Obst und Gemüse mit ihrem niedrigen und andersartigen Kohlehydratgehalt reichlich gestattet sein können.

Die nebenstehende Tabelle 6 gibt die Zusammensetzung der Nahrung für einzelne Entfettungsregime an.

Während der Caloriengehalt sich in engen Grenzen hält, schwanken die Zahlen für Fett recht erheblich. In Deutschland ist man heute von so hohen Fettwerten, wie EBSTEIN und BOUCHARD sie vorsehen, ganz abgekommen. In

Tabelle 6. Zusammensetzung der Nahrung in einzelnen Fettregimen (Mindestwerte).

Diät nach	Eiweiß g	Kohlehydrate g	Fett g	Alkohol	Calorien
BANTING . . .	172	81	8	(75)	1100
OERTEL	156	75	25	(60)	1600
EBSTEIN	102	47	85	(20)	1300
KISCH	160	80	11	—	1086
v. NOORDEN und SALOMON. . .	95	107	8	—	1008
MORITZ (Milchkur 1½ Lt.) .	51	72	54	—	1010
UMBER	109	110	37	—	1250
BOUCHARD . . .	83	55	71	—	1250
GRAFE	102	70	28	—	984

welcher Form nun die einzelnen Nährstoffe gegeben werden, hängt ganz von den individuellen Wünschen und Bedürfnissen der einzelnen Fettsüchtigen ab.

Für die Zusammensetzung an Nahrungsmitteln im einzelnen seien folgende 3 Beispiele aufgeführt:

1. Diät nach v. NOORDEN: I. Frühstück: Tee mit Citrone, 80 g mageres Fleisch, 40 g Schrotbrot, 5 g Butter. II. Frühstück: 1 Ei, 200 ccm abgefettete Brühe. Mittagessen: 200 ccm abgefettete Brühe mit grünem Gemüse, 120 g mageres Fleisch, 200 g Kartoffeln, reichlich Blatt- und Stengelgemüse (mit 10 g Butter zubereitet), 200 g frisches Obst, 1 Tasse schwarzen Kaffee. Nachmittags: 1 Tasse Tee mit Citrone. 20 g Semmel. Abendessen: 200 ccm Magermilch, 2 Eier, 20 g Schrotbrot, 200 g Obst. Gesamtgehalt: 118 g Eiweiß, 31 g Fett, 135 g Kohlehydrat, 1330 Calorien.

2. Kur nach UMBER: 200 ccm Kaffee oder Tee, 20 ccm Milch, 50 g Schrotbrot, 30 g Weißbrot. Vormittags: 100 g Äpfel. Mittagessen: 200 g gebratenes Fleisch, 200 g Gemüse (in Salzwasser gekocht), 80 g Obst. Nachmittags: 150 ccm Kaffee, 20 ccm Milch. Abendessen: 100 g Fleisch, 100 g Gemüse, 20 g Schrotbrot, 200 g Tee. Vor dem Schlafen 100 g Obst. Gesamtgehalt 94 g Eiweiß, 8 g Fett, 102 g Kohlehydrate, 880 Calorien. Dazu Zulagen von etwa 300 Calorien in Form von Fleisch, Kartoffeln, Butter u. a.

3. Diät nach GRAFE (Medizinische Klinik, Würzburg): I. Frühstück: 250 g Tee oder Kaffee, 20 g Milch, 30 g grobes Brot, 5 g Marmelade, 1 Ei. II. Frühstück: 100 g Obst. Mittagessen: 250 g fettarmes Fleisch roh (= 160 g gebraten), 200 g Gemüse (roh), 50 g Kartoffeln (roh), 10 g Fett, 100 g Obst, 150 g Wasser. Abendessen: 200 g Tee, 100 g fettarmes Fleisch, 200 g Salat, 100 g Obst.

In dem Maße, wie das Gewicht sinkt, kann nach einigen Wochen langsam auch die Diät liberaler gestaltet werden, etwa durch Zulage von 100 Calorien

Tabelle 7. Zulagen. (Nach F. UMBER.)

100 Calorien sind enthalten in:	
a) eiweißreiche Nahrungsmittel:	b) kohlehydratreiche Nahrungsmittel:
100 g Kalbfleisch, gebraten, mager	25 g Zucker
80 g Roastbeef, mager	40 g Weißbrot, Grahambrot, Schwarzbrot
50 g Hammelkotelett, mager	50 g Pumpernickel
40 g Schweinskotelett, mager	30 g Zwieback
40 g Schinken, fettfrei	20 g Leibnitz-Keks, Kuchen
25 g geräucherte Ochsenzunge	300—400 g Gemüse
100 g Kalbsmilch, gekocht	500 g Salat
70 g Kalbshirn, gekocht	100 g Kartoffeln
50 g Leber	20 g Erbsen, Linsen, Bohnen, trocken
30 g Niere	30 g Mehl, Grieß, Reis, Maismehl, Hafermehl
100 g Hasenbraten	150—200 g Apfelsinen, Äpfel, Birnen, Aprikosen, Kirschen, Reineclauden, Mirabellen, Pflaumen, Erdbeeren, Heidelbeeren, Himbeeren, Preiselbeeren, Stachelbeeren, Ananas
90 g Hirschbraten	
60 g Rehbraten	
25 g Gans, gebraten	
60 g Huhn, gebraten	
90 g Backhuhn	
30 g Taube	125 g Weintrauben
etwa 100 g Forelle, Hecht, Schellfisch, Kabeljau, Lachsforelle, Rotzunge, Seezunge, Schleie, Zander, gekocht	100 g Bananen
	30 g trockene Feigen oder Datteln
40 g Ölsardinen	
40 g Kaviar	
125 g Austern	
130 g Hummer	
25 g Wurst	
150 g Kuhmilch, Dickmilch	
200 g Kefir, Joghurt	
225 g Magermilch	
12 g Butter	
25 g Schweizer-, Holländerkäse, Chester	
30 g Camembert, Brie, Gorgonzola, Roquefort, Parmesankäse	
50 g Magerkäse	
200 g Quark	

pro Monat täglich, aber auch hier sind genaue quantitative Angaben etwa nach Tabelle 7 zu geben.

Von besonderen Entfettungskuren seien noch die vegetarianischen in ihren verschiedenen Varianten (einfache vegetarianische Kost, Rohkost, Kartoffelkur, Reiskur usw.) erwähnt.

Vor allem die Rohkost ist in neuerer Zeit auf die Initiative von BIRCHER-BERNER hin für die Fettsuchtsbehandlung warm empfohlen. Soweit es sich um ihre Zusammensetzung im einzelnen, vor allem ihre Eiweißarmut handelt, sei auf S. 115 verwiesen. Daß der rohe Zustand gegenüber dem gekochten prinzipielle Vorteile hat, ist zwar von den Anhängern der Rohkost immer wieder behauptet, aber nie bewiesen worden. Die physikalische Begründung der BIRCHER-BENNERschen Ernährungslehre wird von den Physikern als falsch abgelehnt (JORDAN). Auch ist der Einwand, daß beim Kochen die Vitamine zugrunde gehen, zum großen Teil hinfällig geworden. Sofern die gewöhnlichen Kochzeiten eingehalten werden, gilt das für die Vitamine A, B und D überhaupt nicht, für C nur zum kleinen Teil (SCHEUNERT). Während einzelne Rohkosttage nie schaden, belastet diese Kost auf die Dauer bei vielen Fettsüchtigen die Verdauungsorgane recht erheblich, so daß sie meist bald verweigert wird. Schematisch sollte sie nicht angewendet werden. Wegen des hohen Wassergehaltes sollte das Gesamtgewicht der Rohkost 1500—1800 g nicht übersteigen.

Aus den S. 130 angeführten Gründen muß aber nicht nur die Nahrungs-, sondern auch die Flüssigkeitszufuhr sehr erheblich gedrosselt werden, das gleiche gilt für die Salze, für die gleichfalls eine Retentionsneigung besteht, denn 1 g Kochsalz hält 100 g an Wasser im Körper zurück.

Deshalb sind auch *Trinkkuren* nur mit Vorsicht zu verwenden, wenn auch gewisse Bäder wie Kissingen, Mergentheim, Neuenahr, Marienbad und Karlsbad auf diesem Gebiet besondere Erfolge bei vielen Kranken aufzuweisen haben. Die Wirkung beruht hier zum Teil sicherlich auf den abführenden, glaubersalzhaltigen Mineralquellen, der Hauptsache nach aber den diätetischen Einschränkungen, denen sich die Kranken in der oft sehr erzieherischen Atmosphäre dieser Bäder unterwerfen. Vorteilhaft sind auch hydrotherapeutische Maßnahmen, vor allem die Kaltwasserbehandlung. Bei den vielfach beliebten, oft zu erheblichen Gewichtsstürzen führenden römisch-irischen Bädern ist, wegen der starken Beanspruchung des Kreislaufs, Vorsicht am Platze. Nur Fettleibige unter 60 Jahren, mit nachweislich gesunden Zirkulationsorganen, dürfen sich ihnen unterziehen.

Bewegungstherapie. Die wirksamste Form den Stoffwechsel zu steigern und von dieser Seite her die Stoff- und Kraftbilanz nach der negativen Seite zu verschieben, ist eine Steigerung der Motilität, deren Ausbleiben oft so wesentlich zur Entstehung des Leidens beiträgt.

Es ist dabei ziemlich gleichgültig, in welcher Weise der Muskelstoffwechsel und damit die Ausgaben des Körpers erhöht werden, ob durch Spaziergänge, Gymnastik oder Sport jeder Art. Die Dosierung im einzelnen richtet sich hier nach dem Zustand von Herz und Gefäßen. Auch durch Massage und Elektrisieren (BERGONIÉsche Methode) lassen sich gewisse, allerdings bescheidene und flüchtige Umsatzsteigerungen erzielen.

Medikamentöse Therapie. In vielen Fällen, und fast stets in den schweren, sind die in der bisher geschilderten Weise erreichten Erfolge unzureichend. Es muß dann die hormonale Therapie zu Hilfe geholt werden. Wir besitzen in der Schilddrüse, ihren Extrakten und ihrem wirksamen Hormon, dem Thyroxin, einen Stoff, der sowohl die Verbrennungen wie den Wasserumsatz sehr erheblich anfacht, dessen ungenügende Bildung im Körper oft Ursache der Fettsucht ist, so daß hier kausale Therapie getrieben wird. 1 mg Thyroxin steigert nach PLUMMER und BOOTHBY den Stoffwechsel um 20—30%, 3 mg sogar bis zu 50%, und zwar mit einer ziemlichen Regelmäßigkeit. Es liegt also hier eine sehr wirksame Unterstützung der übrigen therapeutischen Maßnahmen vor. Leider hat sie bei unrichtiger Dosierung auch Nachteile, es kommt dann zu thyreotoxischen Erscheinungen wie Herzklopfen, Schweißausbrüchen, Zittern, allgemeiner

Nervosität, Kopfschmerzen, Schwindel, Potenzstörungen, manchmal auch zu Glykosurien. Deshalb ist Vorsicht am Platze, vor allem da, wo Herzschädigungen vorliegen. Nur bei einer ausgesprochenen Herzinsuffizienz ohne myxödematösen Einschlag (EPPINGER) scheint mir eine Kontraindikation gegeben. Im übrigen ist in allen Fällen mit ungenügendem Erfolge der sonstigen Therapie ein Versuch nicht nur angezeigt, sondern sogar notwendig. Wenn dies unter ärztlicher Überwachung und unter genauer Beobachtung der möglichen Nebenwirkungen auch seitens der Kranken geschieht, und die Darreichung bei Störungen rechtzeitig aufhört, wird man wohl niemals Schaden anrichten. Die übrige Therapie, insbesondere auch die Diät, muß in voller Stärke weitergehen, nur soll man mit der Nahrungszufuhr nicht unter 50% des Bedarfes herabgehen. Am wirksamsten sind immer noch die Schilddrüsenextrakte, wie z.B. Thyreoidin Merck (3—6mal 0,1, oder 3mal 0,3), am besten an- und absteigend, 4—6 Wochen hindurch, eventuell auch stoßweise große Dosen (1—2 g) in Pausen (ROMBERG). Wegen der individuell sehr verschiedenen Empfindlichkeit ist die Dosierung in jedem Fall genau auszuprobieren, beginnend mit kleinen Dosen. Orale Darreichung von Thyroxin (4—8 mg) ist nach unseren Erfahrungen weniger wirksam, besonders auf den Wasserhaushalt, dagegen sind subcutane oder intravenöse Gaben von Schilddrüsensubstanz nur auf diesem Wege möglich. Bei hypophysärer Fettsucht kommen außer dem Thyreoidin oder Thyroxin, die für jede Form sich eignen, noch Hypophysenvorderlappenpräparate (Hypophysin, Pituitrin, Pituglandol, Präphyson, thyreotropes Hormon usw.) in Betracht, bei ovarieller Genese Keimdrüsenpräparate (Biovar, Oopherin, Luteoglandol, Ovowop, reines Follikel- oder Testikelhormon usw.) oder gonatrope Hypophysenpräparate (Prolane, Progynon usw.).

In der Beeinflussung des *Wasserhaushaltes* stehen das Salyrgan (1,0—2,0 ccm intramuskulär oder intravenös 1—2mal wöchentlich) oder Novuritzäpfchen an erster Stelle. Es ist bei jeder Form der Fettsucht indiziert, insbesondere auch bei der mit Herzinsuffizienz komplizierten. Die hierdurch erzielten Gewichtsstürze infolge gewaltiger Diuresen können vor allem zu Anfang der Behandlung viele Kilogramm betragen. Auf die Dauer kann sich mit Erschöpfung der Wasserretentionen die Wirkung manchmal abschwächen. Ansäuerung des Organismus durch 2mal 2—3 g Ammoniumchlorid, am besten in Form von Gelamon (SAXL) oder 4—6mal 20 Tropfen Acid. mur. dilut. an 2—3 Vortagen und am Tage der Darreichung verbessern sehr wesentlich die Wirkung.

Auch Jod- und Borpräparate sind zur Bekämpfung der Fettsucht herangezogen, leisten aber wenig.

In ganz hartnäckigen Fällen hat man sogar zur Fiebertherapie (Yatrenkasein, Hypertherman, Pyrifer) seine Zuflucht genommen. Gewichtsverluste treten dabei, ähnlich wie bei einer interkurrenten Angina, auch fast regelmäßig ein. Häufiger wiederholen läßt sich aber diese Behandlung nicht, außerdem bedeutet sie stets eine Belastung des Kreislaufs.

Die geschilderten therapeutischen Maßnahmen sind immer wirksam, sofern Geduld und Energie vorhanden sind, die Behandlung genügend lange durchzuführen. Es gibt keine sog. hoffnungslosen Fälle von Fettsucht, wohl aber vorübergehende Gewichtsstillstände infolge kompensatorischer Wasserretentionen, die bei Weiterführung der Behandlung in jedem Falle wieder rückgängig zu machen sind, vor allem durch Salyrgan oder Novurit.

2. Die Magersucht.

Im Laufe der letzten 2 Jahrzehnte hat man aus dem Heere der Unterernährungsformen eine besondere Gruppe unter dem Namen „Magersucht" (FALTA) abgetrennt, weil die Gewichtsabnahme hauptsächlich *aus endogenen Gründen* erfolgt.

Es besteht dabei eine Parallele mit negativem Vorzeichen zur sog. endogenen Fettsucht. Hier wie dort sind die Übergänge zur exogenen Form fließend. Von

Magersucht darf nur da gesprochen werden, wo keine der vielen primär zehrenden Krankheiten (Infektionen, bösartige Geschwülste, Verdauungsleiden, Blutkrankheiten usw.) vorliegt, sondern die Gewichtsabnahme aus Gründen der Konstitution oder inneren Sekretion sich vollzieht, während die nur selten fehlende Appetitstörung (Anorexie) im Krankheitsbilde in den Hintergrund tritt. Immer ist die Nahrungsverwertung unter den Bedarf herabgesetzt, selbst da, wo wie bei Diabetes oder M. Basedowi gegenüber der Norm sogar eine erhöhte

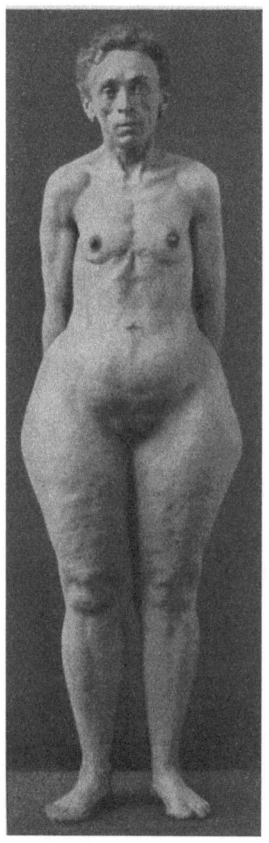 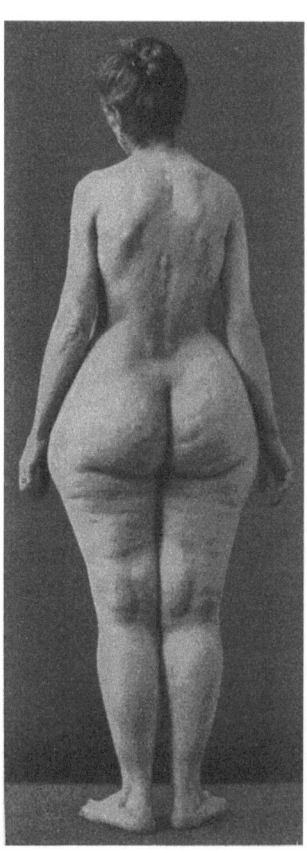

a b
Abb. 8a und b. Lipodystrophia progressiva. (Beobachtung von O. B. Meyer.)

Nahrungsaufnahme vorliegt. Das Hauptkontingent stellen innersekretorische Krankheiten, wenn es auch verfrüht ist, stets eine solche Genese anzunehmen. Der Prototyp der endokrinen Magersucht ist die Kachexia hypophysaria, die sog. Simmondssche Krankheit (Beschreibung im nächsten Kapitel), die schwerste Funktionsstörung des Hypophysenvorderlappens. Während ausgebildete Fälle dieser Krankheit relativ sehr selten sind, kommen abortive Formen, bei der die Magerkeit oft allein das Bild beherrscht, zumal bei Kindern und Frauen (postpartuale Magersucht) häufiger vor.

Für die *hypophysäre Genese* sprechen meist geringfügige Herabsetzung des Grundumsatzes mit oder ohne Anomalien der spezifisch-dynamischen Wirkung, sehr enge kleine Sellae turcicae und der Erfolg von wirksamen Hypophysenvorderlappenpräparaten.

Auch zahlreiche andere, häufigere, inkretorische Krankheiten führen zu einer Magersucht. Insbesondere gilt das für den M. Basedowii. Hier tritt sie oft sogar trotz gesteigerter Eßfreudigkeit und Nahrungsaufnahme auf. Ursache ist die gewaltige Stoffwechselsteigerung (bis zu 100% und mehr), mit der die genannten Faktoren nicht Schritt halten können.

Auch der schwere Diabetes kann mit einer hochgradigen Magersucht verknüpft sein (Diabète maigre), wenn dank dem Insulin diese Form auch sehr viel seltener geworden ist. Auch hier ist der Appetit oft gesteigert, aber die Calorienverluste im Harn durch große Zuckerausscheidungen sind so groß, daß eine erhöhte Nahrungsaufnahme nicht ausreicht, um den Körper vor Substanzverlusten zu bewahren. Bekannt ist auch die hochgradige Abmagerung beim M. Addisoni, besonders in seinem letzten Stadium. Hier wirken aber sicher verschiedene Faktoren mit, Fieber, Infekt, Adynamie, Durchfälle usw.

Die 2. Hauptgruppe bildet die *neurogene und muskuläre Magersucht*. Wir wissen heute mit Sicherheit, daß die Beziehungen des Nervensystems, insbesondere der zentralen Apparate, zum Fettansatz viel innigere und direktere sind, wie früher angenommen wurde. Wie es eine cerebrale Fettsucht gibt, so kann auch bei Gehirnerkrankungen (progressiver Paralyse, Encephalitis, Tumoren mit Zwischenhirnveränderungen usw.) in seltenen Fällen eine Magersucht entstehen.

Bei vielen Krankheiten des Rückenmarkes und des peripheren Nervensystems, insbesondere den Muskelatrophien als Systemerkrankung, findet sich nicht nur Muskelschwund, sondern in den gleichen Gebieten auch eine mehr oder weniger starke Abnahme des Fettgewebes.

Es gibt auch ganz isolierten, streng lokalisierten Fettschwund auf nervöser Basis wie die *Hemiatrophia faciei*. Oft ist allerdings auch das daruntergelegene Gewebe, Muskulatur und Knochen, mit am Schwunde beteiligt. Die Abmagerung kann bei der sog. Lipodystrophia progressiva von A. Simons auch eine ganze Körperhälfte betreffen. Da manchmal die andere Körperhälfte hochgradig fettleibig sein kann, können durch den Gegensatz zwischen dem hexenhaften Oberkörper und der „unteren Körperhälfte einer Venus im Ultra-Rubensstil" (P. Weber) geradezu groteske Bilder entstehen, wie Abb. 8 zeigt.

Wenn die Genese dieser merkwürdigen, vorwiegend beim weiblichen Geschlecht vorkommenden Zustände im einzelnen auch noch unklar ist, so kann doch an einer sehr wesentlichen, wenn nicht ausschlaggebenden Beteiligung des Nervensystems kaum gezweifelt werden. Auch eine eigentümliche Form von circumscriptem Fettschwund bei der sog. *Lipatrophia circumscripta* oder Cutis laxa gehört wahrscheinlich hierher. Der Fettschwund betrifft hier meist symmetrisch die dem Druck ausgesetzten Hautpartien (Ellbogen, Schultern, Gesäß, Hals usw.). Die meist gleichzeitig veränderte papierdünne Haut bildet große Falten, die sich wie Gummimembranen abheben lassen. In allen diesen Fällen liegt wahrscheinlich eine Erkrankung der trophischen Nerven vor.

Ob auch die merkwürdige lokale Lipodystrophie nach häufigen Insulininjektionen hierher gehört, ist noch unsicher. In die Gruppe der neurogenen Magersucht kann man auch die schweren Unterernährungszustände aus psychogenen Gründen einreihen. Hier finden sich die schwersten Fälle von Magerkeit, die es überhaupt gibt (z. B. 25—26 kg Gewicht bei 1,50—1,60 m Größe). Die völlige Appetitlosigkeit, mit schwerstem Widerstreben gegen jede Nahrungsaufnahme, liegt als Ursache klar zutage, aber sie ist endogen bzw. konstitutionell bedingt.

Auch das *Greisenalter* führt oft zu einer Magersucht. Sehr oft entsteht dann der irrige Verdacht einer beginnenden Tuberkulose oder eines bösartigen Tumors. Ob der senilen Magersucht endokrine Störungen allein oder allgemeine Gefäßschädigungen und dadurch bedingte Ernährungsstörungen, die zur Atrophie der gesamten Organe führen, zugrunde liegen, ist schwer zu sagen.

Schließlich bleibt noch eine *Gruppe konstitutioneller Formen* mit unklarer oder umstrittener Genese übrig. Hierher gehört vor allem die primäre Anorrhexie (FALTA,) das konstitutionelle, manchmal sogar erbliche Fehlen oder Darniederliegen des Appetits, meist beim weiblichen Geschlecht. Es findet sich häufiger in gewissen Lebensperioden, besonders Kindheit und Pubertät, manchmal schon beim Säugling.

Vielfach besteht bei diesen Kranken der asthenische Habitus von STILLER, ein sehr langer flacher Thorax mit spitzem epigastrischem Winkel. Selten sind Wohlbefinden und Leistungsfähigkeit stärker gestört, fast immer regt sich der Verdacht einer latenten Tuberkulose oder sonst einer beginnenden schweren Krankheit, was oft genug zu übereilten Diagnosen und kostspieligen Therapien Veranlassung gibt, bis die weitere Entwicklung die Harmlosigkeit der Anomalie aufklärt.

In das Gebiet der konstitutionellen Magersucht ist endlich noch die abnorme Magerkeit bei normalem oder sogar gesteigertem Appetit einzureihen. Es gibt Menschen, die fast beliebig viel essen können, ohne daß sie nennenswert an Gewicht zunehmen. Den Tierzüchtern sind einzelne Tiere, die sich schwer oder gar nicht mästen lassen, schon lange bekannt. Man hat hier von Luxuskonsumtion (GRAFE) oder Verschwendertum (SCHLOSSMANN) gesprochen. Genese und Mechanismus dieser eigenartigen Verhaltungsweisen, die besonders im 2. bis 4. Lebensjahrzehnt, aber manchmal auch schon viel früher, sogar beim Säugling vorkommen, liegen noch nicht klar. In manchen Fällen, vor allem bei Kindern, wurden abnorme Stoffwechselsteigerungen, besonders nach Nahrungsaufnahme gefunden. Vielfach handelt es sich, wofür vor allem Tierexperimente sprechen, um eine gesteigerte Tätigkeit von Schilddrüse, eventuell auch Hypophyse, daneben spielen aber höchstwahrscheinlich noch unbekannte konstitutionelle Faktoren eine Rolle, so daß es gerechtfertigt erscheint, dieser Form der Magersucht, wenigstens vorläufig noch, eine Sonderstellung einzuräumen.

Therapie. Soweit die Behandlung eine diätetische ist, gelten die gleichen Gesichtspunkte und Vorschriften wie für die gewöhnliche Magerkeit (vgl. S. 120). Da, wo es möglich ist, muß eine kausale Therapie eingeleitet werden. Es geht das aber nur bei gewissen Formen endokriner und neurogener Genese. Am einfachsten liegen die Verhältnisse bei Diabetes und M. Basedow, die sehr wirksam und günstig zu beeinflussen sind. Da, wo Unterfunktionen vorliegen, muß eine Substitution versucht werden, d. h. eine Zufuhr der wirksamen Stoffe von außen, die der Körper selbst nicht in der genügenden Menge zu bilden vermag.

Die Schwierigkeiten liegen in der Herstellung genügend leistungsfähiger Präparate. Sie werden in den letzten Jahren zunehmend gemeistert, wenn wir auch von einer idealen Lösung noch weit entfernt sind. Auch die Dosenfrage spielt eine sehr große Rolle, meist werden wohl noch viel zu kleine Mengen gegeben, da die spezifischen Stoffe vielfach noch nicht genügend angereichert sind.

Zur Bekämpfung der hypophysären Magersucht stehen mehrere wirksame Präparate zur Verfügung wie Anteron, Präloban, Präphyson, Prolan, Prähormon, eventuell in Verbindung mit Sexualhormonen. Injektionen sind im allgemeinen viel wirksamer wie orale Darreichung. Überdosierung ist bei den bisherigen Präparaten nicht zu befürchten. Die Resultate bei der ausgebildeten hypophysären Kachexie sind immer noch unbefriedigend, bei den abortiven Formen aber schon oft recht gut. Auch bei der Behandlung der epirenalen Magersucht (bei Morb. Addison) gelingt es allmählich, die Leistungsfähigkeit der Extrakte zu steigern In einzelnen Fällen ist auch mit Erfolg der Weg der Transplantation beschritten, so bei der hypophysären Kachexie (v. BERGMANN-SAUERBRUCH, KYLIN).

Bei der neurotischen und psychogenen Magersucht ist die Beseitigung des Grundleidens auch die wirksamste Bekämpfung der Folgezustände, die dann oft außerordentlich rasch sich beheben lassen.

3. Die Lipoidosen.

Bei den beiden bisher besprochenen Krankheiten des Fettstoffwechsels handelt es sich um ein Zuviel oder Zuwenig von Neutralfettgehalt des Körpers, wenn auch Serumuntersuchungen manchmal Abweichungen im Lipoidstoffwechsel erkennen lassen. Untersuchungen der letzten Jahre haben aber gezeigt, daß es auch Krankheiten gibt, deren Wesen in Anomalien des Lipoidstoffwechsels bestehen, sog. Lipoidosen. Bisher sind nur Lipoidspeicherungskrankheiten bekannt.

Man kann mit THANNHAUSER und BÜRGER 3 Hauptlipoidosen unterscheiden: die *essentielle Xanthomatose* mit ihrer Sonderform, der HAND-SCHÜLLER-CHRISTIANschen Erkrankung, den *M. Gaucher* und *M. Niemann-Pick*, daneben gibt es noch einige Sonderformen (KERRL-URBACH) von vorwiegend dermatologischem Interesse.

Obwohl es heute feststeht, daß es sich dem Wesen nach um Stoffwechselerkrankungen handelt, werden diese Leiden vorläufig noch unter den Krankheiten des Blutes und der blutbildenden Organe abgehandelt. Bezüglich der Krankheitsbilder sei daher auf die betreffenden Darstellungen in diesem Bande verwiesen. Nur auf die Art der Stoffwechselschädigung sei hier kurz eingegangen.

Bei der *essentiellen Xanthomatose* handelt es sich um eine Störung des Cholesterinumsatzes. Daß der Organismus Cholesterin selbst herstellt und abbaut, kann heute wohl kaum noch bestritten werden, wenn auch die Wege noch ganz unbekannt sind. Sicher ist, daß die Ausscheidung durch Galle und Darm erfolgt.

Bei der essentiellen Xanthomatose, die von der sekundären Form bei Diabetes und anderen Krankheiten scharf abzutrennen ist, geschieht die Ablagerung, die hauptsächlich aus Cholesterinester besteht (EPSTEIN), vorwiegend in den Organen mesodermaler Herkunft, doch können auch innere Organe, insbesondere Inkretdrüsen, betroffen sein. Bei der HAND-SCHÜLLER-CHRISTIANschen Erkrankung beherrschen hypophysäre Symptome sogar das Krankheitsbild. Charakteristisch sind hier ferner Knochenveränderungen, besonders am Schädel (Landkartenschädel).

Bei dem schon länger bekannten *M. Gaucher* liegt eine Retikulose mit Speicherung von Cerasin, einem Cerebrosid, vor. Cerebroside sind Galaktoside von Ceramiden, die schon normalerweise in reticulozellenreichen Organen (Leber, Milz, Lunge) vorkommen (THANNHAUSER). Wahrscheinlich handelt es sich beim M. Gaucher um eine Störung der Beziehungen zwischen Cerebrosiden und Ceramiden (THANNHAUSER), bedingt vielleicht durch eine Zellfermentstörung.

Das ganz besonders seltene, fast nur bei ostjüdischen Kindern vorkommende NIEMANN-PICKsche Leiden, ist die Krankheit des Phosphatidstoffwechsels, der sowohl in seinem Aufbau, wie vor allem in seinem Abbau gestört ist, so daß es zu hochgradigen schädlich wirkenden Ablagerungen, vorwiegend von Syringomyelin (KLACK) nicht nur im reticuloendothelialen System, sondern auch in sämtlichen anderen Organen kommt. In die gleiche Gruppe gehört auch die sehr seltene *familiäre amaurotische Idiotie*.

Die angegebenen Lipoidspeicherungen wirken wie ein Fremdkörper und rufen fast überall schwere Gewebsreaktionen teils cellulär-proliferativer, teils blastomatöser, teils granulomatöser Art hervor, die je nach Sitz und Auswirkung den einzelnen Krankheiten klinisch und pathologisch-anatomisch den Stempel aufdrücken.

4. Der Diabetes mellitus.

Das Wort Diabetes (von διαβαίνειν = hindurchlaufen) erinnert an das Altertum, die das Wesen der Krankheit in einer Kachexie durch gewaltige Urinmengen sah, das Wort mellitus (honigsüß) an das 17. Jahrhundert, wo die Differentialdiagnose gegenüber anderen Formen der Polyurie mit Hilfe der primitiven Geschmacksprobe entschieden wurde.

Allgemeine Physiologie und Pathologie des Kohlehydratstoffwechsels.

Kohlehydrate sind Verbindungen der Elemente C, H, O mit der charakteristischen Gruppe $\overset{|}{\underset{|}{C}}H(OH)$. Ist diese nur einmal vertreten, so handelt es sich um

$$\overset{|}{\underset{|}{C}} = O$$

Monosaccharide oder Monosen mit der allgemeinen Formel $C_nH_{2n}O_n$.

Je nach der Länge der Ketten werden Diosen (Glycolaldehyd, Glycerinaldehyd), Triosen, Tetrosen, Pentosen (Arabinose, Ribose, Xylose), Hexosen usw. unterschieden. Die für den Organismus wichtigsten Monosaccharide, Glucose, Lävulose, Galaktose sind Hexosen. Zwei Moleküle können sich unter Wasseraustritt zu Disacchariden vereinigen, wie Rohrzucker aus Glucose und Lävulose, oder Lactose aus Glucose und Galaktose. Größere Ketten von gekoppelten Monosacchariden heißen Polysaccharide, wie die pflanzliche Stärke und das Glykogen, die tierische Stärke, ferner Inulin und Cellulose. Ist die C=O—:Gruppe endständig, so hat das betreffende Kohlehydrat Aldehydcharakter (wie die Glucose), andernfalls Ketoncharakter (wie die Lävulose). Unterschiede sind auch gegeben durch die Verschiedenheit der optischen Aktivität. Glucose dreht die Ebene des polarisierten Lichtes nach rechts, Lävulose nach links. Die Dextrose kann in drei stereoisomeren Formen auftreten, als α-, β-, und die noch umstrittene, vielleicht besonders reaktionsfähige γ-Glucose:

α-Glucose	β-Glucose	γ-Glucose ?
H—C—OH	HO—C—H	HO—C—H
H—C—OH	H—C—OH	H—C—OH
HO—C—H O	HO—C—H O	HO—C—H
H—C—OH	H—C—OH	H—C—OH O
H—C—	H—C—	H—C—OH
CH$_2$OH	CH$_2$OH	CH$_2$

Dextrose und Lävulose können über die sehr labile, ungesättigte Enolform ineinander übergehen.

CHO	CHOH	CH$_2$OH
HCOH	‖ COH	C=O
HOCH	HOCH	HOCH
HCOH	HCOH	HCOH
HCOH	HCOH	HCOH
CH$_2$OH	CH$_2$OH	CH$_2$OH
Dextrose (Glucose) ⇌	Enolform ⇌	Lävulose (Fructose)

Die Polysaccharide aus Hexosen bestehen wahrscheinlich aus komplizierten Verknüpfungen mehrerer anhydrierter Hexosemoleküle (Glucosane $[C_6H_{10}O_5]_n$ oder Anhydrozucker).

Die *physiologisch wichtigsten Zuckerarten* unterscheiden sich durch die Verschiedenheit ihres Verhaltens bei Reduktion, Drehung des polarisierten Lichts, Gärung und Osazonbildung bei Hydrazineinwirkung in folgender, für die Diagnose wichtigen Art (Tabelle 8, der 2. Auflage entnommen):

Tabelle 8.

	Reduktion	Drehung	Gärung	Osazon Schmelzpunkt	Besondere Reaktion
Dextrose . . .	+	rechts	+	204—205°	—
Lävulose . . .	+	links	+	204—205°	SELIWANOFFs Reaktion
Galaktose . .	+	rechts	+	193°	—
Rohrzucker .	∅	,,	∅	kein Osazon	vergärbar nach Inversion
Lactose . . .	+	,,	∅	200°	vergärbar nach Spaltung
Pentose . . .	+	,,	∅	157°	Orcin- und Phloroglucinprobe
Glucuronsäure	+	freie rechts, gepaarte links	∅	kein Osazon	Naphthoresorcinprobe

Der Traubenzucker der Nahrung wird als solcher wahrscheinlich schon vom Magen aufgesogen, die Disaccharide erst im Darm gespalten und dann als Monosaccharide aufgenommen.

Für die Polysaccharide setzt der Verdauungsakt schon im Munde ein, in Gestalt einer mechanischen Auflockerung und Durchtränkung mit dem dextrinisierenden Ptyalin des Speichels. Der weitere Abbau erfolgt dann durch die Pankreasdiastase, wahrscheinlich in Form von Aufspaltung von Anhydridringen, Glucosidbindungen und Umlagerungen bis herunter zu den Monosacchariden, den Resorptionsformen der Stärke.

Diese Endprodukte, die in der Darmwand zum Teil (Glucose und Galaktose durch Phosphorylierungen (VERZÁR) vorübergehend höhere Komplexe bilden, fließen durch die Pfortader der Leber zu. Ihre Weiterverwertung geht nach 4 Richtungen: 1. unverändertes Abströmen in die Lebervenen, 2. Aufbau zu Glykogen, 3. Abbau zu CO_2 und H_2O, 4. Umbau zu Fett oder Eiweißbausteinen.

Das Glykogen ist die Depotform der Kohlehydrate, sowohl in der Leber wie im Muskel. Der Polymerisierungsprozeß beim Aufbau des Glykogens aus Monosacchariden geht vermutlich den Weg über die Glucosane, er ist an die Intaktheit der Zellstruktur gebunden und nur bis zu einem Prozentgehalt der Leber von etwa 14% möglich, bei normaler Ernährung ist der Gehalt nur 4—5%.

Der Abbau des resorbierten Zuckers erfolgt merkwürdigerweise nicht direkt von der Glucose aus, sondern anscheinend nur auf dem Umwege über das Glykogen. Er verläuft in sehr komplizierter, zum Teil noch umstrittener bzw. unbekannter Weise in einigen Phasen anoxybiotisch, in anderen oxybiotisch. Zu den sicheren Zwischenprodukten gehören Hexosediphosphorsäure, Glycerinaldehyd, Methylglyoxal, Milchsäure, Brenztraubensäure, Acetaldehyd und Essigsäure u. a.

Sobald ein gewisser Glykogengehalt der Leber überschritten wird, kommt es zur Fettbildung aus Zucker. Auch hier vollzieht sich der Prozeß wahrscheinlich über das Glykogen. Aus Glycerinaldehyd wird Glycerin. Der Aufbau der höheren Fettsäuren geht wohl sicher über die Acetessigsäure, entweder ausgehend vom Acetaldehyd oder von der Essigsäure.

Schließlich können Abbauprodukte der Kohlehydrate hauptsächlich wohl Glycerinaldehyd, Brenztraubensäure und Methylglyoxal auch zu Bausteinen aliphatischer Aminosäuren werden, ebenso kann aus Eiweiß Zucker entstehen, wie Erfahrungen beim schweren experimentellen und genuinen Diabetes zeigen (maximal aus 100 g Eiweiß 112 g). Es ist möglich und sogar wahrscheinlich, daß auch aus Fett Zucker werden kann. Sicher gilt das für das Glycerin, während für die andere Komponente der Neutralfette, die höheren körpereigenen Fettsäuren, ein zwingender Beweis bisher noch nicht erbracht ist.

Normalerweise ist der Kohlehydratstoffwechsel in allen seinen komplizierten Phasen so fein einreguliert, daß ein konstantes Zuckerniveau im Blute entsteht mit Werten von 0,08—0,12 pro 100 ccm Serum. Es scheint das die für den ungestörten Ablauf der Lebensfunktionen optimalste Konzentration zu sein. Erhöhungen führen zu ungünstigen Hyperglykämien und Harnzuckerausscheidungen, Erniedrigungen zu ebenfalls schädlichen, eventuell sogar tödlich sich auswirkenden Hypoglykämien (glykoprive Intoxikationen von FISCHLER).

Ein feines mehrfaches System von Sicherungen garantiert im Organismus die anscheinend so wichtige *Konstanz des Blutzuckers*. Ein Regulationsmechanismus greift unmittelbar nach Art eines Hormons am Inselapparat selbst an, indem eine höhere Zuckerkonzentration in der zuführenden Pankreasarterie automatisch mit einer vermehrten Insulinproduktion beantwortet wird und umgekehrt (GRAFE und MEYTHALER). Die feinere Einstellung erfolgt offenbar über das Zuckerzentrum im Mittelhirn, dem die Reize sowohl nervös wie durch den Blutzucker selbst zufließen (LA BARRE). Die efferenten Bahnen zu den Erfolgsorganen verlaufen im Vagus.

Dazu kommen die Einwirkungen anderer Inkretdrüsen, insbesondere des antagonistisch wirkenden Nebennierensystems und der gleichgerichteten Hypophyse, deren Ausfall selbst einen maximalen Diabetes wesentlich herabsetzen oder sogar unterdrücken kann (HOUSSAY, LUCKE).

Die Konstanz des Blutzuckers ist nur nüchtern und bei Körperruhe vorhanden. Kohlehydrataufnahme und Muskeltätigkeit steigern ihn schon normalerweise.

Schon auf 20 g Glucose reagiert der Blutzucker deutlich, während Harnzucker erst bei sehr viel größeren Mengen auftritt, die für die einzelnen Kohlehydrate bei oraler Zufuhr verschieden liegen:

för Traubenzucker bei etwa 150—180 g
,, Fruchtzucker   ,,   ,,   120—150 g
,, Rohrzucker   ,,   ,,   150—200 g
,, Milchzucker   ,,   ,,   120 g

Die Zuckerkonzentration im Blut muß also einen gewissen Schwellenwert erreichen, bis es zum Übertritt in den Harn kommt. Diese Pegelhöhe ist auch weitgehend abhängig von der Niere. Sie liegt meist bei etwa 0,18%, erhöht sich im Alter und bei Nieren- und Gefäßerkrankungen mit Hypertonie oft sehr beträchtlich (bis 0,3% und darüber)

Der Einfluß der Muskeltätigkeit ist sehr viel geringer und wechselnder. Im allgemeinen führen nur wirklich starke Anstrengungen zu Veränderungen, die in beiden Richtungen sich bewegen können.

Blutzuckererhöhung und Glucosurie lassen sich auf die verschiedenste Weise experimentell erzeugen. Am wichtigsten und eingreifendsten geschieht das durch vollständige Entfernung des Pankreas. J. VON MERING und O. MINKOWSKI haben 1889 auf diese Weise zuerst den maximalen Pankreasdiabetes erzeugt, der weitgehende Analogien zum menschlichen Diabetes hat und für die Theorie und Therapie der menschlichen Zuckerkrankheit bahnbrechend geworden ist. Er lenkte die ganze Aufmerksamkeit auf die Bauchspeicheldrüse und deren innere

Sekretion. Trotz zahlreicher, zum Teil hoffnungsvoller, aber nie zuverlässiger Anläufe gelang es erst 1922 den kanadischen Forschern BANTING und BEST den wirksamen Stoff, das Insulin, aus dem Pankreas in reiner Form zu gewinnen und damit die neue Aera der Therapie einzuleiten. Unvollständige Entfernung des Pankreas führt nur zu vorübergehenden Glykosurien (SANDMEYERscher Diabetes).

Hyperglykämien und Glykosurien flüchtiger Art lassen sich vor allem durch *Adrenalin* erzeugen (F. BLUM), oft auch durch Schilddrüsen- und Hypophysenpräparate, ferner durch die verschiedensten Pharmaca und Gifte (Morphium, Äther, Kohlenoxyd, Blausäure, Chloralhydrat usw.), im allgemeinen nur bei überhöhten Dosen; nur bei der Narkose liegen wirksame und hyperglykämische Dosen etwa auf gleicher Höhe.

Die älteste experimentelle Erzeugung von Glykosurie ist die neurogene. Schon 1851 entdeckte CLAUDE BERNARD am Boden des 4. Ventrikels eine Stelle, deren Stichreizung Zucker in den Harn übertreten ließ. Sie ist nicht ganz identisch von dem übergeordneten Kohlehydratzentrum im Zwischenhirn, sondern liegt etwas tiefer. Daß auch beim Menschen solche zentralen Glykosurien vorkommen, zeigen die Beobachtungen bei Schädelschüssen, die diese Region oder ihre Nachbarschaft treffen.

Eine Sonderform ist die *Glykosurie bei Phlorrhizinvergiftung*, der sog. Phlorrhizindiabetes, den I. VON MERING 1886 entdeckte. Er nimmt insofern eine Zwischenstellung zwischen Glykosurie und Diabetes ein, als die Glykosurie nur solange besteht, als noch Phlorrhizin im Körper vorhanden ist. Die Zuckerausscheidung auf täglich 2—3 g in Öl injizierten Glykosides kann dabei so groß sein wie beim maximalen Pankreasdiabetes. Der entscheidende Unterschied liegt im Fehlen jeder Blutzuckersteigerung. Hauptangriffspunkte scheinen die Nieren zu sein — daher auch der Name renaler Diabetes —, aber auch Leber und andere Organe werden geschädigt. Auch beim Menschen machen schon kleine Gaben Glykosurie, eine Eigenschaft, die für die Nierenfunktionsprüfung herangezogen wird.

Nicht jedes spontane Auftreten von Blutzuckererhöhung und Harnzuckerausscheidung ist als Diabetes zu bezeichnen. Bei Erkrankungen der Inkretdrüsen, die im Sinne einer Steigerung des Blutzuckers wirken, sehen wir solche Glykosurien. Es sind dies Überfunktionszustände von Schilddrüse (M. Basedowi), Hypophyse (Akromegalie) und Nebenniere.

Zentralnervös ausgelöst sind die spontanen, meist transitorischen Glykosurien im Fieber, bei Infektionen, Traumen, Tumoren und Entzündungen des Zuckerzentrums oder seiner Nachbarschaft und bei Neurosen und Psychosen.

Auch schwere Leberschädigungen können mit Glykosurie einhergehen, wenn sie auch viel seltener sind, als man bei der wichtigen Rolle dieses Organs im Kohlehydratstoffwechsel erwarten sollte.

Ein gewisses Analog zum Phlorrhizindiabetes bildet der sog. *renale Diabetes* oder Diabetes innocens des Menschen. Hier kommt es bei normalem oder sogar erniedrigtem Blutzucker zu dauernden, meist in mäßigen Grenzen sich haltenden Blutzuckerausscheidungen im Harn. Sie stören gewöhnlich nicht das Allgemeinbefinden und führen nur selten zur Ketonurie. Diät oder Insulin haben gar keinen oder nur einen minimalen Einfluß. Die Prognose ist sehr gut, Übergang in echten Diabetes ist eine große Rarität. Daß trotzdem Beziehungen zum echten Diabetes vorliegen können, zeigt das gehäufte Vorkommen dieser an sich sehr seltenen Anomalie in Diabetikerfamilien, ferner das Auftreten gewisser Zwischen- und Mischformen mit echtem Diabetes (Zwischenstufe von UMBER, pankreorenaler Diabetes). In diese Gruppe gehört wahrscheinlich auch die renale Glykosurie der Schwangeren, fälschlich auch als Schwangerschaftsdiabetes bezeichnet, doch ist die Genese noch umstritten.

Schließlich sei noch der sog. *Hunger- oder Vagantendiabetes* von HOFMEISTER erwähnt. Hier handelt es sich wahrscheinlich um eine hochgradige Herabsetzung der Leber- und Inselfunktion, infolge Hunger oder chronischer Unterernährung, insbesondere von Mangel an Kohlehydraten. In den ersten Tagen reichlicher Ernährung kann er zunehmen oder sogar erst in Erscheinung treten, um dann aber bei normaler Nahrung sehr rasch zu verschwinden.

Der Diabetes mellitus des Menschen. Ein sicheres Unterschiedsmerkmal zwischen der echten Zuckerkrankheit und den vielfachen anderen spontanen Glykosurien gibt es wegen mancher Zwischenformen und Übergänge nicht. In der Regel macht die Abtrennung aber keine Schwierigkeiten, wenn man unter Diabetes mellitus eine lang dauernde, mit Hyperglykämie und Glykosurie einhergehende Störung des Kohlehydratstoffwechsels ganz vorwiegend insulärer Genese versteht.

Vorkommen und Ätiologie. Die Zuckerkrankheit ist eines der wenigen Leiden, die in den letzten Jahrzehnten stark im Ansteigen begriffen sind.

Sehr gute Statistiken von JOSLIN und den größten New Yorker Lebensversicherungen berechnen für die Vereinigten Staaten eine Morbidität von 2% der Gesamtbevölkerung (= etwa 2 Millionen). Für Deutschland liegen die Schätzungen zwischen 120 000 bis 150 000. Zuverlässiger sind die Angaben über die Sterblichkeit. In Berlin stieg die Anzahl der Todesfälle auf 100 000 Einwohner von 2,2 anfangs der Siebziger Jahre auf 20,7 zu Anfang des Jahrhunderts. Der Krieg hat sie dann auf die Hälfte heruntergedrückt. Seitdem sind die Zahlen in allen Ländern, aus denen brauchbare Statistiken vorliegen, gewaltig im Ansteigen, in Amerika nach JOSLIN von 54,5 Todesfällen pro 100 000 Einwohner der Jahre 1900—1922 auf 125,5 in den Jahren 1923—1932. Auch die Entdeckung des Insulins hat bei der Zunahme der Erkrankung anscheinend höchstens retardierend gewirkt.

Die Ursachen für diese gewaltige Zunahme sind sehr verschiedenartig, ein viel breiteres Aufrücken in hohe Altersklassen, eine erhebliche Zunahme des Wohlstandes und damit eine bessere Ernährung, insbesondere eine Zunahme des Zuckerverbrauchs, die ungeheure Unruhe und Hetze des modernen Lebens mit den daraus folgenden gewaltigen Belastungen und oft Überanstrengungen von Körper und Seele. Sicher sind auch die Kranken infolge besserer und eingehenderer Diagnostik in vivo und post mortem in größerem Umfange erfaßt worden wie früher.

Noch unbekannte endogene Faktoren mögen mitwirken. Der Diabetes ist eine ausgesprochen *heredo-familiäre Erkrankung*. Vererbt wird das Leiden nicht selbst, sondern nur die Veranlagung dazu, die erst unter ungünstigen exogenen Faktoren zur manifesten Krankheit wird. Der Erbgang ist dabei ganz überwiegend recessiv, viel weniger dominant. Nach den bisherigen primitiven statistischen Erhebungen läßt sich schon in 20—25% der Fälle eine erhebliche Belastung nachweisen; bezieht man die beiden anderen großen Stoffwechselkrankheiten, Gicht und Fettsucht, sowie andere Inkretkrankheiten mit ein, so steigen die Zahlen bereits auf 40—50% und es ist mit Sicherheit anzunehmen, daß die großen, jetzt in Deutschland angestellten Enqueten noch zu weit höheren Werten kommen werden. Neue umfassende Zwillingsuntersuchungen (BERGH) ergaben sogar, daß der Diabetes eine reine Erbkrankheit ist. Der sichere Nachweis läßt sich aber erst nach dem 43. Lebensjahre führen. Auch Rasseneigentümlichkeiten bestehen. Bei der semitischen Rasse ist die Erkrankungsziffer ganz unverhältnismäßig hoch. So befanden sich unter den etwa 30 000 Diabetikern von v. NOORDEN 40% Juden. Die wohlhabenden Klassen mit ihrer besseren und raffinierteren Ernährung erkranken nach LÉPINE 20mal mehr als die sozial und wirtschaftlich ganz schlecht gestellten.

Lues spielt nur eine untergeordnete Rolle, meist wohl als auslösendes Moment. Ob es einen Diabetes der Ehegatten gibt (konjugaler Diabetes von R. SCHMITZ) ist noch umstritten. Irgendwelche Bedeutung kommt ihm jedenfalls nicht zu.

Die Krankheit kann in jedem Lebensalter auftreten. Die Häufigkeitskurve beginnt in den ganz frühen Lebensjahren mit sehr niedrigen Werten, steigt im 3. und 4. Lebensjahrzehnt steil an, um im 5. und 6. ihr Maximum zu erreichen und dann wieder stark abzufallen. Im höchsten Lebensalter ist das Auftreten fast so selten wie in der frühesten Kindheit. Männer sind im allgemeinen etwas mehr betroffen wie Frauen, doch liegen in Amerika, das die zuverlässigsten Statistiken hat, die Dinge umgekehrt In den Mortalitätsstatistiken überwiegen in den letzten Dezennien ganz allgemein die Frauen.

Unter den auslösenden Ursachen für das Auftreten der ersten Erscheinungen bei den erblich Belasteten stehen wohl die Infektionen an erster Stelle, wobei den leichteren Infekten eine größere Bedeutung zukommt wie den schwereren, abgesehen von der Tuberkulose. Chronische Überernährung spielt, wie vor allem die Kriegserfahrungen mit dem Rückgang des Diabetes während der Hungerblockade gezeigt haben, eine sehr große Rolle. Sicher bestehen auch nahe Beziehungen zu Gallensteinkrankheiten.

Relativ selten sind es merkwürdigerweise andersgeartete Krankheiten der am Kohlehydratstoffwechsel hauptbeteiligten Organe (Pankreas, Leber, Zentralnervensystem).

Bis in die letzte Zeit umstritten ist die Frage einer *traumatischen Genese*. Daß es sich dabei höchstens um Raritäten handeln kann, haben die ungewöhnlich niedrigen Zahlen für die kämpfenden Heere im Weltkriege gezeigt, der ein Maximum körperlicher und seelischer Belastung mit Traumen aller Art mit sich brachte.

Ein Diabetes darf nur da einem Trauma zur Last gelegt werden, wo die Krankheit bei einem vorher nachweisbar Gesunden, im Anschluß an eine sichere organische Schädigung von Pankreas oder Gehirn aufgetreten ist. Nur für ganz besonders schwere seelische Traumata können in einzelnen Fällen Ausnahmen zugelassen werden. Fast immer wird sich in allen diesen Fällen eine erbliche Belastung nachweisen lassen, so daß auch hier dem Trauma nur die Rolle als auslösender Faktor zukommt, der allerdings auch dann entschädigungspflichtig ist.

Pathologisch-anatomische Befunde. Obwohl schon vor 150 Jahren das Pankreas als Sitz des Diabetes angesehen wurde (CAWLEY), hat die systematische Untersuchung des Pankreas erst mit der Entdeckung des experimentellen Pankreasdiabetes von v. MERING und MINKOWSKI eingesetzt.

Die makroskopisch festzustellenden Veränderungen sind meist außerordentlich dürftig, geringe Atrophie der Drüse mit Gewichtsverminderung, manchmal Entzündungsherde und Verhärtungen mit Schrumpfungsprozessen.

Aber auch die mikroskopischen Anomalien können sehr geringfügig sein und sind oft nur am frischen Material bei glänzender Untersuchungstechnik nachweisbar. Positive Befunde finden sich allerdings in der Hand der besten Kenner dieses Gebietes in über 90—95% der Fälle. Sie betreffen die LANGERHANSschen Inseln, und zwar vor allem die sog. β-Zellen. Ihre Zahl ist fast immer vermindert. Die Veränderungen bestehen in sklerosierenden und degenerativen Prozessen (trüber Schwellung, hyaliner Entartung und Vakuolenbildung bis zur Zellauflösung in Schollen). Von anderen Organen zeigen meist nur die Nieren Veränderungen, diese aber mit großer Regelmäßigkeit, und zwar in Gestalt einer auffallend starken Glykogenspeicherung, besonders in den Epithelien der Übergangsstücke. Makroskopisch ist die Niere gewöhnlich etwas vergrößert und gelblich verfärbt. Die Leber weist gewöhnlich nur beim sog. Bronzediabetes Abweichungen auf (cirrhotische Prozesse und Hämatochromatose). Die Bronzierung betrifft dann gewöhnlich alle Abdominalorgane, oft auch die Haut.

Symptomatologie und Stoffwechselpathologie. Die subjektiven Zeichen der Krankheit können in leichten Fällen völlig fehlen, meist sind es Störungen des Allgemeinbefindens (leichte Ermüdbarkeit, Schlaffheit, Neigung zu Depressionen, Abnahme der Libido und Potenz) und des Nahrungstriebes (abnorm großer Durst und Hunger bei abnehmendem Körpergewicht).

Der wichtigste objektive Befund ist das Auftreten von Glucose im Harn, der zweckmäßig Tag und Nacht oder in noch kleineren Portionen getrennt aufgefangen und untersucht wird. Die Stärke der Glykosurie schwankt zwischen Null, bzw. ganz geringen Spuren und 12 und mehr Prozent. Dabei sind die Gesamtmengen des Urins oft erheblich gesteigert, das spezifische Gewicht erhöht. Daß nicht jede geringfügige Reduktion, die stets mit mindestens 2 Proben zu prüfen ist, auf Glucose zurückzuführen ist, beweist die zur Klärung brauchbare Tabelle S. 148. Niemals genügt die qualitative Analyse allein, die Menge muß auch quantitativ bestimmt werden.

Die Glykosurie ist in erster Linie abhängig von der Nahrung, insbesondere deren Kohlehydratgehalt. Hinsichtlich der Stärke der Einwirkung ist die Art der zugeführten Kohlehydrate maßgebend. In absteigender Linie sind Zuckerbildner: Zucker (Glucose, Lactose, Saccharose, Lävulose), Cerialien (Mehl, Brot, Kartoffeln, Grieß, Reis, Maizena usw.), Obst und Gemüse. Stärkeaufnahme beim Gesunden macht eine geringfügige Hyperglykämie, aber selbst in massiven Mengen nie eine Glykosurie im Gegensatz zum Diabetiker, für den gerade die Glykosurie ex amylo (NAUNYN) charakteristisch ist. Manchmal besteht sogar beim Zuckerkranken keine sichere Differenz in der glykusorischen Wirkung von Glucose und Brot. Während Eiweiß beim Gesunden niemals Zuckerbildner ist, kann es beim schweren Diabetes dazu werden, beim experimentellen maximalen Pankreasdiabetes sogar als Regel in maximalem Maße. Der Grad der Zuckerbildung aus Eiweiß kann beim praktisch glykogenfreien Tier ohne Kohlehydratzufuhr aus dem Quotienten $\frac{D = \text{Dextrose}}{N = \text{Stickstoff im Harn}}$ (MINKOWSKIscher Quotient) ersehen werden. Er liegt beim maximalen Diabetes zwischen 2,8—3,6, beim Menschen sind sogar noch höhere Zahlen gefunden worden, die aber wohl nicht immer einer Kritik standhalten. Sie würden, über längere Zeiten zuverlässig beobachtet, für eine Zuckerbildung aus Fett sprechen. Lang dauernde Steigerungen durch massive Fettzufuhren sind aber nie beobachtet worden, so daß auch das Verhalten der schwersten Diabetiker keinen sicheren Anhalt für die Fettbildung aus Zucker gibt. Auch der Gesamtcaloriengehalt der Kost ist von Bedeutung für das Ausmaß der Glykosurie. Überernährung steigert sie ganz unabhängig vom Kohlehydratgehalt, während Unterernährung sie senkt, eine Tatsache, die therapeutisch ausgenutzt wird. Es gibt Kranke, die jenseits eines gewissen Gewichtes Zucker ausscheiden, der sofort verschwindet, wenn das Gewicht unter diesen kritischen Punkt sinkt.

Der Einfluß der Muskeltätigkeit ist wechselnd. Im allgemeinen wirkt mäßige körperliche Anstrengung, die nicht zur Erschöpfung führt, günstig. Wird — vor allem beim schwer Erkrankten — die hier natürlich viel tiefere Leistungsgrenze überschritten, so tritt meist das Gegenteil ein.

Außer Glucose sind im Harn auch Lactose, Lävulose, Pentosen, Saccharosen (Rohrzucker) und einmal angeblich auch Heptose gefunden worden.

Lactose kommt nur bei Frauen in den letzten Monaten der Schwangerschaft und nachher, als Ausdruck der Lactation, vor. Spontane Lävulosurie ist sehr selten. Da die Ausscheider niemals Beschwerden haben, so kann hier nur von einer Anomalie, nicht aber einer Krankheit gesprochen werden. Dasselbe gilt für die spontane *Pentosurie*, die auch familiär vorkommt, manchmal in der gleichen Familie wie der echte Diabetes. Alimentäre Pentosurie ist ein physiologischer Vorgang, da 40—50% reiner Pentosen immer unverändert durch den Harn ausgeschieden werden. Daß wir sie im normalen Harn nicht finden, hängt damit zusammen, daß die Pentosen in den Nahrungsmitteln (vor allem Obst und Gemüse) in der polymerisierten Form der Pentosane vorhanden sind.

Einen feineren Einblick in den Kohlehydrathaushalt wie die Glykosurie gibt das Verhalten des *Blutzuckers*, die Glykämie. Erstens geht beim Zuckerkranken in der Regel der Glykosurie eine Glykämie voraus, zweitens kann letztere in hohem Grade auch ohne Glykosurie bestehen, und drittens ist für die Beeinträchtigung der Lebensfunktionen nicht der ausgeschiedene, sondern der im Blute kreisende Zucker maßgebend. Der Schwellenwert des Blutzuckers, bei dem Zucker in den Harn übergeht, liegt im allgemeinen bei etwa 0,15—0,18%, doch gibt es hier sehr große Abweichungen, sowohl nach unten (vgl. z. B. den renalen Diabetes), wie vor allem nach oben. Die Schwelle rückt bei zunehmendem Alter gewöhnlich höher, das gleiche gilt für Nieren- und Gefäßkrankheiten. Hin und wieder kommt es nicht einmal bei Blutzuckerwerten von 0,3 und darüber zum Auftreten von Harnzucker.

Die Blutzuckerwerte können manchmal ein Vielfaches der Norm betragen (bis c. 1,5%). Sie gestatten auch über prognostische Schlüsse, da ein gewisser Parallelismus zwischen Höhe des Blutzuckers und Schwere der Erkrankung besteht. Man hat als kritischen Trennungswert zwischen leichten und schweren Fällen 0,25% (PETRÉN) angegeben, doch kommt dem wegen der vielen Ausnahmen keine Allgemeingültigkeit zu.

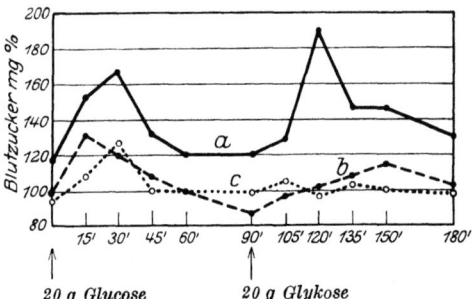

Abb. 9. *a* Leichter Diabetes. *b* Schwangerschaftsglykosurie. *c* Gesunder. (Nach v. NOORDEN-ISAAC.)

Gewöhnlich werden die Blutzuckerbestimmungen nüchtern vorgenommen. Noch wichtiger und feiner sind aber die Aufschlüsse, die man einer Blutzuckerkurve nach Kohlehydratbelastung entnehmen kann. Hier wird nach Gaben, von 20 oder 50 g Glucose oder Brot in viertelstündigen Abständen der Blutzucker bestimmt und zur weiteren Verfeinerung noch eine zweite derartige Zulage gegeben (STAUB-Effekt).

Abb. 9 gibt ein charakteristisches Bild für den Kurvenverlauf beim Normalen, bei der Schwangerschaftsglykosurie und beim leichten Diabetiker. Der Grenzwert des Gipfels der Norm liegt bei etwa 0,15%, Werte darüber sprechen für leichten Diabetes. Manchmal verrät sich die beginnende Zuckerkrankheit lediglich durch einen positiven STAUB-Effekt, d. h. durch einen neuen Anstieg der Kurve nach einer zweiten Zuckerbelastung. Während normalerweise die Anregung der Insulinproduktion durch die erste Zuckergabe so groß ist, daß die zweite sich in der Kurve gar nicht mehr markiert, reicht sie beim Diabetiker für diesen Zweck nicht mehr aus, so daß ein neuer Anstieg erfolgt.

Im schweren Diabetes treten neben Zucker noch die sog. *Ketonkörper* auf, β-Oxybuttersäure, Acetessigsäure und Aceton.

$$
\begin{array}{cccc}
& \xrightarrow{} & \xrightarrow{} & \xrightarrow{} \\
\mathrm{CH_3} \leftarrow & \mathrm{CH_3} \leftarrow & \mathrm{CH_3} \leftarrow & \mathrm{CH_3} \\
| & | & | & | \\
\beta - \mathrm{CHOH}(-\mathrm{H_2}) & \mathrm{C}=\mathrm{O} & \mathrm{COH} & \mathrm{CO} \\
| & | & \| & | \\
\alpha - \mathrm{CH_2} & \mathrm{CH_2} & \mathrm{CH} & \mathrm{CH_3} \\
| & | & | & \\
\mathrm{COOH} & \mathrm{COOH}(-\mathrm{CO_2}) & \mathrm{COOH} & \\
\beta\text{-Oxy-} & \text{Ketoform der} & \text{Enolform} & \text{Aceton} \\
\text{buttersäure} & \text{Acetessigsäure} & \text{(Diacetsäure)} &
\end{array}
$$

Die Pfeile bedeuten, daß die 3 Substanzen in beiden Richtungen ineinander übergehen können.

Diese Ketosubstanzen sind normale, intermediäre Abbauprodukte sowohl des Fetts wie des Eiweißstoffwechsels. Aus 100 g Fett und 100 g Eiweiß können etwa 30 g β-Oxybuttersäure entstehen. Sie werden in der Leber gebildet und in der Niere zerstört. Kleine Mengen von 10—30 mg Aceton im Harn und 20—80 mg in der Atemluft werden schon normalerweise ausgeschieden. Wenn sie bei Kohlehydratmangel in größeren Mengen im Körper auftreten, so können sie auch beim Gesunden in größeren Mengen in den Harn übertreten. Der Grenzwert einer stärkeren Ketonurie liegt bei 10% Kohlehydratcalorien der Nahrung (ZELLER). Das ist der Fall bei Hunger und bei ausschließlicher Eiweißfettkost. Diese sog. physiologische Ketonurie wird beim Gesunden schon durch relativ kleine Mengen Kohlehydrate zum Verschwinden gebracht. Im Gegensatz dazu gelingt das beim Diabetiker selbst bei großen Gaben nicht, im Gegenteil, die Ketokörper nehmen dann oft infolge weiterer Verschlechterung der Stoffwechsellage sogar an Menge zu.

β-Oxybuttersäure und *Acetessigsäure* haben, wie ihre Namen sagen, Säurecharakter. Vermehrte Anhäufung dieser Substanzen in Blut und Geweben (mehrere 100 g kann man bei im Koma Gestorbenen extrahieren) führt zu einer sog. *Azidose*. Ihr Maß läßt sich im Harne durch Titration, im Körper durch Bestimmung der sog. Alkalireserve, d. h. der Menge Alkali, die dem Körper für Neutralisationszwecke zur Verfügung steht, feststellen. Für letztere gibt die mit relativ einfachen Methoden bestimmbare CO_2-Spannung in der Atemluft ein gutes Maß. Sie liegt normalerweise bei 53—75 mm Hg und sinkt mit zunehmender Azidose, so daß auf der Höhe der Säureintoxikation im Koma Werte unter 20 mm gefunden werden. Es verschiebt sich dann auch die aktuelle Reaktion des Blutes von 7,4—7,3 nach der alkalischen Seite bis 7,0 und darunter (dekompensierte Azidose oder Hypokapnie). Gleichzeitig kommt es zu schweren Vergiftungserscheinungen, bei deren Auftreten wohl nicht nur der Säurecharakter, sondern auch spezifische Giftwirkungen der beteiligten Säure eine Rolle spielen.

Schon leichtere Grade bereiten vielen Kranken Mattigkeit, benommenen Kopf, Depressionen usw. In schweren Fällen kommt es zu Atemstörungen (große, tiefe Atmung von KUSSMAUL) und Dösigkeit (Präkoma) bis zu tiefer, reaktionsloser Bewußtlosigkeit, dem sog. *Coma diabeticum*. Dies gefährlichste Stadium der Krankheit, das früher rettungslos zum Tode führte, kann manchmal ziemlich plötzlich über den Kranken hereinbrechen, wie bei Infektionen, akuten Magen-Darmstörungen, Alkoholexzessen, Narkose usw. Diagnostisch wichtig, wenn auch nicht absolut entscheidend, ist die Herabsetzung des Gewebsturgors, der sich an den Augen fast stets in einer hochgradigen Weichheit der Augäpfel äußert. Der anfangs noch gute Puls wird frequenter und weicher und falls nicht sehr große Insulindosen noch die Rettung bringen, erfolgt gewöhnlich nach einigen Stunden der Tod im Kreislaufkollaps, oft unter Anstieg der Temperatur bis zu hyperpyretischen Werten. Vor der Entdeckung des Insulins starben über die Hälfte aller Zuckerkranken im Koma.

Gesamtstoffwechsel und *Eiweißumsatz* sind in der Regel nicht verändert. Steigerungen kommen nur in einzelnen Fällen besonders schwerer Azidose vor, Herabsetzungen nur bei gleichzeitig bestehender hochgradiger Unterernährung.

Der *Fettstoffwechsel* ist, abgesehen von dem Auftreten der Ketonkörper, durch das Auftreten größerer Fettmengen im Blut, einer sog. Lipämie, charakterisiert. Das Serum kann dadurch ein trübes, milchiges Aussehen gewinnen, bei hohen Graden kann sich das Fett an der Oberfläche aufrahmen. Das Gesamtfett, das normal etwa 1% beträgt, kann im Koma zu 15% im Serum, sogar bis 29% im Gesamtblute ansteigen. An der Vermehrung sind sowohl die

Neutralfette wie die Lipoide beteiligt. Besonders die Cholesterinmenge ist ein Gradmesser für die Schwere der Erkrankung.

Häufig sind auch *Störungen des anorganischen Stoffwechsels*. Polydipsie und Polyurie fehlen selten beim Diabetiker, wenn es auch vereinzelte Fälle hoher Zuckerausscheidung ohne diese Symptome gibt (Diabetes decipiens).

Die Aufnahme und Ausscheidung großer *Wassermengen*, die viele Liter betragen kann, geht meist mit der Glykosurie Hand in Hand. Je mehr Zucker ausgeschieden wird, um so größere Flüssigkeitsmengen sind zu seiner Verdünnung erforderlich. Mit sinkender Glucosurie gehen Polydipsie und Polyurie zurück. In manchen Fällen sind die Wasserverluste größer als die Wasseraufnahmen, so daß es zu Austrocknungserscheinungen kommt, wie beim sog. Diabète maigre. Häufiger besteht eine Tendenz zu Wasserretention, die sich bis zum Auftreten von Ödemen steigern kann, manchmal schon spontan, öfters aber bei gewissen diätetischen Behandlungsmethoden (z. B. Hafer) und vor allem bei Injektionen von Insulin. Nierenveränderungen und Azidose spielen beim Zustandekommen eine Rolle, beim Insulin liegen die Dinge noch nicht klar. Die Ödembereitschaft der Diabetiker ist z. B. auch von der Kochsalzausscheidung abhängig. Diese wird durch die Glykosurie offenbar ungünstig beeinflußt (MEYER-BISCH). In Fällen hochgradiger Azidose werden große Mengen alkalischer Mineralien zur Absättigung der ausgeschiedenen Säuren im Harne benötigt. Es entsteht dann eine Demineralisation, die auch in der erniedrigten Alkalireserve zum Ausdruck kommt.

Insulinwirkung und Theorie des Diabetes. Seit der Entdeckung des Pankreasdiabetes war es klargeworden, daß in dieser Verdauungsdrüse der wichtigste Stoff für den Kohlehydratstoffwechsel gebildet wird und daß dessen Fehlen oder ungenügende Bildung die Ursache der menschlichen Zuckerkrankheit sein müsse. Die Entdeckung des Insulins durch BANTING und BEST 1922 brachte den Beweis für die Richtigkeit dieser Ansicht und gleichzeitig die Möglichkeit, die physiologischen und pathologischen Vorgänge aufzuklären. Insulin und Diabetes verhalten sich wie Positiv und Negativ des gleichen Vorgangs. Die Insulinwirkungen treten am deutlichsten im diabetischen Organismus in die Erscheinung. Sie bestehen, wie schon die kanadischen Forscher feststellten, beim maximal-diabetischen Hunde in einer Blutzuckersenkung, einer Glykogenanreicherung der Leber, in einer Erhöhung des respiratorischen Quotienten als Ausdruck einer gesteigerten Zuckerverbrennung, und in einer Beseitigung von Azidose, Lipämie und vermehrter Eiweißzersetzung. Mit Ausnahme des letzteren Vorgangs, der beim Menschen nicht vorkommt, sind die Einwirkungen bei der menschlichen Zuckerkrankheit die gleichen. Die Insulinwirkung beim normalen Organismus ist viel schwerer festzustellen und auch heute noch nicht bis in alle Einzelheiten erforscht. Trotzdem dürften die Hauptwirkungen unbestritten sein, Beschleunigung der Zuckeroxydationen, der Glykogensynthese bzw. Verhinderung des Glykogenabbaues und Beförderung der Fettbildung aus Zucker. Während für die Muskulatur die Verhältnisse ziemlich klar liegen, ist der Angriff an der Leber, dem zweiten Hauptvollzugsorgane des Kohlehydratstoffwechsels, immer noch umstritten. Die beiden Haupttheorien, die um die Wende des Jahrhunderts das Wesen des Diabetes aufzuklären suchten, die Theorie der verminderten Zuckerverbrennung von O. MINKOWSKI und der vermehrten Zuckerbildung von C. v. NOORDEN, müssen also miteinander kombiniert werden, um eine richtige Vorstellung vom Wesen der Zuckerkrankheit zu ermöglichen. Über die Art, wie das Insulin an der Zelle selbst angreift, sind vorläufig nur Mutmaßungen möglich. Wahrscheinlich handelt es sich um ein sehr kompliziertes Permeabilitätsproblem, vielleicht unter Mitbeteiligung nervöser Faktoren. Die Wirkung auf den Fettstoffwechsel ist eine indirekte. Für einen normalen

Abbau der Fette ist ein gewisser Gehalt an oxydationsfähigen Kohlehydraten, der vom Insulin beschafft wird, erforderlich; ist er nicht vorhanden, so bleibt der Abbau der Fettsäuren, auch derjenigen aus Aminosäuren, auf der Ketonkörperstufe stecken.

Die **Diagnose** des voll entwickelten Diabetes macht im allgemeinen keine Schwierigkeiten. Anamnese und Harnbefund an Zucker und evtl. an Ketonkörpern sind typisch. Die Identifizierung des Zuckers als Traubenzucker ist auf Grund der S. 148 aufgeführten Reaktionen in zweifelhaften Fällen erforderlich und leicht zu erbringen. Größere diagnostische Schwierigkeiten können ganz beginnende Fälle machen, vor allem hinsichtlich ihrer Abgrenzung gegenüber harmlosen Glykosurien. Diese sind im allgemeinen in ihrem Auftreten launisch und im Gegensatz zum Diabetes oft weitgehend unabhängig von dem Kohlehydratgehalt der Nahrung. Auch sind die Genesen gewöhnlich durch die Anamnese oder den sonstigen klinischen Befund zu klären. Niemals darf ein Diabetes auf Grund des negativen Ausfalls der Zuckerprobe in einer beliebigen Harnportion abgelehnt werden, am wenigsten beim Nacht- oder Nüchternurin, den die Kranken oft mitbringen. Ist auf Grund der Anamnese oder der Untersuchung Verdacht vorhanden, so ist eine starke Belastung des Kohlehydratstoffwechsels mit Zucker, Brot, Kartoffeln usw. durchzuführen und der Urin nach einer entsprechenden Mahlzeit erneut zu untersuchen. In manchen Fällen bringt erst die Untersuchung des Blutzuckers oder die Prüfung des STAUB-Effektes (vgl. S. 154) die Entscheidung.

Verlaufsarten des unkomplizierten Diabetes. Die Zuckerkrankheit verläuft meist chronisch, oft über viele Jahrzehnte. Doch gab es in der Vorinsulinära auch rasante Abläufe nach Art einer akuten Infektionskrankheit in wenigen Wochen. Im allgemeinen ist die Zuckerkrankheit, je länger sie besteht und je später sie auftritt, um so gutartiger. Ein Urteil über die Schwere der Erkrankung ist nur möglich, wenn eine genaue tägliche Kohlehydratbilanz aufgestellt wird. Dazu gehört die genaue Kenntnis der Kohlehydratzufuhr in der Nahrung und der Ausfuhr im Harn. Die der Einfuhr ist nur auf Grund von genauen Abwägungen der einzelnen Speisen und der Berechnung ihres Kohlehydratgehaltes auf Grund von Nahrungsmitteltabellen (HEISSLER-Schall, SCHWENKENBECHER u. a.) zu ermitteln. Für die Bestimmung der Ausfuhr muß der gesamte 24stündige Harn gesammelt sein und quantitativ analysiert werden. Die Kohlehydratverluste im Stuhl sind außer bei Durchfällen so gering, daß sie vernachlässigt werden können. Die leichte Form der Erkrankung liegt dann vor, wenn die Bedürfnisse des Organismus an Kohlehydraten und Gesamtcalorien auch ohne Insulin gedeckt werden können. Diese sind individuell sehr verschieden nach Beruf, Lebens- und Eßgewohnheiten, Liebhabereien usw. Deshalb ist es unmöglich, einen allgemein gültigen Satz anzugeben. Am Durchschnitt dürfte der Bedarf bei 1,5—2 g Kohlehydrat und Eiweiß pro kg und so viel Fett liegen, wie zur Deckung des Calorienbedarfes noch außerdem nötig ist. Ist mit einer solchen oder ähnlichen individuell angepaßten Standardkost als Test der Kohlehydratstoffwechsel nicht normal zu gestalten, so liegt Insulinbedürftigkeit vor, und die Zuckerkrankheit ist als mittelschwer bzw. bei großem Insulinbedarf (über 1 Einheit pro kg) als schwer zu betrachten. Die Untersuchung muß sich dabei selbstverständlich auch auf Acetonurie und, wenn irgend möglich, auf den Blutzucker erstrecken. Es gibt auch andere Einteilungsgesichtspunkte, nach dem Vorhandensein einer Acidose, nach dem Blutzucker, der Zuckerbildung aus Eiweiß, nach konstitutionellen Gesichtspunkten usw., doch sind sie zu eng gefaßt und zu willkürlich.

Je nach der Schwere der Krankheit sind die subjektiven Störungen und die objektiven Auswirkungen der Krankheit in Körpergewicht, Urin, Blutzuckerbefund und Komplikationen verschieden stark ausgeprägt. Das Endstadium, das glücklicherweise heute immer seltener wird, ist das Coma diabeticum (vgl. S. 155). Heute sterben nach JOSLIN etwa $2/3$ der Diabetiker an Nieren- und Kreislauferkrankungen und Gangrän, etwa $1/6$ an akuten und chronischen Infekten und nur etwa 6% gegenüber etwa 64% vor dem Kriege an Koma.

Begleitkrankheiten und Komplikationen. Außer den Infektionskrankheiten gibt es kaum ein Leiden mit einem solchen Gestaltenreichtum wie den Diabetes. Es ist das die Folge der herabgesetzten Vitalität des gesamten Organismus, die dem Entstehen vieler anderen Krankheiten Vorschub leistet, die nun ihrerseits wieder das Grundleiden verhängnisvoll verschlimmern können. Vor allem gilt das für die akuten Infektionskrankheiten, unter denen die septischen Erkrankungen und die Pneumonien an erster Stelle stehen, in weitem Abstand folgen andere Erkältungskrankheiten (Influenza, Tonsillitis), Gelenkrheumatismus, Erysipel usw. Häufig und gleichfalls verhängsnisvoll ist das Zusammentreffen mit einer aktiven Tuberkulose.

Sie findet sich nach neuesten autoptischen Statistiken (vgl. z. B. JOSLIN) bei Diabetikern etwas häufiger (28,4%) als bei Nichtdiabetikern (22,9%). Während ein leichter Diabetes manchmal durch die dazutretende Tuberkulose, ähnlich wie durch einen leichten akuten Infekt, gebessert werden kann, beeinflussen sich im allgemeinen beide Krankheiten gegenseitig sehr ungünstig. Für die Tuberkulose gilt das vielleicht noch mehr wie für den Diabetes, so daß etwa 5% der Diabetiker an Tuberkulose sterben.

Besonders vielgestaltig kann beim Zuckerkranken die *Haut* erkranken. Vom leichtesten Pruritus an einander zugekehrten Hautpartien bis zu den schwersten Pyodermien (Furunkel, Karbunkel, Abszeßbildungen) finden sich fast alle Dermatosen und Dermatitiden.

Charakteristisch für den Diabetes sind manchmal gewisse gelbliche Verfärbungen der Haut, Xanthose und Xanthom.

Bei der Xanthose oder Xanthochromie (C. v. NOORDEN) kommt es zu einer diffusen, kanariengelben Verfärbung der Haut, besonders an den Innenflächen von Händen und Füßen schwerer Diabetiker, bedingt durch Ablagerung eines lipochromen, dem Carotin nahestehenden Farbstoffes, der zum Teil aus der Nahrung stammt.

Sehr viel seltener ist das *Xanthom* oder Xanthelasma, das in Form gelber Knötchen mit rotem Hof an den Handflächen auftritt und aus Cholesterinablagerungen bei gleichzeitig vorhandener Hypercholesterinämie besteht.

Unter den *Lungenerkrankungen* ist neben der Tuberkulose vor allem die Lungengangrän zu erwähnen.

Beim *Verdauungstractus* ist vor allem die Mundhöhle oft in Leidenschaft gezogen in Gestalt von Zahncaries, Gingivitis, Alveolarpyorrhöe, Periostitis und Osteomyelitis mit Zahnlockerungen und -Ausfällen, beim Darm ist die häufige Obstipation zu erwähnen.

Leberkomplikationen sind viel seltener, als man bei der Bedeutung dieses Organs für den Kohlehydratstoffwechsel erwarten sollte.

Eine Sonderform des Diabetes ist der sog. *Bronzediabetes*, in dem eine Pankreascirrhose sich mit einer Lebercirrhose kombiniert, was zu einer allgemeinen Hämochromatose führt, die der Leber zur Last zu legen ist, da sie auch ohne Mitbeteiligung des Inselapparates vorkommt. Häufiger (5%) sind Komplikationen mit *Cholecystopathien* (Cholecystitis und Cholelithiasis). Auch bei Sektionen werden sie bei Diabetikern annähernd doppelt so häufig gefunden wie bei Nichtdiabetikern. Meist ist das Gallenleiden das primäre und bedingt in vielen Fällen teils durch Stauung, teils durch Sekundärinfektion eine Mitbeteiligung des empfindlichen Nachbarorgans. Oft findet man, daß besonders bei Belasteten während und nach Gallensteinattacken hartnäckige Glykosurien auftreten.

Die Komplikationen von seiten der *Kreislauforgane* sind bei weitem die wichtigsten und im Endeffekt die gefährlichsten. Etwa die Hälfte der Zuckerkranken stirbt seit Entdeckung des Insulins daran, wobei der Kreislaufkollaps im tödlichen Koma nicht mit eingerechnet ist.

Elektrokardiographisch haben einzelne Autoren fast bei jedem zweiten Diabetiker am Herzen Veränderungen festgestellt, was wohl im wesentlichen mit dem höheren Alter der Diabetiker zusammenhängt. Im klinischen Bilde treten die Herzstörungen an Bedeutung erheblich zurück gegenüber den Gefäßveränderungen.

Die Arteriosklerose stellt sich beim Diabetiker früher und schwerer ein. Viel häufiger als Angina pectoris, Coronarvenenthrombose und Hirnsklerose sind die Veränderungen an der Peripherie in Gestalt der Gangrän. 13—14% der Zuckerkranken erliegt diesen schweren Ernährungsstörungen, bei denen es sich relativ selten um eine rein diabetische Angelegenheit, sondern ganz vorwiegend um eine Kombination mit schweren sklerosierenden Gefäßprozessen handelt. Meist im Anschluß an kleine Wunden, Hautabschürfungen, Druckstellen usw. kommt es an den Zehen und an anderen vorspringenden Stellen der Füße erst zu bläulichen Verfärbungen, dann zu Absterbeerscheinungen mit Mumifizierung der betreffenden Gebiete (trockene Gangrän) oder erst oberflächlichen, dann tiefen Ulcerationen (feuchte Gangrän). Die lokalen, anfangs mit heftigen Schmerzen, später mit völliger Gefühllosigkeit einhergehenden Prozesse führen vor allem bei der feuchten Form durch Sekundärinfektion zu Allgemeinerscheinungen, Fieber, Leukocytose und, falls nicht beizeiten eine chirurgische Therapie einsetzt, sogar zur Sepsis.

Während *Albuminurien* sehr häufig (in 21,5% nach v. NOORDEN) bei Zuckerkranken anzutreffen sind, finden sich echte Nephritiden oder Sklerosen nur halb so oft, wenn auch anscheinend häufiger wie bei gleichalterigen Nichtdiabetikern, oft als Teilerscheinung einer allgemeinen Arteriosklerose. Eine Sonderstellung nimmt die Komaniere ein, bei der es wohl unter dem Einfluß der Ketonurie, ganz unabhängig von einer sonstigen Erkrankung der Niere, fast regelmäßig zum Auftreten von Eiweiß und Zylindern im Harne kommt (Komazylinder). Erhebliche Erhöhungen des Rest-N, die mit Beseitigung des Komas wieder zurückgehen, können die Folge sein. Die Neigung zu Infektion wirkt sich auch an den ableitenden Harnwegen, besonders der Blase aus. Bakterielle Zersetzung des Harns in der Blase oder Anwesenheit von Hefe kann in seltenen Fällen zum Gasharn (Pneumaturie) führen.

Von *inkretorischen Drüsen* sind vor allem die Keimdrüsen in Mitleidenschaft gezogen. Impotentia coeundi oder generandi oder beides sind die Regel und oft sogar erstes Zeichen der Krankheit. Bei der Frau entsprechen dem Herabsetzung der Libido, frühe Menopause, stark herabgesetzte Konzeptionsfähigkeit und Neigung zu Aborten. Das Insulin hat glücklicherweise auch auf diesem Gebiet weitgehend Wandel geschaffen, so daß Eheverbote viel seltener nötig sind. Kombinationen von Diabetes mit *Schilddrüsenerkrankungen* (M. Basedowi) sind auffallend selten, erheblich häufiger mit Überfunktionszuständen des Vorderlappens der Hypophyse, vor allem der Akromegalie.

Unter den Folgeerkrankungen von seiten des *Nervensystems* stellen periphere Störungen das Hauptkontingent, von leichtesten rheumatisch-neuralgischen Beschwerden bis zu den schwersten hartnäckigsten Neuritiden, besonders im Ischiadikusgebiet, mit schweren Sensibilitäts-, Motilitäts- und Reflexstörungen. Sehr selten sind Augenmuskellähmungen (N. abducens), niemals sind Blasen- und Mastdarmstörungen beobachtet, obwohl tabesähnliche Bilder (Pseudotabes diabetica) mit Hinterstrangdegenerationen auftreten können. Unter den *Sinnesorganen* ist am häufigsten das Auge betroffen. An Häufigkeit steht oben an der Katarakt (6%). Die Linse des Diabetikers altert früher als die Linse des Nichtdiabetikers.

Zu einer *Retinitis*, meist mit Hämorrhagien, kommt es nur bei gleichzeitig bestehender Hypertonie (VOLHARD). Retrobulbäre und Sehnervenatrophie auf rein diabetischer Grundlage sind große Raritäten, auch Iritis ist selten. Relativ häufig sind die meist vorübergehenden Hypermetropien.

Schließlich seien noch *psychische Veränderungen* bei Diabetikern erwähnt. Durch die langdauernden Diäteinschränkungen, die täglichen Insulininjektionen und die Angst, trotzdem Zucker und Aceton zu bekommen, werden viele Diabetiker auf die Dauer zu Neurasthenikern. Manche neigen zu hypochondrischen Verstimmungen und Depressionen, die ungünstig auf die Stoffwechsellage einwirken. Schwere Neurosen und Psychosen sind dagegen sehr selten.

Die Behandlung. Der Zweck der Therapie ist Zucker- und Azidosefreiheit des Urins mit annähernd normalem Blutzucker bei ausreichender, nicht zu strenger Ernährung und dadurch Beseitigung der Beschwerden und Erzielung von Lebensfreude und Arbeitsfähigkeit. Dieses Ziel läßt sich heute bei sachgemäßer ärztlicher Versorgung und großer Gewissenhaftigkeit der Kranken bei fast jedem Diabetiker erreichen, sei es allein auf diätetischem Wege oder unter Zuhilfenahme des Insulins.

Sofern nicht besonders dringende Indikationen wie Koma, schwere Azidose oder gefahrdrohende Komplikationen bestehen, soll man im allgemeinen erst versuchen, durch Diät allein zum Ziele zu kommen, denn diese ist das Rückgrat der Therapie in jedem Falle.

Die *diätetische Behandlung* gliedert sich in vier Abschnitte: 1. Beseitigung von Zucker und Ketonurie im Harne sowie von Blutzuckererhöhung, 2. Aufbau einer ausreichenden Diät, 3. Feststellung der Dauerdiät und 4. deren Durchführung zu Hause.

Die allgemeinen Gesichtspunkte für das in der Kostgestaltung zu Erstrebende sind folgende: Der *Caloriengehalt* muß fast immer im 1., meist auch im 2. Abschnitt herabgesetzt werden.

Für die Dauerkost ist aber, vorausgesetzt, daß nicht außer der Zuckerkrankheit eine Fettsucht mit besonderer Ernährungsindikation vorliegt, ausreichender Caloriengehalt zu verlangen, der je nach Beruf, Temperament und Lebensgewohnheiten sehr verschieden ist. Bei stark unterernährten Kranken muß auch für den notwendigen Gewichtsansatz Sorge getragen werden. Nicht berechtigte Überernährung muß unter allen Umständen vermieden werden.

Der *Kohlehydratgehalt* der Nahrung ist stets gegenüber der Normalernährung mit etwa 500 g pro die herabzusetzen, selbst in leichten Fällen sollten 250 g nicht überschritten werden. Auf der anderen Seite besteht heute im Hinblick auf das Insulin auch in der Regel keine Notwendigkeit, unter 1,5—2,0 g pro kg herabzugehen. Der Kohlehydratgehalt ist auch vom Fettgehalt der Nahrung abhängig. Zur Vermeidung einer Azidose soll die Nahrung mindestens halb soviel Kohlehydrate wie Fette enthalten. Die Kohlehydrate der Nahrung sind für den Zuckerkranken nicht gleichwertig. Sind sie das schon chemisch nicht, so erst recht nicht biologisch. Entscheidend für die Gruppierung ist der glykämische bzw. glykosurische Effekt, auf den auch die Spaltung und Resorption im Darm von Einfluß sind. Am ungünstigsten ist der Zucker selbst, in 2. Linie kommen die Stärke in konzentrierter Form enthaltenden Cerealien wie Brot, Mehle aller Art, Reis, Gerste, Grieß, Hafer, Kartoffeln usw., an 3. Stelle stehen die Obstarten, in denen die Kohlehydrate zum großen Teil in Lävulose vorkommen. Die letzte Gruppe bilden die Gemüse, die wegen ihres Cellulosereichtums, ihrer langsamen und unvollständigen Resorption am besten vertragen werden. Wie verschieden der Gehalt dieser Nahrungsmittel an Kohlehydraten ist, darüber gibt die nachstehende Äquivalenttabelle (Tabelle 9) Aufschluß, in der der

Tabelle 9.
Austauschtabelle.

20 g Weißbrot (= 12 g Kohlehydrat) entsprechen:

1. Stoffe mit geringem Kohlehydratgehalt[1]).

Weiße Bohnen, Erbsen, Linsen	getrocknet (45—50)	. 25 g	Bananen (16—24)	50—75 g
Erbsen, frisch, grün (10—12)		100—120 g	Apfelsine (10—12)	100—120 g
Schnittbohnen (5—6)		200—240 g	Ananas (8—10)	120—150 g
Salatbohnen, Puffbohnen	jung, grün (16)	. . . 75 g	Melone (8).	150 g
Karotten (8).		150 g	Walderdbeeren, Wilde Himbeeren, Brombeeren, Heidelbeeren	(4—6) . . . 200—300 g
Weiße Kohlrübe (7)		170 g	Preißelbeeren (2—4)	300—600 g
Große gelbe Rübe, Teltower Rübe	(10)	. . . . 120 g	Johannisbeeren (7—9) . . .	133—170 g
			Stachelbeeren, reif (6—8) . .	150—200 g
Schwarzwurzel (12—15). . .		80—120 g	Stachelbeeren, unreif (2) . . .	600 g
Kohlrabi, jung (4)		300 g	Gartenhimbeeren (6)	200 g
Topinambur (15 Inulin)		80 g	Vollmilch (4,5)	276 g
Sellerieknollen (10—12) . . .		100—120 g	Süßer Rahm (2,5—3)	400—600 g
Äpfel, Birnen	(8—12)	. . . . 100—150 g	Saure Milch (4)	300 g
			Bayerische Biere (4,5—5) . .	125—300 g
Pflaumen (10)		120 g	Naturreine Weine (0,1—0,2) .	
Kirschen, süß (12—14) . . .		85—100 g	deutsch. u. französ. Sekt, trocken (0,5)	
Kirschen, sauer (10—12) . . .		100—120 g	Branntweine (0,0)	

2. Kohlehydratreiche Stoffe.

Kakao (30)	40,0 g	Bananenmehl (76)	16 g
Mehl von Weizen, Roggen, Gerste, Buchweizen, Mais, Grünkern (70)	17,0 g	Pumpernickel (48)	25 g
		Kommisbrot (52)	23 g
Mehl von Hafer	18,0 g	Roggenbrot, Grahambrot, Simonsbrot	. . . . 24 g
Mehl von Erbsen, Linsen, Bohnen (55)	22,0 g		
Stärkemehl (etwa 82)	14,5 g		
Reis (80)	15,0 g	Friedrichsdorfer Zwieback (70) . .	17 g
Gerste (70)	17,0 g	Luftbrötchen (Dr. Theinhardt) (25) . .	48 g
Hafer (65).	18,0 g	Kartoffeln, Sommer (16—18) . .	66—75 g
Kastanienmehl (72)	16,0 g	Kartoffeln, Winter (20)	60 g

Kohlehydratgehalt auf 20 g Weißbrot bezogen ist. Aus ihr ist vor allem zu ersehen, daß die bei Laien und leider vielfach auch bei Ärzten verbreitete Annahme der Harmlosigkeit des Grahambrotes auf einem oft verhängnisvollen Irrtum beruht.

Die Kohlehydrate in der Diabetikerkost sollten sich etwa zu gleichen Teilen aus Vertretern der Gruppe 2 und der Gruppe 3—4 zusammensetzen. Zucker (Gruppe 1) außer in Milch ist in der Regel zu vermeiden.

Die Beurteilung der wünschenswerten *Eiweißmenge* hat außerordentlich großen Schwankungen unterlegen. Es hat sich jetzt ziemlich allgemein die Überzeugung durchgesetzt, daß dies wichtige Nahrungsmittel keineswegs der Schädling ist, für den es früher gehalten wurde. Es bestehen heute im allgemeinen keine Bedenken, dem Diabetiker 1—1,5 g pro kg, evtl. auch noch mehr zu gestatten, also kaum weniger, wie im Durchschnitt der Gesunde verzehrt (etwa 80 g).

Sind somit die Mengen an Gesamtcalorien Kohlehydraten und Eiweiß festgelegt, so ergibt sich ohne weiteres, daß der noch fehlende Calorienbedarf mit *Fett* zu decken ist. Die heute modern gewordene Warnung vor viel Fett scheint mir erheblich übertrieben. Bei hohem Calorienbedarf des Schwerarbeiters haben wir auch gar keine andere Möglichkeit, als den restlichen Nahrungsbedarf mit großen Fettmengen zu decken.

---

[1]) Die eingeklammerten Zahlen geben den Prozentgehalt an Kohlehydraten wieder.

Mit der geschilderten Kost ist ein genügender Gehalt an Vitaminen, Wasser und Salzen von selbst gewährleistet. Die Wasserzufuhr braucht beim unkomplizierten Diabetiker im allgemeinen nicht geregelt zu werden. Die oft beobachtete Polydipsie schwindet von selbst mit dem Zucker im Harn. Insulinödeme, Begleitkrankheiten von Herz und Nieren erfordern natürlich besondere Vorschriften hinsichtlich Salz- und Wasserzufuhr.

Unter den *Genußmitteln* nimmt der Alkohol eine Sonderstellung ein. Er ist, von ganz großen, berauschenden Dosen abgesehen, kein Zuckerbildner, sofern er nicht in kohlehydrathaltigen Nahrungsmitteln genossen wird (wie z. B. Bier). Früher wurde er wegen seines hohen Caloriengehaltes (pro 1 g 7 Calorien) in Form von Kognak beim schweren Diabetiker sogar als Nahrungsmittel verwandt. Heute wird man über kleinere Mengen nicht hinausgehen, während von jungen, naturreinen Weinen auch größere ($1/2$—$3/4$ Lt.) gegebenenfalls gestattet werden können.

Da viele Diabetiker mit der ihnen gestatteten Brotmenge nur schwer auskommen, sind von den verschiedensten Firmen der Nahrungsmittelindustrie wie RADEMANN-Frankfurt, THEINHARDT-Cannstatt u. a. brotähnliche Backwaren mit niedrigem Kohlehydrat- und meist hohem Eiweißgehalt in den Handel gebracht worden. So kann vom Sojamehlbrot sogar die siebenfache Menge genossen werden. Leider aber hat sich gezeigt, daß für die meisten Kranken solche Ersatzbrote auf die Dauer geschmacklich nicht genügen.

Wesentlich besser sind die Ersatzmittel für Zucker wie Saccharin, Krystallsaccharin, Dulcin und Sucrinetten, aromatische Aminokörper von sehr großer Süßkraft (bei den Sucrinetten 450mal stärker als Zucker).

Für die *Durchführung der diätetischen Therapie* im einzelnen beim leichten Diabetiker gibt es eine Fülle von Regimen, von denen nur 2 hier angeführt seien: die komplizierte, rigorose Methode von v. NOORDEN, die im allgemeinen nur für eine klinische Behandlung im Krankenhause sich eignet, und ein vereinfachtes Verfahren, daß bei gewissenhaften Patienten zur Not auch zu Hause durchgeführt werden kann. v. NOORDEN läßt zunächst seine Kranken 1 bis 2 Tage auf der gleichen Kost, die sie bisher gewohnt waren, dann wird die Entzuckerung mit einem vollkommenen Hungertag eingeleitet, vorausgesetzt, daß nicht starke Azidose oder gar Präkoma eine sofortige Insulinbehandlung oder einen stufenweisen Abbau der Kost erfordern. Am Hungertag werden nur 1,5—2 Lt. Flüssigkeit gegeben, bestehend aus Wasser oder Tee, fettarmer Bouillon, Citronenlimonade, evtl. auch kleinen Mengen von Alkohol (Moselwein, Äpfelwein, Kognak). Die Kranken müssen zur Ausschaltung der Muskeltätigkeit und zur psychischen Beruhigung den Tag im Bett verbringen. Der Schlaf, evtl. auch die Ruhe über Tag werden, wenn nötig, durch kleine Mengen von Schlafmitteln (3—4mal 1 Tablette Somnacetin oder 0,2—0,3 g Adalin) erzwungen. An den Hungertag schließen sich mehrere reine Kohlehydrattage an mit 40—70 g in Form von Salat, Obst und gedämpftem Gemüse, sofern von seiten des Magen-Darmkanals keine Kontraindikationen bestehen. Diese Kost ist extrem arm an Fett, Eiweiß, Salzen und Calorien (600 Calorien). Tritt nach maximal 6 Tagen einer solchen Kost keine Zuckerfreiheit ein, so ist die Indikation für Injektionen von Insulin gegeben, der Diabetes ist mithin nicht mehr als leicht zu betrachten.

Nach erfolgter Entzuckerung werden für 2—3 Tage zur bisherigen Kost große Mengen animalisches Eiweiß zugelegt (100—200 g Fleisch und 2—3 Eier), dann die Obstkohlehydrate allmählich durch Brotkohlehydrate ersetzt, bis zu einem Gesamtkohlehydratgehalt der Kost von 80—100 g. Erst zuletzt wird das Caloriendefizit für die Dauerkost durch Fett ausgeglichen. In die Dauerdiät werden nach Art einer ,,Zickzackkost" Einzeltage mit ganz anderer

Ernährung (Gemüse-Eiertage, Fleisch-Fischtage, Eier-Salattage usw.) eingeschaltet. Dies von v. NOORDEN und seiner Schule neuerdings empfohlene Verfahren stellt an Patienten und Küche außerordentliche Ansprüche.

Vor allem für die *hausärztliche Tätigkeit* empfiehlt sich mehr folgendes, den Kranken und seine Umgebung viel weniger belastende und schonendere Vorgehen. An 1—2 vorbereitende Tage mit ungefähr gleicher Kost, wie der Kranke sie zuletzt innegehalten hatte, schließen sich 2 Gemüse-Fleischtage mit 30—40 g Kohlehydraten, 50 g Eiweiß und etwa 800 Calorien an. Dann wird für den ganzen weiteren Verlauf zu einer Standardkost mit etwa $1^{1}/_{2}$—2 g Kohlehydrat und Eiweiß pro kg Sollgewicht und Fett bis zur Höhe von etwa 20 Calorien pro kg im ganzen übergegangen.

Sollte nach 3—5 Tagen der Kohlehydratstoffwechsel nicht wieder in Ordnung gebracht sein, so sind nochmals 2 Gemüse-Fleischtage anzufügen. Ist auch dann nicht der gewünschte Effekt eingetreten, so muß Insulinbehandlung einsetzen. Im anderen Falle werden schrittweise (steigend um 10 g pro 2 Tage) Kohlehydrate bis zur Höhe der Toleranz, d. h. der Menge, bei der eben noch der Kohlehydratstoffwechsel normal funktioniert, zugelegt und dann durch Fettzulagen die Calorien auf die Höhe des Bedarfs am Normaltage des Kranken gebracht. Für die Dauerkost zu Hause empfiehlt es sich nicht, die Toleranz ganz auszunützen, sondern um 20 g Kohlehydrate dahinter zurückzubleiben.

Sämtliche Diätvorschriften — besonders gilt das für die Dauerkost — müssen den Kranken schriftlich quantitativ genau mitgegeben werden. Allgemeine Angaben sind höchstens beim Gemüse zulässig, wo es meist genügt, die Gruppen und Sorten anzugeben, evtl. noch zur Vereinfachung beim Fleisch, beim Käse und beim Fett. Für alle anderen Nahrungsmittel müssen die Grammwerte genau bezeichnet werden, sonst macht sich der Arzt einer groben Nachlässigkeit schuldig, für die der dann fast immer geschädigte Kranke ihn unter Umständen haftbar machen kann. Die Kranken müssen nachdrücklichst darauf hingewiesen werden, daß die Wägungen der gewichtsmäßig zu bestimmenden Nahrungsmittel jedesmal genau durchgeführt werden müssen, und daß Schätzungen, bei denen meist der Wunsch der Vater des Gedankens ist, dafür keinerlei Ersatz bieten. Über den Caloriengehalt Angaben zu machen, ist meist zwecklos, weil viel zu kompliziert. Wo nicht besondere Indikationen für Über- oder Unterernährung vorliegen, genügt meist der Appetit als Regulativ und die Waage in 8tägigen Abständen zur Kontrolle des Körpergewichts. Es ist zweckmäßig, jedem Kranken eine Äquivalenttabelle wie auf S. 161 mitzugeben, damit er innerhalb der ihm erlaubten Kohlehydrate Austausche vornehmen kann. Die Durchführung der Dauerdiät im Hause muß vom Hausarzt durch häufigere Urinkontrollen, die intelligente und nicht zu ängstliche Kranke nach genauer Anweisung auch selbst vornehmen können, durchgeführt werden. Wenn irgend möglich sollten in Abständen von einigen Wochen oder Monaten auch Blutzuckerbestimmungen gemacht werden. Der Ausdruck Dauerdiät soll nicht besagen, daß die verordnete Diät unabänderlich ist. Jeder Änderung im Kohlehydrathaushalt muß die Diät sich anpassen. Infektionskrankheiten, Aufregungen und Sorgen, Überanstrengungen usw. bedingen oft Verschlechterungen, wenn auch meist nur vorübergehender Art. Auch Besserungen der Toleranz als Zeichen der Erholung des Inselorgans unter zweckmäßiger Kost sind nicht so selten und können für die Diät durch Gestattung größerer Kohlehydratmengen, die selbstverständlich in jedem Falle vorsichtig und allmählich ausprobiert werden müssen, nutzbar gemacht werden.

Außer den geschilderten Verfahren, die beim leichten Diabetiker fast immer zum Ziele führen, seien noch ein paar *Sonderregime* kurz erwähnt, die zum Teil umstritten, im allgemeinen nur für Einzelfälle in Betracht kommen.

Unter den *Kohlehydratkuren* sind es die Haferkur von v. NOORDEN, die Mehlfrüchtekur von FALTA und die kohlehydratreichen Regime von PORGES-ADLERSBERG sowie SANSUM-GEYELIN. Im ersteren Falle handelt es sich um die besonders günstige Wirkung des Hafers (150—180 g Hafermehl oder Grütze trocken mit etwa der gleichen Menge Butter) auf Ketonurie und Darm. Meist handelt es sich um eingeschobene Tage, nicht um eine eigentliche Kur.

Eine Fortsetzung der Hafertage in Form einer länger dauernden Kost, unter Ausdehnung auf die wichtigsten Cerealien, stellt die Mehlfrüchtekur FALTAs dar. Ein weiteres Merkmal ist ihr bewußt niedriger Gehalt an Eiweiß, vor allem in animalischer Form.

Am modernsten sind die kohlehydrat- und eiweißreichen und abnorm *fettarmen Regime,* die bei Kindern von STOLTE bis zur freien Diät ausgeweitet wurden. Sie sind zum Teil noch sehr umstritten und noch nicht genügend erprobt. Sie kommen vorläufig nur für eine stationäre Behandlung in Betracht, der praktische Arzt sollte sich nicht mit ihnen abgeben.

Während heute von mancher Seite das Fett für besonders schädlich beim Diabetiker erklärt wird, gibt es auch andererseits Verfahren, in denen dieser Nährstoff ganz ins Zentrum der Diät gestellt wird und in Mengen bis 250 g pro die bei extrem eiweiß- und kohlehydratarmer Kost empfohlen wird (PETRÉN-Kur, NEWBURGH-MARSH-Verfahren). Wenn für manche Fälle ihre günstige Wirkung auch nicht zu bestreiten ist, so kommen sie doch für deutsche Verhältnisse kaum in Betracht.

Da für viele Kranke der Zucker schwer entbehrlich ist und die oben genannten Süßstoffe nicht ideal sind und vor allem calorisch überhaupt nicht in Betracht kommen, sind Ersatzzucker empfohlen worden, so die Salabrose, ein Anhydrozucker, wie er im Caramel (GRAFE) vorkommt, und vor allem das Sionon (THANNHAUSER), ein Zuckeralkohol. Beide Präparate schmecken angenehm süß, haben ähnlichen Caloriengehalt wie der Zucker und machen in mittleren Dosen weder Harnzucker- noch Blutzuckererhöhung.

Die Insulinbehandlung. Das Insulin (vgl. S. 150) wird durch geeignete Extraktions- und Fällungsverfahren aus tierischem Pankreasgewebe gewonnen, wobei durch besondere Methoden alle störenden Beimengungen, insbesondere auch die letzten Spuren von Fermenten und artfremdem Eiweiß beseitigt werden. Da die exakte chemische Darstellung nach ABELs Verfahren zwar möglich, aber meist zu kostspielig ist, geschieht die Dosierung in Einheiten, wobei eine klinische oder internationale Einheit 0,1 mg eines absolut reinen Standardpräparates entspricht. Die Eichung muß vorläufig noch biologisch vorgenommen werden, durch Blutzuckerkontrolle beim Kaninchen. Eine Kanincheneinheit, das Dreifache der klinischen Einheit, ist die Menge Insulin, die den Blutzucker eines hungernden Kaninchens von 2000 g Gewicht auf die Hälfte (etwa 0,045%) herabsetzt.

Die richtige Dosierung wird in den einzelnen Ländern von besonderen Insulin-Komitees, welche die Prüfung am Menschen vornehmen, überwacht. Die in Deutschland zugelassenen Präparate sind Insulin-Degewop, Germano-Insulin (Brunnengräber), I.G. (Höchst) und Schering. Sie werden in dreifacher Stärke (100, 200, 300 Einheiten in 5 ccm) in kleinen, mit Gummikappe versehenen Fläschchen in den Handel gebracht. Die Einverleibung kann vorläufig nur durch *Injektion* (meist subcutan, eventuell auch intravenös oder intramuskulär) erfolgen, da alle peroralen Versuche bisher an der Zerstörung des Insulins durch Trypsin und ähnlich wirksame Darmfermente gescheitert sind.

Die letzten Jahre brachten einen großen Fortschritt durch die Schaffung wirksamer Depotpräparate. Angesichts der bisherigen Fehlschläge mit allen oralen Insulinpräparaten kam es darauf an, Insulinpräparate herzustellen, die langsam aufgesogen werden und so die natürliche Insulinwirkung im Körper nachahmen. HAGEDORN gelang zuerst die Lösung dieser sehr wichtigen Aufgabe durch Schaffung des Protamin-Insulins, eines Insulins, das an Clupein, einen aus Fischsperma gewonnenen Eiweißkörper, gebunden ist. Statt des Protamins lassen sich auch andere resorptionsverzögernde Zusätze verwenden, z. B. Surfen (I. G.).

Die glänzende Wirkung dieser modernen Depotpräparate, im Vergleich zu altem Standardinsulin, äußert sich in der allmählichen Senkung des Blutzuckers und der lang anhaltenden Erniedrigung (vgl. Abb. 10).

Die Vorteile sind weiter das Fehlen von größeren Blutzuckerschwankungen, die Verminderung der Zahl der Injektionen und der Größe der Einzeldosen, das seltenere Vorkommen hypoglykämischer Effekte, die Ermöglichung größerer Kohlehydratzufuhr und ein subjektiv viel besseres Befinden.

Ein gewisser Nachteil ist die langsame Einstellung des Kohlehydratstoffwechsels auf das neue Niveau. Eintretende Hypoglykämien sind hartnäckiger und erfordern größere und längere Darreichung von Zucker.

Hauptindikationsgebiet sind vor allem schwere Fälle und mittelschwere mit starken Blutzuckerschwankungen. Ungeeignet ist das frische, schwere Koma, das der Zufuhr sofort und stark wirkender Insuline bedarf, doch kann nach Überwindung der akuten Gefahr auch hier bald zum Protamin-Zink-Insulin übergegangen werden.

Indikationen sind das Coma diabeticum (vgl. S. 155), Komplikationen des Diabetes jeglicher Art und die Unmöglichkeit allein durch Diät bei ausreichender Nahrung eine Regularisierung des Kohlehydratstoffwechsels zu erreichen. Ziel ist in jedem Falle die Erreichung von Zucker- und Ketonkörperfreiheit im Harn und von annähernd normalem Blutzucker.

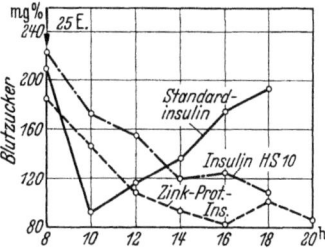

Abb. 10. Vergleichende Blutzuckerwirkungen von gewöhnlichem Insulin und 2 Depotpräparaten.

Im *Koma*, dem früher fast immer tödlichen Endzustande der Erkrankung, feiert das Insulin, sofern es noch rechtzeitig gegeben wird, seine größten Triumphe. Die Dosen müssen sehr hoch gemessen werden, am besten sofort 100 Einheiten, davon die Hälfte intravenös, dann in der Folgezeit stündlich 20—30 oder 2- bis 3stündlich 50 Einheiten, bis zum Verschwinden von Ketonkörper und Zucker aus dem Harne. Bei intravenöser Darreichung ist es zweckmäßig, wenn auch nicht unbedingt erforderlich, 20—50 ccm 20—50%ige Zuckerlösung und zur Hebung der Herzkraft 0,3—0,5 mg Strophanthin beizufügen. Das früher in großen Mengen gegebene Alkali ist heute entbehrlich geworden. Während des Komas hat jede Nahrungszufuhr, außer den kleinen Zuckermengen, zu unterbleiben.

Bei *Komplikationen* ist soviel Insulin zu geben, daß auch der Blutzucker normal wird. Voraussetzung für eine optimale Insulinwirkung ist in jedem Falle eine sachgemäße diätetische Behandlung in der vorher angegebenen Art. Bei fehlender oder unzweckmäßiger Diät sind unverhältnismäßig große Insulinmengen nötig und alle Gefahren, die auch dieses Mittel besitzt, werden akut.

In unkomplizierten Fällen dient das Insulin dazu, eine diätetisch allein nicht erzielbare ausreichende Ernährung mit entsprechendem Caloriengehalt und einer Menge von etwa $1^1/_2$—2 g Kohlehydrat und Eiweiß (vgl. die Standardkost auf S. 163) zu gewährleisten. Insulin wird im allgemeinen $^1/_2$—$^3/_4$ Stunde vor der Mahlzeit gegeben, wobei der Hauptteil der Kohlehydrate in Brot möglichst auf diese Mahlzeit massiert wird. Man soll möglichst versuchen, mit einer Injektion auszukommen, doch sind oft 2—3 und mehr Einspritzungen wegen der Schwere der Erkrankung nicht immer zu vermeiden. Die notwendige Menge Insulin läßt sich vorher nicht voraussagen, es bestehen auch keine festen Beziehungen zwischen Harnzuckermenge und Insulinbedarf. Sofern nicht Koma oder Komagefahr infolge starker Azidose bestehen und der Kranke nicht schon annähernd richtige Insulinmengen zuletzt bekommen hat, empfiehlt es sich, beginnend mit 10 Einheiten morgens, die Insulinzufuhr allmählich bis auf die

Höhe des Bedarfs zu steigern. Vor zu hohen Dosen ist zu warnen, da sie die Gefahr der Schädigungen heraufbeschwören.

Überdosierung führt zum Krankheitsbild der sog. *Hypoglykämie*, sehr vielgestaltigen Vergiftungserscheinungen, die als Begleiterscheinungen eines abnorm tiefen (unter 0,07%) Blutzuckers auftreten. Sie beginnen in leichtester Form mit Heißhunger, Schwitzen, Mattigkeit, geringer psychischer Beeinträchtigung und können sich steigern bis zur tiefen Bewußtlosigkeit mit organisch bedingten Lähmungen und Krämpfen. Kinder und labile Vasomotoriker sind besonders gefährdet. Körperliche Anstrengungen, Verschiebungen der Mahlzeiten und Durchfälle begünstigen das Auftreten der Vergiftung. Das Coma hypoglycaemicum, das im klinischen Bilde größte Ähnlichkeit mit dem Coma diabeticum hat und leider oft genug mit diesem infolge Unterlassens der Urinuntersuchung verwechselt wird, kann tödlich enden, zumal wenn es verkannt wird. Mancher Kranke hat die Unwissenheit seines Arztes, der eine erneute große Insulinmenge injizierte, mit dem Tode bezahlen müssen. Glücklicherweise läßt sich bei richtiger Erkenntnis der Sachlage die Hypoglykämie bis auf das irreversible Endstadium des Komas immer rasch und vollständig durch sofortige Kohlehydratzufuhr beseitigen. Bei ganz beginnenden Symptomen genügen 1—2 Stück Zucker, die jeder insulinbedürftige Diabetiker bei sich tragen sollte, oder eine Citronenlimonade, in schweren Fällen sind größere Zuckermengen (30—50 g) nötig, evtl. in Form subcutaner oder besser intravenöser Injektionen. In besonders schweren Fällen kann dazu noch der Antagonist des Insulins, Adrenalin (1 mg subcutan). injiziert werden. Meist setzt schlagartig die günstige Wirkung ein.

Auch sonst gibt es vereinzelt Nebenwirkungen des Insulins. Vor allem sind es Wasserretentionen mit Ödemen und oft recht erheblichen Gewichtszunahmen. vereinzelt bei Herzkranken auch Verschlechterungen der Herzleistung, anaphylaktische Erscheinungen (Rötungen, Schwellungen und Urticaria der Haut), sowie Fettschwund an den Injektionsstellen (Lipodystrophie).

Nicht alle Zuckerkranken sprechen auf Insulin in wünschenswerter Weise an. Bei manchen müssen zur Beseitigung der letzten Zuckermengen im Harn oder der Blutzuckererhöhung die Dosen außerordentlich gesteigert werden (relative Resistenz), oder — eine große Seltenheit — ein Effekt ist überhaupt nicht zu erzielen, wie z. B. bei Komplikationen mit schweren Infektionskrankheiten, besonders Sepsis (absolute Resistenz).

Medikamentöse und physikalische Therapie. Unter den vielen Versuchen, die Zuckerkrankheit medikamentös zu beeinflussen, kommt nur den *Guanidin-präparaten* eine gewisse Bedeutung zu.

FRANK empfahl 1926 das *Synthalin* (Dekamethylendiguanidin). Tatsächlich läßt sich mit diesem Präparate und seiner Verwandten ebenso wie beim Tiere auch beim Menschen die Glucosurie und die Hyperglykämie herabdrücken. Der große Enthusiasmus, mit dem dies Mittel zuerst begrüßt wurde, hielt aber einer Kritik auf die Dauer nicht stand. Es wurden Giftwirkungen der üblichen therapeutischen Dosen auf Leber und Darm beschrieben und die Leistungsfähigkeit, verglichen mit dem Insulin, erwies sich doch als außerordentlich gering. So bleibt nur ein kleiner Prozentsatz von Diabetikern (etwa 5—10%) übrig, für die es sich eignet, Fälle, die an der Grenze der Insulinbedürftigkeit stehen, besonders beim Altersdiabetes. Hier können manchmal 10—15 Einheiten Insulin durch periodische Gaben von 3mal tägl. 5—10 mg Synthalin, während 3—4 Tagen mit nachfolgender 1—2tägiger Pause, ersetzt werden.

Vor allen anderen Medikamenten gegen die Zuckerkrankheit ist dringend zu warnen. Auch die physikalische Therapie ist wenig zuverlässig. Gute Erfolge hat hier nur die Bewegungstherapie aufzuweisen. Die Anregung des Muskelstoffwechsels in jeder Form, soweit sie nicht zur Erschöpfung führt, wirkt sich fast immer im Kohlehydrathaushalt günstig aus und muß deshalb gefördert werden. Nur beim insulinierten Diabetiker ist wegen der Gefahr einer Hypoglykämie eine gewisse Vorsicht am Platze. Günstig wirkt zweifellos auch in vielen Fällen das Höhenklima, während die Erfolge der Strahlentherapie der verschiedensten Art (Röntgenbestrahlung, Diathermie usw.) sehr umstritten sind.

Daß *Bade- und Trinkkuren* in Homburg, Karlsbad, Kissingen, Marienbad, Mergentheim, Neuenahr usw. in vielen Fällen, besonders bei Leichtkranken, günstig wirken, unterliegt keinem Zweifel, sofern eine geeignete Diät eingehalten wird. Die Wirkung ist außerordentlich komplex und schwer analysierbar. Der Einfluß der einzelnen Quellen auf den Kohlehydratstoffwechsel, für sich allein betrachtet, ist nur gering oder unsicher. Somit können Bade- und Trinkkuren niemals als ein Ersatz, sondern nur als eine Unterstützung, höchstens als eine gewisse Entlastung der Diät und Insulintherapie betrachtet werden.

Diabetikerfürsorge. Die tatsächlichen Erfolge der Diabetestherapie im häuslichen Milieu gemessen an dem, was theoretisch erreichbar ist und zum Teil unter sachgemäßer klinischer Behandlung auch erreicht wird, sind immer noch unbefriedigend. Während nach JOSLIN im 1. Jahrzehnt dieses Jahrhunderts im 1. Jahr der Krankheit 18,1 % starben, sind es heute nur noch 4%. Die durchschnittliche Lebensdauer seit Einsetzen der ersten Erscheinungen ist von 3,1 Jahren 1914 auf 9,9 Jahre (JOSLIN) verlängert. Ähnlich niedrig sind auch die günstigsten Mortalitätszahlen für die klinische Behandlung. Im häuslichen Milieu, wenn die Kranken nach erfolgreicher klinischer Behandlung sich selbst überlassen sind, ist aber leider die Sterblichkeit um ein Vielfaches höher. Zur weiteren Verbesserung des Schicksals der zu Hause lebenden Zuckerkranken dienen die Bestrebungen der jetzt schon in fast allen Großstädten und an vielen Kliniken eingerichteten Diabetikerfürsorgestellen. Sie über-

Merkblatt und Paß für Zuckerkranke.

1. *Name:* Familienstand: Beruf und Arbeit: Geburtsjahr:

Länge	Körpergewicht	Calorien	Kohlehydrate	Insulin-E

2. *Dauerkost:*
3. *Verteilung der Nahrungsmittel auf die Mahlzeiten:*

	Insulinverteilung Stunde	Einheit
1. Frühstück:		
2. Frühstück:		
3. Mittagbrot:		
4. Nachmittag:		
5. Abendbrot:		

4. *Anweisung zur Insulineinspritzung:* Einspritzung   Minuten vor der Mahlzeit.
5. *Verhalten bei zu starker Insulinwirkung:* Kenntlich durch Schweißausbruch, Zittern, Schwächegefühl, Augenflimmern: Stets Zuckerstückchen in der Tasche tragen und gegebenenfalls sofort einnehmen.
6. *Verhalten bei Verschlechterung der Zuckerkrankheit oder andersartiger Neuerkrankung (Erkältung, Fieber, Halsschmerzen, Magen- und Darmstörungen, Furunkeln oder Eiterungen):* Plötzliche Verschlechterung der Zuckerkrankheit zeigt sich durch zunehmende Müdigkeit, unbegründete Erregungszustände, auch durch Schmerzen in der Oberbauchgegend an.
   a) Sofort den Arzt aufsuchen!
   b) Das vorgeschriebene Insulin niemals ohne ärztliche Verordnung absetzen.
   c) Falls Brot oder Hafer nicht genommen werden können, sind die vorgeschriebenen Kohlehydrate in Form von Zucker zu nehmen.
   Es entsprechen: 10 g Brot = 5 g Zucker
   30 g Hafer = 20 g Zucker.
7. *Verhütung von Hautinfektionen:* Injektionsspritze sorgfältig desinfizieren, Nadel kochen, Hautstelle mit Spiritus abreiben. Gute Körperpflege (häufige Waschungen).
8. *Brandverhütung (besonders bei älteren Patienten):* Ständige sorgfältige Fußpflege.

nehmen in Zusammenarbeit mit den behandelnden Ärzten die ambulante Überwachung, Beratung und Instruktion der Kranken, evtl. unter Abhaltung von aufklärenden Kursen und Einsatz von Schwestern, welche in den Häusern der Kranken selbst die Kontrolle vornehmen. Wenn irgend möglich, suchen sie auch die wirtschaftlichen Schwierigkeiten, die so oft die Ursache schlechter Dauererfolge sind, durch Verbilligung von Insulin und Lebensmitteln, sowie Einwirkung auf die Versicherungsträger zu verbessern. Jeder Diabetiker muß genaue quantitative schriftliche Angaben über seine Diät und seinen Insulinbedarf, sowie allgemeine Verhaltungsvorschriften bei sich führen. Als Beispiel eines solchen Merkblattes diene der für die Stadt Berlin ausgearbeitete, gekürzt wiedergegebene Diabetikerpaß, dessen Angaben sich auf die Dauerkost beziehen (s. S. 167).

Durch die Diabetikerfürsorgestellen ist es nicht nur gelungen, in gewissen Bezirken Zahl und Länge der klinischen Behandlung herabzusetzen, sondern vor allem die Komafälle in weitem Maße zu verhindern.

Anhang: Überfunktionskrankheiten des Kohlehydratstoffwechsels.

Hyperinsulinismus und Glykogenose (Glykogenspeicherkrankheit von GIERCKE). In den letzten Jahren sind Krankheitsbilder beschrieben worden, die durch abnorm starke assimilatorische Vorgänge im Kohlehydratstoffwechsel des Menschen hervorgerufen werden. Für die eine Gruppe ist charakteristisch das spontane Auftreten einer Hypoglykämie von ähnlicher Art und ähnlichen Folgen, wie bei Überdosierung von Insulin. Meist handelt es sich um eine krankhaft erhöhte Insulinproduktion infolge benigner und maligner Tumoren der LANGERHANSschen Inseln. Sehr viel seltener ist eine hypophysäre oder epirenale Genese. In diesen beiden Fällen ist ein krankhafter Fortfall der innersekretorischen Hauptantagonisten des Insulins (Hypophysenvorderlappensekret und Adrenalin) die Ursache. Die Symptome unterscheiden sich in nichts von den S. 166 beschriebenen Zuständen. Charakteristisch ist auch hier die günstige Wirkung von Adrenalin und Zuckerzufuhr, die in besonders schweren Fällen den Tod allerdings nicht auf die Dauer abzuwenden vermögen.

Die Glykogenose ist eine Erkrankung des frühen Kindesalters, die mit enormer Vergrößerung von Leber und Nieren infolge gewaltiger Anhäufung von Glykogen einhergeht. Auch Herz und Gehirn können einen sehr stark erhöhten Glykogengehalt aufweisen. Fast stets besteht eine Hypoglykämie und Ketonurie, oft ein vermehrter Fettansatz. Zuckerzufuhr hilft auch hier, dagegen versagt Adrenalin. Die Prognose ist auch hier auf die Dauer meist schlecht, doch kommen auch spontane Heilungen vor (BEUMER). Das Wesen der Krankheit ist noch nicht aufgeklärt, ein einfacher Hyperinsulinismus scheint nicht vorzuliegen.

5. Die Gicht.

Unter Gicht (wahrscheinlich von gutta = Tropfen) verstehen wir in Deutschland eine teils in akuten Schüben, teils von vornherein chronisch verlaufende Erkrankung des Gesamtorganismus, gekennzeichnet durch Abscheidung harnsaurer Salze an den verschiedensten Körperstellen, besonders in den Gelenken und ihrer Umgebung

Die schon von HIPPOKRATES beschriebene Krankheit verschwand im Heere der rheumatischen Leiden, bis sie SYDENHAM im 17. Jahrhundert als Sonderkrankheit abtrennte und in klassischer Weise auf Grund persönlichen Erlebens beschrieb. Trotzdem ist es auch heute noch nicht möglich, in allen Fällen eine scharfe Trennungslinie gegenüber den rheumatischen Erkrankungen zu ziehen, so daß die französische und zum Teil auch die englische Klinik sie immer noch als Untergruppe des sehr vagen und schwer definierbaren Arthritismus führt.

Vorkommen und Ätiologie. Im Gegensatz zu einer bei Laien und vielfach auch bei Ärzten weitverbreiteten Ansicht ist die Gicht eine ausgesprochen seltene Erkrankung. Nur in einem sehr kleinen Teil der unter dieser Flagge segelnden Leiden handelt es sich tatsächlich um eine Gicht. Bei über 32000 Sektionen der Charité aus den Jahren 1901—1925 konnte nur 76mal, d. h. in 2,36% eine echte Gelenkgicht festgestellt werden (GUDZENT) In allen diesen Fällen handelte es sich nur um Männer. Nach großen amerikanischen Statistiken (WILLIAMSON) kommt auf 115 gichtkranke Männer nur 1 gichtkranke Frau. Die Gicht ist eine Krankheit des mittleren Lebensalters, die im 4. und 5. Lebensalter das Maximum ihres Auftretens hat und in Kindheit und Greisenalter so gut wie überhaupt nicht vorkommt. Sie ist ausgesprochen erblich, die Angaben darüber schwanken zwischen 12—100%. Bei sehr sorgfältig erhobenen Anamnesen zeigt sich, daß eine allgemeine Belastung mit einer der drei großen Stoffwechselkrankheiten (Fettsucht, Diabetes und Gicht) fast bei keinem Gichtiker fehlt.

Wenn auch Beobachtungen bei doppelseitig schwer Belasteten darauf hindeuten, daß selbst rationellste Lebensweise von Kindesbeinen an den Ausbruch der Krankheit nicht immer verhindern kann, so scheint es mir doch keinem Zweifel zu unterliegen, daß im allgemeinen nur die Anlage vererbt wird und daß exogene Faktoren eine besonders wichtige Rolle spielen. Sonst wäre es ja nicht zu verstehen, daß echte Gicht bei Frauen, die den gleichen Vererbungsfaktor tragen, aber diesen exogenen Einflüssen wenig oder gar nicht unterliegen, eine so große Rarität ist.

Die Gicht ist ganz vorwiegend, wenn auch keinesfalls ausschließlich, eine Krankheit der Wohlhabenden, der Schlemmer. Exzesse aller Art, besonders im Essen und oft noch mehr im Trinken, lösen oft den ersten Anfall aus. Besonders gefährlich ist großer Konsum von sehr purinhaltigen Nahrungsmitteln (Bries, Hirn, Leber, Niere usw.). Aber auch Belastungen des Organismus von ganz anderer Seite her, wie bei seelischen Erregungen und intensiver geistiger Anstrengung, können so wirken. So berichtete SYDENHAM, der erste große Kliniker der Gicht, von sich, daß er seine Anfälle besonders bei anstrengender Arbeit an seinem klassischen Werke über diese Krankheit bekam. In einigem Abstand folgt unter den ätiologischen Faktoren das Blei. Die Angaben über die Häufigkeit wechseln hier außerordentlich, vor allem in den verschiedenen Ländern. Sicher spielen bei der Auslösung der Anfälle oft auch klimatische und jahreszeitliche Einflüsse (Übergangszeiten) eine Rolle. Das gleiche gilt für Traumen sowie Infektionen, besonders die Pneumonie mit ihrem starken Leukocytenzerfall. Der Organismus des Gichtikers ist überhaupt labiler und anfälliger wie der des Gesunden.

Die Symptomatologie. *Der akute Gichtanfall (reguläre Gicht).* Der akute Anfall betrifft ganz überwiegend (in etwa $2/3$ der Fälle) das Großzehengrundgelenk (Podagra), dann in abnehmender Häufigkeit andere Fußgelenke (Sprunggelenk, Fußwurzelgelenke), Kniegelenke (Gonagra), Finger- und Handgelenke (Chiragra), Schulter- und Sternoclaviculargelenke, sehr selten Wirbelsäule und Hüftgelenke. Im allgemeinen wird auf einmal nur ein Gelenk erfaßt. Die meist nachts auftretenden Schmerzen, denen oft eine Art Inkubation mit gestörtem Allgemeinbefinden und dyspeptischen Beschwerden vorausgeht, sind von großer Heftigkeit. Sie werden teils als bohrend, teils als brennend (wie bei Eingießen von siedendem Öl oder heißem Blei), teils als kneifend bezeichnet. Sie bleiben gewöhnlich nicht auf die Gelenke selbst beschränkt, sondern ergreifen auch die Nachbarschaft, Sehnen, Muskeln und Fascien. Gewöhnlich ist auch die Körpertemperatur erhöht, manchmal unter Schüttelfrost. Überhaupt ist in der Regel das Allgemeinbefinden auch nach der psychischen Seite so schwer beeinträchtigt, daß vielfach das Gefühl einer schweren akuten Infektionskrankheit zustande kommt. Die betroffenen Gelenke und ihre Nachbarschaft zeigen alle Zeichen einer schweren akuten Entzündung, hochrote, oft teigige Schwellung, fühlen sich heiß an und sind äußerst druckempfindlich, so daß schon die Berührung und minimale Last des Betttuche sals Qual empfunden wird. Manchmal entsteht, zumal bei stärkerer Beteiligung der weiteren Nachbarschaft und Gefäßerweiterungen der Eindruck einer Phlegmone, was vorschnelle Ärzte schon zu Incisionen veranlaßt hat. Nach wenigen Tagen, manchmal schon nach wenigen Stunden ist der qualvolle Zustand wieder vorüber, wenn auch eine gewisse Schwellung

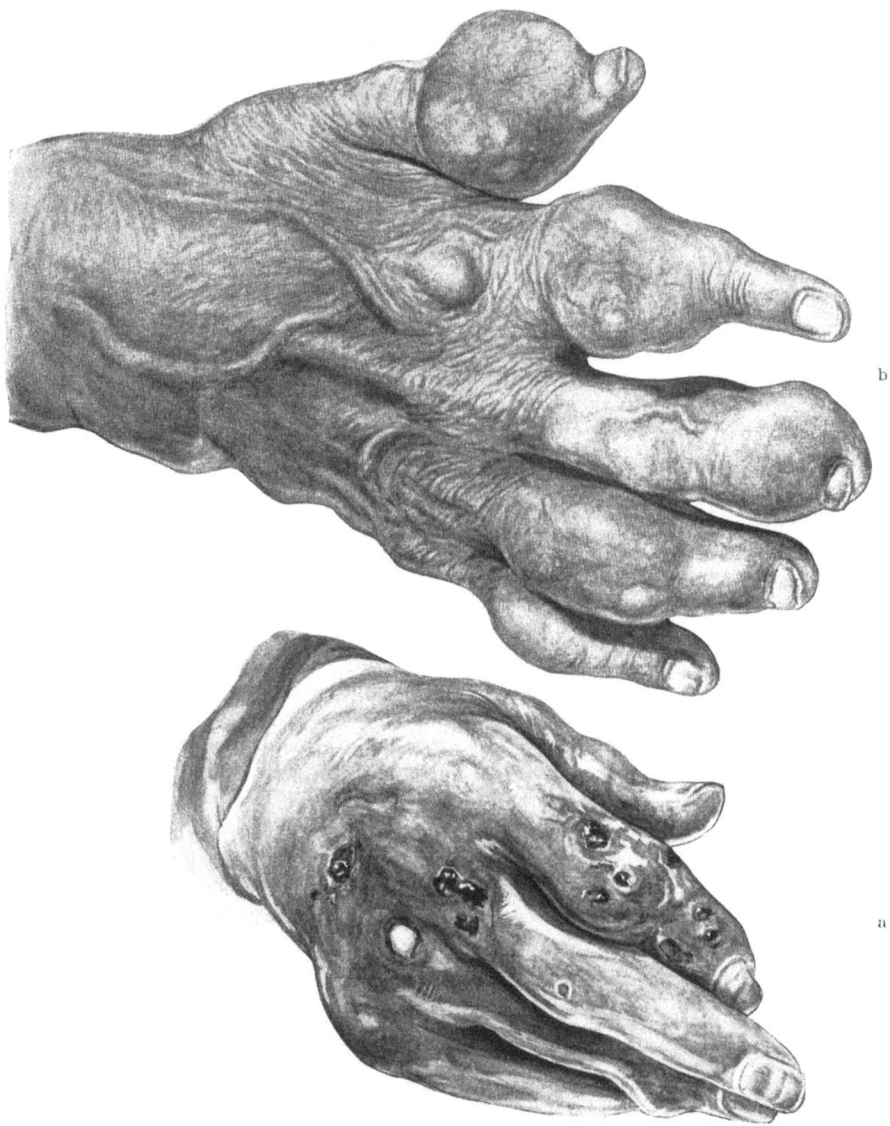

Abb. 11a und b. Gichthände mit Tophi und Harnsäurefisteln.
(Nach farbigen Abbildungen von F. UMBER.)

und Bewegungsempfindlichkeit noch länger anhalten können. Werden nacheinander mehrere Gelenke betroffen, so ähnelt das Bild sehr dem des akuten Gelenkrheumatismus. Leichte Anfälle können so geringe Erscheinungen machen, daß sie kaum beachtet und meist falsch gedeutet werden, es sei denn, daß charakteristische schon vorausgegangen sind. Die Zwischenräume zwischen den Einzelanfällen betragen meist mehrere Monate bis einige Jahre, selten daß einer isoliert bleibt.

Chronische (irreguläre) Gicht. Während der erste Anfall gewöhnlich keine Spuren hinterläßt, führen gehäufte spätere Attacken am gleichen Gelenk zu deutlichen irreversiblen Veränderungen, die akute Gicht geht in die chronische Form über. Der Verlauf kann aber auch von vornherein schleichend sich gestalten. Welche schwere dauernde Deformierungen, Entzündungen und Ulcerationen dabei entstehen können, zeigen am besten die Abb. 11a und b.

Aus den Fistelöffnungen entleeren sich Harnsäurekrystalle. Harnsäure wird nicht nur in den Gelenken und umgebenden Weichteilen abgelagert, sondern auch in den Knochen, deren Struktur dadurch in charakteristischer Weise zerstört wird. Auf diese Weise entstehen typische Röntgenbilder (vgl. Abb. 12) mit meist runden Löchern, den Ablagerungsstellen der Harnsäure, die die Röntgenstrahlen durchlassen und darum dunkler erscheinen wie der umgebende Knochen.

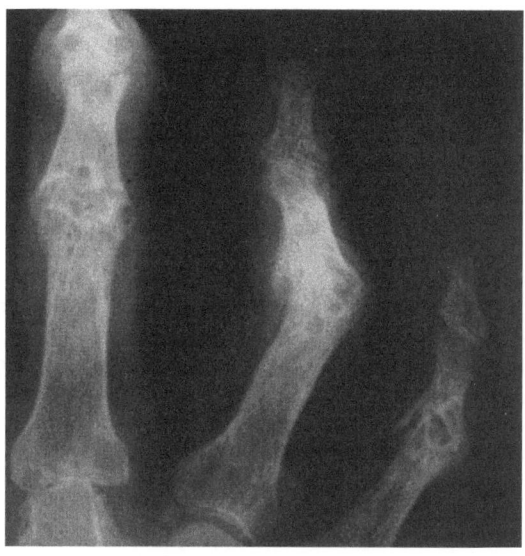

Abb. 12. Typisches Röntgenbild einer chronischen Gicht. (Eigene Beobachtung.)

Die Uratherde nekrotisieren das benachbarte Knochengewebe, so daß die Wände einbrechen und die Knochenreste sich ineinanderschieben. Schließlich erfolgt eine so starke Zerstörung der Knochen, und die Ernährung der betreffenden Zehen oder Finger leidet, zumal bei gleichzeitiger Arteriosklerose, so schwer, daß ganze Zehen- oder Fingerglieder abfallen oder chirurgisch entfernt werden müssen.

Auch außerhalb der Gelenke kommt es zu Gichtknoten, sog. Tophi (= Tuffstein). Prädilektionsstellen sind die Ohrknorpel, gewöhnlich am Oberrand, manchmal werden auch Augenlider und Nasenflügel betroffen. Diese charakteristischen runden kleinen Knoten

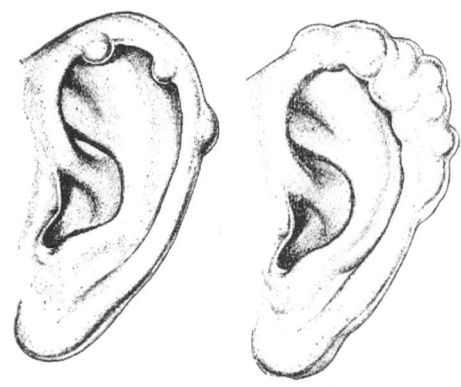

Abb. 13a und b. Gichttophi am Ohr. (Nach CH. ACHARD.)

(vgl. Abb. 13a und b), meist einzeln, selten in Gruppen und Konglomeraten, gestatten oft schon auf den ersten Blick die Diagnose der Krankheit. Sticht man sie an, so entleert sich gewöhnlich eine weiße, breiige, krümelige Masse, die mikroskopisch aus Krystallen von Harnsäure und ihren Salzen sowie Cholesterin besteht.

Extraartikuläre, sog. viscerale Gicht.

Bei dieser Form, die auch isoliert vorkommen kann, meist aber mit den beiden bisher beschriebenen sich verbindet, handelt es sich um gichtische Störungen seitens innerer Organe. Die Beurteilung ist hier oft schwierig, selbst für den pathologischen Anatomen.

Am häufigsten betroffen sind die *Nieren*, in denen oft auch anatomisch Uratablagerungen in Gestalt weißer Streifchen und Pünktchen gefunden werden. Bei den meisten Gichtikern findet man bei häufigen genauen Untersuchungen hin und wieder oder dauernd kleine Mengen von Eiweiß und vereinzelte, meist hyaline Zylinder. EBSTEIN hat sogar eine primäre Nierengicht angenommen, doch ist diese Anschauung heute kaum noch haltbar. Die häufig gefundenen Nierensklerosen und Schrumpfnieren haben höchstens sekundär etwas mit der Gicht zu tun, fast immer sind sie Teilerscheinungen einer allgemeinen Arteriosklerose.

Eine Störung der Partialfunktion der Niere hinsichtlich der Ausscheidung der Harnsäure und ihrer Salze fehlt, wenigstens zeitweise, in keinem Falle. Sie ist aber sicher nicht organisch bedingt. Perioden mit guter und schlechter Ausscheidung der Urate wechseln meist in Abhängigkeit von den Anfällen miteinander ab. Besonders bei starker Ausscheidung und in der Kälte kommt es oft zur Entleerung eines trüben Harns, dessen Sediment aus massenhaften Krystallen von Harnsäure, Uraten und Oxalaten besteht. Die diagnostische Bedeutung dieses Befundes wird gewöhnlich erheblich überschätzt. Die Beziehungen zur Harnsteinbildung sind noch unklar. Ihr Vorkommen bei Gichtikern scheint nicht häufiger zu sein als bei Gesunden oder Kranken anderer Art gleichen Alters und gleicher Konstitution.

Erkrankungen der *Zirkulationsorgane* finden sich bei Gichtikern im Leben in fast der Hälfte der Fälle, bei der Sektion fast immer. Ganz überwiegend sind es Sklerosen und Atheromatosen der Gefäße mit Blutdrucksteigerungen. Wenn es sich dabei auch meist um von der Gicht unabhängige, auf die gleichen exogenen Schädigungen zurückzuführende Veränderungen handelt, so scheint es doch keinem Zweifel zu unterliegen, daß das Grundleiden das Auftreten der Gefäßleiden mit ihren typischen Folgeerscheinungen begünstigt.

Störungen von seiten der *Verdauungsorgane* (Dyspepsien, Durchfälle, Koliken usw.), vor allem vor und während typischer Gelenkanfälle, sind sehr häufig. Die Tatsache, daß sie manchmal stürmisch auch ohne Gelenkbeteiligung vorkommen, läßt an gastrointestinale Äquivalente denken. Daß Leberanschwellungen und sonstige Störungen von seiten dieses Organs bei Gichtikern häufiger angetroffen werden, ist unbestritten. Meist dürfte es sich aber um Fettleber, Stauungsleber, Leberlues usw. handeln.

Ob Krankheiten des *Respirationstractus* bei Gichtikern gehäuft vorkommen und ursächlich mit dem Stoffwechselleiden in Beziehung stehen, ist sehr unsicher. Vielleicht gilt es für die gesteigerte Neigung zu Infekten und asthmatischen Anfällen, auf die die französische Klinik im Sinne ihres Arthritismus besonderen Wert legt.

Beschwerden von seiten des *Nervensystems* in Gestalt einer gesteigerten allgemeinen Labilität des vegetativen Nervensystems, von Kopfschmerzen, Schwindelanfällen, Depressionen, Neurosen usw. werden bei Gichtikern oft angetroffen, aber auch hier dürften die fast nie fehlenden sklerotischen Prozesse oft die Hauptursache sein.

Von *Augenerkrankungen* seien Conjunctivitis, Skleritis, Randulcera der Cornea zum Teil mit Uratablagerungen, erwähnt. Die Haut neigt zu Dermatitiden, Dermatosen aller Art, besonders zu Ekzemen.

Die sog. *atypische Gicht*. Es unterliegt keinem Zweifel, daß autoptisch Gicht gefunden werden kann, ohne daß im Leben typische Anfälle zu eruieren waren. Manche ältere Kliniker von GARROD bis GOLDSCHEIDER haben sich bemüht, das Krankheitsbild einer atypischen Gicht zu konstruieren. Sofern sie sich auf den sicheren Nachweis von Tophi dabei stützen, hat es eine Berechtigung, dagegen ist dringend davor zu warnen, etwa auf ein so vieldeutiges Symptom wie Gelenkknirschen, noch dazu bei Frauen, bei denen es besonders oft auch ohne Gicht vorkommt, die Diagnose zu gründen. Es begünstigt das nur die Verwässerung der Diagnose und falsche Vorstellungen über die Häufigkeit dieser recht seltenen Erkrankung.

Stoffwechselpathologie und Therapie der Gicht. Im Mittelpunkt des Stoffwechselgeschehens bei der Gicht steht, wie GARROD schon erkannt hatte, die Harnsäure mit ihren Salzen und ihre Einwirkung auf den Körper, denn aus harnsauren Salzen, besonders Mononatriumurat, bestehen die gichtischen Ablagerungen. Ihre Muttersubstanz ist das im Körper selbst zerfallende oder von außen zugeführte Zellkerneiweiß (Nucleoproteid). Im ersteren Falle wird von endogener, im letzteren von exogener Harnsäure gesprochen. Die Nucleoproteide sind Verbindungen von Eiweiß mit Polynucleotiden. Das Eiweiß wird entweder im Gewebe oder im Magendarmkanal oder durch tryptische Fermente abgetrennt und in gewöhnlicher Weise zerlegt. Den Abbau der Polynucleotide besorgen spezifisch eingestellte Fermente, wie dies aus dem folgenden Schema hervorgeht.

Schema des Abbaues der Nucleinkörper. (Nach THANNHAUSER.)
Tierisches Polynucleotid (+ Thymonucleinase)
|
Mononucleotid

(+ Phosphatase)   (+ Phosphatase + Desamidase)
|
Aminopurin — Nucleosid (+ Desamidase) → Oxypuringlucosid
|
Oxypuringlucosid (+ Nucleosidase)
|
Oxypurin (+ Xanthindehydrase)
|
Harnsäure.
(Die Fermente sind eingeklammert.)

Die Polynucleotide sind Gruppen von 3 Mononucleotiden der Nucleinsäuren, die ihrerseits aus einer Verbindung von Phosphorsäure-Zucker und einer Purinbase (Guanin, Adenin, Hypoxanthin, Xanthin) oder einer Pyrimidinbase (Uracil, Thymin, Cytosin) bestehen. Durch eine Phosphatase wird erst der Phosphor abgetrennt, die dann übrig bleibenden Nucleoside werden durch Nucleosidasen in ihre beiden Bestandteile Zucker und Purine zerlegt, die durch Desamidierungen und Dehydrierungen (oder Oxydationen) zur Harnsäure [Trioxypurin ($C_5H_4N_4O_4$)] werden. Die letztere entsteht beim Menschen anscheinend nur auf diesem Wege und ist von ihm nicht weiter aufpaltbar. Auch der Weg rückwärts ist versperrt, während aus Purinbasen Nucleinsäuren aufgebaut werden können.

Die im Körper, vor allem in der Leber gebildete Harnsäure kreist im Blut als Biurat-Ion in einer Menge von normal 1,0—4,0 mg-%. Auch in höherer, übersättigter Lösung wird es durch Schutzkolloide vor dem Ausfall bewahrt. Die Ausscheidung erfolgt zum allergrößten Teil durch die Nieren, nur in minimalen Mengen durch Speichel, Galle und Darmsäfte. Ein wechselnder Teil (etwa 1,5 g) wird vor allem im Muskel retiniert.

Die im Harn leicht faßbare Harnsäure als hauptsächlichste, wenn nicht einzigste Schlacke ist ein Maß für die Größe des Stoffwechsels der Purine und damit auch im gewissen Sinn des Kerneiweißes. Zur Beurteilung der Vorgänge im intermediären Stoffwechsel ist die Kenntnis der sog. endogenen Harnsäure entscheidend. Ihr Minimalwert (0,3—0,6 g in der Norm) wird erst nach 2 bis 3 Tagen Hungerns oder einer absolut purinfreien, d. h. keine Harnsäurebildner enthaltenden Kost erreicht. Die Harnsäureausscheidung bei gewöhnlicher Kost ist entscheidend bestimmt von der exogenen, in der Nahrung enthaltenen Quote. Bei eiweißarmer Kost liegen die Werte zwischen 0,5—1,0 pro die, bei fleischreicher Kost zwischen 1,0—2,0, bei reichlicher Aufnahme nucleinreicher Organe (vgl. die Tabelle 9, S. 177) noch höher. Bilanzversuche sind durch die Unvollständigkeit des Abbaues und der Resorption der Nucleine im Darm, sowie der Neigung zu Harnsäureretentionen schon normalerweise in ihrer Deutung erschwert. Verläuft beim Normalen die Ausscheidung der endogenen Harnsäure annähernd gleichförmig, so kommt es, wie Abb. 14 zeigt, beim Gichtiker zu erheblichen Schwankungen, vor allem in Beziehung zu typischen Anfällen. Zweifellos neigt der Gichtiker mindestens vor und zum Teil auch während der Anfälle zu Harnsäureretentionen. Auch nach Verfütterung oder Injektion von Harnsäurebildnern wie thymonucleinsaurem Natrium verläuft die Harnsäurekurve im Blut beim Gichtiker viel flacher wie beim Gesunden. Für die nicht zu bestreitende Retentionsneigung des Gichtkranken für Harnsäure kann es zwei Gründe geben, eine besondere Avidität bestimmter Gewebe für diese Stoffwechselschlacke oder eine Ausscheidungsschwäche der Nieren. Während GUDZENT in seiner Theorie von der Urathistechie den Gewebsfaktor ganz in den Vordergrund stellt, verlegt THANNHAUSER, wie ursprünglich schon GARROD, die primäre Ursache in die Nieren. Da eine organische Nierenkrankheit nicht vorliegt und die anderen harnfähigen Substanzen im allgemeinen sehr gut ausgeschieden werden, so konnte nur eine konstitutionell bedingte Partialfunktionsstörung für die Harnsäure und ihre Salze angenommen werden. Weder die eine noch die andere Hypothese noch beide zusammen vermögen aber die Fülle der Erscheinungen bei der Gicht zu erklären.

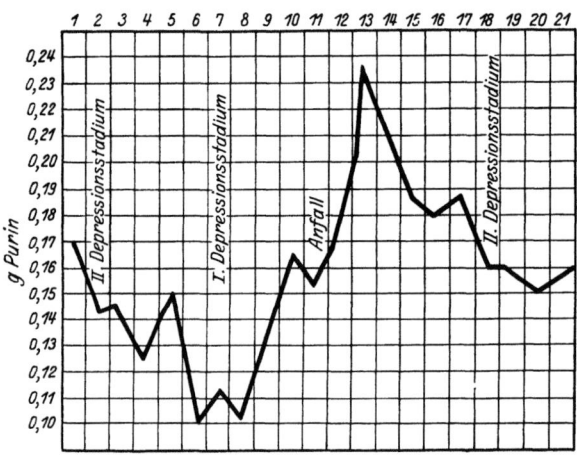

Abb. 14. Schwankungen der endogenen Harnsäureausfuhr vor, während und nach einem akuten Anfall. (Nach UMBER.)

Auch die Retention allein kann nicht das Entscheidende sein, denn erstens enthält der gichtische Organismus im Durchschnitt nicht mehr Harnsäure als der normale, und zweitens läßt sich der Harnsäuregehalt des Nichtgichtikers bis fast 10 g, also das etwa 6fache der Norm, in die Höhe treiben, ohne daß es zu Gichtanfällen kommt. Es müssen daher bei der Gicht noch andere Faktoren mitwirken. Für eine primäre Minderwertigkeit der harnsäureablagernden Gewebe spricht nichts, vielmehr deuten die pathologischen Befunde darauf hin, daß die eingetretenen Gewebsnekrosen nicht die Ursache, sondern die Folge der Inkrustierungen sind.

Das stürmische Auftreten der Erscheinungen des Anfalls sowie das unbefriedigende Ergebnis der Stoffwechseluntersuchungen haben die französische (WIDAL) und zum Teil auch die englische Klinik (JONES) veranlaßt, die Gicht als sog. allergische Erkrankung mit cellulärer Überempfindlichkeit gegen Eiweißkörper der verschiedensten Art, bakterielle und andere Gifte aufzufassen und zusammen mit Asthma bronchiale, Heuschnupfen, gewissen Dermatosen, Ödemen, eosinophilen Katarrhen usw. dem sog. *Arthritismus* zuzurechnen. In ähnlicher Weise hat in Deutschland GUDZENT den akuten Gichtanfall als eine hereditär-konstitutionell-allergische Reaktion auf unbekannte Stoffe in der Nahrung aufgefaßt. Der krankhafte Gewebszustand soll sich dabei nicht nur in Überempfindlichkeitsreaktionen, sondern auch in zeitweiser Haftung von

Mononatriumurat äußern. Da die Harnsäure mit ihren Schicksalen nicht die causa peccans sein soll, sondern nur die Rolle eines fast zufälligen Begleitfaktors spielen würde, wäre nach dieser Auffassung die Gicht überhaupt keine Stoffwechselkrankheit.

Der *Fermenttheorie,* die das Wesen der Gicht in einem verminderten oder fehlenden Abbau der Harnsäure im Organismus erblickt, ist dadurch der Boden entzogen, daß es bisher nie einwandfrei gelungen ist, im menschlichen Organismus überhaupt ein uricolytisches Ferment nachzuweisen. Die Beziehungen zwischen Kreatin- bzw. Kreatininstoffwechsel einerseits und Purinstoffwechsel andererseits (ABDERHALDEN), sind vorläufig noch zu vage und ungenügend erforscht, um einer Gichttheorie in dieser Richtung eine zuverlässige Stütze zu verleihen.

So kommen wir hinsichtlich des Wesens der Gicht vorläufig zu einem ignoramus, und es ist nur ein Notbehelf, wenn LICHTWITZ die wesentlichen Faktoren der meisten Hypothesen, Nierenfaktor, Gewebsfaktor, Allergene und besondere Erregbarkeitsverhältnisse des vegetativen Nervensystems, in einer Kombinationstheorie zu vereinigen sucht, bei der der Harnsäure auch nur die Rolle eines Testkörpers für abnorme Gewebsreaktionen zugeschrieben wird.

Pathologische Anatomie. Die erkrankten Gelenke und ihre Nachbarschaft sind besonders in ihren knorpeligen Teilen von feinen, zum Teil einzelstehenden, zum Teil konfluierenden Herden von harnsauren Salzen mit Nekrosen in der Nachbarschaft bedeckt und durchsetzt. Die Tophi reichen zum Teil tief bis ins Knochengewebe hinein. Wahrscheinlich erfolgt die erste Uratablagerung in der oberen Knorpelschicht, evtl. auch in den Gelenkkapseln. Der akute Gichtanfall kommt vielleicht durch den Einbruch eines sich vorwölbenden Uratherdes ins Gelenkinnere zustande und setzt das empfindliche, blut- und nervenreiche Synovialgewebe in einen akuten entzündlichen Reizzustand. Bei der chronischen Gelenkgicht beherrschen degenerative und proliferative Vorgänge das Bild. Während erstere rasch einen nekrotischen Charakter annehmen, können letztere ganz ähnliche Bilder wie bei der Arthropathia deformans, mit der vielleicht auch echte Mischformen vorkommen, annehmen. Die sog. HEBERDENschen Knoten, die meist als kleine Exostosen der Fingerendgelenke auftreten, wurden früher als typische Gichtzeichen angesehen. Da sie aber keine Uratniederschläge enthalten und auch bei sicher nicht gichtischen, andersartigen Gelenkerkrankungen wie Arthrosis deformans vorkommen, so ist ihre pathognostische Bedeutung sehr gering. Vielleicht haben sie mit der Gicht überhaupt nichts zu tun.

Diagnose. Da nach den Erfahrungen der Pathologen die Gicht, zumal beim weiblichen Geschlecht, eine sehr seltene Erkrankung ist, so sei man mit dieser Diagnose, im Gegensatz zu einer weit verbreiteten Ansicht, sehr zurückhaltend. Beweisend sind Tophi oder Schleimbeutel mit Uratinhalt, typische Röntgenogramme (vgl. S. 171), charakteristische Anfälle im Großzehengrundgelenk und abnorm hohe Blutharnsäurewerte (Urikämie, über 5 mg), die allerdings nur bei $^2/_3$ der Gichtiker gefunden werden können, wenn nicht gleichzeitig eine Niereninsuffizienz, Leukämie oder Pneumonie vorliegt. In zweifelhaften Fällen kann auch der Nachweis abnorm niedriger endogener Harnsäurewerte im Urin nach 4 Tagen purinfreier Kost von entscheidender Bedeutung sein. Liegt keines dieser zuverlässigen Kriterien vor, so soll man als Regel keine Gicht diagnostizieren. Meist haben dann bei akuten Anfällen Infektarthritiden eitriger, rheumatischer oder gonorrhoischer Natur, bei chronischen Erscheinungen die chronische Polyarthritis oder Arthrosis deformans die größere Wahrscheinlichkeit für sich. Manchmal ist die Diagnose ex juvantibus möglich: Das Verschwinden heftiger Gelenkschmerzen auf große Gaben von Colchicumpräparaten spricht mit hoher Wahrscheinlichkeit für Gicht.

Es bleibt ein kleiner Rest von Fällen, in denen eine Entscheidung nicht möglich ist. Gewöhnlich handelt es sich um keine Gicht, doch wird man, um nichts zu versäumen, gut tun, sie versuchsweise wie eine solche zu behandeln.

Prognose. Die Prognose der Gicht hängt im wesentlichen vom Zustand von Zirkulationsorganen und Nieren ab. Ist eine rationelle Therapie durchführbar, ehe es zu einer Schädigung dieser Organe gekommen ist, so ist die Prognose meist günstig, vor allem dann, wenn die exogenen Faktoren ganz im Vordergrund gestanden haben. Daher nehmen die meisten großen Lebensversicherungsgesellschaften Gichtker über 35 Jahre mit akuten Anfällen ohne viscerale Form anstandslos auf.

Die Bleigicht ist oft ungünstiger zu beurteilen, besonders bei asthenischen Menschen. Die Prognose der visceralen Gicht ist in der Regel die gleiche, wie die betreffenden Organleiden sie ganz unabhängig von ihrer gichtischen Genese bieten. Selbst die rationellste Gichttherapie vermag den schicksalsmäßigen Lauf dann nicht mehr aufzuhalten oder zu verlangsamen. Die chronische Gicht ist im ganzen weniger gut zu beeinflussen wie die akute, vor allem gilt das für die Fälle, die von vornehrein einen deformierenden Charakter annehmen.

Therapie. Wenn auch manche neuere Theorien die Harnsäure ganz an die Peripherie des Geschehens bei der Gicht verlegen wollen, so ist doch die Behandlung dieser Krankheit nach wie vor beherrscht von dem Bestreben, den Purinstoffwechsel möglichst einzuschränken und die Harnsäure unschädlich zu machen.

Behandlung des akuten Anfalles. Die erste Aufgabe ist völlige Stillegung des erkrankten Gelenkes und Vermeidung jeglichen Drucks, was nur bei absoluter Bettruhe möglich ist. Ob Wattepackungen, Kälte- oder Wärmeapplikationen, Spiritus- oder Ölumschläge lindernd wirken, muß im Einzelfalle ausprobiert werden. Die Nahrungszufuhr ist einzustellen, eventuell der Darm zu entleeren. Spezifisch schmerzlindernd wirkt meist Colchicum, die wirksame Substanz der Herbstzeitlose, entweder als Tinktur (2—4mal täglich 10—20 Tropfen) oder besser noch das Alkaloid Colchicin selbst (3—4 mg täglich auf der Höhe des Anfalls in 3stündlichen Portionen, dann bis zum Abklingen 1—2 mg). Die wirksamste Dose dieses Capillargiftes macht bei vielen Kranken Verdauungsstörungen bis zu Durchfällen. Im letzteren Falle muß die Medikamentation abgesetzt oder wenigstens sehr stark erniedrigt werden. Meist ist der Anfall dann auch vorüber. Die Wirkung des Colchicins bei der akuten Gicht ist ebenso glänzend wie in ihrem Wesen unklar, da weder Purinstoffwechsel noch Harnsäureausscheidung durch den Harn beeinflußt werden. Letztere ist nur im Ileum gesteigert. Oft sind die Schmerzen und Allgemeinbeschwerden so stark, daß man mit Colchicin allein nicht auskommt und zu Pantopon (0,01 bis 0,02 g als Injektion) oder sogar Morphium (0,01—0,02 g) greifen muß. Das zweitwichtigste Gichtmittel ist das Atophan (2-Phenylchinolin-4-Carbonsäure) (NICOLAIER und DOHRN) und seine Derivate (Novotophan, Hexophan, Arcanol usw.) in Mengen von 2—3 g pro die. Es vermehrt in elektiver Weise die Harnsäureausscheidung, läßt aber gewöhnlich in dieser Wirkung schon nach 2 bis 3 Tagen nach, so daß sich Atophanstöße mit Pausen empfehlen. Zu der Wirkung auf die Nieren gesellt sich der sehr erwünschte antialgetische und antiphlogistische Faktor. Hohe Dosen und langer Gebrauch empfehlen sich nicht, weil sie nicht mehr leisten wie kleine Atophanstöße und bei empfindlichen Menschen die Gefahr von Leber- und Nierenschädigungen heraufbeschwören.

Behandlung außerhalb der Anfälle und bei der chronischen Form. Außerhalb der akuten Anfälle ist die Therapie in erster Linie eine diätetische. Ihr Grundprinzip ist Mäßigkeit im allgemeinen und im besonderen Ausschluß aller Nahrungsmittel, die viel Nucleine oder Purinsubstanzen enthalten, um die Harnsäurebildung auf ein Minimum zu beschränken. Wie eine solche purinarme oder purinfreie Kost zusammengestellt wird, ergibt sich aus der folgenden Tabelle 10 (S. 177), in der der Puringehalt in Gramm Harnsäure umgerechnet ist.

Tabelle 10. **Puringehalt der Nahrungsmittel** von J. Schmid u. G. Bessau (stark gekürzt; Werte über 0,1 g in Fettdruck).

100 g	Harnsäure in g	100 g	Harnsäure in g
Fleischsorten:		Sprotten	**0,246**
Rindfleisch, Kalbfleisch	**0,112**	Ölsardinen	**0,354**
Hammelfleisch	0,078	Sardellen	**0,234**
Schweinefleisch	**0,123**	Anschovis	**0,465**
Schinken	0,073	Krebse, Hummer	0,063
Lachsschinken	0,051	Eier, Käse, Butter	0
Zunge (Kalb)	**0,165**		
Leberwurst	**0,114**	*Gemüse:*	
Braunschweiger Wurst	0,030	Gurken, Mohrrüben, Weißkraut, Zwiebeln	0
Salamiwurst	0,069	Salat	0,009
Blutwurst	0	Radieschen, Sellerie	0,015
Gehirn (Schwein)	0,084	Blumenkohl, Spargeln	0,024
Leber (Rind)	**0,279**	Schnittlauch	Spuren
Niere	**0,240**	Spinat	0,072
Thymus (Kalb)	**0,990**	Grünkohl, Braunkohl, Schnittbohnen, Kartoffeln	0,006
Lungen (Kalb)	**0,156**	Rapunzel, Kohlrabi	0,033
Huhn	0,087		
Taube	**0,174**	*Pilze:*	
Gans	0,099	Steinpilze, Pfifferlinge	0,054
Reh	**0,117**	Champignons	0,015
Fasan	**0,102**	Morcheln	0,033
Brühe (100 g Rindfleisch 2 Std. lang gekocht)	0,045	Obst und Nüsse	0
Fische:		*Hülsenfrüchte:*	
Schellfisch, Kabeljau	**0,115**	Frische Schoten	0,081
Lachs frisch	0,072	Erbsen, Bohnen	0,054
Karpfen, Forelle	**0,165**	Linsen	**0,162**
Zander	**0,135**		
Hecht	**0,144**	*Cerealien:*	
Bückling, Aal, Schleie	0,084	Grieß und Brot	0
Hering	**0,207**		

Im wesentlichen handelt es sich also um eine lacto-vegetabilische Kost mit Brot, Eiern, unter strengem Ausschluß von Fischen und inneren Organen der Schlachttiere, besonders Thymus, Leber und Niere. Obst ist in jeder Form, Gemüse mit Ausnahme von Spinat und gewissen Pilzen (Steinpilzen und Pfifferlingen) gestattet. Eine derartig zusammengesetzte Kost ist für schwere und mittelschwere Fälle durchaus als Dauerdiät zu geben. Durch Einschiebung von Obst- oder Rohkostkuren oder -Tagen kann sie noch strenger gestaltet werden. In leichten Fällen können Zulagen von Fleisch (vor allem Schinken) und Wurst gestattet werden. Bei sehr spärlichen Anfällen ohne Restzustände genügen wöchentlich meist 1—2 purinfreie Tage. Alkoholische Getränke soll der Gichtiker meiden, obwohl immer mehr dafür spricht, daß weniger der reine Alkohol als gewisse, in den Getränken enthaltene Allergene (Widal) schädlich wirken. Empfehlenswert sind leicht alkalische Wässer, vor allem Fachinger und Wildunger, bei visceralen Formen Homburger Elisabethquelle, Karlsbader Mühlbrunnen, Kissinger Rakoczi, Mergentheimer Karlsquelle usw.

Von Medikamenten seien bei chronischer Form außer Atophan noch Salicylate, die manchmal Linderung der Beschwerden bringen, Salzsäuredarreichung (2—3mal täglich 20—40 Tropfen Acid. hydrochlor. dilut.) nach den Mahlzeiten, eine alte, von Falkenstein angegebene, in ihrer Wirkung schwer verständliche, aber in der Verhinderung von Anfällen manchmal anscheinend erfolgreiche Therapie, und die Ameisensäurepräparate (E. KRULL sen.) (Myrmekan, Fonabisit) genannt.

Von physikalisch wirksamen Maßnahmen ist vor allem die Bewegungstherapie zu erwähnen in Gestalt von aktiver und passiver körperlicher Tätigkeit jeder Art in dem Umfange, wie es der Zustand der Gelenke zuläßt. Auch die Radiumtherapie (am besten in Form von Bade-, Trink- und Emanationskuren in Brambach und Oberschlemma) leistet in manchen Fällen Gutes, wenn auch der anfängliche Optimismus gegenüber diesem Verfahren etwas herabgestimmt werden mußte.

Chirurgische Maßnahmen kommen nur bei ganz schwer veränderten, unbrauchbar gewordenen Finger- und Zehengliedern mit fistelnden Tophi und schweren Ernährungsstörungen in Betracht.

6. Seltenere Eiweiß-Stoffwechselerkrankungen.
(Alkaptonurie, Cystinurie, Diaminurie.)

Alkaptonurie. BOEDECKER beschrieb zuerst (1859) die auffallende Beobachtung, daß der Harn eines kachektischen Diabetikers nach Zusatz von Alkali von der Oberfläche her allmählich sich braun verfärbte. Er erkannte sofort richtig, daß hier eine besondere neue Stoffwechselstörung vorliegen mußte; der er den neutralen Namen Alkaptonurie (von Alkali und $\varkappa\acute{\alpha}\pi\tau\varepsilon\iota\nu$ = fassen) gab.

Das Nachdunkeln von Lösungen von Dioxyphenolen ist fast gesetzmäßig (z. B. auch beim Harne nach schwerer Carbolvergiftung). Im Harne des Alkaptonurikers ist, wie 1891 BAUMANN und WOLKOW nachwiesen, die Hydrochinonessigsäure die farbgebende Substanz, die nur in alkalischer Lösung und bei Berührung mit Luft entsteht. Als Homologe der Gentisinsäure wird sie meist Homogentisinsäure genannt mit der nebenstehenden Formel. Sie reduziert ammoniakalische Silberlösung in der Kälte, alkalische Kupferlösung in der Wärme, nicht aber NYLANDERs Reagenz. Bei Zusatz von Ammoniak und langsamem Luftzutritt können auch rote bis rotviolette Farbtöne, bei Einträufeln mit Eisenchlorid blaugrüne entstehen (Alkaptochromreaktion). Muttersubstanzen sind die aromatischen Aminosäuren Tyrosin und Phenylalanin, die normalerweise zum größten Teil über die Hydrochinonessigsäure abgebaut werden. Das Wesen der Alkaptonurie besteht darin, daß aus völlig unbekannten Gründen der Abbau auf dieser Stufe stehen bleibt, statt über p-Chinon, Fumarsäure usw. weiterzugehen. Die im Harn auftretenden Werte bei gewöhnlicher Kost sind meist recht beträchtlich (3—7 g), bei reichlicher Fleischzufuhr sogar bis 20 g. Hunger und ausschließliche Fettkost mit der dadurch bedingten Ketonurie setzen die Ausscheidung sehr stark herab.

Die Krankheit ist sehr selten (gegen 100 Fälle in der Literatur) und fast immer vererbt, meist in Familien mit anderen Stoffwechselkrankheiten. Die merkwürdige Harnverfärbung wird manchmal schon sehr früh (in den Windeln mit zersetztem Urine beim Säugling), meist erst in späteren Jahren bemerkt. Beschwerden sind, abgesehen von hin und wieder angegebenem Brennen, meist nicht vorhanden; doch kann die Krankheit nicht ohne weiteres als ein harmloses Leiden bezeichnet werden, da die Ablagerungen der Homogentisinsäure in Knorpel, Sehnen, Bändern und Gefäßintimae (Ochronose) nicht immer gleichgültig sind. An Ohr-, Nasenknorpel und Skleren sind sie manchmal in Gestalt bläulicher Verfärbungen sichtbar, ohne hier Schaden anzurichten. Sehr viel bedenklicher sind die Ablagerungen an den Gelenken, da sie zu schweren deformierenden Arthrosen führen können.

Die Behandlung kann nach dem Wesen der Krankheit nur eine diätetische sein, Vermeidung von Eiweiß mit hohem Gehalt an aromatischen Aminosäuren und von viel Kohlehydraten, d. h. eine Fettgemüsekost mit Eiern, evtl. kleinen Mengen Obst.

Cystinurie und Aminurie. Die sog. Cystinurie ist die schwerste und vielseitigste Störung des Aminosäurenstoffwechsels, da sie sich meist nicht nur auf den Abbau des Cystins beschränkt, sondern auch andere Aminosäuren und Amine betrifft. Cystin wurde schon 1810 von WOLLASTON in einem Blasenstein entdeckt.

$$\begin{array}{cc} H_2C-S-S-CH_2 \\ | & | \\ CH(NH_2) & CH(NH_2) \\ | & | \\ COOH & COOH \end{array}$$

Es handelt sich um eine S-haltige Aminosäure mit der nebenstehenden Formel.
Normalerweise zerfällt sie durch Trennung der —S—S—Brücke in 2 Moleküle Cystein mit der nebenstehenden Formel. Diese Substanz spielt als Bestandteil des Gluthations und vielleicht auch des Insulins eine große Rolle im intermediären Stoffwechsel. Ein Teil wird durch Oxydation und CO_2-Abspaltung zu Taurin CH_2SO_3H, das mit Cholsäure sich zur Taurocholsäure der Galle verbindet.

$$\begin{array}{c} CH_2-(SH) \\ | \\ CH(NH_2) \\ | \\ COOH. \end{array}$$

CH_2NH_2
Der Rest wird nach Abspaltung des Schwefels, der als Sulfat in den Harn übertritt, oxydiert.

Das Wesen der Cystinurie besteht in der Unmöglichkeit oder herabgesetzten Fähigkeit des Organismus, die Disulfidbrücke zu sprengen, d. h. die Cysteïnbildung einzuleiten. Infolgedessen tritt das Cystin in Mengen von ca. 0,5—1 g in den Harn über, krystallisiert hier wegen seiner Schwerlöslichkeit in großen farblosen sechseckigen Tafeln oder seltener in Nadeln aus und kann zu Steinbildungen Veranlassung geben.

Nur selten ist die Störung maximal, vielfach wird sogar zugeführtes Cystin in normaler Weise abgebaut. In manchen Fällen werden außer Cystin auch andere Aminosäuren (Leucin, Tyrosin, Tryptophan, Lysin) und Diamine wie Putrescin (aus Arginin) und Kadaverin (aus Lysin) ausgeschieden, so daß auch deren Abbau zum Teil gestört ist. Unter den chemischen Reaktionen des Cystins sei die Kochprobe mit Kalilauge und Bleiacetat erwähnt, bei der es im Cystinurikerharn zur Schwarzfärbung durch Schwefelblei kommt.

Die sicher seltene, wenn auch gewiß oft übersehene Stoffwechselanomalie ist ausgesprochen familiär und wird nur da zu einer Krankheit, wo sie zu Steinbildungen mit ihren Folgeerscheinungen (Cystopyelitis, Nephritis usw.) führt. Da ein Einfluß auf die endogene Cystinbildung und deren Abbau unmöglich ist, kann die Therapie nur darin bestehen, die Cystinzufuhr möglichst herabzusetzen, d. h. eine möglichst eiweißarme Diät zu verordnen. Die Löslichkeitsverhältnisse lassen sich oft durch größere Alkaligaben (Natr. bicarb. 6—10 g) oder alkalische Wässer verbessern. Manchmal geht dabei aus unbekannten Gründen auch die Cystinausscheidung erheblich zurück.

7. Die Porphyrinopathien.

Das führende Symptom dieser seltenen Gruppe von Krankheiten ist die ständige oder anfallsweise Ausscheidung großer Mengen Porphyrin im Urin und Stuhl. Porphyrine scheinen im Organismus zwei verschiedene Funktionen zu haben. Einerseits stehen sie als Organporphyrine in Beziehung zum Organstoffwechsel (Porphyrine der I. Isomerenreihe), insbesondere Knochenstoffwechsel, andererseits spielen sie als Hämoporphyrine (Porphyrine der II. Isomerenreihe) eine Rolle im Blutstoffwechsel. Ob es sich bei den Porphyrinopathien um eine Störung des Organporphyrinstoffwechsels oder des Hämoporphyrinstoffwechsels handelt, kann für den Einzelfall nur durch die chemische Charakterisierung der ausgeschiedenen Porphyrine wahrscheinlich gemacht werden. Im normalen Harne kommen beide chemisch getrennten Porphyringruppen etwa in gleicher Menge vor (GROTEPAS).

Aus dem Hämoglobin entsteht beim physiologischen Abbau sehr wahrscheinlich kein Porphyrin. Bei der chemischen Einwirkung von Säuren und Alkalien auf Hämoglobin wird aus diesem Globin abgespalten unter Hämin- bzw. Hämatinbildung. Wird aus dem Häminkomplex durch konzentrierte Salzsäure, Bakterieneinwirkung oder Eiweißfäulnis das Eisen abgespalten und durch 2 H-Atome ersetzt, so entsteht daraus das Protoporphyrin-KÄMMERER oder Ooporphyrin. Im menschlichen Organismus kommen nur Proto- (in den roten Blutkörperchen) Kopro- und Uroporphyrin vor. Sie sind normalerweise stets in kleinen Mengen im Blut, Galle, Kot und Urin enthalten und können spektroskopisch durch charakteristische Banden leicht nachgewiesen werden. Die Ausscheidung erfolgt z. T. in einer farblosen Vorstufe. Geringe Vermehrungen des Koproporphyrins finden sich bei Bleivergiftungen, perniziöser Anämie, Tuberkulose und sind wahrscheinlich verbreiteter, wie bisher angenommen wurde, vor allem bei Leberschädigungen. Unter Porphyrinurie versteht man eine vermehrte Porphyrinausscheidung in mäßigen Grenzen ohne klinische Erscheinungen der charakteristischen Porphyrinstoffwechselanomalien Treten solche ein, so spricht man von Porphyrie.

Akute Porphyrie. Diese Krankheit tritt manchmal familiär, besonders bei neuropathischen oder psychopathischen brünetten Frauen auf. Auslösende Faktoren sind Schlafmittelvergiftungen (Sulfonal, Trional), Chloroformnarkose, akute Infekte, besonders Typhus usw. Hauptstörungen sind chronische Obstipation mit anfallsweise auftretenden heftigen Darmkoliken von manchmal ileusartigem Charakter, aber ohne Meteorismus und Miserere. Da die Porphyrinausscheidung meist erst später einsetzt, wird die Natur des Leidens meist verkannt, zumal wenn die Anfälle rasch zum Tode führen. Häufiger ist allerdings ein protrahierter Verlauf mit langsamem Abklingen. Gewöhnlich finden sich gleichzeitig Erscheinungen von seiten des Nervensystems, Kopf- und Gelenkschmerzen, Neuralgien, Angstzustände, Schlafstörungen, Delirien, in schweren Fällen epileptiforme Anfälle, Neuritiden und Bilder wie bei der LANDRYschen Paralyse. Der Urin enthält häufig Eiweiß und Zylinder und gibt fast immer eine positive Urobilinogenreaktion, die jedoch nicht durch Urobilinogen, sondern wahrscheinlich durch ein noch unbekanntes Eiweißabbauprodukt hervorgerufen wird. Manchmal findet sich auch unter dem Einfluß der Kälte unverändertes Hämoglobin.

Die Prognose ist meist ernst. Die Therapie im Anfall selbst ist zunächst eine symptomatische, im übrigen eine prophylaktische im Sinne des Fernhaltens aller exogen wirksamen Faktoren. In vielen Fällen helfen Leberpräparate, besonders Campolon.

Chronische (kongenitale) Porphyrie. Diese rein familiäre Form ist sehr viel seltener (etwa 20 Fälle im Schrifttum) und unangenehmer, da das Licht schon genügt, um Krankheitserscheinungen hervorzurufen. Diese spielen sich wahrscheinlich infolge von Capillarschädigungen vorwiegend an der Haut ab in Gestalt von Erythemen, Ödemen, Bläschenbildungen, ulcerativen Prozessen, die in die Tiefe, bis in Knorpel und Knochen eindringen und oft unter häßlichen Narben und Deformationen ausheilen.

8. Allgemeines über sediment- und steinbildende Diathesen[1].
(Oxalurie, Uraturie, Phosphaturie, Calcinose und Steinbildungen.)

In diesem Schlußkapitel seien einige Krankheitsbilder, Anomalien und Beschwerden zusammengefaßt, bei denen es sich nicht um Stoffwechselveränderungen im eigentlichen Sinne, sondern um Störungen in der Art der Ausscheidung von normalen Stoffwechselprodukten handelt. Gemeinsam ist ihnen die Neigung des Organismus, diese Substanzen nicht in Lösungen, sondern in Form von Niederschlägen und Steinen nach außen auszuscheiden oder im Körper an bestimmten Stellen (vor allem in Gallen- und Harnwegen) abzulagern.

---

[1] Vgl. auch das erste Kapitel dieses Bandes (S. 89).

Die Übergänge zum normalen Verhalten sind zum Teil fließend, zum Teil sind schon normale Niederschlagsbildungen Ursache von Beschwerden. Alle Stoffe, um die es sich hier handelt, sind in Wasser schwer löslich und haben daher die Neigung auszufallen. Sie befinden sich schon normalerweise in Harn und Galle in übersättigten Lösungen. Die gleichzeitige Abscheidung von hochdispersen Schutzkolloiden bewahrt sie in einer noch nicht restlos geklärten Weise vor dem Ausfall. Konzentration der betreffenden Salze, Stärke der Übersättigung und Reaktion des Harns spielen oft eine wichtige, aber doch meist sekundäre Rolle. Im Gegensatz zu einfachen Systemen übersättigter Lösungen gelingt es nicht, durch Einbringung von Fremdkörpern (Bindfaden, Glasstab usw.) oder Krystallen der gleichen Art (sog. Impfung) die Abscheidung herbeizuführen.

Der Ausfall sonst gelöster Stoffe hat klinisch nur dann eine Bedeutung, wenn er bereits in den Ausscheidungswegen erfolgt. Nachträgliche Sedimentierung und Satzbildung kann zwar ängstliche Kranke sehr beunruhigen, ist aber völlig bedeutungslos, da es sich lediglich um eine Folge der Abkühlung handelt, welche den Ausfall schwerlöslicher Substanzen unter allen Umständen befördert.

Die Entleerung eines durch Krystallniederschläge getrübten Harns ist eine Ausscheidungsanomalie, deren Genese im einzelnen noch keineswegs klar liegt. Die Tatsache, daß ganz vorwiegend Menschen mit labilem Nervensystem davon betroffen werden, spricht sehr dafür, daß eine nervöse Komponente eine wichtige Rolle spielt. Zu den krystallinischen Sedimenten, um die es sich dabei gewöhnlich handelt (Phosphate, Carbonate, Oxalate und Harnsäure), kommen fast immer amorphe Niederschläge, vor allem von Uraten.

Oxalurie. Bei gewöhnlicher Kost werden täglich etwa 15—20 mg Oxalsäure entleert. Ein kleiner Teil wird sicherlich als endogene Quote im intermediären Stoffwechsel gebildet, wie vor allem die auch im Hunger nie versiechende Ausscheidung zeigt, die Hauptmenge stammt aus der Nahrung. Kakao, Tee, Sauerampfer, Spinat und Rhabarber zeichnen sich durch hohen Gehalt (0,25—0,45%) an Calcium- und Kaliumoxalat aus. Dazu kommt eine wechselnde Menge aus bakteriellen Zersetzungen im Darm; so bildet das Bact. oxalatigenum, das sich vor allem bei Darmkatarrhen, Typhus usw. in üppiger Flora entwickelt, aus Kohlehydraten gewisser Gemüse Oxalsäure. Auch Aspergillus niger, der sich bei entzündlichen und nekrotisierenden Prozessen (z. B. tuberkulösen Cavernen) in sehr seltenen Fällen ansiedeln kann, ist Oxalsäureproduzent (Oxalsäurekrystalle im Sputum). Wegen der schlechten Löslichkeit der Oxalate wird immer nur ein Teil resorbiert, der Hauptteil im Kot ungelöst ausgeschieden. Hauptausscheidungsorgane für die gelöste Menge sind die Nieren. Die Stärke der Krystallbildung, die vor allem in tetragonalen Oktaedern (Briefkuverts), seltener in Kugel-, Hantel-, Pyramiden- oder Sternform erfolgt, ist niemals ein Maß für die Höhe der Ausscheidung, die immer nur durch quantitative Analyse erfaßt werden kann. Außer dem Harn enthält auch die Galle Oxalate, so daß bei Galleabschluß die durch die Nieren entleerte Menge ansteigt.

Die Entleerung von Oxalatkrystallen in kleinen Mengen ist ein normaler Vorgang. Von Oxalurie wird erst dann gesprochen, wenn die Sedimentbildung stark ist oder zu Beschwerden von seiten der abführenden Harnwege wie Harndrang, Harnröhrenschmerzen, selten auch Hämaturie, führt. Wenn es auch möglich ist, daß bei empfindlichen Menschen die feinen, spitzigen Krystalle unangenehme Reizerscheinungen auslösen, so sind doch in vielen Fällen die Belästigungen rein funktioneller Natur. Ob wirklich neuralgische oder rheumatische Beschwerden durch Oxalatablagerungen bedingt sein können, wie die französische Klinik es neuerdings behauptet, ist vorläufig wohl noch unbewiesen.

Eine *Behandlung* kommt nur da in Betracht, wo die Sedimentbildung sehr hochgradig ist oder ausgesprochene Beschwerden bestehen. Der leitende Gesichtspunkt ist dann die Vermeidung der oben genannten oxalatreichen oder oxalsäurebildenden Nahrungsmittel. Ferner ist die Resorption vom Darm aus möglichst ungünstig zu gestalten, was am besten durch reichliche Darmentleerung und Darreichung von Alkalien (Natrium bicarb., Magnesiumpräparate oder Calcium carb. in Mengen von 1—2 g zur Mahlzeit) oder alkalischen Wässern geschieht.

Uraturie. Uraturie oder Urikurie bedeutet den Ausfall von Harnsäure oder ihren Salzen im Urin. Da die Säure 20mal schwerer löslich ist (1 : 25000) wie ihre Salze, fällt sie besonders leicht aus, und zwar mit einem sehr großen Formenreichtum (Wetzstein-, Tönnchen-, Rhomboeder- usw. Form). Die Uratkrystalle sind fast immer amorph. Purinreiche Nahrung, gewöhnlich schon reichlicher Fleischgenuß bei knapper Flüssigkeitszufuhr, begünstigen den Ausfall. Manchmal erfolgt dieser schon im Körper, meist aber erst außerhalb bei der Abkühlung des Urins, z. B. im kalten Schlafzimmer. Es entsteht der bekannte, fest haftende, braunrote Niederschlag, das sog. Ziegelmehlsediment, das so oft von ängstlichen Kranken irrtümlich für Blut gehalten wird. Von einer Uraturie als Krankheit kann auch hier nur gesprochen werden, wenn der Ausfall im Körper erfolgt und Beschwerden macht, meist dann von gleicher Art wie bei der Oxalurie und gewöhnlich auch nur bei Neuropathen. Eine ernstere Krankheit liegt natürlich dann vor, wenn es zu Steinbildungen kommt. Die leitenden Gesichtspunkte für die Behandlung decken sich mit denen bei der Gicht.

Phosphaturie. Unter Phosphaturie wird die Abscheidung eines Urins mit Phosphatniederschlägen verstanden.

Der frisch entleerte Urin sieht dabei milchig aus. Erst beim Stehen kommt es zu einem dichten, weißlich-wolkigen Niederschlag teils amorpher Art (Calciumphosphat) teils in Rosetten, Nadeln, Prismen (einfach phosphorsaurer Kalk) und Sargdeckeln (Magnesiumammoniumphosphat). An der Oberfläche solcher Urine bildet sich oft ein feines irisierendes Häutchen aus geronnener kolloidaler Grundsubstanz mit großen eingelagerten Platten, evtl. auch feinen Körnchen aus Magnesiumphosphat. Der Hauptteil der Phosphate, besonders die Calcium-, Natrium- und zweifachsauren Erdalkalisalze, bleiben stets in Lösung. Die Reaktion der Phosphatharne ist fast immer alkalisch, der Ausfall wird durch Abkühlung begünstigt. Am häufigsten tritt Phosphaturie bei eiweißarmer Pflanzenkost mit wenig Flüssigkeit, nach starken Säureverlusten nach außen (z. B. voluminösem Erbrechen starken sauren Mageninhalts bei stenosierendem Ulcus pylori) oder großen therapeutischen Alkaligaben auf. Der Hauptteil der Phosphate entstammt der Nahrung, daneben gibt es aber auch eine endogene Quote aus Nucleoproteiden, Phosphatiden und anorganischer Knochensubstanz.

Eine Phosphaturie ist dann als krankhaft zu bezeichnen, wenn die Salzabscheidung unter Verhältnissen auftritt, in denen sie normalerweise ausbleibt. Bei einer gemischten, wasserarmen Kost reagiert der Harn des Normalen in der Regel sauer, der des Phosphaturikers immer alkalisch oder amphoter. Ursache der Phosphaturie ist wahrscheinlich eine auf nervösem Wege zustande kommende Partialfunktionsstörung der Niere (LICHTWITZ). Das Hauptkontingent stellen auch bei dieser Anomalie die Neuropathen und Psychopathen. Kopfschmerzen, vasomotorische, gastrointestinale und Potenzstörungen, Mattigkeit und Hypochondrien sind die Allgemeinklagen, dazu können die gleichen Lokalbeschwerden wie bei den andern Sedimentkrankheiten sich gesellen. Nur ein kleiner Teil der Phosphaturiker bekommt Steine. Gerade bei dieser Störung sind die Beziehungen zwischen Sediment- und Steinbildung sehr problematisch.

Die Behandlung der reinen Phosphaturie wird immer am Nervensystem ansetzen, bei der Bekämpfung der Neuropathie (vgl. das Kapitel über Neurosen in diesem Band). Mit der diätetischen Therapie ist leider oft wenig zu erreichen, so klar auch ihre Aufgabe liegt. Es ist eine möglichst saure Kost in konzentrierter Form, evtl. unter Zusatz von Säure in medikamentöser Form (Acid. mur. dilut. 3 mal täglich 20 Tropfen oder Phosphorsäure in Limonaden) zu verordnen. Besonders kalkreiche Nahrungsmittel wie Eigelb, Milch, Schweizerkäse, Feigen, Linsen sind in besonders hartnäckigen Fällen zu vermeiden.

Calcinosis. Bei dieser sehr seltenen Anomalie handelt es sich um Kalkablagerungen außerhalb der Ausscheidungswege, besonders im Unterhautzellgewebe und in der Nachbarschaft der Gelenke. Der Kalk ist dabei stets an Phosphor und Kohlensäure gebunden. Die Ablagerung ist meist beschränkt auf einen oder einige Knoten in einem kleinen Körperabschnitt, z. B. an den Fingern oder in der Nähe eines großen Gelenkes. Es können hier Bilder wie bei echten Tophi entstehen (Kalkgicht von M. B. SCHMIDT), doch liegen keinerlei Beziehungen zur Arthritis urica vor. Sehr viel seltener und schwerer ist die *Calcinosis universalis*, Ablagerung von Kalk im kollagenen Gewebe in großer Ausdehnung an zahlreichen Körperstellen, auch hier meist in Haut- und Gelenkgegend. Geschwürbildungen mit Kalkentleerungen und schweren Organbeeinträchtigungen können die Folge sein. Das Wesen dieser merkwürdigen Ablagerungskrankheit ist noch völlig ungeklärt, wenn auch der Gedanke einer primären Störung des Kalkstoffwechsels mancherlei für sich hat. Eine kalkarme Diät ist auch hier anzuraten, kommt aber meist zu spät und vermag nicht einmal sicher das Fortschreiten des Leidens zu verhindern.

Allgemeines über Steinbildung. Unter Steinen werden feste, in Wasser und der Umgebungsflüssigkeit unlösliche Massen von wechselnder Konsistenz und Größe verstanden. Sie können in allen Ausscheidungswegen des Körpers entstehen, vor allem aber in Harn- und Gallenwegen. Ihr Bildungsmaterial ist außerordentlich verschieden, bei der Galle Cholesterin und Bilirubin, im Harne Urate, Oxalate, Phosphate, Cystin, Carbonate, Xanthin usw. Meist sind es Kalkverbindungen. Bei den unechten Steinen ohne Struktur finden sich nahe Beziehungen zu den Sedimentanomalien, sie bestehen aus Sedimenten, die durch Schleim zu einer Einheit verbunden sind. Die echten Steine haben immer eine Struktur mit konzentrischer Schichtung und radiärer Anordnung. Nach SCHADE ist erstere durch ausfallende Kolloide, besonders Eiweißkolloide bedingt, letztere durch die Krystalloide. Krystalloidübersättigung allein erzeugt nur Sedimente. Für die Konkrementbildung muß eine stärkere tropfige Entmischung oder ein Ausfallen irreversibler Kolloide bzw. beides zusammen dazu kommen. Der Kern der Steine besteht meist aus organischem Material (Eiweißgerinnsel, Bakterien, Blutelementen) oder Krystallsediment, seltener aus einem Fremdkörper. Nach LICHTWITZ basiert „die Eigenschaft, ein Steinkern zu werden, auf der Fähigkeit seiner Oberfläche, sich mit einer Schicht geronnenen Kolloids zu umgeben". In diesem Kolloid, dessen Genese vorläufig noch in Dunkel gehüllt ist, fallen schwerlösliche Stoffe aus ihren übersättigten Lösungen aus, aber nicht in Form ihrer charakteristischen Sedimente, sondern — aus undurchsichtigen Gründen — als radiär angeordnete Nadeln. Über die primäre Schicht lagern sich mit zunehmendem Alter der Steine weitere sekundäre Schalen nach gleichem Bildungsgesetze ab, nur die reinen Cholesterinsteine der Gallenblase machen in ihrer endgültigen Gestalt hier eine scheinbare Ausnahme. Hinsichtlich Gestaltung und Aussehen der Steine im einzelnen sei auf die einschlägigen Kapitel dieses Lehrbuches verwiesen. Die Steinbildung ist eine fast immer vererbte Diathese, deren Manifestation durch lokale Prozesse wie Entzündungen, Stauungen, vielleicht auch vorübergehende Konzentrationsstörungen des steinbildenden Materials in den an und für sich schon übersättigten Lösungen begünstigt, aber niemals allein hervorgerufen wird. Um eine Stoffwechselerkrankung handelt es sich in keinem Falle, wenn auch Ernährungsfaktoren manchmal (Steinbildungen bei der A-Avitaminose der Ratte) im Tierexperiment eine Rolle zu spielen scheinen. Steinbildungen als solche stellen zunächst nur eine Ausscheidungsanomalie dar; das zeigen am besten die Gallensteine. Während der Pathologe bei fast 10% seiner Leichen Gallensteine findet, sind Beschwerden nur bei einem kleinen Bruchteil dagewesen. Auch hier kann erst von einer Krankheit gesprochen werden, wenn die Anomalie zu Symptomen und Störungen führt (vgl. darüber die einschlägigen Kapitel dieses Buches).

Literatur.

Neuere zusammenfassende Darstellungen des gesamten Gebietes:

GRAFE, E.: Die Krankheiten des Stoffwechsels und ihre Behandlung. Berlin: Julius Springer 1931.

LICHTWITZ, L.: Stoffwechselerkrankungen. Handbuch der inneren Medizin. Herausgegeben von G. v. BERGMANN und R. STAEHELIN, 2. Aufl. Bd. 4, Teil 1, S. 677. Berlin: Julius Springer 1926. Klinische Chemie, 2. Aufl. Berlin: Julius Springer 1930.

THANNHAUSER, S.: Lehrbuch des Stoffwechsels und der Stoffwechselkrankheiten. München: J. F. Bergmann 1929.

UMBER, F.: Ernährung und Stoffwechselkrankheiten, 3. Aufl. Berlin: Urban & Schwarzenberg 1925.

Zu den Einzelgebieten:

Allgemeine Physiologie und Pathologie des organischen Stoffwechsels und der Ernährung.

BÖMER, A., A. JUKENACK u. J. TILLMANS: Handbuch der Lebensmittelchemie, Bd. 1, Allgemeine Bestandteile der Lebensmittel. (Ernährung und allgemeine Lebensmittelgesetzgebung.) Berlin: Julius Springer 1933.

GRAFE, E.: Die pathologische Physiologie des Gesamtstoff- und Kraftwechsels bei der Ernährung des Menschen. München: J. F. Bergmann 1923.

JÜRGENSEN, CH.: Allgemeine diätetische Praxis. Kopenhagen-Berlin 1927.

McLESTER, J.: Nutrition and diet in health and disease, 2th edit. Philadelphia and London: Saunders & Co. 1931.

NOORDEN, C. VON u. H. SALOMON: Handbuch der Ernährungslehre. Berlin: Julius Springer 1920.

Wesen und Behandlung der Ernährungsschädigungen.

McCOLLUM u. U. SIMMONDS: The newer knowledge of nutrition. New York 1925. — MORGULIS, S.: Hunger und Unterernährung. Berlin: Julius Springer 1923.

SEYDERHELM, R.: Die Hypovitaminosen. Leipzig: Johann Ambrosius Barth 1938.

STEPP, W. u. G. GYÖRGY: Avitaminosen und verwandte Krankheiten. Berlin: Julius Springer 1927.

STEPP, KÜNHAU, SCHRÖDER: Die Vitamine und ihre klinische Anwendung. 2. Aufl. Stuttgart: Ferdinand Enke 1937.

Stoffwechselkrankheiten (Magersucht, Lipoidosen).

BÜRGER, M.: Die Klinik der Lipoidosen. Neue Deutsche Klinik, Bd. 12, S. 583. 1934.

KLENK, E., E. LETTERER, H. EPPINGER: Referate über Lipoidosen auf der 14. Tagg. der Ges. f. Verd. u. Stoffwechselkrkh., Verh. S. 6f. Leipzig: Georg Thieme 1939.

Diabetes mellitus.

JOSLIN, E. P.: The treatment of diabetes mellitus, 6th ed. Philadelphia: Lea and Febiger 1937.

NOORDEN, C. VON u. S. ISAAC: Die Zuckerkrankheit und ihre Behandlung, 8. Aufl. Berlin: Julius Springer 1927.

Gicht.

GUDZENT, F.: Gicht und Rheumatismus. Berlin: Julius Springer 1928.

MINKOWSKI, O.: Gicht. Neue Deutsche Klinik, herausgegeben von G. u. F. KLEMPERER, Bd. 4. S. 183. Berlin: Urban & Schwarzenberg 1929.

THANNHAUSER, S. J.: Die Nucleine und der Nucleinstoffwechsel. Handbuch der normalen und pathologischen Physiologie, Bd. 5, S. 1047. 1928.

Seltenere Eiweißstoffwechselerkrankungen.

MEYER, E.: Alkaptonurie, Neue deutsche Klinik, herausgegeben von G. u. F. KLEMPERER, Bd. 1, S. 253. Berlin: Urban & Schwarzenberg 1929.

RICHTER, P. F.: Cystinurie, Neue deutsche Klinik, herausgegeben von G. u. F. KLEMPERER, Bd. 2, S. 385. Berlin: Urban & Schwarzenberg 1928.

Allgemeines über Sediment- und steinbildende Diathesen.

LICHTWITZ, L.: Prinzipien der Konkrementbildung, im Handbuch der normalen und pathologischen Physiologie, herausgegeben von H. BETHE, G. v. BERGMANN, G. EMBDEN, A. ELLINGER, Bd. 4. Berlin: Julius Springer 1930. — LICHTWITZ, L. u. K. G. STERN: Grundlagen der Konkrementbildung, Medizinische Kolloidlehre, herausgegeben von L. LICHTWITZ, R. E. LIESEGANG u. K. SPIRO. Dresden: Theodor Steinkopff 1933.

SCHADE, H.: Konkremente. Sonderabdruck aus den Kolloidbeiheften, Bd. 46, H. 9—12. 1937.

Die Krankheiten der Drüsen mit innerer Sekretion.

Von

HANS EPPINGER-Wien.

Mit 29 Abbildungen.

Unsere Organe haben neben ihrer nach außen gerichteten Tätigkeit (wie Arbeit der Muskeln, äußere Sekretion der Drüsen usw.) auch noch eine andere, in Korrelation zu anderen Organen gerichtete Funktion, nämlich Rückwirkung auf fern abliegende Gewebe; diese Funktion kann man zum Teil auf nervöse Reflexe beziehen, zum Teil auf chemische Einwirkungen, auf chemische Korrelationen von einem Organe zum anderen.

Solche *chemische Korrelationen* sind schon lange bekannt, namentlich den Pflanzenphysiologen; hier hat man es nicht mit nervösen Reflexen zu tun und doch beobachtet man, wie die Änderung *eines* pflanzlichen Teiles die Änderung eines *anderen*, entfernten Teiles herbeiführt; man vergegenwärtige sich z. B. das Abwelken der Blüten- und Kelchblätter, sobald die Narbe bestäubt und Befruchtung eingetreten ist, oder die geotropische Umstimmung, das senkrechte Aufrichten eines oder mehrerer Seitensprosse einer geköpften Conifere.

Auch dem Tier-Biologen sind solche chemische Korrelationen nicht unbekannt: alle Organe, welche leben und arbeiten, produzieren Kohlensäure; die Kohlensäure ist in höheren Konzentrationen ein Gift und muß daher fortgeschafft werden, wozu bekanntlich die Lungen dienen; und gerade das Antreibe- und Reizmittel für das Respirationszentrum, das die Lungentätigkeit steuert, ist in geringen Konzentrationen diese von den Organen gebildete und abgesonderte Kohlensäure. Ein solches Mittel, das von den Organen geliefert wird und als Anregemittel für die Funktion anderer Organteile dienen kann, hat der englische Physiologe STARLING mit dem Namen *Hormon* ($\delta\varrho\mu\acute{\alpha}\omega$ = ich erwecke zur Tätigkeit) bezeichnet.

Die Auffassung der Kohlensäure als Hormon für das Respirationszentrum ist in dieser Form zu eng, denn die Kohlensäure gilt sicher auch als Reizmittel für die Erregbarkeit anderer Organe, z. B. des Darmes. Die Darmtätigkeit hört auf, wenn der Darm nicht unter einer genügenden Spannung von Kohlensäure steht; Ähnliches nimmt man auch von anderen Organen an (Herz, quergestreifte Muskulatur); ohne Kohlensäure keine automatische Herztätigkeit und keine nervöse Muskelerregung und kein Muskeltonus. Die Kohlensäure, die von den Organen erzeugt wird, ist gleichzeitig Antreibemittel für die eigene und für die Tätigkeit anderer Organe. Das erinnert an die autokatalytischen Vorgänge, wie sie bei manchen chemischen Prozessen bekannt sind, wo das entstehende Produkt den chemischen Prozeß selbst antreibt und beschleunigt.

In diesem von STARLING genommenen Sinne könnte man auch andere Stoffe des allgemeinen Stoffwechsels als Hormone bezeichnen, z. B. den Harnstoff; er muß durch die Niere ausgeschieden werden und wirkt selbst wieder als spezifisches Diureticum für die Niere.

Alle diese Substanzen, deren Nennung wir in beliebiger Menge vermehren könnten, sind Produkte des gewöhnlichen Stoffwechsels und sind nicht nur für einen bestimmten Zweck geeignet. Sie üben die erwähnte Hormonwirkung gleichsam nur im Nebenamte aus. Dementsprechend schlägt auch der französische Physiologe GLEY vor, alle Substanzen, die nach Art der Kohlensäurewirkung funktionieren, „*Parahormone*" zu nennen.

Im Gegensatze dazu versteht man unter *echten Hormonen* nur jene chemisch faßbaren Stoffe, die als spezifische Produkte bestimmter Organe eine ganz selektive Fernwirkung entfalten. Die *Hormone im engeren Sinne* beanspruchen auch deswegen eine Sonderstellung, da sie als Produkte der sog. *Drüsen mit innerer Sekretion* anzusehen sind, wobei man unter Drüsen mit innerer Sekretion jene Zellkomplexe zu verstehen hat, die ihr höchst wirksames, oft lebenswichtiges Produkt nicht nach Art der gewöhnlichen Drüsen durch einen Ausführungsgang sezernieren, sondern es direkt an das Blut oder an die Lymphbahnen abgeben; ein Teil der Drüsen mit innerer Sekretion hat Anrecht, als Drüse angesprochen zu werden, weil es sich hier um Organe handelt, die histologisch an den Bau einer Drüse erinnern (Schilddrüse, Hypophysenvorderlappen, Nebenniere). In einem anderen Teil sind aber die Bildungsstätten nur Zellhaufen, die im Rahmen anderer Organe Platz gefunden haben. Diesem Umstande ist es auch zuzuschreiben, warum man die längste Zeit die Bedeutung dieser Elemente (LANGERHANSsche Zellhaufen, LEYDIGsche Zellen) als Hormonbildungsstätten nicht erkannt hat.

Der Tatsache, daß diese Hormone unmittelbar gegen das Blut abgegeben werden, hat man auch nominell Rechnung getragen und dementsprechend von *Inkreten* gesprochen. Die Organe, von denen sie stammen, nannte man *inkretorische* oder *endogene Drüsen* oder *Blutdrüsen*.

Die Kenntnis der eigentlichen Hormone ist erst wenige Jahrzehnte alt, sie beginnt mit der klinisch und pathologisch-anatomisch wichtigen Entdeckung von ADDISON (1855); nach ihm entwickelt sich ein eigentümliches Krankheitsbild, wenn die Nebennieren der Sitz einer tuberkulösen Zerstörung werden. Ein Jahr später veranlaßte dies den französischen Physiologen BROWN-SÉQUARD, die Extrakte der Nebenniere zu prüfen und die Funktion der Nebenniere überhaupt zu untersuchen. Dabei stellte sich eine höchst überraschende Tatsache heraus, nämlich die Lebenswichtigkeit der Nebenniere. BROWN-SÉQUARD fand, daß die Tiere, welchen er die Nebennieren ganz und gar entfernte, stets zugrunde gingen. Diese wichtige Beobachtung von der Lebenswichtigkeit der Nebenniere hat dann 20 Jahre geruht, hauptsächlich deshalb, weil sie von manchen Forschern bestritten wurde. Allerdings arbeiteten diese Autoren an weißen Mäusen, die trotz Exstirpation der Nebennieren am Leben bleiben, wodurch scheinbar die Beobachtung von BROWN-SÉQUARD widerlegt worden war und so an Bedeutung verlor; erst 20 Jahre später ist man durch erneute Untersuchungen zur Erkenntnis gelangt, daß die Lebenswichtigkeit der Nebenniere im Sinne BROWN-SÉQUARD vollkommen zu Recht besteht. Die weißen Mäuse haben an anderen Stellen des Körpers Ersatzkörper in Form von akzessorischen Nebennieren, und nur bei denjenigen Tieren tritt nach Exstirpation der Nebenniere sicher der Tod ein, die solche akzessorischen Nebennieren nicht besitzen. BROWN-SÉQUARD schloß aus seinen Versuchen auf die Existenz einer inneren Sekretion — secretion interne — von Organen ohne Ausführungsgang und auf Sekrete, die von jedem Organ in besonderer Art geliefert, direkt an das Blut abgegeben werden und irgendwelche Wirkungen auf andere Organe ausüben. BROWN-SÉQUARD dachte an ganz spezifische Sekrete und begründete damit die heutige Lehre von der chemischen Korrelation durch innere Sekretion.

Wenn auch zugegeben werden muß, daß den beiden Ärzten ADDISON und SÉQUARD der Ruhm zugesprochen werden muß, als erste die Bedeutung der inkretorischen Drüsen erkannt zu haben, so muß in diesem Zusammenhang auch das Verdienst von BERTHOLD (Professor der Physiologie in Göttingen) hervorgehoben werden, der im Jahre 1849 folgendes Experiment durchführte: wenn er Hähnen den Hoden entfernte und das exstirpierte Organ wieder unter die Haut einpflanzte, so kam es nicht zu den bekannten Ausfallserscheinungen. Da sich solche Tiere äußerlich von normalen nicht unterscheiden, so vertrat er folgenden, für die damalige Zeit neuen Standpunkt: ,,Daß der fragliche Konsensus durch das produkte Verhältnis der Hoden, d. h. durch deren Einwirkung auf das Blut und dann durch entsprechende Einwirkung des Blutes auf den allgemeinen Organismus bedingt wird."

39 Jahre später — am 1. Juni 1888 — berichtete BROWN-SÉQUARD, damals schon 72 Jahre alt, über die Wirkung von tierischem Hodenextrakt, den er sich selbst eingespritzt hatte. Durch diesen ,,Liquide testiculaire" verspürte er eine überraschende Zunahme seiner psychischen Kräfte und selbst eine Steigerung seiner sexualen Funktionen. Der Tag, an dem BROWN-SÉQUARD diese seine Beobachtungen der Pariser Societé de Biologie eröffnete, wird oft als der Geburtstag der Lehre von der inneren Sekretion und der Organotherapie bezeichnet.

Die Lehre von der inneren Sekretion erfuhr dann durch die bekannten Untersuchungen von KOCHER und REVERDIN eine wesentliche Förderung (1882 bis 1883). Da sie gelegentlich nach Entfernung von Kröpfen einen Zustand beobachteten, der außerordentlich an das Bild des Myxödems erinnerte, das KOCHER anläßlich eines Kongresses in England kennengelernt hatte, so meinte er, daß diese nach der Operation sich entwickelnde Entartung auf den Wegfall der Schilddrüse zu beziehen sei. Der berühmte Versuch von H. BIRCHER, dem es im Jahre 1889 zum ersten Male gelang, durch Implantation von Schilddrüse einen schweren Fall von Kachexia strumipriva — wenn auch nur vorübergehend — zu heilen, war wohl der beste Beweis. Angeregt durch diese Beobachtungen, versuchte KOCHER durch Injektion von tierischen Schilddrüsenextrakten — er hatte eben von den bekannten Versuchen von BROWN-SÉQUARD gehört — Myxödemfälle zu heilen und sah dabei ausgezeichnete Erfolge. Seitdem Fox und MACKENZIE fanden, daß es gelingt, auch durch Fütterung von Thyreoidsubstanz den Ausfall von Schilddrüse zu ersetzen, hat diese Methode alle anderen verdrängt und ist auch heute noch die allein übliche.

Bewundernswert ist die Exaktheit, mit der die Blutdrüsen ihr Sekret abgeben. Sicherlich wird dauernd ein bestimmtes Quantum davon sezerniert, aber ebenso gewiß scheint es, daß die Blutdrüsen zu Zeiten eines erhöhten Bedarfes sofort mit einem Plus reagieren. Wie hier die Vermittlung erfolgt, ob nervös, oder ob nicht auch hier Hormone im weitesten Sinne des Wortes in Wirksamkeit treten, das läßt sich vorläufig noch nicht übersehen. Daß aber dieser Mechanismus unter pathologischen Bedingungen Schaden leiden kann, ist wohl mit einiger Sicherheit anzunehmen. Von diesem Gesichtspunkte aus muß es als ein weiterer Fortschritt auf dem Gebiete der inneren Sekretion bezeichnet werden, daß im Jahre 1886 MÖBIUS zum ersten Male die Möglichkeit diskutierte, ob nicht das Krankheitsbild der BASEDOWschen Krankheit auf einer gesteigerten Tätigkeit der Schilddrüse beruht. Die Mißerfolge, die sich nach zu reichlicher Darreichung von Schilddrüsenstoffen entwickeln können, stützten seine Vorstellung. Nehmen wir noch die anderen experimentellen Erfahrungen hinzu, die sich auf Grund von Exstirpationsversuchen teils der Hypophyse, teils des Pankreas ergeben haben, so führen sie alle zu dem eindeutigen

Einleitung.

Ergebnisse, daß die unterschiedlichen Krankheitsbilder, die sich auf dem Boden der Drüsen mit innerer Sekretion entwickeln, sich teils in solche trennen lassen, die auf einer verminderten oder sogar fehlenden Tätigkeit beruhen *(Hypofunktion)*, teils in solche, wo es sich um eine krankhaft gesteigerte Funktion *(Hyperfunktion)* handelt. Man war bemüht für diese Annahme anatomische Beweise zu liefern. Für die Schilddrüse war es nicht schwer, diese Annahme zu stützen.

Während der ersten Periode der Entwicklung der Lehre von der Physiologie und Pathologie der inneren Sekretion wurde jede Blutdrüse gewissermaßen aus ihrem Zusammenhange losgelöst, also isoliert studiert. Sicherlich verdanken wir dieser Form der Analyse unsere grundlegenden Kenntnisse; allmählich kam man aber zu der Überzeugung, daß sich sehr häufig nicht alle Symptome eines bestimmten Krankheitsbildes oder Folgen einer Drüsenexstirpation einheitlich aus der isolierten Schädigung nur *einer* Blutdrüse erklären lassen. Die Drüsen mit innerer Sekretion in ihrer Gesamtheit bilden ein großes zusammenhängendes System. Kommt es daher zur Läsion *eines* Organes, so reagieren funktionell mehr oder weniger *alle* anderen Blutdrüsen mit, die eine mehr im Sinne einer Hyperfunktion, die andere einer Hypofunktion, weil sie in ihrer Gesamtheit eben bestrebt sein müssen, den an einer Stelle gesetzten Defekt im Sinne einer gegenseitigen Kompensation wieder auszugleichen. Das Studium dieser manchmal sehr schwierig zu beantwortenden Frage bildet den Inhalt

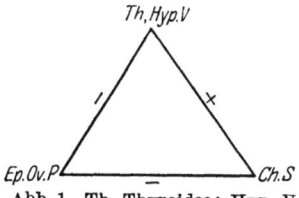

Abb. 1. Th. Thyroidea; Hyp. V. Hypophysenvorderlappen; Ep. Epithelkörperchen; Ov. Ovarium; P Pankreas; Ch. S. Chromofines System.

der Lehre von den *Wechselwirkungen der Drüsen mit innerer Sekretion*. Solange man sich in dem feinen Getriebe der funktionellen Korrelationen der einzelnen inkretorischen Drüsen noch nicht zurechtgefunden hatte, glaubte man so manches atypische Verhalten eines bestimmten Krankheitsbildes auf eine *Dysfunktion* dieser oder jener Drüse beziehen zu müssen. Die Erfahrung aber, daß sich in solchen Fällen sogar anatomisch pluriglanduläre Störungen nachweisen lassen, spricht doch außerordentlich zugunsten der Lehre einer inkretorischen Korrelation und somit gegen die Vorstellung einer Dysfunktion.

Die unterschiedlichen Blutdrüsen können Wirkungen entfalten, die bald gleichsinnig wirken, sich also fördern, bald entgegengesetzt arbeiten, sich also hemmen. Dementsprechend kann man die einzelnen Blutdrüsen nach ihrer Wirksamkeit gruppieren. Nachstehendes Schema, das zuerst von EPPINGER und FALTA aufgestellt wurde, will besagen, daß die durch Minuszeichen miteinander verbundenen Gruppen sich gegenseitig hemmen, die durch Pluszeichen verbundenen einander fördern. Kommt es z. B. zu einer Herabsetzung oder zum Verlust der Schilddrüsenfunktion, so führt dies infolge Fortfalles von Hemmungen zu einem relativen oder absoluten Übergewichte der Funktion des Pankreasinselapparates. Da von diesem die Assimilationsgrenze für Kohlehydrate abhängig ist, ist beim thyreopriven Tier und auch beim myxödematösen Menschen die Zuckertoleranz abnorm hoch. Diese Wechselbeziehung, deren Bedeutung mit zunehmender klinischer und experimenteller Erfahrung immer mehr in den Vordergrund tritt, erschwert zwar einerseits das Verständnis dieser Krankheitsbilder infolge der größeren Mannigfaltigkeit ihrer Symptome, ermöglicht aber andererseits diese Mannigfaltigkeit überhaupt zu verstehen. Darum kann die ganz allgemeine Annahme vertreten werden, daß eine Blutdrüsenkrankheit selten lediglich die umschriebene Krankheit nur eines Organes darstellt, sondern fast immer das gesamte Blutdrüsensystem in Mitleidenschaft zieht; anfangs mag sich dies nur funktionell auswirken, bei längerer Dauer führt dies auch zu histologisch nachweisbaren Veränderungen.

Im Zusammenhange mit der Frage einer Wechselwirkung der einzelnen Blutdrüsen wurde auch das Interesse geweckt, ob die Hormone am Orte ihrer Betätigung — man spricht hier von Erfolgsorganen — in direkter (humoraler) Weise wirken, oder ob die Funktionsänderungen indirekt, und zwar durch Vermittlung des vegetativen Nervensystems zustande kommen. Dieses Thema wurde zuerst aktuell, als man erkannte, daß z. B. das Adrenalin fast dieselben Wirkungen zeitigen kann, wie eine elektrische Reizung des sympathischen Nervensystems. Nichts lag näher als auch nach Hormonen Umschau zu halten, die vielleicht auch das Vagusgebiet beeinflussen. Ein inkretorisches Drüsenprodukt, das ausschließlich das parasympathische Nervensystem beeinflußt, wurde nicht gefunden. Immerhin muß hervorgehoben werden, daß Substanzen wie Acetylcholin in unserem Blute kreisen. Wo es aber gebildet wird, und ob es nicht eher ein Parahormon darstellt, darüber läßt sich vorläufig noch nichts aussagen. Jedenfalls muß man bei der Beurteilung vieler Fragen, die sich im Rahmen innersekretorischer Störungen ergeben, auch mit einer Mitbeteiligung des vegetativen Nervensystems rechnen. Das Zusammenwirken der Hormone kommt auch dadurch zustande, daß alle Drüsen mit innerer Sekretion von übergeordneten Zentren aus gesteuert werden, und zwar auf nervösem und hormonalem Wege; das normale übergeordnete Zentrum für alle endokrinen Drüsen ist anscheinend der Hypophysenvorderlappen, der wieder mit dem Zwischenhirn verbunden ist; da das Zwischenhirn in inniger Beziehung steht zur Großhirnrinde, zum Hypophysenvorderlappen und zum Sympathicussystem, dessen Kopfganglion es darstellt, so versinnbildlicht der Hypothalamus das übergeordnete Zentrum, das alle endokrinen Drüsen nervös kontrolliert; ohne Hypothalamus ist anscheinend eine geregelte Tätigkeit der Drüsen mit innerer Sekretion kaum möglich.

Sehr unter dem Einflusse der inneren Sekretion steht das *Wachstum*, und zwar sowohl in positivem wie auch in negativem Sinne. Weiter sind auch die *seelischen Ausdrucksformen und die körperliche Erscheinung* weitgehend von der inneren Sekretion abhängig. Vor allem steht aber der *Stoffwechsel* teils in seiner Totalität, teils in Hinsicht seiner Partialfunktionen unter der Herrschaft der Blutdrüsen. Schließlich müssen wir mit der Einflußnahme der Hormone auf das *Nervensystem* rechnen. Auch hier können die unterschiedlichen Hormonwirkungen sich teils in fördernder, teils in hemmender Art auswirken.

Die Erkenntnis dieser humoralen und nervösen Wechselbeziehung ist nicht nur für die Systematik, sondern auch für die Diagnostik und Therapie von Bedeutung.

Wir müssen noch mit einer Wirksamkeit der Drüsen mit innerer Sekretion rechnen — der sogenannten entgiftenden: entfernt man bei geeigneten Tieren die Nebennierenrinde, so kommt es zu akuten Vergiftungserscheinungen; hier dachte man an eine *entgiftende* Funktion der Drüsen mit innerer Sekretion. Ursprünglich hat man Ähnliches auch von den Epithelkörperchen angenommen, doch sondern diese Gebilde auch ein aktives Prinzip ab, so daß es nicht unbedingt notwendig ist, dieser Drüse einen ausschließlich zerstörenden Einfluß zuzuschreiben; dasselbe gilt auch von der Nebennierenrinde.

Das harmonische Zusammenspiel der verschiedenen Leistungen der Organe und des Stoffwechsels geschieht nicht nur durch Hormone, sondern auch durch Vitamine.

Die Physiologie muß zwar an einer prinzipiellen Trennung der biologischen Begriffe Hormone und Vitamine festhalten, denn Hormone sind organische Verbindungen, die in unserem Organismus gebildet werden, während Vitamine von außen eindringen, da der tierische Körper zu einer Totalsynthese eines Vitamins nicht befähigt ist, aber praktisch ist eine vollständige Trennung nicht mehr möglich; die Grenzen zwischen diesen beiden Stoffgruppen beginnen zu verfließen; das hat sich auch nominell Geltung verschafft, als man von Mangelkrankheiten sprach; im Fall der Vitamine, bedingt durch Fehlen eines äußeren Nahrungsfaktors, führte man den Namen *Avitaminose* ein, im Fall der Hormone *spezifische Ausfallserscheinung*; symptomatisch überschneiden sich gelegentlich die beiden Krankheitsbilder, so daß es geboten erscheint, in jedem Fall von fraglicher endokriner Erkrankung auch dem Ernährungsfaktor gebührende Aufmerksamkeit zu schenken.

Der große Erfolg des Studiums der Physiologie und Pathologie der Drüsen mit innerer Sekretion ist die *Organotherapie*, das heißt die Verwendung von tierischen Stoffen oder tierischer Organteile zur Heilung von Krankheiten.

Sicher ist die Organotherapie uralt. Sie ist bei allen Völkern geübt worden und wird auch jetzt noch bei manchen Naturvölkern und sogar einigen Kulturvölkern, z. B. den Chinesen, gepflegt; auch unsere alten Dispensatorien aus dem 18. Jahrhundert weisen noch eine große Menge von Präparaten aus dem Tierreiche auf. Der leitende Gedanke war die Vorstellung, daß ein kranker Teil geheilt werden könnte durch Zufuhr des entsprechenden gleichen oder wenigstens analogen tierischen Teiles, z. B. ein krankes Herz mit Herzfleisch, eine kranke Niere mit Niere usw. Der Leitgedanke der modernen Organotherapie ist allerdings ein wesentlich anderer. Man gibt zwar auch jetzt für kranke Organe die entsprechenden Organteile, doch meint man damit nicht, das kranke Organ selbst zu heilen, sondern seine unzureichende Funktion zu verbessern bzw. zu ersetzen.

Angeregt durch die schönen Erfolge der Organotherapie geht vielfach der Wunsch dahin, aus den unterschiedlichen Blutdrüsen die wirksamen Substanzen zu isolieren. Rein dargestellt sind vorläufig nur das Adrenalin, das Thyroxin, das Nebennierenrindenhormon und das männliche und weibliche Keimdrüsenhormon; über die meisten anderen herrscht noch Unklarheit, obwohl wir sie vielfach schon in konzentrierter Form in Händen haben.

Bei dem Bestreben, die einzelnen Hormone der Therapie dienstbar zu machen, ist man auf neue Merkwürdigkeiten — fast könnte man sagen Schwierigkeiten — gestoßen. Während das wirksame Prinzip der Schilddrüse durch *orale* Applikation mit ausgezeichnetem Erfolg verabreicht werden kann, läßt sich z. B. das Insulin oder das Adrenalin nicht verfüttern, und doch läßt sich der Diabetes mellitus durch *subcutane* Darreichung zum Verschwinden bringen. Von entscheidender Bedeutung ist die chemische Beschaffenheit des Hormons, d. h. ob es bei der Passage durch den Darmkanal seine Wirksamkeit verliert; das Wesentliche ist immer nur die Wirksamkeit der Hormone im Blute.

Die nahen Beziehungen zwischen Vitaminen und Hormonen wirken sich auch therapeutisch aus; so manche endokrine Störung läßt sich durch Verabfolgung von Vitaminen bessern.

I. Die Schilddrüse.

A. Allgemeine Physiologie und Pathologie.

Nachdem es gelungen war, durch Schilddrüsenfütterung die Ausfallserscheinungen wieder zu beseitigen, die sich sowohl beim Tier als auch beim Menschen nach Thyreoidektomie einstellen, lag es nahe, das wirksame Prinzip zu isolieren; BAUMANN (1895) konnte zunächst eine jodhaltige organische Substanz darstellen; er nannte sie Jodothyrin, doch wurde behauptet, daß es sich hier wohl nur um ein Umwandlungsprodukt handelt, nicht aber um das wirksame Prinzip; jedenfalls wurde man durch BAUMANN auf den Jodgehalt der Schilddrüse aufmerksam; kein anderes Organ in unserem Körper ist so jodhaltig wie die Schilddrüse; der Jodgehalt ist abhängig von der Nahrung, dem Alter, Jahreszeit und auch von geographischen Verhältnissen; beim Pflanzenfresser ist der Jodgehalt höher als beim Fleischfresser; in der Jugend ist die Schilddrüse an Jod ärmer als im Alter; dort, wo es sich um eine endemische Kropfbildung handelt, ist der Jodgehalt geringer; durch Jodzufuhr kann der Jodgehalt der Schilddrüse erhöht werden.

KENDALL gebührt das Verdienst, zuerst ein Inkret aus der Schilddrüse isoliert zu haben; er nannte es *Thyroxin*; es ist ein krystallinischer Körper; die von ihm angegebene chemische Konstitution erwies sich nicht als zutreffend, vielmehr ist die richtige Formel — diese Erkenntnis verdanken wir vor allem HARINGTON — folgende:

$$HO\underset{J}{\overset{J}{\langle\bigcirc\rangle}}-O-\underset{J}{\overset{J}{\langle\bigcirc\rangle}}-CH_2 \cdot CHNH_2 \cdot COOH.$$

HARINGTON hat das Thyroxin auch synthetisch dargestellt und damit die Richtigkeit der obigen Formel bewiesen. Durch das synthetisch dargestellte Thyroxin lassen sich nach intravenöser Injektion viele Erscheinungen auslösen, die nach Verfütterung von Schilddrüsentrockensubstanz zu sehen sind. Man hätte glauben können, daß mit der Auffindung dieses krystallinischen Schilddrüsenkörpers das wirksame Prinzip der Schilddrüse erkannt worden, und daß damit die Angelegenheit der Schilddrüsentherapie endgültig geklärt sei; aber allmählich stellt sich heraus, daß wir im Thyroxin zwar einen sehr wirksamen Körper besitzen, daß aber diese Substanz dem Thyreoglobulin nicht unbedingt gleichwertig ist; vermutlich ist das Thyroxin nur eine prosthetische Gruppe aus dem großen Thyreoglobulinmolekül; will man daher als Arzt eine volle Schilddrüsenwirkung entfalten, so gibt man am besten getrocknete Schilddrüsensubstanz. In der Schilddrüse findet sich auch Dijodtyrosin; eine Steigerung des Grundumsatzes kommt dadurch nicht zustande, manches spricht sogar dafür, daß es sich vielleicht sogar um ein Antidot des Thyroxins handelt. Das jodfreie „Thyronin" (Desjodothyroxin) ist für sich allein indifferent, steigert aber den Grundumsatz beträchtlich, wenn man es gleichzeitig mit anorganischen Jodoverbindungen reicht.

Will man im Tierkörper und insofern auch im menschlichen Organismus die Wirkung der Schilddrüse kennenlernen, so kann man dies in zweifacher Weise tun, entweder man studiert die Ausfallserscheinungen nach Thyreoidektomie oder verfolgt die Intoxikationserscheinungen nach Verfütterung von zu viel an Schilddrüsensubstanz.

1. Ausfallserscheinungen nach Schilddrüsenentfernung.

Die Veränderungen, die nach Entfernung der Schilddrüse zu sehen sind, zeigen sich abhängig vom Alter des Versuchsobjektes und von der Beschaffenheit des Individuums selbst; viele Tiere haben *Nebenschilddrüsen*, so daß die Ausfallserscheinungen oft nur vorübergehende sind; durch Vergrößerung der versprengten Schilddrüsen kann die zunächst hervorgerufene Hypothyreose wieder zum Schwinden gebracht werden; will man das vollwertige Bild der Hypothyreose kennenlernen, so soll man die Verhältnisse am besten beim jungen Schaf studieren, denn hier kommen relativ wenig akzessorische Schilddrüsen vor. Die Zeit, wo man den Einfluß eines Schilddrüsenmangels auch nach Operationen beim Menschen studieren konnte, ist eigentlich vorüber. Der Chirurg kennt die Gefahren und ist bei Kropfoperationen tunlichst bemüht, beträchtliche Reste an Schilddrüsensubstanz zurückzulassen.

Obwohl man die Gefahren der totalen Schilddrüsenentfernung kennt, haben es amerikanische Ärzte gewagt, bei manchen Herzkrankheiten die Thyrektomie zu empfehlen; über den therapeutischen Wert dieser Operation gehen noch die Meinungen auseinander, aber an einer merkwürdigen Tatsache kann man nicht vorübergehen, das ist der negative Einfluß auf den Grundumsatz; solche Patienten können gelegentlich noch immer eine Steigerung zeigen, obwohl die ganze Schilddrüse entfernt wurde; auch sonstige Erscheinungen von „Myxödem" brauchen nicht aufzutreten.

Das auffallendste Merkmal, das z. B. bei einem jungen Schafe oder Zicklein nach frühzeitiger Schilddrüsenentfernung zu sehen ist, ist das *Zurückbleiben im Wachstum*. Gelingt es, die Tiere entsprechend lange am Leben zu erhalten, so kann das normale Kontrolltier zwei- bis dreimal so groß heranwachsen. Die Ursache der Kleinheit ist in einer Verzögerung der Ossifikation speziell an den Epiphysenfugen; dementsprechend bleiben vor allem die langen Röhrenknochen kurz; weniger macht sich die Wachstumsstörung an den Schädelknochen bemerkbar; auch das periostale Knochenwachstum ist verlangsamt. Die Verknöcherung der Epiphysenfugen und Synchondrosen bleibt aus; auch die Zähne bleiben rudimentär. Gelingt es, bei jugendlichen Tieren die ganze Schilddrüse zu entfernen, so zeigen sich an der *Haut und ihren Anhängen* charakteristische Veränderungen. Bei manchen Tieren fallen die Haare aus, bei Ziegen entwickelt sich dagegen ein besonders langhaariger Pelz, wobei sich die langen Haare leicht büschelweise ausreißen lassen. Oft ist die Haut mit Schuppen und Borken belegt; Neigung zu Ekzemen wird vielfach beobachtet. Die Cutis ist dick; bei manchen Tieren soll es sogar zu einer Einlagerung von mucinartigen Massen kommen; die Hörner der Ziegen sind mißgestaltet oder rudimentär; oft entwickeln sich die Horngebilde überhaupt nicht.

Thyreoprive Hühner legen wenig Eier; die Eier sind auffallend klein und haben eine papierdünne Schale.

Bezüglich des Einflusses des frühzeitigen Schilddrüsenausfalls auf die *Intelligenz* gehen die Meinungen der einzelnen Experimentatoren auseinander; sicherlich hängt das Ergebnis von zwei Faktoren ab, 1. ob es tatsächlich gelungen war, die ganze Schilddrüse zu entfernen und 2. vom Alter des Tieres; junge Tiere zeigen viel schwerere Störungen als ausgewachsene. Wir haben bei unseren thyreopriven Tieren (speziell bei Schafen) fast immer eine geistige Trägheit und Schwerfälligkeit beobachten können. Jedenfalls sind die Tiere lange nicht so lebhaft wie die entsprechenden Kontrolltiere.

Bei Tieren nach Totalexstirpation der Schilddrüse sieht man fast immer einen beträchtlichen *Meteorismus des Abdomens*, vermutlich hängt dies mit der außerordentlichen Darmträgheit zusammen. Ein *Einfluß auf andere Blutdrüsen* läßt sich vielfach auch schon makroskopisch erkennen. Die Keimdrüsen bleiben klein, Weibchen werden nur selten gravid, Böcke sind impotent, die Thymus bleibt groß, gleichzeitig kommt es zu einer Vergrößerung des vorderen Anteiles der Hypophyse.

Sehr charakteristisch ist das *Verhalten des Stoffwechsels*: da der Oxydationsprozeß herabgesetzt, ist der Sauerstoffverbrauch beträchtlich vermindert. Die als Maßstab der Eiweißverbrennung zu betrachtende N-Ausscheidung kann bei gleichbleibender Nahrung absinken; zugeführte Kohlehydrate, selbst wenn sie in großer Menge gereicht werden, werden gespeichert und vermutlich nicht verbrannt. Jedenfalls kommt es nie zu Glykosurie. Dementsprechend ist die Assimilationsgrenze gegenüber Traubenzucker beträchtlich erhöht. Auch die Glykogenmobilisierung durch Adrenalin ist bei solchen Tieren herabgesetzt. Selbst der Wasser- und Salzstoffwechsel erscheint bei thyreopriven Tieren gehemmt. Gibt man solchen Tieren größere Wassermengen, so werden sie viel langsamer eliminiert; dasselbe gilt vom Kochsalz. Unter besonders ungünstigen Bedingungen kann es sogar zu Ödemen kommen.

Den trägen Stoffwechselverhältnissen entsprechend erweist sich die *Körpertemperatur* fast immer herabgesetzt; charakteristisch ist auch die Unfähigkeit schilddrüsenloser Tiere, ihre Körpertemperatur gegenüber Abkühlung normal zu erhalten. Es ist bei solchen Tieren nur schwer möglich, Fieber zu erzeugen.

Viele schilddrüsenlose Tiere werden anämisch. Vermutlich hängt dies mit einer *geschädigten Regenerationsfähigkeit* der Blutbildungsstätten im Knochenmarke zusammen. Besonders deutlich äußert sich dies nach Aderlässen; überhaupt hat die Regenerationsfähigkeit solcher Tiere Schaden gelitten. Das sieht man bei der Callusbildung, dann bei der Regeneration durchschnittener peripherer Nerven und ebenso bei der Heilung von Weichteilwunden.

Trotz Herabsetzung des Stoffwechsels kommt es oft zu einem *Senium praecox*; sowohl bei Ziegen als auch Schafen, denen die Schilddrüse entfernt wurde, sieht man eine *frühzeitig einsetzende Atheromatose* der Aorta. Alle diese Erscheinungen eines Schilddrüsenmangels sind nur dann zu beobachten, wenn es gelingt, die Epithelkörperchen operativ zu schonen. Da sich bei vielen Tieren die topographischen Verhältnisse für die Exstirpation der Schilddrüse ohne gleichzeitige Mitschädigung der Epithelkörperchen sehr ungünstig gestalten, so kann man nur schwer beim Hund und bei der Katze das reine Bild einer Hypothyreose erzeugen.

Die Störungen bei Tieren, denen man schon im vorgeschrittenen Alter die Schilddrüse entfernt hatte, äußern sich ähnlich, bis auf das Wachstum.

Gibt man thyreopriven Tieren schon bald nach der Operation Schilddrüsensubstanz, so lassen sich alle Erscheinungen, die sonst für den Athyreoidismus so charakteristisch sind, restlos beseitigen; das gilt auch vom Wachstum.

2. Erscheinungen nach Schilddrüsenfütterung.

Verabfolgt man an normale Tiere Schilddrüsensubstanz — am besten bewähren sich zu solchen Versuchen Schweineschilddrüsen —, so kommt es zu ziemlich charakteristischen Symptomen: das wichtigste ist die *Steigerung des Stoffwechsels*, die sich am leichtesten an der Zunahme des Sauerstoffverbrauches beurteilen läßt; gleichzeitig damit geht auch die N-Ausscheidung in die Höhe. Auch die spezifisch-dynamische Wirkung, z. B. des Eiweißes, ist gesteigert; desgleichen ist der Arbeitsstoffwechsel erhöht; die Arbeit gestaltet sich lange nicht mehr so ökonomisch wie unter normalen Bedingungen. Ein Mensch, der z. B. unter dem Einflusse von zuviel Schilddrüse steht, kann gelegentlich doppelt so viel Sauerstoff benötigen. Alle diese Störungen führen zu Gewichtsverlusten, die sich bis zu einem gewissen Grade noch durch Mehrzufuhr von Nahrung korrigieren lassen. Mit dem erhöhten bzw. unökonomischen Stoffwechsel hängt auch die Tatsache zusammen, daß die Assimilationsgrenze für Kohlehydrate bei Hyperthyreoidismus herabgesetzt ist; das Auftreten einer alimentären Glykosurie kann die Folge sein. Die Wasser- und Salzausscheidung wird durch das Schilddrüsenhormon offenbar auf dem Wege einer direkten Gewebswirkung, gefördert.

Weniger beim Tier, viel ausgesprochener beim Menschen ist nach Schilddrüsenfütterung eine *Übererregbarkeit der nervösen Funktionen* zu erkennen.

So sehen wir Schlaflosigkeit, Zittern, Steigerung der Reflexe, geistige und körperliche Unruhe.

Die *Körpertemperatur* ist bei Hyperthyreoidismus oft erhöht, die Haut fühlt sich fast immer feucht an, was zusammen mit der eigentümlichen Beschaffenheit der Haut (Samthaut) dem betreffenden Individuum ein ziemlich charakteristisches Gepräge verleiht; gelegentlich kommt es zu Schweißausbrüchen.

Reicht man Hunden reichlich Schilddrüsensubstanz, so kommt es fast immer zu *Diarrhöen,* die schließlich sogar blutigen Charakter annehmen können; auch sieht man Erbrechen.

Die auffälligste Kreislaufstörung bei Hyperthyreoidismus ist die hochgradige *Tachykardie*; wesentliche Herzvergrößerungen sieht man beim Tier kaum. Schilddrüsenfütterung kann auf die Überleitungszeit des Herzens (elektrokardiographisch gemessen) Einfluß nehmen — sie wird verkürzt; das Gegenteil ist wieder bei schilddrüsenlosen Tieren zu sehen. Da man bei der BASEDOWschen Krankheit typische *Veränderungen an den Augen* erkennen kann, so hat man auf analoge Veränderungen bei experimenteller Hyperthyreose geachtet. Die gewöhnlichen Versuchstiere (Hund, Schaf, Kaninchen) lassen davon nichts erkennen; nur Affen sollen einen leichten Grad von Protrusio bulbi zeigen.

Eine typische Blutveränderung z. B. im Sinne einer vermehrten *Blutkörperchenbildung* ist im Tierexperiment nicht zu erkennen; es kommt nur zu einer Vergrößerung der Blutmenge.

Für das Verständnis mancher Schilddrüsenwirkungen ist es bedeutungsvoll, daß Schilddrüsensaft einen eigentümlichen Einfluß auf die Entwicklung von Amphibienlarven nimmt; GUDERNATSCH hat als erster beobachtet, daß Kaulquappen, die mit minimalsten Mengen von Schilddrüsensubstanz gefüttert werden, auffallend rasch ihre *Metamorphose* durchlaufen, dabei aber in ihrem Wachstum beträchtlich zurückbleiben. Das Gegenstück ist zu sehen, wenn man den Froschlarven die Schilddrüsen entfernt oder Thymus zu fressen gibt; solche Tiere wachsen sogar zu Riesenkaulquappen aus. Jedenfalls kann die Schilddrüse auf die Metamorphose großen Einfluß nehmen.

Nicht nur beim Tier, sondern auch beim Menschen zeigen sich gegenüber Thyreoideaverabfolgung, und gleiches gilt wohl auch von der Thyroxinfütterung, *individuelle Unterschiede.* Man kann manchen Hunden die größten Schilddrüsenmenge geben, ohne die geringste Störung auszulösen, dasselbe gilt auch von manchen Menschen. Obwohl es bei Tieren kaum gelingt, durch Verabfolgung von Jod allein einen Zustand zu schaffen, der an Hyperthyreose erinnert, so soll doch in diesem Zusammenhange betont werden, daß es Menschen gibt, die schon nach Darreichung kleinster Dosen von wirksamem Schilddrüsenextrakt Zeichen darbieten, die an Hyperthyreoidismus mahnen; wahrscheinlich sind es dieselben Personen, die auch dem Jod gegenüber eine besondere Empfindlichkeit zeigen.

B. Spezielle Pathologie und Therapie.
1. Hypothyreoidismus-Myxödem.

Das Krankheitsbild *Myxödem* wurde zuerst von GULL (1873) beschrieben. Der Titel seiner Publikation lautet: Cretinoid state in adulte life of women. Über die Ätiologie dieser Krankheit war man sich zuerst völlig im unklaren. Eine Erklärung gaben KOCHER und REVERDIN. Von ihnen stammt die Angabe, daß sich nach Totalexstirpation eines Kropfes ein ähnlicher Zustand entwickeln kann, wie er seinerzeit von GULL beschrieben wurde; jedenfalls wurde man so auf die Beziehungen der Schilddrüse zum Myxödem aufmerksam. Wenn es auch heute kaum mehr von praktischer Bedeutung ist, so erscheint eine Trennung in *postoperatives und genuines* Myxödem angebracht.

Das Symptomenbild des menschlichen *postoperativen Myxödems* entspricht vollkommen dem experimentellen. Da das typische Bild nur nach totaler Exstirpation der Schilddrüse in Erscheinung tritt, und die Chirurgen — eben in Erkenntnis dieser Tatsachen — daher stets bemüht sind, entsprechende Schilddrüsenanteile zurückzulassen, so stellt das postoperative Myxödem bereits eine Seltenheit vor. Die Kachexie kann zu sehr verschiedenen Zeiten nach der Operation (Tagen bis Monaten) auftreten; ältere Leute werden scheinbar von den Folgen des Schilddrüsenverlustes weniger schwer betroffen als jüngere. Die Störungen äußern sich um so ausgeprägter, je länger der Ausfall bereits anhält. Die ersten Erscheinungen sind wenig charakteristisch: Müdigkeit, Schwäche und Schwere in den Gliedern; Zittern in den Armen und Beinen, dabei das Gefühl von Kälte. Abnahme der geistigen Regsamkeit, Langsamkeit der Gedanken, des Sprechens und der Körperbewegungen. Oft empfinden die betroffenen Personen selbst das Abnehmen ihrer Kräfte. Als erstes objektives Symptom sieht man zunächst nur flüchtige Schwellungen im Gesicht, an Händen und Beinen. Allmählich werden die Ödeme, die zunächst nur in den Morgenstunden zu erkennen sind, stationär und führen so zu Krankheitsbildern, die äußerlich an die Nephritis erinnern. Die Haut ist trocken, sie verliert ihre Geschmeidigkeit und wird schilfrig; wenn die betreffenden Personen abends ihre vielleicht schwarzen Strümpfe ausziehen, so erscheint das Innere derselben gleichsam wie mit Mehl eingestaubt. Die Kopfhaare fallen aus, und der Rest derselben ist dünn und trocken. KOCHER macht einen sehr guten Vergleich: bei jüngeren Individuen scheint der Körper einem Kinde anzugehören, der Kopf einem alten Manne. Je länger der Zustand anhält, desto eher kommt es zu einer Anämie; auch die Schleimhäute sind blaß; der Puls klein. Vielleicht ist der Blutmangel auch eine Ursache des allgemeinen Kältegefühles, was die Kranken ständig belästigt und sie dauernd die Wärme des Ofens aufsuchen läßt. Befand sich der operierte Patient noch in der Wachstumsperiode, so hört jetzt das Längenwachstum auf. Über eine besondere Schädigung des Gebisses wird nicht geklagt, wohl aber oft über eine sehr hartnäckige, jetzt erst einsetzende Obstipation. Der Harn wird in kleineren Mengen ausgeschieden, er enthält kein Eiweiß. Mildere Formen von postoperativem Myxödem kommen auch jetzt noch gelegentlich zur Beobachtung. Solche Fälle, die z. B. auch nach halbseitiger Strumektomie zu sehen sind, dürften wohl auf eine ungenügende Funktion des stehengebliebenen Schilddrüsenanteiles zu beziehen sein.

Das *genuine Myxödem* kommt nicht überall gleich häufig vor; relativ oft wird es in England und Belgien gesehen. Je nachdem, ob sich das Myxödem im kindlichen, jugendlichen oder vorgeschrittenen Alter entwickelt, spricht man von einem *infantilen Myxödem, Myxoedema adultorum* bzw. *senilen Myxödem*. Bei fast allen infantilen Formen handelt es sich um eine *Thyreoaplasie*, also um einen Zustand sui generis, weswegen wir diese Form abgesondert zur Sprache bringen.

Es ist merkwürdig, wie oft selbst das voll ausgebildete genuine Myxödem erst nach langer Zeit erkannt wird. Gilt dies bereits von dem voll entwickelten Myxödem, so ergeben sich noch viel größere Schwierigkeiten, wenn es sich um beginnende oder nicht voll ausgebildete Erkrankungen handelt. Auf die *Beschaffenheit der Haut* ist diagnostisch sehr zu achten; sie ist verdickt, prall, pastös und kann daher mit dem renalen Ödem verwechselt werden. Während aber beim echten Ödem durch Druck fast immer eine Delle leicht zu erzeugen ist, gelingt dies beim Myxödem wenigstens an den unteren Extremitäten kaum;

die Haut ist trocken, kalt, schuppend. Das eigentümliche Ödem kann dem Gesichtsausdrucke eine typische Beschaffenheit verleihen. Die Lider wölben sich sackartig vor und verengern dadurch die Lidspalte. Die Nase ist dick, gewulstet. Die charakteristischen Falten des Gesichtes erscheinen verstrichen, während die etwas gedunsenen Wangen herunterhängen (s. Abb. 2). Die gleichzeitig bestehende Anämie vervollständigt die charakteristische Physiognomie. Der eigentümliche Ausdruck mag oft schon der Anlaß gewesen sein, warum man sich als Arzt zunächst die Frage vorlegt, ob es sich im gegebenen

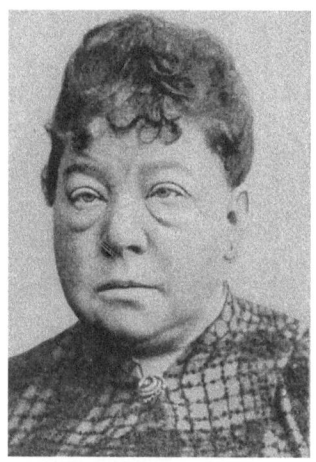 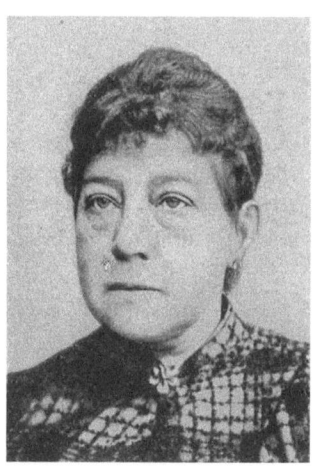

a   b
Abb. 2a und b. Myxödem. a Vor der Behandlung, b nach der Behandlung.

Falle nicht um eine Nierenerkrankung handelt. Sehr charakteristisch sind die Hände und Füße; sie erscheinen plump, verdickt, klobig, Hand und Fußrücken gleichsam gepolstert. Die *Nägel* sind brüchig, längsgestreift; sie wachsen sehr langsam. Beim Versuche, sie zu schneiden, fällt die Brüchigkeit ganz besonders auf. Oft neigen die Extremitäten des Myxödemkranken zu schweren Frostschäden; gelegentlich greifen die myxödematösen Veränderungen auch auf die *Schleimhäute* über. Die Zunge kann dick werden; Verdickungen im Bereiche der Tuba Eustachii, sowie der Paukenhöhle führen zu Schwerhörigkeit; auch die Stimme kann sich ändern (blecherne Stimme).

Die *Haare* am Kopf sind trocken, borstig, sie fallen leicht aus; besonders das großfleckige Ausfallen ist charakteristisch. Ähnliches gilt auch von der sonstigen Behaarung.

Veränderungen im psychischen Verhalten werden zuerst von der Umgebung des Patienten bemerkt; die Kranken sind träge im Sprechen und Denken; in ihren Bewegungen energie- und willenlos. Solche Patienten sitzen viele Stunden an derselben Stelle und brüten ohne jede Beschäftigung vor sich hin. Subjektiv klagen sie über Müdigkeit und das Gefühl von Schwere in den Gliedern.

Die *Zirkulation* ist herabgesetzt, es kann zu Vergrößerung des Herzens kommen, die oft auf die Anwesenheit eines Hydropericordes zu beziehen ist. Eine relativ früh einsetzende Arteriosklerose scheint charakteristisch. Elektrographisch ist zumeist die Vorhofzacke und die Nachschwankung schwer zu erkennen. Die Überleitungszeit ist wesentlich verlängert; der Blutdruck meist unverändert.

Die meisten Myxödemkranken klagen über Obstipation. Veränderungen der Magentätigkeit sind nicht bekannt. Meist ist das Abdomen meteoristisch aufgetrieben. Das Vorkommen einer Nabelhernie wird bei schon in der Jugend erworbenen Formen fast nie vermißt.

Die *Harnmenge* ist zumeist vermindert. Der VOLHARDsche Wasserversuch ergibt ähnliche Veränderungen wie bei Nephritis. Die *Sexualfunktion* des Mannes ist gestört. Bei myxödematösen Frauen treten meist profuse und lang andauernde Menstruationsblutungen auf; immerhin können auch solche Frauen gravid werden und sogar gesunde Kinder gebären. Kommt es in der Wachstumsperiode zu den Erscheinungen einer Hypothyreose, so wird die Entwicklung des Genitales gehemmt, desgleichen die der sekundären Geschlechtsmerkmale.

Die Zahl der Erythrocyten im Blute ist häufig herabgesetzt. Werte unter 3 Millionen sind nicht selten; die Zahl der Leukocyten ist ebenfalls vermindert. Manchmal besteht relative Lymphocytose bei gleichzeitiger Vermehrung der Mononukleären.

Von entscheidender Bedeutung ist die *Herabsetzung des Stoffwechsels*. Seitdem wir über relativ einfache Methoden verfügen, um uns über die Höhe des Grundumsatzes ein Urteil zu bilden, ist gerade dies ein wichtiges diagnostisches Kriterium. Selbstverständlich erfordert das Symptom eines herabgesetzten Stoffwechsels Kritik und genaue Kenntnis der Methodik. Verminderungen des Sauerstoffverbrauches um 40—50% stellen bei typischen Fällen keine Seltenheit vor. Würden solche Patienten ebensoviel Nahrung zu sich nehmen wie gesunde Menschen, so müßte es zu beträchtlicher Gewichtszunahme kommen. Auch der N-Umsatz ist vermindert. Trotz der Neigung, Wasser im Körper zu retinieren, erscheint die Perspiratio insensibilis nicht gesteigert, eher vermindert. Oft läßt sich *Hypothermie* feststellen. Werte um 36° C und selbst unter 36° C (auch rectal gemessen) gehören nicht zu den Seltenheiten. Die Toleranz gegenüber hohen Zuckerdosen ist erhöht; selbst nach Adrenalin und Traubenzuckerzufuhr kommt es kaum zu Glykosurie.

Veränderungen am Skelet sind nur dann zu sehen, wenn das Myxödem schon im Kindesalter begonnen hat; hier zeigt sich allerdings eine hochgradige Entwicklungshemmung. Die Knochenkernbildung, z. B. der Handwurzelknochen, erweist sich stark verspätet, ebenso die Verknöcherung der Epiphysenfugen. Aus der Anlage der vorhandenen Knochenkerne, z. B. der Handwurzelknochen, läßt sich leicht angeben, wann das Myxödem bereits begonnen hat.

Von diagnostischem Interesse ist auch die Beurteilung der *Größe und Beschaffenheit der Schilddrüse*, doch ist oft eine präzise Entscheidung nicht leicht zu treffen. Theoretisch soll man eine Verkleinerung erwarten. Doch ist sowohl bei der Palpation als auch bei der Inspektion Kritik am Platze, denn die verdickte Haut und der kurze Hals solcher Patienten können die Beurteilung außerordentlich erschweren. Manchmal kommt es zu Kropfbildung.

Über die *Entstehung des genuinen Myxödems* kann man sich nur in Vermutungen ergehen. Auch die anatomische Untersuchung ist meist nicht imstande, eine Erklärung zu geben. Dort, wo z. B. in der Nähe der Schilddrüse eine Eiterung bestanden hatte, scheint der Sachverhalt geklärt. Oft hat man den Eindruck, daß so mancher Patient mit genuinem Myxödem dazu schon prädisponiert ist; die kurzen Finger, das gedrungene Aussehen können bereits als Zeichen eines in der Jugend schon bestandenen, vermutlich nur leichten Hypothyreoidismus angesehen werden. Bei solchen Schilddrüsenschwächlingen genügen vielleicht schon geringe Anlässe, um das volle Bild in Erscheinung treten zu lassen; wenn man z. B. bei Frauen sieht, daß sich das Myxödem im Anschluß an eine Gravidität oder im Klimakterium entwickelt, so wird man an Wechselwirkungen zu denken haben. Der normale Partus oder das physiologische Klimakterium bedeuten für die Schilddrüse Funktionsänderungen, die sich vermutlich in einer schon geschädigten Thyreoidea ganz anders auswirken. Überdies ist nach neueren Forschungen in der Pathogenese der Schilddrüsenstörungen auch die Rolle der Hypophyse zu berücksichtigen, welche mittels ihres „thyreotropen" Vorderlappenhormones auf die Intensität der Schilddrüsentätigkeit Einfluß nehmen kann.

Die Schwere des Krankheitsbildes ist abhängig von dem Grade der Schilddrüseninsuffizienz; dementsprechend haben wir zwischen *hochgradigen und milden Formen von Myxödem* (Formes frustes) zu unterscheiden. Auch kann man von *monosymptomatischen Myxödemformen* sprechen, wenn nur das eine oder das andere Symptom zu bemerken ist. Da die monosymptomatische Form unter Schilddrüsentherapie ebenfalls ausheilen kann, der übrige Körper aber kaum verändert sein muß, so dürfte man sich vorstellen, daß das von der Schilddrüse abgesonderte Thyroxin bei derartigen Fällen im Blute zwar in normaler Menge kreist, aber an bestimmte Stellen des Körpers nicht hingelangen kann; hier liegt also die Störung gar nicht in der Schilddrüse selbst, sondern nur in dem Erfolgsorgan oder in der Verbindung zu dieser Gewebspartie.

Bei fast allen infantilen Formen von Myxödem handelt es sich um eine *Thyreoaplasie*, also um einen kongenitalen Bildungsdefekt. Wie entsprechende anatomische Untersuchungen lehren, fehlt hier die Schilddrüse sogar in ihrer Anlage, während die Epithelkörperchen von normaler Beschaffenheit sind. Da solche Individuen normal zur Welt kommen und nach der Geburt noch eine Zeitlang gedeihen, so ergibt sich daraus die große Bedeutung der Symbiose mit der Mutter. Der Embryo scheint sich intrauterin ganz unabhängig von seiner eigenen Schilddrüse zu entwickeln. Vermutlich gibt die Mutter dem Kinde für das extrauterine Leben noch ein Quantum Hormon mit. Kinder, die an der Mutterbrust trinken, zeigen erst relativ spät die Zeichen des Myxödems. Bei typischen Formen von Thyreoaplasie kommt es im weiteren Verlaufe zu den hochgradigsten Erscheinungen von Zwergwuchs, Idiotie und auch allen sonstigen Zeichen des Myxödems.

Von den *übrigen Hormonorganen* scheint bei Myxödem vor allem die Hypophyse stark betroffen. Es kommt zu Wucherungen des vorderen Anteils, besonders der Hauptzellen. Wir müssen diese Korrelation kennen, weil sich zu einem Myxödem gelegentlich auch noch einzelne Symptome von Akromegalie hinzugesellen können.

Die **Diagnose** der typischen Fälle fällt dem erfahrenen Arzte nicht schwer. Man muß solche Fälle gesehen haben, dann werden auch die eben erst beginnenden Formen leichter erkannt. Ein therapeutischer Erfolg mit Schilddrüsenfütterung kann diagnostisch verwertet werden; differentialdiagnostisch spielt die Bestimmung des Grundumsatzes eine große Rolle.

Die **Prognose** ist meist schlecht, wenn nicht eine entsprechende Therapie eingeleitet wird. Die Kranken erliegen seltener der Kachexie selbst, viel häufiger interkurrenten Krankheiten, die im allgemeinen vom Myxödemkranken nicht gut vertragen werden.

Die Schilddrüsen-**Therapie** ist die große Errungenschaft in der Lehre von der inneren Sekretion. Die Sicherheit, mit der man innerhalb kürzester Zeit die schwersten Erscheinungen eines Myxödems beseitigen kann, ist oft verblüffend. Die Patienten verlieren bei entsprechender Schilddrüsen-Darreichung relativ rasch die Zeichen des Schilddrüsenmangels, sie werden wieder lebhaft, die Haut weich und dünn, Haare und Nägel fangen wieder an zu wachsen, und auch die Psyche gewinnt allmählich wieder ihre ursprüngliche Verfassung. Die schönsten Erfolge sind beim infantilen Myxödem zu sehen. Setzt hier die Thyreoidtherapie rechtzeitig und systematisch ein, so können sich solche Kinder fast normal entwickeln und brauchen gegenüber den Geschwistern in bezug auf Größe und Intelligenz nicht wesentlich zurückzubleiben.

In den *Tabletten*, die getrocknete Schilddrüsensubstanz (0,1, 0,3 oder 0,5 g) enthalten, besitzen wir ein außerordentlich wirksames Präparat. Die stärkst wirksamen Tabletten sind die von Burroughs-Wellcome & Co. oder von Parke-Davis; sehr gute Wirkungen erzielt man auch mit Elityran, einem deutschen Präparat. Ein Nachteil dieser Medikation ist der Mangel einer exakten Dosierung. Es läßt sich nicht voraussagen, wie viele Tabletten im einzelnen Falle zu geben sind; dementsprechend fängt man zunächst nur mit kleineren Quantitäten an, um allmählich zu steigen. Es gibt echte Myxödemformen, wo es selbst bei vorsichtigster Darreichung doch auch zu Überdosierungserscheinungen kommt. Die Behandlung soll stets mit dem eben erforderlichen Minimum an Schilddrüsensubstanz durchgeführt werden.

Die Erfolge mit reinem *Thyroxin* scheinen gut zu sein; das subcutan zugeführte Thyroxin ersetzt weitgehend das mangelnde Schilddrüsenhormon; immerhin wird von vielen Ärzten der Schilddrüsentablette unbedingt der Vorzug gegeben. Auch durch *Implantation von Schilddrüsenlappen* war man bemüht, das Myxödem zu heilen; das implantierte Organ geht wieder bald zugrunde, weswegen diese Versuche nur mehr historisches Interesse haben.

Die Therapie der milden Myxödemformen verlangt besondere Vorsicht; immerhin soll man sich durch initiale, vielleicht manchmal recht stürmische Erscheinungen nicht verleiten lassen, die einmal eingeschlagene Hormon-Therapie prinzipiell abzulehnen. In manchen Fällen läßt sich durch einige Injektionen von thyreotropem Hypophysenvorderlappenhormon rasch eine bedeutende Besserung erzielen.

2. Hyperthyreoidismus — Basedowsche Krankheit.

Die erste klassische Beschreibung stammt von Basedow, einem Merseburger Arzt (1840). Er legt auf drei Symptome ganz besonderes Gewicht: Exophthalmus, Struma und Tachykardie. Ihm zu Ehren spricht man noch heute von einer Merseburger Trias.

Nicht nur Tierversuche, sondern vor allem die Beobachtungen am Menschen stützen die Ansicht von Moebius, der in der Basedowschen Krankheit eine übermäßige Funktion der Schilddrüse sieht. Hyperthyreoidismus und Basedowsche Krankheit scheinen daher im Prinzip wesensgleich zu sein.

Ob ein unbedingter Parallelismus zwischen der in den Organismus abgesonderten Thyroxinmenge und der Schwere der Krankheitserscheinungen besteht, läßt sich vorläufig nicht entscheiden. Vermutlich sind es aber doch bestimmte *Konstitutionen*, die zu dieser Erkrankung ganz besonders inklinieren. Es sind dies vor allem die leicht erregbaren, unruhigen, temperamentvollen Individuen, die bei jeder geringsten Gelegenheit starke psychische Reaktionen zeigen. Oft sind es wieder große magere Menschen mit dünnen, langen, etwas zugespitzten Fingern. Man hat sogar von einer hyperthyreoiden Konstitution gesprochen. Merkwürdigerweise werden Frauen viel häufiger als Männer von Basedow-Erscheinungen befallen (1 : 5 oder 1 : 6).

Auf die *Beschaffenheit der Schilddrüse* ist wegen ihrer ätiologischen Bedeutung große Aufmerksamkeit zu richten. Bei der vollwertigen Form ist die Schilddrüse gleichmäßig vergrößert *(Struma Basedowiana)* und von ziemlich derber Konsistenz. Entsprechend der enormen Durchblutung fühlt und hört man über der ganzen Drüse deutliches Schwirren bzw. Geräusche. Auch das histologische Bild spricht für eine erhöhte Tätigkeit (Abb. 3). Das Epithel der Drüsenbläschen befindet sich in deutlicher Proliferation, stellenweise ist das Bläschenlumen sogar mit papillomatösen Wucherungen erfüllt. Der normale Kolloidgehalt ist vermindert, das vorhandene verflüssigt. Auch histologisch kann man eine beträchtliche Hyperämie erkennen. Dem verminderten Kolloidgehalte entspricht auch eine Herabsetzung im Jodgehalte der Basedowstruma; dagegen erweist sich der Jodgehalt des Blutes erhöht.

Dort, wo die Hyperthyreose sich zu einer bereits bestehenden Struma hinzugesellt — man spricht in solchen Fällen von einer *Struma Basedowificata* —, können sowohl die histologischen als auch die klinischen Zeichen (Schwirren)

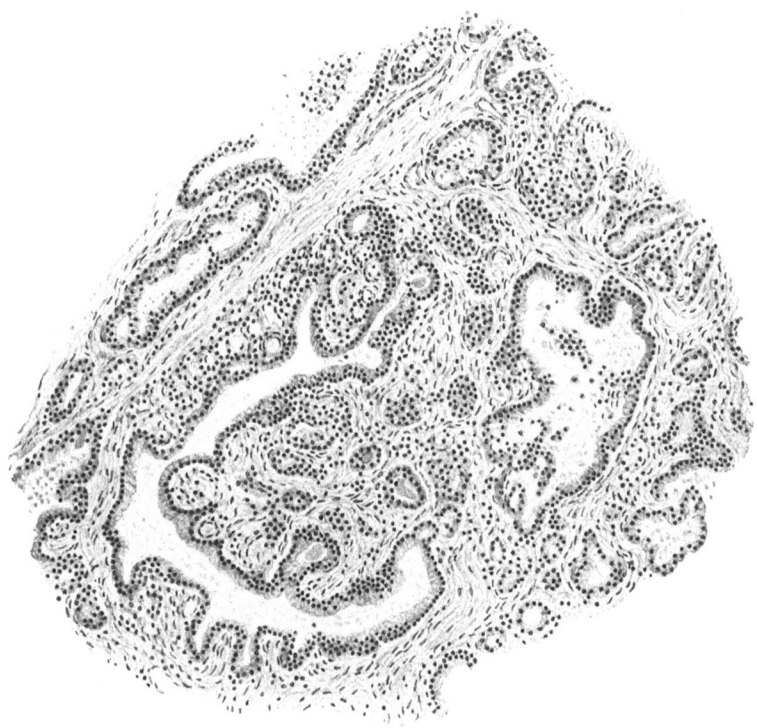

Abb. 3. Basedowstruma.

seitens der Schilddrüse selbst eine wesentliche Änderung erfahren. Es handelt sich hier zumeist um mehr knotige Formen der Strumabildung.

Die charakteristischen *Augensymptome* sind gelegentlich so stark ausgeprägt, daß selbst der Laie schon die richtige Diagnose stellt; das Heraustreten des Bulbus aus der Orbita nennt man *Protrusio bulbi*. Dieses Symptom kann gelegentlich fehlen und doch kommt es zu einer beträchtlichen *Erweiterung der Lidspalte*. Beide Symptome zusammen führen zu dem bekannten Bilde des *Exophthalmus* (s. Abb. 4). Fordert man einen Patienten mit typischem Basedow auf, langsam von oben nach unten zu blicken, dann folgt das obere Lid dem Bulbus nicht in kontinuierlicher Gleichmäßigkeit, sondern es macht ruckweise Bewegungen. Diese Dissoziation zwischen Bulbus- und Lidbewegungen nennt man das GRAEFEsche *Zeichen* (s. Abb. 5). Von einem STELLWAGschen *Symptom* sprechen wir, wenn der Lidschlag seltener ist als beim normalen Menschen. Ich kann es keineswegs als ein sehr häufiges Symptom ansprechen. Die Schwierigkeit, einen nahen Gegenstand auch nur für kurze Zeit fixieren zu können, wird als

MÖBIUSsches Symptom bezeichnet. Auch dieses Symptom stellt kein unbedingtes Charakteristicum der BASEDOWschen Krankheit dar. Oft kann man sich von dem Vorkommen eines „*Glanzauges*" überzeugen. In der Lidspalte liegt viel Feuchtigkeit, was sogar zu Tränenträufeln Anlaß geben kann.

Als Ursache der Protrusio bulbi beschuldigt man eine eigentümliche Ödembildung hinter dem Bulbus. Eine muskuläre Ursache ausgelöst durch Sympathicusreizung wurde früher vielfach angenommen, sie wird jetzt vielfach abgelehnt. Jedenfalls ist die Pathogenese der Protrusio noch nicht völlig geklärt.

Pulsbeschleunigung, das dritte Symptom im Sinne der Merseburger Trias, ist bei schweren Basedowfällen oft sehr ausgesprochen. Die Werte schwanken

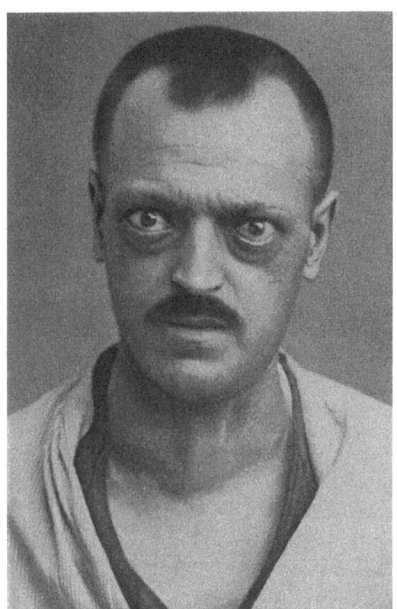
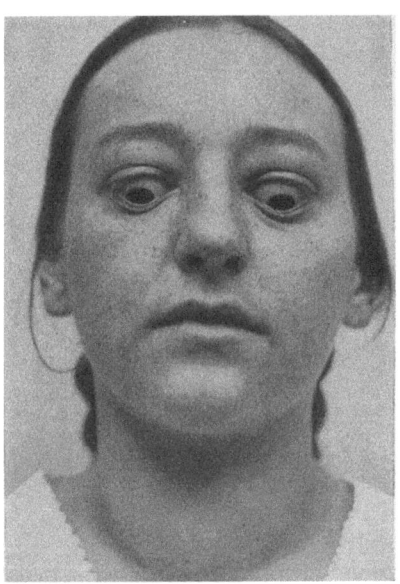

Abb. 4. 35jähriger Kranker mit schwerem Basedow (hochgradige Herzinsuffizienz, Exophthalmus usw.).

Abb. 5. Genuiner Basedow. Mangelhaftes Folgen des Oberlides (Symptom von GRAEFE).

zwischen 100 und 160. Die Beständigkeit der Tachykardie, die selbst in der Ruhe kaum nachläßt, ist ein wichtiges Kriterium gegenüber der psychisch bedingten Tachykardie. Parallel zur erregten Pulsfrequenz läßt sich auch am Herzen eine lebhafte Tätigkeit erkennen. So sind z. B. die Unterschiede zwischen Systole und Diastole röntgenologisch leichter zu erkennen als bei den gewöhnlichen Tachykardien —, man spricht hier von einem eretischen Aktionstypus. Das äußert sich gelegentlich auch schon bei der Besichtigung der Herzgegend. In den Intercostalräumen ist ein lebhaftes Pulsieren zu erkennen; eine mangelhafte inspiratorische Erweiterung der Lungen (vielleicht bedingt durch Ermüdung der Inspirationsmuskeln), die gleichzeitig besteht, kann dafür mit verantwortlich gemacht werden. Infolge der Abmagerung solcher Leute ist auch im Epigastrium, entsprechend der Bauchaorta, und ebenso an den Halsgefäßen eine lebhafte Pulsation zu sehen. Der Puls selbst erinnert bezüglich seiner Beschaffenheit an den Pulsus celer, was ähnlich wie im Fieber auf eine geringe Spannung der peripheren Gefäße zurückzuführen ist. Das Minutenvolumen ist bei Hyperthyreosen immer sehr vergrößert. Der systolische Blutdruck ist zumeist normal, während der diastolische oft niedrig, also ein Verhalten, das gleichfalls an die Aorteninsuffizienz erinnert. Das Herz selbst braucht durchaus nicht in allen Fällen mit einer Dilatation oder Hypertrophie zu reagieren. Immerhin kommen gelegentlich bei längerer Dauer der Erkrankung Vergrößerungen bzw. Dilatationen vor. Akzidentelle Geräusche im Bereiche des Herzens sind oft zu hören; wegen der gelegentlichen Herzvergrößerung ist es manchmal nicht leicht zu entscheiden, ob es sich wirklich nur um akzidentelle Phänomene handelt.

Die *leichte Erregbarkeit des Nervensystems* spielt diagnostisch eine große Rolle. Als objektives Maß kann der sehr feinschlägige Tremor der ausgestreckten und gespreizten Finger angesehen werden. Ähnliches ist auch an der Zunge und den Lidern zu sehen. Unter bestimmten Bedingungen fühlt man ein feines Vibrieren in allen Muskeln. Die Kranken werden von großer Unruhe, Rastlosigkeit und Labilität der Stimmung verfolgt. Sie sind außerordentlich reizbar, finden wenig Schlaf, was sich gelegentlich zu maniakalischen Erregungen steigert; auch depressive Verstimmungen kommen vor, ebenso Angstzustände. Die Patienten klagen außerordentlich über Schwäche und Müdigkeit, die sich schon nach geringsten Anstrengungen geltend macht. Trotz der Müdigkeit ist das Schlafbedürfnis meist gering. Ideenflucht, Angstzustände, sowie Erregungen machen sich störend bemerkbar.

Viele Basedowiker sind nicht imstande, die *Lunge* in normale Inspirationsstellung zu bringen; diesem Umstande ist es zuzuschreiben, daß sich das Herz relativ stark entblößt zeigt. Die absolute Herzdämpfung nähert sich in ihrer Größe fast der relativen (BRYSONsches Zeichen). Entsprechend dem Inspirationsdefizit ist auch die Vitalkapazität klein.

Im Bereiche des *Verdauungsapparates* äußert sich die Hyperthyreose oft durch Diarrhöen. Es kann bis zu 20 dünnflüssigen Stühlen kommen, wodurch sich der Verfall der Kräfte noch wesentlich steigert. Charakteristisch ist das negative Verhalten der sonst bei Durchfällen sich bewährenden therapeutischen Maßnahmen. In seltenen Fällen kommt es auch zu Erbrechen.

Die *Haut* ist stets feucht, weich und leicht gerötet — man spricht von einer Samthaut. Viele Kranke sind gleichsam dauernd in Schweiß gebadet. In diesem Verhalten ist wohl die Ursache des geringen elektrischen Hautwiderstandes zu suchen (VIGOUROUXsches Symptom). Oft gesellt sich noch eine deutliche Pigmentierung hinzu. Manche Hautpartien sind dazu ganz besonders disponiert (z. B. die Augenlider). Haarausfall wird nur selten vermißt; selbst im Bereiche des Stammes macht sich der Haarausfall bemerkbar.

Änderungen des *weißen Blutbildes* sind ziemlich charakteristisch; die Zahl der polynukleären Zellen ist zumeist vermindert, dagegen die Lymphocyten und ebenso die Mononukleären sowohl relativ als auch absolut vermehrt. Ob es sich hier um eine toxische Knochenmarkschädigung handelt oder um die Reaktion einer allgemeinen Konstitutionsanomalie, ist schwer zu sagen. Jedenfalls sieht man bei Basedowkranken große hyperplastische Tonsillen und oft auch Thymusvergrößerungen, gelegentlich auch Milztumoren. Mit der Vergrößerung der Thymus muß es eine eigentümliche Bewandtnis haben, da sonst bei allen mit Abmagerung einhergehenden Zuständen die Thymus atrophiert. Möglicherweise handelt es sich bei der Thymusvergrößerung auch um den Ausdruck einer Störung in der Wechselwirkung der inkretorischen Tätigkeit, wie ja überhaupt im Verlaufe der BASEDOWschen Krankheit Störungen im Bereiche der verschiedensten inkretorischen Drüsen zu beobachten sind. In dem Sinne müssen wir auch die unterschiedlichen Menstruationsstörungen deuten. Solange das schwere Krankheitsbild einer BASEDOWschen Krankheit besteht, sind die Menses teils unregelmäßig, teils für viele Monate hindurch aussetzend. Abnahme der Libido und der Potenz beim Manne gehört ebenfalls zum Krankheitsbilde. Wiedereinsetzen der Menses kann prognostisch als ein günstiges Symptom verwertet werden. Von anderen inkretorischen Störungen sei die Neigung zu Glykosurie erwähnt. Vermutlich handelt es sich dabei um eine Läsion des Inselapparates. Der Anatom findet die Nebennieren der Basedowiker oft auffallend klein, hypoplastisch; die Hypophyse zeigt kaum wesentliche Änderungen.

Charakteristisch ist das *Verhalten des Stoffwechsels*. Daß solche Patienten trotz reichlicher Nahrungszufuhr abmagern, ist eine typische Erscheinung. Die Ursache dafür ist in einer Steigerung des Stoffwechsels zu suchen. Ein Basedowpatient benötigt in der Zeiteinheit viel mehr Sauerstoff, als ein entsprechend gleich großes und gleich altes Kontrollindividuum. Erhöhungen des Grundumsatzes um über 100% stellen keine Seltenheit vor. Allerdings gibt es auch vereinzelte Fälle mit nur ganz unbeträchtlich oder gar nicht erhöhten Grundumsatz, nur die anderen Symptome sind so typisch, daß an der Diagnose Morbus Basedow nicht zu zweifeln ist. Die Unökonomie des Stoffwechsels, die schon in der Ruhe zu erkennen ist, gestaltet sich noch viel ungünstiger, wenn ein solcher Patient Arbeit leistet. Er braucht zur Bewältigung einer bestimmten Arbeitsleistung viel mehr Brennmaterial als ein gesunder Mensch; auch der Eiweißzerfall erweist sich wesentlich gesteigert, was bei nicht zu reichlicher Eiweißzufuhr sogar zu einer negativen Bilanz führen kann. Die unter dem Einflusse einer Eiweißzufuhr eintretende Grundumsatzsteigerung (spezifisch-dynamische Eiweißwirkung) äußert sich beim Basedowiker besonders deutlich; mit der Grundumsatzsteigerung dürfte auch die Neigung zu Temperaturerhöhung in Zusammenhang stehen; darauf ist auch die bekannte Tatsache zurückzuführen, daß der Basedowiker bei interkurrenten Krankheiten ganz besonders leicht zu Fieber neigt. Der Calciumstoffwechsel zeigt zumeist infolge dauernd gesteigerter Calciumabgabe eine negative Bilanz. Parallel damit kommt es zu einer Kalkverarmung der Knochen.

Das *Wesen der Krankheit* ist vermutlich auf eine Vergiftung des Körpers durch Schilddrüsenstoffe zurückzuführen. Damit deckt sich einerseits der anatomische Befund der Schilddrüse und andererseits die Erfahrung, daß sich durch Verfütterung von Schilddrüsensubstanzen ein dem Basedow ähnliches Krankheitsbild erzeugen läßt. Die Schilddrüse ist nicht nur vergrößert, sondern auch in einem histologisch nachweisbaren Zustand von Überfunktion. Die starke Vascularisierung und die Proliferation der Epithelien sind wohl kaum anders zu deuten. Für die Annahme einer Hyperthyreose kann auch die Gegensätzlichkeit im Symptomenbilde der BASEDOWschen Krankheit und des Myxödems angeführt werden. Dieser Antagonismus charakterisiert sich am besten in Tabellenform (s. S. 205).

So wie das Adrenalin auf dem Umwege über das vegetative Nervensystem wirkt, so meint man, daß auch das Schilddrüsengift über den Sympathicus und Parasympathicus seine Wirksamkeit entfaltet; vieles spricht dafür, daß speziell die Sympathicuszentren durch Thyroxin eine Reizung erfahren; gibt man Thyroxin in größerer Menge, so häuft sich das Jod ganz besonders reichlich im Hypothalamus an; merkwürdig ist auch die Tatsache, daß bei Läsionen des Hypothalamus (Encephalitis, Hirntumor) Thyroxin nicht wirkt.

Über die **Ätiologie** der BASEDOWschen Krankheit läßt sich nichts Sicheres sagen. Für manche Formen glaubt man vorausgegangene Infektionskrankheiten beschuldigen zu müssen. Manchmal sind es encephalitische Prozesse im Bereiche der die Schilddrüsenfunktion regelnden Zwischenhirnzentren, welche zur Entwicklung des Krankheitsbildes Anlaß geben können, wobei man sich des Eindruckes nicht erwehren kann, daß manche der vegetativ-nervösen Einzelsymptome auch ohne Mitwirkung der Schilddrüse, also unmittelbar vom Hypo-

Kachexia thyreopriva.	*Morbus Basedowii.*
Fehlen oder Atrophie der Glandula thyreoidea.	Schwellung der Schilddrüse, meist diffuser Natur; Hypervascularisation.
Langsamer, kleiner, regelmäßiger Puls.	Frequenter, oft gespannter, schnellender, hie und da unregelmäßiger Puls.
Fehlen jeglicher Blutwallungen bei Kälte der Haut.	Überaus erregbares Gefäßnervensystem.
Teilnahmsloser ruhiger Blick ohne Ausdruck und Leben.	Ängstlicher, unsteter, bei Fixation zorniger Blick.
Enge Lidspalten infolge Lidödem.	Weite Lidspalten, Exophthalmus.
Verlangsamte Verdauung und Excretion, schlechter Appetit, wenig Bedürfnisse.	Abundante Entleerungen, meist abnormer Appetit, vermehrte Bedürfnisse.
Verlangsamter Stoffwechsel.	Gesteigerter Stoffwechsel.
Dicke, undurchsichtige, gefaltene, trockene, schuppende Haut.	Dünne, durchscheinende, fein injizierte feuchte Haut.
Kurze, dicke, am Ende oft verbreitete Finger.	Lange schlanke Finger mit spitzer Endphalanx.
Schläfrigkeit und Schlafsucht.	Schlaflosigkeit oder aufgeregter Schlaf.
Verlangsamte Empfindung, Apperzeption und Aktion.	Gesteigerte Empfindung, Apperzeption und Aktion.
Gedankenmangel, Teilnahmslosigkeit und Gefühllosigkeit.	Gedankenjagd, psychische Erregung bis zu Halluzinationen, Manie, Melancholie.
Ungeschicklichkeit, Schwerfälligkeit.	Stets Unruhe und Hast.
Steifigkeit der Extremitäten.	Zitternde Extremitäten, vermehrte Beweglichkeit der Gelenke.
Zurückbleiben des Knochenwachstums, kurze und dicke, oft deforme Knochen.	Schlanker Skeletbau, hie und da weiche und dünne Knochen.
Stets Kältegefühl.	Unerträgliches Hitzegefühl.
Verlangsamte schwere Atmung.	Oberflächliche Atmung mit mangelhafter inspiratorischer Ausdehnung des Thorax.
Zunahme des Körpergewichtes.	Abnahme des Körpergewichtes.
Greisenhaftes Aussehen auch jugendlicher Kranker.	Jugendliche, üppige Körperentwicklung, wenigstens in den Anfangsstadien.
Hypojodämie.	Hyperjodämie.
Gerinnungsbeschleunigung.	Gerinnungsverzögerung.
Gesteigerte Viscosität.	Herabgesetzte Viscosität.

thalamus aus ihren Ausgang nehmen können. Verständlicher wird uns eine ätiologische Erklärung, wenn sich ein Hyperthyreoidismus im Verlaufe anderer endokriner Störungen entwickelt. Auf eine Störung in den Wechselbeziehungen der Drüsen mit innerer Sekretion ist wahrscheinlich das Einsetzen von Basedowerscheinungen zur Zeit des Klimakteriums zu beziehen. Gleiches ist von den Basedowformen anzunehmen, die sich im Anschluß an operative Kastration entwickeln. Vielleicht gehören hierher auch manche Basedowzustände, die nach einer Gravidität beginnen, wobei auch die während der Schwangerschaft bestehende Umstellung der Hypophysenfunktion berücksichtigt werden muß.

Eine eigentümliche Rolle spielt das Jod. An der Tatsache, daß sich so mancher BASEDOWsche Symptomenkomplex im Anschluß an eine unzweckmäßige Jodverordnung entwickelt, kann nicht vorübergegangen werden. Bei manchen Personen genügen schon kleinste Joddosen, um die typischen Erscheinungen eines Hyperthyreoidismus nach sich zu ziehen. Warum manche Menschen dazu ganz besonders disponieren, während andere wieder große Jodgaben ohne die geringsten Intoxikationserscheinungen vertragen, darüber ist viel diskutiert worden. Man beschuldigt z. B. eine Organminderwertigkeit der Schilddrüse. Sicherlich sind auch regionäre Verhältnisse zu berücksichtigen. Mir persönlich ist z. B. bekannt, daß die Bevölkerung von Wien und Freiburg i. Br. vielfach außerordentlich jodempfindlich ist, während man in Graz und Köln durch längere Zeit hindurch größere Jodmengen verabreichen kann, ohne eine Schädigung zu gewärtigen. Jedenfalls müssen wir bei der Beurteilung einer BASEDOWschen Krankheit stets auf eine vorausgegangene Jodtherapie achten. Seit SCHITTENHELM gefunden hat, daß von außen zugeführtes Jod vorwiegend in der Gegend der vegetativen Zwischenhirnzentren gestapelt wird, haben wir uns auch mit der Frage zu beschäftigen, ob nicht auch auf cerebralem Wege Basedowsymptome bzw. vegetativ nervöse Symptome ausgelöst werden können.

Wenn sich im Anschluß an eine starke psychische Emotion Hyperthyreoidismus entwickelt, was tatsächlich öfter zur Beobachtung kommt, dann wird man ganz besonders an Beziehungen des Zentralnervensystems zum BASEDOWschen Symptomenkomplex denken müssen.

Zeichen von Hyperthyreoidismus können sich auch als Begleiterscheinung mancher Formen von Schilddrüsencarcinom entwickeln, besonders wenn es dabei auch zu ausgedehnten Metastasen kommt.

Man ist geneigt, von verschiedenen *Formen des Morbus Basedowii* zu sprechen. Ursprünglich galten als Kardinalsymptome Exophthalmus, Struma und Tachykardie, später kamen noch weitere Symptome hinzu. Als man beobachtete, daß ein oder das andere Kardinalsymptom auch fehlen kann, sprach man von *Formes frustes* und verstand darunter unvollkommene Formen. Je freigebiger man mit dieser Diagnose wurde, desto mehr drängte sich gelegentlich die Frage auf, welchem Symptome man die entscheidende Bedeutung zumessen darf. Vielfach gilt als solches die Stoffwechselsteigerung — gemessen an der Größe des Sauerstoffverbrauches. Von diesem Gesichtspunkte aus betrachtet erscheint es wichtig, zu wissen, daß es seltene Formen von Hyperthyreoidismus gibt, bei welchen die Stoffwechselsteigerung allein das Krankheitsbild beherrscht.

Manche trennen die einzelnen Formen in Basedow und Basedowoid. Je nachdem, ob sich der thyreotoxische Zustand in einem bis dahin gesunden oder in einem neuropathischen bzw. degenerativen Individuum entwickelt. Basedow ist der Hyperthyreoidismus, der ein bis dahin vollkommen gesundes Individuum ziemlich akut erfaßt, während es beim Basedowoid oft sehr schwer ist, den Beginn der Erkrankung festzustellen; die betreffenden Personen waren schon immer „nervös". Kommt es bei einem Kropfkranken zu den Erscheinungen eines Basedow, so spricht man von einer Struma basedowificata. Meist kommt als Ursache eines solchen Zustandes eine unzweckmäßige Jodtherapie in Betracht; hier spricht man von einem Jodbasedow.

Der **Verlauf** sowohl des klassischen Basedow als auch der unvollkommenen Formen zeigt große Mannigfaltigkeit. Der typische Basedow kann sich bei einem bis dahin vollkommen gesunden Menschen innerhalb kurzer Zeit entwickeln und ebenso rasch wieder verschwinden. Die Dauer der Krankheit kann Wochen, Monate und selbst Jahre währen. Zeiten mit relativer Besserung können mit ungünstigeren Perioden wechseln. In den kühleren Jahreszeiten fühlt sich der Patient wohler als in den heißen Sommermonaten. Die Zahl der Fälle, die zum Tode führen, ist gering; prämortal kann es zu Hyperpyrexien kommen. Ernstere Komplikationen von Seite des Herzens sind selten, doch kommt es recht häufig zu Vorhofflimmern; die oft frühzeitig einsetzenden Knöchelödeme sind allem Anschein nach nicht immer auf kardiale Dekompensation zurückzuführen, sondern werden als „toxisches" Symptom gedeutet; heilt der Basedow aus, so kann der Exophthalmus als Restsymptom noch immer persistieren. Retrobulbäre Fettwucherung wird dafür verantwortlich gemacht. Störungen der Leberfunktion lassen sich zuweilen durch die Galaktoseprobe usw. nachweisen. Selten kommt es zu einem Parenchymikterus. Ist dies der Fall, dann muß die Prognose ernster beurteilt werden. Pathogenetisch wichtig erscheint die

Tatsache, daß auch der Anatom fast bei jedem Basedow schwere Leberschädigungen nachweisen kann; man muß sich daher darüber wundern, warum nicht auch klinisch viel öfter Leberstörungen zu beobachten sind. Kombination mit Diabetes verschlechtert die prognostische Aussicht.

Auch unter den Formes frustes hat man zwischen leichteren und schwereren Formen zu unterscheiden. Im allgemeinen machen die unvollständigen Zustände dem Arzt mehr zu schaffen, da die Krankheitsdauer zumeist eine unbegrenzt lange ist.

Die **Diagnose** der klassischen Form bereitet kaum Schwierigkeiten, wohl aber die der unvollständigen Formen. Schwer zu erkennen ist der akute Basedow, wobei nur Tachykardie, Durchfälle, Schweißausbrüche, große Unruhe und Stoffwechselsteigerung im Vordergrunde stehen. Augensymptome können noch völlig fehlen; in zweifelhaften Fällen kann sich hier die Untersuchung des Grundumsatzes diagnostisch bewähren, doch ist dieselbe meist wegen der Schwere des Krankheitsbildes kaum durchführbar.

Die **Therapie** der BASEDOWschen Krankheit ist teils eine kausale, teils eine symptomatische. Wenn man die Ursache in einer erhöhten Tätigkeit der Schilddrüse bzw. in einer vermehrten Abgabe von Thyreoidsubstanzen erblickt, so wird die logische Behandlungsweise bestrebt sein, die gesteigerte Schilddrüsentätigkeit tunlichst herabzusetzen. Die radikalste Form stellt die operative Verkleinerung der Schilddrüse vor. Zu diesem Zwecke wird entweder die eine Hälfte der Schilddrüse völlig entfernt und von der anderen ein großer Anteil, oder es werden mehrere Schilddrüsenarterien unterbunden. Der Operateur hat sich tunlichst vor einer Läsion der Epithelkörperchen und des N. recurrens zu hüten. Die Ansichten über die chirurgischen Erfolge sind geteilt. Neben glänzenden Resultaten wird vielfach auch über Mißerfolge berichtet; zum Teil ist die Ursache in einer verschiedenen Indikationsstellung zu suchen. Als Schreckgespenst, weswegen von vielen Ärzten die Operation abgelehnt wird, gilt die relativ hohe Mortalität. Man sieht Todesfälle unmittelbar im Anschluß an die Operation. Bald nach Beendigung des Eingriffes kommt es zu jagender Herztätigkeit, Zittern, Erbrechen und schweren Erregungszuständen. Manchmal setzt der bedrohliche Zustand schon beim Beginn der Operation ein; durch das Manipulieren an der Thyreoidea kann es zu einer gesteigerten Ausschwemmung des Schilddrüsenhormones kommen. In jüngster Zeit glaubt man sich vor diesen bedrohlichen Komplikationen durch eine Jodvorbehandlung schützen zu können. Entsprechend einem Vorschlag von PLUMMER werden alle Basedowfälle, ehe sie zur Operation kommen, in folgender Weise vorbereitet: man gibt durch 8—10 Tage 3—4mal täglich 10 Tropfen LUGOLsche Lösung, wobei es fast immer zu einer vorübergehenden Besserung der ganzen Basedowerscheinungen kommt. Eine gleichzeitige Kontrolle durch den Stoffwechselversuch (Sauerstoffverbrauch) ist unbedingt notwendig. Sobald die schweren Symptome zurückgegangen sind und vor allem auch der Grundumsatz abgefallen, *muß* die Operation sofort angeschlossen werden, da sonst nach Aussetzen der Jodtherapie — wie die Erfahrung lehrt — wieder eine erhebliche Verschlimmerung einsetzen kann. Statt Jod in Form der LUGOLschen Lösung kann auch das Dijodtyrosin verwendet werden; gibt man davon z. B. täglich 0,1 g, so kommt es ebenfalls zu einem allmählichen Rückgang der Basedowsymptome; die Besserung hält nicht immer lange an; jedenfalls ist der akute therapeutische Erfolg, wie er nach der Darreichung von LUGOLscher Lösung zu sehen ist, nicht mit der Dijodtyrosinmedikation zu vergleichen; Dijodtyrosin kann man mit gutem Erfolge durch lange Zeit geben, wenn man nicht allzugroße Dosen (z. B. 0,025 pro die) verabreicht.

Die besten Erfolge hat die Chirurgie aufzuweisen, wenn man *bald* nach Beginn der ersten Basedowerscheinungen operiert. Je länger man aber zuwartet, desto ungünstiger sind die operativen Resultate. Vermutlich kommt es bei längerer Dauer der Thyreotoxikose auch zu einer Mitbeteiligung der anderen endokrinen Drüsen. Besteht neben dem Basedowsymptomenkomplex eine durch die Struma bedingte *Verengerung der Luftröhre*, so ist mit größerem Nachdrucke zur Operation zu raten, ebenso bei drohender oder schon eingetretener Herzdekompensation; jedenfalls stellt eine eventuelle Dekompensation des Kreislaufes keine Kontraindikation für die Operation dar.

Auch durch *Strahlentherapie* haben wir es evtl. in der Hand, die Schilddrüsentätigkeit zu bremsen; so lassen sich durch Röntgenbestrahlung viele Fälle außerordentlich günstig beeinflussen; man kann mit dieser Behandlungsmethode beginnen, muß sich aber stets vor Augen halten, daß es auf diese Weise zu Verwachsungen der Schilddrüse mit der Umgebung kommt, was die Operation erschweren kann. Die Strahlenbehandlung ist kontraindiziert, wenn daneben auch Anzeichen eines floriden oder selbst nur latenten tuberkulösen Lungenprozesses vorhanden sind (Aktivierung tuberkulöser Herde).

Die Zahl der Möglichkeiten, auf internem Wege dem Patienten symptomatisch Erleichterung zu verschaffen, ist außerordentlich groß. Stark abgemagerte Patienten gehören unbedingt ins Bett; unter Berücksichtigung ihrer sozialen Verhältnisse soll man sich bemühen, sie von den Sorgen des Alltags loszulösen. Der Aufenthalt in einem Höhenkurort wird angenehm empfunden; die Unruhe läßt sich durch Adalin oder kleine Luminaldosen günstig beeinflussen; kleine Dosen von Gynergen werden angenehm empfunden, sehr bewährt sich *Bellergal*, das eine Kombination von Ergotamin und Belladonna darstellt. Um ausreichenden Schlaf zu erreichen, muß man gelegentlich zu kräftigeren Schlafmitteln greifen; kalte Umschläge, evtl. Kühlschlangen auf die Schilddrüse und auf das Herz wirken außerordentlich beruhigend. Die Ernährung soll reichlich sein unter tunlicher Vermeidung allzu großer Eiweißmengen; Eiweiß erhöht die Verbrennungsvorgänge. Der erhöhte Stoffwechselvorgang kann durch eine Arsenkur, ebenso durch Darreichung von Natriumphosphat oder durch Chinin günstig beeinflußt werden. Von mancher Seite wird auch Calcium empfohlen, da es die Erregbarkeit des vegetativen Nervensystems herabsetzt.

Gegen die Tachykardie nützt Digitalis oder Strophanthin im allgemeinen nichts, es sei denn, daß sich das Herz in einem Zustand ausgesprochener Dekompensation befindet. Auf Grund theoretischer Überlegungen wurde das Antithyreoidin Möbius (Serum von schilddrüsenlosen Ziegen) und das Rodagen (getrocknete Milch von schilddrüsenlosen Ziegen) in die Therapie des Morbus Basedowii eingeführt. Beide Präparate sind teuer, ihr therapeutischer Wert aber höchst zweifelhaft.

Zur Behandlung der unterschiedlichen Thyreotoxikosen hat man auch einige Hormonpräparate empfohlen, z. B. Thymussubstanz, Ovarial- oder Hodenpräparate. Als psychisches Beruhigungsmittel können diese Präparate gegeben werden. Eine objektiv nachweisbare Wirkung läßt sich damit kaum erzielen. Das aus Tierblut hergestellte Präparat „Thyronorman" hat wenig Anklang gefunden, ebenso der Versuch, durch Fluorwasserstoffbäder eine Umstellung der Halogene im basedowischen Organismus zu erzielen. Sehr gute Erfolge kann man durch Darreichung von Vitamin I (Vogan) erzielen; das Körpergewicht nimmt zu und die allgemeine Nervosität ab; der Basedowiker braucht ebenso wie der fiebernde Patient mehr Vitamine als der gesunde Mensch.

So segensreich die Jodtherapie als Vorbereitung zu einer Operation ist, so nachdrücklich muß bei einer typischen Hyperthyreose vor einer internen Behandlung mit Jodpräparaten gewarnt werden. Selbst Einpinselungen mit Jodtinktur können schon Schaden stiften; in dem Sinne kann ich nur der Ansicht WAGNER-JAUREGGs zustimmen, der für die Mehrzahl aller Basedowfälle eine unzweckmäßige und unkontrollierte Jodmedikationen in den verschiedensten Formen (darunter auch Salben, Stuhlzäpfchen, Mundwässer usw.) verantwortlich macht. Eine Ausnahmestellung nimmt das Dijodtyrosin ein.

3. Kropf und Kretinismus.

Wenn es bei einem Menschen zu einer Schilddrüsenvergrößerung (Kropf) kommt, so braucht dies noch keineswegs eine Funktionsstörung der Schilddrüse zu bedeuten. Immerhin ist Vorsicht am Platze, weswegen es ratsam erscheint, in allen Fällen den Grundumsatz zu prüfen; an Hand einer solchen Prüfung könnte man die unterschiedlichen Strumen in hypothyreotische, hyperthyreotische und euthyreotische trennen. Soweit es sich nicht um eine Knotenform der Struma handelt, die — wenn sie Beschwerden macht — in erster Linie in die Hand des Chirurgen gehört, können die anderen Formen einer internen Behandlung zugeführt werden. Bevor wir uns aber zu einer solchen entschließen, muß immer zuerst die Frage entschieden werden, ob nicht doch eine Funktionsstörung der Schilddrüse vorliegt; einzelne Symptome, die bald mehr an Basedow, bald mehr an Myxödem erinnern, können uns diagnostisch weiter helfen. In zweifelhaften Fällen soll man — wie bereits erwähnt — die Grundumsatzbestimmung zu Rate ziehen.

In der Darreichung von Jod (teils innerlich als Jodkali, teils in Salbenform gereicht) besitzen wir ein energisches Mittel, um die Schilddrüse bzw. den Kropf zu verkleinern. Eine solche Therapie darf allerdings nur unter dauernder Kontrolle des Arztes durchgeführt werden. Nur dort, wo es sich entweder um eine euthyreotische oder hypothyreotische Struma handelt, erscheint eine Jodtherapie angebracht. Bei Zeichen von Hyperthyreose ist sie unbedingt zu vermeiden. Hier tritt eventuell die Bestrahlungstherapie in ihre Rechte. Dort, wo cystische harte Strumaknoten vorliegen, kann weder Jod noch Bestrahlung nützen; hier hilft nur die Operation.

Durch jahrelangen Druck auf die Trachea und damit einhergehende Kurzatmigkeit kann es zu chronischen Katarrhen der Luftwege und schließlich zu Lungenemphysem kommen. Die dadurch bedingten Herzbeschwerden werden folgerichtig auf die Struma bezogen, weswegen man in solchen Fällen von einem *pneumischen Kropfherzen* gesprochen hat. Das *thyreotoxische Kropfherz* ist meist eine Forme fruste, bei der die Herzbeschwerden als vorwiegendes Symptom im Vordergrunde stehen. Schilddrüsenvergrößerungen kommen teils sporadisch, teils endemisch vor. Der *sporadische Kropf* ist meist auf eine konstitutionelle Veranlagung zur Kropfbildung zu beziehen; eine Reihe von Familienmitgliedern kann davon betroffen sein.

Beim *endemischen Kropf* spielt das hereditäre Moment gleichfalls eine Rolle, aber daneben noch andere Faktoren, die wir vorläufig noch nicht genau abschätzen können. Jedenfalls ist an der Tatsache festzuhalten, daß die Schilddrüsenvergrößerung in bestimmten Gegenden (z. B. in der Schweiz, in der Steiermark, Tirol und überhaupt in den Alpenländern) viel häufiger vorkommt. Bereits beim Neugeborenen ergeben sich in dieser Richtung beträchtliche Unterschiede. So wiegt z. B. die Schilddrüse eines Neugeborenen in Kiel durchschnittlich 1,9 g, während in Bern das Durchschnittsgewicht 8,2 ist (für Königsberg wurde 3,5 und für München 6,0 g gefunden). Wahrscheinlich kommt als Ursache des endemischen Kropfes Jodmangel in Betracht. Wird dem Körper zu wenig Jod zugeführt, so kommt es zu einer Anpassung der Schilddrüse; dies führt zu Epithelwucherung und Vergrößerung des Organes. In Kropfgegenden soll weniger Jod in Boden, Wasser und Luft vorhanden sein und dementsprechend auch weniger Jod in den Nahrungsmitteln. Unter dem Eindruck solcher

Vorstellungen — hauptsächlich durch WAGNER-JAUREGG vertreten — wurde in einzelnen Gegenden, z. B. in der Schweiz und in den österreichischen Alpenländern, absichtlich Jod zum Kochsalz zugesetzt, damit die Bevölkerung mehr Jod erhält. In manchen Gegenden wird Jod in der Schule an alle Kinder verfüttert, um so der Kropfbildung vorzubeugen. Die auf diese Weise erzielten Erfolge sind außerordentlich ermutigend, wobei allerdings nicht verschwiegen werden darf, daß an manchen Stellen, wo Jod absichtlich zum Kochsalz zugesetzt wird, eine Zunahme der BASEDOWschen Krankheit zu bemerken ist (z. B. Wien). Sehr gut scheint sich die in den kropfreichen Hochtälern Norwegens eingeführte Prophylaxe durch konservierte Seefische zu bewähren, deren Fleisch reichlich Jod in organischer Bindung enthält. So günstig die Erfolge dieser Kropfprophylaxe an manchen Stellen zu sein scheinen,

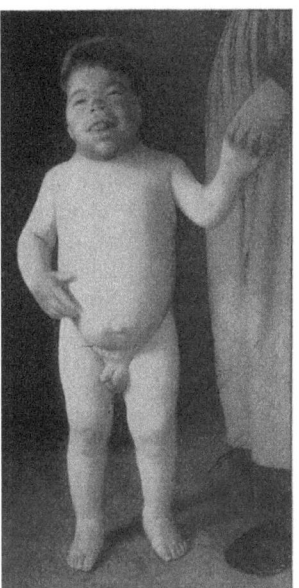

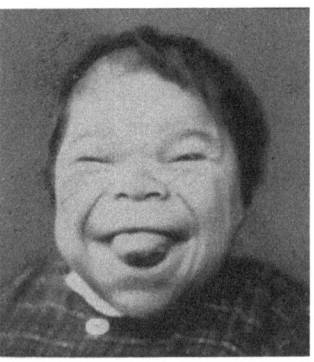

Abb. 6. Endemischer Kretin aus Steiermark.

Abb. 7. Endemische Kretin aus Steiermark.

so soll damit noch nicht gesagt sein, daß alle Forscher auf diesem Gebiete der Jodmangeltheorie huldigen, denn es gibt noch andere ätiologische Momente, die ebenfalls zu Kropfbildung Anlaß geben. Um nur ein Kuriosum zu erwähnen, sei auf den Brasilianischen Kropf hingewiesen, der nach CHAGAS auf Wanzenstiche zurückgeführt werden soll. Diese Ungeziefer beherbergen in sich Schizotrypanum Cruzi, das, auf den Menschen übertragen, zur Kropfbildung führt. Sehr interessant sind auch Beobachtungen amerikanischer Autoren (WEBSTER und Mitarbeiter) über die Entstehung großer Kröpfe bei Kaninchen, die mit bestimmten Kohlarten gefüttert wurden; vielleicht kommt als Materia pecans Acetonitril in Betracht, das sich in manchen Kohlarten findet. Diese kropftragenden Tiere ähneln dem kropftragenden Menschen durch ihre enorme Überempfindlichkeit gegenüber kleinsten Joddosen.

Auch unter physiologischen Bedingungen kann es zu einer Schilddrüsenvergrößerung kommen. So kennen wir eine Struma adolescentium (*Pubertätsstruma*) und die Schilddrüsenvergrößerung zur Zeit der Gravidität und Menstruation (infolge Störungen in der Wechselwirkung der unterschiedlichen Drüsen mit innerer Sekretion?).

Die *malignen Entartungen* der Schilddrüse haben nur geringes internistisches Interesse; meist entwickeln sie sich auf dem Boden einer schon bestehenden Struma. Zu wesentlichen Vergrößerungen muß es dabei nicht kommen. Charakteristisch ist die Neigung dieser Tumoren zu Metastasenbildung innerhalb der Knochen.

Besonders in Gegenden, wo der endemische Kropf zu Hause ist, findet sich häufig auch jenes Krankheitsbild, das man als *Kretinismus* bezeichnet. Da der endemische Kropf vielfach die Zeichen von Hypothyreoidismus darbietet, und da auch das Äußere eines Kretinen weitgehend an Myxödem erinnert, so ist es verständlich, daß sich zwischen diesen beiden Krankheitsbildern fließende Übergänge finden (Abb. 6 u. 7). Der echte Kretinismus kennzeichnet sich, abgesehen von dem endemischen Vorkommen, durch eigentümliche Wachstumsstörungen, Idiotie, Taubstummheit und Kropf. Das neugeborene Kind braucht zunächst noch keine Kennzeichen von Kretinismus darzubieten. Allmählich bleibt aber das Kind in seiner Entwicklung zurück, was schließlich zu Zwergwuchs ausartet. Nur selten wird eine Größe von 150 cm erreicht. Die Durchschnittslänge schwankt um 100 cm. Der Körperbau ist gedrungen plump. Die Extremitäten kurz, massiv; die Enden sind ähnlich wie bei der Rachitis aufgetrieben; Hände und Füße kurz, ebenso die Finger. Man vergleicht die Hände mit Maulwurftatzen. Oft finden sich Spitz- und Klumpfüße, sowie ähnliche Defekte. Röntgenologisch zeigen sich an den Extremitäten deutliche Hemmungen der Verknöcherung, ähnlich wie beim jugendlichen Myxödem. Sehr charakteristisch ist der Schädel und der Gesichtsbau. Der Schädel ist groß, das Gesicht klein, niedrig, meist prognat. Tiefe und unausgleichbare Falten durchfurchen die Stirn. Die Jochbeine sind stark entwickelt; kleine häßliche Stumpfnase mit tiefliegender breiter Wurzel, derben Flügeln und nach vorn und oben sehenden Nasenlöchern. Die Augenlider sind zumeist verschwollen, die Augen selbst weit auseinanderliegend. Die Ohrmuscheln sind klein, sie zeigen Degenerationszeichen. Der Mund wird zumeist offen gehalten.

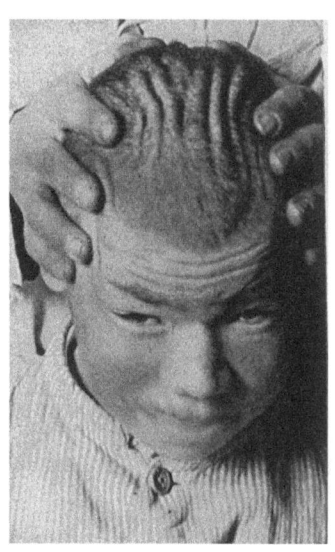

Abb. 8. Starke Faltenbildung bei Kretinismus.

Die Lippen wulstig, die Zunge fleischig, sie liegt entweder bewegungslos am Mundboden oder drängt sich aus dem offenen Mund heraus; Speichelfluß. Die Zähne häßlich und ungleichmäßig gestellt, meist stark cariös. Da der Hals kurz und breit ist, scheint der Kopf dem Thorax unmittelbar aufzusitzen. In mehr als der Hälfte der Fälle findet sich ein großer, mit harten Knoten durchsetzter Kropf. Der Thorax ist nach unten zu erweitert, bedingt durch ein großes Abdomen (Froschbauch); Hernien werden oft beobachtet; das Genitale ist gering entwickelt (kindlich); doch ist dies nicht die absolute Regel; die Haut schmutzig gelblich und verdickt, während das subcutane Gewebe fettarm erscheint. Die Folge davon ist, daß die Haut zu weit erscheint, was eben der Grund vielfacher Faltenbildung ist (Abb. 8). Das Gesicht jugendlicher Kretins erhält deswegen greisenhaftes Aussehen. Die Haut ist trocken, abschilfernd, durch Warzen und Flecken entstellt; sie fühlt sich kühl an. Nägel dick, spröde, rissig. Das Haupthaar kurz, borstig; der Bartwuchs sehr spärlich. Sonst ist der Körper nur wenig behaart. Im Bereiche der Sinnesorgane weitgehende Störungen. Strabismus, Nystagmus; der Geruch- und Geschmackssinn außerordentlich mangelhaft entwickelt; oft Taubstummheit; die Sprache ist meist nur lallend, unverständlich. Viele Individuen solcher Art stoßen an Stelle von Worten nur unartikulierte Laute hervor. Manche sind bösartig und dadurch gemeingefährlich, andere wieder vollkommen harmlos. Idiotie ist sehr häufig. Charakteristisch ist die Körperhaltung, der Gang ist watschelnd, die Arme herabhängend, die Beine im Knie gebeugt. Der Stoffwechsel ist oft träge, ähnlich wie beim Myxödem. In Kropfgegenden zeigt sich eine Art Kretinismus auch bei Tieren (Hunden).

Die Ähnlichkeit mit vielen Symptomen, wie sie beim Myxödem vorkommen, und vor allem die Herabsetzung des Grundumsatzes waren der Anlaß, bei Kretinen die Schilddrüsentherapie zu versuchen. Sicherlich läßt sich durch systematische Schilddrüsenfütterung — vorausgesetzt, daß die Epiphysenfugen noch offen sind — das Wachstum beeinflussen, und ebenso werden auch andere Symptome — wie die Veränderung der Haut, des Stoffwechsels, manchmal auch der Intelligenz — günstig beeinflußt, aber das kretinoide Äußere bleibt unverändert. Es kann sich daher beim Kretinismus nicht *nur* um den Ausdruck einer mehr oder minder ausgesprochenen Hypothyreose handeln, sondern wir müssen gleichzeitig auch mit manigfachen und variablen Konstitutionsdefekten rechnen. Vermutlich kann dieselbe Noxe, die zum endemischen hypothyreoiden Kropf führt, unter besonders ungünstigen Voraussetzungen und bei geeigneter Disposition auch Defekte bedingen, wie Idiotie, Taubstummheit, Änderungen des Gesichtsausdruckes und des Äußeren ganz im allgemeinen.

Die *Therapie* kann sich gegen die Hypothyreose richten. Voraussetzung ist allerdings frühzeitiges Eingreifen und systematische Durchführung. Im übrigen soll man sich von denselben Prinzipien leiten lassen, die anläßlich der Behandlung des Myxödems zur Sprache kamen.

II. Die Epithelkörperchen.
A. Allgemeine Physiologie und Pathologie.

Unser Wissen von der Bedeutung dieser kleinen Gebilde ist relativ jungen Datums. Wir greifen zunächst auf den Meinungsstreit zwischen BILLROTH und KOCHER zurück. KOCHER berichtete (1883), daß fast 30% aller seiner Kropfoperierten allmählich einem Krankheitsbild verfallen, das er Kachexia strumipriva nannte, und das vielfach an das Myxödem erinnert. BILLROTH dagegen sah bei seinen Kropfoperationen ganz andere Folgeerscheinungen — nämlich Tetanie. BILLROTH hatte um so mehr Recht, seine Fälle als tetanische anzusprechen, als in Wien das Krankheitsbild der Tetanie sehr gut bekannt war. Wie kam es nun, daß KOCHER stets nur die Kachexie sah, während von BILLROTH immer wieder betont wurde, daß die Tetanie die Folge des Schilddrüsenmangels sei? Erst allmählich kam man zu der Erkenntnis, daß KOCHER bei seinen Operationen die Epithelkörperchen geschont hatte, während sie an der Billrothklinik vermutlich mitexstirpiert wurden.

Auch im Tierexperiment gestalten sich die Verhältnisse außerordentlich kompliziert (dies gilt hauptsächlich von jungen Tieren). Während das Schaf und die Ziege nach Totalexstirpation der Schilddrüse nur die Erscheinungen eines Myxödems darbieten, lauten die Angaben beim Hunde außerordentlich verschieden. Einige Autoren sahen ähnliche Veränderungen, wie sie vom Schaf her bekannt sind, während andere immer wieder berichten, daß die Tiere schon wenige Tage nach der Schilddrüsenexstirpation zugrunde gingen. Bei diesen kranken Tieren zeigten sich außerdem Symptome, die die größte Ähnlichkeit mit jenen Erscheinungen darboten, die man von der menschlichen Pathologie her als Tetanie kannte, nur mit dem Unterschiede, daß die menschliche Tetanie einen mehr oder weniger chronischen und gutartigen Zustand darstellt, während die experimentelle Tetanie innerhalb kürzester Zeit unter stürmischen Erscheinungen zum Tode führt.

Erst die Entdeckung der Epithelkörperchen durch SANDSTRÖM (1880) versprach eine Erklärung (s. Abb. 9). Aber auch dann dauerte es noch geraume Zeit (1892), bevor diese anatomische Entdeckung von der Physiologie übernommen wurde. So konnte GLEY zeigen, daß es ganz sicher zum Ausbruch der Tetanie kommt, wenn man bei Kaninchen neben der Schilddrüse auch die Epithelkörperchen mitentfernt. Auch beim Hund führt Epithelkörperchenexstirpation zur typischen Tetanie, was allerdings nicht immer leicht bewerkstelligt werden kann, weil die Epithelkörperchen beim Hund schwer zu finden sind. Warum Individuen mit Thyreoaplasie keine Tetanie haben, ist darauf zurückzuführen, daß sich die Epithelkörperchen an der Aplasie nicht beteiligen. Seitdem man weiß, auf was man bei Schilddrüsenoperationen zu achten hat, läßt sich evtl. auch an dem anatomischen Präparate nachträglich demonstrieren, warum die Strumektomie in dem einen Falle Tetanie bedingt, während in einem anderen diese Erscheinung ausbleibt.

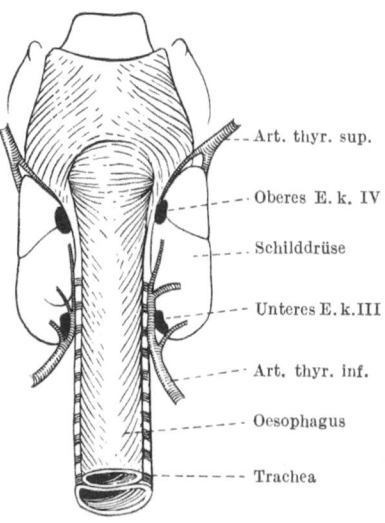

Abb. 9.
Topographie der Epithelkörperchen.

Welches sind nun die Zeichen der parathyreopriven Tetanie? Man hat zwischen akuter und latenter Tetanie zu unterscheiden, je nachdem ob es sich um das Fehlen aller oder nur einiger Epithelkörperchen handelt. Sehr störend wirkt bei Tierversuchen das Vorkommen von versprengten Epithelkörperchen.

Die Symptome einer akuten Tetanie lassen sich beim Hund und bei der Katze gut demonstrieren. Oft schon 24 Stunden post operationem kommt es zu mechanischer und elektrischer Übererregbarkeit der peripheren Nerven. Gleichzeitig setzen fibrilläre Muskelzuckungen an den verschiedensten Stellen ein. Frühzeitig beginnen die Tiere mit der Schnauze am Boden zu wetzen, der Gang wird steif, und nicht selten kommt es vor, daß das Tier mit dem Rücken des Fußes auftritt. Die Ursache dieser „Pfötchenstellung" ist ein tonischer Krampf der Extremitätenmuskulatur. Außerdem kommt es zu blitzartigen Zuckungen in den Beinen, die ein eigentümliches Schütteln derselben vortäuschen. Durch Umschnüren der Extremitäten läßt sich zumeist ein tonischer Krampf auslösen. Die Krämpfe, die zunächst lokalisiert sind, können sich verallgemeinern und schließlich zum allgemeinen tetanischen Anfall führen. Dabei stürzt das Tier scheinbar unvermittelt zu Boden, nimmt Opisthotonusstellung ein, streckt die Extremitäten steif von sich, die Atmung steht still. Dauert ein solcher Anfall länger an, so führt er zum Tode. Die Tiere magern stark ab, das Fell wird struppig, es entwickelt sich eine eitrige Conjunctivitis, außerdem kommt es zu Diarrhöen. In solcher Verfassung können die Tiere auch zugrunde gehen, aber weniger an den Folgen einer Tetanie, als an Kachexie.

Die chronische Tetanie läßt sich bei Ratten gut studieren. Im Vordergrunde stehen die Veränderungen an Zähnen und Knochen. Nach 5—6 Wochen kommt es zu einer Schädigung des Zahnschmelzes. Zuerst entwickeln sich weiße, opake Flecken an den Zähnen; diese fehlerhaften Bildungen innerhalb des Dentins fallen heraus, was schließlich zur Fraktur der Zähne führt. In der Nähe der frakturierten Zähne entwickeln sich Geschwüre. Als Ursache des ganzen Prozesses ist eine fehlerhafte Verkalkung des Dentins und schlechte Anlage des Schmelzes anzusehen.

Die Veränderungen am Skelete haben die größte Ähnlichkeit mit jenen, die wir von der Rachitis und von der Osteomalacie her kennen. Besonders deutlich läßt sich dies an künstlichen Frakturen beobachten; das Wesentliche ist eine fehlerhafte Callusbildung, der Callus ist kalkarm und ähnelt außerordentlich jenem, der uns von der Rachitis her bekannt ist.

Durch Epithelkörperchenimplantation kann man die schweren Erscheinungen entweder zum Verschwinden bringen oder sie zum mindesten mildern. Wenn die dabei erzielten Erfolge nicht sehr ermutigend sind, so liegt dies an der Schwierigkeit der Transplantationstechnik.

In Analogie zur Schilddrüse war man auch hier bestrebt, das wirksame Prinzip der Epithelkörperchen — das Hormon — darzustellen; erst vor wenigen Jahren (1925) ist es COLLIP und seinen Mitarbeitern gelungen, aus Epithelkörperchen einen wirksamen Extrakt darzustellen, der als das Hormon (Parathormon) anzusprechen ist. Seine chemische Natur ist noch unbekannt; die reinsten Präparate geben noch Eiweißreaktionen; durch Verdauungsfermente wird er zerstört, wirkt daher nur parenteral; im Tierversuch bewirkt Collipextrakt Steigerung des Calciumgehaltes im Blute; die biologische Auswertung erfolgt am Hund, durch Messung des Anstieges des Serumkalkes; eine Einheit = $1/100$ der Dosis, die innerhalb von 5 Stunden den Calciumgehalt des Blutes um 5 mg-% erhöht. Durch Injektion dieses Hormones gelingt es, die experimentelle Tetanie zu heilen.

Die Wirksamkeit des Epithelkörperchenextraktes gegenüber der parathyreoiden Tetanie hat man zu erklären versucht. Zunächst meinte man, daß dieses Hormon irgendwelche Gifte, die bei der Tetanie im Körper zirkulieren, bindet und so unwirksam macht. Man glaubte sogar, diese toxische Substanz in Form des Guanidins gefunden zu haben. Tatsächlich läßt sich Guanidin beim tetaniekranken Tier im Harn in vermehrter Menge nachweisen; außerdem erzeugt Guanidin beim Tier einzelne Erscheinungen, die etwas an die parathyreoide Tetanie erinnern. Das Krankhafte und eben durch den Epithelkörperchenverlust Charakteristische wäre demnach die mangelhafte Umwandlung des Guanidins in Kreatin.

Gegen die *Guanidintheorie* sind gewichtige Bedenken geäußert worden. Sie scheint jetzt durch die *Kalktheorie* überholt. Weisen schon die anatomischen Veränderungen bei der Tetanie auf eine Beeinflussung des Kalkstoffwechsels, so wird diese Annahme um so wahrscheinlicher, wenn man vor und nach der Epithelkörperchenentfernung den Kalkstoffwechsel verfolgt: entfernt man einem Tiere die Epithelkörperchen, so sinkt der Kalkgehalt des Blutserums beträchtlich ab. Sobald der normale Wert von durchschnittlich 10,5 mg-% auf 7 mg-% abgesunken, treten die Krämpfe in Erscheinung; an der Verminderung beteiligen sich vor allem die Ca-Ionen, also der aktive Kalk. Gibt man einem tetaniekranken Tier COLLIPschen Epithelkörperchenextrakt, so kehrt nach einigen Stunden gleichzeitig mit dem Verschwinden der Tetanie der Kalkwert des Blutes wieder auf die ursprüngliche Höhe zurück. Injiziert man aber zuviel Epithelkörperchenhormon, so kommt es zu einer Erhöhung des Kalkspiegels, was ebenfalls krankhafte Erscheinungen bedingt. Die Ursache des Sinkens des Blutkalkes nach Epithelkörperchenexstirpation ist nicht auf einen erhöhten Kalkverlust durch Harn und Stuhl zu beziehen; wohl aber kommt es zu einer negativen Kalkbilanz, wenn einem normalen Individuum Parathyreoidhormon verabfolgt wird; die Epithelkörperchen haben somit die Aufgabe, die Assimilation des Kalkes in unserem Körper zu regulieren; die Höhe des Blutkalkes ist kein Maß des Kalkstoffwechsels; darüber verschafft man sich nur ein Urteil, wenn man den Mineralstoffwechsel prüft; diesem Umstande ist es auch zuzuschreiben, warum man die längste Zeit glaubte, bei der Epithelkörperchentetanie müsse es sich um eine vermehrte Kalkausscheidung handeln, während in Wirklichkeit nur eine gestörte Kalkmobilisierung (hauptsächlich aus den Knochen) vorliegen dürfte; mit der Änderung der freien Kalkionen scheint die Erregbarkeit der Nerven in Zusammenhang zu stehen. Wenn der Kalkgehalt im Blute abnimmt, kommt es zu einer Verschiebung des Kationengleichgewichtes und insofern zu einer Änderung der Kohlensäurespannung im Blute. Daß dieser Faktor bei der Erklärung so mancher Symptome der Tetanie *auch* berücksichtigt werden muß, lehren Beobachtungen am Menschen. Läßt man z. B. einen Menschen durch forciertes Atmen hyperventilieren, so kommt es entsprechend der Hyperventilation zu einem Abrauchen der Blutkohlensäure, gleichzeitig treten Erscheinungen auf wie bei der Tetanie, z. B. CHVOSTEKsches Symptom und Übererregbarkeit der Nerven. Die Beziehungen des Kalkstoffwechsels zur Erregbarkeit des Nervensystems und zu der Tetanie finden eine Stütze in Experimenten, denen zufolge überlebende Muskeln in kalkfreien Salzlösungen Zuckungen zeigen, die aber nach Zusatz von Kalk verschwinden. Auch der Herzmuskel ist auf die Anwesenheit bestimmter Kalkquantitäten angewiesen. In jüngster Zeit ist von ANSELMINO ein „parathyreotroper", die Epithelkörperchen vergrößernder und den Blutkalkspiegel erhöhender Stoff aus dem Hypophysenvorderlappen isoliert worden. Man darf daher annehmen, daß auch die Epithelkörperchen unter dem regulatorischen Einfluß der Hypophyse stehen.

Auch das Vitamin D nimmt Einfluß auf den Calciumstoffwechsel, aber in etwas anderer Form als das Epithelkörperchenhormon; HOLTZ hat gefunden, daß ein Derivat des Vitamin D viele Eigenschaften des Nebenschilddrüsenhormons speziell auf den Calciumstoffwechsel besitzt, so daß es das Hormon ersetzen kann; dieser Ersatzstoff wurde als A.T. 10 in die Therapie eingeführt und hat sich sehr bewährt; es ist dies um so mehr zu begrüßen, als das Parathormon außerordentlich teuer ist.

B. Spezielle Pathologie und Therapie.
1. Die Tetanie.

Die charakteristische Manifestation des tetanischen Symptomenkomplexes ist der tetanische Anfall. Es kommt in den verschiedensten Muskelpartien, vor allem im Bereiche der Extremitäten zu tonischen Krämpfen. Selten beteiligt sich daran auch die Kehlkopf- und Schlundmuskulatur; besonders charakteristisch ist der Krampf der Hand: die Finger erscheinen im Metakarpophalangealgelenk leicht gebeugt, sonst gestreckt, wobei der Daumen opponiert und adduziert wird; die eigentümliche Krampfform der Hand wird als „Geburtshelferstellung" beschrieben (s. Abb. 10). Ein ähnlicher Krampf äußert sich an der unteren Extremität in Form einer maximalen Plantarflexion und Supination des Fußes. Diese Krämpfe treten spontan auf. Setzt der Krampf in einer Extremität ein, so kann er auf andere Partien überspringen und unter besonders ungünstigen Bedingungen mehr oder weniger die ganze Muskulatur in Mitleidenschaft ziehen. Gefürchtet sind die Krämpfe im Bereiche des Kehlkopfes oder der Atemmuskeln; ob es auch zu Herzstillstand kommen kann, wie von mancher Seite behauptet wurde, wollen wir nicht entscheiden; die Krämpfe gehen mit starken Schmerzen einher. Dem Krampf können Parästhesien vorangehen.

Im Verlaufe der Tetanie können auch Krampfzustände der glatten Muskeln vorkommen (Magen, Darm, Bronchien, Blase).

Die Übererregbarkeit des motorischen Nervensystems läßt sich in verschiedener Weise demonstrieren; ihre Kenntnis ist diagnostisch wichtig: beklopft man bei einem Tetaniepatienten mit dem Perkussionshammer die Gegend des Facialisstammes III, so kommt es zu einer plötzlichen Zuckung in der Muskulatur, die den Mundwinkel hebt. Bei Beklopfen des II. Astes zuckt evtl. die Muskulatur, die zum Nasenflügel zieht. Selten ist ein ähnliches Phänomen auch im Bereiche des obersten Facialisastes zu beobachten. Je nachdem, ob dieser oder jener Facialisast auf Beklopfen reagiert, spricht man vom Chvostekphänomen I, II oder III. Es gibt auch gesunde Menschen, die gelegentlich dieses Symptom zeigen können.

Ähnliche Muskelzuckungen sind zu sehen, wenn man mit dem Hammerstiel oder mit dem losen Finger rasch über die Wange streicht.

Diagnostisch beweisend ist die Steigerung der elektrischen Erregbarkeit der motorischen

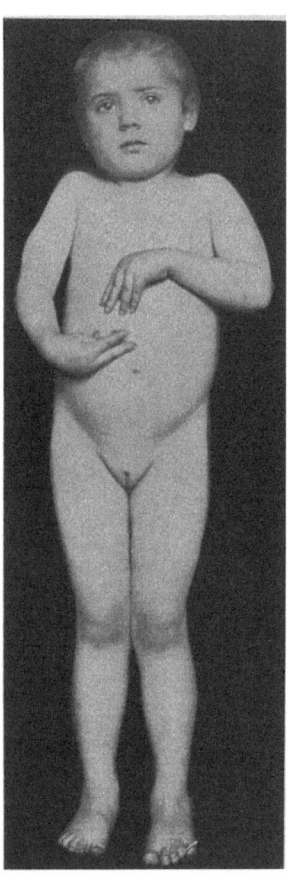

Abb. 10. Geburtshelferstellung der Hände bei Tetanie.

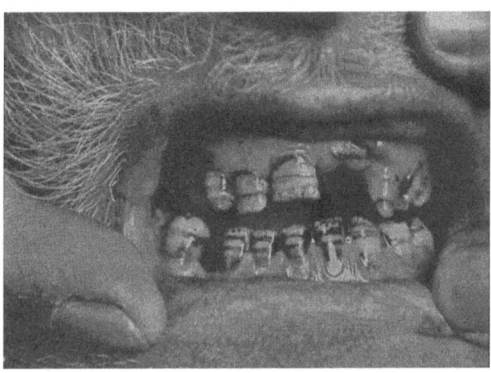

Abb. 11. Zahnschmelzdefekte bei Tetanie.

Nervenstämme, die man in folgender Weise prüft: man appliziert eine indifferente Elektrode, z. B. am Rücken und setzt die Knopfelektrode auf den Ulnarisstamm, schaltet jetzt den galvanischen Strom ein und prüft durch Wechseln des Stromes die einzelnen Zuckungen; der Schwellenwert ist für alle Qualitäten stark herabgesetzt. Bei selbst geringen Strömen kann es sogar zum Tetanus kommen. Besonders charakteristisch ist die leicht auslösbare K.Ö.-Zuckung (ERBsches Phänomen).

Als TROUSSEAUsches Phänomen wird das Auftreten der typischen Geburtshelferstellung beschrieben, sobald man mit einer elastischen Binde oder durch festes Umgreifen des Oberarmes einen Druck auf die Nervenbündel ausübt.

Die idiopathische Tetanie ist in den Frühjahrsmonaten viel häufiger zu sehen; angeblich auch öfter in Wien und Heidelberg. Die Häufigkeit der Tetanie hat in den letzten Jahren z. B. in Wien stark abgenommen.

Auch trophische Störungen sind bei der Tetanie zu sehen. Sie äußern sich vorwiegend an den Zähnen, Nägeln, an der Linse und den Haaren. An den Zähnen kommt es zu einer gestörten Kalkmobilisation und insofern zu Schmelzdefekten. Exacerbiert die Tetanie mehrmals, dann finden sich an den Zähnen mehrere Querfurchen übereinander (s. Abb. 11). Die Nägel werden brüchig. Es kann außerdem ähnlich wie bei den Zähnen zu quer über den Nagel verlaufenden Rillen kommen. Auch Kataraktbildung kommt bei Tetanie vor; sie entwickelt sich ziemlich rasch. Man sieht sowohl Kernstar als auch Corticalstar. Die Tetanie der Säuglinge und Kleinkinder ist zumeist mit den Erscheinungen der Rachitis vergesellschaftet; sie äußert sich häufig in Form epileptiformer Zustände (sog. Fraisen).

Ätiologisch lassen sich mehrere Gruppen der Tetanie auseinanderhalten:

Die parathyreoprive Tetanie nach Kropfoperationen; sie ist vor der Erkenntnis der Epithelkörperchen öfter gesehen worden als jetzt. Der moderne Chirurg ist über die Topographie orientiert und bemüht sich, die Epithelkörperchen nicht zu verletzen, unangenehme Zufälle kommen auch heute noch vor.

Tetanie nach mechanischer Schädigung der Epithelkörperchen. Die Säuglingstetanie ist vermutlich auf eine derartige Noxe zurückzuführen. Während des Geburtstrauma kann es zu Blutungen in die Epithelkörperchen kommen.

Tetanie bei Infektionen und Vergiftungen kommt ebenfalls vor. Vermutlich handelt es sich in solchen Fällen um latente Formen, die unter dem Einflusse der verschiedensten Noxen (z. B. Infekte oder Intoxikationen) manifest werden.

Die Tetanie bei Magen- und Darmkrankheiten ist zum Teil ähnlich wie die vorangehende Form zu erklären. Die verschiedensten, teils endogenen, teils exogenen Schädigungen können das auslösende Moment darstellen. Bei Magenfällen mit Erbrechen spielt der große Säureverlust eine entscheidende Rolle. Menschen, die vorher nie tetanische Erscheinungen darboten, können bei hartnäckigem Erbrechen großer Salzsäuremengen gelegentlich schwere Tetaniesymptome zeigen. Solche Beobachtungen lassen sich mit der experimentellen Erfahrung in Einklang bringen, indem Alkalose des Blutes und der Gewebe zu einer konsekutiven Verminderung der Ca-Ionenkonzentration führt, begleitet von tetanischen Übererregbarkeitserscheinungen. Die sog. Magentetanie infolge Säureverlust wäre somit auf dieselbe Ursache zurückzuführen.

Tetanie nach Hyperventilation läßt sich selbst beim gesündesten Menschen provozieren. Die betreffende Person muß nur längere Zeit hindurch forciert ein- und ausatmen. Das Wesentliche dabei ist der Kohlensäureverlust, der zu erwarten ist, wenn die Atemgröße über ein bestimmtes Maß hinausgeht. Bei Tetaniekranken führt die Hyperventilation allerdings rascher zum Auftreten des Symptomenkomplexes als beim Gesunden; mitunter schon nach einigen wenigen tiefen Atemzügen.

Als *Maternitätstetanie* bezeichnet man jene Form, die sich im Verlaufe einer Gravidität einstellen kann. Hier handelt es sich vermutlich um eine latente Form, die erst durch Gifte akut wird, die im Körper einer Graviden kreisen. Auch an eine Änderung der „parathyreotropen" Funktion des in der Schwangerschaft großen Umwälzungen unterworfenen Hypophysenvorderlappens ist zu denken. Menschen, die schon vor längerer Zeit wegen eines Kropfes operiert wurden, sind besonders häufig die Kandidaten einer solchen latenten Tetanie. Schwerere Formen können bei graviden Frauen zu spontaner Frühgeburt führen.

Auch das Umgekehrte kann gelegentlich vorkommen, indem manche tetaniekranke Frauen während einer Gravidität ihre Beschwerden verlieren. Es besteht die Möglichkeit, daß die Epithelkörperchen des noch nicht ausgetragenen Kindes die Insuffizienz der mütterlichen Gebilde paralysieren.

Die idiopathische Tetanie. Hierher gehören alle jene Tetanieformen, über deren Ätiologie man nichts Sicheres weis. Meist handelt es sich um jugendliche Personen (früher waren es oft Schusterbuben), die stets zur Frühlingszeit unter den Erscheinungen einer Tetanie erkrankten. Werden solche Patienten auf die Klinik aufgenommen, so verschwinden bald die schweren Erscheinungen. In früheren Jahren sah man in Wien Tetanie relativ häufig, jetzt ist sie auch hier seltener geworden. Die Prognose dieser Fälle ist gut; oft kommt es überhaupt nur zu Parästhesien in den Extremitäten, die zunächst verkannt werden und sich erst bei genauerer Untersuchung als tetanisch erweisen. Vielleicht kommt als eigentliche Ursache der idiopathischen Tetanie eine Minderwertigkeit der Epithelkörperchen in Betracht.

Sieht man in der Tetanie den Ausdruck einer Epithelkörpercheninsuffizienz, dann muß die Therapie darauf bedacht sein, für entsprechenden Ersatz zu sorgen. Von diesem Gesichtspunkte aus war man zunächst bestrebt, bei schweren Tetaniekranken Epithelkörperchen zu implantieren: die Erfolge, die so erzielt wurden, sind wechselnd, zum Teil mag dies darauf zurückzuführen sein, daß mehr oder weniger jede Implantation versagt oder höchstens nur von einem vorübergehenden Erfolg begleitet ist.

Derzeit besitzen wir im Epithelkörperchenextrakt das beste Therapeutikum. Leider ist die Herstellung des Parathormons wegen des geringen Ausgangsmateriales außerordentlich kostspielig. Jedenfalls kann man durch diesen Extrakt die Tetaniesymptome innerhalb kürzester Zeit zum Verschwinden bringen. Parallel zur Besserung geht der Kalkgehalt des Blutes in die Höhe. In Europa wird dieser Extrakt noch kaum hergestellt.

Vor der Einführung des COLLIPschen Extraktes hat man bei der Tetanie nach Darreichung von Kalkpräparaten günstige Wirkungen beobachtet; allerdings muß man große Dosen verabfolgen, wenn man überhaupt eine Wirkung erzielen will. Kalkpräparate können entweder intravenös (Calciumchlorid-Afenil), subcutan (Calciumgluconat von SANDOZ) oder per os verabfolgt werden. Gegen die nervöse Erregbarkeit gibt man sonst neben Brom oder Adalin kleine Luminaldosen. Um die Alkalose hintanzuhalten, kann Salmiak oder Ammoniummonophosphat gereicht werden. Die leichten, vor allem die idiopathischen Formen, heilen meist ohne jede Therapie. Gute Ernährung (vielfach wird lactovegetabilische Kost empfohlen) und Bettruhe tragen rasch das Ihrige dazu bei. Bei der Kindertetanie bewährt sich die Bestrahlung mit Höhensonne, außerdem die Verabreichung von Lebertran bzw. Vitamin-D-Präparaten.

Als ganz besonders wirksames Mittel gegen alle Formen der Tetanie hat sich das von HOLTZ hergestellte Präparat „A.T. 10" erwiesen; man kann es auch per os verabfolgen, was als großer Vorteil gegenüber dem Parathormon erwähnt werden muß. Der hohe Preis und die Notwendigkeit fortlaufender Blutkalkuntersuchungen (zur Vermeidung von Überdosierungserscheinungen) erschweren seine allgemeine Anwendung.

2. Überfunktionszustände der Epithelkörperchen.

In Analogie zur Schilddrüse war man auch für die Epithelkörperchen bestrebt, Krankheitsbilder aufzudecken, die auf einer Überfunktion beruhen. Anscheinend kommt hier in erster Linie die generalisierte *Ostitis fibrosa* in Betracht. Das Wesentliche dieser seltenen Krankheit ist Kalkverlust und damit einhergehend Knochenschwund; der Organismus ist bestrebt, das zu korrigieren, vermag aber nur ein osteoides Gewebe aufzubauen, was mit einer eigentümlichen Cystenbildung einhergeht. Infolge dieser mit Erweichung einhergehenden Veränderung kommt es zu Verbiegungen, oft auch Spontanfraktur der Knochen.

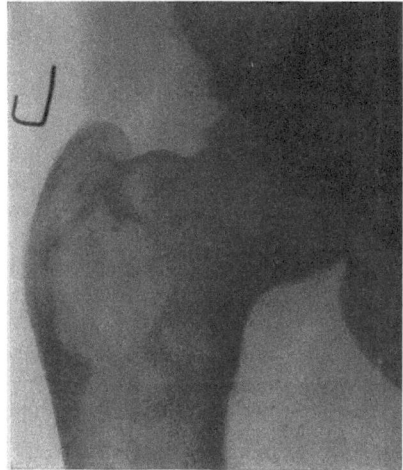

a

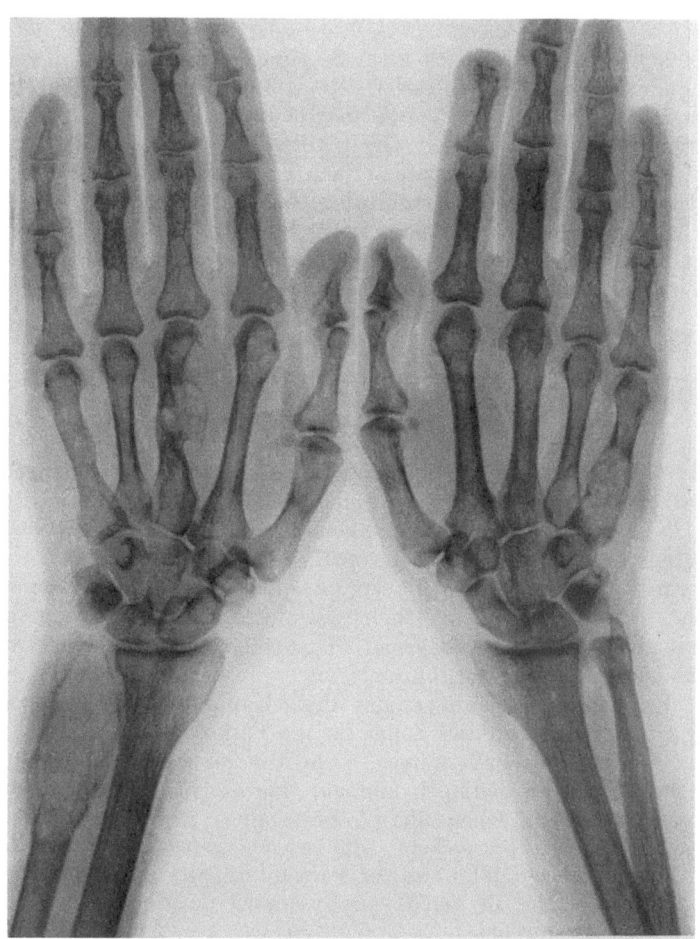

b
Abb. 12. Humeruskopf (a) und Handskelet (b) bei Ostitis fibrosa generalisata.

An dieser Störung beteiligen sich fast alle Knochen, selbst die Schädelknochen können davon befallen werden. Infolge der vielen Difformitäten der Rippen und Wirbelkörper entwickelt sich ein Thorax ähnlich dem nach schwerer Rachitis. Die Diagnose läßt sich auf Grund des Röntgenbildes, das außerordentlich charakteristisch ist, immer leicht stellen (s. Abb. 12): einzelne Stellen speziell in den langen Röhrenknochen zeigen spindelartige Auftreibungen, die Aufhellungen zeigen. Die dabei resultierende wabige Struktur ist besonders charakteristisch; deswegen wird von mancher Seite auch von einer Ostitis fibrosa cystica gesprochen.

Bei der Sektion solcher Fälle fanden sich tumorartige Vergrößerungen (Adenome) von ein oder zwei Epithelkörperchen; bei Verdacht einer Ostitis fibrosa ist daher stets auf das Vorkommen solcher Tumoren zu achten. Die Kenntnis dieser Tumoren ist deswegen wichtig, weil sich in letzter Zeit die Angaben häufen, daß es nach Entfernung solcher Tumoren zu einer raschen Besserung, mindestens zum Stillstand der ganzen Krankheit kommen kann. Dies zusammen mit der Beobachtung, daß sich am gesunden Tiere durch Darreichung von COLLIPschen Epithelkörperchenextrakt Veränderungen in den Knochen erzeugen lassen, die weitgehend an die Bilder bei Ostitis fibrosa erinnern, ist der Grund, warum man die Ostitis fibrosa cystica generalisata nunmehr zu einer endokrinen Störung im Sinne einer Überfunktion der Epithelkörperchen zählt.

In gleichem Sinne lassen sich auch Störungen im Mineralstoffwechsel verwerten. Beim Krankheitsbilde der Ostitis fibrosa wird Kalk im Stuhl und durch den Harn in übergroßer Menge ausgeschieden, mitunter kommt es sogar zu Konkrementbildungen in den ableitenden Harnwegen; außerdem besteht häufig, nicht immer, Hypercalcämie. Nach Entfernung der Epithelkörperchentumoren treten wieder normale Verhältnisse ein. Entweder handelt es sich dabei um einen kompensatorischen Vorgang, oder was das Wahrscheinliche, um eine Störung ähnlich der Ostitis fibrosa. — Nicht ganz geklärt ist die Epithelkörperchenvergrößerung bei der *Rachitis* und ebenso bei der *Osteomalacie*.

III. Die Hypophyse.

A. Allgemeine Physiologie und Pathologie.

Die Hypophyse besteht schon makroskopisch betrachtet aus zwei Anteilen, einem vorderen (Pars anterior bzw. epithelialis) und dem rückwärtigen (Pars posterior, Neurohypophyse, s. Abb. 13). Bei einzelnen Tieren sieht man am Sagittalschnitt zwischen beiden Lappen einen Spalt; er stellt den Rest der embryonalen Hypophysenhöhle vor, aus welcher sich die *Pars intermedia* entwickelt; entwicklungsgeschichtlich stammt der epitheliale Anteil aus der Mundhöhle und ist daher ektodermal. Ursprünglich stand dieser Anteil durch einen Schlauch, gleichsam Ausführungsgang, mit der Mundhöhle noch in Verbindung. Im weiteren Verlaufe verödet dieser Kanal und wird zu einem soliden Zellstrang. Die Kenntnis dieser Zellen für die Pathologie ist wichtig, weil sich aus ihnen — Rachendachhypophyse — heraus Tumoren entwickeln können, die ähnliche Störungen bedingen können, wie sie bei Adenomen des Hypophysenvorderlappens zu sehen sind (Akromegalie). Auch aus der Pars media können sich Tumoren entwickeln, die wieder ganz andere Erscheinungen zeitigen. Vermutlich entsteht aus der Pars intermedia durch seitliche Wucherung die *Pars tuberalis*, die den Hypophysenstiel umwuchert und bis an das Tuber cinereum heranwächst.

Der Vorderlappen wird von Ästchen der Carotis interna versorgt, während die Neurohypophyse ihre Gefäße aus der Pia mater bezieht; das erklärt uns auch die Tatsache, warum embolische Prozesse nur den vorderen Anteil schädigen.

Die Hypophyse zeigt bereits unter physiologischen Bedingungen Schwankungen ihrer Größe; typisch ist die Gewichtszunahme während der Gravidität, die nach der Entbindung zurückgeht, um sich bei der nächsten Gravidität wieder einzustellen. Die Multipara hat im allgemeinen eine größere Hypophyse als die Primipara. An dieser Gewichtszunahme ist vor allem die Pars anterior beteiligt.

Der Vorderanteil zeigt mikroskopisch die Charakteristica einer Drüse. Man unterscheidet chromophile (eosinophile und basophile) und chromophobe Zellen. Die einzelnen Zellen haben vermutlich eine verschiedene funktionelle Bedeutung, denn in verschiedenen Lebensperioden treten bald diese, bald jene mehr in den Vordergrund; typisch ist z. B. die Vermehrung der chromophoben Zellen während der Schwangerschaft. In der Pars intermedia können die Hypophysenzellen Bläschen und kleine Cysten bilden; der Bau erinnert dadurch etwas an die Schilddrüse, um so mehr als in den Lumina auch ein Kolloid nachweisbar ist.

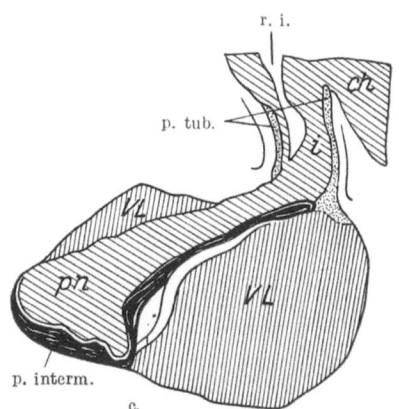

Abb. 13. Medianschnitt durch die Rinderhypophyse nach ATWELL. i Infundibulum, ch Chiasma, r. i. recessus infundibuli, p. tub. pars tuberalis (getüpfelt), VL Vorderlappen. pn pars nervosa, p. interm. pars intermedia (schwarz).

Die Pars posterior besteht histologisch nur aus Stroma und Neuroglia. Über das Vorkommen von echten Ganglienzellen wird gestritten. Das Pigment, das sich hier findet, wird von mancher Seite als das Produkt einer sekretorischen Tätigkeit angesehen. Aus ähnlichem Gewebe besteht das Infundibulum, das die Verbindung zwischen Gehirn und Hypophyse bildet.

Wir wissen jetzt, daß so manches Symptom, das man früher auf eine Erkrankung der Hypophyse bezog, tatsächlich auf Störungen benachbarter Hirnpartien beruht, denn die Pars subthalamica enthält vegetative Zentren, welche für die Stoffwechselregulation ebenfalls von Bedeutung sind. Abgesehen von anatomischen Beziehungen bestehen sicherlich auch physiologische Relationen zwischen Hypophyse und Regio subthalamica. Aus diesem Grunde muß bei der Darstellung der Hypophysenpathologie auch die Physiologie des Zwischenhirnes Erwähnung finden[1].

Nach Verletzung oder Reizung bestimmter Zwischenhirnpartien kommt es zu Aufreißen der Lidspalten, zu Kontraktionen des schwangeren Uterus und der Harnblase, zu Schweißsekretion, Reizung der Vasomotoren. Schaltet man genau lokalisierte Partien aus, so verliert der betreffende Organismus die Fähigkeit seine Wärme zu regulieren, er wird zu einem poikilothermen. Die Corpora mamillaria bringt man mit dem Wasserstoffwechsel in Beziehung, denn Zerstörung dieser Regionen kann eine Polyurie vom Typus eines Diabetes insipidus bedingen. Dann gibt es hier vermutlich auch ein Zuckerzentrum. Verletzungen mancher subthalamischer Partien bedingen Fettsucht und Genitaldystrophie.

---

[1] Vgl. auch S. 21 dieses Bandes.

Auch der Eiweißumsatz scheint unter der Kontrolle dieser Partien zu stehen. Die Analyse der Störungen, die sich im Anschluß an die Encephalitis lethargica entwickeln und die mit einer besonderen Benachteiligung der Pars subthalamica einhergehen, hat unsere Kenntnisse auf diesem Gebiete wesentlich gefördert.

Da sich somit einzelne Symptome ausschließlich nach Läsion der Pars subthalamica entwickeln können, die man früher *nur* auf Störungen der Hypophyse beziehen wollte, so hat sich eine gewisse Unsicherheit in der Beurteilung der eigentlichen Hypophysenfunktion eingestellt. Jedenfalls muß man sich bei Störungen dieser Partien, speziell bei Tumoren der Hypophysengegend, stets die konkrete Frage vorlegen, welches Symptom ausschließlich auf das Konto der Hypophyse zu setzen ist und welches einer evtl. Läsion des Hypothalamus zur Last zu legen. Wegen der nahen Beziehungen zwischen Hypophyse und Subthalamus ist frühzeitig die Frage ventiliert worden, ob nicht die Hypophyse ihre Sekrete in der Richtung zum Hypothalamus absondert; das ist nunmehr auch anatomisch sichergestellt, indem das venöse Hypophysenblut in Bahnen fließt, die unmittelbar zum Hypothalamus ziehen (vgl. Abb. 14). Die Hypophyse wäre die endokrine Drüse des Hypothalamus. Zugunsten derartiger Beziehungen zwischen Hypophyse und Zwischenhirn lassen sich noch eine Reihe von histologischen und experimentellen Beobachtungen verwerten: so verlaufen von gewissen Kerngruppen des Hypothalamus direkte Nervenverbindungen zur Hypophyse: dann lassen sich mehrere der biologisch abgrenzbaren hypophysären Wirkstoffe sowohl im Zwischenhirngewebe als im Liquor des III. Ventrikels nachweisen. Umgekehrt liegen aber auch Beobachtungen vor, die dafür sprechen, daß die Sekretionstätigkeit der Hypophyse von der Zwischenhirnbasis aus auf nervösem Wege gesteuert wird, so daß es wohl gerechtfertigt erscheint, von einem „Hypophysen-Zwischenhirnsystem" zu sprechen.

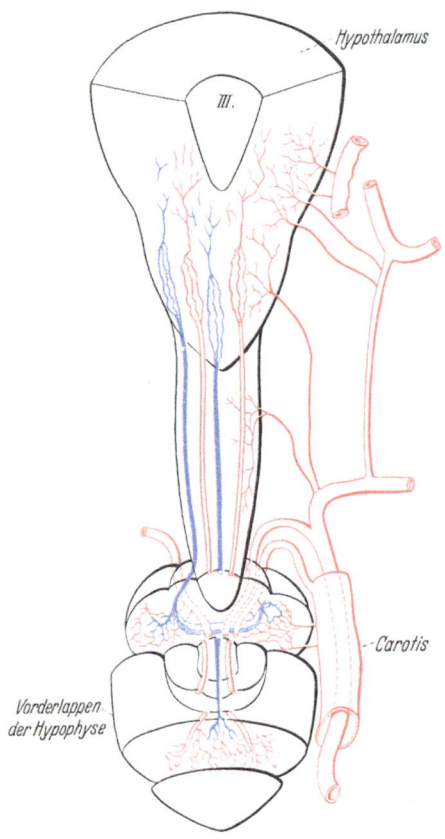

Abb. 14. Das Bild entspricht einem Injektionspräparat der Arterien und Venen im Hypophysenbereich; der Hypophysenvorderlappen erhält sein arterielles Blut aus der Carotis, während das aus der Hypophyse abströmende venöse Blut gegen den III. Ventrikel fließt.

Grundsätzlich wichtig ist auch die Entdeckung von TRENDELENBURG und SATO, daß nach Entfernung der Hypophyse im Infundibulum selbst eine kompensatorische Hormonbildung einsetzen kann, eine Tatsache, welche geeignet ist, das nicht seltene, teilweise oder gänzliche Fehlen gewisser hypophysärer Ausfallserscheinungen trotz kompletter Hypophysektomie begreiflicher zu machen.

Zur Ermittlung der Hypophysenfunktion sind vielfach Exstirpationsversuche unternommen worden. Der Eingriff wird nicht leicht überstanden; diesem Umstande ist es auch zuzuschreiben, daß es bis heute noch nicht klargestellt ist, ob die Hypophyse ein lebenswichtiges Organ ist; aus allem scheint nur soviel hervorzugehen, daß eine *totale* Exstirpation der Hypophyse mit dem Leben nicht vereinbar ist; die Beobachtungen mancher Experimentatoren, die Tiere nach Entfernung der Hypophyse doch für längere Zeit am Leben erhalten konnten, müssen wohl so gedeutet werden, daß es sich hier kaum um eine Totalexstirpation gehandelt hatte. Wird der größte Anteil einer Hypophyse entfernt, wobei das Infundibulum keinerlei Verletzung erfahren darf, so kommt es zu Störungen des Wachstums, des Fettstoffwechsels und der Sexualorgane (unter gleichzeitiger Mitbeteiligung der sekundären Geschlechtsmerkmale, s. Abb. 15). Bei ausgewachsenen Tieren können die Ausfallserscheinungen ausbleiben.

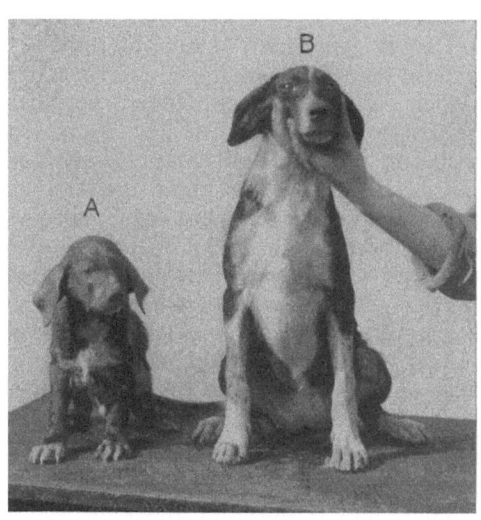

Abb. 15. Einfluß der Hypophysenexstirpation beim Hunde. A Operiertes Tier, B Kontrolltier.

Um zu erfahren, welchem Anteile der Hypophyse diese oder jene Ausfallserscheinung zugesprochen werden muß, wurden auch partielle Exstirpationen unternommen; daß der Vorderlappen das Wachstum fördert, ist jetzt sichergestellt; ebenso seine Beziehung zu den Sexualorganen. Ob auch dem Vorderlappen ein Einfluß auf den Fettstoffwechsel zugesprochen werden kann, erscheint noch nicht unbedingt bewiesen; immerhin sprechen doch einige Befunde dafür.

Die nach operativer Entfernung der Hypophyse auftretenden Ausfallserscheinungen konnten bisher durch Implantation von Hypophysen nicht restlos behoben werden, so daß angenommen werden muß, daß der Hypophysenvorderlappen nur dann voll leistungsfähig ist, wenn ihm von der Körperperipherie auf nervösem Wege dauernd Reize zugehen, die die Sekretion seiner Hormone stets den jeweiligen Bedürfnissen anpassen; außerdem lassen sich durch Implantation die physiologischen Verhältnisse nicht wieder herstellen, da die Hypophyse ihr Sekret direkt an den Hypothalamus abgibt.

Viel zur Klärung dieser Frage haben Versuche beigetragen, die es sich zur Aufgabe machten, aus den verschiedenen Hypophysenabschnitten spezifische Extrakte zu isolieren.

Aus dem **Vorderlappen** läßt sich ein Inkret darstellen, das, wenn man es jugendlichen Tieren intraperitoneal verabfolgt, Riesenwachstum bedingt. Eine Darreichung per os zeigt keinen Einfluß; es ist bis jetzt auch nicht gelungen, diese wirksame Substanz irgendwie chemisch zu identifizieren; vorläufig ist dieser Extrakt — das *Wachstumshormon* — bei uns noch nicht im Handel. Die experimentelle Zufuhr von Wachstumshormon bewirkt bei Tieren gesteigertes Wachstum der peripheren Glieder und Verdickung der Haut (Andeutung von Akromegalie).

Ein anderer Vorderlappenextrakt übt eine eigentümliche Wirkung auf den Genitalapparat aus — das *gonadotrope Hormon* —. Verabfolgt man diese

Substanz an Tiere, die noch keine Ovarialtätigkeit zeigen, so läßt sich eine vorzeitige Geschlechtsreife auslösen bzw. eine träge Tätigkeit z. B. Menses regulieren; auch die erlahmende Ovarialtätigkeit eines alternden Individuums läßt sich durch Darreichung von Vorderlappensubstanz wieder in Gang bringen. Auch diese Substanz darf nicht peroral gegeben werden, weil sie vermutlich im Darmkanal zerstört wird. Ob die sog. ,,gonadotropen" Effekte der Vorderlappensekretion auf der Bildung eines einheitlichen Hormones mit verschiedenen Wirkungsphasen beruhen oder, wie man früher annahm, zweier selbständiger Stoffe (Prolan A und B), ist noch nicht endgültig entschieden. Jedenfalls aber ist die Hypophyse von überragender Bedeutung für Reifung und Aktivität der Keimdrüsen beider Geschlechter.

Überdies ist in den letzten Jahren eine Anzahl von Wirkstoffen beschrieben worden, deren selbständiger ,,Hormon"charakter zwar zum Teil noch recht fraglich erscheint, deren biologische Wirkungen aber eine bisher ungeahnte Vielfältigkeit und eine fast das gesamte endokrine System und Stoffwechselgeschehen beeinflussende Stellung der Vorderlappentätigkeit erkennen lassen; man faßt sie vielfach unter dem Namen — *adenotrope* (Drüsen anregend) *Hormone* — zusammen. Das sog. ,,*thyreotrope Hormon*" fördert die Entwicklung und Aktivität der Schilddrüse, das ,,*parathyreotrope*" die der Epithelkörperchen, das ,,*corticotrope*" ist notwendig zur Aufrechterhaltung der Nebennierenrindenfunktion, das ,,*kontrainsuläre*" erhöht (durch Adrenalinmobilisierung?) den Blutzuckerspiegel; daneben soll aber auch ein ,,*insulotropes*" existieren, welches die Insulinsekretion fördert; ein ,,*lactagoges*" regt die Milchabgabe der Brustdrüse an; das sog. ,,*Lipoitrin*" veranlaßt die Absorption zirkulierenden Fettes durch die Leber, wo es unter Einwirkung eines anderen Vorderlappenstoffes *(,,Orophysin")* weiterverarbeitet zu werden scheint.

Das *diabetogene Hormon* des Hypophysenvorderlappens bewirkt Hyperglykämie und Glykosurie, und zwar beim normalen, als auch beim pankreaslosen Tier; wird einem pankreaslosen Hund auch die Hypophyse entfernt, so hört die Glykosurie auf, weil das diabetogene Hormon fehlt. Die Ursache des Diabetes des pankreaslosen Hundes ist somit nicht allein auf das Fehlen des Insulins zu beziehen, sondern auch von einem Überschuß an diabetogenem Hormon der Hypophyse abhängig.

Ziemlich genau sind wir auch über die Inkretwirkung des **hinteren Hypophysenabschnittes** orientiert. Zuerst wurde aus der Hypophyse von OLIVER und SCHÄFER eine Substanz isoliert, die einen deutlichen Einfluß auf den Blutdruck zeigt; diese Substanz ist hauptsächlich im Hinterlappen zu finden. Sie wird unter dem Namen *Pituitrin* in den Handel gebracht. Eine zweite intravenöse Injektion bewirkt keine Blutdrucksteigerung mehr, sondern im Gegenteil eher eine Senkung.

Das Pituitrin bringt die Uterusmuskulatur speziell im schwangeren Zustande rasch zur Kontraktion. Aus diesem Grunde findet dieser Extrakt in der gynäkologischen Praxis eine weitgehende Anwendung. Viel studiert wurde auch die Wirkung des Pituitrins auf die Diurese. Verabfolgt man es in entsprechenden Dosen, so kommt es zu einer erheblichen Diuresehemmung, die selbst den mächtigen Harnstrom eines Diabetes insipidus-Kranken zu beeinflussen vermag. Gerade diese Beobachtungen waren es, an einen ursächlichen Zusammenhang zwischen Diabetes insipidus und Hypophysenerkrankung zu denken.

Pituitrin ist auch imstande den Fettstoffwechsel zu beeinflussen. Gibt man z. B. Kaninchen Pituitrin, so kommt es zu einer Fettanreicherung der Leber, welche durch gleichzeitige Darreichung von Insulin wieder gehemmt werden kann. Ebenso läßt sich durch Pituitrin der im Hunger erhöhte Fettspiegel des Blutes in ziemlich charakteristischer Weise herabsetzen. Die stärkste Wirkung ist zu erzielen, wenn man Pituitrin in den Hirnventrikel injiziert.

In letzter Zeit bemüht man sich, die einzelnen Anteile des Pituitrins auf chemischem Wege zu trennen. Wir kennen bereits zwei Substanzen, von denen die eine nur den Blutdruck regelt (Tonephin), während die andere nur eine Uteruswirkung zeigt (Orasthin). Die oben erwähnte Wirkung des Pituitrins auf den Fettstoffwechsel scheint auf eine Beimischung des wahrscheinlich dem Vorderlappen entstammenden Lipoitrins zu den üblichen Hinterlappenextrakten zurückzuführen zu sein. Ob das Pituitrin tatsächlich ein Produkt des Hinterlappens ist oder mehr der Pars intermedia angehört, ist noch strittig.

Auf bestimmte Pigmentzellen mancher Kaltblüter (Frösche) haben die Hinterlappenextrakte eine sehr starke Wirkung; injiziert man z. B. einem Frosch etwas Pituitrin, so wird er dunkel. Die Hautmelanophoren breiten sich mächtig aus. Diese Reaktion ist außerordentlich empfindlich, so daß man an Hand dieser Reaktion die kleinsten Pituitrinmengen nachweisen kann. Selbst im mikroskopischen Schnitt läßt sich auf diese Weise noch die Anwesenheit von Pituitrin erkennen. So ist es gelungen, auch im Hypophysenstiel Pituitrin nachzuweisen, wohl der beste Beweis dafür, daß eine Totalexstirpation der Hypophyse technisch fast unmöglich ist. Mittels dieser Reaktion konnte auch gezeigt werden, daß diese Substanz in der Zisternenflüssigkeit reichlicher vorhanden ist als im Lumbalpunktat. Das betreffende Sekret dürfte daher von der Hypophyse an die Flüssigkeit des 3. Ventrikels abgegeben werden und von hier aus erst in die allgemeine Zirkulation gelangen. Auch das sog. Intermedin, das an der Elritze (Phoxinus) charakteristische Pigmentveränderungen hervorruft, wurde außer in der Hypophyse im Zwischenhirn nachgewiesen.

Zwischen der Hypophyse und anderen Drüsen mit innerer Sekretion bestehen weitgehende Wechselbeziehungen, und zwar nicht nur im Sinne des schon erwähnten regulierenden Einflusses der Hypophyse auf die anderen Inkretorgane, sondern auch in umgekehrter Richtung. Entfernt man z. B. die Schilddrüse, so kommt es zu einer beträchtlichen Vergrößerung der Hypophyse. Diesem Umstande ist es auch zuzuschreiben, daß man mehr oder weniger alle Wachstumsstörungen, die im Verlaufe der unterschiedlichen inkretorischen Störungen vorkommen, auf die Hypophyse beziehen wollte. Wenn also z. B. bei Schilddrüsenmangel ein Individuum klein bleibt, so meinte man, daß der von der Schilddrüse auf die Hypophyse ausgehende fördernde Einfluß wegfällt, und deswegen die Wachstumswirkung infolge gehemmter Hypophyse ausbleibt. Umgekehrt soll vom Genitalapparat ein hemmender Einfluß auf die Hypophyse ausgehen, der, wenn er wegfällt, wieder zu einer Förderung der Wachstumswirkung der Hypophyse führt (vgl. Hypogenitalismus S. 249).

B. Spezielle Pathologie und Therapie.

Kennt man die physiologischen Wirkungen der Hypophyseninkrete, so werden uns verschiedene Erkrankungen verständlich; immerhin muß betont werden, daß vieles zunächst nur morphologisch geklärt ist. Die ganze Hypophysenphysiologie und -pathologie baut auf einer Beobachtung von P. MARIE (1886) auf, der als erster erkannte, daß bei der Akromegalie die Hypophyse tumorartig vergrößert ist.

1. Die Akromegalie.

Durch den Namen Akromegalie soll das Charakteristicum dieser Krankheit zum Ausdruck gebracht werden: die eigentümliche Größenzunahme der vorspringenden Teile (Akra), also vor allem der Hände und Füße, einschließlich der Patella, der Unterkiefer, der Jochbogen, der Stirnhöcker, der Nase, der Lippen und Zunge; gleichzeitig damit kommt es auch zu Störungen im Stoffwechsel und der Genitalfunktion.

Der Krankheitsbeginn setzt zu einer Zeit ein, wenn bereits die definitive Körpergröße erreicht ist; die ersten Zeichen der kommenden Erkrankung sind

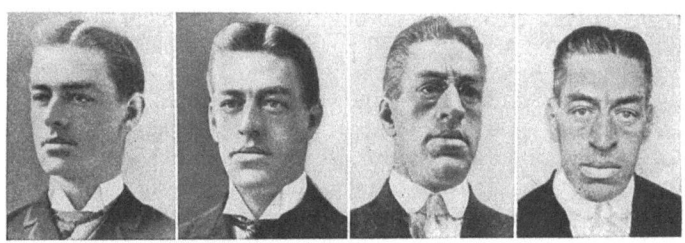

Abb. 16. Allmähliche Gesichtsveränderung bis zur typischen Akromegalie.

Müdigkeit, Apathie, Schläfrigkeit, gelegentlich Kopfschmerzen. Doch handelt es sich dabei um so vage Symptome, daß sie den verschiedensten Krankheiten zugesprochen werden könnten. Relativ frühzeitig kommt es oft nach einer Phase des Gegenteils zu Störungen der Geschlechtsfunktion: bei Männern Impotenz, bei Frauen Amenorrhöe oder zum mindesten Unregelmäßigkeit der Menstruation. Bald folgen jetzt die charakteristischen Symptome, die sich vor allem in Veränderungen des Gesichtsausdruckes geben (s. Abb. 16). Zunächst werden einzelne Weichteile des Kopfes unförmig (Nase, Lippen), allmählich beteiligen sich daran auch die Knochen — die Unterkiefer springen vor, ebenso die Jochbogen und die Gegend der Augenbrauen. Durch die Anomalie des Unterkiefers drängen die Zähne auseinander und stellen sich prognatisch ein (s. Abb. 18). Später kommt es auch zu Verdickungen an den peripheren Teilen der Extremitäten: Hände und Füße werden breiter und größer (s. Abb. 17 und 19), wobei sich an der Vergrößerung sowohl die Weichteile als auch die Knochen beteiligen. Oft gesellt sich auch eine mächtige Entwicklung des Haarwuchses an den verschiedensten Stellen hinzu. Gelegentlich kommt es auch zu einer Vergrößerung des männlichen Genitales, während die inneren Geschlechtsapparate eher atrophieren. Auch die Eingeweide (Darm, Herz usw.) erscheinen mitunter mächtig vergrößert.

Im weiteren Verlaufe kommen Symptome hinzu, die auf eine Raumbeeinträchtigung innerhalb des Schädels hinweisen. Zuerst sehen wir allgemeine Tumorsymptome (Schwindel, Somnolenz, Kopfschmerzen, Erbrechen), später stellen sich Lokalsymptome ein, die an eine Erkrankung der Hypophyse denken lassen: im Vordergrunde stehen Sehstörungen (bitemporale Hemianopsie, Amaurose) infolge Druck der vergrößerten Hypophyse auf das Chiasma. Ophthalmoskopisch läßt sich zunächst nichts Sicheres erkennen; später kommt es aber zu Atrophie des Nervus opticus. Röntgenologisch ist relativ frühzeitig eine mächtige Erweiterung der Sella turcica zu erkennen. Vorübergehend kommt es zu einem Diabetes wechselnder Stärke. Stoffwechselanalysen haben bis jetzt wenig Positives ergeben; auffallend ist nur die hohe Harnsäureausscheidung.

Die Krankheit ist eine chronische, die Jahre hindurch wenig Änderung zeigt; gelegentlich kommt es zu einem völligen Stillstand. Der Exitus erfolgt

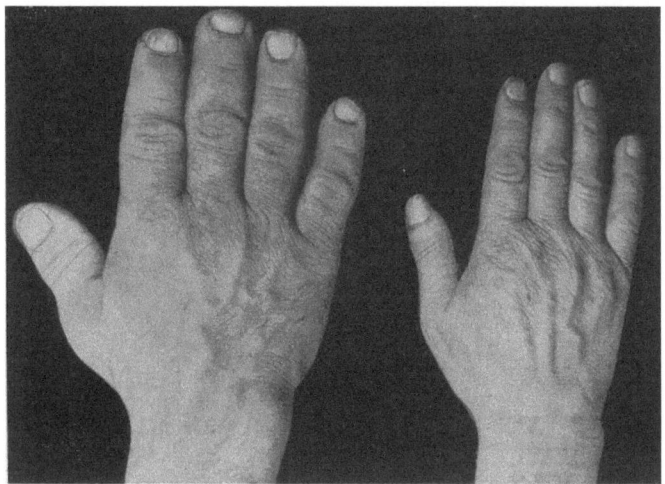

Abb. 17. Normale Hand und Hand eines Akromegalen.

entweder an Komplikationen, was das häufigere ist, oder unter kachektischen Erscheinungen. Anatomisch werden Veränderungen an der Hypophyse nie vermißt. Fast immer handelt es sich um eine Hyperplasie (eosinophiles Adenom) des vorderen Anteiles der Hypophyse. In den Fällen, wo sich zunächst an der Hypophyse nichts Pathologisches findet, muß man auch mit der Möglichkeit einer gleichzeitigen Erkrankung der Rachendachhypophyse rechnen. Sonst bietet die Sektion wenig Charakteristisches. Die Weichteile vieler Organe können verdickt sein und Bindegewebswucherung zeigen. Die Veränderungen an den Knochen sind nicht so stark, wie man auf Grund der Besichtigung speziell an den Extremitäten annehmen möchte; die Knochen sind in toto vergrößert und kräftig entwickelt, das ist eigentlich alles: im Bereiche des Schädels ist die mächtige Erweiterung der unterschiedlichen

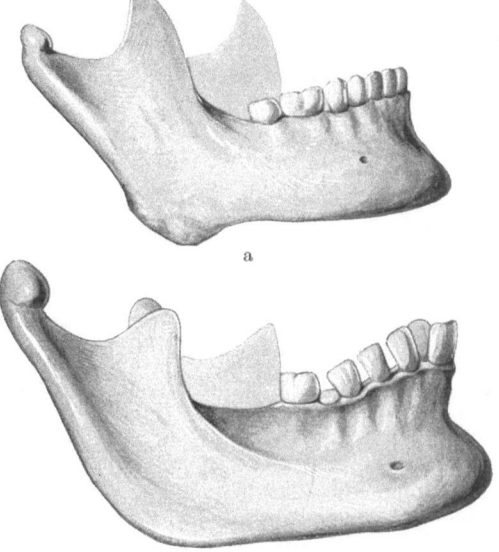

Abb. 18a und b. Normale Mandibula (a) und Mandibula bei Akromegalie (b).

pneumatischen Räume charakteristisch. Das ist auch schon in vivo durch die Röntgenuntersuchung zu erkennen. In seltenen Fällen kommt es an den Knochen auch zu Exostosenbildung; bei der Sektion läßt sich manchmal eine Verkleinerung (Atrophie?) des inneren Genitales feststellen.

Ursprünglich sah man in dem Krankheitsbilde der Akromegalie den Ausdruck eines Ausfalles der Hypophysentätigkeit (PIERRE MARIE); er meinte es handle sich um das Analogon des Myxödemes. Das anatomische bzw. das histologische Verhalten der Hypophyse spricht aber entschieden dagegen. Dies war auch der Grund, warum schon bald Stimmen laut wurden, die sich für eine Hyperaktivität der Hypophyse aussprachen; es gibt aber auch Adenome der Hypophyse ohne Erscheinungen von Akromegalie.

Die Beweiskette, daß es sich bei der Akromegalie tatsächlich um Hyperaktivität der vorderen Hypophysenlappen handelt, erscheint geschlossen, seitdem EVANS aus der Pars anterior ein Inkret isolieren konnte, das an

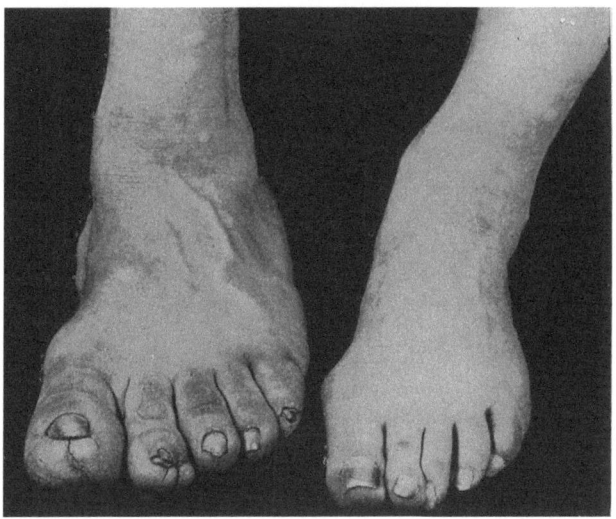

Abb. 19. Normaler Fuß und Fuß eines Akromegalen.

wachsende Tiere intraperitoneal verabfolgt, Riesenwachstum bedingt. Mikroskopisch zeigt sich ein eosinophiles Adenom des Vorderlappens. Diese Erkenntnis hat auch zu entsprechenden therapeutischen Folgerungen geführt. HORSLEY war der erste, der bei Akromegalie die Exstirpation der Hypophyse in Erwägung zog; nach mehrfachem Mißlingen ist es HOCHENEGG (1910) geglückt, eine Akromegalie mit Erfolg zu operieren. Bereits nach kurzer Zeit besserten sich die allgemeinen Beschwerden, nach einem $1/2$ Jahre waren auch viele Symptome der Akromegalie geschwunden. In der Folge sind noch mehrere derartige Fälle mit günstigem Resultate operiert worden. Jedenfalls sprechen auch die therapeutischen Erfolge sehr zugunsten der Vorstellung, die das Wesen der Akromegalie in einer Hyperfunktion der Hypophyse sieht.

Die Operation, wie sie ursprünglich durchgeführt wurde, bedeutete einen großen und gefährlichen Eingriff; es muß daher als ein Fortschritt bezeichnet werden, daß es nunmehr gelingt in Lokalanästhesie sich zwischen den beiden Nasenschleimhäuten — nach Entfernung des Vomer — bis in die Gegend der Hypophyse vorzudrängen und so die Hypophyse freizulegen. Selbstverständlich ist eine Exstirpation unmöglich, aber es erfolgt doch durch Druckentlastung, die größte Gefahr dieser Erkrankung — nämlich die Erblindung, bedingt durch Druck des Hypophysentumors auf das Chiasma — zu bannen. Dementsprechend stellt auch die drohende Erblindung die Hauptindikation für einen solchen operativen Eingriff vor.

Die operativen Ergebnisse waren der Anlaß, auch die Röntgen- resp. Radiumbestrahlung der Hypophyse im Sinne einer Herabsetzung ihrer Tätigkeit zu versuchen; viel wird damit nicht erreicht.

Gelegentlich sieht man die Kombination von Akromegalie und Myxödem. Schon bei der Besprechung der Schilddrüsenpathologie haben wir hervorgehoben, daß nach Exstirpation der Schilddrüse die Hypophyse hypertrophiert. Bei der Akromegalie des Mannes sieht man gelegentlich eine Degeneration der LEYDIGschen Zellen, bei der Frau ein Sistieren der Primordialeibildung, oder sogar totale Rückbildung der Primordialfollikel.

2. Der Riesenwuchs.

Manche Akromegalien zeigen gelegentlich auch ein enormes Längenwachstum (s. Abb. 20). Da sich röntgenologisch in vielen Fällen dieser Art auch eine Vergrößerung der Hypophyse nachweisen läßt, so erscheint es geboten, Riesenwuchs und Akromegalie gemeinsam zu betrachten. Charakteristisch für diesen Riesenwuchs ist das Prävalieren der Unterlänge gegenüber der Länge des Oberkörpers; dementsprechend ist auch die Spannweite der Arme größer als die Länge des ganzen Körpers. Meist sind die Genitalien atrophisch oder infantil. Der infantile Habitus äußert sich auch in der mangelhaften Behaarung (keine Barthaare und fehlende Krines). Die Anschauung, die im Riesenwuchs die Akromegalie der Wachstumsperiode sieht, hat vieles für sich. Dementsprechend

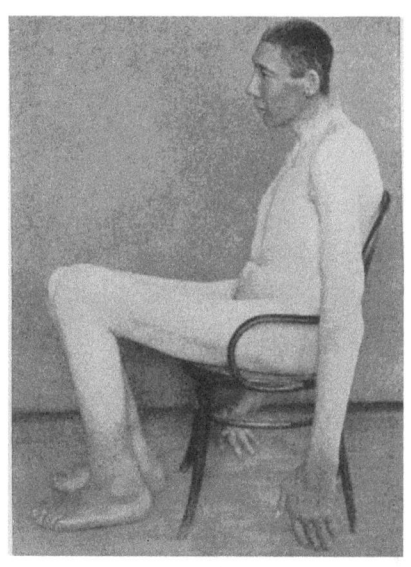

Abb. 20. Riesenwuchs, Körpergröße 209 cm, 25 Jahre alt.

kann man drei Gruppen von Akromegalie unterscheiden: 1. Kommt es zu einer Hyperplasie des Hypophysenvorderlappens, nachdem das betreffende Individuum bereits sein Wachstum vollendet hat und die Epiphysen bereits geschlossen sind, so entwickelt sich die oben besprochene Form der Akromegalie. 2. Erfolgt aber die adenomatöse Entartung der Hypophyse in einer Zeit, wo die Epiphysen offen sind, und sich das betreffende Individuum noch in der vollen Wachstumsperiode befindet, so kommt es zum Riesenwuchs. 3. Erfolgt die Wucherung der Hypophyse an der Grenze dieser beiden Perioden, so entwickelt sich der Akromegalia plus Riesenwuchs. Anatomisch gesprochen wäre also der Riesenwuchs die Hyperfunktion des eosinophilen Hypophysenvorderlappenanteiles zu einer Zeit, da die Epiphysenfugen noch offen stehen; solange die Epiphysenfugen offen sind, treibt der vordere Anteil der Hypophyse das Längenwachstum an; sind sie verstrichen, dann kommt es zur verstärkten periostalen Hyperossifikation.

3. Die Dystrophia adiposogenitalis (Typus FRÖHLICH)[1].

Dieses Krankheitsbild, das zuerst von FRÖHLICH beschrieben wurde, ist durch drei Symptome besonders charakterisiert: Zeichen eines Hypophysentumors, rasch zunehmende Adipositas und Infantilismus des Genitales. Da

---
[1] Vgl. a. S. 133.

analoge Fälle dieser Art mehrfach beschrieben wurden, erscheint es gerechtfertigt, dieses Krankheitsbild als eine gesonderte Krankheit herauszugreifen. Die Fettsucht zeigt gewisse Eigentümlichkeiten. Je nachdem, wie sich dieser Prozeß in der Hypophysengegend entwickelt, kommt es entweder zu einer rasch oder langsam fortschreitenden Adipositas. Bei Männern sieht man oft eine sog. eunuchoide Fettverteilung. Die Fettmassen lokalisieren sich hauptsächlich um die Hüften, in der Unterbauchgegend, dann in der Gegend des Mons veneris, an Gesäß, Schenkeln und Brust. Manchmal kann es sogar zu einem femininen Habitus kommen (s. Abb. 21); man vermutet, daß ein Teil

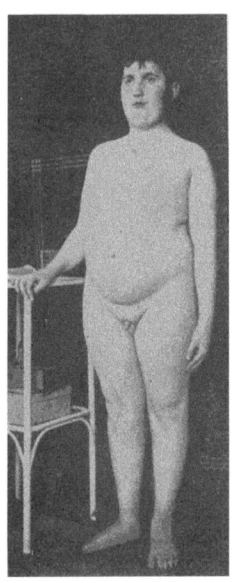 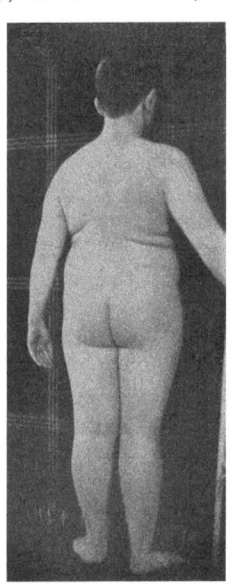

a b
Abb. 21a und b. Dystrophia adiposo-genitalis. (Typus Fröhlich.)

dieser atypischen subcutanen Fettverteilung mit dem Ausfall der innersekretorischen Hodenfunktion in Zusammenhang steht. Erfaßt diese Erkrankung Mädchen, so ergeben sich keine prinzipiellen Änderungen in der Fettverteilung; es kommt zu einem Habitus ähnlich jenem, wie er bei Frauen nach frühzeitiger Kastration zu sehen ist.

Die Störungen am Genitalapparat sind davon abhängig, ob es sich um ein erwachsenes oder noch jugendliches bzw. kindliches Individuum handelt. Beim Erwachsenen kommt es zu frühzeitigen Potenzstörungen, Azoospermie (bei der Frau zu Amenorrhöe) und schließlich sogar zu sekundärer Atrophie des Genitalapparates. Setzt die Erkrankung aber im kindlichen Alter ein, dann können ganz exzessive Grade von Hypogenitalismus in Erscheinung treten. Waren die sekundären Geschlechtsmerkmale bereits entwickelt, so verschwinden sie wieder, bei kindlichen Individuen treten sie erst gar nicht in Erscheinung. Der Bartwuchs wird schütter und verschwindet schließlich vollständig, die Haare am Genitale, der Brust und den Achselhöhlen fallen aus. Die Haut ist zart, dünn und durchsichtig; nimmt man noch den bereits erwähnten eunuchoiden Fettansatz hinzu, so wird man es verstehen, wenn solche junge Burschen äußerlich sehr feminin erscheinen; der Stimmwechsel der Pubertät bleibt zumeist aus.

Trotzdem die Epiphysenfugen offen bleiben, werden solche Personen kaum größer. Diese Wachstumshemmung bei verzögertem Epiphysenschluß ist diagnostisch von Bedeutung, weil bei primärem Eunuchoidismus, bei dem ebenfalls die Epiphysenfugen offen sind, auffallend lange Extremitäten zu sehen sind. Das Kleinbleiben beim Typus FRÖHLICH ist vermutlich auf eine Beeinträchtigung der Hypophysenvorderlappenfunktion zu beziehen; wo ein FRÖHLICHscher Symptomenkomplex besteht, sich aber das Wachstum normal verhält, muß angenommen werden, daß noch eine ausreichende Vorderlappenfunktion vorhanden ist, zumindest hinsichtlich der Wachstumswirkung.

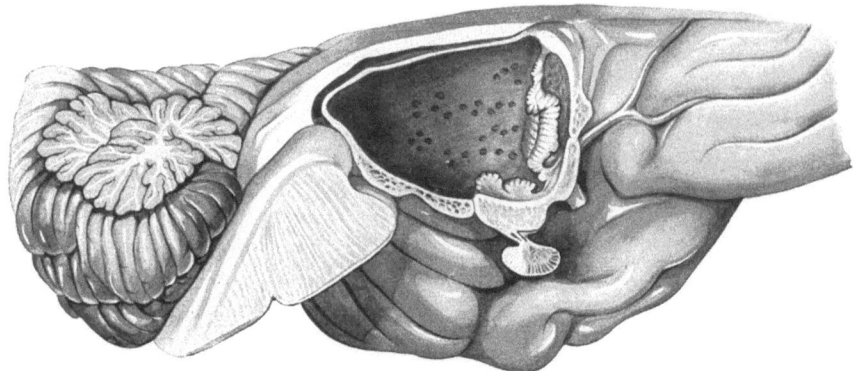

Abb. 22. Anatomischer Gehirnbefund bei Dystrophia adiposo-genitalis. (Typus FRÖHLICH.)

Deutliche Störungen im Stoffwechsel brauchen nicht vorzukommen. Relativ häufig ist dagegen eine Herabsetzung oder Verzögerung der spezifisch-dynamischen Wirkung nach Eiweißzufuhr zu bemerken.

Bei manchen Formen von FRÖHLICHscher Dystrophie findet man subnormale Temperaturen; auch sieht man Kombinationen mit Diabetes insipidus.

Bei dem ersten von FRÖHLICH beschriebenen Fall fand sich bei der Sektion ein Tumor der Hypophysengegend (s. Abb. 22). Pathogenetisch sind die Tumoren nicht einheitlicher Art. Es werden Carcinome, Teratome, Cysten und Gliome beschrieben. In vielen Fällen scheint das Parenchym der Hypophyse kaum ergriffen zu sein, während die Hauptveränderung im Bereiche des Hypophysenstieles und des Hypothalamus nachzuweisen ist. Hier handelt es sich teils um eine Blockierung des Sekretweges von der Hypophyse zur Zwischenhirnbasis, teils um eine Schädigung dieser selbst.

Wenn man im konkreten Falle die Ausdehnung der Zerstörung durch den Tumor berücksichtigt, wobei die Hypophyse einmal stärker, ein andermal weniger hochgradig beteiligt erscheint, dann wird man auch die Variabilität der klinischen Symptome verstehen. Wo der Vorderlappen der Hypophyse besonders stark geschädigt ist, dort werden Störungen des Wachstums, der Genitalfunktion im Vordergrunde stehen; je stärker dagegen die hypothalamische Gegend ergriffen ist, desto eher kann symptomatisch ein Diabetes insipidus das Krankheitsbild beherrschen; ob die Adipositas mit dem Ausfall der Hypophysenfunktion in Zusammenhang steht oder mehr auf Läsionen des Hypothalamus zu beziehen ist, ist nicht immer leicht zu entscheiden; jedenfalls kennen wir eine Adipositas, die sich ausschließlich nach hypothalamischen Veränderungen entwickelt. Als eigentliche Ursache derartiger „cerebraler" Fettsuchtformen kommen ganz verschiedenartige Prozesse in Betracht: Encephalitiden des Zwischenhirnes, Tuberkulose, basalmeningitische

Veränderungen und Gummen bei Lues, Frakturen der Schädelbasis und verhältnismäßig häufig auch Hydrocephalus internus, welcher das Tuber cinereum durch Druck auf die Kante der Rückenlehne der Sella turcica schädigt. — Solche cerebrale Fälle zeigen eine auffallende Resistenz gegenüber dem ansonsten blutfettsenkenden Lipoitrin und ähneln hierin den Versuchstieren, bei denen nach Zerstörung des Tuber cinereum das Lipoitrin wirkungslos bleibt.

Bei größeren Tumoren kann das Chiasma opticorum in Mitleidenschaft gezogen werden; Sehstörungen sind die natürliche Folge; auch andere Hirntumorsymptome können hinzutreten (Stauungspapille usw.).

Die Röntgenuntersuchung des Schädels läßt in den meisten, primär von der Hypophyse oder dem Hypophysengang ausgehenden Fällen schon frühzeitig eine mächtige Vergrößerung der Hypophysengrube erkennen. Diese ist meist

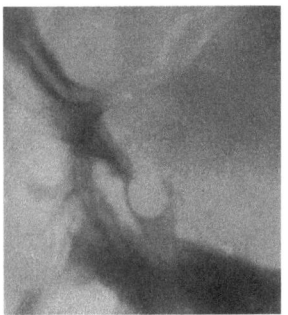 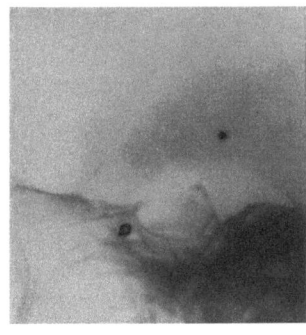 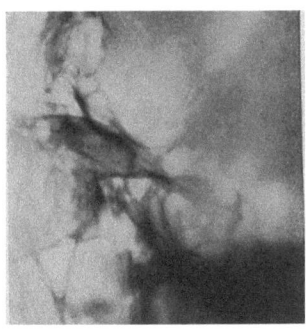

a b c

Abb. 23a—c. Röntgenbild der Hypophyse. a Normal, b Akromegalie, c Typus FRÖHLICH.

schüsselförmig erweitert und flach geformt. Ähnliche Bilder ergeben sich allerdings auch bei chronischem Hirndruck, wobei der Tumor gar nicht in der Hypophysengegend liegen muß. Wo es sich um Folgen einer Encephalitis u. dgl. handelt, fehlen die röntgenologisch erkennbaren Veränderungen meist völlig, manchmal aber auch bei Erkrankungen der Hypophyse, die ohne Vergrößerung des Hirnanhanges einhergehen.

Der erste von FRÖHLICH beschriebene Fall ist operiert worden. Es fand sich ein cystischer Tumor. Im Anschluß an die Operation besserte sich der Zustand. Wie die nachträgliche Sektion – einige Jahre später – zeigte, ging der Tumor vom Infundibulum aus (vgl. Abb. 23). Die durch die Operation erzielte Besserung (Größenzunahme, bessere Entwicklung des Genitales und Abnahme der Fettsucht) kann wohl nur so erklärt werden, daß durch Entleerung des Cysteninhaltes eine Entlastung der Hypophyse eintrat. Die Hypophyse konnte sich wieder erholen und langsam, wenn auch nur vorübergehend, ihre physiologische Stellung wieder einnehmen.

Später sind noch weitere, ganz ähnliche Fälle mit gleichem Erfolg operiert worden. Da die unterschiedlichen Symptome nach der Operation nur selten völlig verschwinden, so wird man die Operation in erster Linie für solche Fälle in Erwägung ziehen, wo die allgemeinen Tumorsymptome im Vordergrunde stehen, nicht zuletzt die drohende Erblindung.

Es war naheliegend, eine Besserung der Fettsucht, der Keimdrüsenstörung und der Wachstumshemmung auch durch Darreichung von Hypophysenvorderlappensubstanzen anzustreben. Vorläufig befinden wir uns erst im Anfang einer solchen Therapie, da mit den verschiedenen Handelspräparaten durchaus nicht immer befriedigende therapeutische Wirkungen erzielt werden. Am ehesten lassen sich die Erscheinungen der Keimdrüseninsuffizienz beeinflussen, und zwar durch Vorderlappenextrakte (welche parenteral einverleibt werden müssen), eventuell in Kombination mit Keimdrüsenpräparaten. Die Therapie der Wachstumsstörungen krankt an dem Umstand, daß selbst hochwirksame Präparate des Wachstumshormones durch die Sterilisierungsprozeduren, welche für die Anwendung am Menschen unumgänglich notwendig sind, den größten Teil ihrer Wirksamkeit einbüßen. Am hartnäckigsten verhält sich wohl die Fettsucht. Die charakteristische Wirkungslosigkeit des Lipoitrins gerade bei den Fettleibigen scheint dafür zu sprechen, daß hier die Angriffspunkte des Lipoitrins (die vegetativen Stoffwechselzentren im Tuber cinereum) die Fähigkeit verloren haben, auf hormonale Reize zu reagieren. Auch durch Röntgenbestrahlung hat man versucht, auf den krankhaften Prozeß Einfluß zu nehmen. Die Hypophyse selbst dürfte dadurch kaum eine Anregung erfahren. Die Wirkung kann sich daher im besten Falle nur gegen den wachsenden Tumor richten. Schließlich muß diagnostisch berücksichtigt werden, daß das Krankheitsbild des Typus FRÖHLICH auch durch chronischen Hydrocephalus nachgeahmt werden kann. Das verbindende Glied ist der Druck auf die Infundibulargegend. Vielleicht können in solchen Fällen Röntgenbestrahlungen der Plexus chorioidei Besserung bringen; bei schweren Hirndruckerscheinungen kommt eventuell die Occipitalpunktion oder ein Balkenstich in Frage.

Ein dem Typus FRÖHLICH verwandtes interessantes Syndrom ist das der sog. LAURENCE-BIEDLschen Krankheit. Es setzt sich aus folgenden Symptomen zusammen: Fettsucht, Hypogenitalismus, Retinitis pigmentosa, Polydaktylie, eventuell auch anderen Mißbildungen, wie Atresia ani u. dgl. Obduktionsbefunde liegen noch nicht vor. Es scheint sich hier um eine hereditär-konstitutionelle Störung zu handeln.

4. Cachexia hypophyseopriva (Typus SIMMONDS).

Obwohl man auf Grund zahlreicher Tierversuche weiß, daß es im Anschluß an die Entfernung der Hypophyse zu einer eigentümlichen Kachexie kommt, ist es erst SIMMONDS (1914) vorbehalten geblieben, das entsprechende Krankheitsbild auch beim Menschen aufzudecken. Das Wesen der SIMMONDSschen Krankheit entspricht einem mehr oder weniger vollständigem Funktionsausfall der Hypophyse, der meist durch Tuberkulose, Lues, Tumormetastasen oder durch eine eigentümliche Form einer Sklerose (nach Blutung, Embolie oder Entzündung) bedingt ist.

Klinisch hat man mit der Möglichkeit eines solchen Prozesses zu rechnen, wenn es bei einem bis dahin vollkommen gesunden Menschen zu einem durch nichts erklärbaren progredienten und zu schwerster Kachexie führenden Fettschwund kommt; die Geschlechtsapparate atrophieren, und außerdem entwickelt sich ein prämatures Senium. Der maximale Fettschwund (s. Abb. 24) und die Genitalatrophie bilden die Hauptsymptome; schwere Adynamie und unmotiviertes Ausfallen aller Zähne sind symptomatisch ebenfalls zu berücksichtigen; die Patienten sind dabei blaß, die Körpertemperatur auffallend niedrig. Manchmal kann eine eigentümliche Schlafsucht das Krankheitsbild einleiten. In seltenen Fällen artet die Schlafsucht in ein eigentümliches Koma aus, das dann zum Tode führt.

Der Grundumsatz ist oft beträchtlich vermindert. So gab sich einmal bei einer erwachsenen, allerdings hochgradig abgemagerten Frau ein Sauerstoffverbrauch von nur 69 ccm pro Minute; einige Male wurde auch ein niedriger Blutzuckergehalt gefunden.

Auch hier wird man mit der Möglichkeit rechnen müssen, daß es sich nicht *uur* um eine Schädigung der Hypophyse allein handelt, sondern daß auch

Gehirnpartien in der Nähe des Infundibulums eine Läsion erfahren haben. — Für eine sekundäre Beteiligung der Nebennieren sprechen die addisonähnlichen Teilsymptome, wie Adynamie, Erniedrigung des Blutzuckers und Blutdruckes, auch hat man diese Organe bei Obduktionen atrophisch gefunden. Der niedrige Grundumsatz und die Untertemperaturen lassen auch an eine verminderte Schilddrüsentätigkeit denken. Offenbar kommt es neben der primären Schädigung des Hypophysenvorderlappens auch zu einem Ausfall seiner „corticotropen" und „thyreotropen" Hormonproduktion.

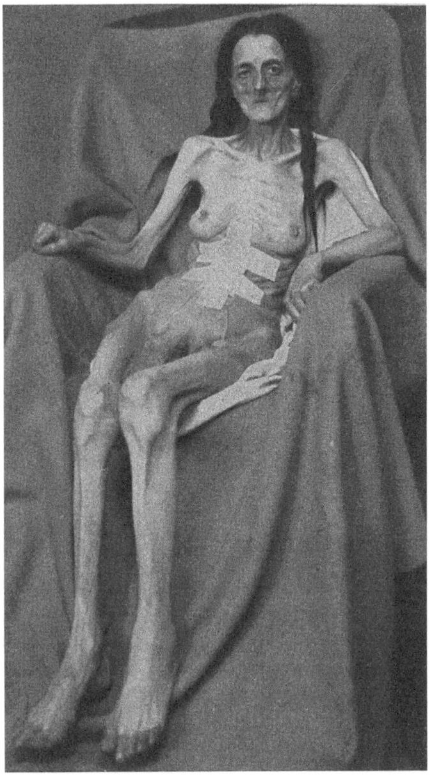

So leicht die Diagnose in vollentwickelten Fällen sein kann, so schwierig gestaltet sie sich bei rudimentären Formen.

Merkwürdig oft ist davon das weibliche Geschlecht betroffen, und zwar häufig im Anschluß an Gravidität.

In allen Fällen hat man die WASSERMANNsche Probe anzustellen; liegt Lues vor, so läßt sich durch eine spezifische Behandlung manches erreichen. In nicht allzu vorgeschrittenen Fällen können durch parenterale, weniger durch orale Zufuhr geeigneter Vorderlappenextrakte eine bedeutende Besserung des Allgemeinbefindens, auch Gewichtszunahme und Rückbildung einzelner Teilsymptome erzielt werden. In jüngster Zeit hat man sehr schöne Erfolge nach Implantation von Hypophysen gesehen.

Abb. 24. Kachexia hypophyseopriva SIMMONDS bei 42jähriger Frau, die seit 34. Jahr nicht mehr menstruiert, die Haare in den Achselhöhlen und am Mons pubis verliert und der sämtliche Zähne ausgefallen sind.

5. Der hypophysäre Zwergwuchs.

Der Hypophysenvorderlappen steuert sowohl das Wachstum der Knochen als auch die Entwicklung des Genitales. Kommt es daher im kindlichen Alter zu einer Veränderung der Hypophyse, die den Vorderlappen hinsichtlich seiner Wachstums- und gonadotropen Wirkung funktionell ausschaltet, dann stoppt sowohl das Längenwachstum als auch die Entwicklung des Genitales — die Folge davon ist Zwergwuchs und extreme Kleinheit des Geschlechtsapparates.

Die Hauptsymptome des hypophysären Zwerges sind somit Kleinheit der Statur und hochgradige Unterentwicklung des Genitales (s. Abb. 25). Auch hier bleiben die Epiphysenfugen offen. Ein Symptom, das vielen Zwergen dieser Art zukommt, ist das Geroderma. Es handelt sich dabei um eine selbst bei jugendlichen Individuen vorkommende schlaffe und runzelige Haut des Gesichtes, wodurch der Ausdruck zu einem greisenhaften wird.

Der pathologische Prozeß, der den Hypophysenvorderlappen zerstört (z. B. ein Hypophysentumor, der aber nie so wie bei der Akromegalie aus eosinophilen Zellen aufgebaut ist), kann auch die benachbarten Partien in

Mitleidenschaft ziehen. Diesem Umstande ist es zuzuschreiben, daß so mancher hypophysäre Zwerg etwas an den Typus Fröhlich oder Typus Simmonds erinnert (Fettsucht oder Kachexie).

Der Stoffwechsel zeigt fast immer eine starke Hemmung. Ebenso kann die spezifisch-dynamische Eiweißwirkung herabgesetzt sein, muß es aber nicht. Die Intelligenz ist vielfach eine völlig normale. Die Psyche ist nicht kindlich, die körperliche Leistungsfähigkeit gut — der Größe und dem Alter entsprechend.

In vielen Fällen ist die Sella turcica, soweit man das röntgenologisch beurteilen kann, auffallend klein. Hier handelt es sich allem Anschein nach um eine primäre Hypoplasie der Hypophyse.

Differentialdiagnostisch hat man mehrere Formen von Zwergwuchs (Nanosomie) zu unterscheiden: der *primordiale Zwergwuchs* (Nanosomia primordialis) ist dadurch charakterisiert, daß das betreffende Individuum schon bei der Geburt auffallend klein war. Das Genitale entwickelt sich proportional der Körpergröße und ebenso schließen sich die Epiphysenfugen zur richtigen Zeit; die Intelligenz ist nicht gestört. Ein solches Individuum ist normal, nur ist es in toto zu klein. Es ist eine Miniaturausgabe des Genus homo, oder wie ein anderer Autor sagte: die Menschen sehen aus wie normale, welche man durch ein verkehrtes Opernglas betrachtet (Liliputaner). Ob diese Form des Zwergwuchses auf innersekretorischen Störungen beruht, ist fraglich.

Weiter kennt man den sog. PALTAUFschen *Zwergwuchs*. Solche Individuen sind bei der Geburt normal groß und entwickeln sich auch entsprechend. Allmählich bleibt aber das Wachstum stehen; die Epiphysenfugen bleiben offen. Die Intelligenz entwickelt sich normal, dagegen bleiben die Genitalien und die sekundären Geschlechtscharaktere kindlich. Das Skelet des PALTAUFschen Zwerges ist neuerdings genau untersucht worden; es besteht wohl kein Zweifel, daß es sich hier doch nur um eine hypophysäre Nanosmie handelt.

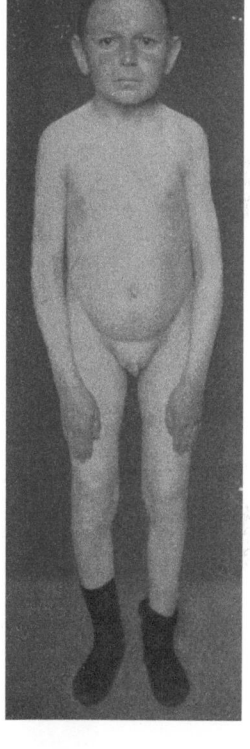

Abb. 25. Hypophysärer Zwergwuchs bei 22jähr. Artisten. Größe 119 cm, Gewicht 27 kg. Offene Epiphysenfugen, Sella normal. Winziges Genitale. Geroderma. Gelbbräunliche Pigmentierung der Gesichtshaut. Normale Intelligenz.

Relativ leicht wird uns die Diagnose bei *Kleinheit des Körpers, wenn sie durch Schilddrüseninsuffizienz* (evtl. Thyreoaplasie) bedingt ist; das Wesentliche dabei ist die gleichzeitige schwere Störung der Intelligenz. Anhaltspunkte für die Schilddrüseninsuffizienz ergeben sich auch aus der Beschaffenheit der Haut, der Nägel und des Haarwuchses; dazu kommt schließlich noch die Herabsetzung im Grundumsatz. Die Epiphysenfugen bleiben hier ebenso wie beim hypophysären Zwergwuchs abnorm lange offen. Aus der Beschaffenheit der Handwurzelknochen kann man erschließen, wann der Schilddrüsenausfall seinen Anfang genommen hat.

Kretinischer Zwergwuchs. In Gegenden, wo Kretinismus endemisch ist, findet man Kleinheit mit mehr oder weniger zahlreichen Erscheinungen des Kretinismus kombiniert. Wieweit dabei die Schilddrüse und ebenso auch die Hypophyse mitbeteiligt ist, läßt sich schwer entscheiden, da wir über die Pathogenese des Kretinismus kaum unterrichtet sind.

Die auffallendsten Störungen der Körperproportionen zeigt der sog. *chondrodystrophische Zwergwuchs,* auch *Mikromelie* genannt, mit seinem grotesk verkürzten und massiv muskulösen Extremitäten bei normal entwickeltem Rumpf und Kopf. Eine abnorm frühzeitige Verknöcherung der Epiphysenfugen ist der Ausgangspunkt dieses mitunter familiär auftretenden Zustandes, dessen Beziehungen zum endokrinen System aber noch nicht feststehen.

6. Das basophile Vorderlappenadenom (Morbus CUSHING).

Ein erst in den letzten Jahren bekanntgewordenes hypophysäres Krankheitsbild ist das des basophilen Adenoms des Hypophysenvorderlappens, dessen

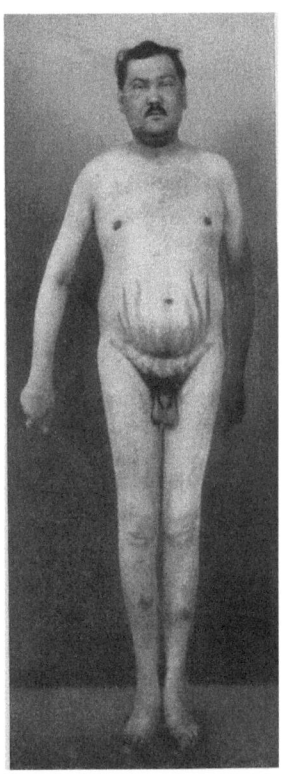 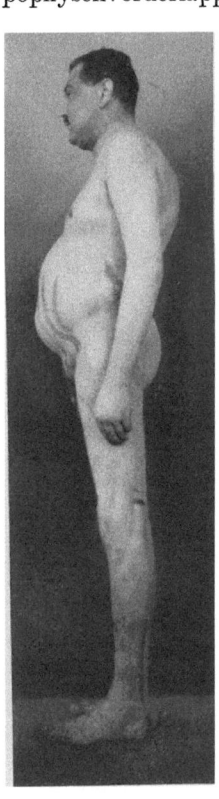

a b

Abb. 26a und b. Typischer Fall von Morbus CUSHING. Adipositas von Rumpf und Gesicht, schlanke Extremitäten, Striae, Kyphose, Petechien an den Beinen. Der Kranke starb an einer Sepsis, ausgehend von einer Phlegmone.

Wesensart durch den berühmten amerikanischen Chirurgen CUSHING aufgeklärt und das deshalb nach ihm benannt ist. Es handelt sich dabei um meist sehr kleine und deshalb röntgenologisch nicht erkennbare Anhäufungen basophiler Zellen im Vorderlappen, deren Vorhandensein häufig auch mit Hyperplasien der Nebennierenrinde einhergeht und in vollentwickelten Fällen zu folgenden Symptomen führt: abnorme Fettansammlungen besonders am Abdomen, Thorax und im Gesicht (sog. „Vollmondgesicht") bei oft auffallend schlank bleibenden Extremitäten; Sistieren der Keimdrüsenfunktion (Impotenz, Amenorrhöe); bei Frauen Hypertrichose vom männlichen Typus (Bartwuchs); auffallend blaurot verfärbte breite Striae distensae cutis an Bauch, Hüften und

Brüsten; hochgradige Osteoporose des Skeletes mit oft heftigen Kreuzschmerzen und zunehmender Kyphose; starke Erhöhung des Blutdruckes; Polyglobulie; Neigung zu Hautblutungen; Hyperglykämie und Glykosurie; dazu kommen mitunter psychische Störungen, allgemeine Schwächezustände, Kopfschmerzen, Erscheinungen einer Nierensklerose. Es muß aber betont werden, daß die eben erwähnten Symptome durchaus nicht immer vollzählig vorhanden sein müssen, sondern zum größeren oder kleineren Teil auch fehlen können. Beim Bestehen von Fettsucht, Hypogenitalismus, Hochdruck, Osteoporese und den charakteristischen Striae kann jedoch die Diagnose als gesichert angenommen werden. — Das Syndrom kommt bei weiblichen Individuen etwa dreimal so häufig vor wie bei männlichen. Es beginnt am häufigsten zwischen dem 20. und 30. Lebensjahr, und zwar mitunter ganz akut innerhalb weniger Wochen. Die Prognose ist ernst, da eine merkwürdige Herabsetzung der Widerstandskraft gegenüber ganz banalen bakteriellen Infekten besteht. Die Mehrzahl der Patienten geht an septischen Erscheinungen zugrunde, andere wieder an cerebralen Blutungen (Hypertonie).

Da es sich bei diesem komplizierten Zustand vorwiegend um eine Funktionssteigerung des basophilen Apparates des Vorderlappens und eventuell auch der Nebennierenrinde handeln dürfte, kommt eine Behandlung mit Organpräparaten kaum in Betracht, dagegen sind mit kombinierter Röntgenbestrahlung der Hypophyse und der Nebennieren in manchen Fällen schon geradezu erstaunliche therapeutische Resultate erzielt worden.

Das Krankheitsbild des Morbus CUSHING ist deshalb von besonderem theoretischen Interesse, weil es uns den weiten Wirkungsbereich hypophysärer Hormonwirkungen erkennen läßt und eine klinische Bestätigung der Existenz mehrerer auf experimentellem Wege entdeckter Funktionen des Hypophysenvorderlappens darbietet. Es sei nur auf die hypophysäre Beeinflussung des Fett- und Kohlehydratstoffwechsels, der Keimdrüsenfunktion, des Calciumstoffwechsels und besonders auch der Blutgefäße und des arteriellen Druckes hingewiesen. Gerade dieses letztere Problem befindet sich in vollem Fluß und die sich ständig mehrenden Befunde einer Vermehrung der basophilen Zellen im Vorderlappen von Hypertoniekranken, von eklamptischen Frauen usw. scheinen auf eine wichtige Rolle der Hypophyse in der Gefäßpathologie hinzuweisen. Auch eine Reihe ganz gewöhnlicher Alterserscheinungen (Fettbauch, Kyphose, Hochdruck, Altersdiabetes) werden sich vielleicht auf primäre Altersveränderungen der Hypophysenfunktion zurückführen lassen.

7. Diabetes insipidus (vgl. auch S. 22).

Zwei Dinge sind es, die uns zwingen das Krankheitsbild des Diabetes insipidus auch im Rahmen einer Hypophysenpathologie zu diskutieren: 1. Es gibt Fälle von Diabetes insipidus, bei denen anläßlich der Sektion eine Veränderung an der Hypophyse gefunden wird. 2. Wissen wir, daß sich im Hypophysenhinterlappen ein Extrakt (Pituitrin) findet, der einen außerordentlichen Einfluß auf die Wasserausscheidung ausübt; dieser Extrakt hemmt nicht nur die normale Diurese, sondern sogar die Harnflut bei Diabetes insipidus.

Eine solche Stellungnahme erscheint um so berechtigter, als Diabetes insipidus auch bei der Dystrophia adiposo-genitalis, bei Hypophysengangsgeschwülsten sowie überhaupt bei Basistumoren (teils primär, teils sekundär) vorkommt. Schließlich soll noch betont werden, daß man auf Grund zahlreicher Experimente annehmen muß, daß Verletzung der Corpora mamillaria und anderer subthalamischer Kerngebiete maximale Polyurie nach sich zieht. Aus neuester Zeit wären noch besonders die Fälle von Diabetes insipidus nach Encephalitis zu erwähnen. In solchen Fällen erwies sich die Hypophyse unversehrt, hingegen fanden sich schwere Veränderungen im Bereiche des Infundibulums und des Tuber cinereum. Wir müssen daher daran festhalten, daß der Diabetes insipidus in erster Linie von der Beschaffenheit der Gehirnpartien in der Nähe der Hypophyse abhängt. Wahrscheinlich werden aber vom Hinterlappen der Hypophyse — wegen der Pituitrinwirkung — irgendwelche Impulse auf diese Nervenzentren ausgeübt; vielleicht ergießt sich das Blut des Hinterlappens in gleicher Weise in die Gegend des Wasserzentrums, wie dies vom Vorderlappen bekannt ist, dessen Venen in direkter Verbindung mit dem Hypothalamus stehen. Eine Reihe von experimentellen Beobachtungen sprechen in diesem Sinne; nicht zuletzt sind es dann die glänzenden therapeutischen Erfolge, die man bei den meisten Fällen von Diabetes insipidus mittels der parenteralen Zufuhr von Pituitrin, bzw. seiner diuresehemmenden Fraktion („Pitressin" oder „Tonephin") erzielen kann. Peroral verabreicht bleibt das Pituitrin wirkungslos, dagegen bewährt sich Trockenpulver, wenn man es 2—3mal täglich schnupft; die Wirkung ist dieselbe wie nach subcutaner Injektion. (Ausgezeichnete Erfolge erzielt man mit folgenden Schnupfpulvern: Hypophysenhinterlappenpulver „Sanabo"; Physhormon Henning.) — Manche Fälle von Diabetes insipidus reagieren auf Pituitrin nur wenig oder gar nicht. Es dürfte sich hierbei wohl um eine aufgehobene Reaktionsfähigkeit der diencephalen Angriffspunkte des Pitruitrins handeln.

IV. Die Nebennieren.
A. Allgemeine Physiologie und Pathologie.

Die Nebennieren sind, so gut man dies morphologisch bzw. entwicklungsgeschichtlich beurteilen kann, keine einheitlichen Organe. Man kann bereits bei der makroskopischen Betrachtung eines Durchschnittes zwei Anteile — das Mark und die Rinde — unterscheiden. Die Nebennierenrinde führt Zellbalken, welche die Träger von lipoiden Körnchen sind. Das Nebennierenmark ist außerordentlich gefäß- und nervenreich und besitzt als eigentliches Gewebe Zellen, die morphologisch eine eigentümliche Affinität zu Chromsalzen besitzen (chromaffine Zellen); bei niederen Tieren läßt sich die Trennung zwischen Mark und Rinde noch viel deutlicher erkennen, denn hier kann es sogar zu örtlich getrennten Organen kommen; man kennt den Interrenalkörper und das Suprarenalorgan. Der Interrenalkörper ist funktionell gleichbedeutend mit der Nebennierenrinde. Das Suprarenalorgan ist identisch mit dem Nebennierenmark. Das Suprarenalorgan wird gelegentlich auch Adrenalorgan genannt. Die Rinde ist mesodermaler Abkunft, das Mark leitet sich ebenso wie der Sympathicus vom Ektoderm ab. Beim Menschen und bei höheren Tieren finden sich außerdem noch akzessorische Nebennieren bzw. Paraganglien, je nachdem ob sie aus Rinden- oder aus chromaffinen Zellen bestehen. Die Nebennieren sind lebenswichtige Organe; Exstirpation beider Drüsen führt — soweit keine akzessorische Nebennieren vorhanden — binnen kürzester Zeit zum Tode. Einseitige Entfernung wird vertragen und ist auch beim Menschen zur Therapie der Hypertonie, ebenso auch der Epilepsie versucht worden. Meist kommt es im Anschluß daran zu einer kompensatorischen Hypertrophie der anderen.

Es ist die Frage oft diskutiert worden, welchem Anteil der Nebenniere die größere Bedeutung zukommt, der Rinde oder dem Marke. Experimente sprechen anscheinend dafür, daß das Mark isoliert zerstört werden kann, ohne dadurch das Leben des Tieres zu gefährden. Vielleicht hängt dies mit der Tatsache zusammen, daß dem Organismus noch an anderer Stelle Adrenalin produzierendes Gewebe zur Verfügung steht.

Das experimentelle Symptomenbild des Nebennierenausfalles, soweit es sich um die gesamte Nebenniere handelt, wird verschieden beschrieben. Nach der Exstirpation beider Nebennieren muß das Tier nicht sofort krank werden. Disloziert man z. B. die Nebennieren unter die Haut, so daß es vielleicht nur eines Scherenschlages bedarf, um das Organ ohne Narkose zu entfernen, so kann es 1—2 Tage dauern, bevor die ersten Vergiftungserscheinungen auftreten: der Exitus des Tieres erfolgt erst nach weiteren 3—4 Tagen.

Die ersten Symptome des Nebennierenausfalles äußern sich in Müdigkeit, Apathie, Muskelschwäche; allmählich kann es auch zu Lähmungen der Extremitäten kommen, so daß die Tiere jetzt platt am Boden liegen: in diesem Stadium sieht man Temperatursenkung, Erlahmen der Herztätigkeit und Muskelzuckungen. Auf der Höhe der allgemeinen Prostration kommt es auch zu Diarrhöen und Erbrechen; charakteristisch ist die fortschreitende Blutdrucksenkung. Schon bald nach der Nebennierenentfernung sinkt auch der Blutzucker. Ebenso kommt es zu einem fast völligen Verschwinden des Leberglykogens; bei nebennierenlosen Tieren ist der Zuckerstich wirkungslos. Die schwere Prostration eines nebennierenlosen Tieres kann man durch Traubenzuckerinjektion vorübergehend bessern.

Das Vorkommen von Pigmentationen als Symptom des Morbus Addisonii war der Anlaß, sich für den Zusammenhang von Pigmentstoffwechsel und Nebennierenfunktion zu interessieren. Experimentelle Beweise lassen sich dafür kaum erbringen, höchstens folgende Beobachtung: exstirpiert man ein Stückchen Haut und konserviert es bei Wärme, so dunkelt es nach, wählt man aber dieselbe Versuchsanordnung bei einem nebennierenlosen Tiere, so dunkelt die Haut viel schneller nach.

Da das Hautpigment und das Adrenalin dieselbe Muttersubstanz (Tyrosin) besitzen, so ist vielleicht das Krankhafte bei der ADDISONschen Krankheit darin zu erblicken, daß statt Adrenalin melanogene Substanz gebildet wird; man kann sich dabei vielleicht an folgendes Schema halten:

Als Ausdruck der Nebenniereninsuffizienz wurde auch mit dem Vorkommen toxischer Produkte im Blute gerechnet. Die Nebenniere soll diese Substanzen zerstören. Konkrete Beweise für die Richtigkeit einer solchen Annahme sind jetzt bekannt geworden (Rind).

Im Nebennierenmark wird das Adrenalin gebildet; das Adrenalin ist das erste Hormon gewesen, das als chemische Einheit isoliert werden konnte, und über deren Konstitution wir schon lange orientiert sind. Die chemische Zusammensetzung ist folgende (s. nebenstehende Formel).

Adrenalin ist auch synthetisch dargestellt worden. Dieses Präparat besitzt dieselben pharmakologischen Eigenschaften, wie das aus der Nebenniere dargestellte, nur ist es optisch inaktiv, während das natürliche Präparat linksdrehend ist.

Zum Nachweis des Adrenalins im Blute sind verschiedene Methoden herangezogen worden. Leider lassen sich jene Quantitäten, die bereits biologisch in Frage kommen, mit den bis jetzt gangbaren Methoden nur schwer bestimmen, zumal man immer mit der Möglichkeit einer besonders leichten Zerstörbarkeit des Adrenalins rechnen muß. Die bekannteste Wirkung des Adrenalins ist die blutdrucksteigernde; sicherlich spielt das Adrenalin bei der Erhaltung des normalen Blutdruckes eine bedeutende Rolle, ob aber der Schluß gerechtfertigt ist, daß in allen Fällen, wo es zu einer Blutdrucksteigerung kommt, das Adrenalin in vermehrter Menge in unserem Organismus kreist, erscheint wenig wahrscheinlich, obwohl bei vielen Fällen von Hypertonie die Nebennieren vergrößert gefunden werden.

Abgesehen von der Blutdrucksteigerung zeitigt das Adrenalin noch andere Wirkungen. Viele Erscheinungen, die nach Adrenalininjektion zu sehen sind, sind dieselben, wie die nach elektrischer Reizung des sympathischen Nervensystems. Dies ist auch der Grund, warum man im Adrenalin den Erreger des sympathischen Systems sieht. Die Wirkung am Herzen ist Tachykardie und Verstärkung der Herzsystole. Im Bereiche der Lunge verhindert es die Sekretion und löst den Bronchialkrampf. Am Darm erschlafft es die Muskulatur. Im Bereiche mancher Sphincteren kommt es zu einem Spasmus. Nicht völlig eindeutig sind die Wirkungen auf die verschiedenen Drüsenapparate. Merkwürdig ist die Wirkung des Adrenalins auf die Schweißsekretion. Anatomisch und physiologisch stehen die Schweißdrüsen unter der Herrschaft des Sympathicus, während durch Adrenalin eher eine Hemmung erfolgt. Die Wirkung des Adrenalins auf das Auge deckt sich völlig mit der nach elektrischer Reizung des Sympathicus. Es kommt zu Protrusio bulbi, Erweiterung der Lidspalte und der Pupillen und eventuell zu Kontraktion des M. retractor palpebrarum tertius. Die Pupillenerweiterung zeigt sich vor allem am enervierten oder noch besser am herausgeschnittenen Auge. Die Stoffwechselwirkung des Adrenalins äußert sich vor allem im Sinne einer Glykosurie und Hyperglykämie. Auch kommt es nach einer Adrenalininjektion zu Polyurie; die Stickstoff- und Harnsäureausscheidung ist gesteigert. Gelegentlich kommt es auch zu einer Zunahme der Temperatur.

In letzter Zeit ist es amerikanischen Forschern gelungen, aus der Nebennierenrinde ein neues Hormon zu isolieren — das Cortin; injiziert man Tieren, denen die Nebennieren entfernt wurden, Cortin, so gelingt es, diese am Leben zu erhalten; die Nebennierenrinde scheint danach — was man schon längst vermutet hatte — von größerer Bedeutung zu sein als das Mark.

Cortin war zunächst ein Extrakt aus Nebennierenrinde; jetzt ist es gelungen daraus eine Substanz zu isolieren; es ist ein Körper, der sehr nahe dem Cholesterin steht und wahrscheinlich nebenstehende Konstitutionsformel hat.

Das Cortin wirkt auf den Kohlehydratstoffwechsel des Muskels, insbesondere auf die Phosphorylierungsvorgänge, sowie auf den Salz- und Wasserhaushalt regulierend; der niedrige Grundumsatz, die Hypoglykämie, die Herabsetzung der Temperatur, wie sie dem nebennierenlosen Tiere eigen ist, läßt sich durch Cortin wesentlich beeinflussen; auch das verminderte Muskel- und Leberglykogen geht wieder in die Höhe; eine wesentliche Erscheinung nach Nebennierenentfernung ist das gestörte Na/K-Gleichgewicht; ein solcher Organismus verliert Na, retiniert aber dafür K, so daß es dadurch zu einer Art K-Intoxikation kommt; diese Störung läßt sich durch Rindenhormon wieder vollkommen herstellen; ähnliches ist zu erzielen, wenn man den Tieren Na in größerer Menge verabreicht; die Nebennierenrinde gehört wohl zu den Organen, die im Elektrolythaushalt eine große Rolle spielen.

Im nebennierenlosen Organismus scheint der Phosphorilierungsvorgang, wie er normalerweise im Darm bei der Passage der einzelnen Nahrungsmittel stattfindet, wesentlich gestört zu sein; ähnlich scheint auch infolge mangelnder Hexose-Phosphorsäurebildung der Chemismus während der Muskelkontraktion beeinträchtigt zu sein; die fehlende Phosphorilierung im Darm zieht die verschiedensten nachteiligen Folgen nach sich; die Anlagerung von Phosphorsäure spielt eine große Rolle bei der Resorption des Lactoflavins, das nur als phosphorilisierter Körper Vitamineigenschaften entfaltet; es gibt wohl kaum ein besseres Beispiel, welches uns den innigen Zusammenhang zwischen Vitamin, Ferment und Hormon zeigt, wie gerade die gestörte Vitamin B_2-Bildung im nebennierenlosen Organismus.

Entfernt man die Nebennieren, so kommt es zu einer Bluteindickung; wahrscheinlich beruht dies auf einer Abwanderung von Blutflüssigkeit ins Gewebe; auch dieser Zustand läßt sich durch Cortinverabreichung beheben.

Neben dem Cortin enthält die Nebennierenrinde auch beträchtliche Mengen von Ascorbinsäure (Vitamin C).

Interessant sind Beobachtungen, daß bei hypoplastischer Gehirnanlage die Nebennierenrinde fehlt. Auch bestehen Relationen zwischen Nebennierenrinde und den Keimdrüsen. Zur Zeit der Schwangerschaft kommt es fast immer zu einer Hypertrophie der Rinde, was wieder mit der corticotropen Funktion der Hypophyse zusammenhängen dürfte.

Die Krankheitsbilder der Nebenniere lassen sich noch nicht einheitlich auf Rinde und Mark beziehen; es erscheint daher zweckmäßig, vorläufig bei der Beschreibung der bekannten klassischen Krankheitsbilder zu bleiben.

B. Spezielle Pathologie und Therapie der Nebennieren.

1. Die ADDISONsche Krankheit.

Wir kennen aus der menschlichen Pathologie Krankheitsbilder, die sicher im Sinne einer Hypofunktion oder sogar eines Ausfalles der Nebenniere zu deuten sind. Dieses Krankheitsbild wird, in Erinnerung an den Arzt, der diese Krankheit zuerst beschrieb, als Morbus Addisonii bezeichnet. Das anatomische Substrat ist zumeist eine schwere Veränderung beider Nebennieren.

Die wichtigsten Symptome sind: leichte Ermüdbarkeit (Adynamie), Pigmentierung der Haut und der Schleimhäute, Reizerscheinungen von seiten des Magen-Darmkanales, niederer Blutdruck, starke Abmagerung und Hypoglykämie.

Die Adynamie ist ein Frühsymptom, dazu gesellt sich auch psychische Adynamie (Arbeitsunlust, Gedankenträgheit, Apathie), die Kranken schlafen viel. Eine dunkelbraune Pigmentierung befällt nicht nur das Gesicht, sondern auch bedeckte Körperpartien, meist aber Stellen, die schon physiologisch reich an Pigment sind (Warzenhöfe, Achselgruben, Anal- und Genitalregion, Linea alba); Pigmentationen zeigen auch Partien, die durch Schnüren, Pflaster, Thermophore, enge Schuhe usw. besonders gereizt sind (s. Abb. 27). Fußsohle, Hohlhand und Nagelbett bleiben meist frei von Pigmentationen. Diagnostisch außerordentlich wichtig sind Schleimhautpigmentierungen, z. B. an der Wangenschleimhaut; ebenso sieht man dunkle Flecken am Zahnfleisch, an der Innenfläche der Lippen und am Gaumen. In vereinzelten Fällen geht die Pigmentierung als Frühsymptom allen anderen Erscheinungen um Jahre voraus. Die Beschwerden von seiten des Magen-Darmkanales sind, allein vorkommend, meist so nichtssagend, daß auf Grund dieser wohl kaum an die Möglichkeit eines Morbus Addisonii gedacht werden kann. Nur im Zusammenhang mit anderen Symptomen darf man dieselben diagnostisch einschätzen. Immerhin können hartnäckige und unstillbare Diarrhöen den Beginn der Krankheit bilden; speziell gilt dies von akuten Fällen, wo es infolge der Kürze der Zeit noch zu keinen Pigmentationen gekommen ist. Läßt sich bereits eine länger bestehende Herabsetzung des Blutdruckes unter 90 mm Hg nachweisen, so handelt es sich zumeist schon um vorgerückte Stadien der Erkrankung; parallel dazu gestaltet sich der Blutzuckerspiegel. Die Körpertemperatur ist anfangs normal, in den Endstadien oft subnormal. Komplizierende, sonst mit Fieber einhergehende Zustände können ohne Temperatursteigerungen verlaufen. Anämie spielt meist keine Rolle; im Gegenteil Vermehrung der Erythrocyten ist in den Endstadien das viel häufigere; Eosinophilie wird oft beobachtet. Je schwerer die Abmagerung und Kachexie, desto vorgeschrittener der Fall. Gelegentlich geht die Abmagerung mit Senium praecox einher. Solange die Patienten liegen, fühlen sie sich relativ wohl, sobald sie aber versuchen aufzustehen, kommt es zu schlechter Durchblutung des Gehirnes mit allen ihren Folgen: Ohnmachtsanwandlung, Gähnen, Erbrechen, Sehstörungen, Kopfschmerz.

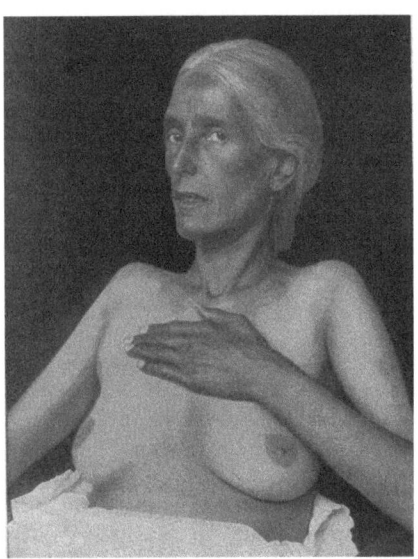

Abb. 27. 44jährige Frau mit ausgeprägtem Morbus Addison. Rapide Ergreisung, 20 kg Gewichtsabnahme, Pigmentationen. Obduktion: Doppelseitige Nebennierentuberkulose.

All diese Erscheinungen sieht man auch während der Ruhe. Der Tod tritt unter dem Bilde von Kachexie oder eines schweren Kollapses ein.

Entsprechend den experimentellen Befunden bringt man auch dem Mineralstoffwechsel beim Morbus Addisonii größeres Interesse entgegen; auch hier sehen wir Vermehrung des Kaliumgehaltes im Blute, bei gleichzeitiger Verminderung des Natriums; die Hypoglykämie und der niedere Blutdruck dienen uns vielfach als Maßstab, ob sich der Zustand bessert oder verschlechtert. Bei länger währenden Krankheitszuständen kommt es zu korrelativen Reaktionen in anderen Drüsen mit innerer Sekretion: Atrophie des Genitales, Vergrößerung der Thymus und der adenoiden Gewebe; die Sektion läßt oft das Bild des Status thymicus bzw. lymphaticus erkennen.

Die Prognose jedes Morbus Addisonii ist äußerst ernst. Die Krankheitsdauer kann immerhin Jahre währen. Das hängt offenbar von den anatomischen Veränderungen bzw. von der Progression des Prozesses innerhalb der Nebenniere ab, nicht in letzter Linie von der eingeleiteten Therapie.

Die häufigste Ursache des Morbus Addisonii ist Tuberkulose der Nebenniere. Fast immer handelt es sich um die verkäsende Form, die langsam vom Marke gegen die Rinde zu fortschreitet und allmählich das ganze Organ durchsetzt; außer einer retroperitonealen Drüsentuberkulose brauchen sonstige tuberkulöse Veränderungen kaum im Vordergrunde zu stehen. Gelegentlich gelingt der röntgenologische Nachweis von dreieckigen Kalkschatten. Miliare Tuberkulose der Nebennieren bedeutet meistens keinen funktionellen Ausfall. Nächst der Tuberkulose kommt als ätiologisches Moment noch eine eigentümliche Form der Atrophie in Frage, über deren eigentliche Ursache man aber noch kaum orientiert ist (Syphilis?). Auch mit Embolien und Thrombosen der Nebennierengefäße muß man rechnen. Schließlich muß auch auf die Möglichkeit einer amyloiden Entartung der Nebennieren aufmerksam gemacht werden. — Im Rahmen der SIMMONDSschen hypophysären Kachexie kommt es, wie schon erwähnt, häufig zu Erscheinungen der Nebenniereninsuffizienz infolge des Ausfalles der corticotropen Vorderlappenfunktion und dadurch bedingter Nebennierenatrophie.

Die Behandlung des Morbus Addisonii ist seit einigen Jahren nicht mehr so aussichtslos wie früher. Die kausale Therapie wäre die Transplantation einer Nebenniere. Das Schicksal all dieser Versuche hängt aber von der Möglichkeit ab, ein Implantat tatsächlich zur Einheilung zu bringen. In den letzten Jahren, seit der Behandlung mit Nebennierenrindenextrakten („Cortin") haben sich die Lebensaussichten des Morbus Addisonii wesentlich gebessert. Injiziert man Cortin in entsprechenden Dosen, so gelingt es tatsächlich, die Schwere des Krankheitsbildes weitgehend zu bannen; das Allgemeinbefinden hebt sich rasch, Blutdruck und Blutzucker steigen an. Gelegentlich blassen auch die Pigmentationen ab. Unter der Einwirkung von Cortin nimmt auch die Dehydratation der Gewebe ab, das Körpergewicht steigt etwas an. Im Kochsalzstoffwechselversuch zeigt sich eine gleichlaufende Retention von Na und Cl, der früher stark gesenkte Cl-Spiegel im Blut (Hypochlorämie) steigt an. Eine Zulage von NaCl (6—10 g pro die) trägt zur Besserung des Krankheitsbildes wesentlich bei; ja durch NaCl- Zulagen kann die sonst erforderliche Cortindosis sogar verringert werden. Gleichzeitige Verabreichung von Sympatol unterstützt die Cortinwirkung; die größte therapeutische Schwierigkeit ist die Zuverlässigkeit der entsprechenden Präparate, die derzeit noch ziemlich teuer und schwierig zu beschaffen sind. Synthetisches Corticosteron ist lange nicht so wirksam wie gutes Cortin.

Im übrigen treibt man symptomatische Therapie, die sich gegen die einzelnen Erscheinungen richtet. Bewährt hat sich die Zufuhr von großen Zuckermengen, die gelegentlich auch intravenös zu verabreichen sind, sowie die Darreichung von Vitamin C; vielleicht werden dadurch die Pigmentationen besonders günstig beeinflußt. Addisonpatienten sind ungemein empfindlich gegenüber Insulin, das schon in sehr kleinen Dosen schwere hypoglykämische Erscheinungen auslösen kann.

2. Übermäßige Funktion der Nebenniere.

1. Hyperadrenalismus. Man kennt die Nebenniere als die Bildungsstätte des Adrenalins, dessen wichtigste Eigenschaft darin besteht, bei intravenöser Verabreichung eine mächtige Blutdrucksteigerung hervorzurufen. Es lag daher nahe, an die Möglichkeit zu denken, daß vielleicht manche Formen von Hypertonie auf einer Überfunktion des Nebennierenmarkes beruhen. Da weiter bei vielen hypertonischen Zuständen eine Vergrößerung der Nebenniere zu finden ist, so schien eigentlich die Beweiskette für eine solche Annahme geschlossen. Sehr interessant sind in diesem Zusammenhange wichtige Beobachtungen von SCHMORL an Leichennebennieren. Als Durchschnittswert für den Adrenalingehalt beider Nebennieren ergab sich für den normalen Menschen 4,22 mg, beim Kinde unter 10 Jahren etwa 1,52 mg. Vom 10. Jahre an sind dann die Werte ziemlich konstant bis ins hohe Alter. Bei akuten Infektionskrankheiten, besonders bei der Diphtherie, ließ sich Adrenalin in der Nebenniere in der Mehrzahl der Fälle überhaupt nicht nachweisen, während bei Arteriosklerose,

244 HANS EPPINGER: Die Krankheiten der Drüsen mit innerer Sekretion.

chronischen Herzfehlern und bei Nephritis hohe Werte zu finden sind. 24 Stunden nach einer Narkose findet sich in der Nebenniere fast kein Adrenalin, ebensowenig bei Morbus Addisonii. Ob man auf Grund dieser Beobachtungen für manche Hypertonien tatsächlich eine Überfunktion der Nebenniere verantwortlich machen kann, ist schwer zu entscheiden, für ein oder den anderen Fall mag dies

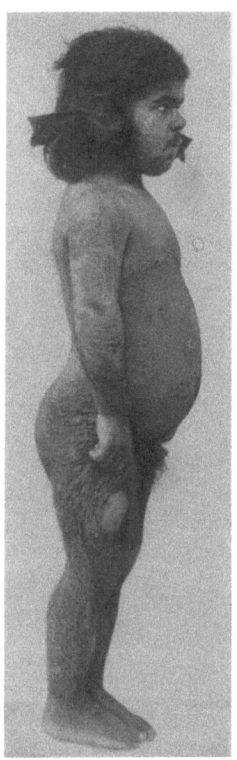 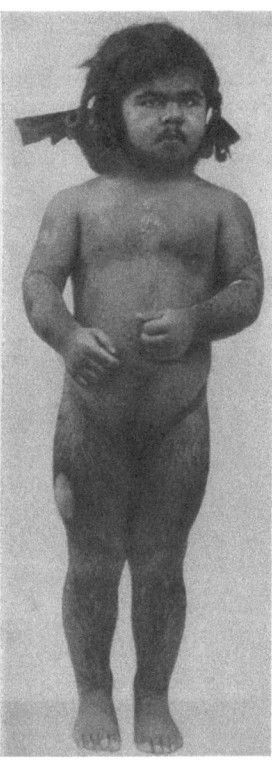

Abb. 28. Pubertas praecox und Hypertrichose bei einem 5jährigen Mädchen.

von Bedeutung sein, und zwar besonders für jene paroxysmalen Drucksteigerungen (Blutdruckkrisen), die beim Bestehen von Nebennierentumoren oder chromaffinen Paragangliomen auftreten und sich durch operative Entfernung des überaktiven Nebennierengewebes vollständig beseitigen lassen.

2. *Interrenalismus.* Hat schon die Physiologie der Nebennierenrinde mit Schwierigkeiten zu rechnen, so gilt dies noch in viel höherem Maße von der Pathologie. Immerhin erscheint es gerade für die physiologische Betrachtung außerordentlich beachtenswert, daß bei Kindern, mit Adenom der Nebennierenrinde sich gelegentlich ein eigentümliches Krankheitsbild einstellen kann; es handelt sich um Pubertas praecox, bei dem die körperliche Entwicklung und noch mehr die Entwicklung des Genitales sowie der sekundären Geschlechtserscheinungen außerordentlich *frühzeitig* in Erscheinung tritt. Meist betrifft es Mädchen. Der Genitalapparat ist nicht nur morphologisch exzessiv vorzeitig entwickelt, sondern auch in bezug auf die Funktion. Solche Kinder können menstruieren, ihr Uterus ist voll entwickelt, in den großen Ovarien zeigen sich echte Corpora lutea; die Stimme solcher Kinder ist auffallend tief; der ganze Körper ist evtl. mit Haaren bedeckt (männlicher Typus), was bei Mädchen

ganz besonders auffällig erscheint. Jedenfalls beweisen solche Fälle, daß von der Nebennierenrinde ein mächtiger Einfluß auf das Wachstum des Körpers, auf die Entwicklung des Genitalapparates und besonders der sekundären Geschlechtsmerkmale ausgeübt werden kann (s. Abb. 28).

Ähnliche Erscheinungen lösen gelegentlich auch maligne Tumoren der Nebenniere aus. Außerdem sieht man analoge Fälle von Pubertas praecox auch bei Tumoren des Ovars und bei Tumoren der Zirbeldrüse. Rindenhyperplasie, die sich schon im Embryonalleben entwickelt hat, geht oft mit den Erscheinungen des Pseudohermaphroditismus einher.

Bei älteren Frauen mit Neigung zu Bartwuchs finden sich gelegentlich hypertrophische oder neoplastische Veränderung der Nebennierenrinde; auch beim Morbus Cushing findet man gelegentlich Hypertrichose vom männlichen Typus (Bartwuchs), Tieferwerden der Stimme, Fettleibigkeit.

V. Die Zirbeldrüse.

Der Zirbeldrüse als innersekretorischem Organ wird erst seit wenigen Jahren Aufmerksamkeit geschenkt. Es scheint sich hier um ein Organ zu handeln, das zur Reifung des Organismus in Beziehung steht. Im zweiten Embryonalmonat ist bereits eine Anlage der Zirbeldrüse zu erkennen. Zur Zeit der Geburt zeigen sich in der Drüse teils glia-, teils epithelartige Zellen; letztere scheinen sich in die helleren, protoplasmareichen, mit großem schwach färbbarem Kern ausgezeichneten Elemente umzuwandeln und verschwinden schließlich mit zunehmendem Alter. Schon vor dem Pubertätsalter zeigen sich Involutionserscheinungen. Der Höhepunkt der Zellentwicklung findet sich um das 7. Lebensjahr. Es kommt sehr oft zur Bildung von Kalkkonkrementen (Hirnsand). Kleine Kügelchen im Inneren einzelner Parenchymzellen dürften den Anfang der Gehirnsandbildung darstellen. Die ersten Exstirpationsversuche der Glandula pinealis schlugen fehl. Bei zirbellosen Hähnen entwickeln sich die Keimdrüsen und die sekundären Geschlechtscharaktere viel lebhafter als bei entsprechenden Kontrolltieren. Bei weiblichen Tieren zeigen sich keinerlei Differenzen. Vielleicht bedingt Apinealismus bei männlichen Tieren eine frühzeitige Entwicklung der primären und sekundären Geschlechtscharaktere; in dem Sinne würde der Glandula pinealis unter physiologischen Bedingungen die Funktion zukommen, während des Kindesalters die zu rasche Entwicklung des Hodens und der sekundären Geschlechtscharaktere hintanzuhalten. Engel hat aus der Zirbeldrüse von Mensch, Rind, Schwein und Huhn eine „antigonadotrope" Substanz extrahiert, welche den die Geschlechtsreifung fördernden Hormonen des Hypophysenvorderlappens entgegenwirkt. Vielleicht existieren auch umgekehrte Beziehungen zwischen Zirbeldrüse und Hodensubstanz. So ist es bekannt, daß nach frühzeitiger Kastration die Zirbeldrüse atrophiert.

Aus der Klinik lassen sich viele Beobachtungen anführen, die in gleichem Sinne sprechen; so kennen wir Kinder mit den Zeichen von Pubertax praecox, die bei der Sektion einen Tumor der Zirbeldrüse erkennen lassen. Die Erscheinungen der Pubertas praecox beziehen sich auf das Körperwachstum, die Entwicklung des Genitalapparates und die sekundären Geschlechtscharaktere. In einigen Fällen beobachtete man auch Zeichen von vorzeitiger Entwicklung des Gefühls- und Verstandeslebens sowie Symptome, die auf sexuelle Reizzustände schließen lassen.

Meist handelt es sich um Teratome, und nicht um maligne Tumoren der Glandula pinealis; da es sich fast nur um männliche Personen handelt, so hat die oben entwickelte Vorstellung vieles für sich: die Glandula pinealis hemmt eine frühzeitige Entwicklung des Genitales und der sekundären Geschlechtsmerkmale. Differentialdiagnostisch ist folgendes zu berücksichtigen: Pubertas praecox beim männlichen Individuum ist fast immer auf einen Tumor der Zirbeldrüse, beim weiblichen auf einen Nebennierentumor zu beziehen, was allerdings für das weibliche Individuum nicht ausschließt, daß gelegentlich auch ein Ovarialtumor in Frage kommt.

Man hat auch aus der Epiphyse ein Hormon dargestellt; seine chemische Natur sowie seine Eigenschaften sind noch wenig studiert; seine Wirkung soll sich gegen das gonadotrope Hypophysenvorderlappenhormon richten. Die bei Zirbeldrüsentumoren zuweilen beobachtete Fettsucht dürfte auf mechanische Momente (Verschluß des Aquaeductus Sylvii und Hydrocephalus internus des III. Ventrikels mit Druckläsion des Tuber cinereum usw.) zurückzuführen sein.

VI. Die Thymusdrüse.

Die Thymusdrüse ist entwicklungsgeschichtlich ein rein epithelial angelegtes Organ. Im Laufe der Entwicklung wandelt sich diese zunächst tubo-alveoläre Drüse in ein Organ um, das seiner Struktur nach eher einer Lymphdrüse gleicht; das Wesentliche ist ein Reticulum, zwischen das sich lymphocytäre Elemente eingelagert haben. Das Reticulum ist epithelialer Abkunft, denn es ist durch Auseinanderdrängen der Epithelstränge entstanden. Ein Charakteristikum der Thymus sind die HASSALschen Körperchen. Daß sie mit dem Reticulum zusammenhängen und daher als epitheliale Gebilde anzusehen sind, scheint durch die neueren Untersuchungen bewiesen; wahrscheinlich kann man mit der Möglichkeit rechnen, daß die HASSALschen Körperchen als der morphologische Ausdruck irgendeiner funktionellen Wirksamkeit der Thymus anzusehen sind.

Die Thymus scheint ähnlich der Glandula pinealis ein Organ zu sein, das seine Wirksamkeit vorwiegend während der Wachstumsperiode entfaltet. Beim Neugeborenen hat die Thymus das relativ höchste Gewicht. Das absolute Gewicht nimmt in der weiteren Entwicklungsperiode noch zu und erreicht erst im Pubertätsalter das Maximum. Im weiteren Verlaufe tritt dann an Stelle des Parenchyms Fettgewebe. Im Gewicht kommt dies insofern zum Ausdruck, als nach dem 15. Lebensjahr die Thymus rasch an Größe abnimmt. Erst nach dem 35. Lebensjahre bleibt das Gewicht wieder konstant.

Die allmähliche Umwandlung der Thymus in Fettgewebe kann durch gewisse Maßnahmen beschleunigt werden. So wissen wir, daß Hunger oder Unterernährung das Thymusgewicht rasch herabsetzen; schwere interkurrente Krankheiten machen dasselbe. Besonders deutlich erweist sich die Verkleinerung der Thymus bei der Pädatrophie, also einer Erkrankung des frühesten Kindesalters. Immerhin muß man bei all diesen Messungen sich stets die Tatsache vor Augen halten, daß der Anatom selten normale Menschen seziert, sondern solche, die vor ihrem Exitus schon länger oder kürzer krank waren. Man wird daher in der Beurteilung des Thymusgewichtes als Ausdruck irgendeiner Konstitution sehr vorsichtig sein. Man hat gehofft, durch Exstirpation etwas über die physiologische Bedeutung des Thymus zu erfahren. Das Ergebnis solcher Versuche ist folgendes: exstirpiert man bei Hunden in den ersten Lebenswochen die Thymus, so kommt es fast ausnahmslos zu typischen Veränderungen des Skelets. Die Knochen werden weich, so daß es zu einer Verbiegung kommt; erzeugt man künstliche Frakturen, so bildet sich zwar ein Callus, doch zeigt er sich kleiner und weniger fest. Das Auffälligste ist ein Zurückbleiben des Wachstums. Umgekehrt läßt sich durch Implantation von Thymus z. B. bei Ratten das Längenwachstum steigern; die Epiphysenfugen sind breiter, die Knochenbälkchen der Spongiosa dichter, die Markräume reduziert. Zugunsten der Annahme, daß der Thymus ein wachstumförderndes Hormon innewohnt, lassen sich auch Versuche an

Kaulquappen verwerten. Wie wir bereits bei der Schilddrüse betont haben, kann man durch Fütterung von Thyreoidsubstanz die Metamorphose beschleunigen. Stellt man analoge Versuche mit Thymussubstanz an, so kommt es zu einer beträchtlichen Förderung des Wachstums bei gleichzeitiger Hemmung der Differenzierung. Theoretisch wäre somit mit der Möglichkeit eines Zwergwuchses, bedingt durch frühzeitige Involution der Thymus, zu rechnen.

Nebst der Wachstumshemmung sieht man bei thymusexstirpierten Tieren auch eine Änderung im Habitus; die Tiere sind müde, träge und oft adipös.

Versuche, aus der Thymus ein wirksames Prinzip darzustellen, sind bis jetzt nicht von Erfolg begleitet gewesen. Immerhin ist es sehr wahrscheinlich, daß die Thymus als eine Drüse mit innerer Sekretion anzusehen ist; vielleicht dient sie dazu, den Stoffwechsel zu bremsen.

Auch die menschliche Pathologie war für die Thymus in ihrer Stellung als Drüse mit innerer Sekretion interessiert. Man suchte nach Krankheitsbildern mit vermehrter oder verminderter Thymusfunktion. Zunächst ließ man sich vom makroskopischen Verhalten der Thymus leiten. Wir berühren damit die Frage des *Status thymico-lymphaticus*; man sprach von einem Status thymicus und von einem Thymustod, wenn ein jugendliches Individuum plötzlich, evtl. im Anschluß an eine geringfügige Gelegenheitsursache scheinbar unmotiviert stirbt und auch der Prosektor keine greifbare Ursache für den Tod angeben kann — außer daß er eine vergrößerte Thymus findet. Bei kleinen Kindern, die unter den Erscheinungen des Laryngospasmus akut zugrunde gingen, wird manchmal auch eine große Thymus verantwortlich gemacht; hier sprach man sogar von einem Asthma thymicum.

Auch bei älteren Individuen kennt man sog. Thymustodesfälle. Im Anschluß an ein kaltes Bad, Schreck, oder gleich im Anfang einer Narkose, fällt ein bis dahin als vollkommen gesund erkanntes Individuum plötzlich tot zusammen — die Sektion ergibt ein völlig negatives Resultat, bis auf eine große Thymus. In manchen Fällen zeigt sich neben der Thymusvergrößerung auch eine allgemeine Hyperplasie des gesamten lymphatischen Apparates. Im ersteren Fall sprach man von einem Status thymicus, im letzteren von Status thymico-lymphaticus (A. PALTAUF).

Manche Personen dieser Art zeigen schon äußerlich ein eigentümliches Aussehen, es sind oft hagere, aufgeschossene Personen mit blasser Haut, großen Rachen- und Nasenmandeln, zurückgebliebenen Genitalien, Schwellung vieler Lymphdrüsen, evtl. Milzvergrößerung. Selbstverständlich sind wir auch Ärzte bemüht, gleichsam Frühformen oder die Kandidaten eines Status thymico-lymphaticus zu erkennen; aber man darf dabei nicht in den Fehler verfallen und in jeder Vergrößerung der lymphatischen Apparate, evtl. auch der röntgenologisch nachweisbar vergrößerten Thymus unbedingt etwas Pathologisches sehen zu wollen; jeder junge Mensch zeigt, wenn er aus voller Gesundheit heraus akut zugrunde geht, eine deutliche Hyperplasie der adenoiden Organe.

In weiterer Folge hat man sich dann für die Kombination von ,,Status thymico-lymphaticus" und angeborenen Anomalien (Offenbleiben des Foramen ovale, gelappte Nieren, Enge der Aorta, atypische Behaarung usw.) interessiert; man sprach hier von einem Status hypoplasticus, der vielfach mit dem Status thymico-lymphaticus verquickt wurde. Zunächst interessierten sich dafür nur die Anatomen, allmählich brachten auch die Kliniker dieser Frage Interesse entgegen und suchten nach den verschiedensten Degenerationszeichen, um evtl. auf diesem Umwege dem Status thymico-lymphaticus näherzukommen; man achtete z. B. auf Zahnanomalien, hohen Gaumen, angewachsene Ohrläppchen, Schwimmhautbildung zwischen den Fingern, Scapula scaphoidea usw. Das Wesen des Status thymico-lymphaticus war damit nicht getroffen, denn wenn man in all diesen Fällen von einem Status thymico-lymphaticus sprechen wollte, so wäre sein Vorkommen sehr häufig, während echte Fälle zu den großen Seltenheiten gehören. Von mancher Seite war man bemüht, auch funktionelle Symptome in den Vordergrund zu rücken; man dachte an eine Übererregbarkeit des Nervus vagus. Verbindungen zwischen dem Trigeminus, dessen Reizung z. B. bei der Narkose in Frage kommt, und dem Vagus ließen daran denken, daß die durch die Narkose ausgelöste Vagusreizung den akuten Herzstillstand auslöst; das war dann wieder der weitere Grund, warum man teils auf tonische Reizung im Vagusgebiete, teils auf eine erhöhte Reizbarkeit (Vagotonie) besonders achtete. Jedenfalls befindet sich die Lehre von einer Überfunktion der Thymus noch stark im argen.

Ein Krankheitsbild einer Thymushypoplasie ist in der menschlichen Pathologie kaum bekannt. Es ist möglich, daß manche Formen von endemischem Kretinismus in einen gewissen Zusammenhang damit gebracht werden können, aber sichere Anhaltspunkte liegen vorläufig kaum vor.

VII. Das Pankreas[1].

Im Jahre 1889 zeigten MINKOWSKI und MERING, daß Hunde, welchen das Pankreas entfernt wird, eine schwere Glykosurie bekommen; außerdem stellt sich starker Durst, Heißhunger, Polyurie, Abmagerung ein, kurz es treten alle jene Erscheinungen auf, die im Verlaufe eines schweren Diabetes zu sehen sind. Das einzige, was fehlt, ist die Ketonurie. Nichts lag daher näher — wie es auch tatsächlich von MINKOWSKI und MERING geschah — als an Beziehungen zwischen Diabetes mellitus und gestörter Pankreastätigkeit zu denken. Nur bei totaler Entfernung des Pankreas setzt schwere Glykosurie ein; nach Implantation von Pankreasstücken gelingt es, die Glykosurie vorübergehend zu bannen.

Die Ähnlichkeit des menschlichen Diabetes mit der Glykosurie nach Pankreasexstirpation gab Anlaß, dem Pankreas besondere Aufmerksamkeit zuzuwenden. Histologisch nachweisbare Läsionen im Bereiche der LANGERHANSschen Zellhaufen sind beim menschlichen Diabetes keine Seltenheit, weswegen diese Gebilde schon frühzeitig mit dem Zuckerstoffwechsel in Zusammenhang gebracht wurden; auch das anatomische Verhalten bei gewissen Fischen spricht im selben Sinne, indem manche zwei Pankreasgebilde zeigen. Der eine Teil versorgt nur die äußere Sekretion, während der andere nur aus LANGERHANSschen Zellhaufen besteht. Bei solchen Fischen kommt es nur dann zu einer Glykosurie, wenn der aus LANGERHANSschen Zellhaufen bestehende Anteil exstirpiert wird. Eine Krönung der Lehre von der inneren Sekretion des Pankreas wurde durch die Entdeckung des Insulins durch BANTING und BEST (1922) herbeigeführt. Durch Insulin lassen sich die tödlichen Ausfallserscheinungen nach Pankreasexstirpation restlos beseitigen. Tiere, die sonst nach Entfernung des Pankreas in längstens 1—2 Wochen zugrunde gehen, lassen sich durch Insulin Monate hindurch am Leben erhalten. Es ist hier nicht der Platz, die ganze Frage des Diabetes mellitus zu diskutieren, so daß wir uns mit diesen wenigen Angaben begnügen wollen; immerhin stellt der Diabetes mellitus eine Erkrankung der Drüsen mit innerer Sekretion vor.

Gibt man einem Diabetiker zu viel Insulin, so kommt es zu den Erscheinungen des hypoglykämischen Anfalles; tiefes Absinken des Blutzuckers verbunden mit eigentümlichen zentralen Erregungszuständen, die im weiteren

---

[1] Vgl. a. S. 156 und Abschnitt über die Krankheiten der Bauchspeicheldrüse in Bd. I.

Verlaufe zu Koma führen, sind die Charakteristica der schweren Insulinvergiftung; als erstes Zeichen einer Insulinüberdosierung tritt meist ein eigentümlicher Zustand auf — Beklemmungsgefühl, Erregung, Schwäche, verbunden mit Angst, daneben intensiver Hunger, Zittern und Schweißausbruch. Eine intravenöse Traubenzuckerinjektion kann rasch wieder normale Verhältnisse schaffen.

Ganz dieselben Erscheinungen können auch spontan auftreten; solche Patienten klagen über wirkliche „Anfälle"; prüft man während einer solchen Periode den Blutzucker, so erscheint er herabgesetzt; gibt man solchen Patienten rasch Traubenzucker oder auch sonst ein Kohlehydrat, so geht der Blutzucker wieder in die Höhe und gleichzeitig damit schwinden die „Anfälle".

Die Ursache des Krankheitsbildes Hyperinsulinismus sieht man in einer starken endogenen Insulinbildung; in klassischen Fällen finden sich Adenome des Inselapparates im Pankreas — sog. Insulinome; hat man Gelegenheit solche Tumoren zu prüfen, so enthalten sie reichlich Insulin; aber nicht immer muß es zur Bildung von umschriebenen Geschwülsten kommen; gelegentlich handelt es sich auch um eine diffuse Hyperplasie der LANGERHANSschen Zellen.

Die Therapie des Hyperinsulinismus besteht in der Regelung des Blutzuckers; im akuten Anfall kommt man am raschesten zum Ziel, wenn man von einer 20—30%igen Dextroselösung 20—30 ccm intravenös verabfolgt; eine allzu kohlehydratreiche Diät ist deswegen nicht am Platz, weil Darreichung von zuviel Zucker die Insulinproduktion reizt; am zweckmäßigsten ist es, kleine Kohlehydratmengen öfter im Tag zu reichen, am besten in Form von Brot; kleine Ephetonindosen sind ebenfalls am Platz.

In bedrohlichen Fällen soll der Versuch einer operativen Behandlung unternommen werden; findet sich ein größeres Adenom, so ist dasselbe zu entfernen; in solchen Fällen kann es zu einer völligen Heilung kommen. Dort, wo sich kein isolierter Tumor zeigt, kann eine partielle Resektion des Pankreas versucht werden, doch ist der Erfolg ein zweifelhafter.

Manche Formen von Fettsucht sollen nach der Auffassung von FALTA ebenfalls auf einer gesteigerten Funktion des Inselapparates beruhen.

VIII. Die Keimdrüsen (Ovarium und Hoden).

Den Keimdrüsen obliegt eine doppelte Funktion. Sie haben sowohl für die Erzeugung reifer Geschlechtszellen als auch für die Ausbildung der sekundären Geschlechtscharaktere zu sorgen. Wenn wir von sekundären Geschlechtscharakteren sprechen, so meinen wir damit die Entwicklung des männlichen, bzw. weiblichen Körperbaues, die Anlage der Behaarung und bestimmter charakteristischer psychischer Eigenschaften, vor allem heterosexuelle Triebe.

Der generative Apparat der Keimdrüsen ist histologisch gut charakterisiert. Die Entwicklung der Spermatozoen und des Ovulums läßt sich histologisch leicht verfolgen. Die Entwicklung der sekundären Geschlechtscharaktere dürfte aber auf eine innersekretorische Tätigkeit innerhalb der Keimdrüsen zu beziehen sein. Als Sitz dieser inkretorischen Tätigkeit sieht man beim Mann die LEYDIGschen und SERTOLIschen Zellen an. STEINACH spricht diese Zellen als Pubertätszellen an. Auch bei der Frau gibt es ähnliche Elemente. Vor allem kommt in Frage der Follikelapparat, das Corpus luteum und das interstitielle Gewebe des Ovars.

Entfernt man die Hoden, so bedeutet das nicht nur den Verlust des generativen Apparates, sondern auch die Entfernung der „innersekretorischen Zellelemente". Befindet sich das betreffende Individuum noch in der Entwicklungsperiode, so entwickeln sich verschiedene Ausfallserscheinungen (Eunuchoidismus). Vor allem kommt es auch zu einer mangelhaften Weiterentwicklung des noch restierenden Genitalapparates. Die Samenblasen und die Prostata werden atrophisch, der Penis bleibt kindlich. Der hemmende Einfluß auf die Prostata macht sich auch geltend, wenn dieses Organ bereits seine volle Entwicklung erreicht hat; daraufhin ist öfter der Versuch unternommen worden, durch Kastration eine *zu* große Prostata zu verkleinern. Als Fernwirkung der Kastration kommt es zu einem Sistieren der Libido. Die Behaarung an

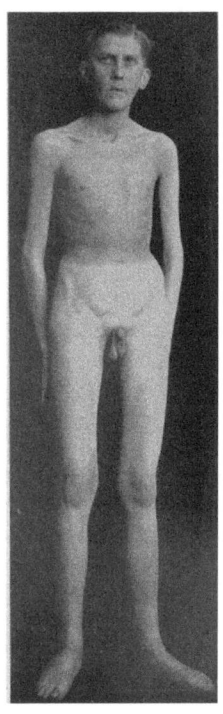
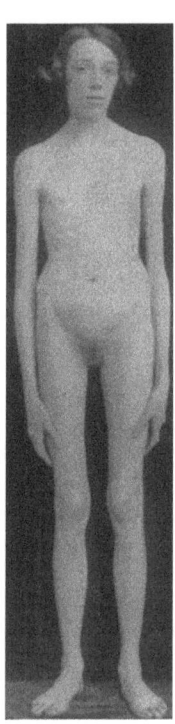

a b
Abb. 29a und b. Hypogenitalismus.

Brust, Genitalgegend, Beinen bleibt äußerst gering, an der Wange und an den Oberlippen entwickeln sich nur Lanugohaare. Interessant ist die atypische Fettanlagerung. In der Gegend der Nates und des Mons veneris kommt es zu einem gleichmäßigen Fettansatz, ganz ähnlich wie bei der Frau. Auch am Skelet können sich die männlichen Sexuszeichen verwischen: das Becken kann weiblichen Charakter annehmen, außerdem erfolgt ein eigentümlicher Hochwuchs, bedingt durch auffallendes Längerwerden der Extremitäten (s. Abb. 29). Dadurch, daß man in manchen Gegenden aus religiösen Motiven die Kastration junger Männer (Skopzen) vornimmt, ist man in der Lage, die Ausfallserscheinungen auch beim Menschen zu verfolgen (Eunuchoidismus). Erfolgt die Kastration in einem Stadium, wo der Körper bereits seine volle Entwicklung erreicht hat, so können manche der Folgeerscheinungen ausbleiben (Späteunuchoidismus).

Es gibt auch Konstitutionsanomalien, bei denen es zu einer fehlerhaften Anlage des Hodens kommt. Die Folgeerscheinungen können ähnlich sein wie bei Kastraten; auch pathologische Prozesse (Tuberkulose, Traumen und Tumoren) können eine Destruktion des Hodengewebes bedingen.

Die Kastration beim Weibe bedingt gleichfalls Ausfallserscheinungen. Im Bereiche des Genitales zeigen sich ähnlich wie beim Manne regressive Veränderungen (Atrophie des Uterus und der Vagina). Von den sekundären Geschlechtscharakteren leidet am meisten die Mamma. Setzt die Ovarfunktion bereits im kindlichen Alter aus, so gelangt die Brust überhaupt nicht zur Entwicklung. Bei manchen männlichen Individuen ist nach der Kastration das Gegenteil zu beobachten — stark entwickelte Brüste (Gynäkomasten).

Ähnlich wie beim Manne gibt es auch weibliche genitale Hypoplasten. Neben minderer Entwicklung des Genitalapparates (Amenorrhöe oder spätem Einsetzen der Menstruation) stark entwickelter Hochwuchs. Als Ursache dieses Hochwuchses ist eine Verzögerung der Verknöcherung der Epiphysenfugen anzusehen. Bei solchen Individuen überwiegt die Spannweite über die Höhe, auch das Tempo der Genitalentwicklung ist von wesentlichem Einflusse; nicht nur Hypoplasie, auch späte Reife der Keimdrüsen bedingt ein stärkeres Längenwachstum. Umgekehrt führt frühe Entwicklung des Genitales zu relativ frühzeitigem Verschluß der Epiphysenfugen, somit zu Kurzbeinigkeit. Sicher spielt der Hypophysenvorderlappen als übergeordnetes Organ über die innersekretorische Tätigkeit der Keimdrüsen eine bedeutende Rolle. Allerdings macht sich die Hypophyse im Sinne einer Wirkung auf Uterus und Scheide nur dann bemerkbar, wenn noch etwas Eierstocksubstanz vorhanden ist; wenn das Ovar fehlt, kann sich die Hypophyse keine Geltung mehr verschaffen. Umgekehrt üben die Keimdrüsen einen, wahrscheinlich durch Vermittlung hypothalamischer Zentren zustande kommenden, hemmenden Einfluß auf gewisse Funktionen des Hypophysenvorderlappens aus, z. B. auf das Wachstum; dies ist wohl der Grund des hemmungslosen Längenwachstums bei primärem Ausfall der Keimdrüsen.

Auch aus den Keimdrüsen lassen sich Hormone gewinnen; ursprünglich hat man es mit der Verfütterung von Ovarialsubstanz versucht, die man kastrierten Frauen verabfolgte; die damit erzielten Erfolge waren aber wenig ermunternd.

Es ist das Verdienst von ALLEN und DOISY neue Wege gezeigt zu haben, wie man sich von der Existenz des weiblichen Sexualhormons, des sog. Follikulins, überzeugen kann. ASCHHEIM und ZONDEK konnten Follikulin im Harn von schwangeren Frauen und trächtigen Stuten nachweisen; schließlich gelang es BUTENANDT, Follikulin in krystallinischer Form zu erhalten und seine chemische Strukturformel zu ermitteln.

Auch das männliche Sexualhormon wurde aus der männlichen Keimdrüse sowie aus männlichem Harn gewonnen; BUTENANDT hat auch dieses Hormon in krystallinischer Form isoliert und seine Konstitution ermittelt; es wird Androsteron genannt. Beide Hormone sind sehr nahe miteinander verwandt und lassen sich sogar auf chemischem Wege ineinander überführen; sie stehen zu den Sterinen in enger Beziehung.

Oestron (Brunststoff)   *Androsteron* (männliches Keimdrüsenhormon)   Corpus luteum-Hormon

Das Corpus luteum-Hormon wirkt im Gegensatz zum Follikulin menstruationshemmend. Während der Schwangerschaft, und zwar schon von ihren frühesten Stadien, werden mit dem Harn große Mengen eines Hormones ausgeschieden, auf welchem die außerordentlich verläßliche ASCHHEIM-ZONDEKsche Schwangerschaftsreaktion beruht; ursprünglich wurde es für das gonadotrope Hormon des Hypophysenvorderlappens gehalten. Neuerdings hat sich aber herausgestellt, daß diese Substanz aus der Placenta stammt und mit dem Vorderlappenhormon nicht identisch ist. — Außerdem bildet die Placenta noch zwei andere Hormone (Theelin und Emmenin); beide sind in ihrer Wirkung dem Ovarialhormon Follikulin ähnlich.

Mit den genannten Hormonen sind beim Menschen therapeutische Versuche unternommen worden; will man deutlich nachweisbare Wirkungen erzielen, so muß man sehr große Dosen geben, oder besser gesagt, Mengen verabfolgen, die so teuer sind, daß schon dadurch die allgemeine Einführung erschwert erscheint; jedenfalls hat man von der Zukunft gerade auf diesem Gebiete noch sehr viel zu erwarten. Mit Tagesdosen von 300000 Mäuseeinheiten des Follikelhormons ist es z. B. gelungen, eine echte Menstruation bei einer alten Frau wieder auszulösen.

Das Erlöschen der Zyklusfunktion der Frau (Menstruation) erfolgt durchschnittlich im 47. Lebensjahre. Schon vor diesem Ereignis ist die Menstruation vielfach unregelmäßig. In dieser Zeit haben die meisten Frauen mit allgemeinen Beschwerden sich abzufinden. Die Wechseljahre der Frau oder das Klimakterium sind wohl vielfach als der Ausdruck einer Störung in der gegenseitigen Wirkung der unterschiedlichen Drüsen mit innerer Sekretion anzusehen. Je nach der vorangehenden Konstellation im Wechselspiel der Hormone sind die Störungen verschieden. Nur so glauben wir es zu verstehen, warum sich die Wechseljahre, also das Aussetzen der Ovarialfunktion, bald mehr im Sinne einer Hypothyreose, bald mehr im Sinne einer Hyperthyreose geben. Häufig ist das Bestehen einer Hyperthyreose kaum angedeutet, manchmal aber kommt es sogar zum Ausbruch eines typischen BASEDOWschen Symptomenkomplexes. Ein reichlicher Fettansatz an bestimmten Stellen des Bauches ist bei Frauen zur Zeit des Klimakteriums enorm häufig zu sehen. Auch hier kann es zu exzessiven Graden kommen und zu einer allgemeinen Fettsucht ausarten. Zur Zeit des Klimakteriums einsetzende arthritische Beschwerden, die sogar alle Gelenke befallen können, will man *auch* mit dem Aussetzen der Geschlechtsfunktion in Zusammenhang bringen, ob mit Recht oder Unrecht, ist schwer zu sagen. Hier und da scheinen große Mengen von Keimdrüsenpräparaten günstig zu wirken.

Ob es gerechtfertigt ist, auch beim Manne von einem Klimakterium virile zu sprechen, ist vielfach Gegenstand großer Kontroversen gewesen. An der Tatsache ist nicht zu zweifeln, daß auch beim Manne um das 50. Lebensjahr herum Stoffwechselstörungen auftreten können, die bald an den Basedow, bald an das Myxödem erinnern. Die Neigung zu Fettleibigkeit, speziell in der Gegend des Abdomens (Kapaunerbauch), stellt beim Manne ein häufiges Vorkommnis dar.

Die alte Erfahrung, daß kastrierte Tiere zu Fettansatz neigen, sowie die analoge Beobachtung beim Menschen, daß es nach Entfernung der Keimdrüsen zu Fettsucht kommt, ließ an einen Zusammenhang zwischen Keimdrüsen und Gesamtstoffwechsel denken. Schon die ersten Untersuchungen haben eine Herabsetzung des Stoffwechsels gezeigt. Wahrscheinlich handelt es sich um eine Verminderung des Oxydationsvermögens, wobei vielleicht die Schilddrüse das vermittelnde Glied sein dürfte. Wenn gelegentlich das Gegenteil vorkommt, so darf man sich nicht wundern, zumal auch im weiblichen Klimakterium hyperthyreoide Störungen gefunden werden.

Der Einfluß der Verfütterung von Keimdrüsen auf den gesunden Organismus ist ein sehr verschiedener. Manchmal sah man eine Steigerung des Grundumsatzes, ein andermal wieder das Gegenteil oder gar keinen Erfolg. Sicherlich müssen alle diese Beobachtungen mit den neuen Hormonen überprüft werden. Auch hier wird man es nicht nur mit Keimdrüsenpräparaten allein versuchen, sondern ebenfalls mit Kombinationen, also mit Hypophysenpräparaten plus Keimdrüsenhormonen. — Bei klinischen Erscheinungen der Keimdrüseninsuffizienz hat man es mit Organtransplantationen von Mensch zu Mensch versucht, die besonders bei männlichen Individuen zu recht befriedigenden und lange anhaltenden Erfolgen geführt haben. Leichtere Fälle reagieren nicht selten auf entsprechend stark dosierte Keimdrüsenpräparate günstig, wobei zu bemerken ist, daß die hochgereinigten und krystallisierten Hormonpräparate mitunter weniger wirksam sind als die weniger weitgehend gereinigten Organextrakte. — Wo Anzeichen einer primären Insuffizienz der Hypophyse bestehen, ist es unter allen Umständen ratsam, die Keimdrüsentherapie mit der Verabreichung von Vorderlappenextrakten zu kombinieren. — Die sog. „Verjüngungsoperationen", wie Ligatur oder Entnervung des Samenstranges, dann die Implantation von Affenhoden wirken — wenn überhaupt — nur für verhältnismäßig kurze Zeit „belebend". Die Grenzen zwischen objektiver und suggeriert subjektiver Wirkung sind schwer auseinanderzuhalten. Jedenfalls kann von einer wirklichen Verjüngung gar keine Rede sein.

IX. Die pluriglanduläre Insuffizienz.

Als man anfing, sich für die Störungen der inneren Sekretion zu interessieren, wurde zunächst jede Blutdrüse losgelöst von ihrem natürlichen Zusammenhange, gleichsam isoliert, studiert. Aus dieser Zeit stammt unsere wichtigste Kenntnis von der Bedeutung der Sekrete der einzelnen Organe mit innerer Sekretion. Allmählich kam man aber zu der Überzeugung, daß sich die experimentellen Krankheitsbilder im Sinne einer ausschließlichen Hypo- bzw. Hyperfunktion mit jenen Zuständen nicht völlig decken, wie sie uns die Wirklichkeit tatsächlich vorführt. Die Drüsen mit innerer Sekretion stellen Glieder eines großen zusammengehörigen Systems vor. Nimmt die Funktion der einen Drüse ab oder zu, so äußert sich das sofort auch in einem kompensatorischen Auf oder Ab in anderen Drüsen. Mag vielleicht im Anfange ein Krankheitsbild zunächst auf eine Region beschränkt sein, binnen kurzem kann das aber zu Veränderungen in den Mengenverhältnissen der einzelnen Hormone führen und so die Reizbarkeit in ein ganz anderes Licht stellen. Es kann sich daher nur zu leicht aus einem uniglandulären Krankheitsbilde allmählich ein pluriglanduläres entwickeln, dessen Analyse allerdings zu den schwersten diagnostischen Problemen führen kann; jedenfalls gibt es *funktionelle* pluriglanduläre Krankheitsbilder in großer Menge.

Unter den eigentlichen pluriglandulären Krankheitsbildern versteht man aber Erkrankungen, wo es auch zu schweren *anatomischen* Veränderungen an den verschiedensten Drüsen mit innerer Sekretion gekommen ist. Meist handelt es sich dabei um eigentümliche sklerotische Prozesse, über deren wahre Natur man aber noch völlig im unklaren ist. Theoretisch betrachtet könnte man mit der Möglichkeit rechnen, daß es primäre und sekundäre multiple Drüsenaffektionen gibt. Vielleicht handelt es sich in einem Teil der Fälle — das wären die sekundären Formen — zunächst um einen Prozeß, der nur in einer Drüse beginnt, während die anderen wegen der vielfachen Korrelationen erst sekundär erkranken. Im Gegensatz dazu könnte man von primären Formen dann sprechen, wenn der schädigende Prozeß gleichzeitig in den verschiedensten Drüsen einsetzt.

Man wird mit der diagnostischen Möglichkeit eines solchen Krankheitsbildes hauptsächlich dann zu rechnen haben, wenn sich Symptome nebeneinander finden, die schwer einer einheitlichen Erklärung zuzuführen sind. Wenn also z. B. neben Nebennierensymptomen (Pigmentanomalien, niederem Blutdruck) auch Störungen im Stoffwechsel bestehen (Fettsucht und Glykosurie), außerdem Amenorrhöe neben mangelhafter Genitalentwicklung vorliegt und dieser Zustand schon in der Jugend eingesetzt hat und so eine allgemeine Unterentwicklung bedingt, dann wird man an solche Krankheitsbilder zu denken haben. Jedenfalls handelt es sich um seltene Zustände. Die Therapie der pluriglandulären Insuffizienz richtet sich auf die Behandlung der hauptsächlich beteiligten Blutdrüse, soweit sich diese Störung überhaupt beeinflussen läßt. Leider stellt die organotherapeutische Behandlung gerade dieser Zustände ein wenig aussichtsvolles Problem dar.

Literatur.

Handbuch der inneren Medizin, 2. Aufl. Bd. IV/2. Herausgeg. von G. v. Bergmann und R. Staehelin. Berlin 1927.

Handbuch der inneren Sekretion. Herausgeg. von Hirsch. Leipzig 1926.

Handbuch der normalen und pathologischen Physiologie, Bd. XVI. Herausgeg. von A. Bethe, G. v. Bergmann, G. Embden, A. Ellinger †. Berlin 1930.

Handbuch der speziellen pathologischen Anatomie und Histologie, Bd. VIII. Herausgeg. von F. Henke und O. Lubarsch. Berlin 1926.

Endocrinology and Metabolism. I—V. ed. Lewellys Barker. New York and London 1924.

Außerdem:

Bauer, Jul.: Konstitutionelle Disposition zu inneren Krankheiten, 3. Aufl. Berlin 1924. — Biedl: Innere Sekretion. Berlin 1922. — Breitner, B.: Erkrankungen der Schilddrüse. Wien 1928.

Chvostek: Morbus Basedowii und Hyperthyreosen. Berlin 1917.

Jores: Klinische Endocrinologie. Berlin 1939.

Jagic und Fellinger: Erkrankungen der Drüsen mit innerer Secretion. Wien 1937.

Lichtwitz, L.: Klinische Chemie, 2. Aufl. Berlin 1930.

Martius: Konstitution und Vererbung. Berlin 1914.

Thannhauser: Lehrbuch des Stoffwechsels und der Stoffwechselkrankheiten. München 1929. — Trendelenburg, P.: Die Hormone, Bd. I u. II. Berlin 1929 u. 1933.

Zondek, H.: Krankheiten der endokrinen Drüsen, 2. Aufl. Berlin 1926.

Die Krankheiten des Blutes und der blutbildenden Gewebe.

Von

ALFRED SCHITTENHELM-München.

Mit 26 Abbildungen.

Einleitung.

Das Blut hat im Organismus eine vielseitige Bedeutung. Seine *Aufgaben* sind teils *selbsttätige,* teils *vermittelnde.*

Der Blutstrom *vermittelt* den mannigfachen Transport von und zu den Zellen, bzw. Zellverbänden und Organen. Im einzelnen geschieht durch ihn der Gaswechsel von der Lunge zu den Geweben und umgekehrt (O_2, CO_2), die Zufuhr aus dem Darm zu den Geweben von Stoffen, die zu ihrer Ernährung bzw. zur Aufrechterhaltung ihres normalen Zellbestandes (beim Blute z. B. Fe zur Hämoglobinbildung) und deren Funktionen (auch Bildung spezifischer Produkte wie Fermente, Hormone u. a.) dienen oder zur Verarbeitung zwecks Bildung von Wärme oder Arbeitsenergie, sowie aus den Geweben zu den Ausscheidungsorganen von Substanzen, die im Stoffwechsel als End- und Abfallprodukte entstehen. Das Blut vollzieht ferner den Austausch der Hormone und anderer die Organ- und Zellfunktion regulierender Substanzen. Trotz dem dauernden Wechsel vermag der normale Organismus durch seine fein funktionierende Regulationseinrichtung Blut und Gewebssäfte in chemisch-physikalischer Hinsicht durch baldigen Ausgleich jeder Abweichung möglichst konstant zu erhalten, damit die Arbeit und das Leben der ihn zusammensetzenden verschiedenartigen Zellen also vor allem auch der Blutzellen unter optimalen Bedingungen ablaufen können. Das Pufferungssystem sorgt dafür, daß die Reaktion des Blutes bzw. das p_H immer dieselben bleiben; der Elektrolyt- und Mineralstoffgehalt (K, Ca, Mg, P, Na, Cl, Fe, J usw.), der Zuckergehalt, der Eiweißwert, das Verhältnis der Bluteiweißstoffe u. a. schwanken nur in engen Grenzen.

Das Blut ist aber auch *selbsttätig*. Seine corpusculären Elemente sind lebende Zellen, von denen jede Kategorie ihren eigenen Aufbau, ihren eigenen Stoffwechsel und ihre eigenen Funktionen hat. Vieles deutet darauf hin, daß besonders die weißen Blutzellen in weitem Ausmaße wandelbar sind und sich dadurch den Ansprüchen, die an sie herantreten, anzupassen vermögen. Sie können feste, kolloidale und flüssige Stoffe aufnehmen und mit Hilfe der ihnen eigenen chemischen Kräfte (Fermente) verarbeiten. Dabei ändern sie Form und Aussehen ihrer protoplasmatischen Gestalt und ihres Kerns, die jugendliche Zelle differenziert sich zur funktionell hochwertigen, was auch in dem Wechsel ihrer feineren Struktur bei der Färbung (Granulierung usw.) und dem Auftreten gewisser Reaktionen (Oxydase, Jodophilie) zum Ausdruck kommt.

Schon *normale Vorgänge* wie Verdauung, Arbeit, Altern, Schwangerschaft und anderes, überhaupt der ständige Wechsel der Lebensvorgänge unter endogenen und exogenen Einflüssen stellen mannigfache Anforderungen an die Ausgleichsvorrichtungen, weil sie alle mit chemisch-physikalischen *und* mit morphologischen Verschiebungen einhergehen. Dazu kommt noch als Übergeordnetes die *Konstitution*. Sie ist bestimmt durch die *Erbanlagen,* in denen die Reaktionsnorm und alle Entwicklungsmöglichkeiten der Zellen und Zellgewebe vereinigt sind, in deren Abhängigkeit die Gesamtheit ihrer Funktionen und Lebensäußerungen steht. Für das Blut kommt als Stammgewebe das Mesenchym in Betracht und dessen Anlage bestimmt in erster Linie seine Zusammensetzung. Gewisse vererbbare Eigentümlichkeiten führen zu bekannten Krankheitszuständen (z. B. hämolytische Anämie, Hämophilie). Dazu kommen aber die verschiedensten *Einflüsse der Umwelt,* welche sich wiederum direkt oder indirekt im Zellgeschehen geltend machen. Die Synthese von ererbten und erworbenen, dauerndem Wechsel unterliegenden Eigenschaften führt zu einer individuellen Einheit mit großer Variation.

Die konstitutionellen Eigentümlichkeiten finden ihren Ausdruck in dem Zellbestand des strömenden Blutes, dessen Zusammensetzung und Bildungstyp in hohem Maße von dem Zustand ihrer Produktionsstätten (Knochenmark, Lymphdrüsen, Reticuloendothel) abhängen. Das tritt besonders zutage, wenn *pathologische Einflüsse* sich auswirken (am sichtbarsten bei *Infektionen*). Diese ändern ebenso das chemisch-physikalische wie das morphologische Blutbild. Sie wirken sich an den Produktionsstätten aus und führen dort zu einer *vermehrten* oder *überstürzten Zellbildung* mit Aussendung einer mehr oder weniger großen Zahl fertiger und unfertiger normaler, aber evtl. auch abnormer Zellen oder aber zu einer *Hemmung* der normalen Zellbildung oder der Zellausschüttung in einzelnen Teilen oder in der Gesamtheit. Auch hormonale und nervöse bzw. zentralnervöse Einflüsse sind bei der Gestaltung des Blutbildes mitbestimmend. Die Ergründung dieser Verhältnisse durch unsere Untersuchungsmethoden haben diagnostische und prognostische Bedeutung und sind für die Therapie wegweisend.

I. Allgemeine Physiologie und Pathologie des Blutes und der blutbildenden Gewebe.

A. Blutmenge, Blutzusammensetzung, Blutkörperchensenkung.

Der Blutwasserspiegel und damit die Blutmenge des Säuglings, auch des völlig gesunden, ist im Laufe des Tages scheinbar regellos erheblichen Schwankungen unterworfen, was mit der Labilität des Wasserbindungsvermögens seiner Gewebe und des Wasserumsatzes überhaupt zusammenhängt. Allmählich erwirbt der Organismus die Fähigkeit, seine Blutmenge konstant zu erhalten. Die *normale Blutmenge* wird mit $^1/_{12}$ bis $^1/_{13}$ *des Körpergewichtes* angegeben, was für einen Menschen von *70 kg* etwa 70—80 ccm pro kg Körpergewicht oder 5—6 Liter Blut ergibt. Die üblichen Methoden zur Bestimmung der Gesamtblutmenge, die Farbstoff- und Kohlenoxydinhalationsmethode, erfassen nur die *zirkulierende* Blutmenge, nicht die ruhenden Blutdepots in ihrer wechselnden Größe. Unter *pathologischen* Verhältnissen kann die Blutmenge eine Verminderung *(Oligämie)* oder eine Vermehrung *(Plethora)* erfahren. Man hat *zwei* Typen der Vermehrung der Gesamtblutmenge zu unterscheiden, die Steigerung der Erythrocytenzahl evtl. mit Steigerung des Einzelvolums vom roten Blutkörperchen *ohne* wesentliche Plasmavermehrung bei der *Polycythaemia vera* und die gleichzeitige Vermehrung von Erythrocytenzahl *und* Plasmamenge als *Polyämie*. Krankhafte Schwankungen des Wasser- und Eiweißgehaltes führen einerseits zu einer Eindickung *(Anhydrämie),* z. B. bei hochgradigem Durst, andererseits zu einer Verwässerung *(Hydrämie),* z. B. bei hydropischen Nierenkrankheiten, kardialem Ödem, Kachexie, großem Aderlaß, Anämien.

Im Blut sind die Zellen (etwa 45% des Gesamtblutes) suspendiert in dem die gelösten Stoffe enthaltenden **Blutplasma** (etwa 55% des Gesamtblutes) mit etwa 7—8% *Eiweiß,* das sich normal aus *61% Albuminen, 33% Globulinen* und *6% Fibrinogen* zusammensetzt. Die Eiweißkörper haben ihre *Bildungsstätte* in Knochenmark und Leber. Ihre *Funktion* ist vielfach ungeklärt. Wichtig sind sicher das starke *Wasserbindungsvermögen* besonders der Albumine für den Wassertransport *(Kolloidosmose)*, ihre verwickelten *Transportaufgaben* für zahlreiche körpereigene (Bilirubin, Hormone, Harnsäure u. a.) und körperfremde (Arzneimittel u. a.) Stoffe durch ihr Vermögen, diese mehr oder weniger festzubinden *(differenzierter Vehikelapparat* BENNHOLDS), ihre *Pufferungsfunktion*, ihre Beziehung (besonders Globuline) zur Bildung und Fernleitung der *Antikörper*. Unter *pathologischen* Bedingungen verschiebt sich das Verhältnis Albumine zu Globuline. *Zunahme der Globuline* findet sich bei einseitiger Albuminverminderung, z. B. großem Albuminverlust bei Nephrosen, bei einseitiger Globulinvermehrung z. B. bei Infektionskrankheiten, bösartigen Tumoren, bei Schädigung von Organen, die den Eiweißumbau besorgen, z. B. Leber (Cirrhosen). Einer Globulinvermehrung geht meist ein Anstieg des Fibrinogens parallel. Bei der Gerinnung scheidet sich das Serum (Plasma minus Fibrin) vom Blutkuchen ab (s. unten).

Das *normale* **Serum** ist klar und hellgelblich, nach fettreicher Nahrung und bei gewissen Stoffwechselstörungen (z. B. schwerem Diabetes) ist es milchigchylös (Lipämie, Lipoidämie). Die Farbe wird intensiver gelb bei Zunahme des *Bilirubingehaltes*, der *normal 0,4—0,8 mg-%* ist und rötlich bei Hämoglobinämie. Der *Eisengehalt* beträgt *normal bei Männern* im Mittel *122 γ-%*, *bei Frauen 85—93 γ-%* (HEILMEYER und PLÖTNER); beim größten Teil der hypochromen Anämien ist er erniedrigt *(Eisenmangelanämien)*.

Für die **Blutkörperchensenkung** ist das Mischungsverhältnis der Bluteiweißkörper maßgebend. Ihre Schnelligkeit wird von der elektrischen Ladung der Eiweißhüllen der Erythrocyten bestimmt; je stärker negativ diese ist, desto geringer, je schwächer, desto rascher ist die Senkung. Die feindispersen Albumine sind stärker negativ elektrisch als die grobdispersen Globuline, deren Vermehrung (s. oben) also die Senkung beschleunigen muß. Auch andere Faktoren wie Menge, Größe oder Kleinheit der Zellen, Cholesteringehalt u. a. beeinflussen sie. Weiteres s. S. 261.

B. Blutgerinnung.

Die Blutgerinnung setzt beim normalen Blut schlagartig ein. Sie steht in engster Beziehung zu dem in der Leber gebildeten, im Plasma gelösten, zu den Globulinen gehörenden *Fibrinogen*, das als unlösliches *Fibrin* zuerst in Form winziger Nädelchen, dann allmählich als dichtes, das ganze Blutvolumen gleichmäßig einnehmendes, die zelligen Elemente einschließendes Netzwerk sich abscheidet und zu einem gelatinösen *Blutkuchen* gerinnt. Anwesenheit zerfallender Blutplättchen begünstigt die Fibrinbildung.

Der *Gerinnungsvorgang* stellt sich nach WÖHLISCH folgendermaßen dar:

Thrombocyten geben ab:	Blutplasma enthält:	
Gerinnungsaktive Zellsubstanz (Thrombokinase, Cytozym)	→Prothrombin←	············· ······Ca++
	↓	
	Thrombin ········· ······	→Fibrinogen
	(Fibrinferment)	↓
	↓	lösliches Fibrin
	Metathrombin	↓
		Fibrin (Faserstoff)

Erklärung:
Gestrichelter Pfeil: „Einwirkung auf...". Ausgezogener Pfeil: „Übergang in..."

Fibrinogen kann sich in Lösung bei längerem Stehen ohne Thrombin in Fibrin umwandeln *(spontane Denaturierung)*. Das *Thrombin* beschleunigt lediglich die Umwandlung (Gelbildung), so daß diese in wenigen Minuten oder Sekunden abläuft. Es wirkt dabei als spezifischer organischer Katalysator biologischer Herkunft, also als *Ferment*, wie schon A. SCHMIDT annahm. Die Umwandlung des Fibrinogens geht über das lösliche Fibrin =

Profibrin (APITZ) zum Fibrin. Im „Profibrinstadium" der Gerinnung kommt es zu einer *Plättchenverklebung* (Agglutination). Das Profibrin wird dabei verbraucht; es überzieht die Plättchen mit einem feinsten Oberflächenbelag, wodurch ihre Verklebung bewirkt wird, die der fädigen Fibrinfällung zeitlich vorausgeht. Plättchenverklebung und Fibrinfällung bei *Abscheidungsthrombose* sind nur verschiedene Äußerungsformen des gleichen Gerinnungsvorganges (APITZ). Die *Thrombokinase* wird als Komplex von Lipoid (Kephalin) + Eiweiß aufgefaßt. Nach DYCKERHOFF befreit die Thrombokinase das Thrombin von Hemmungsstoffen, so daß die Annahme eines Prothrombins unnötig wäre.

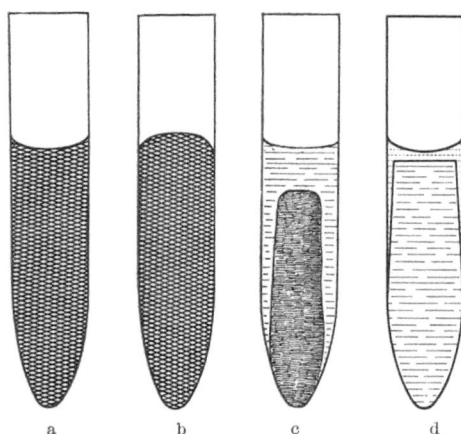

Abb. 1a—d. Die 3 normalen Phasen der Gerinnung. a I. Phase = Flüssiges Blut; b II. Phase = Koagulum (Fibrin geronnen) nach 5—7 Minuten; c III. Phase = Retraktion des Koagulums und Serumauspressung; Thrombocytenwirkung nach 10 Minuten; d Fehlende Retraktion bei Thrombopenie.

Die 3 Phasen der Gerinnung (Abb. 1a—d):

I. Phase Bildung aktiven Thrombins	Blutentnahme
II. Phase Bildung von Profibrin und dessen Umwandlung in Fibrin (kolloid-chemischer Prozeß unter Einwirkung von Thrombin); Erstarren der Blutflüssigkeit zum Koagulum, das an der Glaswand haftet = Gerinnungsdauer	Anfang der Gerinnung = erster Fibrinfaden Ende der Gerinnung
III. Phase Retraktion des Blutkoagulums und Serumauspressung; dabei Loslösung des Koagulums von der Glaswand des Gefäßes	Retraktion beendet

Störungen der Blutgerinnung finden wir vor allem bei der Hämophilie und Pseudohämophilie, bei hämorrhagischen Diathesen, bei Infektions- und Blutkrankheiten, bei gewissen Leberkrankheiten, bei Gallenstauung u. a. m.

Die *Retraktion des Blutkuchens* findet unter Auspressung des Serums statt, wobei die Thrombocyten eine wesentliche Rolle spielen. Fehlen sie (z. B. bei der thrombopenischen Purpura), so wird die Retraktion mangelhaft. Beim Hämophilen geht die Gerinnung sehr träge vor sich, es kommt zu einer fraktionierten, schichtenweise vor sich gehenden Bildung des Koagulums, in dem sich die Retraktion nicht genügend auswirkt. Bei der Polyglobulie scheidet sich infolge des Zellreichtums nur wenig Serum ab.

C. Blutgruppen und Bluttransfusion.

Die Menschen lassen sich in *vier* verschiedene Blutgruppen einteilen, LANDSTEINER nimmt zur Erklärung 2 verschiedene agglutinable Antigene *(Agglutinogene)* und 2 verschiedene agglutinierende Antikörper *(Agglutinine)* an. Die Zellen der verschiedenen Individuen enthalten entweder eines der Agglutinogene oder beide oder keines. Das Serum enthält immer nur die Agglutinine, die den *nicht* in den Blutkörperchen enthaltenen Agglutinogenen entsprechen; sonst würden die Erythrocyten vom eigenen Serum agglutiniert.

Man bezeichnet die beiden agglutinablen Substanzen der roten Blutkörperchen mit A bzw. B, das gleichzeitige Fehlen beider mit O. Die entsprechenden Serumagglutinine werden α und β genannt. Man benennt die vier Blutgruppen mit O, A, B und AB. Die Feststellung der Blutgruppe ist für die Transfusion und für praktisch-forensische Zwecke (Vaterschaft) sowie für rassenbiologische bzw. anthropologische Fragen von Wichtigkeit. Die Blutgruppeneigenschaften A und B, die durch gruppenspezifische Substanzen (Kohlehydratkomplexe) bedingt werden, sind nach den MENDELschen Regeln *vererbbar*.

Die Reaktionen des Serums jeder Gruppe auf die Erythrocyten aller Gruppen sind in folgender Tabelle zusammengestellt:

Serum der Gruppe [1]	Agglutinine im Serum	Erythrocyten der Gruppe			
		O	A	B	AB
O	$\alpha\,\beta$	−	+	+	+
A	β	−	−	+	+
B	α	−	+	−	+
AB	0	−	−	−	−

+ bedeutet Agglutination, − bedeutet keine Agglutination.

[1] Die Buchstaben dieser Kolumne bezeichnen zugleich die *Agglutinogene*, die in den Blutkörperchen der Gruppe vorhanden sind.

In unseren Breiten finden sich die Gruppen O und A zu 40% und 43%, die Gruppe B zu 12%, die Gruppe AB zu 5%. Neuerdings wurde festgestellt, daß innerhalb der Gruppe A sich *zwei Untergruppen A^1 und A^2* nachweisen lassen, die einen hohen forensischen Wert haben, aber für die Klinik bedeutungslos sind. Dasselbe gilt für drei neue Blutkörperchenmerkmale, die *Faktoren M, N und P*, die LANDSTEINER und LEVINE mit Hilfe künstlich hergestellter Immunseren beim Menschen aufdeckten. P kommt nur ganz selten vor, M in 30%, N in 20% und MN in 50%. Da sich im normalen Blut nie Antikörper gegen diese Faktoren finden, sind sie für die erste Transfusion bedeutungslos. Es wird aber mit der Möglichkeit gerechnet, daß im Anschluß an diese der Empfänger Antikörper gegen einen der Faktoren bilden kann und so bei der zweiten Transfusion anaphylaktische Erscheinungen zustande kommen. Ein sicherer Beweis hierfür existiert noch nicht. Der Nachweis der Faktoren ist außerdem sehr schwierig. In jüngster Zeit sind noch weitere Faktoren gefunden worden. Alle diese Feststellungen zeigen, daß wahrscheinlich *jedes menschliche Blut eine besondere biochemische Beschaffenheit besitzt*.

Ausführung: Vor jeder **Transfusion** werden die Blutgruppen vom Empfänger und Spender festgestellt, die zusammenpassen müssen. Zur *Gruppenbestimmung* werden möglichst frische *Testsera* der Gruppen A und B (z. B. *Hämotest* der Hamburger Serumwerke) verwendet.

Auf einen Objektträger wird von jedem der beiden Testseren ein Tropfen an getrennte Stellen gebracht. Mit zwei verschiedenen Ecken eines zweiten Objektträgers wird ein kleiner Tropfen des zu prüfenden, frisch entnommenen Blutes in den Testseren verrührt. Nach vorsichtigem Schwenken des Objektträgers während einer Minute wird die etwaige Agglutination makroskopisch sichtbar. Die *Ausschläge* besagen folgendes:

Keine Agglutination weder durch Testserum A noch B = Blutgruppe O.
Agglutination durch Testserum B allein = Blutgruppe A.
Agglutination durch Testserum A allein = Blutgruppe B.
Agglutination durch Testsera A und B = Blutgruppe AB.

Man soll sich zur Regel machen, vor jeder Transfusion die *direkte Agglutinationsprobe* neben der Blutgruppenbestimmung durchzuführen, ganz besonders bei unsicherem Ausfall der letzteren und vor Verwendung eines Universalspenders (Gruppe O).

Es wird auf einen Objektträger ein Tropfen physiologischer NaCl-Lösung gegeben und zu diesem je ein Tropfen Blutes des Spenders und Empfängers zugefügt; nach Mischung durch Schwenken tritt Agglutination auf, wenn die Blute nicht zusammenpassen.

Wenn Hämolyse bei einer der Proben stattfindet, hat sie dieselbe Bedeutung wie Agglutination.

Man geht am sichersten, wenn man möglichst *gruppengleiches Blut bei Transfusionen* verwendet, zunächst eine kleine Menge Blutes (etwa 10 ccm) überträgt und die Reaktion 5—15 Minuten lang beobachtet. Treten beim Empfänger evtl. rasch vorübergehende Symptome wie Blässe, Unruhe, Kleinwerden des Pulses, Schweiße u. a. auf, so stimmt der Spender nicht. Zunächst sollten, wenn nicht besondere Verhältnisse (großer akuter und lebensbedrohlicher Verlust) vorliegen, *nur kleine* Mengen, etwa 100 ccm transfundiert und erst bei weiteren Transfusionen mehr Blut desselben Spenders verabreicht werden, wenn die erste Übertragung reaktionslos vertragen wurde. Die Transfusion kann *direkt* von der Vene des Spenders in die des Empfängers mit Hilfe des BECKschen und ähnlicher Apparate oder *indirekt* mit Blut, das durch *Vetren* (ein aus Leber hergestelltes gerinnungshemmendes Präparat der Promonta Hamburg) oder andere Mittel (3% steril. Natriumcitratlösung auf 100 ccm Blut, das *Neodym*präparat Auer 144 in der Menge von 250 mg auf 1 Liter Blut nach DICKERHOFF) ungerinnbar gemacht und auf Körpertemperatur erwärmt ist, durchgeführt werden.

D. Die wichtigsten diagnostischen Untersuchungsmethoden und Normalwerte.

Nur die wichtigsten Untersuchungsmethoden, die in allen Fällen gemacht oder für spezielle Zwecke angewandt werden, sollen hier zum besseren Verständnis der weiteren Ausführungen erläutert werden. Alles weitere ist in Spezialbüchern nachzusehen.

Bestimmung des **Hämoglobinwertes** mit dem geeichten SAHLIschen oder ZEISSschen Hämometer. Angabe des „korrigierten" Hb-Wertes. *Normal 90—100% = 16 g Hb in 100 g Blut.*

Zählung der **roten** *und* **weißen Blutkörperchen** nach dem Prinzip von THOMA-ZEISS.

Zählung der **Blutplättchen** nach FONIO. *Normale Zahl 200 000—300 000 im Kubikmillimeter.* Die *Hautblutmikromethode* nach JÜRGENS gibt wesentlich höhere Werte.

Bestimmung des **Färbeindex** = mittlerer Hämoglobinwert des einzelnen roten Blutkörperchens bzw. Verhältnis der Hämoglobinmenge zur Erythrocytenzahl. Dabei ist normal 100% Hb : 5 000 000 Erythrocyten = *Färbeindex 1.* Der Färbeindex berechnet sich, indem der gefundene Hämoglobinwert durch die mit 2 multiplizierten ersten beiden Ziffern der Erythrocytenzahl dividiert wird, z. B. ist bei 50% Hb und 2 500 000 Erythrocyten der Färbeindex $= \frac{50}{2 \times 25} = 1$. Ein Färbeindex, der kleiner als 1 ist, zeigt eine *hypochrome*, einer, der größer ist, eine *hyperchrome* Anämie an. Man sieht heute als physiologische Streubreite des Färbeindexes bei Gesunden 0,9—1,1 (HEILMEYER) an; erst Werte jenseits dieser Größen sind als pathologische anzusehen.

Bestimmung des **Flächendurchmessers der Erythrocyten (Halometrie)** mit Hilfe des BOCKschen *Apparates (Erythrocytometer)*, der auf dem Prinzip beruht, daß paralleles Licht, das durch ein Blutbild fällt, gewisse Spektren macht, deren Durchmesser in einem festen Verhältnis zur Zellgröße stehen (PIJPER). Der handliche, für die Praxis empfehlenswerte Apparat gibt einen brauchbaren Mittelwert an, der direkt abgelesen werden kann; der erhaltene Wert wird zweckmäßig mit dem konstanten Faktor 0,1083 multipliziert (LEPEL). Zu wissenschaftlichen Untersuchungen verwendet man besser okularmikrometrische oder photographische Einzelbestimmungen, die aus der *Messung von 200 Zellen* die *Aufstellung der sog.* PRICE-JONESschen *Kurve* ermöglicht. Sie gibt den Anteil an verschiedengroßen Zellen zahlenmäßig wieder. *Normal: 7,2—7,7 μ im Trockenpräparat*, bei hypo- und normochromen Anämien oftmals kleiner, bei hyperchromen Anämien immer größer. Die praktische Bedeutung erhellt aus Abb. 3, S. 266.

Bestimmung des **Erythrocytenvolumens**: Am einfachsten geschieht sie mit der Hämatokritmethode (VAN ALLENscher Hämatokrit bei Zeiss-Jena hergestellt): Blut bis Strich 100 aufgezogen und mit 1,32% Na-Oxalatlösung (etwa 25fache Menge) verdünnt wird bei 2600 Touren zentrifugiert. Der direkt abgelesene Wert mal 10 (= Gesamterythrocytenvolumen) wird durch die Erythrocytenzahl in Millionen dividiert. Daraus ergibt sich das Einzel-E-Volumen in μ^3. *Normal 80—90 μ^3, Mittel etwa bei 85 μ^3.*

E-Dicke: Sie läßt sich aus dem E-Volumen und dem E-Durchmesser berechnen (v. BOROS): *Normal 1,9—2,1 μ.*

Resistenzbestimmung der Erythrocyten: 1. Defibriniertes Blut wird zentrifugiert, das Plasma abgehoben und entfernt, die im Bodensatz ausgeschleuderten roten Blutkörperchen 3mal in 0,85%iger NaCl-Lösung unter jedesmaligem Zentrifugieren gewaschen. 2. Diese Erythrocyten werden mit 0,85%iger NaCl-Lösung zur Menge des Anfangs benutzten Blutes wieder aufgefüllt und aufgeschüttelt. 3. Von dieser Suspension wird eine Verdünnung von 1 : 10 mit 0,85%iger NaCl-Lösung hergestellt. 4. Von der verdünnten Suspension werden je 3 Tropfen in 2 ccm NaCl-Lösung fallender Konzentration gegeben. — Nach einstündigem Stehen im Brutschrank wird die Hämolyse abgelesen. *Normaler Beginn der Hämolyse bei 0,46% NaCl*, bei hämolytischem Ikterus Hämolyse bereits bei höherer Konzentration.

Bestimmung der Blutungszeit nach DUKE an einem kleinen Einstich am Ohrläppchen durch Absaugen mit Fließpapier, bis kein Blutfleck mehr entsteht. *Normal nach 2 bis $2^1/_2$ Minuten*, bei Thrombopenie verlängert.

Bestimmung der Gerinnungszeit im Uhrschälchen nach SAHLI oder im hohlgeschliffenen Objektträger nach BÜRKER unter Verwendung einer feuchten Kammer. *Beginn der normalen Gerinnung bei 5—5½ Minuten, Ende bei 12 Minuten.*
Retraktion des Blutkuchens im Reagensglas, s. S. 258.
Bestimmung der Neigung des Blutes zur Thrombenbildung wird mit dem *Capillarthrombometer* von MORAWITZ und JÜRGENS vorgenommen.

Die **Blutkörperchensenkungsgeschwindigkeit** wird am besten nach der Methode von WESTERGREN ausgeführt. In der ersten Stunde ist sie normalerweise bei Männern 3—9, bei Frauen 7—12 mm in nüchternem Zustand; während der Periode werden höhere Werte gefunden. Bei Neugeborenen ist sie geringer (1—2 mm). Die Ablesung nach zwei Stunden dient zur Kontrolle und Ergänzung des Einstundenwertes. Die Verwendung von Mittelwerten aus Ein- und Zweistundenwert ist bedeutungslos. Ob der photographischen Registrierung des Senkungsablaufs durch mehrere Stunden (*Erythrocyten-Sedigramm* FRIMBERGERS) eine wichtige klinische Bedeutung zukommt, ist noch weiter zu untersuchen.

Das **gefärbte Ausstrichpräparat** bei panoptischer Färbung PAPPENHEIMS = Kombination der Jenner-May-Grünwaldfärbung mit Giemsafärbung, also Eosin-Methylenblau-Methylenazur. Im normalen Blutausstrich färbt Methylenazur die Chromatinnetz der Kerne rot, die Nucleolen hellblau und macht die Granula der Lymphocyten und Monocyten sichtbar. Die Granulation der Leukocyten ist rötlich-violett (neutrophil), aber zuweilen auch bläulich oder blau (basophil), die der Eosinophilen rot und grobkörnig. Die Mastzellengranula sind blauschwarz. Das Protoplasma der Lymphocyten und Monocyten ist blau, das der polymorphkernigen Leukocyten schwach rosa. Die roten Blutkörperchen sind rot.

Färbung im dicken Tropfen zur schnellen Erfassung von Blutparasiten (Malaria, Recurrens u. a.).

Oxydasereaktion (SCHULZE-GRAEFF): Durch Räuchern in Formoldämpfen oder Einlegen in ein Gemisch von 40%igem Formol und Alkohol absolut. āā während 15 Minuten fixierte Blutausstriche kommen in ein filtriertes Gemisch von gleichen Teilen einer 1%igen wässerigen alkalischen Lösung von α-Naphthol und einer 0,2%igen wässerigen Lösung von Dimethyl-p-phenylendiamin. basic. auf etwa 5 Minuten. Der gebildete Farbstoff kann mit verdünnter LUGOLscher Lösung (1 : 2) fixiert werden (3 Minuten langes Einlegen). Das überschüssige Jod wird in stark verdünnter Lithiumcarbonatlösung entfernt. Eine gute Gegenfärbung gibt Carbolfuchsin, 1 Tropfen auf 1 ccm Aqua destill. für 5 bis 10 Minuten. — Die *Oxydasegranula* sind *violett blauschwarz*. Sie finden sich vornehmlich in den Zellen der sog. myeloischen Reihe und in weit geringerem Ausmaße in einem Teil der Monocyten.

Supravitalfärbung vor allem zur Darstellung der Substantia granulo-filamentosa junger Erythrocyten (**Reticulocyten**) zwecks Erkennung des Grades der Blutregeneration mit Hilfe 1%iger alkoholischer Brillantkresylblaulösung. Normal 3—15⁰/₀₀ der roten Blutkörperchen (HEILMEYER).

Knochenmarkspunktion S. 247, *Adrenalinreaktion* nach W. FREY, *Drüsenexstirpation* und *-punktion* S. 281, *Milzpunktion* S. 282.

E. Die blutbildenden Gewebe im embryonalen und postembryonalen Leben.

Im *embryonalen Mesenchym* wurden von W. HIS und von KÖLLIKER die Anfänge der *gemeinsamen Blut- und Gefäßbildung* in den „*Blutinseln*" erkannt. Von der Wand und Umgebung des sprossenden primitiven Gefäßsystems lösen sich ab, die als *gemeinsame Stammzellen aller Blutzellen* anzusehen sind (PAPPENHEIM, NAEGELI, SCHRIDDE, MAXIMOW u. a.).

Die *Mesenchymzellen* bilden auch andere Gewebe: Binde-, Fettgewebe, Knochen, Knorpel, Muskulatur. Das *Bindegewebe* differenziert sich nur zum Teil zu Fibroblasten und weiter zu Bindegewebsfibrillen und elastischen Fasern. Teilweise behält es den Charakter *indifferenter Mesenchymzellen*. Sie finden sich während des ganzen Lebens im „*lockeren Bindegewebe*". Eine noch weniger differenzierte Form ist das „*retikuläre Bindegewebe*", das Grundgerüst (Stroma) in allen blutbildenden Organen.

Das *Gefäßendothel* differenziert sich vielfach so, daß es *nur* neue Endothelzellen bilden kann. An anderen Stellen *behält es* seinen *embryonalen, pluripotenten Charakter*, z. B. in bestimmten Lymph- und Blutcapillargebieten der Leber, Milz, Lymphdrüsen und des Knochenmarkes, wo es sich wie die Zellen des retikulären Bindegewebes verhält, mit denen es in innigen Kontakt tritt. Man spricht hier von „*Uferzellen*".

Das **reticuloendotheliale System** ASCHOFFS ist die *Zusammenfassung der entwicklungsgeschichtlich und funktionell zusammengehörenden Zellen des Reticulums und Gefäßendothels sowie des indifferenten lockeren Bindegewebes.* Dieses System behält auch im späteren Leben in vieler Beziehung den Charakter des embryonalen Mesenchyms bei. Es bleibt in engster Bindung mit der Blutbildung.

Im *postembryonalen* Leben differenzieren sich die Zellen dieses Systems in verschiedenem Maße bis zu einem gewissen Grade weiter, so daß *unter normalen, physiologischen Verhältnissen* eine *Lokalisierung* bestimmter Funktionen vor allem der *Bildung der einzelnen Blutzellen* zustande kommt, die von gewissen Zellen des Knochenmarks (Erythrocyten, Leukocyten, Thrombocyten), des lymphatischen Gewebes mit der Thymus (Lymphocyten) und des reticuloendothelialen Systems (Monocyten, Plasmazellen, Megakaryocyten) ihren Ausgang nehmen. Es muß deshalb im lymphatischen System und im Knochenmark ein Unterschied gemacht werden zwischen den reticuloendothelialen und den blutkörperbildenden Zellen (stärker differenzierte Stammzellen), wobei die ersteren wie auch sonst im Körper vornehmlich die Aufgabe der Abwehr gegen Schädigungen (z. B. Bakterien und Toxine durch Bildung der Antikörper, Phagocytose usw.) und gewisse Stoffwechselfunktionen (Bilirubinbildung u. a.), die letzteren die der Blutzellenbildung haben. Die *omnipotenten Mesenchymzellen,* die überall im reticuloendothelialen Gewebe vorhanden sind, *behalten* aber *ihre blutkörperchenbildende Funktion* in latenter Form bei, so daß sie diese jederzeit unter den Einfluß stärkerer Reize der verschiedensten Art wieder aufnehmen können (extramedulläre Erythropoese, lymphatische und myeloide Metaplasie, Entzündung? u. a. m.).

1. Die roten Zellformen.
a) Bildung und Untergang, Funktion und Zusammensetzung der Erythrocyten.

Die ersten Blutzellen sind farblose große *Megaloblasten,* später kleinere mit Hämoglobineinlagen in Kernnähe, die sich bis zu vollem Hämoglobingehalt vermehren. Anfang des 2. Monats (Embryolänge von 1,2 cm) bilden sich normoblastische Blutzellen. Zunächst geschieht die Erythropoese in sämtlichen Gefäßanlagen, später nur in Reticulum und Capillaren gewisser Organe (Leber, weniger Milz, Lymphdrüsen, Thymus u. a.). Im 3. Monat entwickelt sich Knochenmark, das in der zweiten Hälfte der Embryonalzeit immer mehr in Vordergrund tritt und beim normalen ausgewachsenen Fetus die Erythrocytenbildung unter Erlöschen der extramedullären Erythropoese ganz übernimmt.

Im *postembryonalen* Leben ist *normalerweise* die *Bildung der Erythrocyten auf das Knochenmark beschränkt* und genau reguliert, so daß immer bei allen Menschen ungefähr dieselbe Zahl reifer Erythrocyten im Blute kreist, wenn auch individuelle physiologische Schwankungen bestehen und die beiden Geschlechter und die verschiedenen Lebensalter Unterschiede aufweisen (durchschnittlich 5 Millionen beim Manne, 4,5 Millionen beim Weibe im Kubikmillimeter). Der *Regulationsmechanismus* besteht in der *zentralen* und *humoralen* Steuerung und in der *hormonalen* Korrelation. Als Normalreiz für das notwendige Gleichgewicht ist die p_H-Reaktion bzw. der CO_2-Gehalt des Blutes anzusehen, der sich zentralmedullär auswirkt (zentrale Steuerung). Von größter Bedeutung sind der CASTLEsche Faktor, das Eisenangebot u. a. m. Sie sorgen für eine *normocytäre Blutbildung.*

Bei starker Beanspruchung der Erythropoese unter *pathologischen* Verhältnissen reichen die vorhandenen Bildungsstätten nicht, sie erweitern sich zunächst dank der vorhandenen undifferenzierten omnipotenten Zellen dadurch, daß das *Fettmark der langen Röhrenknochen in rotes Knochenmark zurückverwandelt* wird. Später greift die Blutbildung über diese Stätten hinaus; es setzt eine ausgedehnte *extramedulläre Erythropoese* ein, *da, wo sie im embryonalen Leben stattfand* (in den intraacinösen erweiterten Capillaren der Leber, in den Venen der Milzpulpa und Lymphdrüsen, im perivasculären Bindegewebe dieser Drüsen). Verminderung der Blutzellen durch Aderlaß oder sonstige Blutverluste schaffen *keine* extramedullären Blutbildungsherde, sie entstehen *nur* bei endogenen Anämien (Blutgiftanämie, Anämie bei Infektionen usw.), vor allem beim Fehlen des CASTLEschen *Faktors* im Magen bzw. des *Leberstoffs* (BIERMERsche und perniciosaähnliche Anämien). Die Eigenart der wirksamen Toxine, der Wegfall und die Steigerung der die Erythropoese regulierenden Faktoren, die verschiedene Reaktion der blutbildenden Zellen bei verschiedenen Gelegenheiten und Konstitutionen sind zur Erklärung der wechselnden Erythropoese und der Verschiedenartigkeit der auftretenden roten Zellformen ebenso heranzuziehen, wie für das weiße Blutbild mit allen seinen Schattierungen.

Das *Lebensalter* der einzelnen roten Blutkörperchen schwankt vielleicht in der Norm zwischen 20 und 30 Tagen oder mehr. Es sollen täglich *100 000 — 250 000 Erythrocyten pro Kubikmillimeter* dem Blut neu zugeführt werden (SCHILLING). Diese normale Regeneration kann sich pathologischerweise enorm steigern. Die umhüllende *Oberflächenschicht* des Erythrocyten besitzt eine *eigenartige Permeabilität*, wodurch ein zweckmäßig eingestellter Gas- und Stoffaustausch mit der Blutflüssigkeit ermöglicht ist.

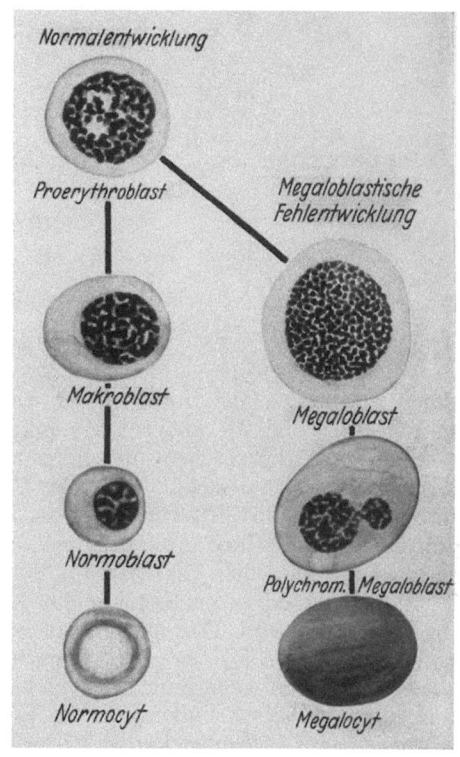

Abb. 2.

Der *Hauptbestandteil der Erythrocyten* ist *der rote Blutfarbstoff*, das **Hämoglobin**, der 90% und mehr ihrer Trockensubstanz ausmacht. Das normale Blut enthält 16%, bei 5 l 800 g Hämoglobin. Seine Rolle als *Sauerstoffüberträger* erfüllt es in zwei Formen, als *Oxyhämoglobin* (HbO_2) und als *reduziertes Hämoglobin* (Hb), die sich durch ihre Farbe unterscheiden. Daher ist das arterielle Blut hellrot, das venöse dunkler, das *nur* reduziertes Hämoglobin enthaltende Erstickungsblut dunkelblaurot. Beide Hämoglobine sind *schwache Säuren*, das Oxyhämoglobin die stärkere; sie haben die Funktion, ein *Regulator* der aktuellen *Blut-* und damit *Gewebsreaktion* („*Puffer*") zu sein und das Blut vor Reaktionsverschiebungen, z. B. vor Säuerung durch erhöhten CO_2-Gehalt zu schützen. Wenn in den Geweben durch Sauerstoffabgabe aus der stärkeren Säure (HbO_2) die etwa 70mal schwächere (Hb) wird, so gibt der Blutfarbstoff gebundenes Alkali frei, das nunmehr die zum Rücktransport aus den Geweben übernommene Kohlensäure bindet. In der Lunge entsteht dann wieder HbO_2, welches das Alkali aus seiner Bindung mit CO_2 löst und die Abgabe der CO_2 nach außen erleichtert. Das Hämoglobin macht etwa *90%* der ganzen Pufferung aus, die übrigen 10% geschehen durch Proteine und Salze des Plasmas (primäre und sekundäre Phosphate und Natriumbicarbonat).

Das Hämoglobin wird im Körper synthetisch gebildet und ist ein zusammengesetztes Protein, dessen Eiweiß *Globin* mit dem *eisenhaltigen Pyrrolfarbstoff* „*Haem*" verbunden ist. Aus diesem werden die *eisenhaltigen* Substanzen, das *Hämochromogen*, das *Hämin* und das *Hämatin* gewonnen. Das *eisenfreie* Produkt ist *Hämatoporphyrin*. Die Aufklärung der Konstitution dieser Farbstoffgruppe, zu der auch das WARBURGsche Atmungsferment und das pflanzliche Chlorophyll gehören, ist vor allem HANS FISCHER und W. KÜSTER zu danken, von denen der erstere deren chemische Beziehungen zum *Bilirubin*, das im Körper aus dem Blutfarbstoff entsteht, und zu dessen Umwandlungsprodukten *Urobilin* und *Urobilinogen* aufdeckte. Im Farbstoff sind vier *Pyrrolkerne* enthalten. Die folgenden FISCHERschen Konstitutionsformeln sollen ein Bild davon geben (s. S. 264).

Die beschränkte Lebensdauer der roten Blutkörperchen hat den laufenden *Untergang gealterter Erythrocyten* zur Folge, der in bestimmten Geweben bzw. deren phagocytierenden Zellen (Milz, in geringerem Maß Lymphdrüsen und Knochenmark) vor sich geht. Eine Auflösung (Hämolyse) in der Strombahn selbst geschieht krankhafterweise. Bei vermehrtem Untergang von roten Blutzellen kommt es zu einer gesteigerten Erythrophagocytose im Reticuloendothel. Der rote Blutfarbstoff wird in diesem besonders in den KUPFER-

Pyrrol

Häm

Hämatoporphyrin

Fischers *Bilirubinformel*.

schen Sternzellen der Leber, aber pathologischerweise auch extrahepatisch in der Milz und an anderen Arten zu Bilirubin umgewandelt. Untergang der roten Blutkörperchen und Bildung der Gallenfarbstoffe stehen also in direktem Verhältnis zueinander. Die Menge der letzteren ist abhängig von der Menge des angebotenen Hämoglobins, so daß die quantitative Verfolgung des Bilirubins und seiner Abkömmlinge (Urobilin, Urobilinogen usw.) in Blut, Urin und Stuhl einen Maßstab für den Blutumsatz geben kann.

Zum Verständnis der Krankheiten des Blutes und der blutbildenden Gewebe, ihrer Diagnose und Therapie gehört in erster Linie eine *genaue Kenntnis der normalen und pathologischen Zellformen*, wie sie im *Blutpräparat* und dem *Knochenmarksausstrich* zu sehen sind. In vielen Fällen reicht das Blutpräparat vollkommen aus, in zweifelhaften Fällen gibt die Untersuchung des vitalen durch Punktion gewonnenen Knochenmarks die klare Entscheidung.

b) Die Morphologie der roten Zellformen.

Normale Verhältnisse. Die reifen roten Blutkörperchen, die *kernlosen Normocyten*[1] des **Blutes**, haben in ihrem Entstehungsort, dem Mark der kleinen und platten Knochen eine *Entwicklungsreihe von kernhaltigen Vorstufen* durchlaufen, die von den Proerythroblasten über die Makroblasten zu den Normoblasten führt, aus denen sie durch Entkernung entstehen (Abb. 2, S. 263). Das *normal* arbeitende Knochenmark läßt nur völlig reife *oxyphile*[2] Normocyten ins Blut übertreten, von denen ein kleiner Prozentsatz noch die allen jüngeren roten Zellen (also auch den kernhaltigen) eigentümliche, *basophile*[3] aus Körnchen und Fäden bestehende netzartige *Grundsubstanz* (Substantia granulo-filamentosa) bei Anfärbung (Vitalgranulation) erkennen läßt, weshalb sie als *Reticulocyten* bezeichnet werden. Diese beiden normalen Erythrocytenformen des strömenden Blutes sind *mit Hämoglobin vollkommen gesättigt*, daher oxyphil, zum größten

---

[1] Die *unreifen* Entwicklungsformen sämtlicher Zellen haben die Endsilbe „blast" von blastein (griech.) = keimen, hervorgehen, die *reifen* die Endsilbe „cyt" von kytos (griech.) = Bläschen.

[2] *Oxyphil* (oxüs = sauer, phileo = lieben) oder *acidophil* = Affinität zu *sauren* Farbstoffen z. B. Eosin, *basophil* = Affinität zu *alkalischen* Farbstoffen, z. B. Methylenblau, *neutro* = bzw. *amphophil* = mit neutralen bzw. allen Farbstoffen anfärbbar.

[3] *Vitalgranulation* = bei Vital- bzw. Supravitalfärbung sichtbar.

Teil kreisrund (einzelne elliptisch) und schwanken bei ihrer Ausmessung mit den üblichen Meßmethoden innerhalb der normalen Werte (s. S. 260), wobei die Schwankungsbreite durch die geringe Beimengung kleinerer (Mikronormocyten) und größerer (Makronormocyten) Zellen bedingt ist.

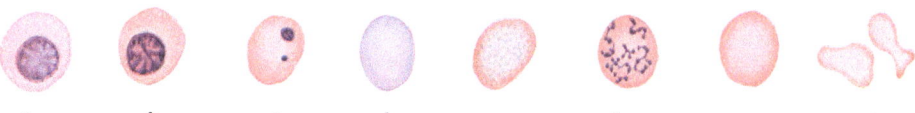

Abb. 3 a—h. a Polychromatischer Erythroblast; b Erythroblast; c Jollykörperchen; d polychromatischer Normocyt; e basophile Punktierung; f Reticulocyt; g Normocyt; h Poikilocytose.

Im **Knochenmark** findet man die jugendlichen Vorstufen, deren jeweiliger Reifegrad ihre charakteristischen Merkmale bestimmt. Die *jugendlichste rote Markzelle* ist der *Proerythroblast*. Die große Zelle hat im Ausstrich eine unregelmäßige Umrandung, die Ausbuchtungen zeigt. Das oft vitalgranulierte *Protoplasma* ist stark *basophil*[1] und daher mehr oder weniger blau gefärbt, der violette

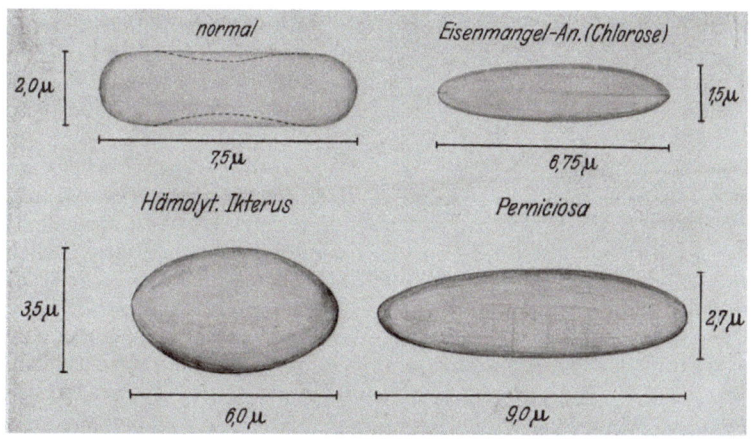

Abb. 4. Erythrocytendicke bei Anämien.

große Kern nimmt einen erheblichen Teil der Zelle ein, er ist locker *feinmaschig* und zeigt meist *Nucleolen*.

Die nächsten Stufen der immer kernhaltigen *Erythroblasten* unterscheiden sich durch Aussehen des Kerns, Färbbarkeit des Protoplasmas und Zellgröße, die bei der Reifung parallellaufende Veränderungen aufweisen. Die *Kerne* verlieren ihre feinmaschige Zeichnung und werden *scholliger*, dann nehmen sie unter zunehmender Verkleinerung *Radspeichenform* an und schließlich zeigt die kleinste Kernform eine kompakte, sich stark färbende, *pyknotische* (pyknos = dicht, derb) Gestaltung. Das zunächst noch basophile *Protoplasma* der Makroblasten wird durch die *Einlagerung von Hämoglobin*, das wohl in der Zelle gebildet wird, zuerst um den Kern herum rötlichviolett, dann nimmt das ganze Protoplasma diese Farbe an (*Polychromasie* = Mischung von basophilem Protoplasma und acidophilem Hämoglobin) und schließlich wird es mit

---

[1] *Basophilie des Protoplasmas* zeigt jede *unreife* Zelle, mit *Reifung des Protoplasmas* wird es *acidophil*. Der große lockere *Kern* der *unreifen* Zellen wird mit ihrer *Reifung kleiner, chromatinreicher* und *pyknotisch*. *Normal* gehen *beide Vorgänge parallel, pathologisch* können sie *differieren*.

zunehmender Hämoglobinsättigung *oxy- oder acidophil*. Die Zellgröße nimmt allmählich ab. Die *Normoblasten* erreichen dann ungefähr die Größe und das Aussehen der Normocyten. Ihr Kern löst sich (Fermentwirkung) auf. Es bleiben noch mehr oder weniger große Reste der netzartigen Grundsubstanz übrig, an deren Abnahme man einen Anhaltspunkt für den Reifegrad der *Reticulocyten* hat. Schließlich ist auch diese verschwunden und damit ist die reifste Stufe des hämoglobingesättigten *Normocyten* erreicht.

Man kann im Makro- und Normo- (auch Mikro-)Blasten zuweilen *Kernteilungen (Mitosen)* finden. Es ist daher noch unentschieden, ob die normale Entwicklung des Erythrocyten beim Proerythroblasten oder bei einer der späteren kernhaltigen Zellformen beginnt, zumal die Proerythroblasten im normalen Mark zahlenmäßig nur gering vertreten sind und an letzter Stelle stehen. Hier treten die Normoblasten (poly- und ortho [1]-chromatisch) obenan, es folgen die Reticulocyten und dann die Makroblasten (basophil, poly- und orthochromatisch), wie aus der tabellarischen Zusammenstellung S. 280 klar hervorgeht.

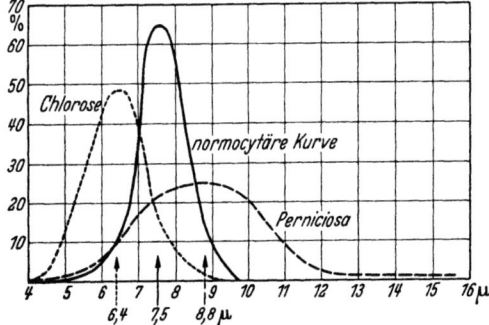

Abb. 5. PRICE-JONESsche Kurve. Mittlerer Flächendurchmesser der Erythrocyten, Linksverschiebung bei hypochromen, Rechtsverschiebung bei hyperchromen Anämien.

Pathologische Verhältnisse. Die verschiedensten Ursachen bewirken eine andere Gestaltung und Zusammensetzung des roten Blutbildes und der roten Markelemente.

Auf die *vererbbaren Anomalien der reifen Erythrocytenformen* (Mikrosphärocyten bzw. Kugelzellen beim hämolytischen Ikterus, Sichelzellen, Elliptocyten) wird später eingegangen (s. S. 305). Das Auftreten dieser abnorm gestalteten Blutzellen geht infolge ihres rascheren Untergangs (Hämolyse) und dem so gesteigerten Umsatz mit mehr oder weniger hochgradigen anämischen Zuständen hypochromen Charakters einher, die sich von anderen hypochromen Anämien in ihrer Auswirkung auf das Blutbild und das Knochenmark nicht wesentlich unterscheiden.

Von großer Bedeutung ist die *scharfe Trennung derjenigen Anämien*, bei denen im Blute zwar mehr oder weniger reichlich jugendliche, unreife Zellformen auftreten, das Knochenmark aber nur eine hyperregeneratorische Reaktion mit quantitativen Verschiebungen der bereits besprochenen *normalen* Zellformen zeigt, von *den Anämien*, bei welchen eine Bildung *abnorm* großer Zellen (Megaloblasten usw.) durch krankhafte Reifungsstörung der roten Markzellen vorliegt s. Abb. 2, S. 263.

Das *Blutbild der* **hypochromen** *Anämien* zeigt bei guter regenerativer Markfunktion eine Menge mangelhafter und unreifer Zellformen. Die *reifen Zellen* (Normocyten) leiden an *Hämoglobinmangel*. Die verminderte Füllung der Zelle hat eine kleinere und flachere Form zur Folge, bei der die zentrale Delle weniger gefärbt erscheint als der dickere Rand, wie überhaupt die Anfärbung mit Eosin eine schwächere ist *(Hypochromie)*. In Ausstrichen sieht man ferner eine *Anisocytose*, d. h. eine Ungleichheit der Größe der einzelnen Zellen mit ausgesprochener Neigung zu abnorm kleinen Formen *(Mikrocyten)*. Gleichzeitig kann eine *Poikilocytose* festgestellt werden, indem die Erythrocyten Keulen-, Birn-, Hantelformen usw. aufweisen. Den besten Einblick in die quantitativen Verhältnisse gibt die *Linksverschiebung der* PRICE-JONESschen *Kurve* und die

---

[1] Orthos = recht, richtig.

Feststellung des verkleinerten durchschnittlichen Flächendurchmessers mit Hilfe des BOCKschen Erythrocytometers (s. S. 260). Es finden sich ferner die *Reticulocyten* in vermehrter Menge; je mehr davon vorhanden sind, desto stärker funktioniert die Regeneration im Mark *(Gradmesser der Erythropoese)*; beim hämolytischen Ikterus (Kugelzellenanämie) erreichen sie die höchsten Werte bis $800^0/_{00}$. Es treten ferner *basophil punktierte* Erythrocyten auf, welche den Reticulocyten nahestehen (Verklumpung der vitalgranulierten Netzsubstanz) und *polychromatische* rote Zellen. Bei starker Regeneration erscheinen Erythrocyten im Blute, welche *Reste des* noch nicht völlig zersetzten *Kernes* zeigen, der durch kleinere oder größere Abschnürungen in mehrere Bröckel zerfallen ist: HOWELL-JOLLYsche *Körperchen* als kleine punktförmige runde Gebilde, die sich leuchtend rot färben und die CABOTschen *Ringkörper*, die sich als runde Ringe oder Schleifen oder Achterformen rotgefärbt darstellen. Endlich zeigen sich Erythroblasten in Form der *Normoblasten* mit meist rundem chromatinreichem (pyknotischem) Kern oder der jüngeren Radspeichenform des Kerns und ortho- oder polychromatischem Protoplasma. Manche dieser Anämien z. B bei Parenchymschäden der Leber und Milz (Cirrhose) lassen eine größere Zahl Makrocyten mit vermindertem Hämoglobingehalt (Durchmesser bis 8 μ) erkennen und selten auch deren Vorstufen die Makroblasten.

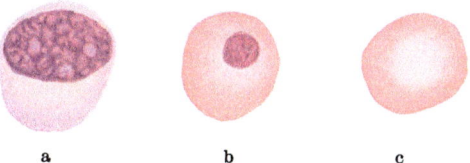

Abb. 6a—c. a Polychromatischer Megaloblast; b Megaloblast; c Megalocyt.

Der **Knochenmark**sausstrich zeigt ein *hyperregeneratives Mark mit zahlreichen Reticulocyten, vermehrten Normo- und Makroblasten.* Dabei verlaufen die *Reifungsprozesse* infolge des überstürzten Ersatzes der abnorm rasch ausscheidenden Erythrocyten *nicht so geregelt wie in der Norm.* Daher sieht man allerhand unreife Formen, die sonst nur vereinzelt vorkommen und z. B. einen Radspeichen- oder pyknotischen Kern in einem noch völlig basophilen Protoplasma zeigen *(basophile Erythroblasten)*, wobei die Größe der Zelle bald dem Makrocyten entspricht oder bereits dem Normoblasten. Solche Zellen können auch gehäuft als Zellnester um einen Proerythroblasten herumliegen. In stärkster Vermehrung finden sie sich bei der Erythroblastenanämie. *Viele* der Zellen sind *polychromatophil* auch noch nach der Entkernung, die schon in makrocytärem Stadium erfolgen kann, aus dem sich überhaupt nicht oder vielleicht erst hinterher kleinere Formen entwickeln. Auch von vornherein mikrocytäre Erythroblasten mit basophilem, poly- und orthochromatischem Protoplasma werden gebildet. Man sieht ferner in den Erythroblasten *vermehrt Mitosen* in den verschiedensten Stadien. Die Proerythroblasten erfahren keine wesentliche Vermehrung. Daß im Mark besonders zahlreich vitalgranulierte kernhaltige und kernlose rote Zellen besonders *Reticulocyten* angetroffen werden, ist eine zwangsläufige Folge der überstürzten Zellbildung.

Die **hyperchromen** Anämien vom Perniciosatypus sind *durch das Auftreten der Megaloblasten und Megalocyten charakterisiert, einer Zellart, die absolut pathologisch ist und mit den normalen makrocytären Formen nichts zu tun haben.*

Im *Blutbild* finden sich mannigfache Zellveränderungen, wie sie auch bei der hypochromen Anämie anzutreffen sind (Aniso- und Poikilocytose, Polychromasie, einzelne Erythroblasten und Mitosen usw.). Der *grundlegende Unterschied* liegt darin, daß die *roten Blutzellen*, wenn sie auch in evtl. stark verminderter Zahl vorhanden sind, im Durchschnitt einen *sehr viel größeren Durchmesser* als normal (*Rechtsverschiebung der* PRICE-JONESschen *Kurve* usw.) und ein größeres Volum aufweisen. Die *normale Zellverkleinerung bleibt aus*, die kleineren Erythrocytenformen sind daher mehr und mehr in der Minderzahl.

Dagegen verfügen die pathologisch großen Zellen über eine *gute Hämoglobinsättigung*, welche ihre *verstärkte eosinophile Anfärbung (Hyperchromie)* und den *erhöhten Färbeindex* bewirkt. Trotz dieses ausgesprochen hyperregeneratorisch-megalocytären Blutbildes sind die großen kernhaltigen Vorstufen, die *Megaloblasten* im Blut nur selten und vereinzelt zu sehen. Sie haben je nach ihrem Alter ein basophiles, poly- oder orthochromatisches Protoplasma und einen Kern, der entweder groß, locker und feinmaschig oder schollig-chromatinreicher, radspeichenartig oder geschrumpft-pyknotisch sich darstellt. Der Durchmesser der Megalocyten und -blasten erreicht Werte von 10—12 μ, die größten nennt man auch Gigantoblasten. Beide Zellformen sind häufig *oval-elliptisch*. Die *Reticulocyten* sind fast völlig aus dem Blut verschwunden.

Der **Knochenmark**sausstrich kennzeichnet sich durch die *Massenhaftigkeit der Proerythroblasten*, die in Gruppen auftreten und das Bild weitaus beherrschen. Daneben finden sich immer *Megaloblasten*, wie sie oben beschrieben wurden, bald spärlich, bald reichlicher und eine *geringe Zahl Normo- und Makroblasten* in der beschriebenen verschieden färberischen Schattierung. Das Knochenmark zeigt also eine *ausgesprochene Hemmung der Entwicklung* seiner Stammzellen und eine *Bildung abnorm großer Formen*. Die Bildung normaler Zellformen hört mehr und mehr auf und dementsprechend verschwinden diese aus dem Zellbild des Marks und Blutes s. Abb. 2, S. 263.

Hypo- und **aplastische** *Vorgänge im Mark* durch verdrängende oder zerstörende Prozesse führen zu einer eingeschränkten, aber auf normalen Wegen verlaufenden Zellbildung, die keine Besonderheiten des Blutbildes mit Ausnahme der Zahl der roten Blutkörperchen zu zeigen braucht.

Hochgradige Vermehrung normaler Erythrocyten *(Polycythämie, Polyglobulie)* geht *im Blut* mit Auftreten von Normoblasten und vermehrten Reticulocyten einher. Das *Mark* zeigt eine *gesteigerte Aktivität* aller blutzellenbildenden Bestandteile vor allem der erythropoetischen in Form einer Normoblastose (Auftreten jugendlicher Zellen).

2. Die weißen Zellformen.
a) Bildung, Untergang, Funktion und Zusammensetzung der weißen Zellen.

Aus dem Mesenchym der *Embryonalanlage* entstehen, später als die Megaloblasten, nach NAEGELI die *Myeloblasten*, von denen einzelne schon zu Beginn des 2. Monats, viele Ende des 3. Monats die Oxydasereaktion geben; *Lymphocyten* treten am Ende des 3. oder Anfang des 4. Monats auf. Auch die Leukopoese verläuft zunächst überall, wo reticuloendotheliale Stammzellen vorhanden sind, später besonders in Leber, Milz, Knochenmark, Lymphdrüsen, Thymus. Schließlich kommt es bei zunehmender Differenzierung der mesenchymalen Gewebe zu *lokalisierter Bildung* auch der weißen Zellen im Knochenmark, lymphatischem und reticulo-endothelialem System.

Im *postembryonalen Leben* ist unter *normalen* Verhältnissen die Abgabe blutreifer weißer Zellen so reguliert, daß ihre Anzahl innerhalb bestimmter Grenzen schwankt (5000—8000 im Kubikmillimeter), wobei das quantitative Verhältnis der verschiedenartigen und mit verschiedenen Aufgaben betrauten Zellformen (neutro-, eosino- und basophile Leukocyten, Lymphocyten, Monocyten, Plasmazellen) immer einigermaßen das gleiche bleibt. Die *Bildungsstätten* sind *verschieden* (s. S. 284). Zu diesen Zellen kommen die Thrombocyten (Blutplättchen) in sehr großer Zahl (250000—300000 pro Kubikmillimeter) hinzu.

Die *vielseitigen Aufgaben*, welche die weißen Blutzellen zu erfüllen haben, verlangen die größere Mannigfaltigkeit der jeweils mit besonderen Eigenschaften und Funktionen betrauten Formen.

Die *Blutplättchen* haben ihren eigenen bereits besprochenen Wirkungsbereich (s. S. 258); sie bilden, bei Verletzung der Gefäßwand den verschließenden Thrombus und wirken bei der Blutgerinnung mit. Alle anderen weißen Zellen sind *vollwertige* Gebilde mit Protoplasma *und Kern*. Die *reifen Leukocyten der myeloischen Reihe*, vor allem die *neutrophilen* Formen vermögen Fremdstoffe, besonders Bakterien und Fremdkeime aller Arten wie deren Gifte, in sich aufzunehmen *(Phagocytose)*, sie zu verdauen und wohl auch durch Bildung und Ausstoßung von Immunkörpern unschädlich zu machen, sie können Fermente von Oxydase- und Trypsincharakter herstellen, mit deren Hilfe sie in Blut und Geweben zweckmäßige Arbeit verrichten (z. B. Lösung pneumonischer Infiltrate) und wohl auch Anteil am intermediären Stoffwechsel haben; darum wandern sie im Bedarfsfall auch durch die Endothelspalten der Gefäße ins Gewebe aus. Sie sind Kampfzellen und dienen dem Schutz und der Säuberung aller Körperteile durch Beseitigung pathologischen Materials. Eine besondere Rolle fällt den *eosinophilen* Leukocyten zu, die man dann im Blut und reagierenden Gewebe gehäuft sieht, wenn körperfremde Stoffe, die als Allergene wirken können, eine lokale oder allgemeine Überempfindlichkeit (Allergie) hervorrufen. Die *Monocyten* und vielleicht auch die seltenen Plasmazellen haben durch ihre große Fähigkeit zur Phagocytose vor allem die Aufgabe von Aufräum- und Transportzellen. Die *Lymphocyten*, deren eventuelle Rückbildung in Bindegewebszellen diskutiert wird, spielen bei Reparationsleistungen des Körpers ihre besondere Rolle; man hat ihnen lipolytische Fähigkeiten zugesprochen (z. B. Auflösung der fettartigen Hülle von Tuberkelbacillen).

Zum *Nachweis der funktionellen Unterlagen der Blutzellen* hat man allerhand Methoden angewandt (Untersuchung auf Fermente des Eiweiß-, Fett- und Kohlehydratstoffwechsels, auf Oxydasen, auf Nuklein-, Zucker- und Glykogengehalt, auf innere Atmungsvorgänge, auf den Grad der Freßtätigkeit von Leukocyten, auf ihre amöboide Bewegung, auf die Möglichkeit kultureller Züchtung u. a. m.). Sie reichen aber noch lange nicht aus, um im einzelnen eine sichere Abgrenzung des Tätigkeitsbereichs der einzelnen Zellform zu erhalten.

Die verschiedenartigen Funktionen und Aufgaben der weißen Blutzellen haben zur Folge, daß ihre Anzahl schon unter *normalen* Verhältnissen je nach Bedarf Schwankungen unterliegt, so daß sich unabhängig von ihrer Gesamtzahl das Verhältnis der einzelnen Zellformen zueinander verschieben kann (Verdauungsleukocytose, periodische Tagesschwankungen usw.).

Unter *pathologischen* Verhältnissen, bei stärkerem Zellbedarf im Abwehrkampf, kommt es vielfach im Blute zu einer Vermehrung der weißen Zellen *(Leukocytose)* und zu erheblicheren Verschiebungen ihrer Verhältniszahl (Überwiegen der neutrophilen oder eosinophilen Formen, der Lympho- oder Monocyten, der Plasmazellen). Als Wanderzellen treten sie bei Bedarf durch die Gefäßwand, es kommt zu einer *Leukocytose der Gewebe*, wobei wieder ein fließender Übergang von physiologischen zu pathologischen Verhältnissen (Entzündung) zu beobachten ist; auch hier ist der Zweck Verdauung und Aufräumung.

Bei sehr starkem Bedarf greift die Bildung der weißen Blutzellen über die normalen Bildungsstätten hinaus. Es kommt zur *Entwicklung von Bildungsherden in den verschiedensten Organen* (*extramedulläre* Herde, vermehrte Aktivität lymphatischer und retikulärer Zellgewebe). Dabei schalten sich das Reticuloendothel bzw. die mesenchymatischen überall vorhandenen indifferenten wandlungsfähigen Stammzellen in die Bildung ein (Über- und Unterfunktion allgemeiner und bestimmt gerichteter Art mit vermehrter Bildung normaler Zellformen, Dysfunktion und Metaplasie unter Einschränkung und Wegfall der normalgerichteten Bildung), die zu einer Vielheit von Zustands- und Krankheitsbildern führen. Weitere Möglichkeiten bringt noch die zuweilen einsetzende *Hemmung von Ausfuhr, Bildung und Reifung der Zellen* vorübergehender oder dauernder Art *(Leukopenie, Agranulocytose* usw.).

Der *Verbrauch weißer Blutzellen* vor allem von Leukocyten ist viel größer als der von roten. Obwohl die Leukocyten nur 2% der gesamten Blutzellen ausmachen, sind die Zellen des Knochenmarks etwa 70% Vorstufen der Leukopoese gegenüber 30% der Erythropoese. Die funktionsuntüchtigen geschädigten und alten Zellen werden aus dem Blute herausgezogen und verarbeitet (vor allem in Milz und Leber). Bei starkem Abgang kann es infolge des Nukleinreichtums der Zellkerne zu einer Hyperurikämie mit vermehrter Harnsäureausscheidung, selten zu Gichtattacken und Uratsteinbildung kommen.

b) Die Morphologie der weißen Zellformen.

Normale Verhältnisse. Die weißen Zellen durchlaufen in ihren Bildungsorten eine Entwicklungsreihe bis zu den reifen Formen des Blutes, deren prozentuale Verhältnisse aus der Tabelle, S. 279, zu ersehen sind.

Der *granulierte polymorphkernige Leukocyt* hat folgende *Vorstufen*: Stabkerniger Leukocyt, Metamyelocyt, Myelocyt, Promyelocyt und Myeloblast. *Im normalen Blut erscheint nur der segmentkernige und seltener der stabkernige Leukocyt.* Beide sind 9—12 μ groß, rund, ihr Protoplasma ist acidophil. Bei der *neutrophilen Form* zeigt sich eine staubförmige Granulation, die *neutrophil* erscheint. Der Kern der jugendlichen Zelle ist breit, locker, wurstförmig *(stabkernig)*; in der älteren Zelle ist der Kern pyknotisch, schmal, *segmentiert*; die

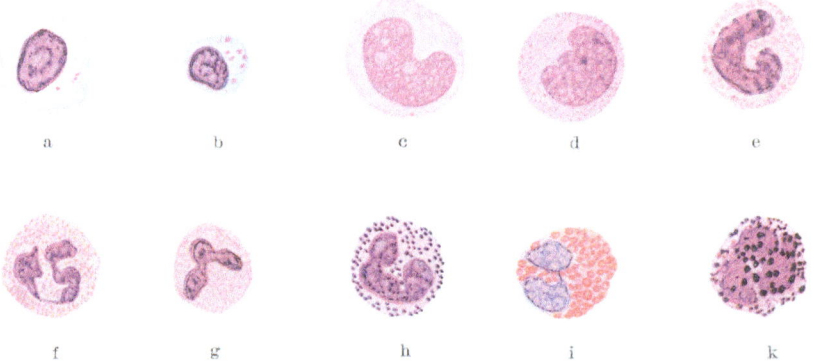

Abb. 7a–k. a Großer Lymphocyt; b kleiner Lymphocyt; c Monocyt; d beginnende Granulierung; e neutrophiler Leukocyt mit Stabkern (Linksverschiebung); f und g neutrophile Leukocyten mit Segmentkernen; h toxische Granulation; i eosinophiler Leukocyt; k Mastzelle.

einzelnen Segmente zeigen feine Verbindungsbrücken. In der *eosinophilen* Form ist das Protoplasma völlig durch die plumben acidophilen Granula verdeckt. Die Zellen sind etwas größer, ihr Kern breiter, in zwei oder mehrere Segmente geteilt. Die *basophile* Form *(Mastzelle)* ist so groß wie die neutrophile; ihr acidophiles Protoplasma wird überdeckt durch grobkörnige, basophile Granula. Alle drei Formen enthalten reichlich *Oxydase*.

An Hand der *Oxydasereaktion* läßt sich die *Wandlung der polymorphkernigen Leukocyten durch Reifung und Funktion* bei demselben Individuum verfolgen (STOCKINGER). Zu einem gewissen Zeitpunkt und unter bestimmten Bedingungen findet man sie völlig oxydasenegativ. Dann tritt die Oxydasestörung als feine Granulierung auf und Kern und Plasma bekommen andere Eigenschaften. Mit Zunahme der Oxydasegranulierung geht die Reifung und Alterung der Zelle parallel. Die Verklumpung der Granulierung (Zusammenfließen zu größeren Tropfen, Abb. 8a—h) findet sich nur in Blutbildern mit runden, verhältnismäßig kleinen Leukocyten mit segmentierten Kernen. Die knospenartigen Auswüchse werden abgeschnürt und abgegeben; so verkleinert sich die Zelle, die Granula verschwinden, der Leukocyt nimmt zunehmend Altersform an (stark segmentierter, pyknotischer Kern) und geht unter. Gleichzeitige Verfolgung des Entwicklungsgrades der Oxydasereaktion und des Hervortretens einer *oxyphilen Substanz des Zellplasmas* ergibt einen ausgesprochenen Parallelismus. Diese oxyphile Substanz entsteht wohl durch *intracelluläre Umwandlung phagocytierten zellfremden Materials durch Fermentwirkung*, deren Intensität die fortschreitende Oxydasereaktion anzeigt.

Es darf danach als *bewiesen* gelten, *daß die Leukocyten des Blutes sich periodisch unter dem Einfluß ihrer Funktion morphologisch verändern*. Ihr jeweiliges Aussehen gibt den äußeren Ausdruck ihres augenblicklichen Funktionszustandes wieder. Man verfolgt dabei ihren kurzen Lebensablauf.

Die *Lymphocyten* kommen normal fast nur als *kleine* Form etwa von Erythrocytengröße vor. Um den rundlichen oder ovalen, öfter leicht eingedellten Kern, der bei alten Zellen ein plumbes dichtes, bei jüngeren ein scholliges Chromatinnetz enthält, sieht man einen sehr schmalen basophilen schwach gefärbten Protoplasmasaum mit einigen Azurgranula und gelegentlich Vakuolen. Öfter finden sich nacktkernige Zellen ohne sichtbares Protoplasma. Größere Formen

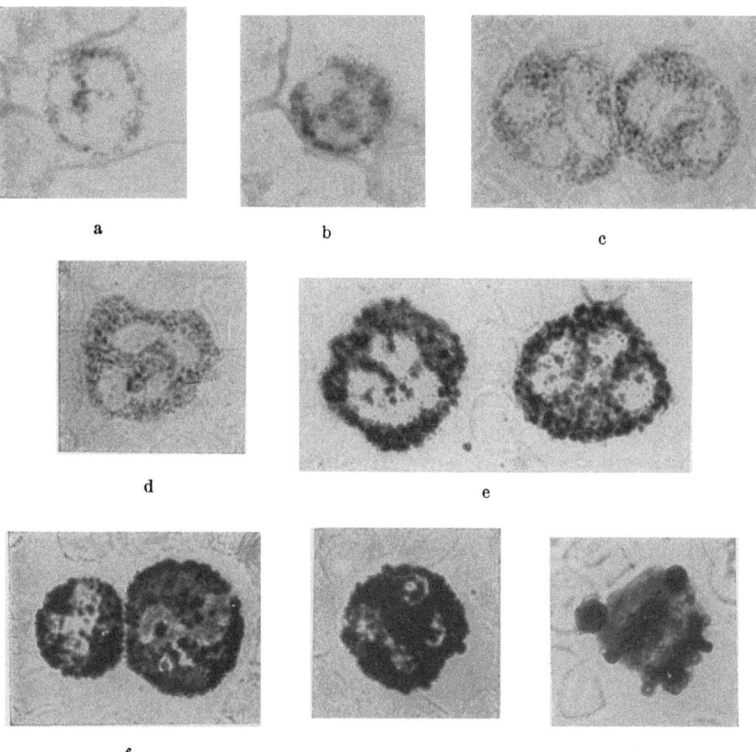

Abb. 8a—h. *Polymorphkernige Leukocyten*. (Nach STOCKINGER.) a Oxydasereaktion nur angedeutet; b—d schwache Oxydasereaktion mit feinen Oxydasegranula; e—g starke Oxydasereaktion; h Verklumpung und Zusammenfließen der Oxydasegranula zu größeren Tropfen, die über den Zellrand heraustreten.

mit chromatinärmerem, umfangreicherem Kern und breiterem Protoplasma, das sich schwach basophil färbt, sind sehr selten. Die Vorstufe dieser beiden Zellen, die Lymphoblasten werden nie gesehen. Die Lymphocyten haben *keine Oxydase*.

Die verschieden großen *Monocyten* (etwa 12—20 μ) haben ein breites basophiles Protoplasma, das in reiferen Zellen bei Giemsafärbung mehr oder weniger zahlreiche, staubförmige, rotbraune Azurgranula aufweisen kann. Der Kern jüngerer Monocyten ist feinmaschig groß, oval oder leicht eingebuchtet und zeigt öfter noch Nukleolen, der Kern älterer Zellen ist grobmaschig, stärker ge-

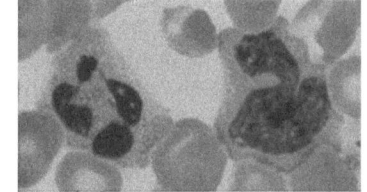

Abb. 9. Segmentkerniger und Monocyt, beide *unregelmäßig* begrenzt.

buchtet, bald wurst-, bald hufeisenförmig oder gelappt. Sie geben teilweise die *Oxydasereaktion*, dann aber meist *nur angedeutet* durch einige Körnchen, seltener deutlicher nie so intensiv wie die polymorphkernigen Leukocyten.

Die *Thrombocyten* (Blutplättchen), nur 2—4 μ im Durchmesser, liegen im Blutpräparat einzeln oder gehäuft. Sie färben sich schwach basophil und lassen bei Giemsafärbung eine rötliche, granulierte Zentralpartie erkennen. Man unterscheidet Mikro-, Normo- und Makrothrombocyten. Im normalen Blut kommen im wesentlichen die Normothrombocyten vor. Die *Entwicklung der Blutplättchen* geht vom Knochenmark aus in folgender Reihe vor sich: Megakarioblasten, Megakariocyten, Thromboblasten, unreife Jugendformen (Degenerationsformen), Jugendformen (Reizformen), normale Plättchen, Altersformen.

Pathologische Verhältnisse. Abgesehen von der durch besondere Ansprüche bedingten Vermehrung einzelner normaler Formen (eosinophile Leukocyten,

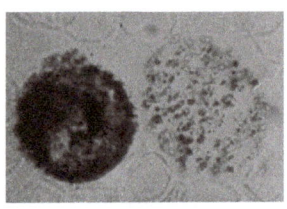 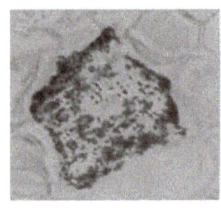 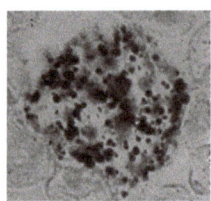

a b c

Abb. 10 a—c. *Oxydasereaktion:* a Runder Segmentkerniger mit starker und runder Monocyt mit schwacher Oxydasereaktion; b und c unregelmäßig begrenzte Monocyten mit zunehmender Oxydasereaktion.

Monocyten, Lymphocyten) finden sich die *neutrophilen Leukocyten* bei Infektionen *geschädigt* und *verändert*; man sieht den Kern schlecht segmentiert oder pyknotisch stabkernig, das Protoplasma zeigt zuweilen basophile Schlieren oder bleibt basophil, man erkennt Vakuolen und die Granula sind grob

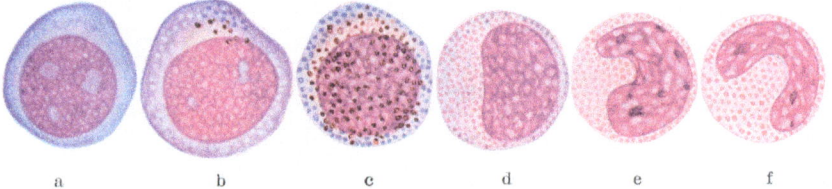

a b c d e f

Abb. 11 a—f. a Myeloblast, b Promyelocyt, c unreifer Myelocyt, d reifer Myelocyt, e Metamyelocyt, f stabkerniger Neutrophiler.

(toxische Granulation). Bei gewissen Erkrankungen (s. S. 317) treten *Plasmazellen im Blutbild* auf, welche den Lymphocyten verwandt sind, aber ein dunkelgefärbtes kornblumenblaues Protoplasma haben.

Bei gesteigerten Ansprüchen in der Peripherie findet man eine *größere Anzahl jugendlicherer* Zellen der myeloischen Reihe im Blutbild (Stabkernige, Metamyelocyten), die ihr Verhältnis zu den reifen Leukocyten zu ihren Gunsten verschieben *(„Linksverschiebung")*. Sie zeigen die intensivere Tätigkeit des myeloischen Gewebes an, die noch deutlicher wird, wenn einzelne *Myelocyten* auftreten. Diese sind erheblich größer als die Leukocyten (12—20 μ im Durchmesser), das Protoplasma der *neutrophilen* Formen ist je nach dem Reifegrad basophil bis oxiphil, aber weniger ausgesprochen wie bei den reiferen Zellen und gröber granuliert. Der Kern ist relativ groß, rundlich, locker oder schollig-chromatinreicher. Die *eosinophilen* und *Mastzellen*myelocyten sind durch ihre typische sehr grobe Granulation charakterisiert. Alle diese Zellen geben die *Oxydasereaktion*.

In großer Zahl treten die jugendlichen Zellformen bei der *myeloischen Leukämie* auf, deren Blutpräparat ein besonders buntes Bild bietet, da noch unreiferere Vorstufen hinzukommen. Die jüngeren neutrophilen Myelocyten können unter ihren Granula basophile zeigen; ihr Protoplasma wird weniger oxiphil, ist zum Teil basophil. Auf die verschiedenen Reifestufen des Kerns ist bereits oben hingewiesen. Auch die eosinophilen Granula sind zuweilen mit basophilen gleicher Größe gemischt. Die *Promyelocyten* verhalten sich in ihrer Granulation wie die letzteren, nur sind die Granula weniger zahlreich und gröber, manchmal dunkelviolett bis basophil; ihr Protoplasma ist vornehmlich basophil, zuweilen in Kernnähe mit einem Stich ins rötliche. Das Protoplasma der jüngsten Form, der *Myeloblasten*, ist schmal, basophil und *granulafrei*, der große und feinmaschige Kern zeigt 2—3 Nukleolen. Bei akuten Formen der Leukämie beherrschen die Myeloblasten das Blutbild und sind dann evtl. besonders klein (*Mikromyeloblasten*), so daß sie den Lymphocyten ähneln, zumal sie häufig keine Oxydasereaktion geben oder es treten gelegentlich *Paramyeloblasten* auf, deren Kerne zur Polymorphie neigen, d. h. Einkerbungen und Lappungen, sogar Zwei- oder Dreiteilungen zeigen und leicht mit Monocyten verwechselt werden können.

Bei *lymphatischen Leukämien* sieht man neben den normalen Lymphocyten zuweilen kleine und große *Lymphoblasten*, welche ein schmales basophiles Protoplasma *ohne* Granulation und einen lockeren netzartigen chromatinärmeren runden Kern mit mehreren Nukleolen hat. Diese Zellen werden infolge ihres zarten Baues beim Ausstrich

Abb. 12 a—c. a Normale Thrombocyten; b abnorm großer Thrombocyt; c Plättchenkette.

leicht breitgedrückt und verstrichen (GUMPRECHTsche Zellschollen). Sie geben *keine Oxydasereaktion*. Bei der seltenen *akuten* lymphatischen Leukämie erkennt man daneben *Paralymphoblasten* (Riederformen) mit Kernpolymorphie wie beim Paramyeloblasten. Eine sichere Abgrenzung gegen die Myeloblasten ist oft nur im Rahmen des übrigen Blutbildes und mit Hilfe des Knochenmarksausstrichpräparates möglich.

In seltenen Fällen findet man bei Kranken, die das Bild einer *akuten* Leukämie zeigen, im Blute massenhaft Zellen, die als Monocyten oder deren jüngere Form (Monoblasten) aufgefaßt werden; man spricht dann von *Monocytenleukämien*. In anderen klinisch ebenso akut verlaufenden Fällen erscheinen im Blut zahlreiche Zellformen, die als *Reticulumzellen* (reticuloendotheliale Zellformen), von anderen als *Histiocyten* aufgefaßt werden, so daß man von *Retikulosen* spricht. Sie gehören zu den indifferenten mesenchymalen Stammzellen. Ihr Kern ist groß, oval, locker gebaut und von wenig oder reichlicher basophilem Protoplasma umrandet. Über vitale Knochenmarksbefunde (Punktionsausstriche) ist noch recht wenig berichtet.

Auch *Knochenmarksriesenzellen (Megakaryocyten)* soll man selten einmal im pathologischen *Blut*ausstrich sehen. Sie sind enorm groß (40—50 μ und mehr im Durchschnitt), von unregelmäßiger Form, mit polypösen Ausstülpungen. Ihr Protoplasma ist leicht basophil und häufig acidophil granuliert (wie Thrombocyten); es zeigt öfter Einschlüsse (phagocytierte Blutzellen und deren Trümmer). Die Kerne sind groß, erhalten durch Buchtung und Lappung oft bizarre Formen, sind dunkelgrobbalkig, selten pyknotisch. Im *Knochenmark* sieht man öfter Jugendformen, die *Megakaryoblasten* mit ungranuliertem, stärker basophilem Protoplasma und helleren lockeren Kern.

Die *Thrombocyten* können in abnorm kleinen, aber vor allem in abnorm großen Formen (Riesenplättchen), ferner in Plättchenketten und -haufen *(Plättchenanisocytose)* vorkommen. Bedeutung hat ferner die Art der Granulation, welche reich und fein, grob und pyknotisch, gering und ungleich sein und auch fehlen kann. JÜRGENS unterscheidet bei den pathologischen Formen: unreife Jugendformen („blaue" Plättchen), Degenerationsformen (Plättchenanisocytose), pathologische Reizformen (Riesenplättchen) und Stammformen (Thromboblasten = große runde Riesenformen mit Kernen und Kernresten, Sternformen, nackte Kerne).

Endotheloide Zellen werden selten bei septischen Prozessen, z. B. Endocarditis lenta im Blutpräparat beschrieben als längliche, unregelmäßig geschwänzte und spindelförmige Gebilde, die sich sicher vom Capillarendothel herleiten.

Die **Knochenmark**s*ausstriche* zeigen alle beschriebenen Formen der jugendlichen Vorstufen in charakteristischer Häufung je nach der Art der Erkrankung, weshalb deren Untersuchung für die Diagnose vielfach entscheidend wird.

Bei *einfach hyperregeneratorischen Zuständen* infolge vermehrten Verbrauches der myeloiden Abwehrzellen finden sich zahlreiche jugendliche Leukocyten (Stabkernige, Metamyelocyten) und frühere Vorstufen (Myelocyten, Promyelocyten, Myeloblasten) in gegen die Norm mehr oder weniger vermehrter Menge je nach der Bedarfsmenge und der Funktionstüchtigkeit des Marks. Bei *Bluteosinophilien* können die eosinophilen Markelemente vermehrt sein oder nicht, bei fehlenden eosinophilen Blutzellen (Infektionen wie Typhus usw.) können sie im Mark vorhanden sein. Der *Parallelismus zwischen Blutbild und Mark*, wie er normalerweise besteht, ist bei pathologischen Zuständen *kein durchgehender*, vielmehr besteht oftmals ein starker Unterschied bzw. Gegensatz. Das gilt vor allen für Leukopenien und schwere Erkrankungen wie Agranulocytosen, für aleukämische Formen der Leukämien u. a. m. Bei allen *myeloischen Leukämien*, ob mit oder ohne vermehrte Zellzahl des Blutes, findet man das Knochenmarksbild charakteristisch verändert, wobei die jüngsten Vorstufen um so mehr hervortreten, je akuter die Krankheit sich klinisch zeigt und verläuft (chronische myelocytäre, subakute promyelocytäre und akute myeloblastische Leukämie). Bei *anderen Leukämieformen* (lymphatischen, vielleicht mono- und reticulocytären) wird der myeloische Markanteil verdrängt durch das wuchernde, sonst nicht hervortretende Gewebe. Entsprechend verhält sich das Punktat. Auch hier gibt also der Markausstrich vielfach die diagnostische Entscheidung. Auf weitere wichtige Befunde wird bei der Besprechung der Sternalpunktion eingegangen.

3. Die blutbildenden Gewebe.
a) Knochenmark, Sternalpunktion (Hämomyelogramm) und ihre diagnostische Bedeutung.

Der wichtige Einblick in die Verhältnisse der Blutbildung an ihrer Hauptstätte wird durch die bioptische Markuntersuchung mit Hilfe der *Sternalpunktion* (ARINKIN 1929) ermöglicht, einen einfachen gefahrlosen und fast schmerzlosen Eingriff der beliebig oft wiederholt werden kann. Sie hat *nur* für den Kenner der Knochenmarkbilder Wert.

Wenn auch das Blutbild vielfach durch seine charakteristischen Änderungen die Diagnose vollauf sichert, so ist doch heute die bioptische Markuntersuchung oft kaum zu entbehren, da sie in schwierigeren Fällen schnell differentialdiagnostische Aufschlüsse gibt, etwa wie die histologische Untersuchung einer Lymphdrüse. Die Betrachtung des durch Punktion gewonnenen frischen Markteils erlaubt vor allem da, wo kein Parallelismus zwischen Blutbild und Mark besteht, eine bis ins einzelne gehende Zelldiagnostik, die auch der postmortalen histologischen Markuntersuchung infolge der nach dem Tod rasch eintretenden Veränderungen der Markzellen überlegen ist.

Das *Knochenmark* setzt sich aus einem netzartigen *Gerüst*, aus Fasern und fixen Zellen zusammen; es führt Gefäße, deren Besonderheit in den weiten netzförmig anastomisierenden venösen Capillaren *(Sinusoiden)* besteht; ihr dünnes Wandepithel, durch das dauernd Zellen hindurchgehen, gleicht in seinen Eigenschaften (Speicherungsfähigkeit) den *Reticulumzellen* und ist mit diesen ebenso eng verwandt, wie das Wandepithel des Lymphknotensinus. Innerhalb dieses Gerüstnetzes liegen die zahlreichen Zellen und Zellverbände verschiedenster Formen. Die Bedeutung dieses Gewebes als Bildungsstätte der Leukocyten und Erythrocyten, sowie ihrer Vorstufen ist 1882 von NEUMANN erkannt worden.

Trotz der starken örtlichen Schwankungen vom Zell- und Fettgehalt des Marks lassen sich aus dem geringen Punktat bindende Schlüsse für das *gesamte* Mark ziehen, da sein prozentualer Zellaufbau auch an verschiedenen Orten (Sternum, Rippe, Femurepiphyse, Wirbeldornfortsatz) nur innerhalb enger Grenzen schwankt. Das Knochenmark, das in seiner Größe etwa dem Gewicht der Leber entsprechen dürfte und ein über das ganze Skeletsystem ausgebreitetes Organ darstellt, reagiert als *einheitliches Organ*, dessen Zellgeschehen einer gemeinsamen Steuerung unterliegt, an der wohl verschiedene Faktoren beteiligt sind (humorale durch Hormone und andere endogene und exogene Stoffe, zentral nervöse nach ROHR über Sympathicus und Parasympathicus gehende usw.).

Ausführung der Punktion. Verwandt wird eine kräftige Kanüle mit kurzer, schräg abgeschliffener scharfer Spitze und evtl. angebrachter verstellbarer Arretiervorrichtung. Die Kanüle ist etwa 5 cm lang, ihr Lumen 1—2 mm weit; sie kann etwas über der Spitze eine kleine seitliche Öffnung haben und ist durch einen gut eingepaßten Mandrin verschlossen. Die obere Öffnung muß an die zur Aspiration verwandte Spritze luftdicht anschließen. Die beste Stelle zur Punktion ist der oberste Teil des Corpus sterni unterhalb des meist tastbaren Angulus Ludowici in der Höhe des 3. Intercostalraumes etwas neben der Mittellinie oder seitlicher. Mit Lokalanästhesie werden die Bedeckungen mit Periost unempfindlich gemacht (etwa 5 Minuten warten!). Dann wird die Kanüle bis zum Knochen eingestochen und nun mit kräftigem Druck schräg nach oben oder der Seite unter Drehbewegung durch die Corticalis geführt. Das Eindringen der Kanüle in die Spongiosa erkennt man meist am plötzlichen Nachlassen des Widerstandes. Die Corticalis ist bis zu 1 mm dick, die Spongiosa 5—15 mm tief. Bei Benutzung einer Arretierung wird diese, wenn die Kanüle am Knochen steht, auf 5 mm eingestellt. Liegt die Kanüle in der Spongiosa, wird die Spritze aufgesetzt und mit kräftigem Zug etwa 0,5 ccm angesaugt. Erhält man nichts, so wird eine andere Spritze, die 0,5 ccm körperwarme physiologische Kochsalzlösung enthält, angesetzt, diese eingespritzt und wieder aspiriert. — Das Punktat wird auf mehrere saubere Objektträger verteilt; man erkennt in ihm öfter Markbröckelchen, die mit ausgestrichen werden, aber auch gehärtet, dann geschnitten und gefärbt werden können. Die Ausstriche, von denen einzelne auch auf mit Brillantkresylblau dünn überstrichenen Objektträgern zur Supravitalfärbung gemacht werden, geben mit GIEMSA- bzw. ROMANOWSKY-PAPPENHEIM-Färbung die besten Bilder (15—20 Minuten färben!). Auch die Oxydasereaktion und Fettfärbungen können damit angestellt werden.

In den Markausstrichen findet man die *Zellelemente* der *Erythropoese, Leukopoese, Thrombocytopoese* und des *Reticuloendothels* in fast allen Entwicklungsstadien.

Das Knochenmark ist nach ROHR als ein *geschlossenes Organsystem* aufzufassen, das *nur* reife Zellen an die Blutbahn abgibt (aktive Wanderung der Zellen durch Diapedese). Da die unreifen Vorstufen (Erythro- und Myeloblasten, Myelocyten) als sessile, nicht bewegungsfähige Zellen gelten müssen, werden im *normalen* Zustand von Leukocyten nur Segmentkernige und wenig Stab- und Jungkernige, von roten Blutzellen nur Erythrocyten und wenig Reticulocyten, von Plättchen nur normal große Thrombocyten ans Blut abgegeben. Vieles spricht dafür, daß *unreife, kernhaltige Blutzellen erst mit Beginn der extramedullären Blutbildung* (Metaplasie in Leber, Milz, Lymphdrüsen) im Blut erscheinen, deren Anzahl also ein Gradmesser für Umfang und Funktion der extramedullären Hämopoese ist.

Bei **Reizungszuständen** (Infektion, Blutung u. a.) antwortet das Mark vielfach mit einer enormen *Vermehrung reiferer Zellen* (Metamyelocyten, Stabkernige, Normoblasten, Reticulocyten), während die Anzahl der *unreiferen Vorstufen* (Myelocyten, vor allem Promyelocyten, Myeloblasten) *keine* oder nur eine relativ geringe *Steigerung* erfährt; die zahlreichen, normale Gestaltung zeigenden *Mitosen* beweisen, daß die Zellbildung auf jeder Reifungsstufe vor sich gehen kann und ein Zurückgreifen auf die unreifen Vorstufen nur selten nötig ist. Bei solchen Reizungszuständen spricht man mit ROHR von einer *Rechtsverschiebung im Mark*, die durch vermehrte Ausschwemmung jüngerer aber

Schnittpräparate Ausstrichpräparate

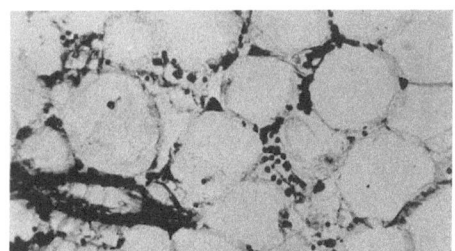
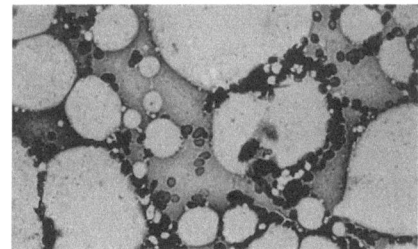

Hypoplastisches Mark

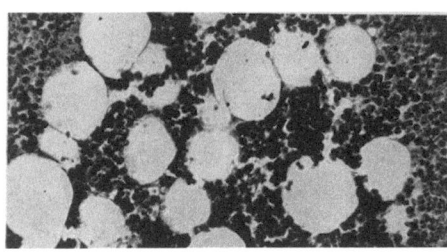
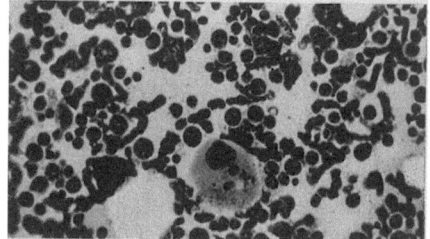

Normales Mark

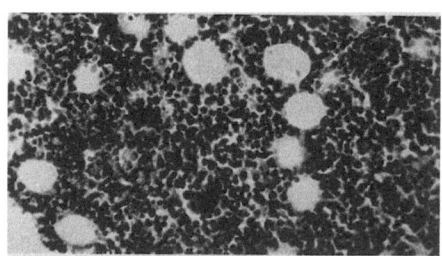
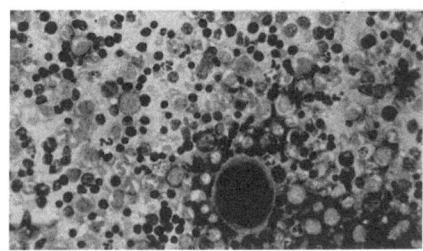

Hyperplastisches Mark
Abb. 13. Markbilder (Sternalmark).

weit ausgereifter Zellen eine *Linksverschiebung des Blutbildes* im Sinne SCHILLINGS zur Folge hat. Hier geht also trotz stark hyperregeneratorischer Tätigkeit des Marks die Neubildung und Reifung der Zellen gut und ungestört vor sich.

Verschiebt sich andererseits bei einer durch irgendwelche Noxen ausgelösten **Reifungsstörung** die Zellzusammensetzung des Marks in Richtung der *unreifen* Vorstufen (promyelocytäres, myeloblastisches, megaloblastisches, megakaryocytisches mit unreifen Formen und megakaryoblastisches Mark), dann kommt es zu einer *Verarmung des Marks an reiferen ausschwemmungsfähigen Zellen*. Die Folge ist die „*Markhemmung*", die sich *im Blut* als Neutropenie, Anämie oder Thrombopenie äußert. Dieser *Linksverschiebung des Marks* entspricht also

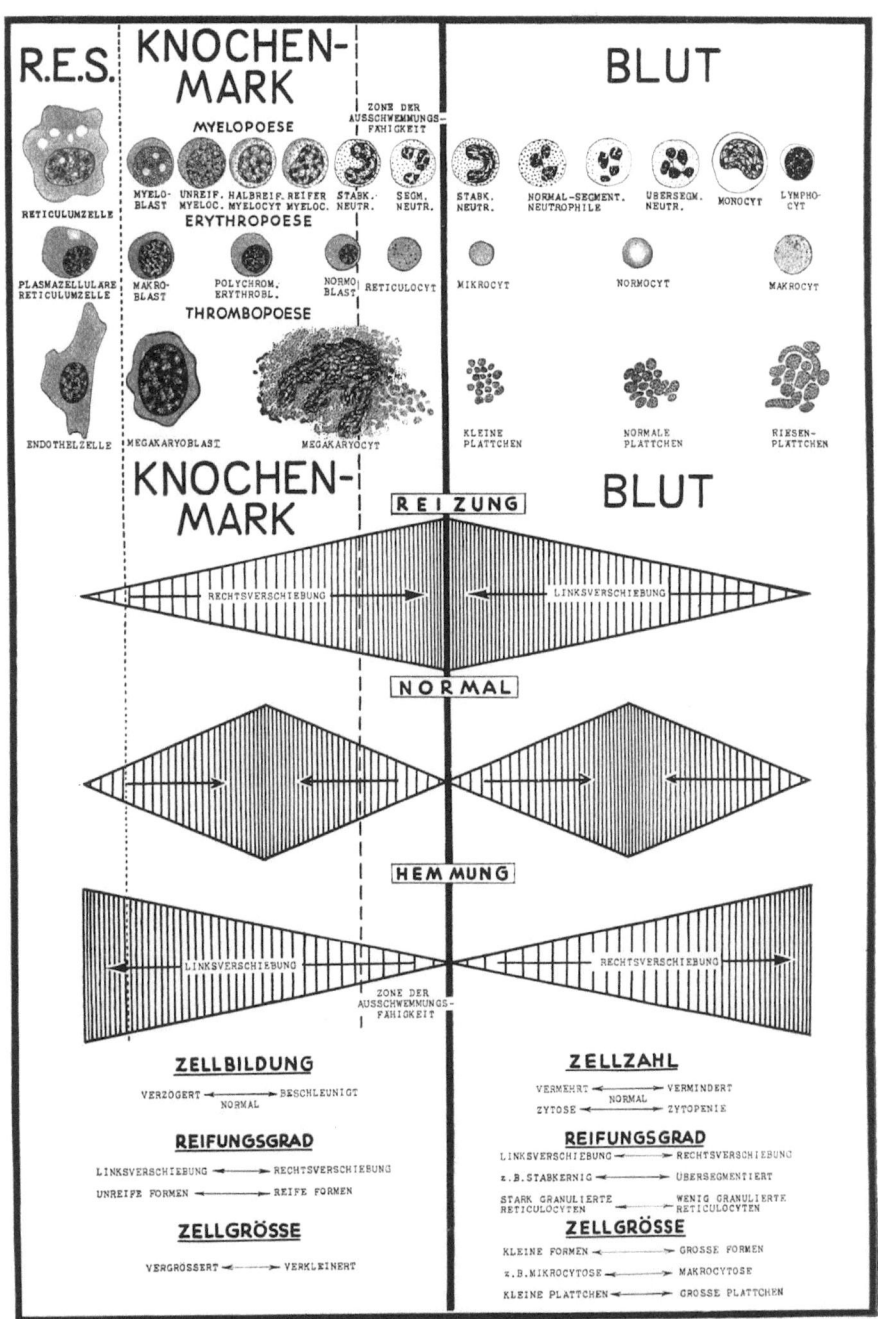

Abb. 14. Rohrsches Schema der Zellmorphologie von Knochenmark und Blut in ihrer gegenseitigen Beziehung. (Modifiziert von Francke.)

eine *Rechtsverschiebung des Blutbildes* im Schillingschen Sinne (Mangel des Blutes an jüngeren, Häufung älterer und alter reifer Zellen).

Eine Verarmung der Peripherie an roten und weißen Blutzellen kann aber auch durch eine *Hypoplasie* des Marks bei mehr oder weniger normaler Zellzusammensetzung eventuell mit Überwiegen reticulärer Markelemente eintreten. *Es können also Mangelzuständen in der Peripherie zweierlei Knochenmarksstrukturen zugrunde liegen.*

Bei **Störungen der Erythropoese**, besonders bei Anämien, entscheidet die Untersuchung des Sternalpunktates leicht, ob ein regeneratives oder ein aregeneratives Mark vorliegt. Schon makroskopisch sieht man im aspirierten Markblut öfter zahlreiche graurötliche oder dunkelrote Markstückchen als Zeichen einer Markhyperplasie. Läßt sich klinisch eine symptomatische Anämie, z. B. durch Blutungen, Infekte, Intoxikationen, Tumoren ausschließen, so kommt der Hyperplasie besonders bei *konstitutionellen Anämien* eine entscheidende Bedeutung zu. Diese lassen sich in *anhämolytische* und *hämolytische Anämien* unterteilen, die sich untereinander auch durch die Erythrocytenform und -größe unterscheiden.

Bei *anhämolytischen essentiellen Anämien* läßt sich so die *normocytäre* bis *makrocytäre myelophthisische Anämie* mit ihrem *hyp*oplastischen reticulären Mark von den *mikrocytären Anämien* (z. B. Chlorose, achylische Chloranämie u. a.) mit ihrem meist *hyper*plastischen Mark rasch abtrennen.

Von den *hämolytischen Anämien* haben die Kugelzellenanämie (= hämolytischer Ikterus), auch die Sichelzellen- und in geringerem Maße die Elliptocytenanämie (die letzteren nur in Zeiten starken Zellzerfalls) ein ausgesprochen *hyper*plastisches Mark mit einer starken Vermehrung der Normoblasten und Reticulocyten.

Bei der *perniziösen Anämie* kann die Mark*hyp*erplasie dasselbe Ausmaß annehmen; ein hypoplastisches Mark kommt auch in den schwersten Fällen fast nicht vor. Ein Blick auf den Markausstrich stellt das *megaloblastische Bild* in seiner charakteristischen Form fest (s. S. 268); die Entscheidung ist so auch in differentialdiagnostisch schwierigen Fällen rasch und sicher zu stellen. Schon 24 Stunden nach Einsetzen der *Leberbehandlung* kann im Markbild eine umwälzende Veränderung beobachtet werden; der therapeutische Erfolg läßt sich am Verschwinden der Reifungsstörung und massenhaften Auftreten normaler Erythro- und Normoblasten ablesen.

Bei **Störungen der Leukopoese**, besonders bei *chronischen Leukämien*, kann das *Mark* ein *Spiegelbild des Blutes* sein. Bei Grenzfällen entscheidet oft der Markbefund, vor allem bei den *aleukämischen Myelosen* und *Lymphadenosen* und bei der *Granulocytopenie*. Während die aleukämischen Formen der Leukämie fast stets ein ausgesprochen hyperplastisches Markbild geben, sind die Verhältnisse bei den *Agranulocytosen* schwieriger zu beurteilen. Bei ihren *schwersten* Formen findet man eine weitgehende *Hypoplasie* der gesamten leukopoetischen Elemente und daher *ein fast rein retikuläres Markbild*, ein prognostisch infaustes Zeichen; bei *anderen* Fällen trifft man ein *zellreiches Mark* mit Überwiegen unreifer myeloischer Zellelemente (vorwiegend Promyelocyten und Myelocyten), also *Markhemmung* mit Reifungsstörung.

Bei der *lymphatischen Leukämie* (Lymphadenose) kommt es zu einer mehr oder weniger ausgesprochenen *lymphatischen Metaplasie im Mark*, als deren Ausdruck im Punktat eine Häufung von lymphocytären Zellen (bis über 90%, normal unter 30%) gefunden werden kann.

Die lymphatische Reaktion des Blutes (symptomatische Lymphocytose), wie sie in stärkstem Maße beim PFEIFFER*schen Drüsenfieber* (lymphoidzellige Angina) vorkommt und die symptomatische Mononukleose besonders in Form der *infektiösen Mononukleosis* (Monocytenangina) zeigen *immer* einen *normalen Markbefund*, nur gelegentlich eine Vermehrung von Reticulumelementen.

Auf die umstrittene Frage der *Retikulosen* und der *Monocytenleukämie*, wie ihres Markbefundes, wird bei ihrer Besprechung S. 224 eingegangen.

Störungen der normalen Thrombocytopoese, deren Mittelpunkt in den Riesenzellen des Markes (Megakaryocyten) zu sehen ist, führen einerseits zu *Thrombocytosen*, wie sie bei Infekten, bei Polycythämien und Myelosen anzutreffen sind; dem vermehrten Plättchengehalt des Blutes entspricht ein Mark, in dem Megakariocyten, auch als unreife Formen, vermehrt zu finden sind. Bei rein *medullären Thrombopenien*, wie sie bei schweren Leukopenien, *Myelophthisen* und *Aleukia haemorrhagica* vorkommen, bedeutet das *Fehlen der Riesenzellen im Mark* einen sicheren Gradmesser für Umfang und Schwere der Markschädigung. Bei den *splenopathischen Thrombopenien*, zu denen nach NÄGELI vor allem die WERLHOFsche Erkrankung (essentielle Thrombopenie) gehört, aber auch gewisse symptomatische Thrombopenien bei Gifteinwirkungen (Salvarsan, Bismugenol u. a.), bei der GAUCHERschen Krankheit und anderen Splenomegalien (nicht aber der hämolytische Ikterus) zu rechnen sind, erfahren die Riesenzellen keine Verminderung, sondern die zahlreich vorhandenen Zellen zeigen vielmehr Veränderungen im Sinne einer Reifungsstörung, d. h. man findet sie im Punktat eher vermehrt und meist als sehr große Formen mit fast granulafreiem, schölligem, vakuolenhaltigem Protoplasma ohne Erscheinungen von Phagocytose und mit jugendlichem Kern. Milzentfernung kann Besserung des Markbefundes bringen.

Auch die dem *Reticuloendothel* zuzurechnenden Zellelemente können diagnostische Merkmale geben. Die typisch geformten großen wabigen Zellen des *Morbus Gaucher* erscheinen im Markpunktat und entscheiden die Diagnose; ähnliche Zellveränderungen sollen bei der NIEMANN-PICKschen und der SCHÜLLER-CHRISTIANschen *Erkrankung* vorzufinden sein. Besonders leicht läßt sich das klinisch oft schwer faßbare *multiple Myelom*, besser *Plasmacytom*, durch das starke Überwiegen großer plasmaceellulärer Reticulumzellen feststellen, die sich dabei im ganzen Mark, daher im Punktat in vermehrter Zahl und zum Teil in Zellverbänden finden. Ein ähnliches Zellbild zeigt das *Myelosarkom*, dessen Markausstrich neben starker Polymorphie der pathologischen Zellen auch vielkernige Riesenzellen enthält.

Bei unklaren normocytären und normochromen Anämien gelingt öfter der Nachweis von *Tumorzellen im Sternalpunktat* (Carcinommetastasen u. a.), die man auch im Punktat von sicht- und fühlbaren Knochenmetastasen sehen kann. Die großen und kleinen Zellformen liegen meist in Nestern und Verbänden; das Mark erscheint hypoplastisch.

Daß das Sternalpunktat eine gute und sichere Möglichkeit des *kulturellen Erregernachweises* bei septischen Erkrankungen, Endocarditis lenta, Leishmaniosis u. a. gibt, sei noch erwähnt.

Die *Sternalpunktion* ist also eine vielseitige diagnostisch und differentialdiagnostisch wichtige Methode, deren weiterer Ausbau noch zu erwarten ist.

Im folgenden gebe ich eine zahlenmäßige Übersicht über die Normalwerte der verschiedenen Zellformen im Blut und im Sternalmark erwachsener Menschen.

Normale mittlere Breite des weißen Blutbildes.

Gesamtzellzahl	5000—8000 im cmm		
Neutrophile Leukocyten:			
Stabkernige	2—5%	= absolut im cmm	100—400
Segmentkernige	60—70%	= „ „ „	3000—5600
Eosinophile Leukocyten	1—4%	= „ „ „	50—320
Basophile Leukocyten	0—1%	= „ „ „	0—50
Lymphocyten	20—30%	= „ „ „	1000—2400
Monocyten	4—8%	= „ „ „	200—640

Normale mittlere Werte des roten Blutbildes und der Thrombocyten.

Normocyten beim Mann etwa 5000000 im cmm   Thrombocyten-
Normocyten beim Weib etwa 4500000 im cmm   gesamtzahl: 200000—300000 im cmm
Reticulocyten . . . . 5—15 pro Mille Normocyten

Normale mittlere Breite der Zellzusammensetzung des Sternalmarks.

	Schwankung	Mittelwert
Zellelemente der Leuko- und Lymphopoese:		
Myeloblasten	0,2— 4,0	1,3
Promyelocyten	1,0— 7,0	3,0
Myelocyten (neutrophil, eosinophil, basophil)	8,0—25,0	15,0 ⎫ 30,0
Metamyelocyten (neutrophil, eosinophil, basophil)	8,0—25,0	15,0 ⎭
Stabkernige (neutrophil, eosinophil, basophil)	20,0—45,0	30,0 ⎫
Segmentkernige	10,0—32,0	17,0 ⎬ 50,0
Eosinophile	1,0— 5,0	3,0 ⎭
Basophile	0 — 0,7	0,3
Monocyten	0,2— 3,0	1,5
Lymphocyten	2,0—15,0	8,0
Zellelemente der Erythropoese:		
Proerythroblasten	0,4— 2,0	1,0
Megaloblasten (basophil, polychrom, oxyphil)	∅	∅
Makroblasten (basophil, polychrom, oxyphil)	1,0— 9,0	5,0
Normoblasten:		
basophil	0,4— 8,0	3,0 ⎫
polychrom	3,0—20,0	10,0 ⎬ 25,0
oxyphil	3,0—25,0	12,0 ⎭
Reticulocyten	8 —30,0	16 $^0/_{00}$
Zellelemente der Thrombopoese:		
Megakaryocyten	⎫ sehr schwankend	
Blutplättchen	⎭	
Zellelemente des Reticuloendothels:		
Plasmacelluläre Reticulumzellen	0,5— 3,5	2,0 ⎫
Lymphoide Reticulumzellen	0,4—10,0	5,0 ⎬ 7,2
Makrophagen	0 — 1,0	0,2 ⎭
Fettzellen	0 — 0,5	0,1
Endothelzellen	0 — 0,4	0,2

b) Lymphatisches Gewebe, Funktion und Untersuchung.

Die *Menge des lymphatischen Gewebes* (Lymphknoten und kapsellose Lymphknötchen) wird auf mindestens 1 kg geschätzt und ist wie das Knochenmark als *einheitliches* Organsystem anzusehen.

In der Rinde und Markstränge bildenden Gerüstsubstanz der Lymphknoten liegen die *Knötchen* (Follikel), deren netzförmiges Gerüst (Stroma) aus *Reticulumzellen* gebildet wird, zwischen denen sich feine für Erythrocyten usw. durchgängige Blutgefäße verzweigen. In ihnen liegen die *lymphocytenbildenden Keimzentren*. Diese Gewebe umgeben die von phagocytierenden und speichernden Reticulumzellen ausgekleideten Hohlräume *(Lymphsinus)*; in sie münden Verzweigungen des Vas afferens und aus ihnen leiten die Lymphgefäße des Vas efferens ab. Die Keimzentren geben in Ruhe oder Tätigkeit wechselnde Bilder. Die häufig Mitosen zeigenden *Lymphocyten* können sich selbständig vermehren; sie können aus Lymphoblasten und Reticulumzellen entstehen, aus deren Verband sich Wanderzellen *(Histiocyten)* abzulösen vermögen, welche die Eigenschaften ihres Stammgewebes behalten. Lympho- und Histiocyten sind also nahe Verwandte.

Eine *Funktion* des lymphatischen Gewebes ist somit die Bildung *von lymphatischen und retikulären Zellformen*, die es an den Lymphstrom und auch in die Blutcapillaren abgibt. *Krankhafterweise* kann die *Bildung stark vermehrt* werden (z. B. lymphatische Leukämie), wobei auch größere Formen auftreten (Lymphoblasten) *oder* das Gewebe nimmt *andere Gestaltung* an (extramedulläre Blutbildungsherde stets aus dem interfollikulären Gewebe, nie aus den Follikeln, die atrophieren, Geschwulstmetastasen, Lipoidosen u. a.). Eine *weitere Funktion* hängt mit der phagocytierenden und aufarbeitenden Tätigkeit ihres Reticuloendothels zusammen; sie dienen als *Filter* und *Abwehrapparat*. Endlich spielen sie beim Umsatz und Umbau von Nährstoffen *(Fett)* eine Rolle (nach DABELOW vor allem die mesenterialen Lymphdrüsen).

Die *Exstirpation* einer oberflächlichen Lymphdrüse und deren histologische Untersuchung können in zweifelhaften Fällen die Diagnose entscheiden. Zu-

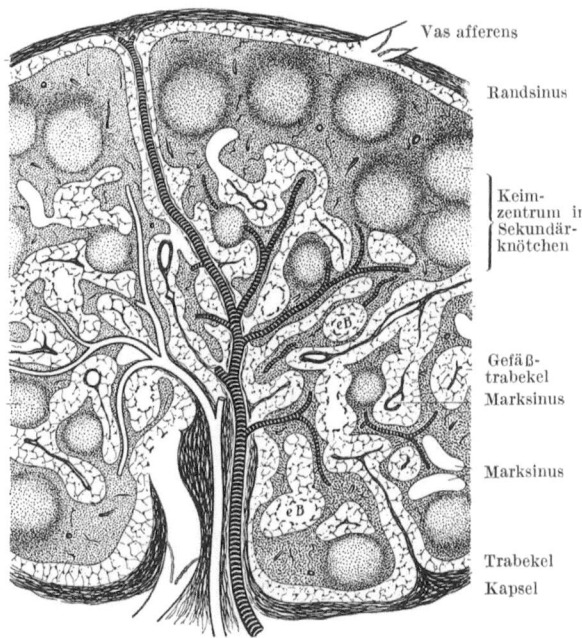

Abb. 15. Schema vom Aufbau eines Lymphknotens. (Nach HEUDORFER. Aus STÖHRS Lehrbuch der Histologie. 22. Aufl. Jena: Gustav Fischer 1930.)

weilen vermag auch die *Punktion* vergrößerter Drüsen und die Untersuchung des Punktats dasselbe zu erreichen.

c) Milz, Funktion und Untersuchung.

Zwei verschiedene Gewebsteile bauen die Milz auf: Die *weiße Pulpa* umscheidet die Arterien und besteht aus lymphatischem Gewebe mit Knötchen (MALPIGHIsche Körperchen, Milzfollikel), mit dem sie sich in Aufbau und Zellbildung deckt. In der *roten Pulpa*, die zwischen den Trabekeln liegt, sind die venösen, weiten *Sinus*. Ein Gerüst aus *Reticulumzellen* durchzieht das *ganze* Organ (weiße und rote Pulpa). Durch die blind endenden, pinselförmig aufgeteilten, *arteriellen Capillaren* tritt das Blut in die Pulpa ein *(Flutkammern)* und kommt mit dem dichten Reticulumnetz in engste Berührung. Von da gelangt es durch die gitterförmig durchbrochene Wand des *Venensinus* in diese, von wo es in die Balkenvenen weitergeleitet wird. Die *Sinusendothelien* sind den Reticulumzellen eng verwandt (differenzierte Reticulumzellen, SIEGMUNDS ,,*Uferzellen*'') und bilden zusammen den Milzanteil des ASCHOFFschen *Reticuloendothelapparates*. Die Kapsel hat eine *glatte Muskulatur*, die mit den Gefäßen in den Trabekeln die Milz durchsetzt.

Die *Milzfunktion* ist vielseitig. Erschlaffung der Muskulatur führt zu einer Anschoppung von Blut *(Blutspeicher)*, Zusammenziehung zu einer Auspressung. In den weiten Flutkammern der Pulpa vollzieht sich ein lebhafter *Untergang von Blutzellen* (rote, weiße, Plättchen). Das Reticuloendothel vermag *Hämoglobin abzubauen* und *Bilirubin* bzw. dessen Vorstufen zu bilden. Das *Eisen* wird *gespeichert*. Die Milz ist wie die Lymphdrüsen ein *Filter* und *Abwehrapparat* (Phagocytose, Speicherung, Antikörperbildung usw.). Sie hat *innersekretorische Fähigkeiten*, die vor allem eine Wechselbeziehung zwischen Milz und Knochenmark herstellen (Hemmung und Regulierung der Knochenmarkstätigkeit).

Was die *Zellbildung* anbelangt, so entstehen in den Knötchen der weißen Pulpa wie in jedem Lymphknoten Lymphocyten. Im Embryo hat die Milz myeloisches blutbildendes Gewebe, das vor der Geburt verschwindet. Krankhafterweise kann wie in den Lymphdrüsen eine vermehrte und pathologische Bildung lymphatischer und reticulärer Zellformen zustande kommen oder das Gewebe andere Gestaltung annehmen (extramedulläre Blutbildungsherde von Markgewebe in der roten Pulpa, nie in Follikeln, die erdrückt werden, Lipoidosen u. a.).

Die *Milzpunktion* wird im Ausland häufig, in Deutschland selten ausgeführt und kommt nur bei stärker vergrößerten Milzen in Frage. Das Punktat kann

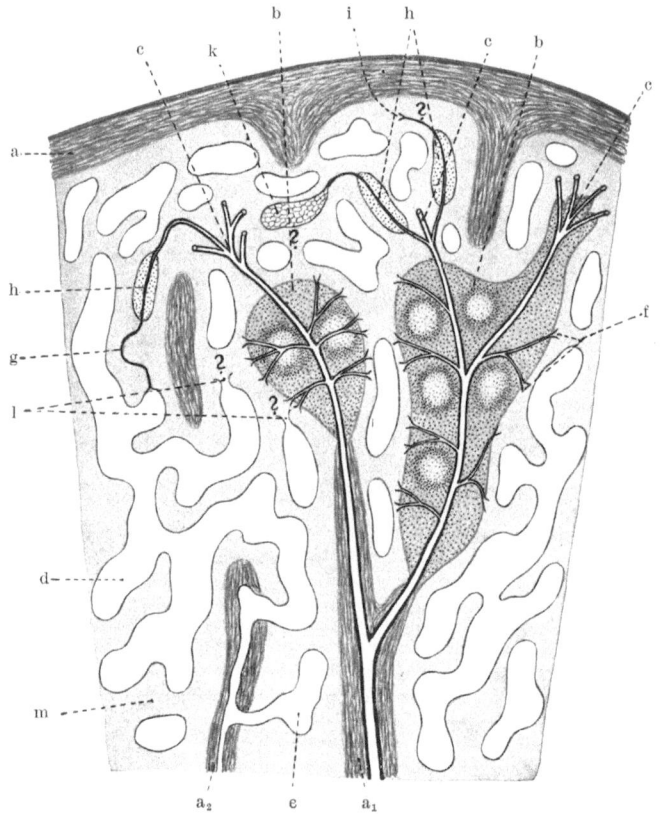

Abb. 16. Schema der menschlichen Milz. (Nach PETERSEN.) a Kapsel und Trabekel mit Gefäßen; a_1 Arterie; a_2 Vene; b lymphatische Scheiden des Arterienbaumes außerhalb des Trabekel (Malp. Knötchen mit Zentralarterie); c Pinselarterien (es sind immer nur ein oder zwei Äste des Pinsels in ihrem weiteren Verlauf ausgezeichnet); d Sinus; e Pulpavene mit ihrer Mündung in die Trabekelvene. — Verbindungen zwischen Arterie und Vene (Sinus): f Knötchencapillaren (WEIDENREICHsche Kap., freie Mündung in die Pulpa); g direkte Verbindung zwischen Pinsel und Sinus; h Hülsen; i freie Ausmündung in die Pulpa; k Kölbchen; l Sinus-Trichter. Die mit ? bezeichneten Gebilde sind für den Menschen unsicher oder unwahrscheinlich (Kölbchen); m (Grau). Die rote Pulpa (Pulpareticulum).

diagnostische Aufschlüsse geben, sowohl über ihren Zellaufbau unter den erwähnten Verhältnissen, wie auch zum Nachweis von Krankheitskeimen durch Färbung und Kultur.

Die W. FREYsche *Probe*, bei der $1/2$—1 mg *Adrenalin* subcutan eingespritzt wird, beruht auf der dadurch herbeigeführten Milzkontraktion und Ausschwemmung ihres aufgespeicherten Blut- bzw. Zellmaterials. Beim Normalen erfolgt ein deutlicher Anstieg der Gesamtleukocytenzahl und ein relativer der Lymphocytenwerte im peripheren Blutbild, zu deren Feststellung Blutpräparate und Auszählung vor, sodann 20, 40 und 60 Minuten nach der Einspritzung gemacht werden. Die Probe ist normal, wenn der absolute Wert der Lymphocyten um etwa 15000 Zellen zunimmt; der lymphocytären Phase folgt eine Vermehrung der granulocytären Elemente. Bei *Untergang des Milzgewebes* (Fibroadenie, Milztuberkulose u. a.) kommt es zu einer abnorm geringen oder fehlenden Lymphocytose, bei *Leukämien*, besonders den aleukämischen Formen zu einer Ausschwemmung pathologischer Zellen.

Beim Ausfall der Milz (Fibroadenie, Milzexstirpation usw.) finden sich im Blutbild zahlreiche Makrocyten und HOWELL-JOLLY-Körperchen.

d) Reticulo-endotheliales System.

Bei dem reticulo-endothelialen System ASCHOFFs, das bei der Blutbildung in physiologischer und pathologischer Beziehung eine bedeutende Rolle spielt, handelt es sich im wesentlichen um die retikulären Gerüstzellen der Milz, der Lymphknoten, des Knochenmarks, um die endothelialen Auskleidungen der retikulär gebauten Blut- und Lymphsinus auch in der Leber (KUPFFERsche Sternzellen) und in anderen Organen, sowie um die Wanderzellen des Bindegewebes. Alle sind mesenchymaler Herkunft. v. MOELLENDORF spricht dem gesamten lockeren Bindegewebe die Potenz zur Blutbildung zu und stellt es dem reticuloendothelialen Apparat und den übrigen retikulären Geweben an die Seite *(Gefäß-Bindegewebsapparat)*. Diesem System fallen infolge der vielseitigen Eigenschaften seiner hochaktiven Zellen (Zellbildung, Phagocytose, Speicherung, Stoffwechselfunktionen, Sekretion z. B. von Antikörpern, hormonartigen Stoffen usw.) vielseitige Aufgaben zu.

Von seinen Zellen leiten sich auch die Stammzellen der normalen und pathologischen (extramedullären usw.) Bildung der freien Zellen des Blutes und der Gewebe ab, wobei die Entwicklung derselben durch exogene und endogene, auch zentral-nervöse Einflüsse bestimmend beeinflußt wird, welche die Intensität und Richtung angeben, in der die weitere Zellentwicklung aus den Stammzellen abläuft. Weiteres s. S. 261.

4. Theorien der postembryonalen Blutbildung.

Während für die *Embryonalzeit* die unitarische Lehre, also die Herkunft aller Zellen aus gleichartigen Stammzellen des Reticuloendothels allgemein anerkannt wird, gibt es für das *postembryonale Leben* noch vielerlei Meinungsverschiedenheiten über Herkunft und Bildung der einzelnen Zellformen.

Die *dualistische* Auffassung (NÄGELI, SCHRIDDE u. a.) nimmt an, daß *zwei Gewebe* entstanden sind, die dem Wesen und ihren Entwicklungspotenzen nach verschieden sind. Das *lymphatische* Gewebe kann nur Lymphocyten bilden, deren Stammzelle der *Lymphoblast* ist. Das *myeloische Gewebe des Knochenmarks* läßt nur myeloische Zellen entstehen, deren Stammzellen der Myeloblast ist; aus ihm bilden sich die drei Granulationsreihen der Leukocyten mit der Zwischenstufe der Myelocyten, ferner der Monocyt mit der Zwischenstufe des Monoblasten und der Megakaryoblast, der sich zum Megakaryocyten entwickelt, aus dem die Thrombocyten entstehen. Der *Erythroblast* mit seiner Endstufe dem Normocyten entwickelt sich aus einer besonderen differenzierten Stammzelle, dem Proerythroblasten. Die Endglieder der Entwicklungsreihen können sich nicht mehr verändern.

Die *trialistische* Auffassung (SCHILLING u. a.) läßt die Monocyten des Blutes nicht aus dem myeloischen, sondern aus dem reticuloendothelialen Gewebe entstehen. Ebenso wie die Stammzelle im Knochenmark endgültig myeloisch, im lymphatischen Gewebe lymphatisch determiniert ist, so ist sie es im Reticulum monocytär.

Die *unitarische* Lehre, die von Anatomen (MAXIMOW, v. MÖLLENDORFF u. a.) und von Klinikern (GRAWITZ, PAPPENHEIM, FERRATA, STOCKINGER u. a.) vertreten wird, leitet auch im postembryonalen Leben alle Blutzellen von einer omnipotenten, mesenchymalen Stammzelle ab, wobei freilich in den Einzelheiten der Weiterentwicklung die Ansichten noch weit auseinandergehen.

Die heutigen Methoden der Forschung, die vor allem durch die Untersuchung des Knochenmarkpunktates eine starke Klärung erfährt, lassen erhoffen, daß viele Meinungsverschiedenheiten verschwinden werden. Unter *normalen* Verhältnissen beschränkt sich die Blutbildung sicherlich im wesentlichen auf bestimmte Organe (Knochenmark, lymphatisches Gewebe, Reticuloendothel) und hat hier eine Spezialisierung der Zellbildung in obigem Sinne erfahren (Milieuwirkung). Unter *pathologischen* Verhältnissen geht aber die Zellbildung über diese hinaus und es kommt zur Erweckung pluripotenter Stammzellen und Gewebe außerhalb der festgelegten Organe an Orten, wo sie auch im embryonalen Leben stattfand. Der Unterschied der Auffassungen ist also ein überbrückbarer.

Folgendes Schema soll einen Überblick über die *Zellbildung im normalen Organismus* geben, wobei freilich manche unbewiesene und strittige Annahme gemacht wird. Es mag mit der Zeit noch allerhand Abänderung erfahren müssen.

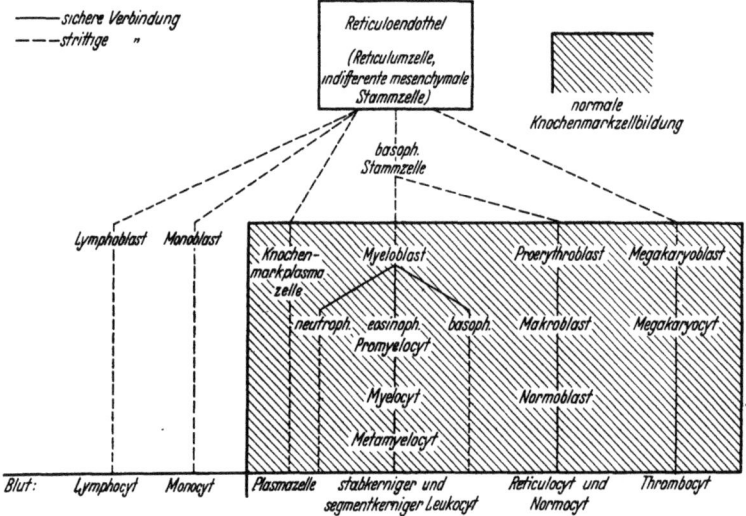

Abb. 17. Schema der Zellentwicklung im Knochenmark.

II. Die Krankheiten des Blutes und der blutbildenden Gewebe.

A. Erkrankungsformen der Erythrocytopoese.

Während die *Polyglobulie*, also die Steigerung der roten Zellen im Blute, als symptomatische Erythrocytose und als Erythrämie (Polycythaemia rubra) *immer normocytär* abläuft, bildet die *Anämie* ein *vielgestaltiges Bild* verschiedenartigster Formen. Die neueren Forschungen haben jedoch durch die große Erweiterung der Untersuchungsmethoden deren Pathogenese weitgehend geklärt, so daß man in der Lage ist, sie mit den klinischen und morphologischen Befunden in Einklang zu bringen. Wenn auch im einzelnen manches noch nicht abgeschlossen und endgültig ist, so kann man doch eine wohlbegründete Einteilung vornehmen, wie sie im folgenden durchgeführt ist:

Die *Diagnose einer Anämie* wird oftmals besonders bei Kindern (unter dem Einfluß des Schulbesuches) und bei Frauen mit blasser Gesichts- und Hautfarbe *fälschlicherweise* gestellt, bei denen die Besichtigung der Schleimhäute (Lippen und Konjunktiven) eine normale Färbung und bei Untersuchung des Blutes einen normalen Befund ergibt. Man spricht dann von *Pseudo-* oder *Scheinanämie*. Sie ist durch die eigenartigen Durchblutungsverhältnisse der Haut bedingt und wird oft bei Neuropathen angetroffen. Das *Gegenstück* sind Menschen mit hochroter Gesichtsfarbe und normalen Blutverhältnissen. Bei *beiden Typen* spielen vasomotorische Eigenheiten, vegetativ-nervöse Stigmatisierung, endokrine Faktoren, Dicke, Transparenz der Haut, Entwicklungsbesonderheiten der Blutcapillaren (geringe oder starke Ausbildung) in der Haut u. a. m. eine ursächliche Rolle.

1. Hypochrome Anämien, Hämoglobinbildungsstörung.

Durch die Untersuchung des *nicht* im Hämoglobin gebundenen *Eisens* in Plasma und Serum gesunder und kranker Personen (in Deutschland besonders durch HEILMEYER und PLÖTNER) ergab sich, daß dessen Menge bei bestimmten Anämien eine *Herabsetzung* erfährt. Dadurch steht *zur Hämoglobinbildung nicht genügend Eisen* zur Verfügung und man spricht daher von *Eisenmangelanämie* (HEILMEYER). Der Eisenmangel ist entweder durch eisenarme Ernährung bedingt oder durch Insuffizienz der Eisenresorption im Magen-Darmkanal oder durch ungewöhnlich große Ablenkung des resorbierten Eisens an gewisse Verbrauchsstätten des reticuloendothelialen Systems; ferner kann ein vermehrter Abgang von Hämoglobin und damit von Eisen (Blutungen verschiedener Art, vermehrter Untergang roter Blutzellen durch hämolytische Vorgänge, qualitative Fehlnahrung u. a. m.) die Verminderung des Eisenbestandes herbeiführen oder steigern. Inwieweit ein Defizit an *Kupfer*, das für die Hämoglobinbildung evtl. bedeutungsvoll ist (Katalysatorenwirkung) störend wirkt, harrt noch der Klärung.

Auch eine *verminderte Bildung des eisenfreien Gerüstes* (Hämatoporphyrin) ist in Betracht zu ziehen; das Vorhandensein vermehrter fluoreszierender Erythrocyten, bei denen die Fluorescenz durch erhöhten Gehalt an Protoporphyrin hervorgerufen wird, scheint dafür zu sprechen, daß sie bei diesen Anämien immer noch vor sich geht; ob jedoch die Bildung quantitativ und qualitativ genügt, ist noch nicht zu sagen. Endlich ist daran zu denken, daß das *Globin* mangelhaft geliefert wird (etwa durch Mangel an Eiweißbausteinen wie Histidin, Tryptophan u. a. die im Organismus nicht herstellbar sind). Ob und inwieweit die letzteren Möglichkeiten für eine Störung der Erythropoese in Frage kommen, muß noch geklärt werden.

Eine besondere *Disposition* zu Eisenmangelanämien besteht *in drei bestimmten Lebensperioden*, einmal im Säuglings- und Kleinkindesalter mit ihrem durch das Wachstum bedingten großen Eisenverbrauch, dann in der Pubertätszeit der Mädchen und im präklimakterischen Alter der Frau. Bei Männern sieht man sie selten (geringere physiologische Eisenverluste usw.).

Die verminderte Hämoglobinbildung führt zur *hypochromen Anämie* mit folgenden Merkmalen: Der Färbeindex ist erniedrigt, Erythrocytenvolumen und -durchmesser sind meist kleiner als normal, die PRICE-JONESsche Kurve ist verbreitert und nach links verschoben (*mikrocytäre* Anämie), die Zelldicke ist fast immer vermindert (Abb. 4, S. 265). Die dünnen Zellen zeigen eine mangelhafte Hämoglobinsättigung, sind deshalb in der Mitte eingesunken und haben gefärbt eine zentrale Aufhellung mit stärker gefärbter ringförmiger Außenzone („Anulocyten"). Neben der Anisocytose findet sich eine Neigung zur Leukopenie mit relativer Lymphocytose und Übersegmentation der Neutrophilen. Die Sternalpunktion gibt die bereits angegebenen Merkmale. Therapeutisch steht das Eisen im Vordergrund.

a) Die posthämorrhagische Anämie.

Die **akute Blutung** größeren Umfanges wie sie bei schweren Verletzungen, aus einem Ulcus ventriculi oder duodeni oder typhösem Darmgeschwür, durch eine tuberkulöse Hämoptoe, als hämophile Blutung in den Magen-Darmkanal oder durch hochgradige allgemeine Blutungsneigung bei thrombopenischer Purpura und andere Ursachen zustande kommt, macht zunächst durch die *mangelhafte Füllung von Herz und Gefäßsystem,* also durch die Gefährdung des Kreislaufs infolge Leerlaufs durch die rasche Abnahme der Gesamtblutmenge, nicht durch den Verlust des Sauerstoffträgers (Hämoglobin) krankhafte Erscheinungen, die um so alarmierender sind, je schneller eine größere Blutmenge entzogen wird. Eine solche Blutung wird, je nach der Anpassungsfähigkeit des Gefäßsystems, bzw. dessen Vasomotorenapparates, womit durch reflektorisch bedingten erhöhten Tonus der Capillaren und Präcapillaren und durch Ausschaltung großer Speichergebiete (Splanchnicusgebiet, Milz usw.) der Entleerung des Kreislaufes, dem Leerpumpen des Herzens, dem Abfall des Blutdruckes, der Asphyxie des Gehirns, dem Sauerstoffmangel wichtiger Gebiete entgegengewirkt wird, verschieden vertragen. Mancher fällt schon bei relativ geringem Blutentzug in Ohnmacht (paradoxe Gefäßreaktion), andere vertragen große Blutverluste ohne bedrohlichere Erscheinungen. Ein völlig gesunder Mensch kann bis zu der Hälfte seiner Gesamtblutmenge verlieren, ohne den Verblutungstod zu erleiden, der bei größerem Verlust in tiefer Bewußtlosigkeit unter asphyktischen Krampferscheinungen eintritt.

Die Größe der *Anämie* wird mit der Blutuntersuchung erst etwa 12 bis 24 Stunden nach Aufhören der Blutung in vollem Ausmaß erkannt, sobald durch Einströmen von Gewebsflüssigkeit die Gesamtblutmenge ausgeglichen ist und der endgültige Verdünnungsgrad des Restblutes vorliegt. Das Knochenmark gibt zunächst seine Reserve an fertigen Blutkörperchen ab, dann setzt eine verstärkte, regenerative Produktion der Blutelemente in individuell verschiedenem Ausmaße ein (konstitutionelle und endokrine Einflüsse usw.). Eine toxische oder andersartige reaktionshemmende Einwirkung auf die blutbildenden Organe (z. B. beim Typhus, Carcinom, gelegentlich auch beim Ulcus ventriculi und duodeni) kann die Regeneration verlangsamen oder verhindern.

Das *Blutbild* zeigt alle *Zeichen einer hypochromen Anämie mit* mehr oder weniger *stürmischer Neubildung* der roten und weißen Blutzellen *(Blutkrise)*. Bei schneller Regeneration findet man außer einer rasch auftretenden *posthämorrhagischen Leukocytose* mit jugendlichen und unfertigen Leukocytenformen schon am 2. oder 3. Tag viele *Reticulocyten* bis zu $60^0/_{00}$ und darüber, mehr oder weniger zahlreiche *Normoblasten* und *polychromatische* Erythrocyten. Zuerst werden zum Teil mangelhafte Zellen abgegeben, was ihre *Hypochromie* und *Anisocytose (Mikrocyten)* anzeigt. Der Grund liegt darin, daß die Hämoglobinbildung mit der Zellbildung nicht gleichen Schritt hält. Der Färbeindex sinkt und kann längere Zeit erniedrigt bleiben, bis das normale Blutbild wieder hergestellt ist.

Die *Diagnose* des *akuten Blutverlustes* bei *äußerer* Blutung ist klar. Die *innere* Blutung führt bei stärkerem Ausmaß zu hochgradiger Schwäche, Schwindelgefühl, Ohnmacht und Kollaps. Man findet kleinen, frequenten Puls, niedrigen Blutdruck, akzidentelle Herzgeräusche, blasse Gesichts- und Hautfarbe, kalte Extremitäten, frequente Atmung, Teerstühle, die allerdings infolge der sofort eintretenden Obstipation oft erst nach Tagen einsetzen.

Chronischer Blutverlust, wie er bei Hämorrhoidalblutungen, hämophilen Blutungen, beim Ulcus ventriculi und duodeni in Form der okkulten Blutungen, bei Wurmkrankheiten, vor allem dem Anchylostomum duodenale u. a. vorkommt, kann zu einer durch Schwächung der blutbildenden Organe immer langsamer vor sich gehenden Regeneration führen. Die Kranken *klagen* über Schwächegefühl und rasche Ermüdbarkeit, Schwindel und Ohnmachten, Ohrensausen, Herzklopfen und Atemnot bei körperlicher Betätigung. Die *Untersuchung* ergibt Blässe der Haut und besonders der Schleimhäute, systolische anämische Geräusche am Herzen über der Pulmonalis und Mitralis, einen hypochromen Blutbefund, wie er oben skizziert ist und einen hellen, farbstoffarmen Urin.

Die **Behandlung** besteht in Abstellung der Blutung durch Beseitigung oder Bekämpfung der Ursachen, bei schweren akuten Blutungen in Auffüllung des Gefäßsystems womöglich durch ausgiebige Bluttransfusionen (s. S. 259) oder wenigstens durch *intravenöse* (oder subcutane) Verabreichung von *physiologischer NaCl-Lösung* oder Traubenzuckerlösung (4,8%), noch besser in Tutofusininfusionen, Abbinden der Glieder u. a. m. (Über die weitere Therapie s. S. 292 ff.)

b) Alimentäre Anämien.

Kinder erhalten vor der Geburt besonders von anämischen Müttern öfter keinen genügenden Vorrat an Eisen; dadurch kann vor allem bei frühgeborenen Kindern eine *hypochrome* Anämie *(Frühgeburtenanämie)* bestehen, die Eisenzufuhr prompt heilt. Meist ist sie *keine* Eisenmangelanämie; sie kommt vielmehr dadurch zustande, daß die noch nicht völlig ausgereiften Organe der Frühgeborenen den Anforderungen der Blutbildung nicht genügend nachkommen können (KLEINSCHMIDT).

Beim *Säugling* und *Kleinkind* entwickelt sich unter dem Einfluß einer ausschließlichen oder überwiegenden *Kuh-* und noch mehr *Ziegenmilchernährung* in unkomplizierten Fällen eine *hypochrome* Anämie mit ihrem charakteristischen Blutbild und Zeichen stärkerer Erythropoese. Ähnliches tritt beim *Mehlnährschaden* ein (s. hierzu S. 302).

Im *Erwachsenenalter* sieht man hypochrome Eisenmangelanämien nur bei Frauen, vor allem der ärmeren Volksschichten, bei denen die physiologischen Eisenverluste durch Menses, Schwangerschaft, Wochenbett und Lactation bei unzweckmäßiger Ernährung, die eisenarm und auch sonst qualitativ ungenügend ist (Vitamin C usw.), nicht voll ersetzt werden. Sie leiten über zur Chlorose und achylischen Chloranämie (s. diese S. 289). Ähnliches kann auch unter dem Einfluß lange durchgeführter quantitativ und qualitativ ungenügender Ernährung (Ulcusdiät, Hungerödem usw.) eintreten.

Über Pellagra, Sprue und andere Anämien, die mit Mangelnahrung Verbindung haben, s. S. 203 und 204.

c) Chlorose.

Die Chlorose, von JOHANNES LANGE 1554 als Morbus virgineus (Bleichsucht) beschrieben, betrifft *ausschließlich das weibliche Geschlecht*, bei dem sie im Pubertätsalter zwischen dem 15. und 20. Lebensjahr, aber auch später auftreten kann. Früher war sie eine häufige, heute ist sie eine seltene Erkrankung. Ihre *Ursache*, die seither in konstitutionellen und endokrinen Besonderheiten gesehen wurde, ist durch die neueren Feststellungen des Eisenhaushaltes geklärt. Die Chlorose ist danach eine typische *Eisenmangelkrankheit*. Die Eisenarmut kann an dem Absinken des Plasmaeisens erkannt werden. Während es normal bei Frauen 85—93 γ-% beträgt, erniedrigt es sich bei Chlorosen sehr stark. Als niedrigsten Wert fand HEILMEYER 4 γ-%. Diese Eisenarmut kommt zustande durch ungenügenden Eisengehalt der Nahrung, die oft auch vitaminarm ist, bei gesteigertem Bedarf durch das Körperwachstum und das Einsetzen menstrueller Blutverluste. Dazu kommt noch eine funktionelle Eisenresorptionsstörung im atonischen Magen-Darmtractus.

Die **Beschwerden** *der Kranken* sind Ermüdbarkeit und Kurzluftigkeit bei körperlichen Betätigungen, die vorher beschwerdefrei verrichtet werden konnten. Geistige Beschäftigung ist nur in geringerem Umfange möglich. Schwindelgefühl, Ohrensausen, Augenflimmern, Neigung zu Ohnmachtszuständen, Druck auf dem Kopf und Kopfschmerzen, sowie Klagen über kalte Hände und Füße treten hinzu. Das Schlafbedürfnis ist gesteigert. Der Appetit ist ungleichmäßig und zeigt oft eine Änderung der Geschmacksrichtung (Bevorzugung saurer Speisen und Getränke). Der Stuhlgang wird unregelmäßig und obstipiert. Die schwächer werdende Menstruation verliert ihren regelmäßigen Zyklus, sie tritt verspätet auf oder bleibt aus.

Das **klinische Bild** zeigt eine *Veränderung der Gesichtsfarbe,* die *bleich* (Bleichsucht), *weiß* (Alabasterblässe), manchmal ins *bläuliche* schimmernd ist, in besonders schweren Fällen wird sie *graugrünlich* (χλορός = grün). Die Schleimhäute sind blaß. Die leichte Erregbarkeit der Vasomotoren führt häufiges Erröten herbei. Ikterus fehlt. Die Haut ist pigmentarm, sie bräunt sich durch Besonnung nur wenig. Der Ernährungszustand ist gut, nicht selten besteht deutlicher Fettansatz. Der Turgor der Haut ist normal oder erhöht (pastöses Aussehen des Gesichts um die Augen). In schweren Fällen können geringe Gesichts- und Knöchelödeme auftreten als Zeichen einer Störung des Wasserhaushaltes. Die *Schilddrüse* ist oft etwas vergrößert.

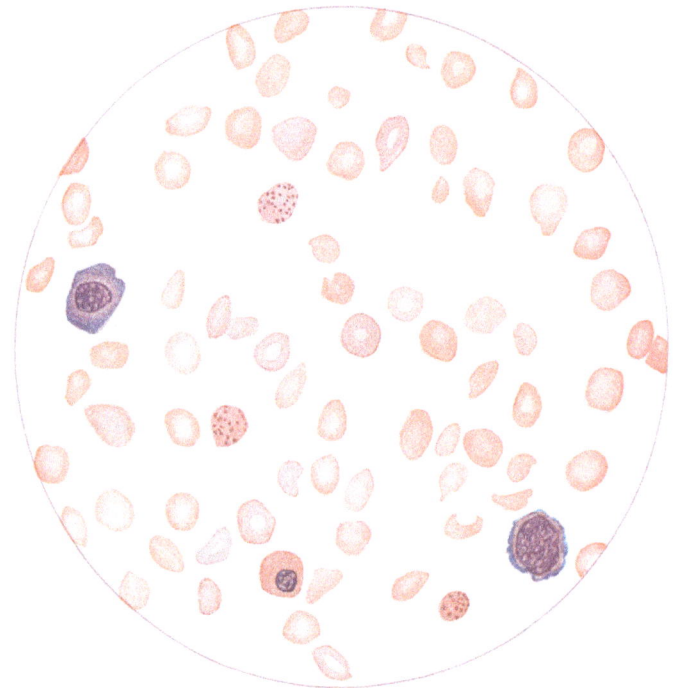

Abb. 18. Hypochrome Anämie (Magencarcinom mit Knochenmetastasen).

Das *Blutbild* zeigt eine Verminderung des Hämoglobins *(Oligochromämie)* bis unter 50%. Der *Färbeindex* sinkt auf 0,7—0,6 und tiefer. Bei leichteren Fällen ist die *Zahl der roten Blutkörperchen* nur wenig vermindert, bei schwereren sinkt er weiter ab. Im *Blutbild* ist die *Anisocytose* durch das Auftreten zahlreicher flacher *Mikrocyten* (sog. *Mikroplanie*), deren mittlerer Durchmesser bei 6 μ, das Volum bei 50 μ^3 liegen kann, charakteristisch. Die PRICE-JONESsche Kurve zeigt eine Linksverschiebung. *Die Chlorose ist also eine hypochrome, mikrocytäre Anämie.* In schwereren Fällen findet sich *Poikilocytose. Polychromatische* und *basophil punktierte Zellen,* auch einzelne Erythroblasten treten auf und vermehrte *Reticulocyten* als Zeichen regeneratorischer Vorgänge, besonders unter dem Einfluß einer günstigen Therapie. Charakteristisch scheint die Vermehrung der *Blutplättchen* über 300000. Die *Leukocytenzahl* ist meist normal. NAEGELI hält eine *Lymphopenie* für ein konstantes Symptom der Chlorose (Hypofunktion der lymphatischen Gewebe). Die Farbe des Serums ist blaß, der Eiweißgehalt gegen die Norm reduziert.

Das *Herz* ist normal groß. Über der Auskultationsstelle der Mitralis und Pulmonalis hört man blasende systolische *(anämische) Geräusche*. Noch typischer ist das sausende und blasende Geräusch über den großen Venen, besonders der Jugular-, aber auch der Cruralvene, das sog. *Nonnensausen*. Während der Inspiration verstärkt sich das Geräusch, ebenso im Stehen und in aufrechter Körperhaltung. Es entsteht ebenso wie die anämischen Herzgeräusche überhaupt im wesentlichen durch *erhöhte Strömungsgeschwindigkeit* des Blutes. Öfter findet sich Neigung zu *Venenthrombosen*.

Wie das *Vasomotorensystem* (Dermographie, leichtes Erröten, rascher Wechsel zwischen Kälte- und Hitzegefühl, Absterben der Finger bei Kältereizen, Neigung zur Bildung von Frostbeulen u. a.), so ist auch die *Herzaktion* leicht erregbar. Die Klagen über Herzklopfen bei leichteren Erregungen und körperlicher Betätigung mit Erhöhung der Pulszahl, über Luftmangel und Beklemmung haben ebenso nervöse Ursachen, wie andere, bereits genannte Beschwerden (Ohnmachtsanfälle, Schwindelgefühl usw.). Der *Liquordruck* ist mitunter erhöht.

Bei fast allen Chlorosekranken findet man eine *motorische Schwäche des Magens*, die sich bei der Röntgenuntersuchung als *Ptose* und *Atonie* darstellt, sowie *funktionelle Verdauungsstörungen* (Hyper-, Hypo- oder Anacidität, Obstipation u. a.).

Der *Genitalbefund* ist normal; manchmal findet man eine zurückgebliebene Entwicklung.

Die **Prognose** ist günstig, der *Verlauf* wechselnd, bald lang dauernd, bald rasch vorübergehend. Es besteht Neigung zu Rezidiven weit über die Pubertätsjahre hinaus. Hierher gehören die *chronische Chlorose* und die *Spätchlorosen* (NAEGELI), die vermutlich Übergänge zur achlorhydrischen Anämie darstellen.

Die **Diagnose** ergibt sich aus dem Gesagten. Die Anämie muß hypochrom und mikrocytär, evtl. von Lymphopenie und Hyperthrombocytose begleitet sein und ins Pubertätsalter fallen. Meist bestehen zugleich funktionelle Störungen des Magens und Darms (Ptose und Atonie, Obstipation, Sekretionsanomalien) und Störungen der Menses. Wiederholte Untersuchungen müssen unbedingt andere Krankheitsursachen (Tuberkulose, Ulcus ventriculi oder duodeni usw.) ausschließen.

Therapie. S. 292.

d) Achylische Chloranämie. Essentielle hypochrome Anämie.

Nachdem vor allem KNUD FABER 1913 und KAZNELSON 1929 über eine Gruppe ätiologisch unklarer mit Achylia gastrica einhergehender Anämien berichtet hatten, ist das Auftreten von *hypochromen* Anämien häufig beschrieben worden, die wegen der *meist gleichzeitig vorhandenen Störungen der Magensekretion* (Achlorhydrie, Hypochlorhydrie) zu der achylischen Anämie in enger Beziehung stehen und in ihrem klinischen Erscheinungsbild Übereinstimmung zeigen. Wegen der Ähnlichkeit mit Chlorose spricht KAZNELSON von „*achylischer Chloranämie*", SCHULTEN nennt sie „*essentielle hypochrome Anämie*". Nahe Beziehungen bestehen zur *agastrischen Anämie* MOYNIHAMS (s. S. 303). Die achylische Chloranämie geht gelegentlich später in eine hyperchrome perniziöse Anämie über. Daß *beide Krankheiten auf einer und derselben konstitutionellen Grundlage entstehen* können, beweisen auch die Erkenntnisse ihrer Vererbung.

Für die essentielle hypochrome Anämie ist eine *familiäre* und *erbliche Disposition* häufig nachgewiesen, auf deren Grundlage dasselbe Krankheitsbild, die Achylia gastrica, die Achlorhydrie, die Glossitis oder auch die hyperchrome perniziöse Anämie in der Blutsverwandtschaft erscheinen kann (SCHULTEN, GRAM u. a.).

Die Krankheit tritt im *mittleren Lebensalter* zwischen dem 30. und 50. Jahre auf und betrifft *fast nur Frauen*. Nach den Wechseljahren wird sie selten. Die

Ursache der Anämie ist auf eine *Störung* bzw. einen *Mangel der Hämoglobinbildung* zurückzuführen, wobei wiederum das *Eisen* eine Hauptrolle spielt, insofern als eine *mangelhafte Ausnützung des Nahrungseisens durch herabgesetzte Resorptionsfähigkeit* vorliegt. Durch das Fehlen von Magensalzsäure wird die Umwandlung des Nahrungseisens in die allein brauchbare Resorptionsform des Ferrochlorids ungenügend. Dazu kommt, daß die Ernährung der erkrankten Frauen vielfach eisenarm und deren Eisenbedarf durch Schwangerschaft und Regelblutungen erhöht ist. So entsteht ein Fehlbetrag, der die abnorme Verminderung des Plasmaeisens (HEILMEYER) zur Folge hat. Das CASTLEsche Ferment ist im Gegensatz zur perniziösen Anämie im Magensaft vorhanden (SINGER u. a.). Die Magen-Darmstörung verschlechtert aber vermutlich die Resorption anderer wichtiger Nahrungsstoffe (B_2-Komplex, C-Vitamin usw.), wobei auch an für den Aufbau notwendige Aminosäuren zu denken ist (Histidin usw.).

Die **Beschwerden** sind meist allgemeiner Art, ähnlich wie bei der Chlorose. Im Gegensatz zu ihr treten zuweilen Brennen und Wundsein der Zunge und des Zahnfleisches auf, wie bei der perniziösen Anämie, auch geringe Parästhesien wie Gribbeln und Taubheitsgefühl der Finger und Zehen und selten Schluckbeschwerden bei Vorliegen des PLUMMER-VINSON-Syndroms (s. unten).

Die **Untersuchung** ergibt eine *blasse* Färbung der Haut und Schleimhäute, eine leichte vasomotorische Erregbarkeit (weiße und rote Dermographie). *Ikterus fehlt völlig.* Der Ernährungszustand ist meist gut, zuweilen leichte Gewichtsabnahme, der Turgor der Haut ist normal. Öfter finden sich ödemartige Schwellungen der unteren Extremitäten nach längerem Gehen und Stehen besonders gegen Abend, die dann bei Ruhelage wieder verschwinden. Die *Nägel* verlieren zuweilen den Glanz, werden rissig, spröde und flach, sie zeigen eventuell statt der Wölbung eine Eindellung *("Hohlnägel")*. Die Haut zeigt gelegentlich an Händen und Mundwinkeln oberflächliche Hautrisse.

Die *Zunge* ist relativ häufig verändert und bietet das Bild der HUNTERschen *Glossitis* mit Atrophie und aphthösen Veränderungen. Beim PLUMMER-VINSONschen *Syndrom* handelt es sich um eine gleichartige *Schleimhautatrophie des Rachens und Oesophagus*, die zu Schmerzen beim Schlucken führt. Das meist von einer Achylia gastrica begleitete Syndrom wird *nur* bei Frauen gefunden.

Das charakteristische *Erscheinungsbild des roten Blutbildes* ist eine *hypochrome, mikrocytäre Anämie*, die der chlorotischen durchaus gleicht (s. diese).

Das *weiße Blutbild* zeigt oft eine *Verminderung der Zellzahl (Leukopenie)* mit *Lymphocytose* und erniedrigtem Monocytenwert. Die Neutrophilen haben häufig abnorm viele Kernteile *(Hypersegmentation)*. Die *Thrombocyten* können vermindert sein.

Der *Gallenfarbstoffgehalt des Blutserums* ist *nie* erhöht, oft abnorm niedrig. Hämatin und Hämatoporphyrin sind nie nachzuweisen. Im *Urin* fehlt Urobilin und Vermehrung des Urobilinogens.

Fast regelmäßig finden sich *Störungen der Magensekretion*, meist eine *Achlorhydrie* mit erhaltener Pepsinabscheidung. Da, wo mit oder ohne Histamin Salzsäure nachzuweisen ist, sind ihre Werte unternormal *(Subacidität)*. Öfter besteht eine *totale Achylia gastrica*. Störungen der *Darm*tätigkeit sind nicht häufig vorhanden.

Die *Milz* ist manchmal vergrößert, selten palpabel.

Bei den erkrankten Frauen setzen öfter *Menstruationsstörungen* ein.

Nervöse Komplikationen wie Parästhesien finden sich oftmals, ohne aber, wie bei der perniziösen Anämie, in das Bild einer funikulären Myelose überzugehen.

Sternalschmerz fehlt. Öfter werden *Gelenkschmerzen*, selten mit objektivem Befund geklagt. *Thrombosen* kommen vor.

Der *Verlauf* der Krankheit ist ein *chronischer* und zieht sich bei unbehandelten Fällen über Jahrzehnte hin. Auch bei behandelten Fällen tritt oftmals nur vorübergehende Heilung oder Besserung auf. Eintritt in das Klimakterium führt häufig zur Spontanheilung. Die *Prognose* ist eine günstige.

Differentialdiagnostisch kommt vor allem die *perniziöse Anämie* in Betracht, die aber auf Grund der abweichenden klinischen Erscheinungen (mikrocytärer, hypochromer Blutbefund, fehlende Hämolyse und damit Fehlen des erhöhten Bilirubinspiegels vom Blutserum und der Ausscheidung von Urobilin und Urobilinogen im Urin u. a. m.) trotz mancher scheinbarer Ähnlichkeiten leicht abzutrennen ist. Dazu kommt die *verschiedene therapeutische Reaktion* beider Krankheiten, vor allem der Umstand, daß Lebertherapie so gut wie unwirksam ist, während andererseits mit dem hier gut wirksamen Eisen bei der perniziösen Anämie kein Effekt erzielt werden kann. Gegenüber *Chlorose* unterscheidet sich die Krankheit durch ihr späteres Einsetzen, durch die fast regelmäßige Verknüpfung mit charakteristischen Sekretionsstörungen des Magens und durch andere klinische Symptome (nervöse Störungen usw.). Die Abtrennung gegenüber *symptomatischen Anämien* bei Lues, Endokarditis, Tumoren u. a. ist durch Erkennung des Grundleidens gegeben.

Über *pathologisch-anatomische* Veränderungen ist wenig bekannt. Man findet vor allem eine Ausdehnung des roten Knochenmarks, das Normoblasten-, keine Megaloblastenbildung aufweist.

Über die *Therapie* s. S. 292.

e) Symptomatische hypochrome Anämien.

Wurmkrankheiten. Das *Ankylostoma duodenale* saugt sich an der Darmwand fest und entzieht dieser Blut. Der dauernde reichliche Blutverlust führt zu Eisenmangel, der autoptisch in den Organen festgestellt wurde. Die Folge ist eine *hypochrome Anämie* mit dem charakteristischen Blutbild, das aber eine *Leukocytose* und *Hypereosinophilie* aufweisen kann. Austreibung der Würmer und Eisengaben heilen.

Hypochrome Anämien machen ferner gewisse tropische und subtropische Helminthen, z. B. *Schistomum haematobium* (Bilharzia) und *Filiaria sanguinis*, die im Blute kreisend zu Hämaturien, Blutverlusten und Eisenmangel führen. Auch *Anguillula stercoralis* (Darmschmarotzer) macht bei starker Häufung hypochrome Anämie. Sie findet man zusammen mit starker Bluteosinophilie bei *Trichinosis*.

Ob andere Wurmarten, wie Trichocephalis dispar, Ascariden, Oxyuren, wenn sie in großen Mengen auftreten, oder auch Taenia saginata ähnlich wirken können, ist sehr fraglich. Sicher ist die Einwirkung des *Botriocephalus latus* (s. S. 303).

Infektionskrankheiten. Bei schweren und länger dauernden Infektionskrankheiten (Tuberkulose, chronisch-septische Prozesse, lang dauernde Ruhr u. a.) kommt es oftmals zu einer *hypochromen* Anämie, bei der *Eisenmangel* eine wichtige Rolle spielt. Das Blutplasma verliert sein Eisen bis auf kleine Reste und gibt es zum Teil an das Reticuloendothel ab, wo es gespeichert offenbar als Katalysator in Zellstoffwechsel wirkt (HEILMEYER) und der Entgiftung von Toxinen und Inaktivierung von Fermenten dient (WOHLFEIL). Daneben können auch eine Toxinwirkung auf das Knochenmark und hämolysierende Einflüsse der Toxine u. a. eine Rolle spielen. Bei Beteiligung des Magen-Darmkanals (Darmtuberkulose, Enteritis, Colitis, Ruhr usw.) kommt die Resorptionsstörung für Eisen und andere wichtige Stoffe (Vitamine usw.) hinzu.

Bei *Malaria* zerfällt der Erythrocyt, in dem das Plasmodium seinen Entwicklungsgang durchführt, bei dessen Reifung. Durch das Zugrundegehen vieler Erythrocyten und toxische Einwirkungen anderer Art entsteht eine evtl. hochgradige typische *hypochrome* Anämie. Über die Vorgänge beim Schwarzwasserfieber siehe im Kapitel Malaria.

Maligne Tumoren. Dieselben Vorgänge wie bei den Infekten führen auch bei den Tumoren zu einer *hypochromen* Anämie, besonders bei Sitz derselben im Magen-Darmkanal (kombiniert mit Eisenresorptionsstörung usw.). Bei jeder hartnäckigen und lang dauernden Anämie muß immer wieder nach einen Tumor gesucht werden.

Eisentherapie hilft oft nicht genügend, da das verabreichte Eisen ins Reticuloendothel abgezogen und dort gespeichert wird. Erst nach überstandenem Infekt oder Beseitigung eines fokalen Herdes bzw. Tumors tritt die Eisenwirkung in Kraft.

Nierenkrankheiten. Bei Nephrosen, bei akuten und chronischen Nephritiden, bei sekundären und primären Schrumpfnieren im Insuffizienzstadium, vor allem bei chronischer Urämie findet man *hypochrome* Anämien, die hohe Grade erreichen können. Ihr Mechanismus ist noch nicht genügend geklärt. Auch hier dürfte die Hämoglobinbildung aus irgendwelchen Gründen mangelhaft sein, wobei wiederum toxische Schädigungen mitwirken. In schweren Fällen habe ich Bluttransfusionen mit vorübergehendem Erfolg durchgeführt.

Über andere Anämien s. S. 302.

Therapie der hypochromen Anämien.

Bei schweren Fällen wirken oft *Bluttransfusionen* am schnellsten. Vielfach genügen schon kleinere Mengen, ein- oder mehrmalig verabfolgt. Die Blutbildung kommt schneller in Gang und kann dann durch die medikamentöse Therapie weiter gefördert werden. Bei den symptomatischen Formen liegen die Verhältnisse komplizierter.

Die **Eisen**-*Therapie* steht bei der Chlorose, aber auch bei der essentiellen hypochromen und der chronischen Blutungsanämie an erster Stelle.

Beim erwachsenen Menschen beträgt die Menge des Hämoglobineisens etwa 6 g; sein Reserveeisen in Leber, Milz, Knochenmark usw. schwankt in seiner Menge und dürfte etwa die Hälfte des Hb-Eisens betragen; daneben existiert noch etwa 0,3 g Gewebseisen, das zur Blutbildung nicht zur Verfügung steht (HEATH und PATEK). Wieviel Eisen zur Aufrechterhaltung des Eisengleichgewichts benötigt wird, ist nicht sicher anzugeben. Es werden etwa $1/2$ mg Nahrungseisen pro Tag angegeben, die aber nicht ganz resorbiert werden; der Bedarf des Mannes ist ganz erheblich geringer als der Bedarf der Frau, der das 3—4fache beträgt (HEATH und PATEK). Das Kleinkind hat geringere Reserven und braucht viel Eisen. Die *Eisenresorption im Darm* schwankt je nach Bedarf; sie erfährt offenbar eine Regulation, an der die Eisenkonzentration des Blutes und der Zelle mitwirken; bei Eisenbedarf wird die Resorption größer. Sie ist *abhängig von der Form des Eisens*, in dem *nur das zweiwertig ionisierte Ferroeisen* zur Resorption kommt.

Die *Eisentherapie* hat die *Aufgabe, dem tatsächlichen Eisenmangel abzuhelfen*. Das Eisen übt aber *auch eine Reizwirkung auf das Knochenmark* aus, so daß der Erfolg zweckmäßiger Fe-Behandlung an den Zeichen lebhafter Erythropoese (Reticulocytenvermehrung usw.) erkannt werden kann.

Die *Wahl der Eisenpräparate* ist durch die Erkenntnis, daß nur die zweiwertige Ferroform resorbiert und physiologisch und pharmakologisch wirksam wird (HEUBNER, STARKENSTEIN), sehr vereinfacht. Früher wurde vor allem Ferrum reductum verwandt, das erst im Magen und Darm in die Ferroform umgesetzt werden mußte; da diese Umsetzung nur ein kleiner Teil erfuhr, mußten große Mengen (bis zu 10 g pro Tag) gegeben werden, die oft schlecht vertragen wurden. Die *Ferroform* ist *schlecht haltbar* und geht an der Luft in die

Ferriform über; es gelang aber, sie *durch geeignete Zusätze zu stabilisieren (Ferrostabil)*. Eine Stabilisierung wird ferner durch das stark reduzierende C-Vitamin im *ascorbinsauren Eisen* erreicht (HEILMEYER und MAURER).

Von *Ferrostabil* (1 Dragee = 0,05 g) werden 3—4mal täglich 2 Dragees nach dem Essen verabreicht.

Askorbinsaures Eisen kommt als *Ferro 66* in Handel, in Pastillen (1 Pastille = 70 mg) und in flüssiger Form (1 ccm = 20 Tropfen = 100 mg). Man gibt davon Erwachsenen 3mal täglich eine Pastille oder 15 Tropfen (letztere in Milch oder Fruchtsäften) während oder sofort nach dem Essen, Säuglingen und Kleinkindern 2mal täglich 5—10 Tropfen ebenso.

Ceferro (Nordmark) ist ein askorbinsaures Eisenpräparat, das stark reduzierend wirkendes Cystein enthält. Es kann *peroral und intravenös* gegeben werden; die Injektionsmöglichkeit bedeutet einen Vorteil, besonders bei Magenblutungen (1 Pille ebenso wie 1 Ampulle à 5 ccm = 10 mg Eisen). Man gibt 3—4mal tglich 2—4 Pillen nach dem Essen oder eine Ampulle täglich langsam intravenös.

Manchmal wird die Wirkung des Eisens durch Zusatz geringer Kupfermengen besser. Ein gut verträgliches *Eisen-Kupferpräparat* sind die *Feometten* (Promonta); jede Tablette enthält 0,1 g Ferrum reductum und 0,0002 g Cuprum glycerophosphoricum. Man gibt 3mal täglich 1—2 Tabletten während oder nach dem Essen.

Ferripan (Troponwerke) enthält 0,05% Cu und 2,6% Fe als Eiweißverbindung mit anderen Substanzen; 3mal täglich eine Tablette; ähnlich zusammengesetzt ist das *Ferronovin* (Promonta): 3mal täglich 2—3 Pastillen oder 1—2 Teelöffel des Pulvers in Milch oder Wasser.

Die bekannten *Eisenquellen* Pyrmont, Liebenstein, Griesbach, Schwalbach, Imnau, Kohlgrub, Kudowa, Val Silvestra im Engadin (gleichzeitig Hochgebirgskur) u. a. enthalten das Eisen in Form des sehr wirksamen Ferrobicarbonat, Das Mineralwasser muß an der Quelle getrunken werden, weil das Eisen sich sonst in die Ferriverbindung umsetzt.

Das **Arsen** übt gleichfalls eine anregende Wirkung auf die Erythropoese aus. Es ist bei Chlorose kaum erforderlich, bei manchen hypochromen Anämien hat aber die Kombination Arsen plus Eisen die beste Wirkung. Bei der essentiellen hypochromen Anämie soll es wirkungslos sein.

Zu empfehlen sind: *Acid. arsenicosum* 0,5 bis höchstens 5 mg pro dosi täglich (von kleinen langsam auf größere Dosen steigend!), evtl. in Form der *Pil. asiaticae* (1 mg Ac. arsen. pro Pille) oder in *Kombination mit Eisen* als *Pil. ferri arsen.* (1 mg Ac. ars. und 0,06 g Ferr. reduct. pro Pille). Teurer, aber sehr zu empfehlen ist *folgende Verschreibung:* Acid. arsen. 0,05, Chinin. ferri citric. 20,0, Succ. Liquir. 6,0 (dazu evtl. Strychn. nitr. 0,05). Mucil. Gum. arab. q. s. ut f. pilul. Nr. 100, D. S. 3mal täglich nach der Mahlzeit 1—3 Pillen zu nehmen; ferner als FOWLERsche Lösung oder als *Elarson* und *Eisenelarson*. Die letzteren Präparate sind besonders geschätzt, ebenso die *Arsenfeometten*.

Als *Injektionspräparate* sind zweckmäßig *Solarson, Optarson* (Arsen plus Strychnin), *Astonin, Natr. arsenic.* (1%ige Lösung), evtl. *Arsacetin* (5%ige Lösung von Natr. acetylarsanilicum).

Eine *arsenhaltige Mineralquelle* ist die *Dürkheimer Maxquelle*, eisen-arsenhaltige Quellen gibt es in den italienischen Bädern *Roncegno* (535 m ü. d. Meere) und *Levico* (520 m ü. d. Meere).

Die *Therapie* mit *Leber-* und *Magenpräparaten* ist bei den hypochromen Anämien zum Teil überflüssig, zum Teil von zweifelhafter Wirkung. Bei hartnäckigen, schwach beeinflußbaren Fällen empfiehlt es sich aber doch, von ihnen Gebrauch zu machen, dann in *Kombination mit Eisen* oder *Arsen*. Beide Kombinationen haben ihre Vorteile und mancher Fall heilt bei ihrer Anwendung überraschend.

Was die *Allgemeinbehandlung* anbelangt, so ist bei allen schweren Anämien und Chlorosen zunächst *Bettruhe* empfehlenswert. Später kommt evtl. *Höhenluftkur* mit ihrem günstigen Einfluß auf die Blutbildung in Betracht.

Die *Diät* soll *frisches* eisenhaltiges, grünes Gemüse, Salate und Obst enthalten. Da das Kochen das in ihnen enthaltene Ferroeisen in Ferrieisen umwandelt (STARKENSTEIN), ist es zweckmäßig, möglichst viel in *Rohkost*form zu geben.

Eisenreiche Nahrungsstoffe nach SCHALL-HEISLER.

	mg		mg		mg
Suppengrieß, Grünkern	59	Meerrettich	32	Zwetschgen	20
Lauch	59	Feldsalat	31	Grahambrot	16
Kopfsalat	54	Gurken	30	Erdbeeren	13
Mandarinen	52	Pfifferlinge	29	Kalbsleber	29
Spinat	43	Rettich	26	Hering	28
Endivien	40	Rotkraut	25	Aal	17
Linsen	36	Haselnüsse	25	Rindfleisch	15
Kohlrabi	34	Pumpernickel	25	Wild	15
Erdnüsse	34	Tomaten	23	Hühnerfleisch	13

2. Hyperchrome Anämien.
Störung der Zellreifung und Zellbildung.

Die Anämien dieser Gruppe werden durch Mangel oder Fehlen des Antiperniciosastoffes verursacht, dessen Zusammensetzung die folgende ist:

Extrinsic Faktor	+ *Intrinsic Faktor*	= *Antiperniciosastoff*
(Hämogen)	(CASTLEs Ferment, Hämopoetin, Hämogenase)	(Leberfaktor Hämon)
Nahrungsstoff	Magen- (und Darm-) stoff	
Thermostabil	Thermostabil	Thermostabil
Nichteiweißartig	Eiweißartig	Polypeptid?

Für den Ausfall an Perniciosastoff bestehen mehrere Möglichkeiten: sicher bewiesen ist die *fehlende Bildung des* CASTLEschen *Fermentes* für den typischen Vertreter der Gruppe, die BIERMERsche perniziöse Anämie. Es kann aber auch ein *Mangel an Nahrungsstoff* vorliegen, dessen Natur noch nicht feststeht; dem *Vitamin-B-Komplex* kommt eine gewisse Bedeutung bei der Blutbildung zu (in geringerem Maße dem Vitamin C); manche neueren Forschungsresultate weisen darauf hin, daß auch *andere Stoffe* (sekundärer Anämiestoff von WHIPPLE und Mitarbeiter) beteiligt sind. Man muß damit rechnen, daß unter Umständen die *Resorption der Komponenten des Antiperniciosastoffes ungenügend* vor sich geht, daß ein *vermehrter Bedarf* desselben *keine volle Deckung* erfährt, daß *toxische Substanzen*, die evtl. am Knochenmark selbst angreifen, *seine Wirkung hemmen und ausschalten*. Schließlich kann auch die *Leberfunktion* Bedeutung haben, insofern als die Speicherung oder die Synthese des Antiperniciosastoffes, über dessen tatsächliche Zusammensetzung und Bau wir bis jetzt nur allgemeine Vorstellungen, aber keine chemischen Details besitzen, irgendwie mangelhaft wird.

Alle diese Vorgänge, bei denen die notwendige Funktion des Antiperniciosastoffes primär oder sekundär mangelhaft wird oder ausfällt, führen zu einer *regeneratorischen Dysfunktion des Knochenmarks*, zu einer Hemmung und Fehlleitung der in ihm ablaufenden Zellbildungs- und Reifungsvorgänge, in besonderen Ausmaße seiner erythropoetischen (s. S. 263, Abb. 2). Die Folge ist die Entstehung von primären oder sekundären *hyperchromen Anämien*.

Die *charakteristischen Merkmale im Blute sind die* folgenden: Der Färbeindex ist erhöht, weil die einzelne rote Blutzelle mehr Hämoglobin enthält als die normale. Sie färbt sich mit Eosin stärker als normal *(Hyperchromie)*. Da sie den höchsten Grad der Hämoglobinsättigung besitzt, so kann eine weitere Erhöhung nur durch eine Vergrößerung der Zelle selbst erfolgen. Tatsächlich sind

Erythrocytenvolumen und -durchmesser größer als normal (Abb. 4, S. 265), was in der PRICE-JONESschen *Kurve* zum Ausdruck kommt, die verbreitert und nach rechts verschoben ist *(megalocytäre Anämie)*. In dem Megaloblasten geht die Ausreifung des Kerns nur mangelhaft vor sich und auch, wenn der Kern verloren wird, fehlt die normale Verkleinerung der Zelle. Der Bestand des peripheren Blutes an reifen Erythrocyten wird gering. Die pathologischen Zellen sind gegen Saponin weniger resistent als die normalen, sie haben eine viel kürzere Lebensdauer. Die Steigerung des Umsatzes der roten Blutkörperchen führt zu einem vermehrten Auftreten der Hämoglobinabbauprodukte in Blut (erhöhter Bilirubingehalt, gelbliche Farbe des Serums), Urin und Stuhl. Im Blut finden sich Leukopenie mit relativer Lymphocytose, vereinzelte Myelocyten, riesenstabkernige und übersegmentierte Neutrophile. Die Zahl der Blutplättchen vermindert sich. *Therapeutisch* stehen die *Leberpräparate* im Vordergrund.

a) Hyperchrome perniziöse Anämie (BIERMER).

Die Krankheit wurde zum erstenmal von BIERMER in ihrem klinischen Symptomenkomplex beschrieben, wenn sie auch schon früher ADDISON u. a. bekannt war. Dann fanden HAYEM und LAACHE den erhöhten Färbeindex und endlich hat EHRLICH ihre Diagnose durch genaue Erkennung und Beschreibung des Blutbildes und Auffindung der charakteristischen Megalocyten und Megaloblasten gesichert.

Zweifellos gehört die perniziöse Anämie zu den *Konstitutionskrankheiten*. Wenn sie auch meist sporadisch erscheint, so tritt sie doch zuweilen *familiär* auf und kann *erblich* sein. Es finden sich in der Literatur mehrfache Angaben, welche den erblichen Faktor in einzelnen Familien beweisen. LEVINE und LADD finden in 6% familiäres Auftreten, MORAWITZ 4mal unter 200 Fällen, BREMER bringt einen beweisenden Familienstammbaum. Ich selbst habe ähnliche Beobachtungen gemacht. Daß das konstitutionelle Moment erheblich mitspielt, haben schon MARTIUS, SCHAUMAN, KNUD FABER u. a. betont. Man gibt heute etwa 8% erbliche Belastung an.

Die perniziöse Anämie ist eine Krankheit des Erwachsenenalters und kommt besonders im mittleren Lebensabschnitt bei Männern häufiger als bei Frauen vor. Sie ist in den nördlichen Ländern häufiger wie in den südlichen, fehlt in den Tropen, auch in Japan.

Das *Krankheitsbild* ist in frühen Stadien nicht oder sehr schwer, in späteren meist leicht zu erkennen. Die Krankheit macht zuerst keine oder nur ganz unbestimmte Erscheinungen. Oft sind es leichte Beschwerden von seiten des Magens wie Druckgefühl, zeitweise Appetitstörungen, Aufstoßen. Manche Speisen werden nicht mehr wie früher vertragen und bleiben lange im Magen. Durchfälle stellen sich zuweilen ein. Oder die Krankheit beginnt mit Ermüdbarkeit und Schwächegefühl. Nicht selten, aber keineswegs immer, wird als erste Klage *Brennen* und das *Gefühl des Wundseins der Zunge* angegeben. In anderen Fällen sind es *nervöse Störungen* wie leichte Parästhesien an Fingern oder Zehen, die den Kranken zum Arzte führen oder Herzklopfen und Kurzatmigkeit bei körperlicher Tätigkeit. Die *Blutuntersuchung* ergibt zunächst öfter nur eine *leichte Anämie* oder normale Werte. Oder man findet eine *Anacidität* oder *Achylie des Magens*, die jahrelang mit und ohne Beschwerden bestehen kann, ehe das Krankheitsbild offenkundig wird. Es gibt *kein sicheres Frühsymptom*. Erst das Auftreten der charakteristischen Blut- und Knochenmarkveränderungen ermöglicht die Diagnose.

Die *Betrachtung des Kranken* zeigt eine mehr oder weniger starke *Blässe der Haut und Schleimhäute*. Die Haut kann auch zuerst leicht gerötet sein (vasomotorische Einflüsse). Sie hat einen *gelblichen Ton*. Auch die Skleren können eine leicht gelbliche Färbung zeigen. Die Ursache dafür ist eine Erhöhung des *Bilirubingehaltes des Blutes,* der meist über 1 mg-%, oft auch etwas über 2 mg-% beträgt. Dabei fällt die Bilirubinprobe im *goldgelben* Serum nach HIJMANS VAN DEN BERGH, wie bei der konstitutionellen hämolytischen Anämie, nur bei der *indirekten* Reaktion positiv aus. Neben der Bilirubinämie kommt es zum Auftreten von *Hämatin,* in einzelnen Fällen von *Hämatoporphyrin.* Der Kranke ist in der Regel in auffallend *gutem Ernährungszustand* mit gutem Fettpolster, oft etwas pastös gedunsen. In *späteren* Stadien findet man *Ödeme* an den unteren Extremitäten, *Druck auf das Sternum* ist häufig *schmerzhaft.* Die

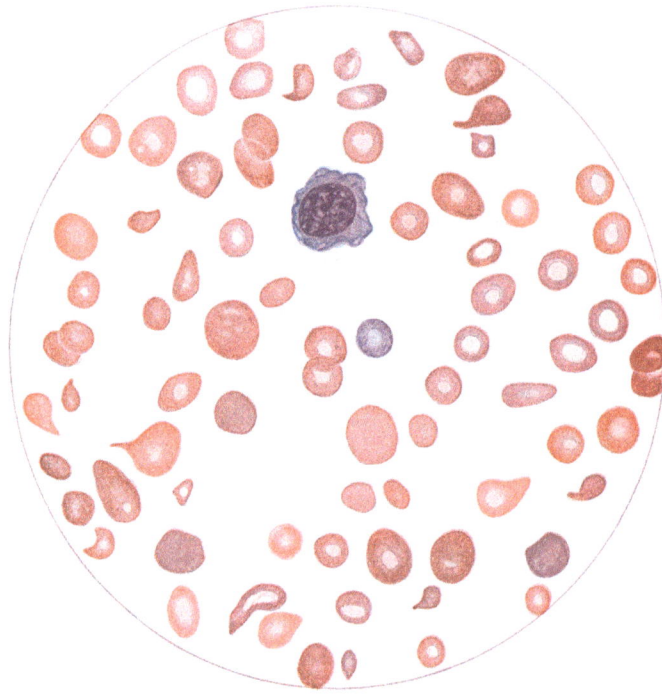

Abb. 19. Hyperchrome perniziöse Anämie.

Temperatur ist fast immer subfebril oder febril. Es wechseln Zeiten normaler und erhöhter Temperatur. Bei fortgeschrittener Krankheit setzt eine *Neigung zu Blutungen* wie Nasenbluten, Netzhautblutungen ein, die auf eine toxische Schädigung der Capillarwände zurückzuführen sind *(Capillartoxikose).*

Der charakteristische *Blutbefund* entspricht der *hyperchromen* Anämie. Er wechselt aber erheblich, je nachdem die Krankheit in einer Remission oder auf der Höhe sich befindet. Im letzteren Falle findet sich das von EHRLICH festgelegte Blutbild mit *Megalocytose, Hyperchromie* und *Leukopenie.* Das Blut ist blaß und wässerig (hydrämisch) mit geringer Viscosität. Im *ungefärbten Präparat fehlt* die *Geldrollenbildung* (HAYEM). Zur Herstellung von Trockenpräparaten müssen kleinste Bluttröpfchen verwendet werden. Das *gefärbte* Präparat zeigt eine besonders ausgesprochene Anisocytose, weil die Normocyten sich mit *Mikrocyten* und *Megalocyten* (bis zu 12 μ) mischen. Die Feststellung des Durchschnittsdurchmessers mit dem BOCKSCHEN Erythrocytometer gibt bei unbehandelten Fällen einen schnellen entscheidenden Einblick (über 8 μ).

Neben der Hyperchromie findet man Polychromasie, seltener basophile Tüpfelung, *Reticulocyten* in wechselnder Menge, bald seltene, bald viele, je nach dem augenblicklichen Stand der Blutbildung. *Kernhaltige rote*

Blutkörperchen sind meist nur vereinzelt da. Man sieht Normoblasten mit pyknotischem Kern, zuweilen auch Kernmitosen und einzelne freie Kerne. Megaloblasten werden selten gefunden. Die *Zahl der Erythrocyten* kann auf überaus niedrige Werte herabsinken (unter 500000 im Kubikmillimeter). Der *Hämoglobingehalt* ist gelegentlich bis unter 15% erniedrigt. Der *Färbeindex* kann auf 1,5 und höher steigen (LAACHEsches Zeichen). Die Leukocytenzahl ist meist auf 3000—4000 gesunken. Die Granulocyten zeigen starke Polymorphie des Kerns, der zahlreiche Segmente aufweist (*Übersegmentation* der Neutrophilen nach NAEGELI). Die Eosinophilen sind vermindert oder fehlen ganz, ebenso die Monocyten, während die *Lymphocyten vermehrt* sind. Öfter findet man auch einige Myelocyten. Die *Thrombocyten* sind immer vermindert, in schweren Stadien sehr stark. Die Blutungszeit ist dann verlängert. Die *Senkungsgeschwindigkeit* ist beschleunigt. Die *osmotische Resistenz* gegen Kochsalzlösung ist normal, gegen Saponin vermindert.

Die *Sternalpunktion* zeigt das beschriebene megaloblastische Bild (s. S. 268). Bei leberbehandelten Fällen und im Frühstadium gibt die Punktion nicht immer ein klares Resultat.

Am *Respirationsapparat* liegt außer beschleunigter Atmung bei hochgradiger Anämie (Sauerstoffhunger) nichts besonderes vor.

Am *Zirkulationsapparat* findet man, wie bei Chlorose, Nonnensausen über der Jugularvene, anämische Geräusche am Herzen über der Pulmonalis und Mitralis. Sie sind die Folge der gesteigerten Kreislaufgeschwindigkeit, die durch die Verminderung des Hämoglobins und der Gesamtblutmenge als Ausgleich nötig wird. Die Herzgröße ist wenig verändert, der Puls beschleunigt. Thrombosen kommen kaum vor.

Die Erscheinungen am Verdauungskanal beginnen mit der „MÖLLER-HUNTERschen *Glossitis*". Sie ist häufig (in etwa 50% der Fälle) und erklärt die Schmerzen bei Zufuhr gewisser Speisen (Säuren, Alkohol usw.). Zeitweise treten hochrote, leicht erhabene Stellen am Zungenrand und -rücken, Bläschen und kleinste Erosionen besonders am Rande der Zungenspitze auf. Ständiges Brennen und pelziges Gefühl in der Zunge belästigen die Kranken. Später findet man die Oberfläche der Zunge infolge der Atrophie der Papillen glatt, nicht belegt, daher auffallend glänzend wie lackiert. Gelegentlich wird auch über Brennen in der Speiseröhre geklagt. Zuweilen findet man ähnliche Beschwerden bei nervösen Menschen *ohne* Veränderungen.

Die Untersuchung der *Magenfunktion* ergibt *immer* eine totale *histaminrefraktäre Achylie*, also Fehlen der Salzsäure- und Pepsinsekretion auch bei stärksten Reizen. Das CASTLEsche Ferment läßt sich *nicht* mehr nachweisen. Die Ursache ist eine Atrophie der Magenwände, die sich auch mit dem Gastroskop feststellen läßt. Bakteriologisch finden sich fast immer Colibacillen. Der *Stuhl* ist zuweilen diarrhoisch, zuweilen obstipiert. Okkultes Blut ist nie vorhanden. Die Röntgenuntersuchung zeigt außer schneller Entleerung des Magens infolge der Achylie die atrophische oder seltener hypertrophische Gastritis. Nicht selten besteht eine Pankreasfunktionsstörung.

Die *Milz* ist meist etwas *vergrößert,* hart und nicht schmerzhaft, zuweilen nimmt auch die Leber an Umfang zu.

Der *Urin* enthält oft eine Spur Eiweiß. Er ist bei schweren Fällen meist dunkel und führt Urobilin und vermehrtes Urobilinogen. In Remissionen wird er hell und der Farbstoffgehalt vermindert sich. Der *Grundumsatz* ist in der Blutkrise gesteigert, bei zunehmender Erschöpfung der Blutbildung herabgesetzt.

Am *Zentralnervensystem*[1] finden sich die Symptome der *funikulären Myelose* (LICHTHEIM). Eine Neuritis der Zungennerven bedingt die Glossitis. Der Kranke klagt über Parästhesien an Händen und Füßen und zuweilen über Unsicherheit beim Gehen. Manchmal treten Muskelschwäche oder Steifigkeit ein. Die Erscheinungen sind zum Teil *tabesähnlich,* es fehlen die Sehnenreflexe, die Bewegungen sind ataktisch, das ROMBERGsche Phänomen ist positiv, es finden sich Sensibilitätsstörungen der Oberfläche und der Tiefe. Pupillenstörungen treten nie auf, aber gelegentlich eine Neuritis optica und Blutungen im Augenhintergrund. In anderen Fällen findet man mehr *spastische Erscheinungen,* wie gesteigerte Reflexe, Babinski, spastische Rigidität der Beine. Zuweilen mischen sich beide Gruppen. Man hat dann eine spastische Lähmung mit erhöhten Sehnenreflexen, Sensibilitätsstörungen und Parästhesien *(spastisch-ataktisches Syndrom).* Die Ursache ist eine *funikuläre Sklerose* (NONNE, SCHRÖDER), d. h. eine Strangdegeneration, die meist die Hinter- und Seitenstränge, aber zuweilen auch die motorischen Bahnen betrifft *(kombinierte Strangsklerose).* Die Veränderungen können in seltenen Fällen auch auf das *Gehirn* übergreifen und zu psychischen Störungen mit Delirien und Halluzinationen und zu anderen zentralen Erscheinungen führen.

Der *Verlauf* der perniziösen Anämie ist ein chronischer. Häufig kommen *Remissionen* vor, in denen sich die Patienten weitgehend bessern und sogar arbeitsfähig werden. Sie können selbst bei Schwerkranken *spontan* auftreten. Mit ihnen *ändert sich das Blutbild.* Die Reticulocyten, auch die kernhaltigen Roten, nehmen an Zahl vorübergehend zu, die ersteren bis zu $100^0/_{00}$ und mehr, die Zahl der Erythrocyten und der Hämoglobinwert steigen, der Färbeindex sinkt, bleibt aber meist über 1, die Leukocyten- und Thrombocytenzahlen gehen in die Höhe *(Blutkrise).* Das Blutbild behält aber trotz sich der Norm nähernder Werte und langsamem Verschwinden der kernhaltigen und jugendlichen Formen immer etwas Charakteristisches durch die starke Eosinfärbung der teilweise abnorm großen Erythrocyten. Solche Remissionen sind auch durch Bluttransfusionen und zuweilen durch Arsenbehandlung zu erzielen. Nach mehr oder weniger langer Zeit setzt die Verschlechterung wieder ein.

Bei vollwirksamer *Leberbehandlung* verschwinden die Megalocyten und die Übersegmentation der Neutrophilen, der durchschnittliche Durchmesser der Erythrocyten wird normal, das Blutbild und das Knochenmark nehmen normalen Charakter an, der Bilirubingehalt des Serums sinkt zur Norm, die Gallenfarbstoffe verschwinden aus dem Urin. Man kann in diesem Stadium die Diagnose nur aus der Anamnese in Verbindung mit dem an der Grenze der Norm oder etwas darüber gelegenen Färbeindex und einer gewissen Hyperchromie der Erythrocyten, sowie aus dem Vorhandensein der Achylie, die sich nicht ändert, stellen.

Früher führte die Krankheit in einem oder in wenigen Jahren zum Tode. Heute liegen dank der Lebertherapie die Verhältnisse wesentlich günstiger. Wenn es gelingt, einen Kranken früh zu erfassen und der Kranke die Therapie unter ärztlicher Aufsicht konsequent durchführt, so kann er sich seine Gesundheit lange Jahre weitgehend erhalten. Stellen sich aber besonders bei mangelhafter Behandlung schwere nervöse Symptome ein, dann stirbt der Kranke über kurz oder lang an einer interkurrenten Erkrankung (Decubitus, septische Cystopyelitis u. a.).

Pathologisch-anatomisches Bild: In den langen Röhrenknochen wird das Fettmark durch *rotes Zellmark* ersetzt, in dem ebenso wie im gesamten übrigen Mark besonders viele Megaloblasten und Megalocyten und ein Zurückdrängen der normalen Entwicklungs-

---

[1] Vgl. auch S. 619.

formen der Erythrocyten und der granulierten Zellen stattfindet. In der Leber, in den Lymphdrüsen und in der Milzpulpa entwickelt sich ein ähnliches Gewebe *(extramedulläre Hämatopoese)*. Im *Magen* erkennt man eine Atrophie der Schleimhaut und der sezernierenden Drüsen sowie eine lymphocytäre Infiltration, auch die Dünndarmschleimhaut ist atrophisch bei guterhaltenen Lymphfollikeln. Eine starke *Eisenablagerung* wird in den inneren Organen, besonders der Leber, wo das Eisenpigment in den KUPFFERschen Sternzellen zu finden ist (Hämosiderosis), *weniger in der Milz,* ferner in Nieren und Knochenmark angetroffen.

Über die **Pathogenese** ist bereits das wesentliche gesagt. *Infolge Fehlens des Intrinsic-Faktors, des* CASTLEschen Fermentes *im Magen- und Darmsaft fällt die Bildung des Antiperniciosastoffes und seine Speicherung in der Leber weg. Sein Ausfall führt zu den schweren Störungen der Bildung und Reifung roter Blutzellen.* Der Verlust von Bildung und Abscheidung des CASTLEschen Ferments hängt aufs engste mit der Erkrankung der Wand des Magens (Atrophie mit Achylia gastrica) und des oberen Dünndarms zusammen. Der Magensaft gesunder Menschen enthält auch schon im Säuglingsalter gut wirksames CASTLEsches Ferment; er vermag bei parenteraler Verabreichung eine Reticulocytenvermehrung herbeizuführen. Im Magensaft des Perniciosakranken fehlt das Ferment. Es steht fest, daß der CASTLE-Faktor *nur* im Magen und den oberen Dünndarmabschnitten entsteht. Die Leber ist nur Speicherungsorgan, in der auch der Extrinsic-Faktor reichlich vorhanden ist; daher kommt es, daß 10—20 g Leber, die beim Perniciosakranken keine Besserung des Blutbefundes bewirken, eine starke Reticulocytenkrise herbeiführen, wenn sie mit 20 ccm CASTLE-Faktor enthaltenden Magensaftes zusammengebracht werden (REIMANN). Auffallend ist, daß die Menge des Kupfers in der Leber nach Entfernung des Magens absinkt und daß es dort bei Perniciosakranken vollkommen fehlt. Die Annahme, daß der Vitamin-B_2-Komplex mit dem Extrinsic-Faktor identisch ist, mußte wieder fallen gelassen werden (DIEHL und KÜHNAU u. a.; s. S. 294).

Ob das Auftreten der *nervösen Komplikationen* mit dem Fehlen des Antiperniciosastoffes zusammenhängt, ist noch nicht völlig geklärt. Es wird daran gedacht, daß dafür ein anderer Faktor (antimyelitisches Prinzip) maßgebend ist, daß dieses dem Vitamin B_1 nahesteht und mit ihm identisch ist. Vielleicht bedarf auch dieses vorher einer Kupplung (CASTLE). Die häufig berichteten guten Erfolge der Hefebehandlung hängen mit den Vitamin B_1 zusammen, wie auch diejenigen der Verfütterung von Frischleber, die reichlich Vitamin B_1 enthält.

Der antianämische Stoff enthält Stickstoff und ist frei von Phosphor und Schwefel (FELIX). Er wirkt parenteral 30—50mal so stark wie peroral. Die parenterale Therapie ist also wirtschaftlicher.

Diagnose. Die Diagnose ergibt sich aus der Schilderung des Krankheitsbildes. Von Wichtigkeit ist das charakteristische Blutbild, die Zeichen vermehrten Blutzerfalls (Hyperbilirubinämie, Urobilin- und Urobilinogenurie), die gelbliche Blässe, die Veränderungen der Zunge und andere nervöse Störungen, vor allem aber die histaminrefraktäre *Achylia gastrica*, welche unbedingt vorhanden sein muß. Ihr Fehlen spricht gegen perniziöse Anämie. Mehrmals sah ich perniziöse Anämien, die jahrelang unter dem Bild einer hartnäckigen hypochromen (sekundären) Anämie, zunächst mit Anacidität, dann mit Achylie des Magens verliefen und erst spät das typische Bild boten. Die Sternalpunktion trägt zur Entscheidung der Diagnose bei. Es mag darauf hingewiesen werden, daß immer aufs sorgsamste nach evtl. Ursachen der Bluterkrankung gesucht werden muß, vor allem nach Carcinomen, sei es des Magens, der Genitalorgane, der Leber oder anderen, nach Lues, Wurmkrankheiten u. a. m.

Therapie: Ganz schwere Fälle, bei denen eine höchstgradige Anämie (um 1 Million Erythrocyten und darunter) mit den Folgeerscheinungen (Dyspnoe, hochgradige Schwäche usw.) vorhanden ist, werden zunächst am besten mit *Bluttrans-*

fusionen (s. S. 259) behandelt. Man beginnt mit kleineren Mengen: 100—150 ccm; wenn diese gut vertragen werden, kann man größere Mengen: 200—300 ccm transfundieren, evtl. mehrmals nacheinander, in Abständen von 1—3 Tagen. Dadurch wird eine rasche Besserung erreicht. Die Transfusionen sind auch da am Platze, wo die Lebertherapie in ihrer Wirkung zunächst nicht befriedigt oder aus irgendwelchen Gründen, z. B. Widerwillen des Kranken gegen Injektionsbehandlung, nicht in genügender Intensität durchzuführen ist.

Die **Leberbehandlung** ist dann die *wichtigste Therapie*. Durch die Verabreichung der gereinigten und konzentrierten Leberpräparate wurde die *Verfütterung von Rohleber*, die in Mengen von 300—1000 g stattfinden mußte, überflüssig. Auch durch Verfütterung von Magenpräparaten kann eine günstige Wirkung erzielt werden. Oft ist eine *Kombinationstherapie* zur Erzielung maximaler Wirkungen zweckmäßig.

Die *intramuskulär* zu injizierenden Leberpräparate sind so eingestellt, daß *2 ccm* als Inhalt einer Ampulle, die dem Extrakt von etwa 10—20 g Rohleber entsprechen, parenteral verabreicht, die gleiche Wirkung ausüben, wie die Verfütterung von etwa *600 g* Frischleber. Es kommt selten vor, daß nach lange fortgesetzter parenteraler Behandlung am Ort der Injektion eine *Überempfindlichkeitsreaktion* (Schmerz, Schwellung) einsetzt. Wechsel des Präparates hat uns dabei manchmal gute Dienste getan. Evtl. muß zur oralen Therapie übergegangen werden. — Zur *Depotbehandlung* sind Ampullen mit höherer Dosierung im Handel.

An Präparaten nenne ich das GÄNSSLENsche *Campolon* (J. G. Farben), *Heprakton* (Merck), *Hepatopson* (Promonta), *Hepatrat* und *Hepaventrat* (Leber-Magenextrakt) und das Ceferro enthaltende *Ferrohepatrat* (Nordmark-W.), *Permaemyl* (Degewop).

Die *Dosierung der Leberbehandlung* ist *von Fall zu Fall verschieden*. Wo es sich nur um die Anämie *ohne* nervöse Erscheinungen handelt, kommt man oft mit kleineren Dosen vorwärts. Wo es sich auch um die Beeinflussung nervöser Komplikationen dreht, ist lang dauernde Verabreichung großer Dosen immer erforderlich, womit man häufig befriedigende Erfolge erzielt. Dabei wird dann enterale *und* parenterale Verabreichung kombiniert.

Im einzelnen werden bei *schweren Fällen 2*, manchmal auch *3 Ampullen à 2 ccm pro Tag*, zur schnellen Auffüllung der geleerten Körperdepots mit dem antianämischen Stoff injiziert. Die Wirkung wird an der Besserung des Blutstatus, der Änderung des Markbildes, der Abnahme der Bilirubinämie usw. verfolgt. Beim Fehlen nervöser Komplikationen kann allmählich auf 1 Ampulle pro die herabgegangen werden, wobei man zweckmäßig noch *peroral* eines der flüssigen oder festen Leber- oder Magenpräparate gibt. Sind Blutstatus, Blutbilirubinspiegel und Befinden wieder normal, so kann man zur *Depotbehandlung* übergehen, zur Verhütung von Rezidiven wird jede Woche eine intramuskuläre Injektion von 5—10 ccm gemacht. Später kommt man mit konsequenter oraler Behandlung aus. In den Wintermonaten müssen höhere Dosen gegeben werden wie in den Sommermonaten.

Finden sich *nervöse Komplikationen* als leichtere oder stärkere Parästhesien oder motorische Schwächezustände u. a., dann muß die intensive Therapie, wie bei schweren Fällen möglichst lange durch Wochen und evtl. Monate durchgeführt werden. Ich habe darnach völliges Schwinden der leichteren Erscheinungen, aber auch erstaunliche Besserung der schwereren Komplikationen gesehen. Solche Erfolge erzielt man nur bei konsequent durchgeführter massierter Behandlung. Beschränkt man sich auf kleine Mengen, dann hält sich zwar der Blutstatus und das Allgemeinbefinden auf guter Höhe, die nervösen Komplikationen bleiben jedoch unbeeinflußt oder schreiten sogar weiter. Wenn bereits schwerste nervöse Störungen, durch ausgedehnte organische Veränderungen im Cerebrospinalapparat bedingt, vorliegen, so ist der Wiederherstellung eine Grenze gesetzt. Gerade in diesen Fällen, die man heute infolge frühzeitiger Erkennung und Behandlung der Krankheit *(prophylaktische Wirkung der Leber-*

behandlung) viel seltener oder überhaupt nicht mehr sieht, im Gegensatz zu der Zeit, wo die Lebertherapie nur oral mit Frischleber durchgeführt wurde, ist eine lang dauernde kombinierte Behandlung mit großen Dosen zu versuchen. Man wird auch da noch erfreuliche Besserungen sehen. Vielfach wird die Kombination der Lebertherapie mit Hefepräparaten (Frischhefe, Levurinose usw.) oder mit Betaxin- bzw. Betabioninjektionen empfohlen. Ich habe nie besondere Vorteile davon gehabt.

Bei bedrohlichen Zuständen (schwerste Anämie, völliges Darniederliegen der Blutregeneration) kann man das *Hepatrat ad infusionem* mit Nutzen *intravenös* verabreichen.

Zur *oralen* Behandlung eignen sich die flüssigen und die Trockenpräparate, welch letztere als lockeres Pulver oder in Tablettenform in Handel kommen.

Folgende Präparate sind im Handel: *Hepatopson* liquid. (Promonta), *Hepatrat* (Nordmark W.) als H.-liquid., H.-Bohnen und H.-Körner, Hepractontabletten und H.-Pulver (Merck). Besonders empfehlenswert ist *Hepamult* (Schering), das *mit normalem Magensaft behandelte Leber* darstellt, als dragierte Granula (10 g = 250 g Frischleber), ferner das *Hepaventrat* (*Leber-Magenextraktpräparat* Nordmark-W.).

Gute Kombinationspräparate sind *Campoferron* mit Fe- und Cu-Zusatz, *Ferrohepatrat* liquid. und Arsenhepatrat liquid. und -Bohnen, *Ferronovin* u. a.

Immer muß der Arzt die Dosierung angeben und den Kranken dauernd unter Aufsicht (ab und an Blutkontrolle) behalten. Die Dosis des Leberpräparates ist *individuell* verschieden. *Bei geringsten Rezidivsymptomen* (Brennen der Zunge, Parästhesien oder deren Zunahme, Verschlechterung des Blutbildes, Ansteigen des Erythrocytendurchmessers) muß die *Dosis erhöht* werden.

An *Magenpräparaten* nenne ich folgende: *Venträmon, Stomopson, Mucotrat*. Man kann mit ihnen zuweilen gute Erfolge erzielen. Gehackter Frischmagen (Tartar) wird nicht ungern genommen. Kombinationspräparate s. oben.

Die Behandlung mit feingehackter roher Leber ist heute in der Regel überflüssig. In den Speisezettel kann aber Leber in den verschiedensten Formen (Leberpureesuppe, Leberknödel, Leberschnitzel halbgar gebraten u. a.) aufgenommen werden. Im übrigen soll die *Diät* unter Einschränkung der Fleischzufuhr viel vitaminreiche Gemüse und Obstkost mit mäßiger Einschränkung des Fettes und reichlich Kohlehydrate enthalten. Sie muß die gestörte Magenverdauung berücksichtigen und schwer verdauliches Eiweiß (Räucherwaren, fettes und bindegewebsreiches Fleisch, kleberreiches Brot, hartgekochtes Eiweiß usw.) vermeiden. Zweckmäßig ist die Verabreichung von Tartar.

Wichtig ist die *dauernde Verabreichung* von *Salzsäure* in *genügender* Menge, am besten in Form von Acid. hydrochl. dilut. 15—20 Tropfen in Zuckerwasser zu jeder Mahlzeit. Das beliebte und auch gute Acidolpepsin ist oftmals zu schwach (Nr. I stark sauer, entspricht nur 8 Tropfen verdünnter Salzsäure). Das *Enzynorm* (Nordmark), das neben Pepsinsalzsäure, alle Magenenzyme einschließlich CASTLE-Faktor enthält, soll über längere Zeit im Magen Salzsäure abspalten; in welcher Menge, ist nicht angegeben. Im *Citropepsin* (Promonta) soll die Citronensäure die Salzsäure ersetzen.

Milzexstirpation erübrigt sich. Die *Arsenbehandlung* ist vollkommen in den Hintergrund getreten. Man verabreicht es als *Elarson, Solarsoninjektion* oder *Acidum arsenicosum* (Pillen oder Injektion). Auch das *Inhepton* (MERK), das Heprakton, Arsen, Strychnin und Phosphor enthält, ist als Injektionspräparat zu empfehlen, schließlich das *Arsenhepatrat* (in Bohnen). Bei längerer Verabreichung achte man auf das Einsetzen unerwünschter Arsenwirkungen. Bei manchen Fällen von BIERMERscher Krankheit ist *Eisenzufuhr* zweckmäßig, entweder in Form der genannten Kombinationspräparate oder als Ferroeisen (s. S. 292). Endlich kann ein Versuch mit *Kupfer*sulfatlösung (1%ig, davon einmal täglich 30 Tropfen) gemacht werden. Auch *Campoferron* enthält Kupfer. Kleine Mengen von *Thyroxin* (3mal täglich 1 mg) können die Behandlung unterstützen.

b) Symptomatische perniciosaähnliche Anämien.

Es scheint außer der BIERMERschen Krankheit *keine* Erkrankung zu geben, die mit ebenso großer Sicherheit und Regelmäßigkeit zum vollentwickelten Bild der perniziösen Anämie und *nur* zu diesem führt. Vielmehr entstehen die „sekundären" perniziösen Anämien unter dem Einfluß gleicher Schädlichkeiten meist seltener wie die hypochromen. Die Entstehungsursachen stehen auch nicht so fest und sind mannigfaltiger. Eine *kurze Zusammenfassung* findet sich *im nächsten Abschnitt.*

3. Abwechselnde Entstehung hypo- und hyperchromer Anämien durch dieselbe Schädlichkeit. Bleianämie.

Es gibt zuweilen Kranke mit echter perniziöser Anämie, bei denen die Verabreichung des Antiperniciosastoffes bis zu einem gewissen Punkt recht gut wirkt, der volle Erfolg aber rascher und sicherer erst nach Verabreichung von Eisen (evtl. mit Kupfer) erreicht wird. Ähnliches auch umgekehrt sieht man bei anderen etwa hypochromen Anämien. Man kann annehmen, daß *beide Störungen,* die der Hämoglobinbildung und die der Zellbildung bzw. Reifung, *nebeneinander* vorliegen, *wobei die eine die Führung hat.* Auch der Übergang einer hypochromen achlorhydrischen in eine hyperchrome perniziöse Anämie ist von mir und anderen beobachtet worden.

Häufig entstehen *durch dieselbe Schädlichkeit bald hypo-, bald hyperchrome Anämien (symptomatische* Anämien). Es wird also beim einen Kranken die Hämoglobinbildung (symptomatisch-*hypochrome* Anämie), beim anderen unter scheinbar denselben krankhaften Bedingungen die Zellbildung und -reifung mangelhaft (*Para-*BIERMER*-Anämien*). Worauf das unterschiedliche Verhalten der Kranken außer der ihnen eigentümlichen Konstitution und Disposition zurückzuführen ist, bedarf noch häufig der Klärung.

1. Ernährungsstörungen. Daß einseitige fortgesetzte *Ziegenmilchernährung* eine mikrocytäre, *hypochrome* Anämie vom Typus der Chlorose verursachen kann, wurde schon erwähnt (s. S. 287). Wie bei der *Kuhmilch*anämie spielt Eisenmangel eine wichtige Rolle; Behandlung mit askorbinsaurem Eisen (GLANZMANN u. a.) bringt Heilung. Ähnliches sieht man beim *Mehlnährschaden,* bei dem auch die relativ geringe Zufuhr des noch dazu qualitativ minderwertigen Eiweißes der Körnerfrüchte (niederer Gehalt an Lysin und Cystin) und die Überlastung mit Kohlehydraten (etwa 60% des Mehls), die zu erhöhtem Verbrauch an Vitamin B_1 und daher zu einem B_1-Defizit führt, neben calorischer Unterernährung (ROMINGER) eine Rolle spielt. Bei langer Dauer der *Ziegenmilch-* und Mehlkost kommt es zu einer Immunitätsschwäche mit gehäuften Infektionen. Diese Kombinationen ändern das Krankheitsbild (Gewichtsstillstand, Wachstumsstörung, Rachitis, Milztumor usw.). Es kann sich dann eine *hyperchrome perniciosaähnliche Anämie* und das Symptomenbild der Anaemia pseudoleucaemica infantum (JACKSCH-HAYEM) entwickeln. Man findet bei ihr selten Megaloblasten, nie Hypersegmentation der Leukocyten, der Bilirubingehalt des Serums ist nicht erhöht, die Glossitis fehlt, die Anacidität ist nicht histaminrefraktär, Milz und Leber sind erheblich vergrößert. Die Anämie ist endogen durch Resorptionsbehinderung von für die Blutbildung wichtigen Stoffen (extrinsic und intrinsic Faktor, Eisen) bedingt. In der Ziegenmilch scheint ferner der Mangel eines Farbstoffs (Uropterin = Xanthopterin) für die Entstehung der Perniciosa eine Rolle zu spielen. Übergang zu anderer Ernährung (Kuhmilch mit Eisenpräparaten, Mohrrübensaft, Hefe, Leber) heilt die Erkrankung.

Die **Pellagra** ist eine meist chronisch verlaufende, endemische Krankheit, die im Frühjahr und Herbst mit krankhaften Erscheinungen von Seiten des Magen-Darmtraktes (Diarrhöen gastrogener Art, Achylie), der Haut (Erythem und Dermatitis) und des Nervensystems (wie bei der Perniciosa bis zur funikulären Myelose) einhergeht und *schlecht ernährte* Volksschichten, deren Nahrung *überwiegend* aus Mais besteht, befällt. Bei ihr kommt *sowohl* *hypo-* wie *hyperchrome perniciosaähnliche Anämie* vor. Die erstere wird durch Störungen im Eisenhaushalt, die letztere durch Mangel des Magensaftes an Antiperniciosastoff (evtl. Resorptionsstörung) erklärt. Die Pellagra entsteht nach MOLLOW durch zwei Faktoren: Mangel an einem exogenen pellagraverhütenden Faktor, Vitamin B_2-Komplex und einem endogenen, vom Magen abzugebenden, vom CASTLEschen Ferment verschiedenen Antipellagrafaktor. Rasche Heilung durch zweckmäßige Ernährung, Hefe, Leberextrakte und Nicotinsäureamid (Merck).

2. Magen-Darmstörungen. Nach *Magenresektionen* (BILLROTH II und Totalresektion) und starker *Verätzungen der Magenschleimhaut* kann es zu *hypo-* und seltener zu *hyperchromer* perniciosaähnlicher Anämie *(agastrische Anämie)* kommen. Gleiches gilt für das *Magencarcinom* und die *Magenlues*. Auch *Darmstörungen* (große Dünndarmresektionen, Dünndarmstenosen, chronische Colitis und Ruhr usw.) sollen selten perniciosaähnliche Anämie machen. Als Erklärung werden Auftreten einer atrophischen Gastritis und Resorptionsstörungen angenommen. Bei Resektionsanämien helfen vorübergehend Bluttransfusionen (vorsichtige Dosierung!), bei entzündlichen Erkrankungen Beseitigung der Krankheit. Leberbehandlung bessert meist aber nicht immer, auch nicht in Kombination mit Eisen. Behandlung mit Magenpräparaten kann versucht werden.

Bei der *Sprue* (tropische und einheimische), welche durch die Symptomentrias Fettstühle, Abmagerung und Anämie gekennzeichnet ist, erscheint die Anämie in *hypo-* und *hyperchromer* Form. Bei der letzteren Form haben die Markpunktatausstriche eine prinzipielle Identität der Knochenmarksveränderungen mit der echten Perniciosa, nur graduell unterschieden, festgestellt (RHOADS und CASTLE, HOTZ und ROHR). Da der Magensaft Spruekranker meist CASTLE-Faktor enthält, muß eine *Resorptionsstörung* angenommen werden, von deren Beschaffenheit es abhängt, ob eine hypochrome *Eisenmangelanämie* oder eine hyperchrome megalocytäre, durch Mangel an *Antiperniciosastoff* bedingte Anämie entsteht. Dabei spielen auch *Vitaminmangel* (C, B_2) eine Rolle. Leberpräparate mit Eisen heilen die Anämie, zusammen mit einer fett- und kohlehydratarmen, eiweiß-, obst- und gemüsereichen Spruediät.

Bei der *Zöliakie* liegen ähnliche Verhältnisse vor.

3. Wurmkrankheit. Die *Botriocephalusanämie* (in Finnland, Ostpreußen) kann in *hypochromer* und in *hyperchromer megalocytärer* Form auftreten, kann aber auch ganz ausbleiben, was für konstitutionelle Veranlagung spricht (familiäres Auftreten). Die hyperchrome Form kann nach Abtreiben des Wurms in die hypochrome übergehen (HOFF), ein Beweis, daß beide Formen kombiniert vorliegen können. Es scheint zu einer funktionellen Sekretionsstörung (Wiederherstellung nach Wurmabgang) und zu verschlechterter Resorption des CASTLE-Ferments, wie auch des Eisens zu kommen. ROHR nimmt eine Zerstörung des Antiperniciosafaktors im Darm an. Die Anämie heilt unter Eisen- (Ceferro) und Leber- oder Magentherapie immer aus.

4. In der *Gravidität* findet man *sehr häufig* eine *hypochrome Eisenmangelanämie* (geringer Vorrat, eisenarme Kost, gestörte Resorption, erhöhter Bedarf), sehr *selten* eine *hyperchrome* perniciosaähnliche Form. Die Erklärung für die letztere ist in einer durch die Schwangerschaft bedingten, erniedrigten Produktion des Intrinsic-Faktors (meist Achylie) bei gesteigertem Bedarf (Bildung des kindlichen Blutes) zu suchen. Unterbrechung ist nicht nötig; Lebertherapie heilt die Anämie.

Daneben soll es eine durch *toxische Einflüsse* bedingte *hyperchrome* Schwangerschaftsanämie hämolytischer Natur geben, bei der unterbrochen werden muß, da sie auf Leber- und Magenpräparate usw. nicht reagiert (KOTTMEIER u. a.). Endlich soll die in den Tropen vorkommende perniciosaähnliche Anämie vor allem bei schwangeren Frauen *(megalocytäre Tropenanämie* von WILL) durch Mangel an einem dem Vitamin B_2-Komplex angehörenden Faktor (nicht B_1, B_2, B_4) bedingt sein.

5. Leber- und Milzkrankheiten. Bei *Milzvenenthrombose* entsteht eine *makrocytäre* (nicht megalocytäre) nahezu normochrome Anämie. Dasselbe gilt für

Lebererkrankungen (Lebercirrhose, BANTIsche Krankheit). Der Durchmesser der Makrocyten liegt bei 8 μ. Es besteht meist eine flache Makroplanie, manchmal ist auch das Volum vergrößert. Direkte Beziehungen zur echten Perniciosa bestehen nicht. Das Knochenmark ist eher hypoplastisch. Die hormonalen Beziehungen zwischen Milz und Leber einerseits, Knochenmark andererseits sind ursächlich in Betracht zu ziehen. Es liegt wohl ein Bildungsfehler vor. *Therapie* mit Leber- und Magenpräparaten ist ohne Einfluß.

6. Die **Bleianämie** nimmt eine besondere Stellung ein. *Das Blei stört die Zell- und Hämoglobinbildung.* Die Störung der Hämoglobinsynthese führt zu *übermäßiger Produktion von Porphyrin*, das sich massenhaft im Knochenmark, den Erythrocyten und den Ausscheidungen des Bleikranken findet (VANNOTTI); der Nachweis der Porphyrinurie sichert die Diagnose. Chronische Bleivergiftung führt zu geringgradiger Anämie. Der Färbeindex kann erniedrigt oder normal, selten auch erhöht sein; dann ist die PRICE-JONESsche Kurve nach rechts verschoben (Makrocytose). Im *Blutbild* finden sich neben polychromatophilen Zellen besonders zahlreiche *basophil punktierte Erythrocyten* auch ohne begleitende Anämie; sie sind oft ein Frühsymptom, können aber auch fehlen. Das Knochenmark ist hyperregeneratorisch, es enthält zahlreiche Ery- und Proerythroblasten sowie basophil getüpfelte Erythrocyten (KLIMA und SEYFRIED). Das anämische Aussehen ist häufig eine Pseudoanämie; das Kolorit ist durch Spasmen der Hautgefäße, hervorgerufen durch den tonuserhöhenden Einfluß des Bleis auf die glatte Gefäßmuskulatur, bedingt. *Lebertherapie* wirkt günstig, die Porphyrinurie geht rasch zurück durch Besserung der Regeneration.

Zink und *Quecksilber* können ähnliche Erscheinungen machen.

4. Hämolytische Anämien mit kongenital und erbmäßig bedingten Zellanomalien.

Diese Gruppe ist charakterisiert durch pathologische Formen roter Blutzellen, die NÄGELI als Produkt einer *konstitutionellen vererbbaren Veränderung im Sinne einer echten Mutation* ansieht. Es treten im Blut an die Stelle normaler ein mehr oder weniger hoher Prozentsatz pathologisch gestalteter Erythrocyten. Die Zellbildung bis zum Normoreticulocyten geht scheinbar störungslos vor sich; erst aus diesem entwickelt sich die pathologische Zellform. In dieser Weise scheinen die *Kugelzellen* des hämolytischen Ikterus, die *Elliptocyten* und die *Sichelzellen*, die aber auch aus den normal aussehenden roten Blutkörperchen unter bestimmten Bedingungen nach ihrer Entnahme sich bilden können, zu entstehen. Bei diesen Anomalien handelt es sich um *echte Heredopathien*. In den Sippen kommen latente Krankheitsträger vor neben solchen mit ausgesprochener Anämie und charakteristischen Krankheitszeichen. Die pathologischen Blutzellen sind widerstandsloser und gehen rascher zugrunde. Es kommt zu einem vermehrten Blutumsatz, der auch attackenweise sich steigern kann (hämolytische Krisen). So entstehen Anämien mit meist hypochromem Charakter. Es erhebt sich neuerdings die Frage, ob diese pathologischen Zellformen primär durch echte Bildungsanomalie oder, vor allem bei der Kugelzellenanämie, erst *sekundär* unter dem Einfluß bestimmter abnormer Stoffe (Hämolysine), die im Reticuloendothel (Milz, Leber usw.) gebildet werden, entstehen.

Auch die *Erythroblastenanämie* (COOLEYsche Krankheit) ist eine familiäre Krankheit. Die fehlerhafte Blutbildung ist eine Hemmung der Ausreifung. Die auch im Blut zahlreich erscheinenden Erythroblasten sind widerstandsloser und zerfallen rascher als normale, und es entsteht das Bild einer hämolytischen Anämie.

a) Konstitutionelle hämolytische Anämie (hämolytischer Ikterus, Kugelzellenanämie).

Der konstitutionelle hämolytische Ikterus ist eine ausgesprochen *familiäre* und *erbliche Erkrankung*, mit *drei Erscheinungsformen,* je nachdem die Anämie, der Ikterus oder die Splenomegalie besonders hervortritt.

Die *Vererbung* ist eine *dominante*. Sie erfolgt immer über die erkrankten Familienmitglieder. Die Nachkommen der gesunden erkranken nicht (MEULENGRACHT, GÄNSSLEN). Die Häufigkeit der Erkrankungen in einer Familie ist durchschnittlich 50% (MEULENGRACHT). Vererbt wird eine *eigenartige Beschaffenheit der Erythrocyten, die von der Norm* in verschiedener Richtung *abweichen*, was durch *Mutation* erklärt wird (NAEGELI). Entdeckt wurde die Krankheit von MINKOWSKI (1910), der sie wegen der stets vorhandenen ikterischen Verfärbung der Haut und Skleren „*hämolytischer Ikterus*" nannte. Er stellte das familiäre Vorkommen fest und das Vorhandensein einer Milzvergrößerung.

Die Kranken haben häufig keine oder nur geringe *Beschwerden*. Andere klagen über Mattigkeit und Arbeitsunfähigkeit, Kopfschmerzen, Blutungsneigung aus Nase und Zahnfleisch. Anfallsweise treten Schmerzen in Milz-, bzw. Oberbauch- oder Lebergegend auf, die kolikartig sein können, evtl. mit Fieber und stärkerer Gelbsucht einhergehen.

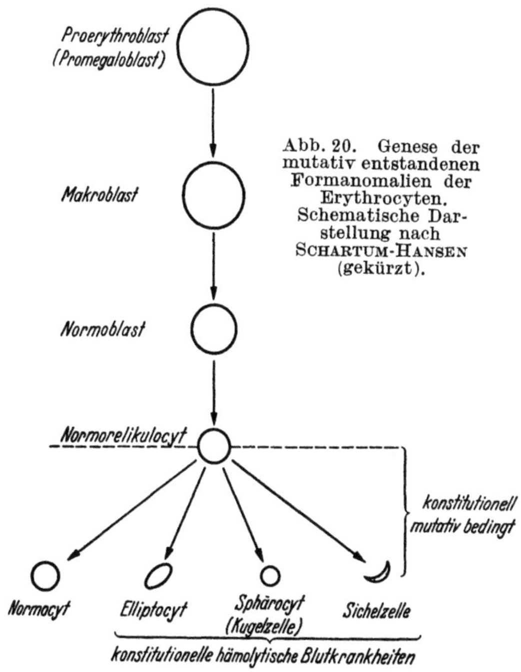

Die *klinische Untersuchung* stellt als hervorstechendstes Symptom den *chronischen Ikterus* fest, der sich in einer gelblichen Verfärbung von Haut und Skleren äußert, die nur angedeutet sein kann, öfter deutlicher hervortritt und nicht selten mit dem Befinden wechsel, so daß zu Zeiten stärkerer Beschwerden der Ikterus ausgesprochener ist. Beide richten sich nach der Intensität des jeweiligen *Zerfalls roter Blutzellen (Hämolyse)*. Das freiwerdende Hämoglobin führt zu *vermehrter Bildung von Gallenfarbstoff*. Der *Ikterus* ist also ein *rein hämatogener, hämolytischer*.

Abb. 20. Genese der mutativ entstandenen Formanomalien der Erythrocyten. Schematische Darstellung nach SCHARTUM-HANSEN (gekürzt).

Die *roten Blutkörperchen* zeigen *morphologische und funktionelle Abweichungen* von der Norm, worin das Wesen der Krankheit liegt.
Während die Normocyten eine flache Scheibenform haben, besitzen sie beim hämolytischen Ikterus eine *Kugelform (Kugelzellen, Sphärocyten)*, die auf einer *Verkleinerung ihres Flächendurchmessers (Mikrocyten) bei gleichzeitiger Vergrößerung des Dickendurchmessers* beruht, so daß ihr Gesamtvolumen unverändert bleibt.

Ihre funktionelle Abweichung zeigt sich in der *beträchtlichen Herabsetzung ihrer osmotischen Resistenz* (CHAUFFARD). Während die Hämolyse der Normocyten in 0,44%iger Kochsalzlösung beginnt und in 0,34%iger vollkommen ist, vollzieht sich die Hämolyse der Kugelzellen bereits in 0,48—0,7%iger, also der physiologischen stark angenäherten Kochsalzlösung. Der Grad der verminderten Resistenz wechselt von Fall zu Fall, aber auch bei ein und demselben Fall, sie kann vielleicht zeitweise sogar normal sein. Die Milz bzw. das Reticuloendothel scheint dabei hervorragend beteiligt zu sein. Nach Milzexstirpation kann die Resistenz normal werden, manchmal verschwindet auch die Sphärocytose (HEILMEYER). Später können diese Eigenschaften wieder stärker hervortreten. Die *Ursache* liegt im Vorhandensein von *Hämolysinen*, die Verwandtschaft zu den Agglutininen zeigen, und sich in dem Reticuloendothel der verschiedensten Organe (Milz, Leber usw., aber auch des Knochenmarks) nachweisen lassen

(LEPEL). Die Milzexstirpation ist nur eine palliative, die Symptome mildernde Maßnahme, weil später andere Anteile des Reticuloendothelsystems vor allem die Leber (GRIPWALL) die krankmachende Funktion in mehr oder weniger großem Ausmaß übernehmen.

Die *Milz* ist meist mehr oder weniger *vergrößert (Splenomegalie)*; ihre Größe kann wechseln. Der Milztumor ist ein *spodogener*, d. h. entstanden durch die starke Steigerung der Milzfunktion, die übergroße Anzahl schadhafter roter Blutkörperchen zu zerstören, was auch in der Vermehrung ihres reticuloendothelialen Anteils zum Ausdruck kommt. Andere Zellen werden nicht zerstört. Diesem vermehrten Untergang von Erythrocyten arbeitet das blutbildende Gewebe entgegen und kann ihn evtl. völlig kompensieren, so daß keine Anämie zustande kommt.

Die *Leber* bleibt immer weich; nie entsteht eine Cirrhose. Es kommen aber öfter Dyskinesien der Gallenwege, Bildung von Bilirubin- und Cholesterinsteinen in der Gallenblase vor.

Häufig tritt *anfallsweise* eine *Verschlechterung* ein mit heftigen Schmerzen in der Milz- oder Gallenblasengegend oder im ganzen Oberbauch, die in Form von *Koliken* verlaufen können *(hämolytische Koliken)*. Dabei kommt es zu plötzlich verstärktem Blutzerfall; Anämie, Ikterus und Größe der Milz nehmen zu. Erythrocyten und Hämoglobin sinken. Daran schließen sich *Blutkrisen* mit den Zeichen sehr starker Regeneration neuer roter Zellen und hohem Anstieg der Reticulocyten (bis zu $800^0/_{00}$).

Das *Blutbild* zeigt die Zeichen erhöhter Knochenmarkstätigkeit, vor allem auch außerhalb der Anfälle vermehrte Reticulocyten. Die *Anämie* ist eine *normocytäre*; es finden sich Normoblasten im Blute. Die *Leukocytenzahl* ist besonders im Anfall vermehrt (10—15000); man erkennt eine Linksverschiebung nach ARNETH-SCHILLING und eine erhöhte Zahl von Mono- und Lymphocyten. Das *Mark* ist ein hyperregeneratorisches (s. S. 267). Die wichtige Frage, ob die jungen roten Knochenmarkselemente bereits die pathologischen Merkmale zeigen, ist noch nicht genügend untersucht. Nach den einen sollen die reiferen Normoblasten einen besonders kleinen Durchmesser aufweisen (HENNING und KEILHACK), andere halten sie nicht für flächenkleiner als normal (SCHULTEN).

Das *Blutserum* sieht mehr oder weniger gelb bis gelbbraun aus. Der Gallenfarbstoffgehalt ist erhöht (1,0—3,0 mg-%). Die HIJMANS VAN DEN BERGHsche Diazoreaktion fällt nur indirekt positiv aus. Bei den Koliken steigt der Bilirubinspiegel.

Im *Urin* findet sich trotz des Ikterus *kein* Bilirubin. Das Bilirubin des Blutes wird in diesem Fall *nur* durch die Galle ausgeführt, die hochkonzentriert und daher dickflüssig (pleiochrome Galle) in den Darm gelangt. Dort wird aus dem anormal reichlich abgegebenen Gallenfarbstoff *Urobilin* und *Urobilinogen* gebildet, die vermehrt im Urin erscheinen, besonders stark in Anfallszeiten.

Die Kranken leiden *nicht* an Hautjucken. Dagegen neigen sie zu Hautkrankheiten (Ekzem, Acne u. a.).

Der *konstitutionelle Charakter* der Krankheit äußert sich auch darin, daß zuweilen gewisse *Anomalien* vorliegen wie Turmschädel, Stellungsfehler der Zähne, hoher und enger Gaumen, breit ansetzende Nasenwurzel oder abnorme Kleinheit der Augenhöhlen mit negroidem und mongoloidem Aussehen u. a. (GÄNSSLEN). Auch Mißbildungen und Entwicklungsstörungen (Infantilismus, Hypogenitalismus, Zwergwuchs, Pigmentstörungen, angewachsene Ohrläppchen usw.) kommen vor. Man spricht von *hämolytischer Konstitution*.

Der *Verlauf* ist verschieden. Manchmal findet sich jahrzehntelang nur eine leichte Anämie mit wechselndem geringem Ikterus oder es ist die Milzvergrößerung das einzige Krankheitszeichen, ein andermal besteht starke Anämie mit intensiverem Ikterus. Dazu kommen in wechselnder Stärke und Häufigkeit die hämolytischen Anfälle.

Pathologisch-anatomisch findet man die Milz mit Erythrocyten hochgradig überfüllt und das Reticuloendothel vermehrt. Sie ist groß und weich, ohne Bindegewebsvermehrung. Öfter läßt sich eine myeloide Umwandlung feststellen unter Verkleinerung der Follikel. In der Leber ist bald mehr, bald weniger Hämosiderin abgelagert.

Pathogenese: Die NÄGELIsche Anschauung, daß eine *vererbbare Bildungsanomalie die pathologischen Kugelzellen* formt, ist durch eingehende Untersuchung der jungen roten Knochenmarkselemente noch nicht ergänzt. Dagegen wurde festgestellt, daß im stillstehenden Blut außerhalb der Blutbahn unter dem Einfluß eines im Plasma enzymatisch gebildeten *Lysolecithins* eine Herabsetzung der Erythrocytenagglutination und damit der Senkungsgeschwindigkeit sowie eine Formveränderung der Erythrocyten in Richtung auf die Kugelzellen und bei weiterer Eiwirkung eine Hämolyse derselben stattfindet; dieser Vorgang spiele sich auch im Stausee der Milz ab (Endopause) und sei die Ursache des hämolytischen Ikterus (BERGENHEIM und FAHRAEUS), wobei die letzteren Autoren eine vermehrte Bildung von Lysolecithin, andere eine erhöhte Empfindlichkeit der Erythrocyten gegen dieses annehmen (GRIPWALL, SINGER). Die Auffindung spezieller *Hämolysine* in Milz, Leber usw. von Kugelzellenanämischen (LEPEL) leiten in ähnliche Richtung, zumal festgestellt ist, daß im *Milzvenenblut* gegenüber dem Milzarterienblut die *osmotische Resistenz* der Erythrocyten *herabgesetzt* ist und daß diese beim *Durchtritt durch die Milz* eine *Formveränderung in der Richtung der Sphärocyten* erfahren, also Merkmale der Erythrocyten des hämolytischen Ikterus annehmen (HEILMEYER). Endlich kann man *nach Herausnahme der Milz* beim hämolytischen Ikterus *Abnahme der Sphärocytose und Resistenzerhöhung* nachweisen, die freilich oft nicht von Dauer ist, weil andere Teile des Reticuloendothels, vor allem die Leber, in gleichsinniger Weise schädigen. Man muß also mit der Bildung hämolytischer Stoffe rechnen, die entweder bei Annahme normalen Vorhandenseins die pathologisch gebildete Zellform leichter und schneller zerstören oder bei der Voraussetzung ihrer pathologischen Produktion eine raschere Umbildung und Zerstörung der normalen Zellen herbeiführen. Vielleicht laufen auch beide Vorgänge, Bildung pathologischer Zellform und bestimmter hämolysierender, vielleicht pathologischer Stoffwechselprodukte, nebeneinander her.

Die **Prognose** ist günstig. Die Kranken können ein hohes Alter erreichen. Die **Differentialdiagnose** macht keine Schwierigkeiten, wenn die Kardinalsymptome (Anämie, Ikterus, Milztumor, Resistenzverminderung der Erythrocyten) nachzuweisen sind. Sie können aber einzeln oder alle fehlen oder nur zeitweise vorliegen. Sichere Erbüberträger zeigen mitunter nur einen „Hauch" der Krankheit (GÄNSSLEN).

Therapie. Bei leichteren Fällen ist eine Behandlung nicht nötig. In schwereren Fällen, besonders bei gehäuften Kolikanfällen und starker Beeinträchtigung des Allgemeinbefindens besteht die einzig richtige Behandlung in der *Milzexstirpation*. Sie erreicht durch Wegnahme des Organs, das den großen Umsatz an Blutkörperchen durch vermehrte Zerstörung (vielleicht Bildung des wirkenden Hämolysins) veranlaßt, Schwinden der Anämie und des Ikterus, ohne daß aber meist die Produktion pathologischer Blutzellen aufhört. Auch ein vermehrter, aber eingeschränkter Untergang der roten Blutzellen besteht weiter. Der Grund liegt nach den früheren Ausführungen klar zutage. Lebertherapie versagt.

b) Erworbene hämolytische Anämie (symptomatische Form).

Im Anschluß an Infektionskrankheiten (Tuberkulose, Grippe, Malaria, Lues usw.) tritt gelegentlich eine hämolytische splenomegale Anämie auf. Vielfach mag man die konstitutionellen Grundlagen nicht erkannt haben (fehlende Sippenuntersuchungen usw.). Es bleiben aber doch Krankheitsfälle übrig, bei denen sich das Krankheitsbild des hämolytischen Ikterus mit allen charakteristischen Symptomen ohne konstitutionelle Merkmale später entwickelt und als „erworben" bezeichnet werden muß (Einsetzen des typischen Blutsyndroms in höherem Alter mit allen Begleiterscheinungen ohne frühere Symptome). Dabei ist die ursächliche Krankheit oft längst überstanden. Auch die *hämolytische Schwangerschaftsanämie* (ALBERS) gehört hierher. Die *Milzexstirpation* hat einen günstigen Einfluß, ein Beweis, daß sie bzw. ihr Reticuloendothel eine wesentliche Rolle bei der Entstehung des Leidens spielt ähnlich wie bei der konstitutionellen Form. Leberbehandlung und anderes haben keine Wirkung.

c) Elliptocytose (Ovalocytose).

Schon im Blute normaler Menschen findet sich eine kleine Anzahl elliptisch gestalteter Zellen. Bei der Elliptocytose aber, die 1904 von DRESBACH zuerst beschrieben wurde, handelt es sich um eine *starke Vermehrung der elliptischen Formen*, so daß bis 90% aller Erythrocyten diesen angehören können. Für die Diagnose werden 20—25% verlangt. Die Elliptocytose ist die leichteste Form der konstitutionellen hämolytischen Anämien und zeigt denselben Erbgang wie der hämolytische Ikterus. Meistens findet man *unauffällige symptomlose Anomalieträger* (kompensierte Fälle nach GÄNSSLEN). Die klinische Symptomenarmut ist dann dadurch bedingt, daß die Steigerung der Hämolyse geringgradig ist oder die Leistungsfähigkeit von Leber und Knochenmark den stärkeren Blutzerfall spielend überwindet (LAMBRECHT). Die elliptischen Zellen haben mehr oder weniger die Eigenschaften der Kugelzellen und es kann dadurch ein gleichartiges Krankheitsbild entstehen: herabgesetzte Resistenz gegen Kochsalzlösung, Ikterus, Anämie, Megalosplenie, erhöhtes Blutbilirubin, Urobilin- und Urobilinogenurie, Vermehrung der Reticulocyten im Blute und Zeichen erhöhter regeneratorischer Knochenmarkstätigkeit im Sternalpunktat; Bildungsanomalien an anderen Organen kommen vor (Skelet usw.), sind aber weniger ausgesprochen und seltener. Die Milzexstirpation hat wie beim hämolytischen Ikterus eine günstige Wirkung, ohne die Anomalie zu beseitigen.

d) Sichelzellenanämie. Ovalocytenanämie.

Die **Sichelzellenanämie** (Drepanocythämie) wurde 1910 von HERRICK entdeckt. Sie ist eine *vererbbare Konstitutionsanomalie* des Blutes, die eine *Eigentümlichkeit der schwarzen Rasse* darstellt und nur bei Negern und Mischlingen in Nord- und Mittelamerika, in seltenen Fällen auch in Afrika vorkommt. Sie wird dominant, vornehmlich durch die Mutter vererbt. Man findet sie gleichmäßig bei beiden Geschlechtern.

Auch im *klinischen Bild* ist die Ähnlichkeit groß. Die *Sichelzellen* sind rote Blutkörperchen, von sichel- und halbmondförmiger Gestalt, die sich sowohl im frischen wie im gefärbten Präparat zeigt. Am meisten Sichelzellen findet man, wenn man frische Blutpräparate, vor Austrocknung geschützt, längere Zeit liegen läßt. Manchmal zeigt nur ein Teil der Erythrocyten die Sichelform. Das Blutbild hat die Merkmale der *hypochromen Anämie;* es enthält bis zu 10—35% Reticulocyten. Die Resistenz ist *nicht* verändert. Fast stets besteht eine *Leukocytose* mit jugendlichen Formen. Das Blutserum ist tiefgelb durch erhöhten Bilirubingehalt. Man findet leichten Ikterus der Skleren. Die *Milz* ist *nicht vergrößert,* die Leber überragt den Rippenbogen um 1—2 Querfinger. Viele Kranke haben keine Beschwerden, andere leiden unter periodisch auftretenden *hämolytischen Anfällen* mit Fieber, Kopfschmerzen, Milzschmerzen, Muskel- und Gelenkschmerzen, Übelkeit und Erbrechen. Die Kranken werden nicht alt, höchstens 50 Jahre.

Pathologisch-anatomisch findet sich eine vergrößerte Leber mit reichlichem myeloischmetaplastischem Gewebe und dunkelrotes, hyperplastisches Knochenmark. **Therapie.** Milzexstirpation beseitigt auch hier die Anämie und die hämolytischen Anfälle, aber nicht die Sichelzellenbildung.

e) Die Erythroblastenanämie (COOLEYsche Anämie. Mediterranämie).

Die genotypisch bedingte Störung der Blutbildung beruht auf einer *Hemmung der Ausreifung der roten Zellen,* deren rascher Zerfall die Anämie macht. *Familiäres Vorkommen* gehört zum Wesen der Erythroblastenanämie. Die Eltern und Geschwister sind scheinbar gesund, vielleicht gibt es latente Krankheitsträger. Die kranken Kinder erleben kaum je die Pubertätszeit. Die Krankheit ist nur bei jungen Kindern von Italienern, Griechen und anderen Bewohnern der Nordküste des Mittelmeeres beobachtet. Sie ist *gekennzeichnet* durch eine eigentümliche Facies (Mongolengesicht), eine besonders große Milzschwellung, osteoporotische, radiologisch sehr charakteristische Bilder gebende Vorgänge am Skelet und schließlich durch die intensive und dauernde Erythroblastose (LEHNDORFF). Im *Blutbild* finden sich massenhaft meist unreife Erythroblasten, hochgradige Poikilo- und Anisocytose und Fragmentocyten (Zellkrüppel), die im nativen Präparat (feuchte Kammer) zerfallen. Die PRICE-JONES-Kurve ist enorm verbreitert von 3—15. Färbeindex ist erniedrigt. Reticulocyten sind stark vermehrt, ebenso die Leukocyten, die oft eine hochgradige Linksverschiebung mit Auftreten von Myelocyten und Myeloblasten zeigen. Die osmotische Resistenz ist oft erhöht. Die *Therapie* besteht in Bluttransfusionen. Leberpräparate und Eisen usw. helfen nicht. Die *Milzexstirpation* wirkt günstig und lebensverlängernd (COOLEY).

Anhang: Symptomatische hämolytische Anämien.

Hämolytische Blutgifte: Sie zerstören die Oberflächenschicht der Erythrocyten und lassen das Hämoglobin in das Plasma austreten (Hämoglobinämie und Hämoglobinurie). Von der Intensität der Hämolyse hängt die Stärke der Anämie ab. Solche Gifte sind Arsenwasserstoff, gewisse tierische und pflanzliche Gifte (Kobra), Saponine (vielleicht auch in Schlangengiften), Morchel (Helvellasäure). Hierher gehört das Schwarzwasserfieber bei Malaria (Chininwirkung) und die seltene hämolytische Graviditätsanämie (Wirkung von Schwangerschaftstoxinen).

Methämoglobinbildende Blutgifte: Unter Bildung von Methämoglobin kommt es zu gesteigerter Hämolyse. Solche Gifte sind Kalium chloricum, Pyridin, Anilin und dessen Derivate, z. B. Antifebrin, Phenylhydrazin, Nitrobenzol u. a.

Hämolysine: Sie lösen die Blutkörperchen auf, sei es, daß sie mit Fremdblut (artfremdes oder blutgruppenfremdes) in die Blutbahn gebracht werden, oder daß sie als Autohämolysine (Kälte-, Marschhämoglobinurie) in Wirkung treten (s. S. 245).

5. Hypoplastische und aplastische Anämien.

Im Gegensatz zur Agranulocytose und Thrombopenie, bei denen im wesentlichen nur der jeweilige Stammzellenapparat funktionsuntüchtig wird, gibt es *keine aplastischen Anämien mit alleiniger Schädigung der Erythropoese* und Erhaltensein der übrigen Knochenmarksfunktionen. Die stets vorhandene, mehr oder weniger intensive Beteiligung der letzteren zeigt, daß es sich um eine Erkrankung handelt, welche, wenn auch in verschiedenem Ausmaße und in verschiedener Progredienz, *sämtliche Elemente des Knochenmarks* erfaßt. Neben *symptomatischen* Krankheitsbildern dieser Art, die sich durch Benzol-, Benzin-, Trichloräthylenvergiftungen und ähnliches, an Infektionskrankheiten oder radioaktive Strahlenwirkung anschließen, gibt es als ohne erkennbaren Anlaß entstehende, gut umschriebene, selbständige Erkrankung die *aplastische Anämie* oder *Aleukie* (FRANK), bei der freilich noch nicht sicher ist, ob nicht vielleicht mit der Zeit eine weitere Aufteilung erfolgen muß. Die Diagnose stützt sich in erster Linie auf den *Blutbefund,* der eine zunehmende Abnahme der roten, granulierten Zellformen und der Thrombocyten zeigt. Symptome einer gesteigerten Hämolyse fehlen *(anhämolytische Anämie),* Zeichen einer Mehrbildung roter Blutzellen, wie Vermehrung der Reticulocyten, sind nicht zu finden, die letzteren nehmen vielmehr ab, der Färbeindex liegt um 1 (normochrome Anämie). Der Magenstoff ist vorhanden, Leber und Eisentherapie sind wirkungslos. Das derart charakterisierte Krankheitsbild hat *keinen völlig einheitlichen Knochenmarksbefund.* Im Markpunktat findet sich meist ein äußerst *fettreiches* Mark („*gelbes Mark*", rotes Mark wird oft durch Blutungen in die Markhöhlen vorgetäuscht) und eine enorme Zellarmut *("leeres Mark" der Panmyelophthise),* die vor allem plasmacelluläre und lymphoide Reticulumformen (kompensatorisches Eintreten der Lymphocyten) erkennen läßt; von Zellen der myeloischen Reihe erkennt man nur noch Myeloblasten und Promyelocyten in spärlicher Menge. Dabei ist nicht immer das Mark in seiner Gesamtheit gleichartig; häufig finden sich noch kleine Zellinseln, deren Hämogramme dem einer infektiös-toxischen Agranulocytose ähneln. Andererseits sieht man im *zellreicheren Markpunktat* zahlreiche Myeloblasten und Promyelocyten, wie auch unreife Erythroblasten, die Blutaplasie ist also nicht auf einen Schwund der Knochenmarksstammzellen, sondern auf deren *Reifungs- und* daher *Ausschwemmungsstörung* (SCHULTEN u. a.) zurückzuführen, wobei aber eine Erythroblastenarmut stärker hervortreten kann (CHEVALLIERS Anémie maligne intermediaire). Man findet also ähnliche Verhältnisse wie bei der Agranulocytose, bei der auch völliger Schwund *oder* Reifungsstörung der myelopoetischen Stammzellen vorliegen kann, ohne daß jedoch die Erythro- oder Thrombocytopoese erheblich leidet. Die Markveränderungen bei der aplastischen Anämie sind total evtl. unter stärkerem Hervortreten des Ausfalls einer Teilfunktion z. B. der Thrombocytogenese (maligne Thrombopenie). Gewisse Beziehungen zu aleukämischen Leukämien (Lymphadenosen, Myeloblastenleukämie) und zur BIERMERschen Krankheit (Zellreifungsstörungen) werden mit Recht erörtert.

a) Kryptogenetische aplastische Anämie, Aleukie, Panmyelophthise.

Das *Krankheitsbild* ist *charakterisiert* durch die *leukopenische Anämie,* die *thrombopenisch-hämorrhagische Diathese* und die *Neigung zu nekrotisierenden Entzündungen.* Es beginnt meist schleichend mit einer im Verlauf von Wochen oder wenigen Monaten sich langsam steigernden Störung des Allgemeinbefindens und zunehmendem Schwächezustand. Allmählich gesellt sich zur *Anämie* eine vorher nicht vorhandene *Blutungsneigung* hinzu, welche die Nasenschleimhaut, das Zahnfleisch und die Haut (Auftreten kleiner Petechien) befällt. Dann steigert sie sich und nimmt nicht selten die Form an, wie sie bei Thrombopenien und akuten Leukämien gesehen wird.

Das *Zahnfleisch* wird locker, ödematös, oft mit Blut bedeckt und durchtränkt. Es entzündet sich und zeigt mehr und mehr Neigung zu *ulcerösem* und *nekrotischem Zerfall,* wobei die Defekte einen schmierigen schmutzig grauen Farbton erhalten und einen üblen Geruch entwickeln. Solche Veränderungen entstehen auch auf der übrigen *Mundschleimhaut* besonders gerne in den Winkeln und Taschen in der Gegend der hintersten Zähne, auf den *Tonsillen* und ihrer Umgebung, auf der *hinteren Pharynxwand,* gelegentlich auch im *Kehlkopf* und in der *Trachea,* wo dann durch begleitende Ödeme Stenosenbeschwerden entstehen, die so rasch und bedrohlich zunehmen können, daß eingegriffen werden muß. Von dem Zahnfleisch aus kann sich der *Mundboden* infiltrieren. Ähnliche pseudodiphtherische Entzündungsvorgänge sollen sich in seltenen Fällen auch auf der *Darm-, Blasen-* und *Nierenbeckenschleimhaut* abspielen. Aus diesen Veränderungen ergibt sich für den Kranken ein qualvoller Zustand. Der üble Geruch und Geschmack belästigen ihn, das Schlucken ist mit hochgradigen Schmerzen verbunden, die mehr oder weniger dauernd bestehen bleiben. Bei fortgeschrittenen Fällen findet sich fast immer eine *Achylia* gastrica mit einer typischen Streptokokkenflora (SEYDERHELM).

Gleichzeitig entwickelt sich eine rasch zunehmende *Blutarmut,* der Kranke wird wachsbleich, *nicht* subikterisch oder ikterisch. Es tritt *Fieber* auf mit gelegentlichen Schüttelfrösten und uncharakteristischem Typus, meist als Zeichen einer sekundären septischen Infektion, der die Kranken immer überraschend schnell erliegen. Symptome erhöhten Zerfalls roter Zellen (Hyperbilirubinämie, Urobilin- und Urobilinogenurie) fehlen.

Die *Blutuntersuchung* zeigt deutlich das *allseitige Versagen* der blutbildenden Gewebe. Sie ergibt eine hochgradige *Verminderung der Erythrocytenzahl,* bis auf 1 Million und darunter, ein paralleles *Absinken des Hämoglobingehaltes* bei *wenig verändertem, nicht erhöhtem Färbeindex.* Form und Anfärbung der roten Blutzellen zeigen meist keine Besonderheiten, Zeichen einer Regeneration (Reticulocyten, Normoblasten usw.) werden vermißt. Das *weiße Blutbild* ist durch eine *Leukopenie* charakterisiert (1000—2000 Leukocyten), bei der Auszählung erkennt man eine hochgradige Verminderung der polymorphkernigen Elemente, der größte Teil der Zellen besteht aus kleinen Formen von Lymphocyten, die 60—80% der Zellen darstellen. Die Granulocytopenie ist oft der Beginn der Erkrankung. Die *Thrombocytenzahl* ist tief abgesunken (unter 25000 bis 30000); pathologische Thrombocytenformen werden *nicht* aufgefunden.

Der *pathologisch-anatomische Befund* ergibt in den langen Röhrenknochen Fett- bzw. Gallertmark, in den kurzen Knochen eine Rarefikation der Blutbildung. Extramedulläre Blutbildungsherde fehlen. Es liegt also nicht nur eine Panmyelophthise, sondern eine *Erschöpfung des blutbildenden Gewebes in seiner Gesamtheit* durch irgendwelche Faktoren vor. *Daraus erklären sich zwanglos alle klinischen Erscheinungen.*

Die *Pathogenese* bleibt bei den meisten Fällen unklar. Vieles spricht dafür, daß bei einer *konstitutionellen Minderwertigkeit der blutbildenden Organe,* speziell des Knochenmarks, *Toxine* eine Schädigung der Hämatopoese hervorrufen. Das ist erwiesen für die symptomatischen hypo- und aplastischen Anämien (s. unten). Inwieweit die stets vorhandene *septische Komplikation* als Ursache herangezogen werden kann, ist umstritten. In der Regel wird sie als sekundär aufgefaßt werden müssen, bedingt durch die hochgradige Immunitätsschwäche, die mit dem Ausfall der mesenchymalen Funktionen und der Herabsetzung der Neutrophilen eintreten muß. Immerhin sind bei der überwiegenden Zahl der sog. idiopathischen oder kryptogenetischen Myelopathien *fokale Infektionsherde,* wie lang dauernde und umfangreiche Zahnschäden, chronische Zahnfisteln, Paradentose, chronische Tonsillitiden usw. festzustellen, und es ist durchaus möglich, daß von diesen aus Gifte in den Körper treten, die nicht allein die Zellen des peripheren Blutes, sondern auch im Mark durch Zerstörung vorwiegend der reiferen Zellformen eine Ausschwemmungsstörung und damit Markhemmung hervorrufen. Diese Annahme gewinnt zusehends an Wahrscheinlichkeit, um so mehr, als es in letzter Zeit gelungen ist, im Blutserum der an Panmyelophthise Leidenden *Leukolysine* nachzuweisen, die überlebende weiße Blutzellen von gesunden Menschen in vitro rasch zerstören (FRANCKE).

Die *Differentialdiagnose* ist unter Berücksichtigung der positiven und negativen Symptomatologie leicht. Es *fehlen wesentliche Symptome,* die man bei der perniziösen Anämie, bei den akuten Leukämien, bei der Purpura Werlhofi findet, also das Blutbild, die HUNTERsche Zunge, die Hyperbilirubinämie, das Auftreten von Urobilin und Urobilinogen in Urin, die Galle bleibt hell und wird nicht konzentriert, Milz, Leber und Lymphdrüsen zeigen keine Veränderungen ihrer Größe. Die nervösen Komplikationen der perniziösen Anämie sind nicht vorhanden, höchstens gibt es Störungen durch Blutungen in Gehirn und Meningen. Die *Sternalpunktion* ist hier ungemein wichtig und vermag das Krankheitsbild weitgehend zu klären.

Die *Prognose* ist meist infaust. Die Krankheit führt unaufhaltsam zum Tode. Nur in den Fällen mit bekannter Ursache kann, wenn der Zustand nicht zu hochgradig ist, eine Wiederherstellung einsetzen.

Therapie. Sie ist fast stets machtlos und rein symptomatisch.

Natürlich wird man bei frühzeitiger Diagnose fokale Herde usw. zu entfernen versuchen, später führt ein Eingriff zu schwer stillbaren Blutungen und zu schmerzhaften nekrotischen Geschwüren, die jede Heilungstendenz vermissen lassen. Die wichtigste Behandlung besteht in fortgesetzten und gehäuften Bluttransfusionen, die aber meist das Leben nur verlängern und eine gewisse Linderung bringen, ohne definitiv zu helfen. Die Milzexstirpation (Wegnahme hemmender Milzeinflüsse) wird von manchen empfohlen; ich habe nie etwas Günstiges davon gesehen. Stimulantien, wie Reizkörper und Hormone (Thyroxin, Adrenalin usw.) geben ebensowenig Erfolg wie Leberpräparate usw. Inwieweit der neuerdings von BAUMANN aus Knochenmark, Leber, Magen-Darmkanal gewonnene *leukocytensteigernde Wirkstoff*, der bei Agranulocytosen gute Erfolge gibt, bei der aplastischen Anämie sich erfolgversprechend erweist, muß erst erprobt werden.

b) Symptomatische aplastische Anämien.

Giftwirkung. Als Gifte kommen vor allem gewerbliche in Betracht, wie sie heute durch die Motorisierung, in der chemischen Industrie usw. in steigernder Zahl verwandt werden: Benzol, Benzin, Tetrachlorkohlenstoff, Trichloräthylen u. a. Sie verursachen als erste wichtige Zeichen der Knochenmarksschädigung Leukopenie mit relativer Lymphocytose, Anämie und Thrombopenie, die frühzeitig erkannt durch Ausschaltung der Schädlichkeit und Behandlung wieder rückgängig werden. Bei fortgehender Einwirkung und konstitutioneller Veranlagung kommt es zur aplastischen Anämie, deren klinisches Bild mit bioptischem Markbefund sich gut mit dem oben beschriebenen deckt. Infolge ihrer Lipoidlöslichkeit verankern sich diese Gifte in den Zellen des hämopoetischen Apparates genau so wie in denen des peripheren Blutes und lassen sie zugrunde gehen.

Radioaktive Strahlen. (Radium, Thorium, Röntgenstrahlen). Die Radiologenanämie und überhaupt die schädigende Einwirkung der Strahlen auf Blut und blutbildende Organe (s. S. 784, im Kapitel „Schädigung durch radioaktive Stoffe") sind bekannt und bedürfen starker Beachtung. Das schwerste Krankheitsbild ist die typische aplastische Anämie.

Markverdrängende Prozesse. Die 1904 von ALBERS-SCHÖNBERG entdeckte *Marmorknochenkrankheit* ist eine angeborene, konstitutionelle Systemerkrankung des Skelets, reicht also bis ins frühe Kindesalter zurück. Das Fehlen des durch sklerosiertes Bindegewebe ersetzten Knochenmarks, sowie die bei der Sektion sich findende kompensatorische myeloische Metaplasie in Milz, Leber und Lymphdrüsen erklären das klinische Bild.

Neben einer oft viele Jahre dauernden, zunehmenden, schließlich schwersten *Anämie* mit Aniso- und Poikilocytose, Polychromasie, Mikronormo- und Megaloblasten (REICHE u. a.) finden sich leukämieartige Bilder mit reichlich Myelocyten ohne vermehrte Zellzahl, später Abnahme der Thrombocyten und daraufolgende hämorrhagische Diathese. Die Milz und Leber sind stark vergrößert (Hepato-Splenomegalie), die Lymphdrüsen geschwollen. Infolge Einengung der Sella turcica und Verdickung der Processi clinoidei kommt es zu Sehstörungen bzw. völliger Blindheit mit dem Befund einer Stauungspapille bzw. Opticusatrophie, sowie zuweilen eines Hydrocephalus internus.

Daß auch *osteoplastische Metastasen von Carcinomen im Skeletsystem*, *Leukämien* und andere Wucherungen zur Markverdrängung und ihren Folgen für die Blutbildung führen können, ist ohne weiteres klar.

Anämien bei endokrinen Erkrankungen. Bei *Schilddrüseninsuffizienz*, besonders dem ausgebildeten *Myxödem*, gibt es meist leichtere hypo- oder normochrome, zuweilen ausgesprochene makrocytäre Anämien. Der Ausfall der stimulierenden Hormonwirkung macht sich offenbar erst am blutbildenden Apparat, speziell im Knochenmark geltend und führt zu einer verringerten Intensität der Regenerationsvorgänge, zu einer Senkung der Erythrocytenzahl trotz verminderter Abbau. Der Färbeindex kann auch leicht erhöht sein (NÄGELI u. a.); die Reticulocytenzahl ist herabgesetzt, es findet sich eine erhebliche Aniso- und Poikilocytose. Manchmal soll eine Erhöhung der Urobilinausscheidung im Urin und Stuhl vorliegen, was auf die Produktion minderwertiger, in erhöhtem Maße zerfallender roter Zellen zurückgeführt wird (HEILMEYER). Leber ist wirkungslos. Schilddrüsenpräparate, eventuell mit Eisen wirken günstig.

Dem *Nebennieren*hormon Adrenalin kommen ähnliche Wirkungen zu und ebenso lassen sich gewisse Einflüsse auf das Blutbild beim *Insulin* und manchen *Hypophysen*präparaten verfolgen (STOCKINGER). Im einzelnen sind diese Einwirkungen noch nicht vollkommen zu übersehen. Es kann aber als sicher gelten, daß manche Fälle von ADDISONscher Krankheit sekundäre Anämie zeigen. Auch über *pankreatogene Anämie* bei Versagen der Pankreassekretion (Pankreatitis), die *hyperchrom* sein soll, wird berichtet (CHVOSTEK). Als ovariell bedingt werden außer der Chlorose gewisse Anämien bei Gravidität angesehen (NÄGELI).

Bei jahrelang sich hinziehender pluriglandulärer Insuffizienz, die fast alle endokrinen Drüsen, vor allem den Hypophysenvorderlappen in stärkstem Maße befiel, sah ich eine hartnäckige weder auf Eisen noch auf Leber und Magen reagierende normochrome makrozytäre Anämie (Durchmesser 8,2—8,5 μ), zu deren Erklärung bei der Sektion außer der multiplen Blutdrüsenatrophie auch eine Veränderung des Knochenmarks gefunden wurde, so daß das Mark der kleinen Knochen (Wirbel, Rippen) in großen Inseln aus völlig untätigem Fettmark bestand (SIEGMUND).

6. Polyglobulien (Polycythämie).

Die Polyglobulie tritt symptomatisch bei allerhand Krankheitszuständen als physiologische kompensatorische Reaktion auf. Sie kommt aber auch *primär* als besondere Krankheit, die *Polycythaemia vera,* vor. Eine *physiologische* Polyglobulie ist die des Säuglings. Die symptomatische Polyglobulie ist ihrem Wesen nach etwas völlig anderes wie die Polycythaemia vera. Beide Zustände müssen scharf auseinandergehalten werden.

a) Erythrocytose. Symptomatische Polyglobulie.

Bei *raschem* Höhenwechsel (Ballonfahrt, Fliegen usw.) wird durch Entleerung der Flutkammern der Milz und des Splanchnicusgefäßgebietes als Reaktion auf den verminderten O_2-Partialdruck die Zahl der Erythrocyten vermehrt, die beim Niedergang auf die Ausgangshöhe schnell wieder verschwindet *(Verteilungspolyglobulie)*. Bei *längerem* Aufenthalt in der Höhe kommt es durch intensive Mehrarbeit des Knochenmarks zu einer *wirklichen Vermehrung* der Erythrocyten, die bei Niedergang auf die Ausgangshöhe langsam zurückgeht.

Chronischer Sauerstoffmangel ist die Ursache von Polyglobulien bei mit Cyanose einhergehenden angeborenen (Morbus coeruleus) und bei erworbenen *Herzfehlern* (vor allem Mitralfehlern), sowie bei chronischer Kreislaufsinsuffizienz. Hierher gehören auch manche Fälle von Blutdrucksteigerung mit Polyglobulie. *Histologisch* wird ein erythroblastisches Knochenmark festgestellt. Eine Erythrocytose findet sich aus demselben Grunde bei gewissen *Lungenleiden* (Pneumothorax, Lungentuberkulose, Bronchiektasien usw.) und bei Kohlenoxydvergiftung (verminderte O_2-Spannung).

Ob es bei *Magenerkrankungen* mit Hypersekretion durch *vermehrte Bildung des Intrinsic-Faktors* zu Polyglobulie kommen kann, ist noch strittig.

Kleine Mengen bestimmter *Gifte* führen zu einer reaktiven Vermehrung der Erythrocyten (Benzol, Benzin, Phosphor, Quecksilber, radioaktive Stoffe usw.). Auch Arsen ist hierher zu rechnen.

Die Polyglobulie bei *Milztuberkulose* und manchen *Splenomegalien* dürfte durch den Wegfall, bzw. durch die Störung des knochenmarkregulierenden Einflusses der Milz zu erklären sein.

Daß die innersekretorischen Drüsen an der Regulation beteiligt sind, wurde schon erwähnt (s. S. 312). Beim *Myxödem* verlangsamt sich der Umsatz, beim *Morbus Basedow* beschleunigt er sich. Schilddrüsenpräparate können bei Anämien (z. B. der A. perniciosa) evtl. in Verbindung mit Leberpräparaten die Erythropoese steigern. Die *Hypophyse* scheint eine wichtige Rolle zu spielen. Bei Akromegalie wurde Vermehrung und Verminderung der Erythrocyten gefunden, ebenso bei Dystrophia adiposogenitalis, bei der GÜNTHER von einer „zentralen Polyglobulie" spricht. *Polyglobulie* bei *Parkinsonismus,* ferner die nach plötzlich herbeigeführten Hirndruckschwankungen und im Experiment nach Hirnstich in die Regio subthalamica und den ventralen Thalamuskern beobachtete Steigerung der Hämatopoese sprechen für eine zentral-nervöse Regulation der Erythropoese (GINZBURG und HEILMEYER), die vermutlich über das endokrine System vor sich geht.

Schließlich gibt es *scheinbare Hyperglobulien,* die auf *Eindickung* des Blutes bei starkem Wasserverlust durch Schweiße, Erbrechen, anhaltende profuse Diarrhöen, Cholera, Oesophaguscarcinom usw. beruhen.

Bei Polyglobulien erscheinen das Gesicht des Kranken sowie seine Hände und Füße *blaurot*. Das *Blutbild* zeigt nur wenig erhöhte oder normale Werte jugendlicher Zellen, keine Normoblasten. Vermehrung von roten Blutzellen und Plasma gehen parallel in die Höhe. Die Zahl der Leukocyten ist nur wenig oder gar nicht erhöht. Die gesteigerte Erythropoese kommt im Knochenmark nicht immer deutlich zum Ausdruck. Die Milz ist, wenn nicht anderweitig verändert, unbeteiligt.

b) Polycythaemia rubra (Erythrämie).

Die *Polycythaemia rubra (vera),* von VAQUEZ 1889 zuerst beschrieben, ist nach NÄGELI eine *Heredopathie* (Genveränderung). Als *infantile Form* tritt sie im badischen Wiesental (WIELAND) familiär auf. Sonst entwickelt sie sich schleichend besonders bei Männern nach dem 40. Lebensjahr.

Die *Beschwerden* sind leichter Kopfdruck und Kopfschmerzen, Hitzegefühl, Ohrensausen, Druck in der Herzgegend besonders bei körperlicher Betätigung und nach dem Essen, Nasen- und Hämorrhoidalblutungen, seltener gewisse

Störungen von seiten des Magen-Darmkanals (Blähungen, Obstipation usw.). Die Kranken ändern ihre psychische Lage, werden leicht erregbar, schlafen schlechter und verlieren an Arbeitsfähigkeit.

Die *Untersuchung* zeigt in den allermeisten Fällen eine hochrote Verfärbung des Gesichtes, der Ohren, Hände und Füße; die Schleimhäute sind abnorm gerötet.

In der Regel ist die *Milz* vergrößert, bald nur wenig, bald sehr stark. Ihre Größe kann wechseln je nach der Blutfülle. Sie ist hart. Oft macht der Milztumor Beschwerden (Milzinfarkte, Milzblutungen, Perisplenitis). Der Milztumor kann auch fehlen.

Die *Leber* zeigt keine wesentliche Veränderung; wo sie vergrößert ist, liegen andere Ursachen zugrunde.

Die *Zirkulationsorgane* lassen oft krankhafte Erscheinungen erkennen. Der *Blutdruck* ist in einem Teil der Fälle erhöht, wenn sich die Polycythämie mit arteriosklerotischen Veränderungen kombiniert. Der GAISBÖCKsche *Typus* der Polycythämie, bei dem der *Milztumor fehlt,* aber eine *Hypertonie* vorhanden ist, gehört in vielen Fällen hierher. Die erhöhte Viscosität des dickflüssigen Blutes wird vom normalen elastischen Gefäßsystem durch die Regulationsvorrichtungen ausgeglichen, andernfalls muß die Strömungserschwerung durch Druckerhöhung ausgeglichen werden. Wirkliche *Herzvergrößerung* ist bei völlig intakten Kreislaufverhältnissen nicht vorhanden. Wo sie sich findet, beruht sie auf Veränderung des Herzens oder der Gefäße. Gelegentlich besteht *Erythromelalgie* mit anfallsweisen Schmerzen in den Fingern. Öfter sah ich ausgesprochene Neigung zu *Thrombosen* in den verschiedensten Gefäßgebieten.

Der *Urin* enthält zuweilen Eiweißspuren und einige hyaline Zylinder, die wohl nicht durch die Polycythämie bedingt, sondern anders zu erklären sind (Arteriosklerose, Stauung). Bald finden sich Urobilin- und vermehrte Urobilinogenausscheidung, bald fehlen sie.

In manchen Fällen sah ich Kombination mit *Gicht*. Andere berichten über *harnsaure Diathese* und Bildung von *Harnsäurekonkrementen* in der Niere.

Das *Blut* ist tiefdunkelfarbig, von hoher Viscosität. Die *Blutkörperchensenkung* ist so gut wie aufgehoben. *Die Zahl der roten Blutkörperchen* ist vermehrt bis auf 10 und mehr, meist 7—8 Millionen im Kubikmillimeter. Die Menge des *Hämoglobins* ist durch die Hyperglobulie vermehrt (110—120%, aber auch erheblich mehr bis über 150%), bleibt jedoch im Verhältnis zurück, so daß der *Färbeindex* erniedrigt ist. Im *Ausstrichpräparat* sind die Zellen mehr oder weniger deutlich *hypochrom*. Die *Reticulocyten* sind wenigstens zeitweise vermehrt. Häufig sieht man Normoblasten und andere unreife Formen. Die neutrophilen *Leukocyten* sind vermehrt (12 000—20 000, selten mehr, vereinzelt sehr hohe Werte); es finden sich eine Linksverschiebung mit jugendlichen Granulocyten und einzelnen Myelocyten. Auch die *Thrombocytenzahl* ist oftmals abnorm hoch. Das *Serum* zeigt keinen erhöhten Bilirubingehalt. Die *Blutmenge* ist durch die große Zellzahl, *nicht* durch die Plasmavermehrung vergrößert. Die *osmotische* Resistenz ist normal, die Gerinnung beschleunigt. Im *Knochenmark* ist mit der Sternalpunktion eine Hyperaktivität der Erythro- und Myelopoese, sowie eine Vermehrung der Megakaryocyten festzustellen. Bei der Polycythämie sind also alle Knochenmarkselemente beteiligt.

Verlauf. Die Erkrankung kann viele Jahre bestehen und führt durch Apoplexien oder Herzinsuffizienz zum Tode. Vereinzelt sieht man aus der Polyglobulie im Laufe der Zeit eine Leukämie mit Anämie entstehen (Röntgeneinfluß?), auch Übergang in schwere Anämien wurde nach ausgiebiger Röntgentherapie beobachtet.

Das **Wesen der Krankheit** ist eine *starke Steigerung der normalen Blutbildung*, ohne daß es aber zu einer extramedullären Erweiterung des blutbildenden Gewebes kommt. Man findet in allen Knochen rotes Knochenmark und eine Hyperämie der Milz. Die vermehrte Tätigkeit betrifft oft nicht nur die Erythropoese, sondern führt auch zu einer vermehrten Bildung von Thrombocyten und Leukocyten. Dabei ist der Umsatz zwar entsprechend der pathologischen Zahl der Erythrocyten erhöht, aber nicht darüber hinaus gesteigert (Fehlen der Bilirubinämie, Urobilin und Urobilinogen im Urin nur zeitweise und mäßig erhöht). Offenbar ist die *normale Steuerung der Blutbildung* durch irgendeine Ursache *defekt* geworden. Man könnte an eine Überproduktion der blutbildungsfördernden Organsubstanzen (Intrinsic-Faktor) denken oder an eine abnorme konstitutionelle Empfindlichkeit des Erfolgsorganes, also des Knochenmarks. Manche meinen, daß die hemmende Funktion der Milz fehle. Neuerdings wird auf die Möglichkeit einer *Störung der zentralnervösen Regulation* aufmerksam gemacht.

Die **Therapie** ist vor allem die *Röntgenbestrahlung* sämtlicher Knochen (Wirbel, Sternum, Rippen, namentlich lange Röhrenknochen), die langsam Feld nach Feld im Laufe mehrerer Wochen durchgeführt wird. Die Dosierung ist im Gegensatz zu den Leukämien eine hohe und beträgt als Einzeloberflächendosis pro Feld 80—100% der Hauteinheitsdosis, was 500—600 R (internationale Röntgendosis) entspricht. Dabei sah ich oft sehr gute und lange Zeit anhaltende Erfolge. In neuester Zeit führt man die Röntgenbehandlung mit *Totalbestrahlungen* des ganzen Körpers („Röntgenduschen") durch, wobei Vorder- und Hinterfläche für sich bestrahlt und jeweils nur sehr kleine Dosen von 20—30 R verabreicht werden. Dabei ist genaueste Blutkontrolle unbedingtes Erfordernis aus Gründen, die anderwärts erörtert werden (s. S. 784f. im Kapitel „Schädigung durch radioaktive Strahlen"). Sobald die Erythrocytenzahl wieder eine hohe ist und die verschwundenen Beschwerden sich von neuem einstellen, wird wieder eine Bestrahlungsserie verabfolgt, frühestens aber nach einem Vierteljahr.

Die Beschwerden werden oft durch einen *Aderlaß* von 600—800 ccm Blut günstig beeinflußt, der ab und an zu wiederholen ist. *Benzol* ist unangenehm zu nehmen und nicht ungefährlich. *Phenylhydrazin* wird wegen der nachfolgenden Anregung der Blutbildung nicht mehr gegeben. *Milzexstirpation ist kontraindiziert.* Verabreichung von *Milzpulver* (Promonta) oder *Splenotrat* (Nordmark-W.), das auch als Injektionspräparat Verwendung findet, hat in einzelnen Fällen eine günstige Wirkung, die aber bei demselben Fall später fehlen kann.

Die *Diät* gestalte ich von jeher lacto-ovo-vegetabilisch und kochsalzarm. Große Fleischmengen, besonders Rohfleisch, ferner Leber und andere die Blutbildung steigernde Organe sind prinzipiell zu verbieten.

B. Erkrankungsformen der Leukocytopoese und der weißen Blutzellen.

Die Vielheit der weißen Blutzellen, die Verschiedenheit ihrer Funktion und ihrer geweblichen Abstammung führen zu einer großen Variation der pathologischen Erscheinungsformen, die im Blutbild und in den Stammgeweben (Knochenmark, Lymphdrüsen, Reticuloendothel) mannigfache Veränderungen erkennen lassen. Diese können sich in quantitativen und qualitativen Verschiebungen äußern, wobei entweder nur normale Zellformen beteiligt sind oder eine Umstellung auf eine pathologische Zellbildung und -reifung stattfindet.

An konstitutionell-vererbbaren Zellbildungsstörungen kennt man nur die PELGERsche *familiäre Kernanomalie*. Man muß aber ganz allgemein für alle im blutbildenden System ablaufenden Reaktionen und Krankheitszustände konstitutionelle Eigenheiten annehmen, welche das pathologische Geschehen in bestimmte Bahnen leitet, wobei freilich exogenen Einflüssen (Art der Gifte, bakterielle Keime usw.) eine weitere wichtige Rolle zukommt.

Man kann unterscheiden zwischen *krankhaften Reaktionen* im blutbildenden System und *krankhaften Dauerzuständen*. Die *krankhaften Reaktionen* führen zu mehr oder minder großen quantitativen Veränderungen des Blutes und den Stammorganen, die sich rückbilden und zur normalen Gleichgewichtslage zurückführen können. Dahin gehören alle symptomatischen Veränderungen des weißen Blutbildes von der harmlosen Leukopenie bei Grippe, Typhus usw. bis zur Agranulocytose, von der Leukocytose bis zur leukämoiden Reaktion (die letztere vornehmlich bei Kindern im Gefolge von Streptokokken- und Staphylokokkensepsis, seltener Pneumonie, Pocken, Malaria, Erysipel u. a.), die mit der Leukämie klinisch und hämatologisch große Ähnlichkeit haben, während das Knochenmark zwar eine Hyperregeneration, aber kein leukämisches Bild bietet. Die *krankhaften Dauerzustände* sind die Leukämien und die ihnen vielleicht in gewisser Beziehung wesensverwandten Geschwulstformen der Stammgewebe. Diese können sich nicht zur normalen Gleichgewichtslage zurückbilden. Sie unterscheiden sich von den leukämoiden Reaktionen dadurch, daß bei diesen nur normale Zellen kreisen, während die bei Leukämien auftretenden Zellen als pathologische aufzufassen sind. Die Sternalpunktion dient besonders zur Unterscheidung.

1. PELGERsche familiäre Kernanomalie.

Die familiäre Kernanomalie PELGERS vererbt sich regelmäßig einfach dominant. Während sonst die Kerne der neutrophilen, eosinophilen und basophilen Leukocyten ausreifen, finden sie sich bei der PELGERschen Anomalie *wenig oder gar nicht segmentiert*. Manchmal treten auch Myelocyten auf. Im Knochenmarksausstrich sieht man die normale Zahl Myeloblasten, eine starke Vermehrung der Promyelocyten, Myelocyten und Stabkernigen. Praktische Bedeutung kommt der Kernanomalie nicht zu.

2. Symptomatische Änderungen der Leukocytopoese.

Physiologische Vorgänge verschiedener Art führen zu Gestaltsveränderungen der Leukocyten und zu Gleichgewichtsschwankungen qualitativer und quantitativer Art im Blut und in den blutbildenden Geweben. Abgesehen von der *Verteilungsleukocytose*, d. h. einer Ansammlung von Leukocyten in bestimmten Gewebsgebieten, wobei damit zu rechnen ist, daß die Leukocyten als *funktionsgeschädigt* herausgezogen (daher die Anhäufung) und einer raschen Zerstörung vornehmlich in Leber und Milz zugeführt werden, müssen die *Verdauungsleukocytose*, deren Zellzusammensetzung von der Art der Nahrung abhängig ist, ferner die Leukocytose bei stärkerer körperlicher Betätigung und die *periodischen Tagesschwankungen* überhaupt (zwischen 4000—12000) genannt werden. Hormonale (Adrenalinleukocytose u. a.), vegetativ-nervöse und andere Einflüsse (z. B. Änderungen der Blutreaktion, HOFF) können die Zahl und Zusammensetzung der Leukocyten beeinflussen. *Hunger* führt vielfach zur *Leukopenie*; bei Nüchternuntersuchungen sind Werte von 3500 bis 6000 Leukocyten, sowie relative Neutropenie und Lymphocytose nichts Seltenes. Auch im längeren *Schlaf* sinkt die Leukocytenzahl unter Anstieg der Lymphocyten.

Zu den *pathologischen Leukocytosen* gehören die *posthämorrhagischen* (Kompensation oder Reaktion auf Zerfallsprodukte des ins Gewebe ausgetretenen Blutes), die Leukocytosen nach parenteraler Injektion von *artfremdem Eiweiß* und anderen Stoffen (Reizkörpertherapie) und vor allem die Leukocytosen bei *Infektionskrankheiten*. Bei letzteren hat der *Phasenwechsel* SCHILLINGs Bedeutung: Im Höhestadium der Krankheit kommt es zu einer Zunahme der Granulocyten, Abnahme der basophilen und Verschwinden der eosinophilen Zellen (Abwehrphase), beim Abklingen der Infektion erscheinen die eosinophilen Zellen wieder, es steigen zuerst die Monocyten an und später die Lymphocyten (Heilphase).

Andererseits finden sich *Leukopenien*, z. B. bei Typhus, Grippe, schweren Streptokokkeninfekten u. a., bei Einwirkung von Giften (Benzol u. a.), bei Strahlenwirkung u. a.

Verschiebungen in der Zellzusammensetzung spielen eine wichtige Rolle, z. B. *Eosinophilie* bei allergischen Krankheiten (Asthma bronchiale, Ekzemen u. a.), Trichinosis und anderen Wurmkrankheiten, Scharlach oder die Plasmazellenvermehrung bei Rubeolen, die Lymphocytose bei BASEDOWscher Krankheit und Myxödem u. a. m.

3. Infektiöse Mononukleose, PFEIFFERsches Drüsenfieber. Monolymphocytose.

Die infektiöse Mononukleose charakterisiert sich durch *Schwellungen der lymphatischen Organe* (Lymphdrüsen, Milz), das *Blutbild*, das trotz oft beträchtlicher Leukocytose eine erhebliche Abnahme der Granulocyten zugunsten der lymphoiden und monocytoiden Zellen zeigt, und eine allerdings nicht regelmäßig vorhandene *Angina*.

W. SCHULTZ nannte das Krankheitsbild zuerst *Monocytenangina*, neuerdings *lymphoidzellige Angina*, andere sprechen von *Lymphocytenangina*, ich selbst von *Monolymphocytose*.

Das **Krankheitsbild** einer *mono-lymphocytären Angina* sieht man fast ausschließlich bei 15—25jährigen, häufig bei Studenten *(„Studentenkrankheit")*. Der allmähliche Beginn äußert sich in Störungen des Allgemeinbefindens, Kopf- und Rückenschmerzen, subfebrilen Temperaturen und Drüsenschwellungen am Hals. Dann setzen mehr oder weniger akut hohes Fieber, starkes Krankheitsgefühl und multiforme *Exantheme* (roseolaartig, morbilliform, rubeolaartig, zuweilen konfluierendes und generalisiertes Erythem) mit verschiedener Lokalisation, bald Extremitäten, bald Rumpf, ein. Gleichzeitig oder erst 2—3 Tage später beginnt eine heftige *Angina*, die einseitig sitzend der PLAUT-VINZENTschen Angina ähneln oder doppelseitig mit starken Schmerzen und stinkenden, auch den weichen Gaumen ergreifenden Belägen verlaufen kann. Auf dem *Höhepunkt* lassen sich mehr oder weniger *generalisierte,* oft schmerzhafte *Drüsenschwellungen, Schwellung der Milz*, seltener der *Leber*, nachweisen und das typische *Blutbild* mit *hoher Leukocytose*, bei der die Granulocyten zurückgedrängt werden von den basophilen *mono-lymphocytoiden Zellen* (unreife Entwicklungsstadien meist mehr mit Lymphocytentypus). die 30—50% und mehr ausmachen können! Unter lytischem Fieberabfall setzt das oft *monatelange Rekonvaleszenzstadium* ein, in dem nur langsam die Schwellung der Drüsen, der Milztumor und das Blutbild, das oft später ausgesprochene Monocytose zeigt, verschwinden. Selten werden *Komplikationen,* vor allem Epididimitis, Orchitis und Parotitis gesehen. Schließlich *heilt* die Krankheit *völlig aus*.

Das PFEIFFERsche *Drüsenfieber* der Kinder und Jugendlichen *(infektiöse Mononukleose)* hat weitgehende Ähnlichkeit in den Symptomen (Fieber, Drüsenschwellungen, Hyperlymphocytose, hepato-lienaler Symptomenkomplex), nur daß die Erscheinungen im Rachen und Nasopharynx nicht so regelmäßig auftreten. Die vergrößerten Lymphdrüsen lassen sich besonders am Hals, aber auch an anderen Orten als schmerzhafte Ketten abtasten. Die Temperaturen können hoch sein. Es wurden leichte hämorrhagische Diathesen beobachtet, auch vereinzelt gangränöse Prozesse an den Tonsillen und auf der Haut (NÄGELI). Das *Blutbild* zeigt eine Leukocytose und enthält viele Lymphocyten (bis 70—80% der Zellen), die oft breitleibig und ausgesprochen jungkernig sind; es finden sich allerhand Zwischenstufen zwischen jung- und altkernigen Formen, sowie vermehrt monocytoide Plasmazellen, die im normalen Blut fehlen und besonders charakteristisch sind; die Erythro- und Thrombocytopoese sind unversehrt. Die *Knochenmarksbefunde* widersprechen sich, nach den einen ist der Markausstrich normal, nach anderen besteht in ihm eine Vermehrung der Lymphocyten bis auf 80%. Die Rekonvaleszenz ist eine protrahierte. Inwieweit eine Identität beider Krankheitsbilder vorliegt, ist noch strittig.

Die **Ätiologie** ist zweifellos eine *infektiöse*. Wenn auch von manchen Seiten ein spezifischer bakteriologischer Befund angegeben wird (z. B. NYFELDTS Bact. monocytogenes), so wurde dieser bis heute noch nicht allgemein anerkannt. Öfter findet man Spirillen, aber keine hämolysierenden Streptokokken. Die Frage der Übertragung ist ungeklärt. Einmal sah ich eine sichere Kontaktinfektion einer Monocytenangina.

Heterophile Antikörperreaktion (HANGANATZIU-DEICHERsche Probe). Beim *Drüsenfieber und* denjenigen *Anginen*, die *mit einer starken Reizung des lymphatischen Systems und Drüsen- und Milzschwellung* einhergehen, treten aus unbekannten Gründen *im Serum* spontan *Antikörper gegen das Eiweiß gewisser Tierarten* (Hammel, Pferd u. a.) auf, die sonst nur bei vorausgegangener Immunisierung des Menschen durch parenterale Injektion von Blut oder Serum dieser Tiere (Heilserum vom Pferd gegen Diphtherie usw.!) nachzuweisen sind. Diese rein empirische Beobachtung (PAUL und BUNNEL u. a.) wird als „*heterophile Antikörperreaktion*" differentialdiagnostisch benützt, da sich gezeigt hat, daß *keine* anderen Krankheiten, auch nicht die im klinischen Verlauf ähnlichen Krankheiten wie die lymphatische Leukämie, Anginen mit lymphomonocytärer Reaktion, dieses Phänomen zeigen (HÖRING).

Die Erklärung sieht man darin, daß Kranke mit PFEIFFERschen Drüsenfieber während der Ansteckung mit einem zur FORSMAN-Antigengruppe gehörigen Antigen beeinflußt wurden, auf das sie mit Produktion der obigen Antikörper reagieren. Man glaubt, daß das Antigen von dem spezifischen Erreger der Mononukleose stammt oder in ihm sich findet. *Technisch* wird die Reaktion ausgeführt, indem Patientenserum in absteigenden Verdünnungen mit gewaschenen Hammelblutkörperchen zusammengebracht und nach mehrstündigem Aufenthalt im Brutschrank abgelesen wird, ob eine Agglutination der Hammelblutkörperchen bis zu höheren Verdünnungen eingetreten ist.

Differentialdiagnose. Am wichtigsten ist die Abtrennung gegen die lymphatische Leukämie. Hier leistet die *heterophile Antikörperreaktion* gute Dienste, weil sie 100%ig positiv ist. Die fehlende Störung der Erythropoese, die bei der akuten Leukämie rasch einsetzt, spricht für Drüsenfieber. Wichtig ist vor allem die *Sternalpunktion*, mit der man bei infektiöser Mononukleose im Mark einen normalen Befund erhebt, während bei lymphatischer Leukämie eine Vermehrung der Zellzahl mit 60—90% atypischen Lymphocyten (normal 10—20% Lymphocyten) sich findet.

Die **Prognose** ist immer günstig, die **Therapie** im wesentlichen eine symptomatische.

4. Agranulocytose. Granulocytopenie.

Das Krankheitsbild ist 1922 von WERNER SCHULTZ beschrieben und in seinem Symptomenkomplex umgrenzt, in dessen Mittelpunkt der *hochgradige Schwund der Granulocyten* (neutrophilen polymorphkernigen Zellen) des Blutes steht. Man unterscheidet *reine Agranulocytosen* mit unklarer oder zweifelhafter Ätiologie und *symptomatische Agranulocytosen* mit bekannter Ätiologie.

Das **Krankheitsbild** beginnt häufig akut mit hohem Fieber, das bald remittierenden Typus, bald die Form einer Kontinua zeigt, öfter aber auch niedrig verläuft, was von vornherein eine günstigere Prognose ermöglicht.

Sofort, zuweilen aber erst *nach* Ausbildung des charakteristischen Blutbildes stellen sich *entzündliche Erscheinungen im Hals* und *Rachen* ein, die also keine führende Rolle haben. Sie können zunächst das Bild einer Angina catarrhalis und lacunaris zeigen, meist kommt es schnell zu *nekrotisch-gangräneszierenden* Affektionen des WALDEYERschen Rachenrings (nicht nur der Rachenmandeln, sondern auch der Zungentonsille), die sich dann weiter am weichen und harten Gaumen, an der hinteren Rachenwand, am Kehlkopf und tiefer an den Schleimhäuten des Oesophagus, Magens und Zwölffingerdarms und wieder besonders des Ileum, Colon und Rectum zeigen, wobei nach SCHULTZ Schleimhautpartien mit Anhäufungen lymphatischer Gewebe vielfach bevorzugt sind. Oft siedelt sich der Soorpilz im Rachen und weiter abwärts bis zum Duodenum an. Vielfach ist das Zahnfleisch betroffen. Die Zunge kann sich an der Nekrose beteiligen. An der Vulva und am Anus, ferner an der Haut des Gesichts und den Konjunktiven können entzündlich-nekrotische Prozesse entstehen. Lungengangrän wurde gesehen. Öfter werden Herpes facialis und Hautausschläge verschiedener Art (juckende, maculopapulöse, erysipeloide usw.) beobachtet.

Das *Blutbild* ist sehr charakteristisch: Es besteht eine *hoch- bis höchstgradige Leukopenie* (1000 Zellen und darunter), die granulierten polymorphkernigen Zellen werden sehr spärlich oder fehlen völlig, es finden sich nur noch Zellen vom Typus der Lymphocyten und Monocyten. Vereinzelt wird von atypischen Fällen mit starker Eosinophilie berichtet. Das rote Blutbild ist intakt, bei längerer Dauer bildet sich höchstens eine hypochrome Anämie mäßigen Grades aus, Zahl und Beschaffenheit der Blutplättchen bleiben normal. Es fehlt eine allgemeine hämorrhagische Diathese, nur die befallenen Schleimhautpartien besonders in der Mundhöhle (Zahnfleisch usw.) bluten leicht. Blutungs- und Blutgerinnungszeit sind normal. Der *Fibrinogengehalt* des Blutes ist stark *herabgesetzt* und ergibt 0,08—0,1 g-% gegenüber 0,2—0,4 g-% normal (POETZEL).

Die *Sternalpunktion* läßt die aplastische (leeres Fettmark) von der günstigeren plastischen Form (absolute Vermehrung der Myeloblasten) leicht unterscheiden (s. S. 278).

Der Augenhintergrund zeigt keine Veränderung. Die Nieren bleiben intakt. Später entwickeln sich bronchopneumonische Prozesse, die zum Tode führen können.

Die Krankheit kann rasch oder langsam letal enden. In anderen Fällen gelingt es, eine Besserung und Heilung zu erzielen. Wieder andere Fälle zeigen einen *chronisch-rezidivierenden* Verlauf und die Krankheit zieht sich unter mehr oder weniger häufigen Rezidiven mit ähnlichem, aber meist milderem Verlauf durch Monate und Jahre hin. Bei diesen Fällen sieht man zuweilen die Zeichen eines *Gelenkrheumatismus*. In den langen *freien Intervallen* besteht keine oder nur eine geringe Einschränkung des Wohlbefindens. Das *Blutbild* behält aber eine relative oder absolute Erniedrigung der granulierten Zellen.

Es gibt *Übergänge zu anderen Krankheitsbildern*, zur *Panmyelophthise* einerseits mit ihrer hochgradigen Neutropenie, zu der aber noch ein nahezu vollkommenes oder absolutes Verschwinden der Lympho- und Monocyten, eine tiefe Senkung der Thrombocyten und Erythrocyten kommt, und andererseits zu den *subleukämischen Prozessen*. Es kann *akuten myeloiden Leukämien* eine agranulocytäre Phase vorangehen, es kann vor allem *in dem Stadium der Besserung* aller Agranulocytosen *ein myeloidleukämisches Blutbild* auftreten, das zur Heilung überleitet, oder in dem der Kranke stirbt.

Pathogenese und Ätiologie. Die Erkrankung kann durch allerhand *bekannte* Ursachen ausgelöst werden, z. B. durch *medikamentöse* Maßnahmen (Salvarsan evtl. in Kombination mit Wismut- oder Hg-Präparaten, Solganal, Sanocrysin usw.), also durchweg Mittel, die einen Infekt bekämpfen sollen. Bei einem fieberhaften chronischen Gelenkrheumatismus einer Frau (Ende 50) sah ich, daß das vorher normale Blutbild auf Salicyl, Pyramidon, Atophan u. a., selbst bei vorsichtiger Dosierung, regelmäßig mit ausgesprochener Agranulocytose reagierte, die beim Aussetzen sich jedesmal langsam behob, wobei jedoch eine leichte Schädigung lange Zeit zurückblieb, obwohl der Gelenkrheumatismus sich besserte und die Temperatur subfebril wurde. Hier treffen sich konstitutionelle, vielleicht durch gestörte endokrine Korrelation bedingte Momente mit den Toxinen des Infekts und der Giftwirkung der Medikamente. Es liegt also eine *Toxinschädigung des blutbildenden Gewebes* vor, die sich *einseitig an der Leukopoese* im Sinne einer Hemmung auswirkt. Experimentell konnte ich schon vor Jahren zeigen, daß es gelingt, durch Speicherung des reticuloendothelialen Systems mit Trypanblau eine Granulocytopenie zu erzeugen. Neuerdings ist vor allem darauf hingewiesen worden, daß *Pyramidon* und pyramidonhaltige Medikamente Agranulocytosen verursachen können. Offenbar kommt dem *Benzolring* eine besondere Bedeutung zu. In der SCHULTZschen Zusammenstellung finden sich Benzolderivate, wie Mesurol, Neostibosan und Dinitrophenol. Die *Metalle* Arsen, Wismut, Gold, Antimon scheinen auch in Betracht zu kommen. Andererseits wurde Agranulocytose in der *Gravidität* beobachtet, nach *Massenextraktionen von Zähnen*, bei Lymphogranulomatose und allerhand *Infektionen*, vor allem Typhus und Typhusvaccinekur, Impfmalaria, Grippe, Kala-Azar. Alle diese Fälle gehören zu den *symptomatischen Agranulocytosen*, die durchweg seltene Erkrankungen sind. Es handelt sich um spezielle

Idiosynkrasien besonders disponierter Personen, also um **allergisch-konstitutionelle** Momente auf *vererbter* oder *erworbener* Basis. Bei der *reinen Agranulocytose* ergibt die Blutkultur teils negative, teils positive Resultate mit völlig uneinheitlichem Befund. Die *abnorme Widerstandslosigkeit der Gewebe,* die mit dem Mangel an Leukocyten parallel geht und zusammenhängt und die in den Nekrosen offenkundig wird, leisten der Ansiedlung und Entwicklung von Bakterien Vorschub. *Familiäres Vorkommen* wurde vereinzelt beobachtet. Von einem Geschwisterpaar erkrankte nach Angina der Bruder an Agranulocytose mit Anämie, die Schwester an subleukämischer Myeloblastenanämie (WOLF), eine Beobachtung, welche die Bedeutung der Konstitution, wie auch die Verwandtschaft der Krankheitsbilder illustriert.

Die *pathologische Anatomie* findet *Nekrosen* an den Tonsillen, im Magen-Darmkanal, in Milz, Leber, Knochenmark, welch letzteres meist die deutlichen Zeichen einer *Atrophie* zeigt (Fehlen von neutrophilen und eosinophilen Leukocyten und Myelocyten, dagegen vorhandene Myeloblasten). Das *Knochenmark* bietet also das Bild *höchstgradiger toxischer Schädigung.* Andererseits fand LETTERER bei charakteristischen Agranulocytosen mit typischen Gewebsdefekten im Knochenmark und in der Milz *reichlich Granulocyten,* ein Befund, der in der Klinik durch die Resultate der *Sternalpunktionen* und die Untersuchung der so gewonnenen Knochenmarksbestandteile bestätigt wurde (s. S. 278). Es liegt also *entweder* eine *vollkommene Granulophthise* der zu ihrer Bildung befähigten Gewebe oder eine *Hemmung der Zellausfuhr* vor.

Die **Diagnose** ist in schweren Fällen leicht zu stellen. Wichtig ist besonders bei symptomatischen Formen die *frühzeitige Erkennung* durch Untersuchung von Blut- und Sternalpunktat, wobei sich die Abgrenzung gegenüber anderen Affektionen (Panmyelophthise, subleukämische Zustände usw.) ergibt.

Die **Prognose** ist vielfach infaust, besser aber trotzdem unsicher, wenn die Sternalpunktion zellreiches Knochenmark feststellt. Die Mortalität schwankt zwischen 50 und 80%. Manche Fälle gehen, foudroyant verlaufend, in wenigen Tagen zugrunde, bei anderen dauert es eine bis mehrere Wochen. Wenn überstanden, kann die Erkrankung besonders bei Infekten rezidivieren.

Bei symptomatischen Agranulocytosen (Arzneimittelwirkung usw.) ist sie um so besser, je frühzeitiger die Diagnose gestellt und das schädigende Medikament abgesetzt wird.

Die **Therapie** kann bei symptomatischen Fällen einen vollen Erfolg haben, wenn die Ursache beseitigt, also z. B. das Medikament absetzt wird, ehe es zu schweren Defekten kommt. Bei schweren Fällen versucht man *Bluttransfusionen,* wobei jedoch bei der Auswahl des Spenders und bei der Menge des verabreichten Blutes (höchstens 100—200 ccm) *größte Vorsicht* geboten ist. *Knochenmarkextrakte* sollen in einzelnen Fällen günstig wirken (Squibbs Leukocytenextrakt); auch Verabreichung von rohem rotem Knochenmark ist stets zu empfehlen. In jüngster Zeit wurde von E. BAUMANN ein *leukocytensteigernder Wirkstoff* aus Knochenmark, Leber und Magen gewonnen (Hersteller: Boehringer u. S.), der zu versuchen wäre. Einmal half mir in meiner Klinik eine Bluttransfusion, wobei ein an frischer, noch unbehandelter chronisch-myeloischer Leukämie Erkrankter als Spender diente; bei einem weiteren Kranken war sie ohne Erfolg; von anderen (BOCK und DEGLMANN) wurde der günstige Einfluß bestätigt. Das Leukämikerblut hat nach BAUMANN einen höheren Wirkstoffgehalt wie das normale, worauf die günstigere Wirkung zurückgeführt werden kann. Ein *Versuch mit Medikamenten,* wie Arsenpräparaten, muß mit *kleinsten Dosen* durchgeführt werden (z. B. 0,0075 g Neosalvarsan). Empfehlen möchte ich die Applikation von *Adrenalin* (1mal täglich 0,5—1 mg subcutan) und *Thyroxin* (1 mg pro Tag per os). Bei Steigerung der Dosis muß man, wie bei jeder anderen Therapie, den Einfluß auf das Blutbild genau berücksichtigen. Von Reizkörpern (Milch, Omnadin, Kaseosan usw.) sehe ich ab. Mit *Röntgenbestrahlungen* muß man äußerst vorsichtig sein; man kann kleinste Reizdosen versuchen. Leider erlebt man bei schweren Fällen meist mit jeder Therapie Enttäuschungen, weil nichts definitiv anschlägt.

5. Leukämien (Leukosen).

Virchow hat 1846 das Krankheitsbild der Leukämie entdeckt, Neumann 1870 die Bedeutung des Knochenmarks für sie erkannt, Ehrlich die Trennung in lymphatische und myeloische Formen vollzogen.

Die **Einteilung der Leukosen** erfolgt am häufigsten nach der proliferierenden Zellform, wobei folgende Gruppen sich abzeichnen: 1. myelogene, 2. lymphogene, 3. Plasmazellen-, 4. Monocytenleukämie und Reticuloendotheliosen (die letzteren beiden nah verwandt und in ihrer Deutung noch umstritten). Nach ihrer *Häufigkeit* erscheinen sie in 66,7% als myelogene, 27,6% als lymphogene, 1,9% als monocytäre, der Rest als die seltenen übrigen Leukosen (Rosenthal und Harris). Innerhalb dieser Gruppen findet man pathologisch-anatomisch und klinisch *verschiedene Erscheinungsformen* und *Übergänge* z. B. von der monocytären zur myelogenen Leukämie. Von manchen wird als fünfte Gruppe noch die „*Stammzellenleukämie*" abgetrennt.

Die leukämischen Leukosen zeigen eine diffuse Veränderung desjenigen Zellsystems der blutbildenden Gewebe, in dem sich die Erkrankung vornehmlich abspielt (stammzelliges, myelogenes, lymphogenes, plasmacelluläres, monocytäres und reticuloendotheliales) und einen Blutbefund, der dieser mehr oder weniger entspricht. Den **a-** oder meist **subleukämischen Leukosen** liegen bei nur angedeuteter oder fehlender Blutveränderung die gleichen Zellveränderungen blutbildender Gewebe zugrunde. *Zwischen leukämischen und aleukämischen Leukosen besteht also kein prinzipieller, nur ein blutsymptomatischer Unterschied,* zumal Übergangsformen (von subleukämischen in leukämische und umgekehrt) öfter vorkommen.

Innerhalb dieser Erscheinungsbilder unterscheidet man klinisch **akute** und **chronische** Leukämien, zwischen denen die *subakuten* (auch *subchronische* genannt) stehen. Dabei ist die Abgrenzung keine einheitliche: akute Leukämien sollen nur wenige Wochen bis 3 (auch 6) Monate dauern, subakute oder subchronische bis zu einem Jahr, chronische über ein Jahr; chronische und subchronische Leukämien können aber akute Schübe zeigen, denen verschieden lange Remissionen folgen, oder in akute übergehen und als solche enden. Wenn auch das klinische Krankheitsbild der akuten und chronischen Formen charakteristische Unterschiede zeigen, so sind sie doch prinzipiell gleichartige Leiden.

Die *typische Leukose* stellt in der Regel eine *universelle Erkrankung eines ganzen Systems* dar. Es werden aber öfter Erkrankungen gesehen, bei denen die pathologischen Veränderungen vor allem bei lymphogenen Leukosen *begrenzt* in *einer* Lymphdrüsengruppe beginnen (Rössle u. a.) oder dauernd *nur* in dieser oder dem Knochenmark zu finden sind (Storti u. a.). Es werden ferner Knochenveränderungen (lokalisierte, leukotische „Metastasen" in langen und platten Knochen) gefunden, deren histologischer Aufbau der Leukose entspricht (Apitz u. a.).

Diese Beobachtungen leiten über zu den **typischen Geschwulstformen** der blutbildenden Gewebe, die folgende Beziehungen haben (Engelbreth-Holm): myelogene Leukosen → Chlorom, lymphogene → Lymphosarkom, plasmacelluläre → Myelom, monocytäre und reticuloendotheliale → Reticulosarkom (Retothelsarkom). Man könnte darnach gleitende Übergänge von den universellen zu den begrenzten Leukosen und schließlich zu den entsprechenden Geschwulstformen annehmen, zumal die letzteren zuweilen mit Blutveränderungen einhergehen, die dem ergriffenen System entsprechen.

Damit steht man mitten in der schwebenden Diskussion über die **Pathogenese der Leukosen.** Man hat nervös-hormonale Regulationsstörungen angenommen, die wohl bei der Richtung, welche die pathologische Zellbildung einschlägt, eine Rolle spielen kann (Konstitution, Disposition). Man hat die infektiöse Genese der Leukosen, besonders der akuten diskutiert, wobei auf die übertragbare Hühnerleukämie und andere Tierleukämien hingewiesen wurde. Zur Zeit steht wieder die *Geschwulsttheorie im Mittelpunkt*, zumal erkannt wurde, daß bei den Tierleukosen (Hühner, Mäuse, Kaninchen usw.) vielfach ein ultravisibles Virus, welches seiner Kleinheit nach wahrscheinlich von Proteinnatur ist, eine wichtige Rolle spielt, ähnlich wie bei anderen Tumorarten, wobei noch strittig ist, ob es sich jeweils um ein exogen zugeführtes, in infizierbare Zellen aufgenommenes und von da sich verbreitendes Virus handelt oder um Stoffwechselprodukte kranker Zellen, die sich in diesen vermehren. Dabei weiß man aus den Experimenten, daß erbliche Faktoren häufig eine ausschlaggebende Rolle bei der Entwicklung der Krankheit spielen.

Nach ENGELBRETH-HOLM, APITZ u. a. sind die *Leukosen* als *Geschwulstleiden* aufzufassen, die nach ersterem als Sarkomatosen im hämopoietischen Gewebe zu bezeichnen sind und sich wie andere Sarkome verhalten: *je jünger, je weniger differenziert die Zelle ist, welche die sarkomatöse Veränderung erlitt, desto maligner ist der Tumor und desto akuter sein Verlauf.* Eine Stammzellen- (Myelo- oder Lymphoblasten-) Leukose verläuft stets akuter als eine Myelocytenleukämie oder eine solche mit kleinen Lymphocytenformen. Die rasch verlaufenden Formen finden sich am häufigsten bei Kindern und Jugendlichen und dasselbe gilt für die meisten einschlägigen Geschwulstformen (Lymphosarkom, Chlorom), bei älteren Leuten werden sie auch, aber seltener beobachtet. Nach MOESCHLIN und ROHR ist die *akute Myelose* als ein metastasierender *maligner Tumor* mit Ausgang vom Knochenmarksparenchym und metastatischen und metaplastischen sekundären Veränderungen (Milz, Leber, Lymphknoten), die *chronische Myelose* als relativ *benignes* Neoplasma mit der Möglichkeit sekundärer maligner Entartung (häufig von der Milz ausgehend) anzusehen. Die *metastatischen* extramedullären Herde senden *pathologische* (Paramyeloblasten usw.), die *metaplastischen normale* (Myelocyten, Erythroblasten) Zellformen ins Blut.

a) Akute Leukämien (Leukosen).

Die Erkrankung setzt vielfach akut unter dem Bild einer Sepsis mit rasch ansteigendem hohen Fieber oder Schüttelfrost mit starken Schweißen und schweren Krankheitserscheinungen ein, sie kann sich auch allmählicher entwickeln und erst nach Tagen oder Wochen das ausgesprochene, schwere Bild zeigen. Der Verlauf ist immer bösartig und unaufhaltsam zum Tode führend, selten einmal durch eine vorübergehende Periode scheinbarer Besserung oder Heilung unterbrochen.

Das *Fieber* ist entweder vom septischen oder typhösen Typus, selten mit eingelegten subfebrilen Perioden. Der Grundumsatz ist erhöht.

Frühzeitig und bei akuten Schüben findet sich stets die *hämorrhagische Diathese* auf der ganzen Hautoberfläche besonders der Extremitäten und der Brust meist als kleinfleckige, seltener als große flächenhafte Purpura, oft als Nasen-, Zahnfleisch-, Rachen- und Mundschleimhautblutungen; daneben kann es subkonjunktival, in Retina und Glaskörper (Netzhautablösung), ins Mittelohr (MENIÈRES Syndrom), ins Gehirn, in den Magen-Darmkanal, den Genitalapparat, unter die Pleura (hämorrhagisches Exsudat) und das Epikard, in die Gelenke usw. bluten.

Im *Mund* kommt es zu *akuten Entzündungsprozessen*, Gingivitis und ulceröser Stomatitis, im Rachen zu initialer lakunärer Angina, aus der sich eine membranöse Tonsillitis entwickelt; entzündlich-*ulceröse* Prozesse können sich an der Zunge, am weichem und hartem Gaumen, an der hinteren Rachenwand ausbilden. Aus diesen Veränderungen können *Nekrosen* mit starken Schmerzen und Foetor ex ore entstehen, alles ähnlich wie bei Agranulocytose und Aleukie. Jeder Eingriff (Zahnextraktion usw.) vermag hier wie dort solche Prozesse auszulösen (Resistenzverminderung). Die Grundlage bilden oft *leukämische Infiltrationen*, die an den Tonsillen tumorartige Gestalt anzunehmen vermögen.

Auch in der *Haut* gibt es leukämische Infiltrate und deren Folgezustände: knötchenförmige, ekzematöse, exanthemartige, urtikariell-ödematöse Prozesse mit starkem Juckreiz (oft als Frühsymptom).

Lymphdrüsenschwellungen können fehlen oder meist regionär besonders an Hals und Kieferwinkel, auch an der oberen Körperhälfte (submaxillar, endothorakal) usw. auftreten. *Milz* und *Leber* sind bald stark, bald kaum oder nicht vergrößert, bei der leukämischen Form aber immer mehr beteiligt als bei der aleukämischen (bei der ersteren ausgedehntere metastatische und metaplastische Veränderungen nach MOESCHLIN und ROHR.

Sternum und *andere Skeletteile* sind oft druckempfindlich (leukämische Metastasen). Leukämische Metaplasien können *neuralgische Beschwerden* auslösen (Druck oder Infiltrat). So entsteht selten auch ein *Herpes zoster* evtl. generalisatus.

Der *Urin* enthält Eiweiß (1—2%), im Sediment hyaline und granulierte Zylinder, Erythrocyten in wechselnder Zahl.

Das *Sensorium,* anfangs frei, wird gegen Ende benommen und komatös.

Der *Verlauf* der akuten Leukosen ist *immer derselbe.* Die *Symptomatologie* der einzelnen Formen ist bis auf kleine Unterschiede *weitgehend die gleiche.* Nur der

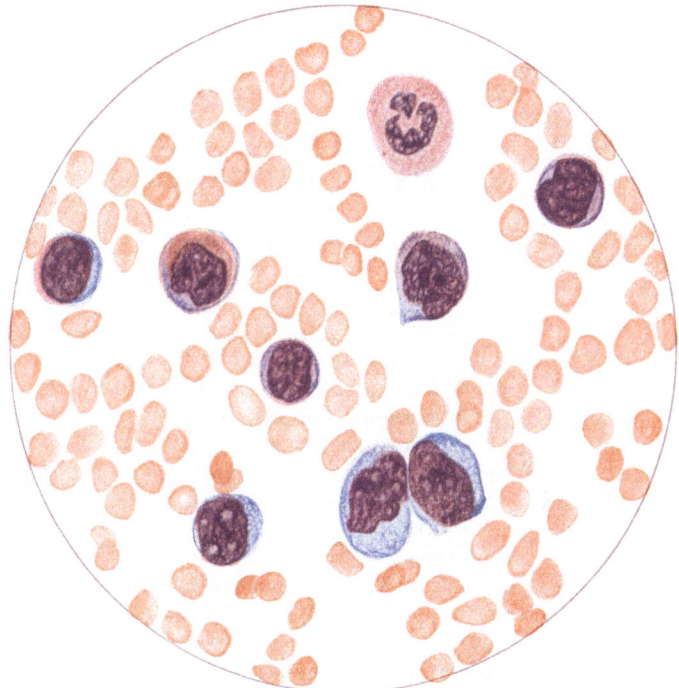

Abb. 21. Akute Leukämie (Myeloblastenleukämie).

Blutbefund ist ein verschiedener je nach der proliferierenden, stets unreifen und pathologischen Zellform; er weist aber auch gemeinsame Züge auf, einmal die fortschreitende, meist hypochrome, seltener hyperchrome *Anämie,* die ohne die Merkmale der Perniciosa höchste Grade annehmen kann, sodann die immer vorhandene *Thrombocytopenie,* welche die hämorrhagische Diathese mit bedingt. Diese gleichartigen Blutveränderungen werden im wesentlichen vom wuchernden Zellsystem durch Verdrängung, aber auch durch toxische Schädigungen bedingt. Ebenso vermindern sich die normalen Granulocyten, so daß das *Bild der Agranulocytose* entstehen kann. Es gibt leukämische, sub- und aleukämische Formen. Die Sternalpunktion gibt immer den besten Wegweiser.

Myelogene Form. Myeloblastenleukämie. Die Zellzahl ist anfangs wenig erhöht, später geht sie schnell und sprunghaft bis über 100000 oder 200000 Zellen hinauf. Bei aleukämischem Verlauf erfolgt oft in den allerletzten Lebenstagen ein akuter Anstieg.

Den Hauptteil machen völlig pathologische unreife Zellformen vom *Myeloblastentypus* aus, die sich in der Mehrzahl von den normalen Myeloblasten des

Marks und der chronischen myeloischen Leukämie unterscheiden. Sie können sehr klein sein, etwa von der Größe der kleinen Lymphocyten *(Mikromyeloblasten)*, oft fast nacktkernig. Die Kerne zeigen abnorme, oft phantastische Lappung bei vielfach noch unreifem Protoplasma. Man bezeichnet sie als *Paramyeloblasten* (NÄGELI). Neben diesen atypischen Myeloblasten findet man wenig zahlreiche reife, also segmentierte Granulocyten, noch weniger eosinophile und basophile Leukocyten ohne ihre Zwischenstufen (Myelocyten und Metamyelocyten). Dieses Charakteristicum des Blutbildes nannte NÄGELI *Hiatus leucaemicus*. Die reifen Leukocyten sind noch von früher da, die pathologische Blutbildung verhindert ihre Entstehung, da die Paramyeloblasten sich zu diesen nicht weiter entwickeln können. Immer sieht man GUMPRECHTsche Zellschollen.

Die *Unterscheidung* der pathologischen Myeloblasten von pathologischen lymphatischen Elementen ist schwierig und manchmal unmöglich. Die Oxydasereaktion kann, wenn sie positiv ist, den Ausschlag geben; oft läßt sie im Stich, weil ihr negativer Ausfall bei Myeloblasten nur anzeigt, daß diese Jugendformen noch keine Oxydase bilden, er also nicht als Beweis gegen ihre myelogene Herkunft verwandt werden kann. Die Zellen können auch mit Monocyten verwechselt werden, die aber eine andere Kernbeschaffenheit und azurophile Granula zeigen sollen.

Bei der Schwierigkeit der Abgrenzung kann eine *funktionelle Probe* Verwendung finden: Die Untersuchung der aus dem Blute isolierten Stammzellen der myeloischen Reihe ergibt im Proteolyseversuch auf der Serumplatte Vorhandensein von proteolytischem Proferment (LOOK); lymphocytäre Elemente hemmen die Proteolyse. Der Einfluß der monocytären Zellen bei Monocytenleukäme könnte vielleicht der Lymphocytenwirkung gleichen, bedarf aber im Einzelfall erst der Feststellung.

Lymphogene Form, Lymphoblastenleukämie. Meist finden sich die *großen Lymphocyten* („Lymphoblasten") allein oder mit einer geringen Anzahl kleiner Lymphocyten gemischt, immer viele GUMPRECHTsche Zellschatten. Die Oxydasereaktion ist negativ. Myeloide Elemente sind fast völlig aus dem Blutbild verschwunden. In seltenen Fällen sieht man eine Vermehrung von *Plasmazellen* neben Lymphocyten. NÄGELI wie auch MOESCHLIN und ROHR bestreiten das Vorkommen akuter lymphatischer Leukämien, eine Ansicht, die nach den Erfahrungen meiner Klinik noch nicht unbestreitbar gesichert ist. Die ersteren glauben, daß es sich dabei immer um Mikromyeloblastenleukämien handle. Sie ist aber bei Erwachsenen sehr selten, bei Kindern weit häufiger (besonders im 3. und 4. Lebensjahr), aber oft aleukämisch. Nach WILLI sind 82% aller Leukämien bei Kindern lymphatische.

Weil die Zellen der akuten myelogenen und lymphogenen Form oft größte Ähnlichkeit zeigen und nicht sicher zu identifizieren sind, spricht man auch von **Stammzellenleukämie**, wobei man auf eine Unterscheidung verzichtet.

Monocytenleukämie (SCHILLING und RESCHAD). Sie verläuft in beinahe 80% akut (OSGOOD). Im Blutpräparat ist die Mehrzahl der reifen Zellen monocytäre Formen (bis 90% und mehr) von verschiedener Reifung (reife Monocyten, Prämonocyten und Monoblasten); die *unreifen* Formen sind größer (bis zu 50 μ) oder kleiner als die reifen, sie haben irreguläre, vieleckige und pseudopodienartige Zellgrenzen, das Protoplasma enthält oft feine oder gröbere Azurgranula, der Kern ist rund, oval, gekerbt, schwammig und enthält Nukleolen, die Oxydasereaktion ist negativ. Dem Überwiegen der Monocyten im Blut entsprechen die Zellwucherungen, besonders im Knochenmark, Milz, Leber und Lymphdrüsen, wo sie als Basis das weite reticuloendotheliale System haben und um die Gefäße herum liegen, während sie in der Haut auch um Drüsen und Haarbälge angeordnet sind. Die Wucherungen, an denen das reticuloendotheliale System in den einzelnen Organen keine einheitliche Beteiligung zeigt (z. B. intensive Wucherung und Bindegewebsentwicklung in Milz; Uferzellen und Venensinuswandendothel sowie KUPFFERsche Sternzellen der Leber dagegen mitosenfrei) sind stets mit Reduktion der Lymphfollikel verbunden. Sie können teilweise als *Monoblastome* aufgefaßt werden. Vielleicht ist das *Mesenchym* in seinem ganzen Umfang (auch Fibroblasten im Sinne v. MOELLENDORFFS) beteiligt (SCHULTZ und KRÜGER). Die anderen Stammzellen nahestehenden unreifen Monoblasten können die normale Entwicklungsrichtung einbüßen und morphologisch sich den Stammzellen der myelogenen und lymphogenen Reihe annähern, so daß ihre Einreihung in normale Entwicklungssysteme unmöglich wird *(systematypische Zellen)*. Hieraus spricht entweder eine pathologisch abgewandelte Zellbildung und Reifung oder ein Zeichen der mannigfachen und verschiedenartigen Reaktionsmöglichkeit der pluripotenten Stammzellen. Es darf nicht verschwiegen werden, daß das Krankheitsbild der Monocytenleukämie noch *nicht allgemein anerkannt* ist, vielmehr als *besondere Form der myeloischen Leukämie* angesehen wird (MOESCHLIN und ROHR u. a.).

Reticulosen (Reticuloendotheliosen). Diese seltenen Leukosen verlaufen *in der Regel aleukämisch*. Immerhin können im Blute unregelmäßig gestaltete „endotheliale" und „retikuläre" Zellen in größerer Zahl auftreten. Bei den Wucherungen im Reticuloendothel findet man alle Übergänge zu Lipoidosen (GAUCHER) und zu granulomartigen (Lymphogranulom) Bildern. Die Abgrenzung dieser seltensten Formen begegnet noch großen Schwierigkeiten.

Die **Diagnose** ist zunächst aus dem Blutbild und dem Resultat der Sternalpunktion zu stellen. Es handelt sich vor allem um die Abgrenzung gegen septische Krankheitsbilder mit speziellen Blutzellreaktionen, die evtl. erst bei der histologischen Organuntersuchung gelingt.

Die **Prognose** ist absolut infaust.

Die **Therapie** erzielt *nur flüchtige Erfolge*. Die *Röntgenbehandlung* muß analog der chronischen Leukämie aber außerordentlich *vorsichtig* mit 5% der HED als Anfangsdosis am besten an der Milz versucht werden. Jede intensivere Bestrahlung ist kontraindiziert, weil sie verschlimmern kann. *Arsen*-Behandlung ist zu versuchen. *Bluttransfusionen* helfen bei gleichzeitiger schwerer Anämie nur wenig, weil das Fremdblut oft schnell zerstört und dadurch hohes Fieber und Verschlechterung herbeiführt werden.

Jedenfalls beginnt man stets mit kleinen Mengen von 50—100 ccm Blut; werden diese gut vertragen, dann kann man größere Übertragungen (200—300 ccm und mehr) öfter wiederholen. Vereinzelt hat *Thyroxin* intravenös und *Adrenalin* in vorsichtiger Dosierung (3mal täglich 1—2 mg subcutan) scheinbar einen günstigen Einfluß; auch andere Hormonpräparate (Sexualhormone, Präphyson usw.) können versucht werden.

b) Chronische myeloide Leukämie (myelogene Leukose).

Diese Krankheit des Erwachsenen vom mittleren Lebensalter zwischen dem 30. und 50. Jahre ist im jugendlichen Alter selten, im frühen Kindesalter kommt sie nicht vor.

Die *Beschwerden* der Patienten beginnen erst, wenn die Krankheit längst im Gange ist; der Beginn ist nie sicher anzugeben. Die Kranken werden müde und abgespannt, schwitzen leicht, ihre Leistungsfähigkeit sinkt, das Gewicht geht rasch erheblich herunter. Zuweilen klagen sie über Gefühl der Völle und Druck, stechende und krampfartige Schmerzen in der Magen- oder Milzgegend, auch rheumatoid-neuralgiforme Beschwerden werden angegeben. Mitunter bemerken sie eine Auftreibung des Leibes oder fühlen eine Härte in ihm. Nasenbluten kommt vor und Juckreiz, unruhiger Schlaf und Herzklopfen, auch Priapismus ist gelegentlich ein Frühsymptom.

Die *Untersuchung* ergibt meist *Blässe* von Haut und Schleimhäuten. Die *Haut* ist *trocken* und neigt zu *Ekzemen*. In späteren Stadien zeigt sie öfter Petechien und Blutungen *(hämorrhagische Diathese)*. *Infiltrate* (metaplastische myeloide Herde der Haut) sind seltener als bei der lymphoidzelligen Leukämie. Die langen Röhrenknochen und das Sternum sind häufig beim Beklopfen, auch spontan schmerzhaft.

Die *Lymphdrüsen* sind meist nicht vergrößert, nur in fortgerückteren Stadien finden sich besonders in der Inguinalgegend geringe weiche Schwellungen. Ganz selten sieht man das MIKULICZsche *Krankheitsbild* (Vergrößerung der Speicheldrüsen und Tränendrüsen), bei dem das Gesicht eine eigenartige Mißbildung durch die Drüsenschwellung erfährt. Die *Tonsillen* sind vielfach groß und zerklüftet wie bei der chronischen Tonsillitis; es handelt sich aber um leukämische Veränderungen. Die Tonsillektomie ist kontraindiziert, da nach ihr häufig eine akute Verschlechterung auftritt.

Die *Milz* ist frühzeitig vergrößert und kann bis ins Becken und weit über die Mittellinie nach rechts reichen. Sie ist hart, an der Oberfläche glatt, unempfindlich, respiratorisch verschieblich und zeigt an der Innenseite typische Einkerbungen. Bei dünnen Bauchdecken sieht man den großen Milztumor als Vorwölbung. Zuweilen besteht eine meist durch Milzinfarkte hervorgerufene *Perisplenitis*, die Milz ist spontan und auf Druck schmerzhaft und man kann

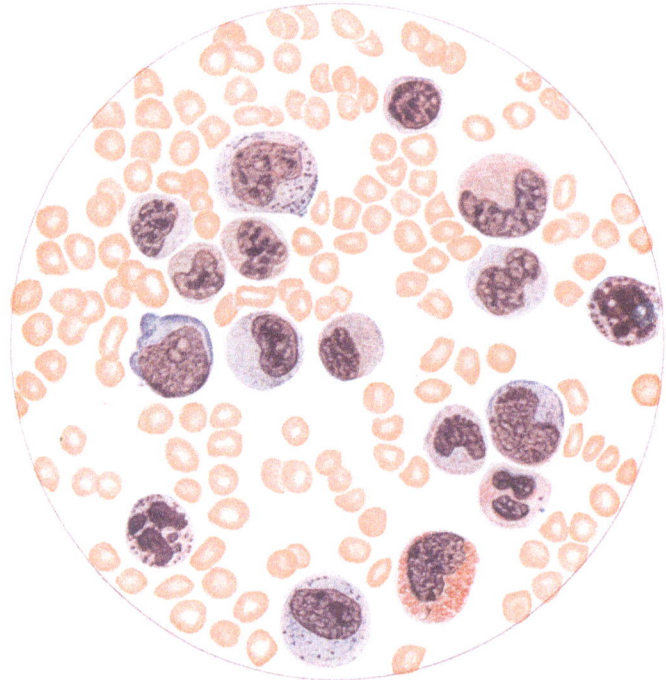

Abb. 22. Chronische myeloide Leukämie.

Reiben fühlen. In seltenen Fällen bleibt die Milz lange Zeit klein. Ihre Größe wechselt besonders unter dem Einfluß von Arsen und Röntgentherapie. Die *Leber* ist später regelmäßig vergrößert, hart, unempfindlich.

An den *Respirationsorganen* kann öfter eine chronische Bronchitis festgestellt werden. Im Kehlkopf entwickeln sich selten leukämische Wucherungen in der Schleimhaut, die Dyspnoe machen. Im späten Stadium können hämorrhagische Pleuraergüsse auftreten. Das *Zirkulationssystem* zeigt keine Veränderungen. Bei stärkerer Anämie hört man Nonnensausen und akzidentelle Geräusche. Am *Digestionsapparat* werden Magendruck, Aufstoßen, Erbrechen, Appetitlosigkeit, selten Durchfall und Blutungen (leukämische Wucherungen am Darmtractus) festgestellt. Im späten Stadium findet sich gelegentlich klarer Ascites mit myeloidem Sediment. Bei den *Sexualorganen* ist der Priapismus bereits erwähnt (durch Thrombose der Corpora cavernosa verursacht). Die Menses erleiden gewisse Unregelmäßigkeiten.

Der *Urin* enthält kleine Eiweißmengen, vereinzelt Zylinder und ein reichliches Sediment von Harnsäure und harnsauren Salzen (Ziegelmehlsediment). Der dauernde große Zellumsatz mit dem Kernzerfall führt zu *vermehrter Harnsäurebildung* und -ausfuhr, die gegenüber der Norm (0,3 g pro die) um das

2—5fache und mehr gesteigert sein kann. Hierbei tritt besonders zu Zeiten gesteigerten Zellzerfalls eine bedeutende Hyperurikämie auf, die oft zur Bildung von *Uratsteinen* der Niere und Blase, selten zu echter *Gicht* führt.

Der *Grundumsatz* ist stark erhöht (Werte wie bei Morbus Basedow). *Temperaturerhöhungen* können da sein und fehlen, selten höheres Fieber, das prognostisch ungünstig ist.

Das *Blut* zeigt bei hohen Leukocytenzahlen eine erhöhte Viscosität. Die Blutkörperchensenkung ist beschleunigt, das Serum klar, etwas grünlich, bei unkomplizierten Fällen mit normalem Bilirubingehalt.

Das *gefärbte Blutpräparat* zeigt eine große Variation der Zellen, so daß die Diagnose bei ausgesprochenen Fällen auf den ersten Blick hin gestellt werden kann.

Die anfangs mäßige *Anämie* kann später stärker werden; sie nimmt mit Verschlechterung des Blutes zu, mit Besserung ab. Der *Färbeindex* schwankt um 1. Es finden sich alle Zeichen guter Regeneration. Selten treten in den Endstadien Makroblasten auf. Das Bild kann dann dem einer perniziösen (gemischtzelligen) Anämie ähnlich werden. In einzelnen Fällen beginnt die Leukämie mit einer *Polyglobulie*.

Die *Zahl der weißen Blutzellen* erreicht sehr hohe Werte und kann weit über 100 000 bis zu 800 000 und mehr Zellen betragen. Man findet normale segmentierte *neutrophile Leukocyten*, im frühen Stadium die Mehrzahl der Zellen; Die *eosinophilen* und *Mastzellen* sind prozentual vermehrt, die letzteren oft mit abnorm großem Kern. Auch die *Monocyten* sind vermehrt, die *Lymphocyten* vermindert. Später sinkt die Zahl der Monocyten. *Neutrophile Myelocyten* findet man in großer Menge, oft 20—40% und mehr, eosinophile und basophile in kleiner Menge. Diese Zellen zeigen, was Kern und Protoplasma anbelangt, eine große Variation, teils ist der Kern locker, rund und groß, teils etwas kleiner und mehr oder weniger eingekerbt, das Protoplasma zeigt teils basophile, teils acidophile Granulationen. Veränderungen von Kern und Protoplasma gehen nicht wie normal parallel, man sieht bald mehr ein Reifen des Kerns, bald mehr eine Granulation und Schrumpfung des Protoplasmas. *Große ungranulierte Zellen mit großem Kern (Myeloblasten)* finden sich neben den Myelocyten in kleinerer Zahl, später nehmen sie erheblich zu (ungünstiges Zeichen). Knochenmarksriesenzellen sind selten.

Im *Blutbild* können *einzelne Zelltypen stärker hervortreten*, z. B. *eosinophile* Zellen oder *Mastzellen*, bei sehr starker Vermehrung spricht man zuweilen von eosinophilocytärer und basophilocytärer Leukämie; diese Zellen können auch zurücktreten und fast fehlen. Die Blutplättchen können enorm (im Mark entsprechend die Megakariocyten) vermehrt sein. Über die *Resultate der Sternalpunktion* s. S. 278.

Aleukämische und subleukämische Form. Die aleukämische Leukose ist bei Kindern häufiger als bei Erwachsenen. Der körperliche Befund und die Beschwerden sind denen der chronischen Leukämie sehr ähnlich, die Beschwerden meist geringer, der Verlauf in der Regel schneller. Im Vordergrund steht der meist sehr große *Milztumor*, bei fehlenden Lymphdrüsenschwellungen. Hauterscheinungen sind nicht selten vorhanden. Öfter ist eine starke Anämie festzustellen, welche besonders bei Kindern, aber auch bei Erwachsenen gelegentlich zur Fehldiagnose einer atypischen aplastischen evtl. leukopenischen Anämie Anlaß gibt; die Sternalpunktion führt zur richtigen Diagnose. Bei nicht oder wenig erhöhter Leukocytenzahl zeigt in der Regel das Blutbild mehr oder weniger ausgesprochen die leukämischen Besonderheiten, jedoch mit wenig Myeloblasten; überhaupt treten die pathologischen Zellformen quantitativ nicht so deutlich hervor. Die Leukocytenzahl ist meist dauernd annähernd normal, nur in der allerletzten Zeit, manchmal in den letzten Lebenstagen geht sie in die Höhe. Mit einer *Adrenalininjektion* ($1/2 - 3/4$ mg subcutan) kann eine Ausschwemmung pathologischer Zellen provoziert werden, die nach 15—25 Minuten auf dem Höhepunkt angelangt ist. Sie kann differentialdiagnostisch wertvoll sein. Die Sternalpunktion sichert immer die Diagnose.

Der **pathologisch-anatomische** Befund entspricht dem klinischen. Man findet eine große, meist riesige *Milz,* deren Gewicht bis 10 kg betragen kann, die öfter Infarkte zeigt und auf der Schnittfläche graurot bis tiefrot ist. Die *Leber* ist vergrößert. Das *Mark* der langen Röhrenknochen zeigt wechselndes Aussehen (eitergelb „pyoid", auch grau oder blaßrot), zuweilen bleibt es Fettmark. Oft findet man im Ausstrich Charcot-LEYDENsche Krystalle. *Histologisch* sind die überall sich findenden *extramedullären Blutbildungsherde* zu erwähnen, die den typischen myeloiden Charakter haben (MEYER und HEINEKE, NAEGELI u. a.). In der Milz hat dieses Gewebe das lympathische völlig verdrängt, ebenso in vielen Lymphdrüsen. In der Leber wuchert es in großer Ausdehnung, so daß es die Leberzellbalken stellenweise vollkommen erdrückt. Es breitet sich streifenförmig entlang den Gefäßen und Lymphsträngen oder in Form rundlicher Herde aus. An vielen Stellen sind die Gefäßwände myeloid verändert. In allen Organen finden sich Herde, vor allem perivaskulär, in manchen Fällen lassen sich solche Zellwucherungen in großer Zahl in der Haut nachweisen. Auch das lockere Bindegewebe zeigt myeloide Zellbildung (STOCKINGER), ebenso aber selten Skeletteile.

Über die *Pathogenese* s. S. 321.

Prognose. Die Dauer der myelogenen Leukose beträgt 6 Monate bis 16 Jahre, im Durchschnitt 3 Jahre (MINOT u. a.) und scheint unabhängig vom Alter zu sein. Niedrige Leukocytenzahlen unter 40 000 im cmm sollen ungünstig sein, diese Kranken sterben fast immer innerhalb eines Jahres (LEAVELL, HUNTER u. a.). Stärkere Anämie und Blutungstendenz sind ernste Zeichen.

Die **Diagnose** ist meist leicht und ergibt sich aus dem Gesagten.

Therapie. Bei leichteren Fällen wird eine zweckmäßige Allgemeinbehandlung mit Regelung der Lebensweise und Anpassung an den Krankheitszustand durch Einschaltung von Ruheperioden und Entlastung im Berufsleben eingeleitet. Schwere Fälle sind arbeitsunfähig und meist bettlägerig. Die Leukämie ist nur zu bessern, aber vorerst mit keinem Mittel zu heilen (im Gegensatz zur perniziösen Anämie). Rezidive treten trotz jeder Behandlung auf. Sie wird über kurz oder lang gegen jede Behandlung refraktär und führt schließlich unter dem Bild einer akuten Verschlechterung oder durch Komplikationen zum Tode.

Wichtig und oft erfolgreich ist die *Arsen*-Behandlung. Sie geschieht mit der *subcutanen Verabreichung* folgender Lösung: 1 g *Acid. arsenicosum* (As_2O_3) wird unter 1stündigem Kochen in Aqua destillata gelöst, darauf Zusatz von Aqua destillata bis 100 ccm und Zusatz von 5 ccm Phenol in $^1/_2$%iger Lösung. Man beginnt mit 0,001 g Ac. arsen. = 0,1 ccm der Lösung oder 1 Teilstrich der 1 ccm fassenden Spritze und steigt jeden Tag um einen Teilstrich bis zu einem Anstieg auf 0,01 oder 0,015 g Ac. arsen. pro die. Die Arsentherapie wird lange durchgeführt. Anfangs zuweilen Magen-Darmstörungen, die bei Weiterbehandlung verschwinden können, zuweilen auch zu einer vorübergehenden Unterbrechung nötigen. Auch mit oraler Verabreichung von FOWLERs Lösung, die zunächst bis zur beginnenden Arsenvergiftung, dann mit subtoxischen Gaben durchgeführt wird, kann erfolgreich behandelt werden. Die Arsenbehandlung ist *vor* der Strahlentherapie anzuwenden, die, wenn mit Arsen ein befriedigender Erfolg zu erzielen ist, zweckmäßigerweise hinausgeschoben wird.

Die *Strahlentherapie,* vor allem die *Röntgenbehandlung* wird angewandt, wenn die Arsentherapie erfolglos und der Allgemeinzustand und das ganze Krankheitsbild einer Behandlung bedürftig ist. Unter Röntgenbehandlung soll die Arbeitsfähigkeit um 10 Monate länger erhalten werden als ohne diese (HOFFMANN und CRAVER). Die Bestrahlung der Milz, selbst mit kleinen Röntgendosen hat aus noch unbekannten Gründen oft schon eine tiefgreifende Wirkung. Man erreicht ein Absinken der Leukocytenzahl, eine Annäherung des weißen Blutbildes an die Norm durch Zurückgehen der pathologischen Formen, eine Besserung der Anämie und der Thrombopenie. Zugleich hebt sich das Allgemeinbefinden, die Temperatur wird normal, Appetit und Gewicht bessern sich, die Leistungsfähigkeit steigt. Anfangs tritt oft ein „*Röntgenkater*" durch Überschwemmung des Körpers mit Zerfallstoffen der weißen Zellen (starke Vermehrung der Harnsäureausfuhr im Urin) auf, welche gesteigerte Temperatur, vor allem Übelkeit evtl. mit Brechneigung und Mattigkeit, besonders wenn die Strahlentherapie zu intensiv gestaltet wird, zur Folge hat. Über die *Behandlung des Röntgenkaters* s. S. 786.

Durchführung der Röntgentherapie: Man bestrahlt die Milz, evtl. auch die Leber und die langen Röhrenknochen, die man in Felder einteilt, mit 25—30% HED auf jedes Feld, wobei man 1 Feld pro Tag vornimmt, die Leukocytenzahl täglich kontrolliert und bei Absinken wartet, bis der jeweilige Tiefpunkt erreicht ist. Je näher man der Normalzahl kommt, desto vorsichtiger wird bestrahlt und desto länger müssen die Intervalle sein. Die *Intensivbestrahlung* mit plötzlichem tiefem Absturz ist unzweckmäßig, wie jede nicht genau kontrollierte Strahlentherapie. Sie kann *direkt schädlich* sein, da dem schnellen Abfall der Leukocytenzahl evtl. unter die Norm rasch eine Verschlimmerung und ein hoher Anstieg mit Komplikation des roten Blutbildes usw. folgt (Reizwirkung). Die Röntgentherapie muß individuell gestaltet werden und sich der Reaktionsart des Kranken anpassen. Wenn man annähernd den normalen Leukocytenwert (20—25000) erreicht hat, hört man auf, da die Strahlenwirkung oft noch weitergeht. Steigt er wieder an, wird weiter bestrahlt. Arsenvorbehandelte Fälle reagieren auf *kleinere* Röntgendosen. Die *Kombination von Arsen- und Röntgenbehandlung* ist daher oft günstig. Für die *Wiederholung der Behandlung* ist *nicht* allein die Höhe der Leukocytenzahl maßgebend, sondern auch das übrige Blutbild (Anämie) und vor allem das Allgemeinbefinden. Verschlimmert sich dieses, dann hat sie möglichst bald zu erfolgen. Der Kranke muß daher in dauernder Beobachtung bleiben; alle 3—4 Wochen soll ein Blutstatus aufgenommen werden. Die *Röntgentherapie* muß *abgebrochen* werden, wenn die Zahl der weißen Blutzellen sehr schnell und tief absinkt, wenn zahlreiche unreife Zellen vom „Myeloblastentypus" auftreten, wenn das rote Blutbild oder das Allgemeinbefinden sich unter der Bestrahlung akut verschlechtert, und Gewichtssturz, Durchfälle und höheres Fieber eintreten. Bei vorsichtiger Dosierung und dauernder strenger Kontrolle jeder einzelnen Bestrahlung treten derartige Verschlimmerungen erst nach evtl. langjähriger Bestrahlung auf.

Die *universelle Röntgenbestrahlung* des ganzen Körpers (*Röntgendusche* DESSAUERS) kann die „lokale" der Milz, Leber usw. kaum ersetzen, wohl aber ergänzen, da Kranke, die gegen lokale Bestrahlung refraktär wurden, oft auf Röntgenduschen noch reagieren. Mit *Radium* (auf Milzgegend) kann man eine ähnliche aber keine bessere Wirkung erzielen wie mit Röntgenbestrahlung.

Die *Benzoltherapie* ist durchaus entbehrlich, zumal sie öfter Intoxikationen macht (auch Todesfälle), und die Erythropoese ungünstig beeinflussen kann.

Die *Milzexstirpation* kommt eventuell nur da in Betracht, wo ihre übermäßige Größe allzu starke Beschwerden durch Druck auf die Abdominalorgane macht. Ein heilender Einfluß ist nicht zu erwarten.

Klimatische Kuren, speziell im *Hochgebirge*, sind oft von Nutzen. Auch *Trinkkuren* in den Bädern mit eisen- und arsenhaltigen Wässern sind zu versuchen.

c) Chronische lymphatische Leukämie (chronische Lymphadenose, lymphogene Leukose).

Die chronische lymphogene Leukose hat mit der chronischen myelogenen Leukose in ihrem klinischen Verlauf die weitgehendste Ähnlichkeit.

Sie ist eine *Krankheit der Erwachsenen* zwischen dem 40.—55. Lebensjahr, verschont das frühe Kindesalter, das nur die akute und subakute Form kennt, kommt am häufigsten jenseits des 50. Jahres bis ins hohe Greisenalter vor. 72—75% der Kranken sind Männer. Aleukämische Verlaufsart ist bei Erwachsenen selten; bei Kindern ist sie häufig, aber akut.

Die *Beschwerden* beginnen allmählich mit allgemeinen Klagen (Kopfschmerzen, Abnahme der Leistungsfähigkeit, Müdigkeit, Reizbarkeit, Gewichtsabnahme), gelegentlich mit rheumatoiden Schmerzen. Oder es fallen schmerzlose, aber langsam größer werdende Schwellungen am Hals und in der Leistengegend auf.

Die *Untersuchung* ergibt öfter Blässe von Haut und Schleimhäuten, die auch fehlen kann.

Besonders auffallend ist die *Schwellung der peripheren Lymphdrüsen* am Halse, in der Achsel- und Inguinalgegend. Sie zeigen die Größe einer Bohne oder Kirsche, einzelne werden größer, sie sind kettenförmig angeordnet, verschieblich, nicht schmerzhaft, ziemlich weich und bilden besonders axillar kleinere oder größere Pakete mit grobhöckriger Oberfläche. Auch an anderen Stellen, z. B. am Ellenbogengelenk, an der Mamma, im subcutanen Gewebe usw. können vergrößerte Drüsen einzeln oder gehäuft gefunden werden; endlich zeigen die mediastinalen, hilären, peripheren und abdominalen Lymphdrüsen wechselnde Anschwellungen. Eitrige Einschmelzung kommt nicht vor.

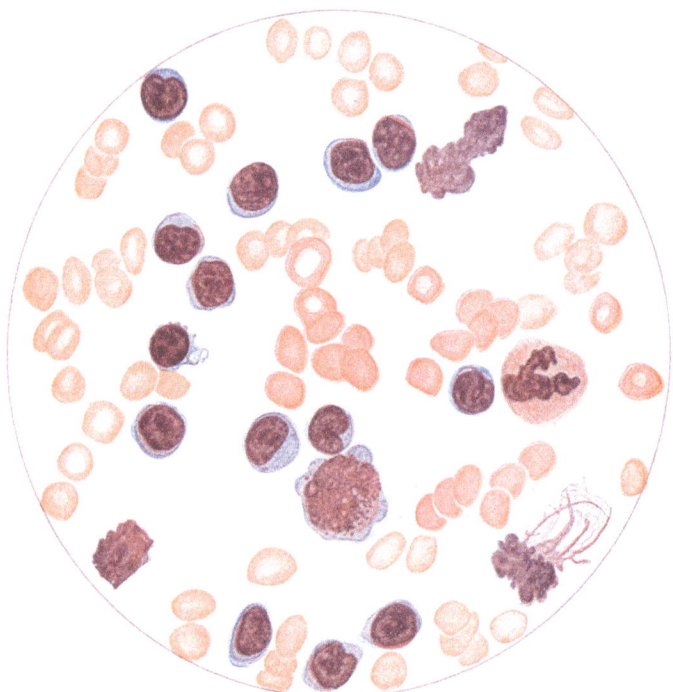

Abb. 23. Chronische lymphatische Leukämie.

Die *Milz* spielt *nicht* die Rolle wie bei der myeloiden Form. Sie ist zwar meist vergrößert, aber in der Regel nur in geringem Maße, so daß sie kaum oder nur um einige Querfinger den Rippenbogen überschreitet. Große Milz ist selten.

Die *Tonsillen* können vergrößert sein. Auch die Schleimhaut des Mundes, des Kehlkopfes, der Trachea und der Nase können Infiltrate zeigen. Öfter sieht man das Mikuliczsche Syndrom. Dann sind die Speicheldrüsen (Glandula parotis, submaxillaris, sublingualis) und die Tränendrüsen vergrößert, so daß die charakteristische Entstellung des Gesichtes sofort auffällt.

Öfter finden sich *lymphatische Infiltrate der Haut*, besonders im *Gesicht*, in Form kleinerer (miliare Lymphodermia cutis) oder größerer Knoten, selten als circumscripte diffuse Infiltrate. Die größeren Knoten im Gesicht, die dann die Nase, Wangen, Ohren, Lippen usw. verändern, sind meist rund, lebhaft gerötet und zuweilen schmerzhaft und können das Gesicht unförmig entstellen. Sie erscheinen erst im späteren Krankheitsstadium. Nicht selten kommen *Pruritis (Prurigo lymphatica), urtikarielle und ekzematöse Dermatosen*, auch ohne lymphatische Hautveränderungen vor. Zuweilen entsteht ein *Herpes zoster*, auch als *Zoster generalisatus*, wobei nicht selten leukotische Infiltrate im Zentralnervensystem nachgewiesen wurden.

Die *Leber* ist meist vergrößert und hart. Die *Lunge* zeigt, abgesehen von den Hilusdrüsen, keine sichtbare Veränderung, in seltenen Fällen Bronchitis. Die *Zirkulationsorgane* verhalten sich wie bei der myeloiden Leukämie. Die anämischen Erscheinungen, ebenso auch die Blutungsneigung sind seltener. Am *Digestionstraktus* ist der Befund in der Regel normal, selten Diarrhöen. Der *Stoffwechsel* zeigt keine oder geringe Störungen. Die Harnsäuresteigerung im Blut und Urin ist geringer wie bei der myeloiden Form. Im Urin ist zuweilen der BENCE-JONESsche Eiweißkörper festgestellt worden.

Hämorrhagische Diathese kommt vereinzelt vor. Die Knochen, z. B. das Sternum, sind selten schmerzhaft.

Im *Blut* ist die Zahl der Leukocyten in der Regel nicht so stark vermehrt wie bei der myelogenen Leukämie. Man findet Erhöhungen von 20—100 000, seltener mehrere 100 000. Die vorherrschende Zellart sind die *kleinen Lymphocyten*, die meist bis 90% aller Leukocyten ausmachen. Das *Blutbild* sieht daher viel *einförmiger* aus wie bei der myelogenen Form. Seltener sind große Lymphocyten. Mitosen findet man nur ganz vereinzelt. Die Azurgranula fehlen meist, der Protoplasmasaum ist sehr klein, der lockere Kern, der vielfache Polymorphie aufweist, beherrscht die Zelle („*Nacktkernige*" Lymphocyten), er zeigt zuweilen eine radkernähnliche Zeichnung. Die leichte Lädierbarkeit der Zellen zeigt das häufige Vorkommen der GUMPRECHTschen Zellschollen. Die *Größe der Lymphocyten* unterliegt bedeutenden *Schwankungen* und ebenso die *Gesamtzahl* der Leukocyten, die zeitweise auf beinahe normale und unternormale Werte sinken kann. Ganz unreife Lymphocyten und Lymphoblasten mit deutlichen Nucleolen und hellerem, feiner strukturiertem Kern sind selten. Sie finden sich nur in akuten Stadien zahlreicher. Die *neutrophilen Leukocyten* sind zahlenmäßig sehr vermindert, eosinophile und basophile Leukocyten sieht man selten, noch seltener Myelocyten. Monocyten finden sich nur vereinzelt oder gar nicht.

Die *roten Blutkörperchen* erfahren bei leichteren und gutartig verlaufenden Fällen keine Verminderung; auch der Hämoglobingehalt ist normal. Später kommt es zu mehr oder weniger schweren *anämischen* Zuständen mit den pathologischen Erythrocytenformen hypo- oder normochromer Anämien.

Interkurrente Erkrankungen, wie Pneumonie, Erysipel usw. haben keinen Einfluß auf das Blutbild oder können vorübergehend eine Vermehrung der neutrophilen Elemente herbeiführen.

Das *Sternalpunktat* ist meist sehr charakteristisch und zeigt überwiegend Lymphocyten s. S. 278.

Aleukämische und subleukämische Formen sind beim Erwachsenen nicht selten. Man findet normale oder etwas erhöhte, aber auch erniedrigte Gesamtzahlen der Leukocyten mit Überwiegen der Lymphocyten im Blutpräparat. Eine subcutane *Adrenalininjektion* von 0,5—0,75 mg führt bald geringer bald stärker zur Vermehrung der Gesamtzahl unter Beibehaltung der prozentualen Verhältnisse der einzelnen Zellarten. Die *Knochenmarkspunktion* entscheidet oft die Diagnose.

Der **Verlauf** der lymphatischen Leukämie ist ein exquisit chronischer. Besonders kann sich die aleukämische Form hinziehen; manche Fälle dauern 10—15 Jahre. Allmählich stellen sich zunehmende anämische Veränderungen, Fieber, höhere Lymphocytenwerte und hämorrhagische Diathese ein und der Tod erfolgt im kachektischen Stadium oder an interkurrenten infektiösen Erkrankungen, vor allem Tuberkulose.

Der **pathologisch-anatomische Befund,** der bei leukämischer und aleukämischer Form derselbe ist, ergibt meist eine gleichmäßige, über den ganzen Organismus verbreitete *lymphadenöse Hyperplasie*. Es sind nicht nur die lymphatischen Organe hyperplastisch, sondern es kommt zur *lymphatischen Metaplasie* des Knochenmarks, zu lymphatischen Herden in der Thymus, im Hoden, im Herzmuskel, in der Haut, in den Meningen, in den Schleimhäuten und im Darm, im lockeren Bindegewebe usw. Überall finden sich lymphoide Infiltrate, besonders in der Leber, wo sie sich periportal interacinös entwickeln und große weiße Infiltrate bilden können. Die lymphatischen Herde können bei größerer Ausdehnung zwar die Nachbarorgane komprimieren, sie wachsen aber nicht in sie hinein wie ein maligner Tumor.

Die *Prognose* der chronischen lymphogenen Leukämie ist etwas günstiger wie die der myelogenen, vielleicht weil das Alter beim Beginn durchschnittlich etwas höher ist als bei letzterer. Die durchschnittliche Dauer ist $3^1/_2$ Jahre (3 Jahre bei der myelogenen). Im übrigen gelten dieselben Regeln wie für die myelogene Leukose.

Die **Diagnose** macht bei typischen Erkrankungen keine Schwierigkeiten; sie kann außer durch den charakteristischen klinischen Befund besonders bei der aleukämischen Form neben der Adrenalinreaktion durch die Untersuchung einer *exstirpierten Lymphdrüse* gestellt werden. Noch wichtiger ist die *Knochenmarkspunktion* mit dem überwiegenden Lymphocytenbefund (bis 95% und mehr). Dadurch wird die Unterscheidung gegenüber leukämoiden Reaktionen (z. B. PFEIFFERschem Drüsenfieber) leicht, bei denen in der Regel nur mäßige oder keine Abweichung von der Norm gefunden wird. Die heterophile Antikörperreaktion (S. 318) ist negativ.

Die **Therapie** ist genau dieselbe wie bei der myeloiden Leukämie. Die Röntgenbestrahlung gilt vor allem den peripheren Lymphdrüsenpaketen, aber auch der Milz, selbst wenn sie nicht wesentlich vergrößert ist, weil oft erst nach der Milzbestrahlung die Leukocytenzahl zur Norm absinkt, obwohl die Lymphdrüsen schon vorher zurückgingen. Technik und Dosierung ist dieselbe wie bei der myeloiden Leukämie.

d) Andere chronische Leukosen.

Monocytenleukose. Neben der akuten Form gibt es subakut und chronisch verlaufende Monocytenleukämien leukämischer und aleukämischer Art, die dann das Symptomenbild der akuten Form verlieren und sich dem der chronischen Leukose myeloischer und lymphatischer Leukose angleichen. Ihre Sonderstellung ist ebenso strittig wie die der akuten Form (S. 324). Die hämorrhagische Diathese und andere alarmierende Symptome (schwere Anämie, Ulcerationen und Nekrosenbildungen, Fieber usw.) fehlen. Es bleiben aber oft die *leukämischen infiltrierenden Hautaffektionen*, die in ihrer Erscheinungsform auch bei demselben Kranken im Lauf der Jahre wechseln können (ekzemartig, urtikariell, knötchenförmig, dicke Infiltrate wie bei Mycosis fungoides, Dermatitis exfoliativa usw.). Der *lymphatische Apparat* ist im Gegensatz zu den anderen Leukosen *erheblich seltener beteiligt*; die Lymphdrüsenschwellungen gehören nicht zur Regel und zeigen, wenn vorhanden, oft eine Beschränkung auf bestimmte, meist der oberen Körperhälfte angehörenden Drüsengruppe. Auch die Milz und Leber wechseln in ihrem Verhalten. Das *Blutbild* gleicht, wenn leukämisch, dem der akuten Monocytenleukose, wobei die unreifen und systematypischen Zellen mehr in den Hintergrund treten.

Der *Verlauf* kann ein jahrelanger sein (4—6 Jahre). Jeder Eingriff (Zahnextraktion, Tonsillektomie usw.) kann zu einem plötzlichen Umschlag in die akute Form und damit zum raschen Ende führen. Eine solche Wendung leitet auch ohne erkennbaren Grund meist den Abschluß der Krankheit ein. Die *Prognose* ist stets infaust und entspricht dem jeweiligen Erscheinungsbild.

Die *diagnostische Abgrenzung* gegen die infektiöse Mononukleose ist relativ leicht, da deren klinisches Bild trotz mancher scheinbarer Ähnlichkeit des Blutpräparates ausgesprochen gutartig ist und die heterophile Antikörperreaktion bei der Monocytenleukämie fehlt (SCHULTZ und KRÜGER). Gegenüber anderen Leukämien und der Agranulocytose wird künftighin die Sternalpunktion entscheiden.

Die *Therapie* ist dieselbe wie bei den anderen Leukämieformen. Es kommt vor allem die Röntgenbehandlung in Frage, die zur Vermeidung leicht vorkommender Aktivierungen sehr vorsichtig geschehen muß (totale Fernbestrahlung bei splenomegalen, lokale Bestrahlung bei adenomegalen Fällen nach MARCHAL).

Plasmazellenleukosen wurden nur ganz selten beobachtet. Das Blutbild zeigt erhöhte Leukocytenzahl und eine überwiegende Beteiligung von Plasmazellen im Blut, sofern nicht ein aleukämischer Verlauf vorlag. Das Knochenmark ist mit diesen Zellen diffus angereichert ohne aggressives Wachstum und Knochenzerstörung, es findet sich ferner eine celluläre Wucherung in Leber, Milz und Lymphdrüsen (JORES und BRUNS). Die Verwandtschaft mit dem Myelom ist eine sehr nahe (HENNING u. a.).

6. Geschwulstformen.

Die Beziehungen der Geschwülste hämopoietischer Organe zu den die Leukosen bildenden Zellsystemen wurden bereits erwähnt (s. S. 321).

a) Chlorom (Chloroleukämie).

Bei der seltenen, meist beim Kind beobachteten Erkrankung handelt es sich um eine *maligne Wucherung myeloider Stammzellen* (Myeloblasten) mit Eindringen in die Umgebung besonders in das Periost und knöcherne Skelet, wobei die Tumoren eine eigentümliche *Grünfärbung* (daher der Name) zeigen.

Das klinische Bild gleicht der akuten Leukämie vom Myeloblastentypus. Fieber, fortschreitende Anämie, hämorrhagische Diathese, Ulcerationen und Nekrosen in der Mundhöhle und an anderen Orten, Kachexie treten besonders hervor. Dazu kommen die *Tumoren am Skelet*, besonders am knöchernen Schädel, auch an den Rippen und Wirbeln, die oft als Höcker deutlich sicht- und fühlbar sind. Als *Folgen der Kompression* wuchernder Geschwulstmassen in der Orbita findet man Protrusio bulbi, an der Schädelbasis Lähmungen von Gehirnnerven (z. B. Facialis), am Periost der Wirbel Kompressionsmyelitis und Wurzelneuralgien usw. Die Knochen sind spontan und auf Druck schmerzhaft. Die grünliche Farbe schimmert durch die bedeckende Haut hindurch. Öfter findet man Milz und Lymphdrüsen vergrößert. Die Krankheit kann zeitweise *aleukämisch* verlaufen oder mit dem *Blut- und Markbild der Myeloblastenleukose*, das auch eine Vermehrung der eosinophilen Zellen bis 45% (SEEMANN und SAJZEWA) und eine Grünfärbung im Markpunktat zeigen kann. Auch der Verlauf ist meist derselbe. Zuweilen soll es umschriebene Chlorome geben, die durch Operation oder Röntgentherapie heilbar sind.

Pathologisch-anatomisch findet man außer den grüngefärbten periostalen, den Knochen rarefizierenden Wucherungen Grünfärbung mancher Lymphdrüsen und von Teilen des Knochenmarks. Histologisch liegen systematische oder mehr lokalisierte myelogen-leukämische Veränderungen der blutbildenden Organe und Metaplasien in Leber, Milz, Niere, Darm, Haut u. a. vor. Die Tendenz zu schrankenlosem Wachstum ohne Metastasierung ist das Besondere.

b) Lymphosarkom (KUNDRAT).

Die Erkrankung ist eine in jüngeren Jahren auftretende *echte Geschwulstbildung*, die ihren Ausgang von einer Lymphdrüsengruppe, vor allem des Mediastinums, Halses oder retroperitonealen Raums, selten von der Milz oder dem lymphatischen Gewebe der Tonsillen, des Rachens, der Magen-Darmwand usw. nimmt. Das *Wachstum der Geschwulst beginnt im adenoiden Gewebe in einer Gruppe besonders großer Lymphocyten*, die durch Mitosen sich vermehren und die normalen Zellen verdrängen, zerstören und ersetzen. Sie entwickelt sich lokal, verdrängt, umwächst und durchsetzt die Nachbarschaft, breitet sich auf dem Lymphweg in andere Lymphdrüsengruppen oder ins Knochenmark aus, bevorzugt also blutbildendes Gewebe, generalisiert sich aber nicht wie die leukämische Systemerkrankung.

Das **klinische Bild** *wechselt nach der Lokalisation*. Die Lymphdrüsen entwickeln sich schnell zu großen Geschwulstkomplexen, die bei peripherer Lage sicht- und fühlbar sind und infolge der in die Umgebung übergreifenden Wucherung ihre Verschieblichkeit verlieren. Dann kommt es zu Kompressionserscheinungen der Gefäße (Ödem, Thrombosen), der Nerven (Neuralgien, Lähmungen und Muskelatrophien). Im Mediastinum legt sich die wachsende Geschwulst wie ein Panzer um Herz und Gefäße und führt zu Störungen der Zirkulation (Cyanose, Venenstauung, Ödem des Halses und Gesichtes nach Art des STOKESschen Kragens, Stenosierung von Trachea, Bronchien, Oesophagus). Vom Darm ausgehend machen sie palpable Tumoren *ohne* Stenoseerscheinungen und Ulcerationen; der Darm bleibt ein starres steifes Rohr. Beim Beginn in Tonsillen und Rachenring behindern sie Atmung und Schlucken. Beim Übergreifen auf Rückenmarkskanal und Schädelhöhle machen sie paraplegische bzw. Gehirnnervenlähmungen. Schweiße, Schwäche, Appetitmangel, Kachexie kommen dazu. Fieber fehlt oder ist vorhanden. Das *Blutbild* zeigt eine hypochrome Anämie, eine Leukocytose mit Lymphopenie, die aber selten so ausgesprochen wie beim Lymphogranulom ist. Selten ist das Lymphosarkom von *lymphatisch-leukämischen Blutveränderungen* begleitet. Die Senkung ist stark erhöht. Diazoreaktion fehlt. Die *Prognose* ist schlecht; in 1—2 Jahren führt das Leiden zum Tod.

Die *Diagnose* ist nur bei Befallensein innerer Organe (z. B. Darm) schwierig. Gegenüber Lymphogranulomatose entscheidet das Fehlen der für diese charakteristischen Symptome (periodisches Fieber, Diazoreaktion, Eosinophilie, Milztumor, Pruritus usw.). Untersuchung einer exstirpierten Lymphdrüse sichert die Diagnose.

Als *Therapie* hilft meist zunächst eine *intensive Röntgenbestrahlung*, die oft weitgehenden Rückgang schafft. Rezidive treten leicht auf, die dann röntgenrefraktär sein können.

c) Retothelsarkom (Reticuloendothelsarkom).

Die seltene Erkrankung ist eine infiltrierend wachsende Geschwulst, die lokalisiert und relativ gutartig, aber auch multipel, metastasierend und bösartig auftreten kann. Sie verhält sich ähnlich wie das Lymphosarkom, indem sie in einer oder mehreren Drüsengruppen, die äußerlich durchaus lymphosarkomatösen Drüsengeschwulstpaketen gleichen, sich ausbreitet (Hals-, Achsel-, Inguinaldrüsen). Milz und Leber brauchen nicht beteiligt zu sein. Das Blutbild kann nahezu normal sein, zeigt zuweilen eine Vermehrung der Leukocyten. Temperatursteigerung kann fehlen oder gering sein. Über Sternalpunktion ist nichts bekannt. Die Therapie, auch Röntgenbehandlung, ist bei generalisiertem Leiden machtlos.

d) Myelom (KAHLERsche Krankheit).

Die Geschwulstbildung tritt in der Regel im mittleren oder höheren Alter auf. *Sie geht von plasmacellulären Reticulumelementen des Knochenmarks aus* und besteht aus diesen. Die umschriebenen Wucherungen durchsetzen zuweilen Compacta und Periost des Knochens und brechen *infiltrierend* in das Nachbargewebe ein. Sie können *Organmetastasen* (Leber, Milz, Lymphdrüsen, Niere usw.) bilden. Das Myelom entwickelt sich oft *multipel* im Brustskelet (Rippen, Sternum), in Wirbelkörpern, Becken-Schädelknochen und anderen Skeletgebieten.

Der *Beginn des Leidens* ist schleichend und uncharakteristisch mit rheumatoiden Beschwerden, Gewichtsabnahme und *hypochromer Anämie* leichter oder schwerer Art. Die *Blutkörperchensenkung* ist *stark beschleunigt* (oft über 100 mm in der Stunde) *als Folge charakteristischer Serumveränderungen* in Form vermehrter Plasmaeuglobuline und des gesamten Plasmaeiweißes, die auch spontane Agglutination der Erythrocyten, positive TAKATA-Reaktion und zuweilen Selbsthemmung der Wa.R. zur Folge haben. Öfter besteht wechselndes Fieber. Im *Urin* ist meist nicht regelmäßig der BENCE-JONESsche Eiweißkörper nachzuweisen, der während des Erhitzens bei 60° anfällt, bei weiterem Erhitzen wieder in Lösung geht, beim Erkalten wieder ausfällt und wohl aus dem erkrankten Knochenmark, in dem er sich findet, stammt. Amyloidose soll vorkommen. Die Erkrankung der Knochen führt oft zu spontanem oder Druckschmerz und vermehrter Brüchigkeit (Spontanfrakturen). Das Röntgenbild läßt zunächst noch nichts oder Kalkarmut erkennen, später umschriebene Aufhellungen. Man erkennt oft sicht- und fühlbare Auftreibungen und Vorsprünge. Kompressionserscheinungen verschiedenster Art finden sich (Neuralgien, Lähmungen, Kopfschmerzen usw.).

Das *Blutbild* zeigt meist nur unspezifische Erscheinungen, wie hypochrome Anämie evtl. mit Leukocytose, bei ausgedehnter Knochenmarkszerstörung Leukopenie, Granulocyto- und Thrombocytopenie, also das Bild der aplastischen Anämie. Selten findet man Myelom-, also Plasmazellen im Blute, manchmal in größerer Anzahl (Übergang zur Plasmazellenleukose ?). Das *Sternalpunktat* oder das Punktat erkrankter Knochenpartien ist sehr charakteristisch. Man findet in ihm zahlreiche plasmacelluläre Reticulumzellen (s. S. 279).

Die *Prognose* ist absolut infaust. Das Leiden dauert 1—1½ Jahre. Die Kranken sterben meist an Komplikationen (Pneumonie) oder Marasmus.

Die *Diagnose* wird aus dem Krankheitsbild, der Blutuntersuchung, dem Nachweis des BENCE-JONESschen Eiweißkörpers, dem Knochenmarkspunktat und dem Röntgenbild gestellt.

Die *Therapie* ist symptomatisch und muß auch auf die Verhütung von Spontanfrakturen gerichtet sein.

C. Hämorrhagische Diathesen.

Unter hämorrhagischen Diathesen versteht man eine *Krankheitsgruppe,* deren verschiedenartige Erscheinungsformen das *gemeinsame Symptom* einer vorübergehenden oder dauernden *Bereitschaft zu Blutaustritten* besitzen, sei es ins Gewebe, wobei multiple in die Haut und Schleimhäute erfolgende kleinere oder größere Blutungen als *Purpura* bezeichnet werden, sei es aus Schleimhäuten und Wunden an die freie Oberfläche. Die *Ursachen* sind verschiedenartig. Zweifellos bestehen zwischen den einzelnen Komponenten nahe Zusammenhänge, wobei besonders auf die enge entwicklungsgeschichtliche Verwandtschaft zwischen Gefäßwand und Blutzellen hinzuweisen ist.

Die *Blutplättchen* spielen die wichtigste Rolle bei der WERLHOFschen Krankheit (essentielle Thrombopenie), wahrscheinlich auch bei den Thrombasthenien, sie stellen ferner einen erheblichen Teilfaktor bei der Panmyelophthise, den akuten Leukämien u. a. dar. Die *Capillarschädigung* ist die wichtigste Erscheinung bei der SCHÖNLEIN-HENNOCHschen Krankheit und bei den Avitaminosen speziell dem Skorbut und der MÖLLER-BARLOWschen Erkrankung, ist aber vielfach auch bei den anderen hämorrhagischen Diathesen mehr oder weniger mitbeteiligt. Der *Blutchemismus* ist gestört bei der Hämophilie und der fibropenischen Pseudohämophilie bzw. dem durch schwere Leberinsuffizienz bedingten Fibrinogenmangel (dadurch Ungerinnbarkeit des Blutes). Auch die Hämoglobinurien und die Hämatoporphyrinurien gehören hierher.

WERLHOF hat 1740 als erster die Blutfleckenkrankheit *(Morbus maculosus)* als eigene Krankheit, die sich durch Blutflecken in der Haut und in den Schleimhäuten, sowie durch Blutungen auszeichnet, abgegrenzt. SCHÖNLEIN führte durch Abtrennung der *Peliosis haemorrhagica rheumatica* und HENNOCH durch die der *Purpura abdominalis* eine weitere klinische Unterteilung herbei. Das Verdienst, die *Thrombopenie als Ursache* erkannt zu haben, gebührt *Brohm* (1881). Weitere Erkenntnisse und Trennungen brachten vor allem die Arbeiten von DENYS, HAYEM, W. W. DUKE und E. FRANK.

1. Erkrankungsformen der Thrombocytopoese und der Thrombocyten.

a) Symptomatische Änderung der Thrombocytenzahl.

Eine *symptomatische* **Verminderung** *der Blutplättchenzahl,* damit Neigung zu hämorrhagischer Diathese oder bei tiefstem Absinken deren vollausgebildete Form kommen durch *verschiedenartige Schädigungen des Knochenmarks* und damit der Bildung der Blutplättchen zustande. Leukämische Wucherungen besonders der akuten Formen führen zur Vernichtung der Blutplättchenstammzellen, den Megakaryocyten; dasselbe geschieht bei multiplem Myelom, GAUCHERscher Krankheit, selten bei ausgedehnter Lymphogranulom-, Carcinom-, Sarkomentwicklung im Knochenmark, bei Osteosklerose. Bei den anämischen Erkrankungen vom perniziösen Typus (Anaemia perniciosa, Bothriocephalus- und Graviditätsanämie, alimentären Anämien), besonders auch bei der aplastischen Anämie (= Panmyelophthise) kombiniert sich durch gleichzeitige Schädigung des Megakaryocytenapparates die Thrombopenie mit der anderen Blutkrankheit. Sie begleitet oftmals auch die schweren symptomatischen Blutveränderungen bei den verschiedensten infektiösen Erkrankungen (Sepsis, maligne Diphtherie, Typhus, Variola, Meningokokkensepsis, Periarteriitis nodosa u. a. m.). Chemische Einflüsse können zu einer funktionellen und histologischen Schädigung führen, vor allem Benzol und Benzin, aber auch Pilzgifte, Salvarsan, Wismut, Arsen, Quecksilber, Silber (Kollargol) usw. Röntgen- und Radiumstrahlen, Thorium führen bei Überdosierung in gleicher Weise zu Thrombopenie.

Die *klinischen Zeichen* sind Blutungen aus Nase, Zahnfleisch, Schleimhaut der Mundhöhle, des Rachens, der Ohren, des Magens und Darms usw., Hautblutungen u. a. m. Zur Diagnose ist in unklaren Fällen die *Knochenmarkspunktion* wichtig.

Splenopathische Thrombopenien (FRANK) werden bei splenomegaler Lebercirrhose und bei der Tropenkrankheit Kala-Azar zusammen mit Leukopenie und Milztumor gefunden. Auch bei der Milzvenenthrombose kommt es zu einer Plättchenverminderung. Die Werte halten sich dabei *über* der kritischen Grenze, so daß evtl. auftretende Blutungen nicht durch die Thrombopenie zu erklären sind.

Eine *symptomatische* **Erhöhung** *der Thrombocytenzahl* tritt besonders auf bei starker Regeneration nach Blutverlusten, bei stürmischen Blutkrisen, nach Milzexstirpation als Teilreaktion der gesamten Funktionssteigerung des blutbildenden Apparates, bei Thrombasthenien. Sie findet sich häufig als Begleiterscheinung bei symptomatischer oder essentieller Polyglobulie. Die Blutplättchenzahl kann auf 500—600 000 Zellen und mehr ansteigen. Beachtliche Krankheitserscheinungen sind dadurch nicht bedingt, außer einer zuweilen auftretenden Neigung zu Thrombosen.

b) Morbus maculosus Werlhofii. Essentielle Thrombopenie.

Die WERLHOFsche Purpura beruht auf der Verminderung der Blutplättchen im strömenden Blute und der dadurch bedingten Neigung zu Blutungen in die Haut, in und aus Schleimhäuten und in das Organparenchym. Die Anlage der Thrombopenie kann *vererbt* oder *erworben* sein. Ich kenne Familien, in denen die Thrombocytenzahl bei allen Mitgliedern dauernd *unter der Norm* um 100 000 Zellen herum liegt, was sich äußerlich dadurch kundgibt, daß sie bei Zahnextraktionen und kleineren operativen Eingriffen (Tonsillektomie usw.) auffallend lange nachbluten, ohne daß jedoch ein schweres Krankheitsbild auftreten würde. Dazu gehört noch ein besonderer Anstoß (Infekt, Menses), der das tiefe Absinken der Thrombocyten und vielleicht auch gleichzeitig eine Capillarschädigung bedingt. Der Morbus maculosus verläuft chronisch periodisch sich verschlechternd und verbessernd oder akut.

Die *Anlage* kann sich schon *in der Kindheit* zeigen. Das hervorstechendste Symptom ist die *Blutungsneigung*. Es kommt zeitweise zu heftigem Nasenbluten, geringe Traumen veranlassen Blutungen unter die Haut, beim Zahnwechsel treten größere Blutungen auf. *Später* werden diese Störungen deutlicher. Die *Menstrualblutung* wird stark und andauernd, ohne besondere Ursache treten kleinere oder größere flächen- und streifenförmige *Blutungen* in die Haut und das Unterhautzellgewebe des Rumpfes und besonders der Extremitäten auf. Auch die Schleimhaut der Mundhöhle kann Blutflecke zeigen. *Prädilektionsstellen* sind die Schleimhaut der Nase und das Zahnfleisch an der Umschlagstelle. Gleichzeitig kommt es in schweren Fällen zu Blutungen in die inneren Organe, z. B. in das Muskelgewebe, in die Gelenke, zu Hämaturie und Blutungen in den Magen-Darmkanal, selten zu Lungenblutungen. Der Blutverlust kann bei periodischer Steigerung, z. B. zur Zeit der Menses ein sehr großer, rasch verlaufender, daher evtl. bedrohlicher werden. In seltenen Fällen kann es zu Glaskörperblutungen mit konsekutiver Erblindung kommen, auch zu meningealen und Gehirnblutungen. Charakteristisch ist das *Auftreten von Blutungen an Stellen,* auf die mit einem harten Gegenstand ein *Schlag* versetzt wurde. Legt man um einen Oberarm eine ESMARCHsche Stauungsbinde und steckt den Arm, um stärkere Hyperämie zu erzeugen, hängend in wärmeres Wasser, so treten peripher von der Stauungsstelle in der Haut des ganzen

Unterarms zahlreiche Blutungen von Stecknadelkopf- und Linsengröße auf, die konfluieren können.

Das *Blut* zeigt in den *blutungsfreien* Intervallen außer der verminderten Thrombocytenzahl, die aber in dieser Zeit über 30 000 Zellen liegt, *nichts* Besonderes. Im *Blutungsstadium* sinkt die Plättchenzahl *unter* den kritischen Grenzwert von 30 000 Zellen bis auf wenige Tausend ab oder so tief, daß *nur vereinzelte* oder *keine* Plättchen gefunden werden. Auch *pathologische Plättchenformen (Plättchenanisocytose* mit *Riesenplättchen, Plättchenketten)* werden häufig festgestellt. Die *Plättchenagglutination* ist *gestört („thrombasthenischer Faktor")*. Dann ist die Blutung meist überall sehr ausgesprochen. Gleichzeitig ist eine *zunehmende Anämie* zu beobachten, die oft allein den Gradmesser für die Größe der Blutungen abgibt. Sie zeigt den Typus der posthämorrhagischen Anämie, hat also einen *niedrigen Färbeindex.* Charakteristisch ist die *schlechte* oder *fehlende Retraktion des Blutkuchens* (Irretraktilität des Fibrinkoagulums). Die *Gerinnungszeit* des Blutes ist *normal,* zuweilen aber auch verzögert, die *Blutungszeit* abnorm verlängert bis auf 60 Minuten und länger (statt 2—2$^1/_2$ Minuten). Im Serum läßt sich eine *Vermehrung des Albumins* auf Kosten des Globulins nachweisen, im Gegensatz zu anderen hämorrhagischen Diathesen (JÜRGENS). Über das *Markpunktat* s. unter Diagnose.

Im weiteren *Verlauf* tritt *ganz plötzlich* ein *Umschlag zur Besserung* ein. Die Plättchenzahl steigt über 100 000 Zellen und die Anämie verschwindet unter den Zeichen schneller Regeneration (Auftreten unreifer Erythrocyten) und einer Hyperleukocytose. Es kann aber immer wieder ein Rückfall einsetzen, der bald schwerer bald leichter verläuft.

In der Mehrzahl der Fälle handelt es sich um die *chronisch-rezidivierende Form.* Die Plättchenzahl ist bei ihr immer niedrig, um 30 000 Zellen herum gelegen und sinkt zeitweise weiter ab. Dauernd finden sich mehr oder weniger zahlreiche Blutungen. Es können aber auch lange alle klinischen Symptome fehlen. In einem Teil der Fälle kann *trotz* extrem verminderter Plättchenzahl die Blutungsneigung ausbleiben, offenbar weil die Capillarwände intakt und dicht bleiben. Die Blutungsneigung geht also nicht absolut gesetzmäßig parallel mit der Thrombopenie.

Bei der *akuten* Form setzt mitten aus völliger Gesundheit heraus ganz plötzlich ein tiefer Absturz der Blutplättchen bis zum völligen Verschwinden mit allen soeben geschilderten Symptomen des schweren Krankheitsbildes ein. Nach Tagen oder Wochen, in denen sich dann stets eine starke Anämie ausbildet, kommt es zu einem Umschwung und zur Selbstheilung. Andere Fälle enden tödlich.

Pathologisch-anatomisch findet man normales Knochenmark mit pathologischen Riesenzellen und -plättchen. Das Protoplasma der reichlich vorhandenen Megakaryocyten ist auffallend zart und zeigt Vakuolen, es fehlen in ihm die dichtgesäten Azurgranula. Zuweilen, aber nicht regelmäßig findet sich eine besonders große Plättchenansammlung in der Milz.

Bei kleinen Kindern beobachtet man die seltene *Purpura fulminans* mit schwersten flächenhaften Hautblutungen. Die Haut kann sich dabei in Blasen abheben. Blutungen aus Nase, Darm, Niere, Blutungen in die Schleimhäute usw. treten hinzu. Ein Teil der Fälle ist thrombopenischer Art, andere gehören in das Gebiet der vasculären Purpura und sind als septische Äußerungen zu betrachten.

Das **Wesen** *der thrombopenischen Purpura* ist nicht sicher festgestellt. Es scheint sich um eine *Insuffizienzerscheinung der blutplättchenbildenden Megakaryocyten* des Knochenmarks zu handeln (FRANK). Für einen Teil der Fälle kann auch eine *krankhafte Steigerung des Plättchenzerfalls* in der Milz und in dem reticuloendothelialen System angenommen werden, wobei die gesteigerte Phagocytose das Primäre sein kann, wahrscheinlicher ist aber, daß die *Plättchen* selbst *irgendwie abnorm* sind, so daß sie rascher aus dem Kreislauf herausgezogen werden und die Bildung nicht nachkommt. Eine *Störung der Capillarwand* im Sinne *erhöhter Durchlässigkeit* ist im Blutungsstadium anzunehmen.

Die **Prognose** ist bei schweren Fällen in Blutungszeiten eine zweifelhafte, wenn nicht sofort eine intensive Behandlung einsetzt. Die akute Form hat eine schlechtere Prognose, für die chronische ist sie im allgemeinen günstig.

Die **Diagnose** ist bei Zählung der Blutplättchen und Untersuchung des Blutes (sekundäre Anämie, Blutungs-, Gerinnungszeit) leicht, vor allem die Abtrennung gegenüber den sekundären Thrombopenien bei anderen Blutkrankheiten. Bei der perniziösen, besonders aplastischen Anämie bildet sich stets zuerst die Anämie aus und dann erst die Thrombopenie. Bei der thrombopenischen Purpura ist der Verlauf umgekehrt. Wichtig ist das Vorhandensein von Provokationssymptomen (Auftreten von Blutungen bei Schlag, Stoß, ESMARCHscher Binde). Die Hämophilie hat normale Plättchenwerte und oft Gelenkblutungen, die bei der Thrombopenie fehlen. Die *Knochenmarkspunktion* zeigt keine Reduktion der Knochenmarksriesenzellen, aber pathologische Veränderungen derselben: ungenügende und pathologische Plättchenabschnürung, schmaler Protoplasmarand um den Kern oder übersegmentierte Riesenzellen u. a. m.

Die **Therapie** besteht bei schweren Blutungen und hochgradiger, rasch zunehmender Anämie in der *Bluttransfusion,* die oft lebensrettend wirkt und evtl. mehrfach wiederholt wird. Sie kann zuweilen eine Blutkrise mit Hochsteigen der Plättchen und Besserung der Anämie herbeiführen. In manchen Fällen, besonders der akuten Form, vermag die Transfusion keine dauernde Besserung zu bringen. Bei Kindern soll einmalige intravenöse Injektion von Hämostaticum, einer 1,5%igen isotonischen, sterilen *wäßrigen Kongorotlösung* (10—20 ccm) zuverlässig wirken (GYÖRGY). Auch alle Mittel der Blutstillung wie intravenöse Injektion von 10 ccm 10%iger *Kochsalzlösung* oder 10%iger *Calciumchloridlösung* oder glucuronsaurem Calcium (Sandoz), ferner subcutane Injektion von *Koagulen* (= Aufschwemmung von Tierblutplättchen) oder *Clauden* (= Thrombokinasepräparat aus Tierlunge) sind angebracht. Intravenöse Einspritzung von *Euphyllin* (0,5 g) soll gelegentlich günstig wirken. *Sango-Stop* (TURON) aus pflanzlichen Kohlehydraten (Pektinstoffen) beschleunigt sehr rasch die Blutgerinnung und ist völlig ungiftig; es wirkt blutungsstillend bei parenteraler Verabreichung und oral oder rectal gegeben, bei schweren Blutungen in kombinierter Applikation. Auch *Askorbinsäure (Cebion* usw.*)* hilft in großen Dosen injiziert zuweilen, aber keineswegs regelmäßig und dauernd. Es wurde *Röntgenbestrahlung* der Milz empfohlen (STEPHAN), die freilich nur selten hilft. In meiner Klinik wurde nach erfolgloser Milzbestrahlung einmal eine *Bestrahlung der Hypophysengegend* mit gutem Erfolg durchgeführt. Einzelne Fälle trotzen der Behandlung.

Bei *chronischen, subakuten Erkrankungen,* die zu einer dauernden Lebensbedrohung und Behinderung der Arbeitsfähigkeit führen, aber auch bei akuten Fällen ist die *Milzexstirpation* (KAZNELSON), wenn die anderen Mittel versagen oder dauernd bedrohliche Rezidive auftreten, angebracht. Darnach tritt in der Regel eine Blutkrise auf, die Blutung sistiert und es wird eine Capillardichtung erreicht. Die Plättchenzahl sinkt freilich später wieder, aber nicht so tief wie früher, sie hält sich vielmehr meist über der Blutungsgrenze und selbst bei tieferem Absinken blutet es nicht mehr, so daß die Operation eine dauernde Besserung des Zustandes bringt. Die Mortalität der Operation wird bei chronischen Fällen nur auf 6% geschätzt, bei der akuten freilich auf etwa 70% (ANSCHÜTZ). In einzelnen Fällen, namentlich akuten, wird auch mit der Milzexstirpation keine Besserung erzielt. Der Kranke ist dann rettungslos verloren.

c) Heredopathien von Blutplättchen, erbliche Thrombopathien.

α) Hereditäre hämorrhagische Thrombopathie (GLANZMANN).

Bei dieser Form der Purpura, deren *Vererbung über mehrere Generationen* sicher nachgewiesen ist, findet man öfter die *Plättchenzahl* nicht wesentlich verändert, zuweilen erhöht (700000 Plättchen); die *Plättchen, funktionell abnorm,* vermögen den für die Reaktion notwendigen Stoff, das *Retraktozym, nicht* zu bilden, weshalb die dritte Phase der Blutbildung ausbleibt. Es fehlt also die wichtige thrombusbildende Plättchenfunktion und darum finden sich *dieselben klinischen Erscheinungen wie bei Plättchenmangel.* Sicher liegt gleichzeitig eine Gefäßwandstörung vor. Das Krankheitsbild gleicht teils der thrombopenischen Purpura, teils der Hämophilie. Neben anderen Blutungen besteht Neigung zu *Gelenkblutungen.* Die *Plättchen* zeigen vorwiegend *morphologisch veränderte* Degenerationsformen (Basophilie, Pyknose, Auflockerung der Granula, granulaarme und granulafreie Plättchen, unregelmäßige Begrenzung, Vakuolen), sie sind meist zu klein (Mikroplättchen), selten zu groß (Plättchenanisocytose. Die Gerinnungszeit des Blutes ist verlängert oder normal, die Blutungszeit verlängert, die Retraktion des Blutkuchens mangelhaft. RUMPEL-LEEDEscher Versuch ist positiv. Die *Behandlung* geschieht wie bei der essentiellen Thrombopenie. Arsenkuren sollen die Plättchenqualität bessern.

β) Konstitutionelle Thrombopathie (v. WILLIBRAND-JÜRGENS).

Die Krankheit ist von v. WILLIBRAND auf den Aalandsinseln entdeckt, von JÜRGENS und WILLIBRAND eingehend untersucht. Sie scheint auch (sporadisch?) in Deutschland vorzukommen (MORAWITZ und JÜRGENS). Der Vererbungsgang ist noch nicht sicher festgelegt (wahrscheinlich dominant). Frauen erkranken öfter und schwerer als Männer.

Die *Krankheitserscheinungen* in Form schwerer hämorrhagischer Diathese treten schubweise auf, manchmal schon beim Säugling und Kleinkind, besonders während der Pubertät, im höheren Alter nimmt die Blutungsbereitschaft ab. Die Prädilektionsstellen der Blutungen sind Nase, Haut und Schleimhäute, Zahnfleisch, zuweilen auch Magen-Darmwand, selten Gelenke. Wunden bluten lange nach.

Das Blutbild zeigt in Blutungszeiten eine hypochrome Anämie mit guter Regeneration (reichlich Reticulocyten) und eine posthämorrhagische Leukocytose. Die *Thrombocytenzahl* ist nie erheblich vermindert, manchmal leicht erhöht. Qualitativ finden sich *keine pathologischen Plättchenformen.* Die Granulationen sind aber in manchen Plättchen sehr dicht, verklumpt und zeigen gelegentlich Pyknose, die Plättchen sind klein (Mikroplättchen). Im Sternalpunktat einer sporadischen Thrombopathie waren hochgradig degenerativ veränderte Megakariocyten mit zahlreichen Vakuolen vorhanden.

Die *Blutungszeit* ist fast stets verlängert, die *Plättchenagglutination verzögert,* die *Thrombosezeit,* bestimmt mit dem Capillarthrombometer von MORAWITZ und JÜRGENS, außerordentlich verlängert. Der Gefäßfaktor (RUMPEL-LEEDE) ist nur bei den schweren Fällen positiv. Die Plasmaeiweißkörper sind normal.

Differentialdiagnostisch muß die Krankheit von der Hämophilie, der essentiellen und symptomatischen Thrompopenie und der GLANZMANNschen Thrombasthenie abgetrennt werden.

γ) Typus NÄGELI.

Er hat eine dominante Vererbung und ein klinisches Bild, das der GLANZMANNschen hereditären hämorrhagischen Thrombasthenie nahe steht; nur zeigen die Plättchen im Gegensatz zu dieser eine *schlechte Agglutination,* also eine Verwandtschaft zur konstitutionellen Thrombopathie.

δ) Typus JÜRGENS.

Das klinische Bild zeigt weitgehende Übereinstimmung mit der konstitutionellen Thrombopathie. Zum Unterschied von dieser tritt der Gefäßfaktor stark in Erscheinung, Kneifphänomen von JÜRGENS und RUMPEL-LEEDEscher Stauungsversuch sind immer stark positiv. Die Vererbung ist dominant.

2. Gefäßwandschädigungen: Capillartoxikosen. Venöse Blutungen.

Bei den Capillartoxikosen ist die Blutungsneigung, die nie so schwer auftritt wie bei der thrombopenischen Form, durch *Gefäßalteration* bedingt, die ja auch bei der Thrombopenie und Thrombasthenie eine Rolle spielt. Die Capillarwandungen werden durchgängig. Man findet diese Gefäßwanddefekte häufig als *sekundäres* Symptom bei den verschiedensten *Infektionskrankheiten*, wodurch dann der RUMPEL-LEEDEsche *Versuch* (Umlegen einer ESMARCHschen Binde um den Oberarm) *positiv* wird, aber nie in dem Maße wie bei der essentiellen Thrombopenie. Es treten vielmehr nur einige wenige Petechien auf (*Endothelsymptom von* STEPHAN). Auch bei *Urämiekranken* finden sich solche Capillarschäden, bei Kranken mit starker *Gelbsucht und Leberinsuffizienz*, ferner bei manchen Frauen zu Beginn der *Periode*. Hierher gehören auch die Blutungen bei den *Avitaminosen* (Skorbut und MÖLLER-BARLOWsche Krankheit).

a) Morbus SCHÖNLEIN-HENOCH. Allergische Capillartoxikose.

Gewissermaßen als *essentielles* Leiden tritt das Capillarsymptom bei der Purpura simplex, der SCHÖNLEINschen und der HENOCHschen Form und bei der Purpura fulminans auf, soweit diese in die Gruppe der Purpura vasculosa hineingehört. GLANZMANN faßt diese ganze Gruppe als *anaphylaktoide Purpura* zusammen, weil er meint, daß sie auf allergischer Basis beruhe; dabei soll die capillartoxische Wirkung des Allergens zu einer Lähmung der Capillaren mit Vasodilatation und Blutaustritt führen. Die Begründung der allergischen Genese wird in den klinischen Erscheinungen gesucht, vor allem im Auftreten urtikarieller Exantheme, flüchtiger Ödeme an den Augenlidern, im Gesicht, am Handrücken usw., in rheumatoiden Zuständen und periartikulären ödematösen Schwellungen.

Allergische Purpura findet sich ferner als Purpura variolosa bei früher Geimpften, sie ist beschrieben als Reaktion auf bestimmte Nahrungsstoffe wie Eier, Milch, Mehl, Alkohol u. a. sowie auf Medikamente wie Sedormid, Chinin, Salvarsan, Fibrolysin u. a.

Bei der **Purpura simplex** findet man einzelne oder zahlreichere kleine Blutflecken zumeist an den unteren Extremitäten, gelegentlich auch an Rumpf und Armen, aber keine Schleimhautblutungen. Die Petechien treten besonders leicht und zahlreich auf, wenn die Kranken herumlaufen *(orthostatische Purpura)*. Daneben sieht man Urticariaquaddeln und klein- oder grobfleckige papulöse Eruptionen, auch umschriebene Erytheme; Quaddeln und Papeln nehmen später hämorrhagischen Charakter an, es bilden sich hämorrhagische Knötchen. Das Allgemeinbefinden ist nicht wesentlich beeinträchtigt. Andere Störungen liegen nicht vor. Die Neigung zu Blutungen kann zuweilen viele Monate bestehen bleiben und bald mehr bald weniger stark hervortreten.

Bei der **Purpura rheumatica** (SCHÖNLEIN) treten Schmerzen und Schwellungen der Gelenke in der Art der Rheumatoide auf, sowie muskelrheumatische Erscheinungen bei subfebriler oder fieberhafter Temperatur. Die Intensität ist meist gering.

Bei der **Purpura abdominalis** (HENOCH) ist das Allgemeinbefinden meist stärker gestört, die Temperatur ist öfter erhöht, es treten *Darmerscheinungen* in den Vordergrund, zunächst in Form von Erbrechen und kolikartigen Schmerzen im Leib (Spasmen), zuerst mit Obstipation, dann mit dünnen Stühlen und mehr oder weniger starken Darmblutungen. Der Leib ist empfindlich. Glieder- und Ohrenschmerzen kommen öfter hinzu. In einem kleinen Teil der Fälle beobachtet man eine *gutartige Glomerulonephritis*. Die Krankheit kann in Schüben verlaufen und heilt schließlich wie die anderen Formen ab. Sie tritt häufig als allergische Reaktion auf ganz bestimmte Nahrungsmittel ein. Das *Blut* zeigt nichts Charakteristisches.

Die *Prognose* ist günstig. Über die *Ätiologie* des allergischen Symptomenkomplexes besteht keine sichere Vorstellung. Die HENOCHsche Purpura sieht man besonders bei Kindern im Alter von 8—12 Jahren, seltener bei Erwachsenen.

Therapeutisch wird man gegen die rheumatoiden Beschwerden *Salicylpräparate* und *Pyramidon* versuchen. Zur Gefäßdichtung kann man *Calcium* (Calciumgluconat Sandoz in 10%iger Lösung 10—20 ccm intramuskulär oder kaffeelöffelweise per os) verabreichen. Gegen die Darmstörungen gibt man Tierkohle oder Adsorgan und Atropin evtl. als Injektion ($1/_2$—1 mg subcutan).

b) Purpura majocchi (Teleangiektasia annularis).

Das von GOTTRON beschriebene Leiden schließt sich nahe an die SCHÖNLEIN-HENOCHsche Krankheit an und beruht auf einer *toxischen Capillarschädigung*. Das Leiden ist selten.

Das *Krankheitsbild* zeigt besonders an den Unterschenkeln massenhaft punkt- und ringförmige Erweiterungen kleinster Hautgefäße, die sich unter leichten entzündlich-exsudativen Hauterscheinungen mit Jucken entwickeln. Die annulären Flecke entstehen symmetrisch und haben eine Größe von 4—10 mm. Im Bereich der hyperämischen Bezirke finden sich kleine Hautblutungen, die unter Pigmentierung verblassen und atrophische Stellen hinterlassen. Blutveränderungen finden sich mit Ausnahme einer öfter vorhandenen Polycythämie und gelegentlicher Plättchenarmut nicht. Die Prognose ist günstig.

c) OSLERsche Krankheit (familiäres Nasenbluten).

Diese seltene Krankheit wird auch *hereditäre hämorrhagische Teleangiektasie* (OSLER) genannt oder *hereditäre Angiomatosis* (ULLMANN).

Der *Erbgang* scheint dominant zu sein, Männer und Frauen erkranken gleichermaßen.

Das *Krankheitsbild* besteht im *Auftreten* unregelmäßiger, hell- und dunkelroter *Venenerweiterungen* an der *Haut* des Gesichts und der Fingerspitzen, sowie in der *Schleimhaut* der *Nase* (Locus Kieselbachii), der Lippen, Zunge und des Rachens, seltener im Darm und Uterus. Die Veränderungen erscheinen in der Jugend mit der Pubertät und nehmen mit dem Alter zu. Die Angiome sind schwarzblau und können wie multiple Tumoren aussehen. Wichtig ist vor allem die *Neigung zu Nasenbluten*.

d) HIPPEL-LINDAUsche Krankheit.

Sie ist der OSLERschen Krankheit nahe verwandt. Die konstitutionellen Venektasien sind aber im Gehirn, in der Retina, in der Leber und an anderen Orten zu finden. Die häufigen Blutungen mit Anämiefolge stammen aus den Venen, nicht den Capillaren.

3. Hämophilie.

Bei der Hämophilie ist die Zusammensetzung der Blutflüssigkeit mangelhaft. Es handelt sich also um eine chemische Störung, die verschiedene Ursachen haben kann (Fermentstörung, Mangel an Fibrin, Überfluß an Heparin?). Auch bei diesen Störungen wird eine vasogene Komponente (Gefäßfaktor) beteiligt sein.

a) Echte Hämophilie.

Unter Hämophilie versteht man eine *Konstitutionsanomalie*, die durch die starke Neigung zu Spontanblutungen und die schwere Stillbarkeit traumatischer Blutungen charakterisiert wird, wobei die Blutgerinnung mehr oder weniger verlangsamt vor sich geht, ohne aber völlig aufgehoben zu sein.

Die Krankheit tritt meist *familiär* auf, was als erster der Engländer FORDYCE 1784 feststellte, und folgt bestimmten *Vererbungsgesetzen*. In voll ausgebildeter Form erkrankt *ausschließlich das männliche Geschlecht*. Bei der Hämophilie liegt eine *geschlechtsgebundene recessive Vererbung* vor. Die *Frauen* sind „*Konduktoren*", sie vererben die Konstitutionsanomalie, obwohl sie selbst nicht manifest krank sind. Sie tragen also das recessive Gen, das die hämophile Anlage ausmacht, überdeckt durch ein gesundes. Bei den *Männern* ist das hämophile Gen nicht überdeckt; sie leiden daher an der manifesten Krankheit. Sie haben nie kranke Söhne, aber Töchter, die Konduktoren sind. Von den *sporadischen* Fällen ist der eine Teil durch recessive Veranlagung, die sich durch mehrere Generationen nicht zu äußern braucht, bedingt, der andere kleinere Teil ist auf das Auftreten *neuer Mutanten* (NÄGELI) zurückzuführen. Etwa die Hälfte der vererbenden *Frauen* zeigen geringe Störungen des Blutgerinnungsvorganges (leicht verzögerter Gerinnungsbeginn, Verzögerung der vollständigen Gerinnung, mangelhafte Bildung des Coagulums, Blutungen aus Nase und Zahnfleisch, lang dauernde profuse Menses, aber nie schwere, gefährliche Blutungen, insbesondere nie Gelenk-, Nieren- und Darmblutungen. Die *Geschlechtsgebundenheit der Hämophilie* wird neuerdings dadurch *erklärt*, daß das *weibliche Sexualhormon*, das normalerweise auch in den Organen männlicher Individuen sich findet, *beim Hämophilen fehlen soll*. Die häufige Latenz in der Säuglingszeit soll dadurch zustande kommen, daß das Kind intrauterin von der Mutter eine gewisse Menge mitbekommt, die einige Zeit vorhält. Erst dann wird die Hämophilie manifest. Auf dieser Angabe basiert der therapeutische Vorschlag, Ovarialhormon zu verabreichen.

Das **Symptomenbild** der Hämophilie ist ausschließlich durch die Erscheinungen gezeichnet, welche von der Gerinnungsstörung ihren Ausgang nehmen. Schon die Durchtrennung der Nabelschnur bei der Geburt, später die Dentition und die Zahnextraktion können gefährliche Blutungen auslösen. Leichte Verletzungen durch Stoß und Fall führen zu mehr oder weniger großen subcutanen, intramuskulären, intraartikulären und intrakraniellen Blutungen. Aber auch *spontane* oder anscheinend spontane Blutungen sind häufig, besonders aus der *Mund-* und *Nasenschleimhaut,* aus der *Blase* oder der *Niere,* aus *Magen-* und *Darmschleimhaut,* ins *Unterhautzellgewebe* und in die *Muskulatur,* in die *Gelenke,* ins Parenchym der inneren Organe, unter die *Dura* mit konsekutiven epileptischen Krampfanfällen. Die letzteren können akut *lebensgefährlich* werden, ebenso aber auch die Blutungen in den Magen-Darmkanal, die zu einem enormen Blutverlust zu führen vermögen. Bei den häufigen *Nierenblutungen* kann es zu Gerinnselbildungen im Nierenbecken und zu kolikartigen Schmerzen bei dem Durchtritt durch den Ureter kommen. Es kann auch an verschiedenen Orten zu gleicher Zeit bluten, z. B. Kombination von Nieren- und Gelenkblutungen. Besonders häufig sind *Gelenkblutungen,* bei denen dann offenbar schon die normale Betätigung als Trauma zu wirken vermag. Die Blutung kann bald dieses, bald jenes Gelenk befallen, kann aber auch hartnäckig immer in demselben Gelenk stattfinden, wobei die Knie- und Ellenbogengelenke in erster Linie stehen. Schmerzen, spontan und bei Bewegung, evtl. auch Temperaturerhöhung begleiten die Blutung, die zu einer starken Schwellung des Gelenkes führen kann. Die Blutung wird bei Ruhigstellung des Gelenkes wieder resorbiert. Nach häufigen Blutungen in das gleiche Gelenk treten Veränderungen deformierend-arthritischer Art ein *(Blutergelenke),* schließlich kommt es durch die regressiven Metamorphosen und Verwachsungen zu einer Verödung des Gelenkes mit partieller oder totaler Ankylosierung.

Die Neigung zu hämophilen Blutungen ist in jungen Jahren größer. Die *erste Blutung* tritt in drei Vierteln der Fälle *in den ersten beiden Lebensjahren,* bei dem Rest spätestens im 20.—22. Jahre ein. Häufig sterben die Kranken an einer Blutung in jüngeren Jahren vor der Pubertät, nachher nimmt die Gefährlichkeit der Blutungen allmählich ab. Nach dem 35.—40. Lebensjahr werden die stärkeren Blutungen meist seltener. Die Blutungsneigung schwankt im Laufe des Jahres, wobei es zu anfallsweiser Steigerung kommt. Manche Hämophile haben *Prodromalerscheinungen,* sie merken an gewissen Anzeichen, wie Gefühl von Unbehaglichkeit, Herzklopfen, Blutandrang, den Eintritt der Blutungsperiode und schonen sich rechtzeitig, wodurch sich größere Blutungen häufig verhüten lassen. Ist eine Blutung im Gange, so muß der Hämophile genau beobachtet werden. Das gilt vor allem bei Neigung zu Blutungen in den Magen-Darmkanal, deren Ausmaß zunächst unübersichtlich ist, die aber zuweilen tagelang weitergehen können. Zunehmende Anämie, Schwäche, Ohnmachtsanfälle und andere Symptome, schließlich auch Blutbrechen und Blutstühle lassen die Schwere der Blutung erkennen. Hier ist rasche Hilfe unbedingtes Erfordernis.

Die *morphologische Untersuchung des Blutes* ergibt beim nichtblutenden Hämophilen völlig normale Verhältnisse. Vor allem ist die Zahl der Blutplättchen eine normale, zuweilen eine erhöhte. Die *chemische Untersuchung* ergibt die bereits erwähnte *verzögerte Gerinnung,* die erst nach 15—25 Minuten oder noch später eintreten kann. Am Ende einer größeren Blutung bessert sich die Gerinnungsfähigkeit des Blutes und kann vorübergehend in normalen Grenzen liegen, um sich dann langsam wieder zu verschlechtern. Es gibt aber auch Bluter, bei denen die Gerinnungsverzögerung dauernd nur eine geringe ist und trotzdem profuse Blutungen eintreten. In solchen Fällen liegt es nahe, an eine *Alteration der Gefäßwände* zu denken, die zeitweise undicht werden. Der RUMPEL-LEEDEsche Versuch fällt immer negativ aus.

Pathogenese. Die vielen eingehenden Untersuchungen haben noch keine für alle Fälle gültige einheitliche *Erklärung der Hämophilie* bzw. ihrer Ursache erbracht. Man weiß heute darüber folgendes:

1. Der *Fibrinogengehalt* des Blutes ist normal.
2. Der *Calciumgehalt* des Blutes ist nicht erniedrigt.
3. Die *Blutplättchenzahl* ist normal. Die *hämophilen Blutplättchen* sind aber *gerinnungsphysiologisch minderwertig* (FONIO, WÖHLISCH u. a.). Zusatz von einer in physiologischer Kochsalzlösung hergestellten Emulsion hämophiler Blutplättchen oder von einer durch Lösung der Plättchen in destilliertem Wasser hergestellten „Thrombocytenlösung" zu Hämophilenblut bewirken eine weit *geringere Beschleunigung* der Blutgerinnung, wie Verwendung normaler Plättchen in gleicher Weise. Normalblut gegenüber ist der Unterschied weniger ausgesprochen. MORAWITZ, FONIO, HOWELL u. a. sehen die Erklärung für das Wesen der Hämophilie in dem *zu geringen Thrombokinasegehalt der hämophilen Blutplättchen.* Nach HOWELL sollen auch die *Plättchen* des hämophilen Blutes *schwerer zerfallen* wie normale und daher ihr gerinnungsaktives Material (Thrombokinase) langsamer ans Blut abgeben, weshalb es langsamer gerinne.
4. Das *Thrombin* ist zwar in genügender Menge vorhanden, aber aus irgendwelchen Gründen *insuffizient* (Hemmungskörper); die Umwandlung des Fibrinogens in Fibrin geht deshalb langsamer vor sich.

Es bedarf noch weiterer Untersuchungen, um zu einer einheitlichen Auffassung vom Wesen der Hämophilie zu kommen. Bei der hämophilen Blutung spielt auch der *Gefäßfaktor* eine Rolle (verminderter oder aufgehobener Capillartonus).

Die **Diagnose** der Hämophilie ist einfach. Gegenüber der thrombopenischen Purpura unterscheidet sie sich durch die normale Plättchenzahl, gegenüber der Capillartoxikose durch die verzögerte Blutgerinnung, gegenüber der Thrombasthenie und den hereditären Thrombopathien durch die dort gegebenen Merkmale. Meist ist schon die Zugehörigkeit zu einer Bluterfamilie entscheidend.

Die **Therapie** kann die hämophile Konstitution nicht beseitigen. Sie soll zunächst in einer ausgiebigen *Prophylaxe* bestehen. Hämophile müssen vor allem in der Jugend vor jeder Art von Traumen ängstlich geschützt werden. Mit Zahnextraktionen und anderen operativen Eingriffen soll man möglichst zurückhaltend sein. Man warte, bis der Zahn beim Zahnwechsel sich von selbst abstößt. Bei der Berufswahl achte man darauf, daß keine körperlichen Anstrengungen verlangt werden, auch psychische Belastungen und Aufregungen können die Blutungsgefahr vermehren. Reichliche Rohkosternährung vegetabilischer Art ist zweckmäßig.

Wenn eine Blutung im Gange ist, dann wendet man *alle blutstillenden Mittel* an. Bei schweren Blutungen, z. B. lebensbedrohlichen Blutungen in den Magen-Darmkanal haben sich mir wiederholte *ausgiebige Bluttransfusionen* mit dem Beckschen Apparat ausgezeichnet bewährt. Sie sind das einzige Mittel, durch das ein Verbluten verhindert und die Blutung relativ schnell behoben werden kann. Bei kleineren Blutungen injiziert man 10 ccm einer *10%igen* NaCl- oder CaCl$_2$-Lösung mehrmals täglich intravenös, auch *Clauden* und *Koagulen* oder *Haemostix* (Pferdeserum) und *Sango-Stop* intramuskulär, (s. S. 338). *Cebion* soll, in großen Dosen, intravenös injiziert, zuweilen helfen. Bei Blutungen aus der Nase oder dem Zahnfleisch verwendet man *Tamponade* mit Eisenchloridwatte auch *Adrenalin*. Koagulen und Clauden kann aufgestreut werden. Bei *Gelenkblutungen* wird das befallene Glied hochgelagert und mit kalten Umschlägen oder Eispackungen behandelt. Ein Kompressionsverband ist zweckmäßig, wenn er nicht zu schmerzhaft ist.

Von besonderem Interesse ist der auf Grund der vorne wiedergegebenen Vorstellungen von dem Mangel an weiblichem Sexualhormon in den Organen des Hämophilen gemachte Vorschlag, *Ovarialhormone* therapeutisch und prophylaktisch zu verabreichen. *Bei deren dauernder Applikation* soll ein *guter Erfolg* infolge Verringerung der dadurch zustande gekommenen Gerinnungsverzögerung und Blutungsbereitschaft erreicht werden.

b) Fibrinopenische Pseudohämophilie.

Die *fibrinopenische Pseudohämophilie* ist eine extrem *seltene* Krankheit. Es sind bis jetzt nur wenige Fälle im frühen Kindesalter beschrieben.

Bei dieser Krankheit findet man ein vollständiges *Fehlen des Fibrinogens* im Blute. Darauf beruht die enorme Neigung zu Blutungen und deren Unstillbarkeit. Die Krankheit ist zuerst von Rabe und Salomon *1920* an einem neunjährigen Knaben beobachtet worden, dann von Opitz und Frei *1921* an einem 8 Monate alten Mädchen, das sich aus einer mit dem Frankeschen Schnepper gesetzten Fingerstichwunde verblutete. Später wurde die Krankheit von anderen noch einige Male beobachtet. In allen Fällen, die aus gesunden Familien stammten, bestanden Zeichen einer starken Blutungsneigung. Darmblutungen, große Blutergüsse nach geringen stumpfen Traumen, lang anhaltende Blutungen aus kleinsten Hautverletzungen, zeitweise Auftreten starker spontaner Blutungen wie bei der Hämophilie — nur noch intensiver — werden beobachtet. Die Trombocytenzahl, überhaupt das morphologische Blutbild, sind normal. Das der Vene entnommene Blut gerinnt infolge des Fibrinogenmangels überhaupt nicht.

Hepatische Pseudohämophilie. Bei schweren Schädigungen des Leberparenchyms (akute gelbe Leberatrophie, extremes Stadium der splenomegalen Cirrhosen, Weilsche Krankheit, Gelbfieber) findet sich eine hämorrhagische Diathese. Hieher gehört auch die cholämische Nachblutung bei Operationen. Es besteht eine Verzögerung der Blutgerinnung wie beim Hämophilen. Frank macht auf das von Howell aus Leber dargestellte *Heparin* aufmerksam, das die Gerinnung aufhebt. Er meint, daß die geschädigten Leberzellen den Stoff nicht mehr genügend zurückhalten können, er überschwemmt das Blut und führt zu der Gerinnungsstörung.

D. Die Hämoglobinurien.

Als *echte Hämoglobinurie* wird die Ausscheidung gelösten Blutfarbstoffes im Urin im Gegensatz zu der Hämaturie, d. h. der Ausscheidung von roten Blutkörperchen im Urin bezeichnet. Die Unterscheidung ist in ausgesprochenen Fällen mit Hilfe des Mikroskopes leicht. Jedoch können sich in manchen Urinen mit niedriger Konzentration (hypotonische Lösung) oder bei Gegenwart gewisser hämolytischer Substanzen die ausgeschiedenen roten Blutkörperchen nachträglich auflösen *(unechte Hämoglobinurie)*. Lichtheim und Ponfick haben die Abtrennung zuerst durchgeführt.

Die *echte Hämoglobinurie* ist meist eine Folge vorausgegangener Hämoglobinämie. Durch irgendeine Ursache kommt es zum *hämolytischen Zerfall der roten Blutkörperchen*, das Hämoglobin kreist dann im Blute ungelöst. Darauf reagiert der Organismus, indem er bei Anwesenheit größerer Hämoglobinmengen einen Teil durch die *Nieren ausscheidet*, die dadurch geschädigt werden können, ein anderer Teil wird von den *blutabbauenden Organen*, der Leber und Milz, zurückgehalten und weiter verarbeitet; die Folge ist eine *Steigerung der Gallenbildung* und die Ausfuhr konzentrierter Galle nach dem Darm, wodurch wiederum eine vermehrte Ausscheidung von Urobilin und Urobilinogen im Urin hervorgerufen wird. Man hat die Menge des gelösten Blutfarbstoffes, der von den Organen verarbeitet werden kann, ehe Hämoglobinurie auftritt, auf etwa $1/60$ der gesamten Hämoglobinmenge geschätzt.

Die Auflösung der roten Blutkörperchen in der Blutbahn führt zu weiteren *Folgeerscheinungen*. Die *Nierenkanälchen* können durch die Anhäufung von rotem Blutfarbstoff *verstopft* werden (daher z. B. die gefährliche Anurie beim Schwarzwasserfieber), es werden aber auch kleine Gefäße in den verschiedensten Körpergegenden und in lebenswichtigen Organen verlegt, es kommt zu *Capillarthrombosen* und dadurch bedingten Blutungen. Die Bestandteile der aufgelösten Zellen und deren Abbauprodukte entfalten ferner eine *Giftwirkung*, so daß es zu Fieber und Kollapstemperatur, zu Vasomotorenlähmung mit folgender Blutdrucksenkung und anderen schweren Erscheinungen kommen kann.

Hämoglobinurien, wie sie bei fehlerhaften Transfusionen, durch Blutgifte und bei manchen Infektionskrankheiten auftreten können, bestehen *nur einmal* vorübergehend kürzere oder längere Zeit. Andere Hämoglobinurien aber treten *paroxysmal*, also anfallsweise, periodisch ausgelöst durch irgendwelche äußere Ursachen auf. Diese paroxysmalen Hämoglobinurien sollen hier kurz besprochen werden.

1. Die Kältehämoglobinurie.

Die durch Kälte jeder Art ausgelöste Hämoglobinurie ist zuerst von DRESSLER 1854 beschrieben und von LICHTHEIM als Kältehämoglobinurie bezeichnet worden.

Nach einer *Abkühlung* im kalten Bad oder infolge Durchnässung oder bei einem Spaziergang bei kaltem Wetter und ähnlichem bekommt der Kranke ein unbehagliches *Frostgefühl*, dem rasch ein *Schüttelfrost* und Temperatursteigerung auf *39* oder *40⁰* folgen kann. Es stellen sich allerhand *Beschwerden* ein und gleichzeitig wird ein *dunkelbraunroter blutiger Urin* in geringer Menge entleert, der Trümmer von roten Blutkörperchen, Hämoglobinzylinder und viel freies Hämoglobin enthält. Die *Temperatur fällt* unter Schweißausbruch bald auf normale Höhe ab, der *Urin* wird allmählich reichlicher, hellrötlich bis fleischwasserfarben nach 12—24 Stunden ist der Anfall vorüber. Derartige *Anfälle wiederholen sich* bei jeder intensiveren Abkühlung und können auch durch Eintauchen eines Gliedes in kaltes Wasser künstlich hervorgerufen werden (EHRLICH*scher Versuch*). Die *Beschwerden* im Anfall sind je nach der Intensität desselben und der Empfindlichkeit des Kranken verschieden. Sie bestehen in Kopfschmerzen, Schmerzen im Kreuz, in der Rückenmuskulatur und Nierengegend, auch in den Gliedern, in Übelkeit und Erbrechen, in Urindrang und leichtem Brennen in der Harnröhre beim Urinieren.

Man findet im Anfall öfter *Erytheme* der Haut, auch *Urticariaquaddeln* und eine *Pulsbeschleunigung* mit leichter Senkung des Blutdruckes. Einige Stunden nach dem Anfall läßt sich öfter eine *Vergrößerung der Leber* und *Milz*, sowie *Ikterus* feststellen. Im *Urin* nimmt das Sediment ab, es sind nur noch vereinzelte Körnchen als Reste des aus Blutkörperchentrümmern bestehenden gelben Detritus vorhanden, er enthält aber jetzt Urobilin und Urobilinogen.

Im *Blut* läßt sich *gelöstes Hämoglobin (Hämoglobinämie)* nachweisen. Das Blutserum sieht rötlich aus. Der *Bilirubingehalt* des Blutes *steigt* schnell an, um nach 24 Stunden wieder zur Norm zurückzukehren. Es findet sich eine geringe *Abnahme der Erythrocytenzahl*, meist um etwa $1/2$ Million, sowie bald eine *Leukocytose*, bald eine *Leukopenie*, der dann später die Leukocytose folgt. Die *Resistenz* der Erythrocyten ist teils normal, teils vermindert gefunden worden.

Neben den voll ausgebildeten Paroxysmen kommen auch *frustrane Anfälle* mit abgemildertem und abgekürztem Verlauf vor.

Die **Pathogenese** der Kältehämoglobinurie fand durch DONATH und LANDSTEINER ihre Erklärung, denen der Nachweis eines *Autohämolysins* im Blute der Kranken gelang.

Ihr *Grundversuch* wurde folgendermaßen angestellt: Ein Gemisch von Serum oder Plasma und Blutkörperchen des Hämoglobinurikers wird kurze Zeit im Reagensglas abgekühlt und darauf auf Bluttemperatur erwärmt; nach einiger Zeit tritt, je nach den gewählten Mengenverhältnissen, die mehr oder weniger vollständige Hämolyse ein.

Dieser Versuch gelingt bei der echten Kältehämoglobinurie in der anfallsfreien Zeit immer. Der im Blute vorhandene Amboceptor wird also *nur* in der Kälte an die Erythrocyten gebunden, so daß nun bei der folgenden Erwärmung unter dem Einfluß des sich anlagernden Komplementes die auflösende Wirkung zutage tritt.

Man nimmt seit DONATH und LANDSTEINER an, *daß gewisse abnorme Reaktionen im Vasomotorensystem*, die sich äußerlich öfter durch blaurote Verfärbung von Ohren, Händen und Füßen zeigt, eine Disposition schafft, indem es erst infolge Gefäßinnervationsstörungen zu einer für die Wirkung des Lysins genügenden Herabsetzung der Temperatur und Zirkulation in den abgekühlten Teilen kommen kann. Die *Verminderung der Harnmenge im Anfall* ist vielleicht mit BÜRGER als *kutorenaler Reflex* zu deuten, der reflektorisch renale Zirkulationsstörungen auslöst.

Ätiologisch kommt sowohl erworbene wie vererbte *Lues* in erster Linie in Betracht, die in etwa 30% aller Fälle sich erweisen läßt. Die *Wa.R.* fällt viel häufiger, in 90—95% der Fälle, positiv aus; sie ist aber *nicht* einwandfrei zu verwerten, da die Kälteamboceptoren an sich die Fähigkeit haben, eine positive Wa.R. hervorzurufen (BURMEISTER).

Die **Diagnose** ist nach dem Gesagten leicht. Die *Prognose* ist quoad vitam günstig.

Die **Therapie** hat vor allem in der *Prophylaxe*, also in der Vermeidung von Kälteeinflüssen zu bestehen. Manche empfehlen die *Autoserotherapie* (wiederholte Injektion von 20—60 ccm Eigenserum), andere injizieren *hypertonische Salzlösungen* (3% NaCl und 3% Dinatriumphosphat, 80—170 ccm in Abständen von Tagen und Wochen) oder *intramuskuläre Einspritzungen von 0,5 g Cholesterin in 10%iger Aufschwemmung* von physiologischer Kochsalzlösung. Wo *Lues* sicher vorliegt, wird *antiluisch* behandelt. Alle Behandlungsarten haben aber nur zweifelhafte Resultate ergeben.

2. Die Marschhämoglobinurie.

Diese Form der Hämoglobinurie tritt nach $1/_2$—3stündigem Marschieren auf und ist zuerst von FLEISCHER 1881 bei einem Soldaten beschrieben worden.

Der *Urin* verhält sich wie bei der Kältehämoglobinurie, die Urinmenge ist zuerst vermindert, der Urin braunrötlich verfärbt, erst in der Ruhe wird der Urin reichlicher und heller. Es fehlen aber die sonstigen schweren Nebenerscheinungen.

Untersucht man den Urin fortlaufend, so findet man, daß nach kürzerem Gehen zuerst Albuminurie einsetzt und erst später die Hämoglobinurie (KAST), daß also den hämoglobinurischen Paroxysmen eine *initiale Albuminurie* vorausgeht, und ebenso werden sie nach Aufhören der Hämoglobinausscheidung mit einer leichten *finalen Albuminurie* beendet. Der leichtere „larvierte" Anfall kann *nur* mit Albuminurie *ohne* Hämoglobinurie verlaufen, wobei ein durch Essigsäure fällbarer Eiweißkörper ausgeschieden wird (LICHTWITZ, SCHELLONG). Das *Sediment* dieses Urins enthält stets die charakteristischen gelben hämoglobingefärbten Eiweißkörnchen (SCHELLONG). Das Auftreten der letzteren geht der chemisch erfaßbaren Albuminurie voraus. *Es verläuft also die „Albuminurie" in Wirklichkeit hämoglobinurisch.* Da aber das Hämoglobin zunächst nur in kleinster, das Nichthämoglobineiweiß aber in größerer Menge vorhanden ist, fällt die Probe auf Eiweiß früher positiv aus als die auf Hämoglobin.

Im *Blute* findet sich eine *Hämoglobinämie,* wie bei der Kältehämoglobinurie, aber erst in dem abklingenden Stadium. Der Bilirubinspiegel steigt schnell an, auch im larvierten Anfall (SCHELLONG). Im Anfall findet sich ferner eine Leukocytose. Die Untersuchungen über die *Resistenz* der Erythrocyten fielen wie bei der Kältehämoglobinurie uneinheitlich aus.

Autohämolysine wurden *nie* gefunden.

Der **Verlauf** ist günstig. Schwerere Anfälle stellen sich nur einige Monate hindurch ein. Dann hören sie allmählich auf, ohne Folgen zu hinterlassen.

Was die *Ätiologie* anbelangt, so hat die *Lues keine* Bedeutung. Die Marschhämoglobinurie ist *nur* bei Männern gefunden worden.

Pathogenese. *Nur* aufrechtes Gehen führt zu Hämoglobinurie, und zwar hängt die Erscheinung von der Art des Gehens ab, insofern sie *nur beim Gehen in lordotischer Haltung* sich zeigt. Andere körperliche Betätigungen (Freiübungen, Holzsägen usw.) haben keinen Einfluß. Der Blutzerfall geht *in der Niere* vor sich. Die Lordose führt eine mechanisch (Abklemmung der linken Vena renalis wie bei der lordotischen Albuminurie JEHLES) oder reflektorisch ausgelöste Zirkulationsstörung in der Niere, die zur Hämolyse und leichten Albuminurie (letztere als Ausdruck der Nierenschädigung) führt, herbei. Dabei geht das freiwerdende Hämoglobin einerseits in den Urin, anderseits in das Blut über. Der genauere Mechanismus der Hämolyse ist noch unbekannt; vielleicht liegen Blutkörperchen mit irgendwie verminderter Resistenz vor. Das Fehlen intensiverer Nebenerscheinungen, wie sie den kältehämoglobinurischen Anfall begleiten, erklärt sich dadurch, daß das Ausmaß der Störung viel geringer ist, weniger rasch einsetzt und der Blutkörperchenzerfall nicht im kreisenden Blute, sondern in der Niere vor sich geht.

Die **Diagnose** ist leicht. Manche als Anstrengungs- oder physiologische Albuminurie bezeichnete Erscheinung dürfte bei genauerer Untersuchung hierher gehören. Gegen die lordotische Albuminurie grenzt sich die Marschhämoglobinurie durch den charakteristischen Sediment- und Blutbefund (Bilirubinanstieg, Hämoglobinnachweis) ab.

Eine **Therapie** ist kaum nötig. Es genügt möglichste Beseitigung lordotischer Haltung.

3. Paroxysmale Myoglobinurie.

In seltenen Fällen kommt es zu einem Austritt von Muskelhämoglobin ins Blut *(Myoglobinämie)* und in den Urin *(Myoglobinurie),* vielleicht kombiniert mit Blutzerfall (MEYER-BETZ). Die Kranken zeigen beim plötzlichen Einsetzen des hämoglobinurischen Anfalls eine intensive Muskelschwäche, die beim Abklingen sich langsam wieder bessert. Einmal bestand eine *Myositis* mit fast völligem Schwund der roten Farbe der erkrankten Muskeln (GÜNTHER), einmal wurde eine hochgradige *wachsartige* (ZENKERsche) *Degeneration* fast aller Muskeln gefunden (PAUL). Die Erkrankung ist wohl identisch mit der bei *Pferden* als „*schwarze Harnwinde*" beobachteten Erkrankung, die unter plötzlich einsetzenden allgemeinen Krankheitsstörungen mit Lähmungen und Hämoglobinurie einhergeht und wo bei der Sektion hochgradige Veränderungen der Muskeln, die wie „Fischfleisch" aussehen, sich vorfinden (BOLLINGER).

E. Lymphdrüsenerkrankungen.

Pathologische Veränderungen der Lymphdrüsen können auf entzündlicher Basis entstehen oder durch Geschwulstbildung (S. 333 u. f.) oder Geschwulstmetastasierung, durch hyperplastische Prozesse (s. Leukämien) und durch Speicherungskrankheiten (GAUCHERsche Krankheit u. a.) hervorgerufen sein. Sie können mehr oder weniger generalisiert oder auch regionär, also lokalisiert vorkommen.

1. Lymphogranulom (PALTAUF).

Das Lymphogranulom, auch *malignes Granulom* (BENDA) oder STERNBERGsche *Krankheit* genannt, ist eine *bösartige spezifische Infektionskrankheit,* die *meist Männer,* weniger häufig Frauen in *mittlerem* Lebensalter zwischen *20—50* Jahren befällt und *unheilbar* ist. Die einen spezifischen Aufbau zeigenden Veränderungen erfassen mit Vorliebe bereits krankes, vielleicht in seiner Reaktionsweise abgeändertes lymphatisches Gewebe, das aber nicht systematisch, sondern herdförmig und streckenweise befallen wird. Da die Erkrankung bald in diesem, bald in jenem Gebiet des über den ganzen Körper verbreiteten lymphatischen Gewebes sich entwickeln kann, so ist das *klinische Krankheitsbild* überaus *vielgestaltig*, in wichtigen Merkmalen aber dennoch typisch. Die große Variation der Erscheinungsform führt besonders im Beginn der Erkrankung häufig zu Fehldiagnosen. Sie kommt regional z. B. in Oberbaden und familiär gehäuft vor und kann sich auch von Mutter auf Kind (diaplacentarer Weg) übertragen (z. B. UHLENHUTH und WURM).

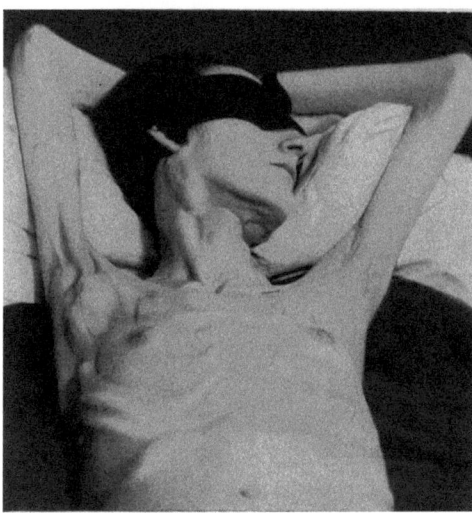

Abb. 24. Lymphdrüsenschwellungen am Hals und in der Achselhöhle.

Das *klinische Bild* der Erkrankung ist *vielgestaltig*, in wichtigsten Merkmalen aber typisch. Der *Beginn* ist manchmal schleichend, oft akut. Die *plötzlich einsetzenden Fälle* setzen mit rasch, zuweilen unter Schüttelfrost ansteigendem *Fieber* ein, manchmal mit schwerer Störung des Allgemeinbefindens, wie Mattigkeit, Appetitlosigkeit und rascher Abmagerung. Häufig sind starke *Schweiße* vorhanden, öfter *Schmerzen* rheumatischer und neuralgischer Art in Schultern und Beinen, gelegentlich lokalisierte, aber auch allgemeine *Ödeme*, sowie vielfach schon frühzeitiger, zuweilen während der ganzen Krankheitsdauer mehr oder weniger ausgesprochener *Pruritis*. Zunächst wird oft Grippe, Sepsis, Tuberkulose, Paratyphus oder ähnliches angenommen. In anderen Fällen zeigt die Erkrankung einen *unmerklichen Beginn*. Die genannten Symptome sind nur vereinzelt da, z. B. Mattigkeit, Herabsetzung der Arbeitsfähigkeit, Schweißneigung, rheumatische Beschwerden. Fieber fehlt anfangs oder es bestehen leichte subfebrile Temperaturen. Die Hartnäckigkeit der Krankheitserscheinungen weist auf ein ernstliches Leiden hin; allmählich zeigen sich charakteristischere Symptome.

Das *Fieber* kann den Typus des PEL-EBSTEINschen *chronischen Rückfallfiebers* zeigen, d. h. es verläuft in *Wellenform,* subfebrile und fieberfreie Intervalle wechseln mit Perioden treppenförmig bis auf 39 und 40° ansteigenden und ebenso abfallenden Fiebers ab (Abb. 26). Andere Kranke zeigen einen typhösen oder septischen Fiebertypus, wieder andere bleiben lange subfebril. Das Fieber zeigt also überaus wechselnde Form.

Die *Veränderungen der lymphatischen Gewebe*, besonders der Lymphknoten und der Milz, können sehr bald an sichtbaren Stellen, z. B. dem Halse auffallen, können aber auch lange verborgen bleiben, z. B. bei mediastinaler oder abdominaler Lokalisation.

Sehr oft beginnen die *Lymphdrüsen* an *umschriebener Stelle anzuschwellen*, am häufigsten an einer Seite des *Halses*. Sie gleichen tuberkulösen Lymphdrüsenaffektionen. Sie wachsen bald langsam, bald schnell und bilden zuweilen schmerzhafte Tumoren, bzw. Pakete, deren umgebendes Gewebe ödematös erscheint. Die Erkrankung greift auf andere Lymphdrüsen über, auf die andere Halsseite, auf die gleichseitigen Achseldrüsen, auf beide Achselseiten, auf das Mediastinum und die Inguinalgegend. Dabei können die Drüsenschwellungen in ihrer Intensität wechseln oder sie gehen an der einen Stelle zurück und kommen an anderer, z. B. im Abdomen mit besonderer Schnelligkeit zur Ausdehnung. Nicht selten sind im Beginn zunächst *nur* die *mediastinalen Drüsenpartien* geschwollen, bald nur einseitig, bald doppelseitig.

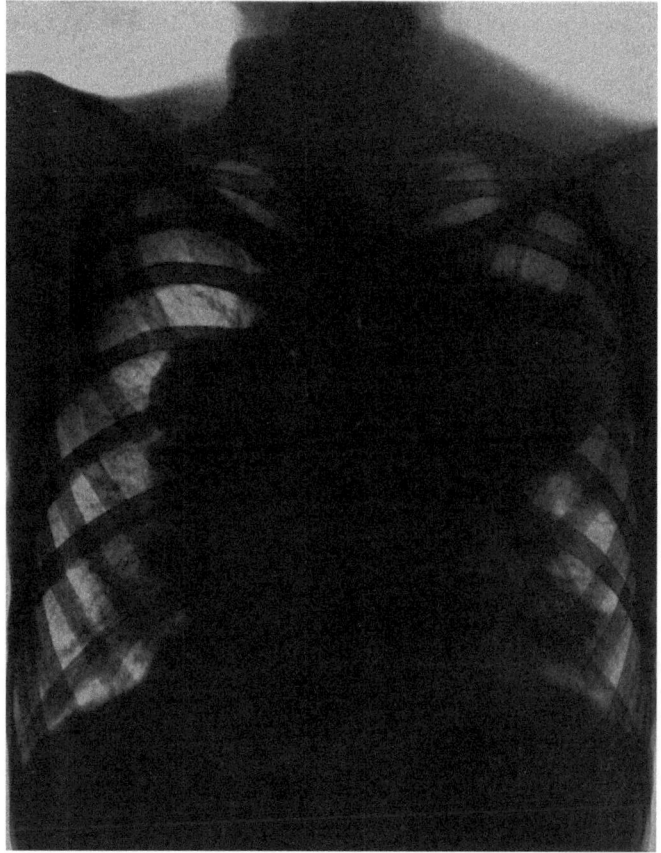

Abb. 25. Mediastinales Lymphogranulom. (Dieselbe Patientin wie Abb. 24.)

Seltener ist der Beginn in den Lymphdrüsen der *Inguinalgegend* oder des *Abdomens* oder es liegt lange Zeit nur eine *Milzschwellung* vor *(splenomegale Lymphogranulomatose)*. Die Lymphknoten sind zuerst weich, später hart; sie lassen sich anfangs leicht verschieben. Die darüberliegende Haut ist nie beteiligt. Später bilden die Drüsen knollige Pakete und nehmen zuweilen einen so großen Umfang an, daß sie besonders im Mediastinum und Abdomen, aber auch am Halse *Kompressionswirkung* auf Trachea, Bronchien und Gefäße ausüben. Sie *erweichen* und *fisteln nie*, zeigen auch *keine Rötung*.

Die *Kompressionserscheinungen* im Mediastinum und am Halse führen zu Kurzatmigkeit, Atembehinderung, Stenosierungserscheinungen. Sie veranlassen *Stauungssymptome*. Beim mediastinalen Granulom kann die *Vena cava superior* gedrückt werden, dann sieht man erweiterte Venengeflechte auf der Brusthaut, zunehmendes Hervortreten und Überfüllung der Halsvenen, weiches und später hartes *Ödem* der Halsgegend. Der zunehmende Umfang durch Drüsenvergrößerung, Stauung und Ödem führt zu einer eigenartigen, gleichmäßigen, harten Schwellung des Halses (STOCKES*scher Kragen*). Das Gesicht schwillt an, wird ödematös und cyanotisch. Ähnliche Veränderungen können sich auch an *anderen Körperstellen* ausbilden. So führen starke Vergrößerungen der Inguinaldrüsen zu Behinderung des venösen Abflusses aus den Extremitäten und damit zu Ödemen. Andererseits besteht anfangs oft ein Mißverhältnis zwischen Größe des Tumors und Geringfügigkeit der Beschwerden, das diagnostisch bedeutungsvoll ist. Lang dauernde Kompressionen der mediastinalen Drüsen können durch die *Stenosierung von Bronchien* zu Bronchitis, Bronchiektasien, Bronchopneumonien Veranlassung geben.

Die *Milz* ist später öfter vergrößert. Selten beginnt die Granulomatose in der Milz und kann lange Zeit in ihr lokalisiert bleiben. Die Milz wird allmählich

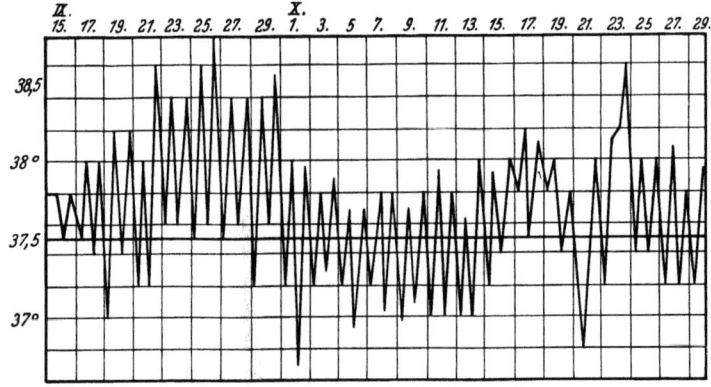

Abb. 26. PEL-EBSTEINscher Fiebertypus bei Lymphogranulom.
(Dieselbe Patientin wie Abb. 20 und 21.)

zu einem großen, grobhöckerigen Tumor. Die *Leber* kann sich vergrößern. *Ascites* kann auftreten (Stauungsascites). Aus dem Lymphgewebe des *Magens* oder *Darms* können sich gleichfalls Granulome entwickeln. In schweren Fällen ist der Blutdruck erniedrigt, der Puls beschleunigt.

Kompression durch die Drüsenpakete führt zu *nervösen* Erscheinungen, wie Neuralgien, evtl. Lähmungen. Das Granulom kann von retroperitonealen Lymphdrüsen, die zuweilen als große Tumoren im Abdomen zu fühlen sind, ausgehend, sich nach rückwärts ausdehnen, die Wirbel durchsetzen und schließlich eine *Kompressionsmyelose* mit allen Erscheinungen, wie Paraplegien, Sensibilitätsdefekten, Blasen- und Mastdarmstörungen herbeiführen.

Die *Haut* zeigt oft *Pruritus*, auch *Ekzeme* und *Urticaria* kommen vor. Seltener finden sich *tumorartige, multiple Lokalisationen des Granuloms in der Haut*, die *geschwürig* werden können.

Die *Niere* bleibt meist unbeteiligt. Es kann sich aber auch eine *Amyloidose* ausbilden. Im *Urin* findet man nicht selten vorübergehend oder bei schweren hochfiebernden Fällen dauernd *Diazoreaktion*. Der *Stoffwechsel* ist zuweilen hochgradig gesteigert.

Es gibt auch *negative diagnostische Merkmale*. Alle Blutuntersuchungen *bakteriologisch-serologischer Art fallen negativ* aus, es fehlen leukämische und stärkere anämische Veränderungen sowie hämorrhagische Diathese bis auf seltene Ausnahmen mit ausgedehnter Lymphogranulomatose des Knochenmarks.

Es kommt *nie* zur Mitbeteiligung der Tonsillen, der Mamma. Nur ganz selten werden Speichel- und Tränendrüsen beteiligt (Mikuliczscher *Symptomenkomplex*). Auch die Schleimhäute sind kaum je verändert.

Im *Blutbild* findet man öfter eine *Leukocytose*, gelegentlich eine *Leukopenie*. Dabei besteht eine *Linksverschiebung* der Leukocyten. Die *eosinophilen Zellen* zeigen vielfach eine deutliche, manchmal eine stärkere *Vermehrung*. Die *Lymphocyten vermindern* sich an Zahl, die *Monocyten* treten *stärker* hervor. Es bildet sich langsam eine hypo- oder monochrome Anämie aus.

Die *Sternalpunktion* ergibt meist nur die Zeichen einer Anämie und der entzündlichen Reizung. Im *Drüsen-*, eventuell auch im *Milzpunktat* findet man lymphoide Zellen mit starker Polymorphie und Übergänge zu den Sternbergschen Riesenzellen, ferner Plasmazellen und Eosinophilie.

Der *Verlauf* ist verschieden. Die Krankheit kann *akut* in wenigen Wochen und Monaten zum Tode führen, kann aber auch *Monate* und *Jahre* (2—4 Jahre) mit dauernden Schwankungen bestehen; Perioden der Besserung wechseln mit solchen der Verschlechterung, bis eine Komplikation oder die zunehmende Kachexie ein Ende macht. Heilung gibt es nicht.

Das **pathologisch-anatomische Bild** der *Lymphdrüsen* weist im Durchschnitt vielfach gelblich speckige, manchmal scharf begrenzte *Nekroseherde* ohne Einschmelzung auf, andere sind normal. In das rote Parenchym der *Milz* sieht man grauweiße und gelbliche kleinere und größere Herde eingelagert (*Porphyrmilz*). *Histologisch* liegt ein gut charakterisierter Entzündungsprozeß vor. Das Granulom wächst nicht knötchenförmig wie Tuberkulose, sondern mehr *kontinuierlich*. Die *Veränderung geht von den Bindegewebs- und Reticulumzellen des Stroma aus*. Bei typischen Fällen ist ein *Schwund der Lymphocyten* und eine *intensive Vermehrung der Fibroblasten* festzustellen. Neben Zellwucherung und exsudativer Durchtränkung findet man in wechselnder, oft großer Menge einzeln oder in Nestern *eosinophile Zellen*. *Charakteristisch* sind ferner große, öfter Mitosen aufweisende *Epitheloidzellen*, sowie spärlich oder gehäuft Sternbergsche *Riesenzellen*, abnorm große Zellen bald mit einem, bald mit mehreren großen in der Mitte liegenden Kernen, die sich stark färben und höchst bizarr aussehen können. Das histologische Bild ist ein sehr wechselndes und abhängig von Alter und Aktivität des Prozesses und von der Therapie, die getrieben wird. Granulome sind oft am bestrahlten Organ nicht mehr zu erkennen.

Die **Ätiologie** ist *sicher infektiös*. Manche nehmen einen *besonderen Bacillus* an, andere glauben, daß *verschiedene* entzündungserregende Reize *in Verbindung mit dem besonderen Reaktionstypus* des Organismus das Krankheitsbild entstehen lassen. Die Ausbreitung der Krankheit erfolgt ebenso wie bei anderen Infektionskrankheiten. Die hauptsächlichste Eintrittspforte scheint Mund- und Nasenhöhle, Respirationsraum oder Verdauungstrakt zu sein. Das Lymphogranulom kommt häufiger mit *Tuberkulose kombiniert* (Doppelerkrankung) vor, wobei kulturell und durch Verimpfung Tuberkelbacillen auch im strömenden Blute gefunden werden können. Die Annahme, daß das Lymphogranulom eine besondere Erscheinungsart der Tuberkulose sei, ist unwahrscheinlich, aber noch nicht restlos widerlegt. Die Virustheorie konnte nicht bestätigt werden; der damit zusammenhängende Test von Gordon (schwere Erkrankung des Zentralnervensystems nach intracerebraler Injektion von Drüsensuspensionen an Kaninchen) ist unspezifisch (Uhlenhuth, Wurm); das wirksame Agens hängt wahrscheinlich mit den Eosinophilen zusammen (Wurm). Der Gordon-Test ist in etwa $2/3$ der Fälle positiv, bei anderen Krankheiten negativ.

Die **Diagnose** wird leicht, wenn ein ausgesprochenes Krankheitsbild mit Drüsenschwellungen, bzw. Milz- und Lebervergrößerung, wechselndem und höherem Fieber, Leukocytose mit Lymphopenie und Eosinophilie, positiver Diazoreaktion vorliegt. In schwierigeren Fällen kommt man durch *Exstirpation* und *histologische Untersuchung einer oder besser mehrerer Lymphdrüsen* weiter, wonach ich aber vereinzelt verstärkten Wachstumstrieb und Verschlechterung des Krankheitsbildes sah. Auch die Knochenmarks-, Milz- und Lymphdrüsenpunktion, sowie die Adrenalinreaktion sind zur Diagnose heranzuziehen.

Als **Therapie** sind *Röntgen-* und *Arsenbehandlung* einzeln und kombiniert anzuwenden. Die *Röntgenbehandlung* geschieht in fraktionierter Form, 50—60% der Hauterythemdosis pro Feld; wenn nicht ein merkbares Schwinden der Drüsentumoren eintritt, wird sie evtl. bereits nach 5—6 Tagen wiederholt. Bei den ersten Bestrahlungsserien sieht man häufig guten Erfolg. Das granulomatös veränderte Gewebe schmilzt schnell ein, Fieber und Beschwerden verschwinden, das Allgemeinbefinden wird gut. Der *Erfolg* kann *kurz oder lang* anhalten. Ich sah öfter, auch bei frischen Fällen, schon nach wenigen Wochen schwere Rückfälle. Dabei können die Drüsen an der bestrahlten Stelle klein bleiben, aber an einer anderen Stelle mit um so größerer Heftigkeit aufschießen, so daß eigentlich das Resultat eine Verschlechterung ist. Später werden sie mehr und mehr röntgenrefraktär.

Arsen verwendet man wie bei der perniziösen Anämie und Leukämie. Man sieht bei Arsenkuren, die wie bei der chronischen Leukämie durchgeführt werden, zuweilen frappante, zuweilen keine Erfolge.

Die *chirurgische* Entfernung des Granuloms gelingt deshalb nicht, weil man kaum je sämtliches granulomatöse Gewebe entfernen kann.

Eine möglichst gute Allgemeinbehandlung muß natürlich getrieben werden. Zuweilen hatte ich den Eindruck, daß ich mit ihr in Kombination mit Arsen ebenso weit kam, wie mit der Röntgentherapie. Versuchsweise kann man mit der letzteren auch eine Tuberkulinbehandlung verbinden.

2. Tuberkulöses Granulom.

Die meist lokalisierte Tuberkulose der Lymphdrüsen kann sich in *seltenen* Fällen wie das Lymphogranulom auf zahlreiche oder alle Lymphdrüsen ausdehnen. Die Drüsen geben dabei keine so großen Komplexe wie das Granulom.

Die *Krankheitserscheinungen* sind bei beiden Erkrankungen sehr ähnlich. Das tuberkulöse Granulom macht auch Fieber vom verschiedensten Typus, es besteht eine schwere Störung des Allgemeinbefindens, es kommt zu Abmagerung, Schweiße stellen sich ein und die Diazoreaktion des Urins wird positiv. Das *Blut* zeigt zuweilen eine Leukopenie mit Lymphopenie, die eosinophilen Zellen sind nicht vermehrt oder fehlen.

Die **Diagnose** wird durch die Untersuchung einer *exstirpierten Lymphdrüse* gesichert. Man findet den charakteristischen Aufbau des tuberkulösen Gewebes mit seinen typischen Riesenzellen (randständige Kerne) und der Verkäsung. Auch Bacillen lassen sich zuweilen nachweisen. Erweichte oder fistelnde Lymphdrüsen sprechen gegen Lymphogranulom und für Tuberkulose. Schwierig wird die Diagnose bei kombinierter Erkrankung.

Die **Prognose** ist unsicher.

Die **Therapie** ist eine allgemeine (Diätbehandlung usw.). Röntgenbehandlung kann Besserung bringen. Im übrigen gestaltet sich die Therapie wie bei jeder anderen Lokalisation der Tuberkulose.

3. Luisches Granulom.

Das Granulom des Tertiärstadiums der Lues tritt in *seltenen* Fällen *generalisiert* auf. Die Lymphknoten können besonders in der Inguinal- und Cervicalgegend, aber auch axillar und retroperitoneal zu beträchtlicher Größe anschwellen und jahrelang in gleicher Größe bleiben oder aber erweichen und durchbrechen, wonach die Heilungstendenz vermißt wird. Leber und Milz können vergrößert sein. Die **Diagnose** ist durch die spezifischen Serumreaktionen und den Spirochätennachweis, sowie durch den Effekt einer antiluischen Behandlung zu stellen. Die **Therapie** ist eine antiluische.

4. Lepröses Granulom.

Bei der *tuberösen* Form der Lepra finden sich im Gegensatz zur makuloanästhetischen oft besonders die äußeren cervicalen, axillaren und inguinalen, aber auch die inneren, besonders mesenterialen Lymphdrüsen zuweilen *recht beträchtlich vergrößert*. Histologisch zeigen sie typisch lepröse Veränderungen (charakteristische Riesenzellen usw.).

5. Andere Lymphdrüsenerkrankungen.

Verschiedene Erreger führen noch zu Granulationsgeschwülsten der Lymphdrüsen, oft regionärer Art, vor allem am Hals und Kieferwinkel, in der Achselhöhle und in der Leistengegend (Bubo). Hierher gehören *Staphylo-* und *Streptokokken* (bei Anginen, chronischer Tonsillitis, Diphtherie, Scharlach, Stomatitis, Zahngranulomen usw.), Tuberkelbacillen, Erreger der Tularämie bzw. Pest, Aktinomyces u. a. m., auch *Gonokokken*, ferner Streptobacillen des *Ulcus molle-Bubo*. Die tropische *Framboesie* veranlaßt charakteristische multiple, papulöse Hauteruptionen mit zahlreichen Nachschüben bald im Gesicht, bald am Rumpf, bald an den Extremitäten und im Spätstadium ausgedehnte Ulceration von Haut und Schleimhäuten und regionäre Lymphdrüsenaffektionen; ihr Erreger ist die Spirochaeta pertenuis. Rubeolen und PFEIFFERsches Drüsenfieber bzw. Mono-Lymphocytosen sowie gelegentlich BANGsche Krankheit führen zu Lymphdrüsenschwellungen mit charakteristischen Veränderungen.

Die „klimatischen Bubonen" werden besonders bei der Schiffsbesatzung in tropischen Gegenden gefunden; sie lokalisieren sich in der Regel in der Leistengegend, aber auch unter dem Unterkiefer und am Nacken. Sie sind wahrscheinlich identisch mit dem auch in Europa und in Deutschland häufiger beschriebenen *Lymphogranuloma inguinale*, das in Schwellungen der Leistendrüsen meist mit Adhäsion der bedeckenden Haut und multizentrischer Vereiterung besteht, mit rheumatoiden Gelenkserscheinungen in der Art der akuten Polyarthritis, mit Episkleritis und Erythema nodosum einhergeht und durch Beteiligung tiefer liegender Lymphdrüsengruppen zu dem Ulcus chronicum elephantiasticum vulvae et ani führen kann. Der Erreger ist noch unbekannt. Eiter, der mit der Spritze aus erkrankten Drüsen entnommen und sterilisiert ist, gibt, intracutan verabreicht, eine intensive spezifische Hautreaktion (W. FREI).

Über die **Geschwulstformen** s. S. 333 und 334.

F. Erkrankungen der Milz. Splenomegalien und Lipoidosen.

Die Milz beteiligt sich infolge ihrer wichtigen vielseitigen Funktion (s. S. 281) an vielen Krankheiten *sekundär* mehr oder weniger deutlich und kann sich wenig oder stark vergrößern *(Megalosplenie)*. Inwieweit es *primäre* Erkrankungen der Milz gibt und welche Krankheitsbilder zu ihnen zu rechnen sind, darüber besteht heute noch keine Klarheit. Die Milz ist in vieler Beziehung *ein Teil großer, über den Körper verbreiteter Gewebearten*, z. B. des blutbildenden lymphatischen und myelopotenten bzw. reticuloendothelialen Gewebes, die oft, vielleicht immer, gemeinsam reagieren und gemeinsam erkranken, wobei die Erkrankung in dem einen Teil intensiver und sichtbarer vor sich gehen kann als im anderen. Hierher gehören die sog. *hepatolienalen Erkrankungen*, d. h. diejenigen Erkrankungen, bei denen Leber *und* Milz gleichzeitig oder nacheinander krank werden. Da die heterogensten Krankheiten hepatolienal ablaufen können, so hat die Zusammenfassung differential-diagnostisches Interesse.

Die *Hormonfunktion* der Milz ist noch nicht so klar zu definieren, daß es gelingt, die Wirkung einer Hypo- bzw. Afunktion und einer Hyperfunktion zu erkennen, und wie bei anderen Hormondrüsen als primäre Krankheiten zu beschreiben. Die *Differentialdiagnose* der Milzerkrankungen ist oft schwierig, oft spielend leicht. Sie erfordert das gesamte bisher aufgezählte diagnostische Rüstzeug, führt aber mit hinein in die diagnostische Untersuchungsmethodik der Infektionskrankheiten, der Leberkrankheiten u. a. m. Dabei müssen die Heredität und evtl. gewisse Rasseeigentümlichkeiten berücksichtigt werden, z. B. Heredopathien der Anämien, Thrombasthenien, Speicherungskrankheiten usw.

1. Megalosplenien bei Infektionen.

Bei allen Infektionen muß es zu einer Reaktion der Milz kommen, da sie einen wichtigen Teil des Abwehrapparates im Körper darstellt. Sie reagiert auf die eingedrungenen Mikroorganismen und den Toxine und auf die abnormen Produkte, welche aus dem körpereigenen Gewebe unter deren Einfluß gebildet werden. Die Milz ist das *Filter,* das mit Hilfe seiner Reticuloendothelzellen, die den größten Teil ihres schwammigen Aufbaus bilden, alles Schädliche gelöst oder ungelöst durch aktive Zelleistung oder passive Adsorption abfängt und — soweit sie es vermag — verarbeitet, die aber vielleicht auch Produkte (Antikörper, Fermente usw.) produziert, um die Schädlichkeiten gleichzeitig außerhalb des Organs zu bekämpfen. Diese Funktionssteigerung führt zur Veränderung und oft Vergrößerung des Organs *(Infektionsmilztumor)* einmal infolge der reaktiven Hyperämie, die vor allem bei akuten Infektionen mit Bakteriämie mit einer Anhäufung weißer Blutzellen (Knochenmarksriesenzellen, oxydase-positiver Leukocyten, Lymphocyten, phagocytierender Pulpazellen usw.) verbunden ist, dann aber auch durch Wucherung der Pulpaelemente (Reticulum, Endothel), während die Follikel öfter eine Neigung zur Rückbildung zeigen.

Die *Milzreaktion* ist bei den einzelnen Infektionen verschieden stark und zeigt gewisse histologische Unterschiede, auf die hier nicht eingegangen werden kann. Der Grund liegt zum Teil darin, daß die Milz dem Einfluß der verschiedenartigsten Toxine unterliegt; Dazu kommt der Einfluß der im Verlauf jeder Infektion sich ausbildenden Umstimmung *(Allergie)*, die sich auch cellulär auswirkt. Die Infektionsmilzen sind nichts Einheitliches, wenn auch gewisse Grundzüge allen gemeinsam sind.

Eine derartige *akute* Milzschwellung mäßigen Grades findet man z. B. stets bei Typhus abdominalis und den paratyphösen Erkrankungen, sie bildet sich mit deren Abheilung zurück. Septische Anginen, in besonders hohem Grade die Monocytenangina, auch das PFEIFFERsche Drüsenfieber veranlassen einen größeren, oft lange nach Abklingen der Krankheit noch nachweisbaren Milztumor. Rückfallfieber, WEILsche Krankheit, Kala-Azar, Malaria, BANGsche Krankheit und *Maltafieber* sind stets von einer Milzvergrößerung begleitet. Auch Scharlach, Masern, Fleckfieber und andere akute Infektionskrankheiten (besonders Strepto- und Staphylokokkenerkrankungen) führen zu Milzveränderungen, wobei es jedoch nicht immer oder nicht während der ganzen Dauer der Erkrankung zu einer sicher nachweisbaren Vergrößerung des Organs kommt. Immer kreisen Bakterien im Blute. Andere Infektionskrankheiten (z. B. Tetanus, Diphtherie, Botulismus usw.), bei denen *nur* Toxine und *keine* Bakterien kreisen, machen keine Milzschwellung.

Bei *chronischen* Milzschwellungen handelt es sich, außer den speziellen der einzelnen Infektion eigenen pathologischen Veränderungen, um eine wirkliche Hyperplasie, um eine *gleichmäßige Vermehrung aller geweblichen Milzbestandteile*. Bei chronischer Malaria und Kala-Azar (Leishmaniasis interna, tropische Splenomegalie) können sehr große Milztumoren die ganze linke Bauchseite einnehmen. Auch Milztuberkulose („isolierte Form"), sowie chronisch-septische Krankheiten, z. B. die Endocarditis lenta führen zu einer großen Milzschwellung. Bei diesen Erkrankungen ist oft gleichzeitig die Leber vergrößert *(Hepato-Splenomegalie)*. Hierher gehören Spätzustände lang dauernder BANGscher Krankheit. Dasselbe gilt für den Milztumor bei hereditärer infantiler Lues. Die erworbene Lues führt auch zur Milzvergrößerung, die aber einen geringeren Umfang hat. Der isolierte fieberlose Milztumor ist oft ein Überbleibsel früherer akuter und chronisch verlaufender Infektionen verschiedenster Art, wie sie eben aufgezählt wurden.

Die *Lymphogranulomatose* der Milz mit ihrem besonderen histologischen Aufbau s. S. 351.

2. Megalosplenie bei Lebercirrhosen. BANTISCHE Krankheit.

Der Milztumor bei *Lebercirrhose* gleicht in mancher Beziehung der Infektionsmilz, weicht aber andererseits stark von ihr ab. Er zeigt die verschiedenartigsten Veränderungen; neben Speicherungsvorgängen (Lipoid, Fe usw.), Zelleinwanderungen und Wucherungen der Sinusendothelien findet man Blutstauung und Blutungen, vor allem aber eine starke, immer mehr um sich greifende Wucherung des perivasculären und trabeculären Bindegewebes. Leber und Milz reagieren auf dieselben Schädigungen gemeinsam und gleichzeitig *(Hepato-Splenomegalie)*, wenn auch manchmal die Milzvergrößerung früher erkennbar wird wie die Größenveränderung der Leber *(„präcirrhotischer Milztumor")* und bedeutende Dimensionen annimmt *(splenomegale Cirrhose)*. Das gilt sowohl für die HANOTsche wie für die LAENNECsche Form der Lebercirrhose. Hierher gehören auch die WILSONche Lebercirrhose, die luische Lebercirrhose und die im Gefolge der BANGschen Krankheit auftretende Form.

Die BANTIsche *Krankheit* ist eine besondere Art der Lebercirrhose. BANTI hat 1894 als Splenomegalie mit Lebercirrhose ein Krankheitsbild beschrieben, das vornehmlich bei Jugendlichen vorkommt und ätiologisch weder mit Infektionskrankheiten noch mit Alkoholmißbrauch etwas zu tun hat. Es verläuft in *drei Stadien*. Im *ersten anämischen Stadium*, das 3—12 Jahre dauert, haben die Kranken Nasenbluten und klagen über Ermüdung und Herzklopfen. Es läßt sich ein Milztumor und eine stärkere Anämie von hypochromem makrocytärem Typus mit Poikilocytose und Anisocytose bei normaler Leukocytenzahl oder Leukopenie mit Monocytose feststellen. Ikterus fehlt, die Leber ist nicht verändert, zuweilen besteht intermittierendes Fieber. Im *zweiten Stadium*, das nur wenige Monate dauert *(Übergangsstadium)*, verändert sich die blasse in eine gelblichbraune Hautfarbe und es entwickeln sich dyspeptische Beschwerden.

Die Leber ist jetzt etwas vergrößert und überragt den Rippenbogen. Im Urin findet sich Urobilinogen. Die Urinmenge vermindert sich. Im *dritten ascitischen Stadium*, das 6—12 Monate dauert, entsteht unter Verkleinerung der Leber ein Ascites wie bei der LAENNECschen Cirrhose, die Anämie tritt deutlicher in Erscheinung. Die Harnmenge ist klein, im Harn findet sich Urobilinogen, zuweilen eine Spur Bilirubin. Der Stuhl ist gefärbt. Unter zunehmender Kachexie geht schließlich der Kranke zugrunde.

Anatomisch weist die Vene der stark veränderten Milz meist eine sklerosierende Endophlebitis auf, die bis in die Pfortader sich erstrecken kann. Dazu kommt eine starke Wucherung des Stützgewebes, besonders im präfollikulären und follikulären Abschnitt, die eine bindegewebige Umwandlung und schließlich einen Schwund der Follikel herbeiführt; auch die Pulpa wandelt sich in starres hyalines Bindegewebe um (mehr oder weniger ausgeprägte *Fibroadenie* der Milz wie bei Lebercirrhose). Die *Leber* zeigt im ersten Stadium keine Veränderung, im zweiten eine sklerosierende Endophlebitis der Pfortader und eine interstitielle Hyperplasie des Bindegewebes, im dritten Stadium gleicht sie der atrophischen Lebercirrhose. Das *Knochenmark* der langen Röhrenknochen ist rot, die Lymphdrüsen sind nicht verändert.

Die **Pathogenese** der Krankheit ist umstritten. BANTI glaubt, daß durch irgendwelche Toxine die *Milz primär* erkranke; in ihr bilden sich toxische Substanzen, die der Leber und dem allgemeinen Kreislauf zufließen und so allmählich die Cirrhose, die Anämie und Kachexie herbeiführen. Die *Lebercirrhose* wäre also eine *sekundäre* Erkrankung. Diese *Erklärung* wird aber *heftig bestritten*. Tatsächlich findet man nur äußerst selten Fälle, die als BANTIsche Krankheit angesprochen werden können. Meist handelt es sich um Lebercirrhosen oder um Fälle von kongenitaler Leberlues und andere hepato-lienale Erkrankungsformen (Milzvenen- und Pfortaderthrombose).

Als **Therapie** ist von BANTI die *Splenektomie* empfohlen worden, deren günstige Einwirkung bei frühzeitiger Ausführung anerkannt werden muß, wenn auch eine völlige Heilung kaum erreicht wird.

3. Megalosplenie bei Stauung und Pfortadererkrankung.

Der *Stauungsmilztumor*, wie er bei Kreislaufinsuffizienz vorkommt, ist nie erheblich. Nur die *perikarditische Pseudolebercirrhose*, welche eine Folge der Obliteration des Herzbeutels und der dadurch bedingten chronischen Stauung im Pfortadergebiet der Leber und Milz ist, kann zu erheblicher Vergrößerung der Milz führen.

Dasselbe gilt für alle chronischen *Pfortaderaffektionen*, vor allem für die *Thrombose der Pfortader und der Milzvenen*, welche besonders bei Jugendlichen zu großen Milztumoren mit begleitender Leukopenie und oft mehr oder weniger Thrombopenie und makrocytärer Anämie führen kann und durch Blutungsneigung auch in den Magen-Darmkanal bei fehlender Lebervergrößerung ausgezeichnet ist. Die Leberfunktion ist intakt. Gelegentlich findet sich vorübergehend auftretender Ascites; keine Venektasien der Bauchhaut. Öfters werden Schmerzen, auch kolikartige, im linken Hypochondrium oder diffus geklagt. *Ätiologisch* kommen Infektionen des frühen Kindesalters (Nabeleiterungen der Neonaten, chronische Entzündungen im Pfortadergebiet, z. B. Appendicitis, Pancreatitis, Tuberkulose, ferner luische Prozesse u. a.) in Betracht.

Therapie. Milzexstirpation bringt in manchen Fällen von Milzvenenthrombose Heilung oder wenigstens weitgehende dauerhafte Besserung.

4. Milzinfarkt und Milzabsceß.

Der *Milzinfarkt* kann selten, z. B. bei chronischer Malaria und Leukämie durch *Thrombose* zustande kommen. In der Regel entsteht er *embolisch* bei Endokarditis und Herzinsuffizienz mit Thrombenbildung im linken Herzen.

Der *Milzabsceß* ist stets *embolisch* bedingt bei septischen Erkrankungen, besonders septischer ulzeröser Endokarditis. Die mit Bakterien beladenen Emboli verstopfen einen Milzarterienast, die Bakterien führen im Infarktgebiet zu einer Abszedierung. Auch in der Typhusmilz kann selten ein Absceß entstehen.

Der Infarkt kann symptomlos verlaufen, oder, wie immer der Absceß, zu *plötzlichen Schmerzen in der Milzgegend* führen, woraus die Wahrscheinlichkeitsdiagnose möglich wird.

Therapeutisch kommt beim Milzabsceß zur Verhütung einer Perforation in die Bauchhöhle die Splenektomie in Frage.

5. Megalosplenien bei Blutkrankheiten.

Die Milzvergrößerung bei Blutkrankheiten ist bereits mit diesen eingehend besprochen worden. Sie findet sich bei allen Formen der *Leukämien*, bei *perniziöser Anämie, konstitutioneller* und *erworbener hämolytischer Anämie, Polycythämie, Osteosklerosen, thrombopenischer Purpura* (WERLHOFsche Krankheit) u. a. m.

6. Neubildungen der Milz. Echinococcus.

Neubildungen der Milz sind sehr selten. *Sarkome* nehmen vom Stroma ihren Ausgang; die noch selteneren *isolierten Lymphosarkome* entwickeln sich aus den Zellen des Milzparenchyms. Wenn bei jugendlichen Individuen ein rasch wachsender, höckeriger, derber Milztumor vorliegt, der zu Kachexie und evtl. Anämie führt, muß daran gedacht werden.

Primäre Carcinome gibt es in der Milz nicht. Metastatische Tumoren der Milz sind maximal selten.

Von *gutartigen* Geschwülsten sind zu erwähnen gelegentlich vorkommende *cystische Tumoren* teilweise traumatischer Entstehung und *Gefäßgeschwülste (Häm- und Lymphangiokavernome)*. Die letzteren können sehr groß werden und die Indikation für die operative Entfernung abgeben.

Die seltene Lokalisation des *Echinococcus* in der Milz (meist multilokulär) führt gleichfalls zu mehr oder weniger starker Vergrößerung des Organs. Dabei findet sich oft im Blute eine Eosinophilie.

7. Ablagerungs- und Speicherungsvorgänge in der Milz. Die Milz bei Stoffwechselstörungen.

In ihrer Eigenschaft als wichtiges Ablagerungs- und Speicherungsorgan nimmt die Milz bei vielen Krankheiten hervorragenden Anteil.

a) Die Amyloidmilz.

Mit der *Amyloidablagerung* ist oft eine klinisch leicht feststellbare *Megalosplenie* verbunden. Die Milz ist bei allgemeiner Amyloidose in *99%* der Fälle befallen; die Amyloidablagerung fängt in der Milz an. Man unterscheidet *3 Formen:* die gleichmäßig ausgedehnte diffuse Ablagerung in der Pulpa *(Schinken-* und *Speckmilz)*, die auf die Lymphknötchen und ihre Umgebung beschränkte *(Sagomilz)* und die kombinierte Form (Schinken-Sagomilz). Die Sagomilz ist meist nicht vergrößert, sogar verkleinert, die Schinkenmilz ist immer vergrößert und verdickt. Die Amyloidablagerung findet sich bei dem Pulpaamyloid in Capillaren und Venen, sowie in den Reticulumfasern, beim Lymphknötchenamyloid in den Pinselarterien und perinodulären Capillaren. Als Ätiologie kommen *chronische Infektionen* in Betracht, was dafür spricht, daß der *chronische Eiweißzerfall* für das Entstehen der Ablagerung des den Eiweißstoffen nahestehenden, vielleicht ein Gemisch von Eiweiß mit Kohlehydraten oder Lipoiden darstellenden Amyloids *wichtig* ist. In vorderster Linie sind *Tuberkulose*, dann *Lepra* zu nennen, sowie *chronische Eiterungen* und *Entzündungen* (Osteomyelitis, Bronchiektasie, Fisteln usw.), in einem kleinen Prozentsatz *Krebs, Lues* und *Granulom*. Die

Diagnose kann bei Vorhandensein anderer Äußerungen der Amyloidose speziell der Nieren (Amyloidnephrose) und bei Vorliegen einer der genannten Grundkrankheiten vermutungsweise gestellt werden.

b) Die Pigmentablagerungen.

Die *hämoglobinogenen Pigmentablagerungen* von Hämosiderin, Hämatoidin, Malariamelanin und Gallenfarbstoff, sowie die *nichthämoglobinogenen* von melanotischem und braunem Abbaupigment, sog. Lipofuscin, finden fast ausschließlich in den Zellen statt, die von Aschoff als *reticuloendothelialer* Apparat bezeichnet wurden. Diese Ablagerungen haben mehr pathologisch-anatomisches und physiologisches Interesse.

c) Lipoidablagerungen, Xanthomatose.

Dasselbe gilt für die häufigen *Fett- und Lipoidablagerungen,* die sich in demselben Zellsystem, aber auch in den Bälkchen und der Kapsel zwischen den Fasern und in den Bindegewebszellen, zuweilen in Leuko- und Lymphocyten der Pulpamaschen und in den Deckzellen der Kapsel finden (Lubarsch). Sie sind nicht durch Degeneration des Protoplasmas entstanden, vielmehr aus *Blut* und *Gewebssäften* durch Aufsaugung und Adsorption aufgenommen.

Bei intensiveren *Lipämien,* bzw. *Lipoidämien* und *Cholesterinämien,* besonders der *diabetischen,* findet man starke Ablagerungen nicht nur in den inneren Organen, besonders der Milz *(innere diabetische Xanthomatose, Lipoidzellenhyperplasie Picks),* sondern auch äußerlich in der Haut *(Xanthomatose),* in der Cornea *(Arcus lipoides corneae).* Cholesterinester, Gemische aus Cholesterinestern und Neutralfetten lagern sich in die Reticulumzellen der Pulpa, die Adventitiazellen der Blutgefäße, die Sinusendothelien ein. Auch in anderen Organzellen, z. B. den Kupfferschen Sternzellen der Leber, den Reticulumzellen des Knochenmarks, der Tonsillen, der Thymus, der Lungen usw. finden sich die Einlagerungen. Ähnliches kommt bei *hochgradiger Fettsucht* vor. Die Speicherung selbst und deren Lokalisation wird von dem jeweiligen Zustand der Zellen und den Strömungsverhältnissen bestimmt; Vorbedingung ist aber die Anhäufung der Speicherstoffe in Blut und Gewebssäften.

An diese Gruppe schließen sich einige seltenere, *wohlcharakterisierte Krankheitsbilder* an, bei denen eine **erbliche Störung des Fett- bzw. Lipoidstoffwechsels** und des *Glykogenhaushalts* vorliegt, so daß es zu ausgedehnten Ablagerungen von *Glykogen, Lecithin, Cholesterin* und *Cerebrosid „Kerasin"* in den Reticuloendothelzellen kommt. Die letzteren mutieren in den Genen und gewinnen dadurch neue Eigenschaften, die sich durch Ausfall normaler Funktion in der abnormen Speicherung äußern. Bei diesen *Lipoidsteatosen, bzw. Lipoidosen* finden sich Ablagerungen von Fett- und Lipoidgemischen; ihre einzelnen Typen sind durch das *Vorherrschen einer bestimmten Gruppe der Lipoide* charakterisiert *(cerebrosidige, phosphatidige* und *cholesterinige Lipoidose).* Damit hat die von L. Pick durchgeführte Trennung der Gruppe in einzelne Krankheitsbilder eine chemische Begründung gefunden.

α) Die Gauchersche Krankheit (cerebrosidige Lipoidose).

Das von Gaucher 1882 entdeckte und von Martini und L. Pick als Stoffwechselkrankheit erkannte Leiden führt zu Speicherung einer bestimmten Substanz in Milz, Leber, Lymphknoten und Knochenmark; sie gehört zu den *Cerebrosiden (Sphyngogalaktosiden)* und wurde als *Kerasin* identifiziert (Lieb und Epstein).

In der stark vergrößerten *Milz* finden sich die Einlagerungen *nie* in den Sinusendothelien, sondern *nur* in den Reticulumzellen der Pulpa und in den adventitiellen und vasculären Zellen der Arteriolen, die zu großen epithelähnlichen Zellen werden; in der Pulpa liegen sie in unregelmäßigen Inseln und Nestern zusammen, zwischen denen Erythrocyten, Lymphocyten und Plasmazellen eingebettet sind. Die Anhäufungen dieser *Gaucherzellen* geben der Milz, die je nach der Intensität der hämochromatischen Pigmentierung rötlichgrau, blaßziegelrot, auch violett aussieht, makroskopisch ein dicht gesprenkeltes marmoriertes und fleckiges Aussehen *(Gauchermilz).* Die Gaucherzellen findet man in der Leber, den Lymphknoten und im Knochenmark, wo sie bei stärkerer Anhäufung zu Auftreibungen mit Rarefizierung der Knochensubstanz (Spontanfrakturen) führen können *(ossärer Typus).* Die Speicherung setzt natürlich eine Anreicherung des Blutes und der Gewebssäfte mit dem Lipoidmaterial voraus.

Die Krankheit betrifft vornehmlich die *jüdische* Rasse, und zwar überwiegend das *weibliche Geschlecht*; sie tritt in etwa $^1/_3$ der Fälle *familiär* und in den ersten Lebensdezennien auf. Die *Vererbung* ist *dominant*.

Klinisch steht der mächtige *Milztumor,* die erhebliche Vergrößerung der *Leber* und eine *Anämie* im Vordergrund.

Der Beginn ist schleichend, mit Müdigkeit und Schwächegefühl. Oft wird *im Kindesalter* zufällig der *Milztumor* festgestellt, der langsam wächst und Beschwerden machen kann. Später kommt es zur Vergrößerung der *Leber (Spleno-Hepatomegalie)*. Selten zeigen sich erbsen- und bohnengroße *Schwellungen der äußeren Lymphdrüsen*. Die *Haut* nimmt frühzeitig eine eigenartige, gelblichbraune bis ockerfarbene, zuweilen bronzefarbene oder subikterische Verfärbung an, vornehmlich an den belichteten Partien (Ausdruck der Hämochromatose). Die Schleimhäute bleiben frei. An den Lidspalten findet sich zuweilen eine bräunlichgelbe *keilförmige Verdickung der Conjunctiva* mit der Basis zum Cornealrand. Im *Blut* zeigt sich eine meist geringe *Leukopenie* mit Neutro- und Lymphopenie. Es entwickelt sich eine Anämie vom normochromen Typus, später auch eine Thrombopenie. Nunmehr tritt oft eine hämorrhagische Diathese (Nasen-, Zahnfleisch-, Mund-, Rachen-, Magenblutungen, Blutstühle usw.) auf. Öfter wird über ziehende Schmerzen in den Knochen geklagt, die lokalisierte Auftreibungen, Verbiegungen und Spontanfrakturen und bei der Röntgenuntersuchung Aufhellungen, die lokalisiert oder verbreitet dem Skelet eine fleckige Zeichnung geben, aufweisen können. Die Kranken sterben meist an einer interkurrenten Erkrankung, nur selten an Kachexie und rapid progredienter Anämie.

Die **Differentialdiagnose** ist sehr schwierig, meist wird eine Fehldiagnose wie Morbus Banti, hämolytischer Ikterus, thrombopenische Purpura, Myelom u. a. gestellt. Die sichere Diagnose bringt erst die Autopsie oder die Untersuchung der exstirpierten Milz. Von entscheidender diagnostischer Bedeutung kann die Untersuchung einer exstirpierten Lymphdrüse, des Knochenmark- oder Milzpunktates sein, wo sich die typischen GAUCHER-Zellen finden.

Eine **therapeutische Maßnahme** zur Beseitigung der Krankheit gibt es nicht. Bei übergroßer Milz wird die Splenektomie zur Beseitigung der von ihr verursachten Beschwerden empfohlen.

β) NIEMANN-PICKsche Krankheit. Lipoidzellige Splenomegalie (phosphatidige Lipoidose).

Das von NIEMANN 1914 beschriebene Krankheitsbild wurde von L. PICK pathologisch-histologisch charakterisiert und von der GAUCHERschen Krankheit abgetrennt.

Bei dieser *konstitutionellen* angeborenen und familiären *Störung des Lipoidstoffwechsels* werden *Lecithin* und vermutlich noch andere Phosphatide (EPSTEIN und LORENZ) gespeichert; Kerasin wird *nicht* gefunden. Der Lecithingehalt der NIEMANN-PICK-*Milz* ist 8mal größer als der einer normalen Milz.

Die *Speicherung* erfolgt nicht, wie beim Gaucher, nur in den Reticulumzellen, sondern auch in den epithelialen Bestandteilen von Leber, Nieren, Nebennieren, Schilddrüse, schließlich in den Herzmuskelzellen, glatten Muskelfasern, Ganglien- und Gliazellen des Zentralnervensystems u. a. m. Die speichernde Substanz wird dem Blute und den Gewebssäften entnommen. Durch die hochgradige Speicherung aller Organe werden deren Funktionen immer mehr geschädigt, so daß frühzeitig der Tod eintritt.

Die Erkrankung setzt im *frühesten Kindesalter* ein. Die Kinder, die zuweilen mongoloiden Typus zeigen und meist jüdischer Abstammung sind, sterben schon im 7.—10. Monat und werden kaum älter als 2 Jahre. Bereits in den ersten Monaten fällt die zunehmende *Anschwellung des Leibes* auf, die durch die fortschreitende, allmählig enorme *Vergrößerung der Milz* und eine geringere der *Leber* bedingt ist. Später kommen geringer Ascites und Stauungserscheinungen (Ödeme der Füße, Lidödem, Stauungskatarrh der Lunge) hinzu. Öfter wird über Durchfälle berichtet. Die äußeren *Lymphdrüsen* schwellen manchmal mäßig an. Die *Haut* nimmt an den belichteten Teilen eine blaßbräunliche und graugelbe Farbe an. Im *Blut,* das lipämisch getrübt und auffallend cholesterinreich gefunden wurde, läßt sich eine sekundäre Anämie und Leukopenie feststellen, andere finden keine deutliche chemische Veränderung und eine Leukocytose, zuweilen sollen Speicherungszellen im Blute nachweisbar sein (ESSER). Als Variante wird von manchen (z. B. SPIELMEIER) die *amaurotische Idiotie* bezeichnet. Der **Verlauf** der Krankheit ist ein schneller, die fortschreitende Kachexie führt zum Tode.

Die **Diagnose** kann durch *Untersuchung einer exstirpierten Drüse oder des Milzpunktates* gesichert werden, wobei charakteristische große, mit kleinen runden, mäßig glänzenden Tröpfchen (Lipoide und Neutralfett) erfüllte Zellen mit runden hellen Kernen gefunden werden können. Die Schaumzellen werden auch bei der *Knochenmarkspunktion* zuweilen bei klinisch scheinbar völlig Gesunden gesehen.

Die **therapeutische Milzexstirpation** hat höchstens kurzen Erfolg. Andere Mittel bringen keine Hilfe.

γ) CHRISTIAN-SCHÜLLERsche Krankheit (cholesterinige Lipoidose).

Die als „eigenartige Schädeldefekte im Jugendalter" von SCHÜLLER 1915 zuerst beschriebene Krankheit wurde von dem Amerikaner CHRISTIAN 1919 eingehend klinisch umgrenzt. Bei ihr besteht eine *konstitutionelle Störung des Fett- und Lipoidstoffwechsels,* mit Hypercholesterinämie und ausgedehnten *Zelleinlagerungen von Cholesterin.* In einer Milz wurde von EPSTEIN und LORENZ das *20fache* des normalen Cholesterinwertes neben starker Zunahme des Neutralfettes festgestellt.

Die *Krankheit beginnt öfter in kindlichem Alter* (3.—10. Lebensjahr), ist aber *auch bei Erwachsenen* (älteste Beobachtung 47. Jahr) festgestellt. Sie suchen wegen Augenstörungen oder Geschwulstbildungen am Schädel u. a. den Arzt auf.

Im Vordergrund des *klinischen Bildes* stehen die *Skeletveränderungen,* besonders am Schädelknochen, aber auch oftmals an den Knochen des Stammes (Becken, Oberschenkel, Wirbelsäule, Unterkiefer usw.); sie zeigen bei der Röntgenuntersuchung multiple unregelmäßige und ungleichmäßig aufgehellte Defekte. Vielfach bildet sich ein- oder doppelseitig ein *Exophthalmus* aus; es treten *hypophysäre Symptome* wie Diabetes insipidus und Degeneratio adiposogenitalis hinzu. An der Haut und den Lidern finden sich zuweilen xanthomartige Knötchen, zu den Frühsymptomen gehören oft *Krankheitserscheinungen innerhalb der Mundhöhle,* wie Schwellungen des Zahnfleisches, Lockerwerden der Zähne, vereinzelt Stomatitis; einmal tropfte aus einem Defekt an der Lippe, zeitweise ein lipämisches, wie Sahne aussehendes, Fett und Cholesterin enthaltendes Serum ab, bei fettreicher Ernährung mehr, bei fettarmer weniger (BÜRGER und GRÜTZ). In einem Teil der Fälle, aber *nicht* regelmäßig, besteht eine *Spleno-Hepatomegalie.*

Der **Verlauf** ist ein chronischer und zeigt periodische Besserungen.

Pathologisch-anatomisch findet sich in schweren Fällen das Bild einer *generalisierten Xanthomatose* (CHIARI). Am knöchernen Schädeldach sieht man multiple scharfrandige, mit grauweißem bis gelblichem Gewebe ausgefüllte Lücken, an den anderen Knochen sind die Lücken der Spongiosa mit grellgelbem Gewebe ausgefüllt, das die Compacta durchsetzen und auf die Umgebung der Knochen übergreifen kann. Die Dura ist mit knolligen, grellgelben Knoten durchsetzt, die auf das Groß- und Kleinhirn drücken (evtl. Hirndruckerscheinungen). Dieselben Gewebsmassen füllen die Orbitae (Exophthalmus), umhüllen erdrückend die Hypophyse und deren Stiel (hypophysäre Symptome), finden sich im Zahnfleisch, in Pleura, Lungen, Leber, Milz (nicht regelmäßig) usw. Mikroskopisch bestehen sie aus Granulationsgewebe, das reich an schaumigen, teils vielkernigen großen Zellen ist, die Cholesterin und Neutralfett gespeichert haben. Beides findet sich aber auch in Fibroblasten und frei in den Gewebsspalten.

Therapeutisch scheint fettfreie Ernährung eine große Bedeutung zu haben.

δ) Glykogenspeicherungskrankheit (v. GIERKE).

Die Krankheit ist familiär recessiv. Die Kinder werden nie älter wie 3—4 Jahre. Sie zeigen eine hochgradig vergrößerte Leber, die hart und unempfindlich ist. Ikterus besteht nie. Die Milz ist nur sehr selten vergrößert. Die Temperatur ist normal, die Muskulatur schlaff. Der Blutzucker ist niedrig, auffallend ist die große Insulinempfindlichkeit. Die Blutzuckerkurve wird durch Adrenalin nur wenig beeinflußt. Zuweilen gibt es spontane hypoglykämische Kollapse. *Pathologisch-anatomisch* ist die intensive Glykogenspeicherung der Leber charakteristisch. Es wird aber auch Glykogen in anderen Organen, z. B. Niere, gespeichert.

Literatur.

Ergänzungen zu der in den früheren Auflagen des Lehrbuchs angegebenen Literatur.

BOROS, J. v.: Die Behandlung der Anämien. Erg. inn. Med. **42**, 634 (1932). — BRUGSCH, J.: Die sekundären Störungen des Porphyrinstoffwechsels. Erg. inn. Med. **51**, 86 (1936).

ENGELBRETH-HOLM: Ergebnisse der Leukosenforschung. Erg. inn. Med. **56** (1939).

FIESCHI, A.: Vergangene und moderne Forschungen über die Leukämien im Lichte der ätiopathogenetischen Probleme. Erg. inn. Med. **51**, 386 (1936). — FLINKER, R.: Die Pellagra. Erg. inn. Med. **49**, 522 (1935). — FONIO, A.: Die Hämophilie. Erg. inn. Med. **51**, 443 (1936).

GRIPWALL, ERIC: Zur Klinik und Pathologie des hereditären und hämolytischen Ikterus mit besonderer Berücksichtigung des Verhaltens der roten Blutkörperchen. Acta med. scand., Suppl. **96** (Uppsala 1938).

HALBACH, H.: Über Stercobilin und Urobilin IXa. Erg. inn. Med. **55**, 1 (1938). — HEILMEYER, L.: Erkennung und Behandlung der Anämien. Erg. inn. Med. **55**, 320 (1938).— HEILMEYER, L. u. K. PLÖTNER: Das Serumeisen und die Serummangelkrankheit. Jena: Gustav Fischer 1937. — HENNING, N. u. H. KEILHACK: Die Ergebnisse der Sternalpunktion. Erg. inn. Med. **56** (1939). — HOTZ, H. W. u. K. ROHR: Die einheimische Sprue. Erg. inn. Med. **54**, 174 (1938).

JÜRGENS, R.: Die erblichen Thrombopathien. Erg. inn. Med. **53**, 795 (1937).

LAMBRECHT, K.: Die Elliptocytose (Ovalocytose) und ihre klinische Bedeutung. Erg. inn. Med. **55**, 295 (1938). — LEHNDORFF, H.: (a) Klinik des Drüsenfiebers. Erg. inn. Med. **42**, 775 (1932). (b) Die Erythroblastenanämie. Erg. inn. Med. **50**, 568 (1936). (c) Anaemia neonatorum. Erg. inn. Med. **52**, 611 (1937). — LOTZE, H.: Paroxysmale Kältehämoglobinurie. Erg. inn. Med. **52**, 277 (1937).

MOESCHLIN, S. u. K. ROHR: Klinische und morphologische Gesichtspunkte zur Auffassung der Myelose als Neoplasma. Erg. inn. Med. **57** (1939).

RIETTI, F.: Die akuten Leukämien. Erg. inn. Med. **54**, 397 (1938).

SCHULTEN, H.: (a) Die Sternalpunktion. Leipzig: Georg Thieme 1937. (b) Lehrbuch der klinischen Hämatologie. Leipzig: Georg Thieme 1939. — SCHULTZ, W. u. E. KRÜGER: Monocytenleukämie. Erg. inn. Med. **56** (1939). — SINGER, K.: Physiologie und Pathologie des Antiperniciosaprinzips. Erg. inn. Med. **47**, 421 (1934). — Sitzungsbericht der I. internationalen hämatologischen Tagung in Münster-Pyrmont. Berlin: W. Mannstaedt & Co. 1937.

UHLENHUTH, P. u. K. WURM: Problem der HODGKINschen Krankheit. Z. exper. Med. **105**, 205—266 (1939).

VANNOTTI, A.: Klinik und Pathogenese des Porphyrins. Erg. inn. Med. **49**, 337 (1935). — VAUBEL, E.: Die Sichelzellenanämie. Erg. inn. Med. **52**, 504 (1937).

WAGNER, R.: Die Speicherkrankheiten (Thesaurismosen). Erg. inn. Med. **53**, 586 (1937). — WÖHLISCH, E.: Blutgerinnung als kolloidchemisches Problem. Kolloid-Z. **85**, 179 (1938).

Krankheiten der Bewegungsorgane.

Von

H. ASSMANN-Königsberg i. Pr.

Mit 27 Abbildungen.

Die *Erkrankungen der Bewegungsorgane* namentlich der Muskeln, Sehnen und Gelenke sind insofern von großer praktischer Wichtigkeit, als sie sehr häufig die Arbeitsfähigkeit der davon betroffenen Personen in erheblichem Maße und auf lange Zeit beschränken. Deshalb sollen in diesem Abschnitt auch diejenigen Erkrankungen, welche nicht zu klinisch schweren Krankheitsbildern führen, aber in der Sprechstunde des praktischen Arztes eine große Rolle spielen, eingehend geschildert werden.

Physiologische Vorbemerkungen.

Die *Tätigkeit der Skeletmuskulatur* ist daran gebunden, daß dem Muskel Impulse durch den ihn versorgenden Nerv zugeleitet und daß ihm Nährstoffe durch die Blutgefäße zugeführt werden. Sind diese Voraussetzungen nicht erfüllt, so erlischt die Fähigkeit des Muskels sich zusammenzuziehen und es tritt eine *Atrophie* ein. Umgekehrt erfolgt bei einer vermehrten Tätigkeit, bei welcher durch Regulationsvorrichtungen eine stärkere Blutzufuhr ausgelöst wird, eine *Arbeitshypertrophie* der Muskulatur.

Die *Energiequelle* für die *Muskelkontraktion* ist in chemischen Spannkräften enthalten. Diese sind zunächst allein in den Glykogenvorräten des Muskels gesehen worden, durch deren Zerfall in Milchsäure auf dem Wege der hydrolytischen Spaltung Energie frei wird. Die Umwandlung erfolgt über eine Anzahl phosphorylierter Zwischenprodukte, unter denen in erster Linie das Lactacidogen zu nennen ist, indem Phosphorsäure vorübergehend an das Kohlehydratmolekül herantritt, aber später wieder davon getrennt wird; hierdurch wird der Kohlehydratanteil in eine stärker aktive Form übergeführt. Neuere Untersuchungen haben aber gelehrt, daß die Milchsäurebildung erst zeitlich nach der Muskelkontraktion einsetzt, welche noch bei alkalischer Reaktion erfolgt; also ist die unmittelbare Energiequelle nicht in dem Glykogen, sondern in einer anderen Substanz zu suchen. Als diese wird heute in erster Linie die Kreatinphosphorsäure (Phosphagen) angesehen, bei deren Spaltung in Kreatin und Phosphorsäure Energie frei wird. Außerdem spielen hierbei auch andere Tätigkeitssubstanzen eine Rolle, so die Adeninnucleotide (Adenylpyrophosphorsäure, Adenylsäure), welche unter Ammoniakabspaltung zu Inosinsäure und Orthophosphorsäure hydrolytisch zerfallen. Diese Zerfallsprodukte des Tätigkeitsstoffwechsels werden unter physiologischen Bedingungen wieder zu ihren Ausgangsstoffen zurückgebildet. Die Lieferung der hierzu nötigen Energie erfolgt im wesentlichen durch die hydrolytische Spaltung des Glykogens zu Milchsäure und deren teilweise weitere Verbrennung zu Kohlensäure und Wasser. Ein anderer Teil der Milchsäure wird jedoch wiederum zu Glykogen resynthetisiert.

Da die Kontraktion des Muskels auf den vom Nerven vermittelten Reiz sofort ohne vorangehende Erwärmung erfolgt, muß geschlossen werden, daß die chemische Energie unmittelbar in die mechanische Arbeit der Kontraktion umgesetzt wird und nicht erst wie bei der Dampfmaschine zunächst eine Wärmebildung und dann deren Umwandlung in mechanische Arbeit erfolgt. Ein anderer Teil der chemischen Energie wird freilich in Wärme umgesetzt, die bei starker Muskeltätigkeit sogar zu einer meßbaren Erhöhung der Körpertemperatur führt und das Inkrafttreten von Regulationsvorrichtungen gegen eine übermäßige Erwärmung, so eine Hyperämie der Hautgefäße und Schweißsekretion, veranlaßt.

Auch das *knöcherne Skelet* ist ebenso wie alle anderen Teile des menschlichen Körpers einer dauernden Umwandlung durch Auf- und Abbau unterworfen.

Beim wachsenden Organismus überwiegen die aufbauenden, beim Rückgang im Greisenalter die abbauenden Vorgänge.

Das *Wachstum,* welches in den knorpelig präformierten Knochen vorwiegend an den knorpeligen Epiphysen vor sich geht, wird durch Hormone angeregt, welche hauptsächlich vom Vorderlappen der Hypophyse stammen. Bei übermäßiger Bildung dieser Reizstoffe, wie sie in Adenomen des Hypophysenvorderlappens vor sich geht, entsteht beim jugendlichen Körper Riesenwuchs oder beim fertigen Organismus das Krankheitsbild der Akromegalie, dagegen bei einem Mangel dieser Stoffe im Wachstumsalter Zwergwuchs. Der Hypophysenvorderlappen steht in wechselseitiger Beziehung zu anderen Drüsen mit innerer Sekretion, welche gleichfalls für das Knochenwachstum Bedeutung haben, insbesondere der Schilddrüse und den Keimdrüsen. Ein abnorm starkes Wachstum und allgemeine vorzeitige Entwicklung wird bei Tumoren der Zirbeldrüse beobachtet. Diese Verhältnisse sind im Abschnitt über die Drüsen mit innerer Sekretion näher auseinandergesetzt.

Selbst der *Kalkgehalt des Knochens* im fertigen Organismus ist nicht unabänderlich feststehend. Auch er unterliegt chemischen Einflüssen, die besonders von den Epithelkörperchen ausgehen. Eine Hypertrophie derselben, welche bei der Ostitis fibrosa generalisata von RECKLINGHAUSEN gefunden wird, hat Entkalkung des Knochens und Steigerung des Blutkalkspiegels zur Folge. Auch experimentell ist durch übermäßige Zufuhr des Inkrets der Epithelkörperchen, des sog. Parathormon, eine Entkalkung der Knochen herbeizuführen.

Bei der Rachitis und Osteomalacie findet sich ebenfalls eine Kalkarmut des Knochens, aber keine wesentliche Veränderung des Blutkalkspiegels, der eher an der unteren Grenze der Norm liegende Werte aufweist, dagegen eine Verminderung des Phosphatspiegels im Blut. Diese Veränderungen werden auf einen Mangel an Vitamin D zurückgeführt. Daß bei diesen Krankheiten auch innersekretorische Verhältnisse eine Rolle spielen, ist durch gewisse später näher auseinanderzusetzende Beobachtungen wahrscheinlich gemacht, aber nicht allgemein erwiesen.

Außerdem übt der *Reiz der Funktion* einen wesentlichen Einfluß auf die stets der Beanspruchung durch Druck und Zug sich anpassende Knochenstruktur aus. Bei Änderung der statischen Verhältnisse z. B. durch traumatische Umgestaltung des Knochens oder durch Ankylose der Gelenke tritt auch eine den neuen Ansprüchen angepaßte Änderung des Knochenbaues in weitester Ausdehnung ein. Bei mangelnder Beanspruchung, während vollständiger Ruhe der Gliedmaßen, entwickelt sich ebenso wie bei den Muskeln auch an den Knochen eine Atrophie, die im Röntgenbild durch eine Verminderung der Schattentiefe und eine Verschmälerung der Rindensubstanz und der Knochenbälkchen der spongiösen Substanz zu erkennen ist.

Ferner ist der Aufbau und die chemische Zusammensetzung der Knochen abhängig von *trophischen Einflüssen der Nerven,* die zwar noch nicht sicher geklärt sind, aber auf Grund neuerer Forschungen von KEN KURÉ und Mitarbeitern in efferenten Fasern der hinteren Wurzeln vermutet werden. Besonders bei der Tabes und Syringomyelie, seltener bei manchen Rückenmarksverletzungen entwickeln sich schwere Deformierungen der Knochen und Gelenke. Auch wird bei der Tabes eine auffallende Brüchigkeit der Knochen gefunden, welche nicht auf eine Verminderung des Kalkgehaltes, sondern auf eine Änderung der organischen Grundsubstanz des Knochens bezogen wird.

Bei manchen krankhaften Veränderungen des Knochenbaues spielt eine *vererbbare Veranlagung* eine bestimmende Rolle, so bei der Chondrodystrophie und in manchen Fällen von Marmorkrankheit (ALBERS-SCHÖNBERG).

Die *Veränderungen des Knochenmarks,* welches bei Krankheiten des Knochengerüstes, insbesondere gerade bei der Marmorkrankheit, zum Teil in Mitleidenschaft gezogen wird, haben oft Veränderungen des Blutes zur Folge und sind deshalb im Abschnitt über die Blutkrankheiten geschildert.

I. Erkrankungen der Muskeln und Sehnen.

1. Angeborene Muskeldefekte.

Angeborene Muskeldefekte kommen nicht selten am M. pectoralis maior, von dem einzelne Teile oder auch der ganze Muskel fehlen können, und an den Schultermuskeln (M. serratus, rhomboideus, trapezius) vor.

2. Muskelatrophie.

Atrophische Vorgänge der Muskulatur stellen sich bei einer *Inaktivität* derselben in überraschend schneller Zeit und in auffallend hohem Grade ein. Wenn Gliedmaßen infolge einer schmerzhaften Erkrankung, welche den Kranken veranlaßt, jede Bewegung zu unterdrücken, völlig stillgelegt werden, kann bereits nach wenigen Tagen ein sicht- und meßbarer Rückgang der Muskeln durch Vergleich mit der gesunden Seite festgestellt werden. Dies beobachtet man z. B. bei schmerzhaften Gelenkergüssen, insbesondere gonorrhoischer Natur, bei Knochenfrakturen usw. Es erscheint unnötig, hierfür besondere trophische Nerveneinflüsse anzuschuldigen. Der Fortfall der Funktion und die infolgedessen eintretende mangelhafte Durchblutung genügt, den Rückgang der Muskulatur zu erklären. Am schnellsten und auffälligsten pflegt sich eine Inaktivitätsatrophie am M. quadriceps des Oberschenkels, ferner am M. deltoides der Schultern bemerkbar zu machen.

Um der Entstehung derartiger Atrophien vorzubeugen und bereits atrophische Muskeln wieder zu stärken, ist eine rechtzeitige und planmäßige *Massage* der Muskeln anzuwenden und dabei insbesondere der am leichtesten der Atrophie verfallende M. quadriceps energisch zu behandeln.

Auch bei Infektionskrankheiten, die mit hohem Fieber und allgemeinem Kräfteverfall einhergehen und den Kranken zu völligem Stilliegen zwingen, entwickelt sich schnell eine oft hochgradige Muskelatrophie. In diesen Fällen kann neben der Inaktivität auch eine *toxische Schädigung* der Muskulatur eine Rolle spielen. Besonders beim Typhus kommen mitunter schwere degenerative Veränderungen der Muskulatur im Sinne einer *wachsartigen Degeneration* vor, welche S. 364 näher beschrieben ist.

Eine weitere Ursache der Atrophie einzelner Muskeln bildet eine *Störung ihrer Innervation*. Der Einfluß der nervösen Versorgung auf das Verhalten des Muskels kann leicht an der Atrophie, die nach experimenteller Durchschneidung oder traumatischer Verletzung des betreffenden Nerven auftritt, erkannt werden. Ebenso bewirkt eine Schädigung des trophischen Zentrums des peripheren Neurons an den Vorderhorn-Ganglienzellen eine Atrophie der abgehenden Nervenfasern und der davon versorgten Muskeln. Zahlreiche Beispiele derartiger neurogener Muskelatrophien, die sich z. B. im Verlauf einer spinalen Muskelatrophie, Poliomyelitis, Syringomyelie usw. einstellen, sind in der Darstellung der Nervenkrankheiten zu finden.

Auch bei einer *neurogenen Atrophie* ist dann, wenn keine schweren Störungen der elektrischen Reaktion vorhanden sind und somit eine Wiederherstellung in absehbarer Zeit zu erwarten ist, Massage und ferner elektrische Behandlung, am zweckmäßigsten mittels des unterbrochenen galvanischen Stromes nach LEDUC, anzuwenden. Ist dagegen schwere Entartungsreaktion vorhanden oder gar die elektrische Erregbarkeit völlig erloschen, so ist von derartigen Bemühungen kaum ein Erfolg zu erhoffen. Freilich braucht selbst im 4. bis 6. Monat nach eingetretener traumatischer Schädigung des Nerven auch eine völlige Entartungsreaktion noch kein Todesurteil für Muskeln oder Nerven zu bedeuten; die Lähmungen können selbst dann noch bei konservativer Behandlung schwinden, wobei die Funktion früher als die elektrische Reaktion wiederkehrt (KÜTTNER). Wenn bei traumatischer Schädigung der peripheren Nerven eine Nervennaht in Betracht kommt, ist diese spätestens nach $1/2$ Jahr vorzunehmen. Nachdem sich während einer längeren, etwa einjährigen Beobachtung nach Eintritt der Lähmungserscheinungen z. B. im Ablauf einer Poliomyelitis herausgestellt hat, welche Muskeln unheilbar gelähmt und welche funktionsfähig sind, sind operative Muskelüberpflanzungen und orthopädische Maßnahmen angezeigt.

Außerdem kommt eine anscheinend *primäre* Atrophie bzw. *Dystrophie der Muskulatur* auf degenerativer, oft erblicher Grundlage bei der sog. Dystrophia musculorum progressiva vor, welche ebenso wie die Myotonie, die Myasthenie und andere chronische degenerative Erkrankungen der Muskulatur einem allgemeinen Gebrauch entsprechend im Abschnitt über Nervenkrankheiten beschrieben wird (vgl. S. 666). Bei einzelnen Formen der progressiven Muskeldystrophie, die im Kindesalter aufzutreten pflegen, handelt es sich um eine sog. Pseudohypertrophie. Hierbei ist zwar das Volumen der Muskeln vermehrt; diese Zunahme beruht aber in der Regel nicht auf einer Vermehrung der Muskelsubstanz, sondern auf zwischengelagertem Binde- und Fettgewebe.

Sowohl wegen der erzielten therapeutischen Erfolge als für das Verständnis des Muskelstoffwechsels bedeutungsvoll erscheint der Versuch, die Störung auf chemischem Wege durch reichliche Zufuhr von Glykokoll zu beeinflussen, welches Baustoffe für die Muskulatur liefert. Die Beobachtung des Kreatinstoffwechsels hat ergeben, daß normalerweise eine nennenswerte Kreatinausscheidung im Urin kaum stattfindet und bei Zufuhr von Kreatin sowie von Stoffen, die für eine synthetische Bildung von Kreatin in Betracht kommen, z. B. von Glykokoll, der normale Organismus Kreatin nicht in vermehrtem Maße ausscheidet; er verwertet diese offenbar in irgendeiner Weise. Bei bestimmten krankhaften Veränderungen der Muskulatur z. B. bei progressiver Muskeldystrophie und auch bei Myasthenie besteht dagegen von vornehrein eine Mehrausscheidung von Kreatin, das der erkrankte Muskel nicht verwerten kann. Diese Ausscheidung steigert sich auf Zufuhr von Stoffen, welche bei der Kreatinbildung eine Rolle spielen, z. B. von Glykokoll bis zu einem Gipfel und sinkt dann allmählich unter den Ausgangswert ab. Der Stoffwechsel nähert sich also dem normalen. Der erkrankte Muskel lernt offenbar die zugeführten Stoffe zu verwerten. In dieser Periode ist klinisch eine oft erstaunliche Kräftigung vorher stark geschwächter Muskeln, zum Teil sogar eine Wiederkehr schon ganz erloschener Bewegungen festgestellt. Gleichzeitig bemerken die Kranken ziehende Schmerzen in den wieder erstarkenden Muskeln, die ähnlich wie bei rheumatischen Beschwerden geschildert werden. Der Einfluß der Behandlung mit Glykokoll, welches in einer täglichen Menge von 10 bis 20 g gegeben wird, ist in verschiedenen Fällen recht ungleich. Leider pflegt auch dort, wo zunächst ein deutlicher Erfolg vorhanden ist, dieser nicht auf die Dauer anzuhalten, sondern es tritt einige Zeit nach Aussetzen der Glykokollbehandlung wieder ein Rückfall ein. Durch erneute Zufuhr sind aber oft wiederum Besserungen, wenn auch nur vorübergehender Natur zu erzielen. In jedem Falle ist diese von THOMAS aus theoretischen Gründen vorgeschlagene und praktisch erprobte Behandlungsart eines Leidens, welches früher jeder Therapie trotzte, zu versuchen und mit physikalischen Heilmethoden zu verbinden.

Bei Degenerationen und Atrophien der Muskulatur, die infolge Schädigungen der versorgenden Nerven eintreten, hat die Glykokollbehandlung dagegen in der Regel keinen wesentlichen Erfolg.

3. Akute degenerative Schädigungen der Muskulatur.

Schwere Entartungen der Muskulatur im Sinne einer sog. *wachsartigen Degeneration* (ZENKER) kommen bei Infektionskrankheiten, am häufigsten bei Typhus abdominalis vor. Bei der histologischen Untersuchung zeigen die Muskelfasern einen Verlust der Querstreifung und scholligen Zerfall. Im Stadium der Regeneration tritt später eine Vermehrung der Muskelkerne auf.

Am häufigsten und stärksten wird diese wachsartige Degeneration an den Bauchmuskeln angetroffen. Daß die dadurch hervorgerufenen Bauchschmerzen in der Bauchwand und nicht im Inneren des Bauches, etwa im Darm oder Peritoneum, entstehen, wird daran erkannt, daß der Schmerz hauptsächlich bei Anspannung der Bauchmuskulatur, insbesondere beim Versuch des Aufrichtens, in heftigem Maße geäußert wird, bei ruhigem Liegen dagegen fehlt oder nur unbedeutend ist. In den degenerierten Muskeln können Blutungen, Hämatome, entstehen und dadurch druckempfindliche Vorwölbungen an bestimmten Stellen der Bauchmuskulatur auftreten.

Eine andersartige sog. *fischfleischähnliche Degeneration* der Muskulatur kommt in sehr seltenen Fällen aus unbekannter Ursache in der Weise zustande, daß der Muskelfarbstoff *Myoglobin* aus den Muskelfasern ausgelaugt wird. Durch

Übertritt des Farbstoffes in das Blut entsteht eine Myoglobinämie, durch Ausscheidung desselben in den Harn eine Myoglobinurie.

Diese Erscheinungen können leicht mit den Zuständen der Hämoglobinämie und Hämoglobinurie verwechselt werden, bei welchen die Schädigung durch bestimmte Blutgifte am Blutfarbstoff, nicht am Muskelfarbstoff angreift. Eine Unterscheidung ist durch spektroskopische Untersuchung des Blutes bzw. des Urins herbeizuführen, in dem der Muskelfarbstoff Myochrom etwas anders gelagerte Absorptionsstreifen als der Blutfarbstoff aufweist. Außerdem treten im klinischen Bild der Muskelerkrankung heftige Schmerzen in der Muskulatur auf, die bei der Blutzerstörung fehlen. Diese fischfleischähnliche Muskeldegeneration ist in ganz vereinzelten Fällen ohne äußere Veranlassung, in anderen auch seltenen Fällen nach starker Muskelanstrengung (Marschmyoglobinämie und -myoglobinurie) und nach Kälteeinwirkung beobachtet. Sie ist von der ebenfalls nach Kältereizen entstandenen paroxysmalen Hämoglobinurie zu unterscheiden (vgl. S. 44, 345).

Häufiger als beim Menschen tritt eine symptomatologisch ähnliche Erkrankung, die mit Muskelschmerzen und schwarzroter Verfärbung des Urins einhergeht, bei Pferden auf. Sie wird hier als schwarze Harnwinde oder Kreuzrehe der Pferde bezeichnet.

4. Haffkrankheit.

Ganz ähnliche Erscheinungen werden auch bei der sog. *Haffkrankheit* beobachtet, welche bei Einwohnern von bestimmten Teilen nur des frischen, nicht des kurischen Haffs zu gewissen Zeiten, zum ersten Mal im Jahre 1924, festgestellt worden ist. Die Häufigkeit der Krankheitsfälle ist um das Mündungsgebiet des Königsberger Abwasserkanals, welcher die Abwässer der städtischen Kanalisation und verschiedener industrieller Anlagen, insbesondere Cellulosefabriken, in das Haff leitet, weitaus am stärksten, so daß ein ursächlicher Zusammenhang der Entstehung der Krankheit mit einer Verunreinigung des Haffs durch diese Abwässer unverkennbar ist. Im Jahre 1934 soll eine ähnliche Erkrankung auch am Jukssow-See in der Nähe des Onega-Sees in Rußland beobachtet worden sein. An beiden Orten sind bei diesen Epidemien auch Tiere, besonders Katzen unter Lähmungserscheinungen oft tödlich erkrankt.

Diese sog. Haffkrankheit entsteht durch Genuß von rohen oder gekochten Fischen, am häufigsten von Quappen, Aalen aber auch anderen Haffischen, welchen selbst eine Erkrankung nicht anzumerken ist. Die nähere Natur der Schädlichkeit, welche am stärksten in der Leber der Fische enthalten zu sein scheint (BÜRGERS), ist noch unbekannt. Als auslösende Umstände sind nach den vorliegenden Beobachtungen Kälte und starke Muskelanstrengungen der davon betroffenen Menschen anzusehen, aber nicht in jedem Falle zu erweisen. Die Erkrankung ist fast nur bei Erwachsenen weitaus häufiger bei Männern als bei Frauen beobachtet worden.

Die *klinischen Erscheinungen* bestehen in heftigen Muskelschmerzen, die am häufigsten zunächst in der Lendengegend auftreten, dann über die gesamte Körpermuskulatur sich verbreiten. Oft werden Fischer, die nachts dem Fischfang auf dem Haff obliegen, plötzlich von heftigsten Schmerzen befallen, so daß sie nicht mehr die Ruder zu führen vermögen. In einem Teil der Fälle wird ein dunkelbraunroter Urin abgeschieden, in dessen Bodensatz bräunliche Farbstoffmassen und hiermit beladene Zylinder gefunden werden. Der Farbstoff besteht im wesentlichen aus Myochrom (ASSMANN und Mitarbeiter, SCHUMM). Im Urin ist Kreatin in erheblicher Menge in schweren Fällen nachgewiesen. Aus diesen Tatsachen im Verein mit den Muskelschmerzen geht die schwere Schädigung der Muskulatur hervor, die als Hauptsitz der Erkrankung anzusprechen ist. Sie ist auch durch die histologische Untersuchung von obduzierten Fällen und von Muskelstückchen, die im Leben herausgeschnitten sind, erwiesen. (KAISERLING.) Die Myoglobinämie und Myoglobinurie ist als Folge der Muskelschädigung aufzufassen. Außerdem ist freilich auch eine Parenchymschädigung der Nieren anatomisch erwiesen. Bemerkenswerter Weise sind die Veränderungen des Blutes und Urins, auf Grund deren die Haffkrankheit bisher unter den Krankheiten des Blutes und der Harnorgane abgehandelt wurde, nur in einem verhältnismäßig kleinen Teil und nur bei den schweren Krankheitsfällen nachgewiesen. Oft treten die nie fehlenden Muskelschmerzen bei völlig unverändertem klarem Urin auf.

Der Verlauf der gewöhnlich ohne Temperatursteigerung einhergehenden Krankheit ist meist schnell und günstig. Schon nach wenigen Stunden pflegen die anfangs heftigen Schmerzen abzuklingen oder ganz zu verschwinden. Nicht selten wird ein Wiederauftreten der Erkrankung bei erneuter Einwirkung derselben Schädlichkeit beobachtet. Außerdem wird in manchen Fällen über dauernde ziehende Schmerzen namentlich in der Rückengegend geklagt, so daß wohl auch von einer chronischen Form der Haffkrankheit gesprochen werden kann. Nur ganz selten tritt ein tödlicher Ausgang ein, der auf Erlahmen der Herztätigkeit zurückzuführen ist. Die Herzmuskulatur zeigt hierbei schwere Veränderungen (KAISERLING.)

Die *Behandlung* der Haffkrankheit wird von den Fischern selbst in der Weise vorgenommen, daß die Erkrankten sich ins Bett legen, heiße Umschläge machen lassen und heiße Flüssigkeit trinken, worauf die Schmerzen bald nachzulassen pflegen. Sie geben an, oft einen großen Hunger nach Brot zu haben und Brot in großen Mengen zu verzehren. Bei schweren länger dauernden Erkrankungen könnte an den Versuch mit einer Glykokollbehandlung gedacht werden.

5. Muskelschmerzen nach Anstrengungen.

Ob auch degenerative Veränderungen der Muskulatur als Ursache der allgemein als „Muskelkater" bekannten, nach starker Anstrengung ungeübter Muskeln auftretenden Schmerzhaftigkeit der Muskulatur aufzufassen sind, ist mangels anatomischer Untersuchungen schwer zu entscheiden. Mit Wahrscheinlichkeit sind durch gewisse Stoffwechselprodukte hervorgerufene Veränderungen der Muskulatur anzunehmen, welche in der Regel so schnell wieder hergestellt werden, daß hierbei kaum von einem Krankheitsvorgang gesprochen werden kann. Welche chemischen Stoffe hierbei wirksam sind, ist nicht bekannt. Es findet eine starke Bildung von Milchsäure statt. Wahrscheinlich handelt es sich hierbei außerdem um noch andere Stoffe.

Um der Entstehung eines Muskelkaters vorzubeugen, sind nach der Anstrengung, einer Bergsteigerregel zufolge, Bewegungen der Muskulatur vorzunehmen oder es ist eine systematische Massage der angestrengten Muskeln durchzuführen. Diese schon im Altertum bei Griechen und Römern gepflegte Methode, die im Orient neben abwechselnd warmen und kalten Bädern ebenfalls schon lange üblich war, wird jetzt bei sportlichem Training allgemein angewandt.

6. Polymyositis.

In seltenen Fällen tritt unter erheblicher Temperatursteigerung um 39⁰ eine Schwellung und Schmerzhaftigkeit zahlreicher Muskelgruppen an Rumpf und Gliedern auf, die auf entzündliche Vorgänge der Muskulatur zu beziehen ist und deshalb als *Myositis* oder bei einer oft vorkommenden Beteiligung der Haut am Entzündungsprozeß als *Dermatomyositis* bezeichnet wird.

Histologisch wird hierbei eine Infiltration des Zwischengewebes der Muskulatur (Perimysiums) mit Lymphocyten und Leukocyten gefunden. In den Muskelfasern selbst wird eine Atrophie oder wachsartige Degeneration, zum Teil auch eine reaktive Vermehrung der Muskelkerne angetroffen.

Diese Erkrankung ist wahrscheinlich lediglich als eine besondere Form einer septischen Allgemeinerkrankung mit bevorzugter Lokalisation in der Muskulatur aufzufassen. Hierfür spricht, daß die Erkrankung sich meist an eine Entzündung der Haut (Erysipel) oder der Mandeln (Angina) anschließt, ferner das regelmäßige Auftreten eines infektiösen Milztumors.

Die *klinischen Erscheinungen* bestehen in einer Schmerzhaftigkeit und einer ziemlich plötzlich, seltener allmählich auftretenden Schwellung meist zahlreicher Muskelgruppen. Oft stellt sich im Anschluß daran ein entzündliches Ödem des darüber befindlichen Unterhautzellgewebes ein. Meist werden hauptsächlich die oberen Gliedmaßen betroffen; namentlich an den Unterarmen fällt eine spindlige Auftreibung der Muskulatur auf, während der Umfang der Gelenke nicht vergrößert ist. In den erkrankten Muskeln findet sich mitunter eine Störung der elektrischen Erregbarkeit und eine Aufhebung der Reflexe.

Von Veränderungen anderer Organe ist in der Regel ein infektiöser Milztumor und oft eine septische Nephritis hervorzuheben; in einigen Fällen ist auch eine Beteiligung der peripheren Nerven im Sinne einer Polyneuritis vorhanden, so daß von einer *Neuromyositis* gesprochen wird. Hierbei sind Druckempfindlichkeit der Nervenstämme und Sensibilitätsstörungen vorhanden, die bei der alleinigen Erkrankung der Muskulatur nicht vorkommen.

Der Verlauf der Erkrankung ist verschieden. Sie kann nach einigen Wochen in Genesung ausgehen, in anderen Fällen aber sich lange hinziehen und nach allgemeinem Kräfteverfall oder unter schweren septischen Erscheinungen tödlich enden. Eine besonders ungünstige Prognose haben die Fälle, bei welchen die

Schling- und Atemmuskeln betroffen sind. Hierbei ist die Nahrungsaufnahme erschwert und es tritt Dyspnoe auf; es entwickeln sich Bronchopneumonien, die das Ende herbeiführen können.

Differentialdiagnostisch ist eine Trichinose zu berücksichtigen, welche jedoch meist mit Magen- und Darmerscheinungen beginnt und bald die charakteristische Eosinophilie erkennen läßt.

Eine *Behandlung* kann mit Prontosil, mit salicylsäurehaltigen Mitteln sowie mit Injektionen von Trypaflavin oder Silberpräparaten versucht werden. Eine wesentliche Beeinflussung des Krankheitsverlaufs durch innere Mittel ist aber kaum möglich.

7. Myositis acuta epidemica (BORNHOLMsche Krankheit).

Eine durch starke Schmerzhaftigkeit der Muskulatur, besonders der Muskeln der Brust, des Bauches und des Zwerchfells ausgezeichnete akut fieberhafte Erkrankung ist in einigen Jahren namentlich während der Sommermonate vorzugsweise in den nordischen Ländern epidemisch aufgetreten und vereinzelt auch in Deutschland beobachtet worden. Die offenbar infektiöse Erkrankung, deren Erreger freilich noch nicht bekannt ist, wird im Schrifttum als BORNHOLM*sche Krankheit* bezeichnet. Die Inkubationszeit wird zu 2—4 Tagen angegeben. Nach dem akut fieberhaften, etwa eine Woche während Stadium, in dem anfänglich eine Rachenrötung und auch Stirnkopfschmerzen sowie dyspnoische Zustände und Singultus auftreten, bleibt oft noch eine länger dauernde Empfindlichkeit der ergriffenen Muskeln zurück. Als seltene Komplikationen wurden Pleuritis, Orchitis und lymphocytäre Meningitis beobachtet.

8. Lokale Myositis.

Örtliche Muskelentzündungen werden verhältnismäßig selten bei *septischen Erkrankungen* beobachtet, welche durch Streptokokken, Staphylokokken und andere Bakterien hervorgerufen werden. Teils handelt es sich um Infiltrationen, die mit einer gewissen Schwellung und Schmerzhaftigkeit einhergehen und bald wieder resorbiert werden bzw. mit geringer Schwielenbildung abheilen; teils entwickeln sich Abscesse, welche eine chirurgische Behandlung erfordern.

Beim *akuten Gelenkrheumatismus* und noch häufiger bei der *gonorrhoischen Arthritis* tritt ferner mitunter an den Sehnen und Muskelansätzen in der Umgebung der erkrankten Gelenke eine Schmerzhaftigkeit und Schwellung auf, welche auf ein Übergreifen der Entzündung auf diese Teile zu beziehen ist. Die Behandlung fällt mit der Behandlung der erkrankten Gelenke zusammen.

Bei der *Syphilis* kommen im Tertiärstadium gummöse Infiltrationen in einzelnen Muskeln, besonders am Oberarm und Oberschenkel sowie am Halse vor. Sie pflegen sich auf innere Behandlung mit großen Gaben von Jodkali (10,0 auf 150, 3mal täglich 1 Eßlöffel) sowie auf die übliche antiluische Behandlung mit Quecksilber, Wismut und Salvarsan schnell zurückzubilden.

Endlich können *tierische Parasiten* an der Muskulatur örtliche Entzündungserscheinungen hervorrufen. Abgesehen von der *Trichinose,* welche ganz diffuse Erkrankungen der Muskulatur erzeugt und unter den Infektionskrankheiten abgehandelt ist (vgl. Bd. I, S. 321), kommen Ansiedlungen von *Echinokokken,* die hühnereigroße Schwellungen hervorrufen, und von *Cysticercen,* welche erbsen- bis haselnußgroße prall elastische Knoten erzeugen, vor. Wenn die Parasiten verkalken, können sie als rundliche oder längliche Schatten im Röntgenbild nachgewiesen werden.

9. Myositis ossificans.

Verknöcherungen der Muskulatur können aus verschiedenen Ursachen entstehen.

Örtliche Verknöcherungen kommen bei sekundär auftretender Verkalkung von Blutergüssen zustande, welche durch einmalige Verletzungen oder durch wiederholte kleine Traumen bei starker Anspannung der Muskulatur hervorgerufen werden. Bekannte Beispiele sind die *Reit-* und *Exerzierknochen,* welche sich besonders in den Adduktoren der Oberschenkelmuskulatur und in einigen Schulter- und Brustmuskeln finden.

Auch ohne Nachweis von traumatischen Schädigungen werden Muskelverknöcherungen bei bestimmten *Nervenerkrankungen,* insbesondere bei Tabes und Syringomyelie beobachtet (vgl. Abb. 1). Sie sind hierbei wahrscheinlich auf trophische Störungen des Nervensystems zurückzuführen und nicht lediglich, wie es auch behauptet wird, als sekundäre Verknöcherungen abgesprengter Periostteile aufzufassen, da sie auch ohne erkennbare Veränderungen der Knochen und Gelenke auftreten können. Sehr viel seltener kommt eine Myositis

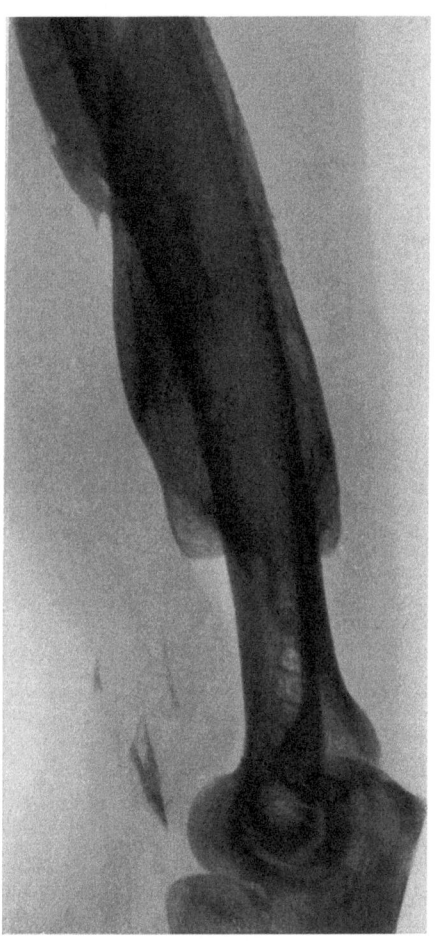

Abb. 1. Myositis ossificans infolge Syringomyelie.

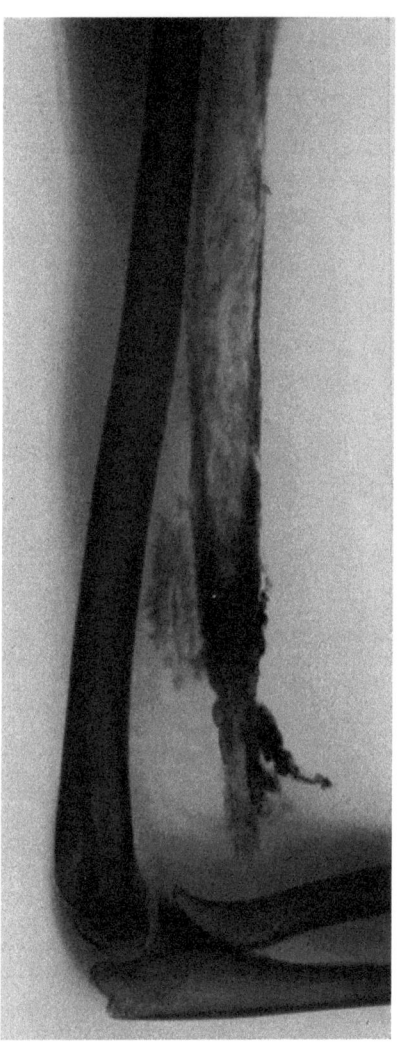

Abb. 2. Calcinosis interstitialis am Oberarm.

ossificans bei anderen Erkrankungen des Nervensystems, so bei akuter Myelitis und bei traumatischen Schädigungen des Rückenmarks, vor.

Als *Myositis ossificans progressiva* wird im Schrifttum vielfach eine Systemerkrankung bezeichnet, welche mit Kalkablagerungen in zahlreichen Muskelgruppen einhergeht, aber nicht vom Muskelgewebe selbst, sondern vom mesenchymalen Zwischengewebe ihren Ausgang nimmt. Diese Erkrankung ist daher von den Erkrankungen der Muskulatur zu trennen und unter der zutreffenderen Bezeichnung

10. Calcinosis universalis

gesondert zu beschreiben.

Allmählich, oft in einzelnen Schüben entwickelt sich eine zunehmende Verhärtung verschiedener Muskeln, welche besonders die sehnigen Anteile und deren Ansätze an den Knochen betrifft. Hierdurch tritt eine Versteifung der Gliedmaßen ein, die oft in Kontrakturstellung fixiert werden. In den schwersten Fällen erstarrt der Körper zu einer Steinsäule. Allmählich tritt ein allgemeiner Marasmus ein, der zum Tode führt, falls dieser nicht früher durch interkurrente Infektionen erfolgt. In anderen Fällen werden jedoch spontan einsetzende deutliche Rückgänge bereits eingetretener Verkalkungen, die auch im Röntgenbild zu verfolgen sind, und wesentliche Besserungen des Allgemeinzustandes beobachtet. Diese Erkrankung tritt in der Regel im kindlichen und jugendlichen Alter auf.

Die pathologisch-anatomische Untersuchung (VERSÉ, DIETSCHY) ergibt, daß es sich um eine teilweise Verkalkung und Knochenbildung im inter- und perimuskulären sowie im peritendinösen Gewebe handelt, während die Muskulatur zwar atrophisch und degeneriert, aber selbst nicht von Verkalkung betroffen ist. Sehr reichlich sind dagegen oft die Fascien und Bänder verkalkt und verknöchert. Daneben finden sich in manchen Fällen auch Kalkniederschläge in unregelmäßiger Anordnung im Unterhautzellgewebe, die als körnige Verhärtungen durch die Haut durchgefühlt werden können. Diese können mit oder ohne Abszedierung die Haut durchbrechen und eine krümelig breiige, bald erstarrende Masse entleeren, welche durch chemische Untersuchung als phosphor- und kohlensaurer Kalk erkannt wird. Alle diese verkalkten Stellen in Muskeln, Sehnen und Unterhautzellgewebe treten im *Röntgenbild* als intensive Schatten deutlich hervor (vgl. Abb. 2).

Die Entstehung dieser eigenartigen und seltenen Krankheit ist nicht sicher geklärt. Eine Störung des Mineralstoffwechsels, an welche gedacht worden ist, hat sich in den darauf untersuchten Fällen nicht erweisen lassen. Insbesondere ist der Kalkspiegel des Blutes normal oder nur unwesentlich erhöht gefunden worden. Wahrscheinlich handelt es sich um eine auf konstitutioneller Grundlage entstandene Degeneration des mesenchymalen Gewebes, welches zur sekundären Verkalkung und Verknöcherung neigt. Für eine kongenitale Entstehung spricht auch die eigenartige Tatsache, daß in einer Anzahl von Fällen Mißbildungen an Daumen und großer Zehe gefunden worden sind, deren Phalangen verkürzt oder miteinander verwachsen waren.

Eine ursächliche Behandlung der Erkrankung ist bisher nicht möglich; man muß sich auf physikalische Behandlungsmaßnahmen beschränken, bei denen alle gröberen Einwirkungen wie insbesondere kräftige Massage zur Vermeidung von Gewebsschädigungen und Blutungen zu unterlassen sind.

Mit der Calcinosis universalis nahe verwandt ist die als

11. Kalkgicht

bezeichnete Erkrankung, bei welcher ausschließlich Kalkablagerungen im Unterhautzellgewebe ohne gleichzeitiges Befallensein der Muskeln und Sehnen angetroffen werden. Auch hierbei werden gelegentlich krümelige Massen nach Durchbruch der Haut entleert. Befallen sind hauptsächlich die oberen Gliedmaßen, namentlich die Gegend der Fingergelenke und des Vorderarms.

Diese Veränderungen werden meist erst in höherem Alter namentlich beim weiblichen Geschlecht beobachtet.

12. Verkalkung von Schleimbeuteln (Periarthritis humeroscapularis usw.).

Eine *Verkalkung von Schleimbeuteln* in der Umgebung des Schultergelenkes (Bursa subacromialis, subdeltoidea, subcoracoidea) und zum Teil des paraartikulären Gewebes, die als *Periarthritis humero-scapularis* bezeichnet wird, tritt gelegentlich nach Traumen, meist aber ohne erkennbare äußere Veranlassung auf. Hierdurch werden Schmerzen im Schultergelenk, die auch in die Arme ausstrahlen können, hervorgerufen.

Ähnliche Verkalkungen der Schleimbeutel kommen auch an anderen Stellen, so in der Hüftgegend an der Bursa ileopectinea und der Bursa trochanterica vor. Im Röntgenbild werden an den entsprechenden Stellen dichte, zum Teil aus einzelnen Flecken zusammengesetzte, zum Teil mehr gleichmäßige wolkige Verschattungen beobachtet (vgl. Abb. 3).

Die Behandlung besteht in Anwendung von Wärme und vorsichtiger Bewegung. Besonders hat sich Diathermie und Kurzwellenbestrahlung bewährt.

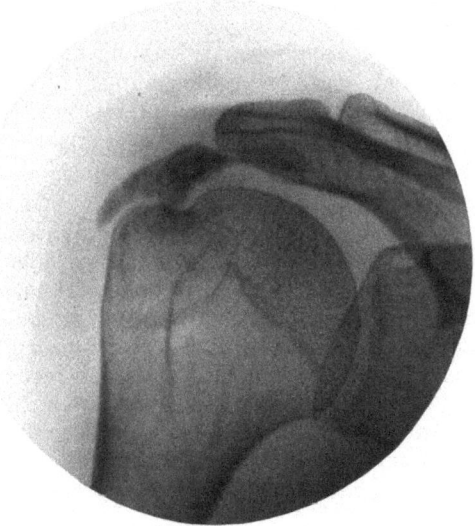

Abb. 3. Periarthritis humeroscapularis.

13. Calcaneus- und Olecranonsporn.

Nicht selten tritt eine Verkalkung bzw. Verknöcherung an den Ansätzen der Sehnen und Fascien an den Knochen ein, die als *Spornbildung* bezeichnet wird. Sie kommt am häufigsten an den Ansätzen der Plantaraponeurose und der Achillessehne am Calcaneus, seltener an der Insertion der Sehnen des Triceps, Biceps und Brachialis internus an den Armknochen, ferner am Ansatz des Ligamentum nuchae am Occiput und der Vastussehne an der Patella sowie an einigen anderen Stellen vor.

Die Entstehung der Spornbildung ist nicht immer sicher festzustellen. Häufig sind Überanstrengungen der betreffenden Sehnen nachzuweisen. Für manche Fälle von Calcaneussporn ist angenommen worden, daß eine Entzündung besonders gonorrhoischer Natur der unter der Fascie und Sehne gelegenen Schleimbeutel den Anreiz zur Verkalkung gegeben hat. In der Regel kommt diese Ätiologie aber kaum in Frage.

In einem Teil der Fälle werden erhebliche Schmerzen unter der Ferse an Stelle der Spornbildung geäußert; in anderen Fällen werden die auf Röntgenaufnahme deutlich hervortretenden Veränderungen nur als belangloser Nebenbefund festgestellt, ohne daß irgendwelche Beschwerden an der Stelle des Sporns geäußert werden.

Die Behandlung von schmerzhaften Spornbildungen ist durch Schonung der betreffenden Stellen und Anwendung von Wärmemitteln, Diathermie, Kurzwellenbestrahlung, Fangopackungen, Glühlichtbädern und Heißluftkasten, durchzuführen.

14. Muskelrheumatismus und Myalgie.

Obwohl der Muskelrheumatismus eine allbekannte und häufige Erkrankung ist, bereitet schon die genaue Begriffsbestimmung Schwierigkeiten, da sichere und allgemein anerkannte objektiv faßbare Kennzeichen oft fehlen. Insbesondere hat die pathologisch-anatomische Untersuchung von herausgeschnittenen Muskelstückchen keine morphologischen Veränderungen erkennen lassen (AD. SCHMIDT, BING, SCHADE). Das wichtigste Kennzeichen der Erkrankung ist subjektiver Art, nämlich ein heftiger Schmerz in bestimmten Muskeln, der beim *akuten Muskelrheumatismus* ganz plötzlich auftritt. Ähnliche Schmerzen können aus verschiedenen Ursachen bei ganz andersartigen Erkrankungen vorkommen, die mit einem Muskelrheumatismus nichts zu tun haben; sie werden in dem Abschnitt über Differentialdiagnose näher besprochen werden. Was dem

Muskelrheumatismus jedoch eine Sonderstellung einräumt und die Berechtigung zur Aufstellung eines eigenen Krankheitsbildes gibt, ist die Erfahrungstatsache, daß derartige Muskelschmerzen im unmittelbaren Anschluß an bestimmte äußere Schädlichkeiten, namentlich bei Abkühlung der Muskulatur entstehen, besonders wenn sich diese im Ruhezustand befindet. Gerade diese alltäglichen ärztlichen Beobachtungen sind am ehesten geeignet, ein Verständnis für die dem Muskelrheumatismus zugrunde liegenden Veränderungen zu vermitteln. Von solchen Gesichtspunkten aus scheint die von SCHADE geäußerte Ansicht einleuchtend, daß der Muskelrheumatismus durch kolloidchemische Veränderungen der Muskelsubstanz hervorgerufen wird. Diese sollen in Fällungen, die dem Gelzustand nahestehen, in einer sog. Myogelose, bestehen. Sichere Beweise hierfür sind freilich bisher nicht erbracht worden.

Eine andere, besonders von VEIL vertretene Ansicht geht dahin, daß die sog. rheumatischen Erkrankungen an verschiedenartigen Gewebsteilen, insbesondere an Muskeln und Gelenken, auftreten und dem Wesen nach gleichartig sind, somit nur verschiedenartige Äußerungen desselben Krankheitsvorganges darstellen. Hiergegen ist einzuwenden, daß ein so unmittelbarer Anschluß eines akuten Gelenkrheumatismus an Erkältungen, die freilich auch bei diesem eine Rolle spielen können, gewöhnlich nicht in derselben Weise wie beim akuten Muskelrheumatismus beobachtet wird. Während bei der Entstehung des Gelenkrheumatismus Entzündungsprozesse in bestimmten Krankheitsherden, sog. fokale Infektionen, häufig nachzuweisen sind, fehlen diese beim akuten Muskelrheumatismus in der Regel. Dementsprechend ist auch die Senkungsgeschwindigkeit der roten Blutkörperchen beim Gelenkrheumatismus stark erhöht, beim akuten Muskelrheumatismus dagegen gewöhnlich nicht (CURSCHMANN, A. FISCHER). Dieses spricht gegen eine infektiöse Entstehung des akuten Muskelrheumatismus. Dagegen läßt eine andere Veränderung des Blutes, namentlich eine von BITTORF gefundene und von SYNWOLD unter CURSCHMANN bestätigte mäßige Eosinophilie des Blutes, daran denken, daß vielleicht auch hierbei allergische Vorgänge eine Rolle spielen. Freilich liegen Beobachtungen in der Hinsicht, daß eine wiederholte Einwirkung bestimmter Reizstoffe einen Muskelrheumatismus auslöst, nicht vor; doch werden häufig Rückfälle und wiederholte Entstehung auf Grund derselben Schädlichkeiten gefunden.

Nicht selten wird eine rheumatische Disposition bei mehreren Mitgliedern der gleichen Familie beobachtet. Offenbar spielen auch hierbei erbliche Einflüsse eine nicht unbedeutende Rolle, indem sie eine Krankheitsbereitschaft hervorrufen. Der Krankheitszustand selbst wird aber durch die erworbenen äußeren Schädlichkeiten ausgelöst.

Die *Symptome* bestehen in plötzlich auftretenden heftigen Schmerzen in einer bestimmten Muskelgruppe. Häufig war diese vorher einer starken Abkühlung (Zugluft) ausgesetzt worden. Die Schmerzen treten bei jeder Anspannung der betreffenden Muskeln auf und zwingen den Kranken, solche Bewegungen zu vermeiden und den betreffenden Körperteil still zu halten. Die Körpertemperatur ist normal. Das Verhalten des Blutes weist, abgesehen von der erwähnten mitunter beobachteten mäßigen Eosinophilie, keine Veränderungen auf. Insbesondere besteht keine Leukocytose und keine Beschleunigung der Senkungsgeschwindigkeit.

Am häufigsten werden die Muskeln des Körperstammes, weniger die der Gliedmaßen betroffen. Bevorzugt werden besonders die Muskeln des Halses (sternocleidomastoideus), ferner die Muskeln des Rückens (M. cucullaris und M. erector trunci) sowie der Lendengegend (M. quadratus lumborum) und die Muskeln und Sehnen am Kopf (Galea aponeurotica) befallen. Um die erkrankten

Muskeln ruhig zu stellen, werden Schonstellungen eingenommen; es entsteht ein Schiefhals oder ein sog. steifes Kreuz. Die in der Lendenmuskulatur plötzlich auftretenden Schmerzen werden im Volksmund als Hexenschuß bezeichnet.

Der Verlauf des akuten Muskelrheumatismus ist in der Regel kurz und günstig. Nach einiger Zeit werden die Schmerzen geringer und schwinden bald völlig, besonders wenn eine zweckmäßige Behandlung stattfindet. Bei neuem Eintritt der Schädlichkeit treten sie aber oft wieder und bisweilen in verstärktem Maße auf.

Abgesehen von dieser akuten Form des Muskelrheumatismus gibt es auch einen *chronischen Muskelrheumatismus,* welcher meist nicht so heftige Schmerzen hervorruft, dafür aber immer wieder auftritt und oft überhaupt nicht ganz vergeht.

Gerade bei der chronischen Form des Muskelrheumatismus werden namentlich von Masseuren oft knötchenförmige Verdickungen getastet. Andererseits geben in der Behandlung rheumatischer Erkrankungen besonders erfahrene Ärzte (KREBS am Landesbad Aachen und Mitarbeiter) an, solche Knötchen nicht häufig gefühlt zu haben. Es ist nicht sicher, ob es sich hierbei nur um Kontraktionen einzelner Muskelabschnitte oder um morphologische Veränderungen derselben handelt. Die anatomische Untersuchung hat hierfür bisher keine Anhaltspunkte ergeben. Die fühlbaren Verhärtungen bestimmter Faserabschnitte, welche MÜLLER, München-Glasbach treffend als *Hartspann* bezeichnet hat, sind wohl als Kontraktionszustand ganzer Muskelfasergruppen aufzufassen.

Differentialdiagnose. *Schmerzen in der Muskulatur* treten in ähnlicher Weise wie beim Muskelrheumatismus unter sehr mannigfachen Verhältnissen auf. Dies hat dazu geführt, daß solche Myalgien vielfach für dem Muskelrheumatismus wesensverwandte Erscheinungen gehalten und die Bezeichnung Muskelrheumatismus und Myalgie als Synonyma durcheinander gebraucht werden. Um zu einer Klarheit zu gelangen, ist aber eine Trennung dieser Begriffe unbedingt erforderlich.

Solche Muskelschmerzen entstehen nicht selten nach *Überanstrengung* (vgl. S. 366), ferner nach *traumatischer Schädigung* bei plötzlichen *Zerrungen der Muskeln* und ihrer Sehnenansätze.

Ferner kommen sie bei echt entzündlichen Erkrankungen der Muskulatur, der *Myositis* und *Dermatomyositis* vor, welche auf infektiöser Ursache beruhen (vgl. S. 366). Oft ist hierbei ein entzündliches Ödem vorhanden, welches beim Muskelrheumatismus fehlt.

Die Muskelschmerzen, die bei *Trichinose* auftreten, sind durch das weit schwerere, im akuten Stadium hoch fieberhafte Krankheitsbild, Ödem der Haut, besonders des Gesichts, Durchfälle usw. ausgezeichnet, so daß eine Verwechslung kaum möglich ist. Größere diagnostische Schwierigkeiten können bei einer ebenfalls vorkommenden chronischen Form der Trichinose entstehen, welche nicht mit höherem Fieber einhergeht und weniger heftige Schmerzen hervorruft. Auch diese pflegt aber durch eine starke Eosinophilie (über 50%) ausgezeichnet zu sein, während die beim Muskelrheumatismus auftretende Vermehrung der Eosinophilie weit geringer ist, etwa 10% kaum zu überschreiten pflegt.

Auch bei manchen Infektionskrankheiten, insbesondere bei der WEILschen Krankheit, treten häufig Muskelschmerzen auf. Die Diagnose muß nach dem Verhalten des Fiebers und den übrigen Krankheitssymptomen sowie durch den Nachweis des Erregers gestellt werden.

Durch ganz besonders heftige plötzlich einsetzende Muskelschmerzen ist die *Haffkrankheit* ausgezeichnet; diese verläuft in der Regel ohne Fieber, aber in einem Teil der Fälle mit charakteristischen Veränderungen des Urins, in welchem der ausgelaugte Muskelfarbstoff (Myochrom) ausgeschieden wird (vgl. S. 365).

Auch beim *Myxödem* kommen nicht selten rheumatische Schmerzen in der Muskulatur vor, die wahrscheinlich durch einen Quellungszustand derselben hervorgerufen werden.

Schwer zu unterscheiden von einem Muskelrheumatismus sind häufig *neuritische Schmerzen,* die aus den verschiedensten Ursachen z. B. auf dem Boden von Stoffwechselkrankheiten (Diabetes, Gicht), ferner infolge von chronischen Intoxikationen (Alkoholismus, Bleivergiftung) und von Infektionen, insbesondere Grippe, auftreten. Auch bei bestimmten Nervenkrankheiten, so im Verlauf einer Encephalitis oder Tabes, bei luischer Myelitis, sowie bei Rückenmarkstumoren durch Wurzelreizung entstehende Nervenschmerzen werden besonders anfangs oft irrtümlich für rheumatisch gehalten. Eine genaue Untersuchung des Nervensystems schützt vor diesem Irrtum.

Heftige, oft als rheumatisch oder neuritisch angesehene Schmerzen treten ferner bei *Gefäßstörungen* auf, die mit Krämpfen der Gefäßwandungen einhergehen und zu Ernährungsstörungen der von den Gefäßen versorgten Gebiete führen. Die Erscheinungen können auf Grund organischer Gefäßveränderungen bei einer Arteriosklerose, einer Thrombangitis obliterans oder luischen Endarteriitis entstehen oder auch an histologisch normalen Gefäßen auf Grund einer angioneurotischen Diathese, so beim Morbus Raynaud, auftreten. Störungen im Verhalten der Gefäßpulsation und der Gewebsdurchblutung lassen die Ursache erkennen. Sie können aber im Beginn und außerhalb der mitunter nur anfallsweise auftretenden Schmerzen fehlen oder nur in geringem Grade vorhanden sein. Es ist deshalb schon auf geringfügige Unterschiede im Verhalten beider Seiten zu achten.

Von großer praktischer Wichtigkeit sind ferner diejenigen Schmerzen und fühlbaren Verhärtungen einzelner Muskelabschnitte, welche infolge *statischer Veränderungen* auch an entfernten Körperstellen z. B. beim Plattfuß in der Muskulatur der Oberschenkel auftreten (MAX LANGE). Eine genaue Untersuchung des Knochenbaues darf daher nie unterlassen werden.

An den Schultern und in der Hüftgegend können *Erkrankungen der Schleimbeutel* (Periarthritis humero-scapularis und coxae) zu rheumatismusähnlichen Schmerzen führen und dadurch die Beweglichkeit der Gelenke hemmen. Die Röntgenuntersuchung läßt rundliche oder längliche Schatten, die durch Verkalkung der betreffenden Schleimbeutel hervorgerufen werden, erkennen und ermöglicht die Unterscheidung (vgl. S. 370).

Erkrankungen der Knochen können zu ähnlichen Schmerzen Anlaß geben, die meist zunächst für rheumatisch gehalten werden. Dies geschieht besonders bei den Schmerzen, die bei *multiplen Myelomen* und bei der *Knochencarcinose*, am häufigsten infolge von Mamma- und Prostatacarcinomen, auftreten. Eine Röntgenaufnahme der Knochen und Blutuntersuchung, die bei diesen Erkrankungen meist typische Veränderungen ergibt, deckt die Ursache auf. Bei *Osteomalacie*, ferner bei der *Ostitis fibrosa* (RECKLINGHAUSEN) und der *Ostitis deformans* (PAGET) kommen Schmerzen in Rumpf und Gliedmaßen vor, die oft lange Zeit für rheumatisch gehalten werden. Röntgenaufnahmen der Knochen klären den Sachverhalt.

Auch *Erkrankungen innerer Organe*, bei denen ähnliche Schmerzen auftreten, geben nicht selten zu Verwechslungen Anlaß. Insbesondere ist dies im Bereich der Brust oft bei Pleuritis und Aneurysma, ferner bei Coronarsklerose der Fall. Rechtsseitige Schulterschmerzen werden oft durch Gallensteine hervorgerufen. Im Bereiche des Abdomens werden Rückenschmerzen häufig durch eine Nephrolithiasis unterhalten und ihre wahre Natur erst erkannt, wenn ein typischer Kolikanfall eintritt; dieser kann aber mitunter lange auf sich warten lassen.

Die Zahl der Erkrankungen, die mit rheumatoiden Schmerzen einhergehen, läßt sich leicht beliebig vermehren. Wichtig ist stets eine genaue Untersuchung, die oft erst die wahre Natur der für Rheumatismus gehaltenen Schmerzen enthüllt.

Behandlung. Die Behandlung des *akuten* Muskelrheumatismus besteht in Anwendung von Wärme, Einleitung einer Schwitzkur und sodann Massage. Medikamentös werden innerlich Salicylsäurepräparate, unter den sich besonders das vom Magen gut vertragene Novacyl (mehrmals täglich 0,5 g) bewährt hat, ferner Aspirin, Melubrin usw. und andererseits Atophan, welches aber wegen seiner mitunter toxischen Wirkungen nicht lange hintereinander gegeben werden soll, verabfolgt. Zu Einreibungen werden hyperämieerzeugende Mittel wie Campherspiritus, Linimentum camphorato-saponatum und das salicylsäurehaltige Salit sowie Rheumasan verwandt. Am zweckmäßigsten ist es, bei akuten Fällen zunächst eine Schwitzkur mit Trinken von großen Mengen heißer Flüssigkeit und Aspirin oder Novacyl sowie heißen Packungen oder Glühlichtkasten zu verordnen und sodann mit Massage fortzufahren. Bei heftigen Schmerzen leistet die Behandlung mit Diathermie oder Kurzwellen gute Dienste.

Beim *chronischen* Muskelrheumatismus spielt die kunstgerecht ausgeübte Massage die wesentlichste, innerliche Einnahme von Medikamenten die geringste Rolle. Schmerzlindernd wirken oft Cantharidinpflaster, welche auf Cellophan aufgestrichen und mit Heftpflaster befestigt mehrere bis 12 Stunden auf der schmerzhaften Stelle belassen werden, die nachher mit einer Brandbinde und Cellophan bedeckt wird (KÖHLER-Bad Elster). Wärmeanwendung mittels Glühlichtkasten, Diathermie, Kurzwellen, Moorbädern ist auch hier zweckmäßig und am besten vor der Massage zu verwenden. In hartnäckigen Fällen sind Badekuren in Moor- oder Thermalbädern (Baden-Baden, Wildbad, Elster, Landeck, Polzin, Teplitz, Pistyan usw.,) zu empfehlen.

II. Erkrankungen der Gelenke.
A. Akute Gelenkerkrankungen.
1. Akuter Gelenkrheumatismus.

Der *akute Gelenkrheumatismus* ist klinisch durch ein charakteristisches Krankheitsbild ausgezeichnet, in dem fieberhafter Verlauf, vielfache Gelenkschwellungen, häufige Miterkrankung von Endokard und Myokard, ferner von Perikard und Pleura hervortreten.

Ätiologie. Von vornherein wäre zu erwarten, daß diesem geschlossenen eigenartigen Krankheitsbild eine bestimmte einheitliche Ätiologie zukommt. Die Forschung hat hierfür aber keine sicheren Beweise erbracht. Vielmehr stehen sich hinsichtlich des Ursprungs der Erkrankung die verschiedensten und widersprechendsten Ansichten gegenüber. Eine Klärung ist bisher noch nicht erfolgt. Die wesentlichsten Anschauungen, welche über die Entstehung des akuten Gelenkrheumatismus geäußert sind, sind folgende:

1. Es handelt sich um eine *besondere Infektionskrankheit* welche *durch einen bestimmten noch unbekannten Erreger* hervorgerufen wird. Diese Lehre wird in Deutschland besonders von den Anatomen ASCHOFF, FAHR und GRÄFF, unter den Klinikern besonders von SCHOTTMÜLLER vertreten. Ebenso ist in Frankreich die Annahme einer besonderen rheumatischen Infektionskrankheit verbreitet. Diese Lehre stützt sich vorwiegend auf anatomische Befunde, unter denen die zuerst von ASCHOFF im Herzmuskel nachgewiesenen rheumatischen Knötchen und ferner bestimmte Degenerationsformen des Bindegewebes hauptsächlich zu nennen sind. Die ASCHOFFschen *Knötchen* bestehen aus Wucherungen von länglichen Bindegewebszellen, welche im interstitiellen Gewebe zwischen den Herzmuskelfasern um die Gefäßhüllen herum angeordnet sind. Gelegentlich werden auch mehrkernige Riesenzellen beobachtet. Ferner finden sich besonders an der Peripherie lymphocytäre Infiltrationen und im Zentrum ein hyalines, zum Teil nekrotisches Gewebe. Gleichartige Knötchen sind später auch an vielen anderen Stellen im Bindegewebe, insbesondere an den sehnigen Ansätzen der Muskulatur (Sehnenknötchen), ferner im periartikulären Gewebe, im Endokard, in den Wandungen der großen und auch kleineren Gefäße und an verschiedenen anderen Orten gefunden worden. An denselben Stellen sowie überhaupt weit verbreitet im Bindegewebe sind umschriebene Degenerationen des kollagenen Gewebes, welche mit Zerfall und Verflüssigung der Bindegewebssubstanz einhergehen und Neigung zur Kalkablagerung zeigen; innerhalb des straffaserigen Bindegewebes treten Zellwucherungen in der Regel zurück. GRÄFF nimmt an, daß zunächst ein spezifisches Infiltrat von dem beschriebenen histologischen Aufbau in der Kapsel der Gaumenmandeln entsteht, welche die Eintrittspforte für die rheumatische Infektion bilden. Von hier aus entwickeln sich ähnliche Infiltrationen und Knötchen in der Muskulatur des Rachens und verbreiten sich an der hinteren Rachenwand und im perioesophagealen Gewebe abwärts über den ganzen Körper, wobei besonders die Herzmuskulatur, die Sehnenansätze und das periartikuläre Gewebe befallen werden. Die Gelenkergüsse selbst werden als sympathische Entzündungserscheinungen, die auf den Reiz der periartikulären Krankheitsherde eintreten, aufgefaßt. Der Annahme einer besonderen Infektion wird von GRÄFF durch die Bezeichnung *„Rheumatismus infectiosus spezificus"* Ausdruck gegeben.

2. Seit langem ist an ätiologische Beziehungen von Gelenkrheumatismus und *Streptokokken* gedacht worden. Zwar sind Streptokokken nur in vereinzelten Ausnahmefällen im Gelenkpunktat nachgewiesen, aber häufiger im periartikulären Gewebe und nach den Berichten von UMBER und LÖWENHARDT bei wiederholten Untersuchungen regelmäßig im Blut von Kranken, welche an Gelenkrheumatismus litten, gefunden worden. Viele andere Autoren wie namentlich SCHOTTMÜLLER haben dagegen fast stets negative Ergebnisse der Blutuntersuchung gehabt. Eine sehr wesentliche klinische Stütze hat die Annahme der Streptokokken als Erreger des Gelenkrheumatismus dadurch gefunden, daß sehr häufig kurz vor seinem Auftreten eine Mandelentzündung beobachtet wird. Seitdem PAESSLER die Aufmerksamkeit hierauf gelenkt hat, ist diese Erfahrung fast allseitig bestätigt worden. In anderen Fällen wurden Eiterherde an den Zähnen oder auch an anderen Körperstellen, so z. B. in der Gallenblase, gefunden. In einem Teil der Fälle verschwanden die Gelenkerscheinungen nach operativer Beseitigung der Eiterherde. Diese Lehre der *fokalen Infektion* als Ursache des Gelenkrheumatismus und auch anderer Erkrankungen, insbesondere von Nierenentzündungen usw., ist vornehmlich in Amerika weit verbreitet und hat zu der rigorosen Folgerung geführt, daß Rheumatismuskranken vielfach mehr oder weniger vollständig die Zähne sowie auch die Mandeln entfernt wurden. Auch in Deutschland wird oralen Eiterherden besondere Beachtung geschenkt und vielfach ihre Entfernung, jedoch mit Auswahl, empfohlen. Auch von GRÄFF wird das Vorkommen von Gelenkerkrankungen infolge von derartigen Eiterherden zugegeben. Sie werden von ihm aber nicht für identisch mit dem spezifischen Rheumatismus gehalten, vielmehr von diesem scharf durch die Bezeichnung Pseudorheumatismus oder Rheumatoid getrennt.

3. Von REITTER sind im Gelenkpunktat von Rheumatismuskranken und später von LÖWENSTEIN im Blut derselben nahezu regelmäßig säurefeste Stäbchen gefunden, kulturell gezüchtet und als *Tuberkelbacillen* angesprochen worden. Die darauf gegründete Annahme einer tuberkulösen Ätiologie des Gelenkrheumatismus berührt sich mit den Anschauungen von PONCET, welcher bereits früher für die Entstehung zahlreicher Gelenkerkrankungen durch Toxinwirkung von Tuberkelbacillen eingetreten ist, ferner mit der Ansicht besonders schwedischer Autoren (WALLGREN usw.), welche dem oft namentlich bei Kindern zusammen mit Gelenkrheumatismus vorkommenden Erythema nodosum eine tuberkulöse Ätiologie zuschreiben. In einzelnen Fällen von rezidivierendem Gelenkrheumatismus ist die tuberkulöse Entstehung durch sorgfältige Beobachtungen wahrscheinlich gemacht (BERGER-Graz; vgl. S. 384). Der Annahme einer allgemeinen tuberkulösen Ätiologie des akuten Gelenkrheumatismus steht aber die Mehrzahl der Kliniker ablehnend gegenüber, besonders weil so oft ein zeitlicher Zusammenhang des Gelenkrheumatismus mit einer kurz vorangegangenen Mandelentzündung besteht und andererseits tuberkulöse Veränderungen der Lungen nennenswerter Art meist vermißt werden; auch ist die PIRQUETsche Reaktion bei Gelenkrheumatismus nicht häufiger als im Durchschnitt der betreffenden Altersklassen positiv gefunden worden. Die Befunde von REITTER und LÖWENSTEIN sind von den meisten Nachuntersuchern nicht oder höchstens nur zu einem kleinen Teil bestätigt worden.

4. Außerdem sind verschiedenartige andere Bakterien von einzelnen Autoren als Krankheitserreger angesprochen worden. So ist unter anderem von LEVADITI und Mitarbeitern ein eigenartiger Streptobacillus sowohl beim Erythema nodosum des Menschen als bei einer rheumatischen Erkrankung von Mäusen gefunden worden, die mit Gelenkschwellungen und den beim Menschen beobachteten Komplikationen am Herzen, serösen Häuten, Iris usw. einherging. Andererseits

sind von COLES, SCHLESINGER, SIGNY und AMIES kleinste nach GIEMSA färbbare Elementarkörperchen in der Perikardflüssigkeit bei Gelenkrheumatismus beschrieben, deren Bedeutung sich vorläufig noch nicht beurteilen läßt.

5. Bereits auf Grund klinischer Überlegungen ist zuerst von WEINTRAUD, später von HEGLER und anderen die Ansicht geäußert worden, daß beim Gelenkrheumatismus ähnlich wie bei den Gelenkschwellungen, die nach wiederholter Seruminjektion entstehen, *anaphylaktische Vorgänge* eine Rolle spielen. Das Auftreten eines Gelenkergusses wird dabei als allergische bzw. hyperergische Reaktion gegenüber der wiederholten Einwirkung besonderer Schädlichkeiten aufgefaßt. Diese Theorie, welche neben vielen Klinikern besonders RÖSSLE vom anatomischen Standpunkt aus vertritt, ist mit der Annahme einer ätiologischen Bedeutung von Infektionserregern, z. B. von Streptokokken, die in Eiterherden der Tonsillen, Zähne usw. enthalten sind, gut vereinbar. Sie ist auch experimentell durch Erzeugung von Gelenkergüssen durch wiederholte, zuletzt auch intravenöse Streptokokkeninjektionen bei Tieren gestützt (BIELING).

Einen weiteren anatomischen Beleg der Auffassung von der allergischen Natur des Gelenkrheumatismus hat besonders KLINGE dadurch erbracht, daß er durch wiederholte Seruminjektionen in die Gelenke, später auch in andere Gewebe, sowohl in der Herzmuskulatur als im Bindegewebe des Körpers weit verbreitete Knötchen erzeugte, welche aus Bindegewebs- und adventitiellen Zellen zusammengesetzt sind, auch Riesenzellen enthalten und von ihm den rheumatischen Knötchen von ASCHOFF gleichgestellt werden. Dieser Ansicht ist jedoch von ASCHOFF, GRÄFF und FAHR widersprochen worden. KLINGE sieht das Wesen des Gelenkrheumatismus in einem allergischen Vorgang, welcher auf die verschiedensten Schädlichkeiten hin auftreten kann und von der Natur besonderer Erreger unabhängig ist.

Bei dem gegenwärtigen Streit dieser zum Teil gegensätzlichen Ansichten ist es nicht möglich, ein sicheres Urteil über die Ätiologie des Gelenkrheumatismus abzugeben. Vom klinischen Standpunkt ist aber die Erfahrungstatsache hervorzuheben, daß dieser sich sehr häufig an Anginen und andere Eiterherde, die meist Streptokokken enthalten, anschließt. Deshalb liegt eine ätiologische Bedeutung derartiger fokaler Infekte sehr nahe. Nicht sicher zu entscheiden ist, ob eine einheitliche oder verschiedenartige Ätiologie des gleichartigen Krankheitsbildes vorliegt. In jedem Falle ist nach dem Charakter der Erkrankung ein belebtes Virus anzunehmen, wenn auch Übertragungen kaum beobachtet werden.

Außer Infektionserregern und anaphylaktischen Vorgängen spielen bei der Entstehung des akuten Gelenkrheumatismus oft auch andere endogene und exogene Umstände eine Rolle. In einer Anzahl von Fällen ist eine *konstitutionelle Veranlagung* zum Teil *auf ererbter Grundlage* unverkennbar. In manchen Familien treten rheumatische Erkrankungen bei mehreren Mitgliedern in verschiedenen Generationen auf. Oft werden wiederholte Erkrankungen an Gelenkrheumatismus bei denselben Personen beobachtet. Der Gelenkrheumatismus tritt bei beiden Geschlechtern vorwiegend im jugendlichen und mittleren, weit seltener in höherem Alter auf. Er kommt auch im Kindesalter, aber seltener bei kleinen Kindern vor.

Als äußere Ursachen, welche den Eintritt von Gelenkrheumatismus begünstigen, sind *Erkältungen, Abkühlungen, Durchnässungen* zu nennen.

Klinische Erscheinungen. Dem Auftreten der charakteristischen Gelenkerscheinungen geht häufig eine Erkrankung der Mandeln in Gestalt einer *Angina*, seltener einer katarrhalischen Entzündung der Nasen- oder Kehlkopfschleimhaut um 1—2 Wochen voran. In anderen Fällen werden solche Vorläufer nicht beobachtet und es entwickelt sich gleich unter mäßigen Fiebererscheinungen ohne Schüttelfrost eine Schmerzhaftigkeit mehrerer großer Körpergelenke, die sprunghaft bald hier, bald da auftritt, teilweise wieder verschwindet, in anderen Gelenken aber bestehen bleibt. Vielfach entsteht bald darauf eine Schwellung der Gelenke mit Bildung eines Gelenkergusses im Gelenk selbst und einer ödematösen Schwellung der umgebenden Haut sowie der Sehnen- und Muskelansätze in der Nachbarschaft des Gelenkes. Teilweise sind diese Veränderungen nur flüchtiger Natur; an anderen Stellen bleiben sie aber bestehen und können sich in hartnäckiger Weise trotz energischer Behandlung wochenlang halten. Am häufigsten werden die Knie-, Hand-, Fuß-, Schulter- und Ellenbogengelenke, mitunter auch die Finger- und Zehengelenke, seltener das Hüftgelenk sowie die Sternoclavicular- und Kiefergelenke befallen.

Anatomisch handelt es sich um eine Entzündung der Gelenkinnenhaut (Membrana synovialis) mit Abscheidung eines serösen bzw. serofibrinösen Ergusses.

Das Allgemeinbefinden ist meist nicht sehr erheblich gestört. Doch wird in manchen Fällen über Kopfschmerzen und Appetitlosigkeit geklagt. Häufig besteht auch schon vor der meist eingeleiteten Salicylsäurebehandlung Neigung zum Schwitzen. Abweichend von diesem gewöhnlichen Verhalten wird in seltenen Fällen hohes Fieber bis 41° und darüber und dabei schwere Beeinträchtigung des Allgemeinbefindens und Benommenheit beobachtet (sog. hyperpyretische Form des Gelenkrheumatismus).

In einem beträchtlichen Teil der Fälle treten zu diesen Erkrankungen der Gelenke Erscheinungen von seiten des Herzens hinzu, die verschiedener Art sein können.

Häufig entwickelt sich eine *verruköse Endokarditis* an den Mitral-, seltener an den Aortenklappen. Sie findet klinischen Ausdruck in dem Auftreten von Geräuschen über dem Herzen, am häufigten eines systolischen Geräusches über der Herzspitze. Oft ist es nicht leicht zu entscheiden, ob dieses von einer Klappeninsuffizienz infolge Endokarditis oder von einer Schädigung des Herzmuskels herrührt oder lediglich akzidenteller Natur, durch das Fieber hervorgerufen ist. Für eine organische Entstehung durch Erkrankung des Endokards oder Myokards spricht eine Verstärkung des 2. Pulmonaltons und eine Verbreitung der Herzdämpfung, die sich freilich meist erst später zu entwickeln pflegt. Oft weist eine, wenn auch nur leichte Cyanose der Lippen und Wangen auf eine gewisse Schädigung des Herzens hin, die nicht selten auch dann beobachtet wird, wenn keine ausgesprochenen Geräusche vorhanden sind. In Übereinstimmung hiermit zeigt die elektrokardiographische Untersuchung in einem beträchtlichen Teil der Fälle mehr oder weniger erhebliche Störungen an, die auf *Schädigung des Herzmuskels* zu beziehen sind. Nicht selten werden auch Rhythmusstörungen beobachtet; diese sind dadurch zu erklären, daß die vorher beschriebenen ASCHOFFschen rheumatischen Knötchen hauptsächlich subendokardial und dabei häufig im Bereich der Reizleitungsfasern gelegen sind. Ein großer Teil dieser Störungen bildet sich wieder zurück. In anderen Fällen bleiben die Geräusche aber bestehen oder werden sogar lauter als Ausdruck dessen, daß ein Herzklappenfehler eingetreten ist. Ebenso können auch Zeichen von Schädigung des Herzmuskels in Gestalt von Arrhythmien, Verbreiterung des Herzens und Veränderungen des Elektrokardiogramms bestehen bleiben.

Seltener als diese Veränderungen am Endokard und Myokard treten Störungen am *Perikard* und in entsprechender Weise an der *Pleura* auf. Es handelt sich hierbei um eine trockene fibrinöse oder feuchte seröse bzw. serofibrinöse Entzündung, die an Reibegeräuschen und abnormen Dämpfungen über dem Herzen bzw. den unteren Lungenabschnitten zu erkennen ist. Im Gegensatz zu den Ergüssen tuberkulösen Ursprungs bestehen die Zellen, die sich bei derartigen Exsudaten im Sediment finden, zum größten Teil aus polynukleären Leukocyten. Die größte klinische Bedeutung hat das Auftreten eines umfangreichen Herzbeutelergusses, da hierdurch die Herztätigkeit schwer beeinträchtigt werden kann. Bei erheblichen Ergüssen des Herzbeutels und der Pleura sind Punktionen angezeigt. Kleinere und Restergüsse werden im Laufe der Zeit resorbiert.

An der *Haut* werden außer Schwellung und gelegentlich auftretender Rötung der Umgebung der erkrankten Gelenke mitunter Ausschläge in Gestalt von *Urticaria* und *Erythema exsudativum multiforme* beobachtet, welches in erhabenen bläulichroten Flecken von verschiedener Gestalt und Größe besteht. Seltener treten punktförmige Blutungen im Unterhautzellgewebe ein, die als *Purpura* oder *Peliosis rheumatica* bezeichnet werden. Diese Veränderungen können auch als selbständiges Krankheitsbild ohne wesentliche Beteiligung der Gelenke auftreten und sind unter den Erkrankungen des Blutes näher beschrieben (vgl. S. 340).

Ferner wird in manchen Fällen im Verlauf einer Polyarthritis rheumatica, zum Teil auch ohne jede Gelenkbeteiligung, ein sog. *Erythema nodosum* beobachtet. Hierbei treten unter der Haut gelegene erbsen- bis walnußgroße Knoten an der Streckseite der Unterschenkel und der Arme, seltener an anderen Stellen der Gliedmaßen auf, die erheblich schmerzhaft sind. Die darüber gelegene Haut zeigt eine rote Verfärbung, die später in blaugrünliche Tönung übergeht und allmählich verschwindet. Nach einiger Zeit bilden sich auch die Knoten zurück. Wegen des häufigen gleichzeitigen Auftretens dieses Erythema nodosum mit einem Gelenkrheumatismus wird in erster Linie an die freilich noch nicht geklärte rheumatische Ätiologie derselben gedacht. Andererseits wird von einer Anzahl von Forschern namentlich in Schweden eine tuberkulöse Entstehung derselben angenommen und diese Auffassung durch den gleichzeitigen positiven Ausfall von Tuberkulinreaktionen gestützt.

Ferner treten namentlich beim Gelenkrheumatismus im Kindes- und Jugendalter kleine stecknadelkopf- bis erbsengroße Knötchen in der Umgebung der erkrankten Gelenke auf, die als *Rheumatismus nodosus* bezeichnet werden.

Gleichfalls im Kindesalter wird im Verlauf einer rheumatischen Endokarditis und Polyarthritis mitunter eine *Chorea* beobachtet, welche auf das Auftreten von Metastasen der rheumatischen Erkrankung in den Stammganglien des Gehirns oder dort erfolgende Blutungen zurückgeführt wird. Hieran kann sich mitunter eine rheumatische Psychose anschließen.

Ebenso ist eine *Iritis rheumatica* als metastatische Erkrankung des Auges aufzufassen.

Mitunter wird eine hämatogene Glomerulonephritis bei Gelenkrheumatismus beobachtet. Häufiger treten leichte Eiweißausscheidungen ohne wesentlichen krankhaften Befund im Urinsediment auf.

Eine Milzschwellung wird bei einer akuten Polyarthritis nur selten gefunden. Häufiger entsteht sie bei den lang sich hinziehenden rezidivierenden, mit wiederholten Fieberschüben einhergehenden Formen.

Im Blut wird meist eine Leukocytose mäßigen Grades und ganz regelmäßig eine starke Beschleunigung der Blutkörperchensenkungsgeschwindigkeit festgestellt.

Verlauf. Der Verlauf des akuten Gelenkrheumatismus ist seit der Einführung der meist wirksamen Salicylsäurebehandlung in der Regel insofern als günstig zu bezeichnen, als die Gelenkerkrankung gewöhnlich in Heilung ausgeht. Die Prognose wird jedoch dadurch getrübt, daß nicht selten Rückfälle sowohl gleich im Anschluß an die erste Erkrankung als auch nach Ablauf von Monaten und Jahren auftreten. So kann eine zunächst anscheinend bald abklingende Erkrankung durch wiederholte Schübe sich über Monate hinziehen und andererseits eine wiederholte Neuerkrankung an Gelenkrheumatismus im Laufe der Jahre eintreten. Auch kann sich an eine nicht völlig abheilende akute Erkrankung ein chronischer Krankheitszustand von sog. sekundärem Gelenkrheumatismus anschließen, der sich über viele Jahre hin erstreckt (vgl. S. 388). Ungünstig ist ferner die geschilderte häufige Komplikation mit Erkrankungen des Herzens, seltener auch anderer Organe.

Eine bösartige Folgekrankheit, welche auf dem Boden einer ehemaligen durch Gelenkrheumatismus hervorgerufenen Endokarditis nicht selten entsteht, ist die sog. *Endocarditis lenta,* die durch den Streptococcus viridans hervorgerufen wird. Anfangs ist es oft nicht leicht zu entscheiden, ob es sich lediglich um eine rezidivierende, meist gutartige Polyarthritis und verruköse Endokarditis oder um die gefürchtete, in der Regel tödlich endende Endokarditis lenta handelt. Für Endocarditis lenta spricht das Auftreten einer hämorrhagischen Herdnephritis, ein erheblicher Milztumor und eine zunehmende Anämie; beweisend ist die Blutkultur, die aber auch bei klinisch eindeutigem Krankheitsbild nicht immer positiv ausfällt.

Nur ganz selten nimmt eine unkomplizierte akute Polyarthritis einen tödlichen Ausgang. Es handelt sich hierbei um die sog. hyperpyretische Form, welche mit sehr hohem Fieber über 41—42° einhergeht und mitunter jeder medikamentösen Behandlung trotzt.

Behandlung. Die Behandlung des akuten Gelenkrheumatismus besteht in erster Linie in der Anwendung des spezifisch wirkenden Heilmittels der *Salicylsäure,* welche durch KOLBE eingeführt ist. Statt der ursprünglich verordneten Salicylsäure selbst werden jetzt meist das salicylsaure Natrium oder andere Abkömmlinge der Salicylsäure verwandt. Natrium salicylicum wird in einer Tagesdosis von 6—10 g, und zwar in einzelnen größeren Gaben von 3—4 g verordnet, welche des schlechten Geschmacks wegen in Oblaten verabfolgt werden. Sehr zweckmäßig ist auch die Verwendung von Klysmen, bei welchen 5—10 g Natrium salicylicum in 60 g Wasser gelöst sind. Da nach so großen Salicylsäuregaben häufig Ohrensausen, Übelkeit, Magenschmerzen und Erbrechen, seltener auch gewisse psychische Störungen beobachtet werden, wird spätestens nach einigen Tagen die Dosis herabgesetzt oder es werden von vornherein andere Salicylsäurepräparate in geringerer Dosierung gegeben. Bekannt ist das Aspirin, welches in Dosen von 3—5 g täglich verabfolgt wird, sowie das den Magen mehr schonende Novacyl, welches gleichfalls in einer Tagesdosis von 3—5 g gegeben wird. Besonders schmerzlindernd wirken oft intravenöse Leukosalylinjektionen.

In Fällen, welche auf Salicylsäurepräparate nicht reagieren, oder auch von vornherein wird auf die Empfehlung von SCHOTTMÜLLER das *Pyramidon* in verhältnismäßig großen Dosen bis 4mal 0,5 g, die nach einigen Tagen herabgesetzt werden, verwandt. Länger dauernde Pyramidongaben sind zu vermeiden, da mitunter, wenn auch selten, nach Anwendung dieses Mittels das Auftreten einer Agranulocytose beobachtet ist. Statt des Pyramidons können auch andere in die Pyrazolongruppe gehörige Präparate wie Melubrin, Novalgin oder Gardan gegeben werden.

Beim Gelenkrheumatismus wird ferner Atophan (Phenyl-Chinolin-Carbonsäure) angewandt, welches 2—3 mal täglich zu 2 Tabletten von 0,5 g 3—4 Tage lang gegeben wird, oder das den Magen mehr schonende Ersatzpräparat Novatophan oder Atophanylinjektionen, die zu 5 ccm intravenös oder intramuskulär verabfolgt werden. Vor längerer, insbesondere intravenöser Verwendung von

Atophan ist zu warnen, weil hiernach mehrfach schwere Leberschädigungen beobachtet worden sind.

Grundsätzlich ist bei der medikamentösen Therapie des Gelenkrheumatismus zu empfehlen, das gewählte Mittel einige Tage lang in ziemlich hoher Dosis zu geben, dann kürzere Zeit mit kleineren Dosen fortzuführen und dann das Mittel abzusetzen. Wenn neuerdings Beschwerden auftreten, sind wieder die größeren Dosen zu verwenden oder es ist zu einem anderen Mittel, z. B. von der Salicylsäure zur Pyramidontherapie überzugehen. Dagegen ist vor Verzettelung lange Zeit hindurch verabfolgter kleiner Dosen zu warnen, weil hierdurch oft nicht der gewünschte Erfolg erreicht wird und andererseits ein langer Gebrauch der Mittel schädliche Folgen nach sich ziehen kann.

Die interne Therapie wird unterstützt durch die *örtliche Behandlung* der erkrankten Gelenke. Diese werden mit salicylsäurehaltigen Salben, z. B. Salit, Spirosal, Rheumasan, Mesothan, Analgit eingerieben, in Watte gepackt und durch Verbände vor schmerzhaften Bewegungen geschützt. Hierbei ist jedoch davor zu warnen, erkrankte Gelenke längere Zeit in einer allzu bequemen Schonstellung, z. B. die Kniegelenke bei starker Beugung zu fixieren, weil hierdurch der Entstehung später schwer zu behebender Kontrakturen Vorschub geleistet wird. Einige Zeit nachdem die akuten Erscheinungen abgeklungen sind, ist die Anwendung örtlicher Wärme in Form von Heißluftkasten, warmen Umschlägen, Diathermie, Teilpackungen von Moor und Fango zu empfehlen. Dagegen ist eine allgemeine Bäderbehandlung in der Regel beim akuten Gelenkrheumatismus noch nicht angezeigt, sondern erst in späteren Stadien bei subakuten und chronischen Erkrankungen zu verordnen.

Nach Rückgang der schmerzhaften Schwellungen ist bald vorsichtig mit passiven Bewegungen zu beginnen. Eine Massage der Gelenke ist im entzündlichen Stadium und in der ersten Zeit nach Abklingen der entzündlichen Erscheinungen nicht angezeigt. Dagegen ist es zweckmäßig, schon frühzeitig, wenn die Gelenke noch völlig geschont werden, die Muskulatur zu massieren, um einer Inaktivitätsatrophie derselben vorzubeugen.

Allgemein sind die Kranken vor allen Abkühlungen zu bewahren und auch nach Aufhören der entzündlichen Erscheinungen noch längere Zeit, möglichst einige Wochen, im Bett zu lassen, da durch frühzeitiges Aufstehen erfahrungsgemäß oft Rückfälle hervorgerufen werden.

Während des Fieberstadiums ist eine leichte obst- und gemüsereiche Kost zu verordnen. Später sind besondere diätetische Maßnahmen nicht notwendig.

Ist bei einem Gelenkrheumatismus ein *Eiterherd*, welcher für die ursprüngliche Entstehung in Betracht kommt, gefunden, so empfiehlt es sich, diesen nach Abklingen der akuten entzündlichen Erscheinungen zu entfernen, um Rezidiven vorzubeugen. Besonders sind die Tonsillen fachärztlich daraufhin zu untersuchen, ob sich in ihnen verborgene Eiterherde befinden. Namentlich kleine an der Oberfläche vernarbte Mandeln, an denen äußerlich keine Entzündung zu erkennen ist, erweisen sich oft als Sitz chronischer Eiterungen, indem durch einen von hinten her ausgeübten Druck sich flüssiger Eiter mitunter im Strahl entleert. Solche kranken Mandeln sind unbedingt zu entfernen. Auch in anderen Organen, namentlich an den Zähnen und Nebenhöhlen der Nase, ist in den Fällen, in denen das Fieber nicht weichen will oder Rezidive auftreten, nach Entzündungsherden zu suchen. Hierbei sind auch Gallenblase, Wurmfortsatz, Vorsteherdrüse, Nierenbecken usw. in Betracht zu ziehen. Freilich ist nicht immer nach Ausschaltung solcher Herde eine Besserung oder Heilung hartnäckiger Gelenkentzündungen festzustellen. Die guten Erfahrungen, die in einem Teil der Fälle erzielt werden, fordern aber zu einem Versuch auf, das Übel an der Wurzel zu fassen.

2. Sonstige akute Infektarthritiden.

Abgesehen von der akuten Polyarthritis rheumatica, welche nach dem klinischen und anatomischen Verhalten als Infektarthritis aufzufassen ist, deren Erreger freilich noch nicht feststeht, gibt es zahlreiche ähnliche Krankheitsbilder, welche auch durch akut auftretende multiple Gelenkschwellungen gekennzeichnet sind, bei denen der Krankheitserreger selbst oder wenigstens die Art der Infektionskrankheit bekannt ist. Es können hierbei folgende Gruppen unterschieden werden.

a) Arthritis durch Streptokokken-, Pneumokokken-, Meningokokken-, Staphylokokkeninfektionen.

Daß eine durch *Streptokokken* hervorgerufene Polyarthritis unter dem Bilde eines akuten Gelenkrheumatismus verlaufen kann, geht schon aus den Fällen hervor, bei welchen Streptokokken im Blut oder gar in der Gelenkflüssigkeit, zum mindesten aber in einem als Infektionsquelle anzusprechenden Eiterherd, z. B. in den Mandeln nachgewiesen sind. In der Regel handelt es sich um hämolytische Streptokokken. Hierauf gründet sich die vorher erwähnte Ansicht vieler Ärzte, welche im Gegensatz zu ASCHOFF, GRÄFF, SCHOTTMÜLLER u. a. Streptokokken allgemein für die Erreger der Polyarthritis rheumatica halten. Bezüglich der klinischen Erscheinungen wird auf die Schilderung der Polyarthritis rheumatica verwiesen.

Ferner werden Gelenkschmerzen, seltener flüchtige Schwellungen im Verlauf der in der Regel tödlich endenden *Endocarditis lenta* beobachtet, welche durch den *Streptococcus viridans* (SCHOTTMÜLLER) hervorgerufen wird. Sie sind hierbei aber keineswegs regelmäßig vorhanden und treten hinter der Erkrankung des Herzens und den schweren sonstigen Erscheinungen im klinischen Bild zurück.

Durch besonders starke Entzündungserscheinungen ausgezeichnete Gelenkschwellungen, die mit hohem Fieber, starken Schmerzen und Hautrötung einhergehen, werden als Metastasen bei *Streptokokkensepsis* beobachtet, welche sich z. B. an eine puerperale Infektion oder ein Erysipel anschließt.

Hierbei werden oft auch Streptokokken im Gelenkpunktat festgestellt. Die Prognose dieser eitrigen Arthritiden hängt hauptsächlich von der zugrunde liegenden allgemeinen Sepsis ab. Heilt diese ab, so können auch die eitrigen Gelenkerkrankungen in Heilung ausgehen. Häufig entwickeln sich jedoch hierbei narbige Schrumpfungsprozesse, die mit einer Bewegungsbeschränkung, unter Umständen sogar mit einer Ankylosierung des Gelenkes einhergehen. Auch schwere Zerstörungen des Gelenkkörpers und des darunterliegenden Knochens kommen hierbei vor.

Die *Behandlung* der eitrigen Gelenkentzündungen besteht in Ruhigstellung des Gelenks und schützenden Verbänden, unter Umständen auch in Punktion des Gelenkergusses. Im übrigen hat sich die Behandlung gegen die allgemeine Sepsis zu richten (Prontosil per os, Injektionen von Trypaflavin, Silberpräparaten, z. B. Fulmargin usw.) und nach Möglichkeit eine Beseitigung des Sepsisherdes anzustreben. Wenn die schwer entzündlichen Erscheinungen im erkrankten Gelenk abklingen, ist unter großer Vorsicht mit passiven Bewegungen und einer Massage der Muskulatur des erkrankten Gliedes, jedoch nicht des Gelenkes selbst zu beginnen, um der drohenden Versteifung und Inaktivitätsatrophie vorzubeugen. In späteren Stadien, in denen die Entzündungserscheinungen abgeklungen sind, ist eine physikalische Behandlung nach den bei der Therapie der chronischen Polyarthritis geschilderten Grundsätzen einzuleiten, jedoch in besonders vorsichtiger und milder Form, um ein Neuaufflackern des Entzündungsprozesses zu vermeiden.

Ähnliche Formen von Infektionsarthritiden in Gestalt von serösen oder serofibrinösen Ergüssen und auch von Gelenkeiterungen werden bei Allgemeininfektion mit Pneumokokken und Meningokokken beobachtet. Bei Staphylokokkeninfektionen handelt es sich in der Regel um metastatische Eiterungen.

b) Gonokokkenarthritis.

Eine besonders wichtige Form der Infektarthritiden stellt die *Gonokokkenarthritis* dar, die von Gonokokkenherden in der männlichen Urethra, Prostata oder in den weiblichen Genitalien ihren Ausgang nimmt.

Sie beginnt häufig ziemlich plötzlich mit Fieberanstieg und multiplen Gelenkschwellungen nach Art einer Polyarthritis rheumatica. Gewöhnlich gehen die meisten Gelenkstörungen aber schnell zurück. Dagegen bleibt oft an einem Gelenk eine schwere Entzündung bestehen. Nicht selten verläuft die Erkrankung auch sofort als ausgesprochene Monarthritis. Am häufigsten sind die großen Gelenke, insbesondere ein Kniegelenk, bei Frauen häufig ein Handgelenk befallen. Die Gelenkerkrankung ist durch eine ausgedehnte Schwellung der Haut, der umgebenden Weichteile und durch eine außergewöhnliche Schmerzhaftigkeit ausgezeichnet, welche die entsprechenden Erscheinungen bei der rheumatischen Polyarthritis in der Regel weit übertrifft.

Wird eine Punktion des Gelenkes ausgeführt, so ergibt diese ein trübes Exsudat, welches zellreicher ist als bei der rheumatischen Polyarthritis. In diesem sind mitunter, aber nicht immer Gonokokken nachweisbar, die zum Teil innerhalb polynukleärer Leukocyten gelegen sind.

Die Gelenkerkrankungen können sowohl als alleinige Metastasen der Gonokokkeninfektion auftreten als Teilerscheinungen einer allgemeinen Gonokokkensepsis sein, die oft mit hohem Fieber einhergeht und Entzündungen an Endokard, Perikard und anderen serösen Häuten, mitunter auch an den Meningen hervorruft.

Der *Verlauf* der gonorrhoischen Arthritis ist gegenüber anderen Gelenkerkrankungen dadurch ausgezeichnet, daß sich außerordentlich schnell eine Atrophie der Muskulatur des erkrankten Gliedes und auch eine im Röntgenbild schon nach 1—2 Wochen nachweisbare Knochenatrophie entwickelt. Dieses überraschend schnelle Auftreten der Atrophie hat zwar KIENBÖCK dazu veranlaßt, besondere trophoneurotische Einflüsse hierfür anzuschuldigen; jedoch sind diese nicht erwiesen, und es erscheint die schnelle Entstehung der Atrophie bei der Gonokokkenarthritis im Sinne einer Inaktivitätsatrophie dadurch verständlich, daß die ungewöhnliche Schmerzhaftigkeit bei dieser eine weit vollständigere Ruhigstellung des erkrankten Gliedes verursacht als bei anderen Gelenkerkrankungen. Eine weitere hierfür ursächlich in Betracht kommende Besonderheit der Gonokokkenarthritis liegt darin, daß der Entzündungsprozeß in viel stärkerem Maße auf das umgebende periartikuläre Gewebe überzugreifen pflegt als bei anderen Gelenkentzündungen. An den Entzündungsvorgang schließt sich schnell ein narbiger Schrumpfungsprozeß an. Die Folge ist häufig eine Gelenkversteifung.

Diesem Ausgang hat die *Therapie* von vornherein zielbewußt entgegenzuwirken.

Im akuten Stadium ist zunächst eine Ruhigstellung und Einwicklung des Gelenks in einem Schutzverband sowie Einfettung der Haut nötig. Zur Linderung der ungemein heftigen Schmerzen sind häufig analgetische Mittel wie Gelonida antineuralgica, Allional usw. erforderlich; bei besonderer Schmerzhaftigkeit ist zeitweise die Anwendung von Morphium oder Pantopon nicht zu umgehen; sie darf aber dem Patienten selbst nicht überlassen werden.

Sobald die heftigsten Erscheinungen abklingen, ist noch innerhalb des schmerzhaften Stadiums mit leichten passiven Bewegungen zu beginnen, so sehr sich auch die Patienten dagegen zu sträuben pflegen. Wird diese rechtzeitige Einleitung einer Bewegungstherapie versäumt, so ist die Ausbildung einer Gelenkversteifung in schweren Fällen unvermeidlich. Unter Umständen ist es zweckmäßig, vorher ein schmerzlinderndes Mittel zu geben und unter dessen Einwirkung die Bewegungsübungen vorzunehmen. Frühzeitig ist Wärmeanwendung mittels Glühlichtkasten usw. wie bei den sonstigen Gelenkerkrankungen zu empfehlen und daran die vorsichtige Vornahme passiver Bewegungen anzuschließen. Besonders bewährt hat sich bei der gonorrhoischen Arthritis die Anwendung der BIERschen Stauung, die mittels einer oberhalb des Gelenks angelegten Gummibinde ausgeübt wird. Die Zeitdauer der Stauung ist von wenigen Minuten anfangend je nach Lage des Falles und der Verträglichkeit bis zu Stunden zu steigern. Dabei ist sorgfältig darauf zu achten, daß der arterielle Puls unterhalb der Stauungsbinde erhalten bleibt.

Neben dieser örtlichen Behandlung kann eine Allgemeinbehandlung durch Gonokokkenvaccine stattfinden, die entweder aus den vom Patienten erhaltenen Gonokokken hergestellt wird oder als fertiges Präparat (Arthigon, Gonargin, Gonokokkenvaccine MERCK, Gono-Yatren) verwandt wird. Medikamentös können ferner Salicylsäurepräparate oder Atophan gegeben werden, die mitunter gewisse Besserungen herbeiführen können, wenn sie auch in der Regel nicht die spezifische Wirkung wie bei der Polyarthritis rheumatica entfalten. Besonders intravenöse Leucosalylinjektionen wirken oft schmerzlindernd.

Die Behandlung des primären Krankheitsherdes an den Genitalien hat in örtlicher Weise erst nach Abklingen der Entzündungserscheinungen am Gelenk zu erfolgen; doch kann von vornherein eine Bekämpfung der Grundkrankheit durch die auf Gonokokken spezifisch wirkenden Mittel Uliron und Albucid und entzündungshemmende Gonosankapseln betrieben werden.

Im Falle einer Gonokokkensepsis sind Injektionen von Trypaflavin und Silberpräparaten angezeigt. Insbesondere hat sich hierbei das Fulmargin bewährt.

c) Arthritiden bei Scharlach und anderen exanthematischen Infektionskrankheiten.

Am häufigsten bei Scharlach, mitunter auch bei anderen mit Exanthemen einhergehenden Infektionskrankheiten, so bei Variola, Varicellen usw. werden polyartikuläre Schwellungen meist flüchtiger Art beobachtet. Dementsprechend wird von einem Scharlachrheumatismus oder Scharlachrheumatoid gesprochen. Selten spielen die Gelenkerkrankungen hierbei eine wesentliche Rolle, das Grundleiden beherrscht meist das Krankheitsbild. Ist dieses aber im Abklingen begriffen, so können die Gelenkerscheinungen stärker hervortreten. Meist tritt baldige Rückbildung der Gelenkschwellungen und Ausgang in Heilung ein.

Die Behandlung geschieht nach den bei den übrigen Gelenkentzündungen geschilderten Grundsätzen.

d) Arthritiden bei Ruhr, Typhus, Morbus Bang usw.

Bei der Kruse-Shiga-Ruhr werden nicht selten Gelenkschwellungen beobachtet, welche ebenso wie eine hierbei auftretende Conjunctivitis, Iritis, Episkleritis und auch eine Urethritis auf hämatogene Aussaat der Krankheitserreger zu beziehen sind. Auch bei anderen entzündlichen Erkrankungen des Darms, insbesondere des Dickdarms, kommen mitunter multiple Gelenkschwellungen, ähnlich der Polyarthritis rheumatica, vor.

Verhältnismäßig selten treten Gelenkschmerzen und Schwellungen beim Typhus und Paratyphus auf.

Bei Morbus Bang werden mitunter hartnäckige Gelenkschmerzen, die gewöhnlich als Rheumatismus angesprochen werden, beobachtet.

Die Prognose dieser Gelenkentzündungen und Beschwerden ist günstig. Die örtliche Behandlung geschieht nach allgemein bekannten Grundsätzen. Salicylsäuregaben pflegen erfolglos zu sein. Bei Ruhr kann Ruhrantiserum verwandt werden.

e) Tuberkulöse Arthritiden.

Die *Gelenkerkrankungen tuberkulösen Ursprungs* treten in verschiedener Form auf.

Auch hierbei kommt im Laufe einer hämatogenen Aussaat ein der Polyarthritis rheumatica ähnliches Krankheitsbild vor, bei welchem zugleich oder bald nacheinander mehrere Gelenke unter Ausbildung eines serösen Ergusses erkranken. Bei dieser von PONCET beschriebenen Form werden zwar Tuberkelbacillen im Gelenkpunktat meist vermißt; an der tuberkulösen Natur der Gelenkerkrankung ist aber, wenn auch andere Zeichen einer hämatogenen Metastasierung vorhanden sind, kaum zu zweifeln. Schwieriger ist die Frage, wenn diese fehlen und lediglich multiple Gelenkschwellungen bei einem vielleicht nur geringfügigen tuberkulösen Lungenherd vorliegen. Hierbei wird von manchen Seiten im Gegensatz zu PONCET angenommen, daß es sich um eine Polyarthritis rheumatica bei einem tuberkulösen Individuum handle. Im Einzelfall ist diese Frage bei der Häufigkeit tuberkulöser Lungenherde einerseits und der Polyarthritis rheumatica andererseits schwer zu entscheiden. Daß aber auch ohne sonstige Zeichen tuberkulöser Allgemeininfektion bei nur geringfügigen Lungenherden multiple Gelenkerkrankungen tuberkulöser Natur vorkommen, liegt durchaus im Bereich der Möglichkeit und wird besonders von BERGER-Graz auf Grund von Beobachtungen betont, bei denen Tuberkelbacillen im Blut nachgewiesen und eine spezifische Reaktion der Gelenke auf Tuberkulininjektionen festgestellt wurden.

In dieser Hinsicht lehrreich ist die eigene Beobachtung eines Falles von multiplen Gelenkschwellungen, bei welchen in einem der erkrankten Gelenke eine operativ nachgewiesene typische Caries tuberculosa sich entwickelte, während die anderen Gelenkerkrankungen dem Bild eines chronischen Gelenkrheumatismus entsprachen.

Die Behandlung besteht zunächst in Ruhigstellung der erkrankten Gelenke, später in vorsichtigen passiven Bewegungen und Anwendung von Höhensonne oder Röntgenstrahlen.

Eine schwere Form der tuberkulösen Gelenkerkrankung stellt die *fungöse Arthritis* (Tumor albus) dar, welche meist an einem Gelenk, weit seltener an mehreren Gelenken unter heftigen Entzündungserscheinungen auftritt und mit starker Schmerzhaftigkeit und Schwellung von langer Dauer einhergeht, sowie die *Caries sicca*, welche durch starke Knorpel- und Knochenzerstörung ausgezeichnet ist, aber ohne Erguß verläuft und meist das Schultergelenk betrifft. Diese Formen der tuberkulösen Gelenkerkrankung erfordern eine chirurgische Behandlung und sind daher hier nicht näher zu schildern.

f) Luetische Arthritiden.

Gelenkerkrankungen auf *luetischer Grundlage* sind allgemein wenig bekannt; sie kommen aber nicht ganz selten, wenn auch nicht in großer Häufigkeit vor. Sie treten in verschiedenen Stadien der Lues unter verschiedenen Formen auf.

Im *Sekundärstadium* der Lues treten mitunter Gelenkschmerzen, seltener auch Schwellungen unter Fiebererscheinungen auf, welche unter einer antiluetischen Therapie gewöhnlich bald zurückgehen.

Im *Tertiärstadium* kommen noch viele Jahre nach erfolgter Infektion Gelenkschwellungen vor, welche meist nicht sehr schmerzhaft sind, aber umschriebene Druckpunkte aufweisen und oft eine nächtliche Exacerbation der Schmerzen zeigen. Es können gleichzeitig unter Auftreten von hohem Fieber mehrere Gelenke wie bei der Polyarthritis rheumatica acuta ergriffen werden. Auffällig häufig sind die Sternoclavicular- und Sternocostalgelenke betroffen, welche selten der Sitz rheumatischer Erkrankung sind; gelegentlich werden sie auch bei gonorrhoischer Infektion befallen. Die Gelenkschwellungen bestehen oft lange Zeit, sie reagieren nicht auf eine Salicylsäurebehandlung, dagegen meist auf eine antiluetische Therapie. Die WASSERMANNsche Reaktion fällt im Gelenkpunktat in der Regel positiv aus, auch wenn sie im Blut negativ ist (SCHLESINGER). Anzeichen einer luetischen Erkrankung des Knochens oder des Periostes sind nur in einzelnen Fällen vorhanden. Manche mono- oder polyartikuläre tertiäre syphilitische Gelenkerkrankungen gehen mit Zerstörung des Knorpels und des darunter liegenden Knochens einher und können auch dem Krankheitsbild einer Gelenktuberkulose ähneln (DUFOUR, SCHLESINGER).

Auf dem Boden einer *hereditären Lues* entstehen im Kindesalter, manchmal aber auch erst bei jugendlichen Erwachsenen Gelenkschwellungen, welche durch auffallende Schmerzlosigkeit trotz beträchtlicher Ergüsse und durch ein symmetrisches Vorkommen ausgezeichnet sind. Besonders häufig sind beide Kniegelenke gleichzeitig erkrankt. Diese Doppelseitigkeit ist wichtig bei der Differentialdiagnose gegenüber einer fungösen tuberkulösen Erkrankung, die meist einseitig auftritt. Oft entwickelt sich gleichzeitig oder später eine Keratitis parenchymatosa. Das Röntgenbild zeigt hierbei oft auch wieder durch die Symmetrie ausgezeichnete Veränderungen im Sinne von Knochenusuren, die gewöhnlich an den seitlichen Konturen der Knochen, nicht an der Gelenkfläche selbst sitzen.

Bei allen luetischen Gelenkerkrankungen ist, abgesehen von der üblichen örtlichen Behandlung durch Einpackungen, Wärme und Stauung eine antiluetische Therapie anzuwenden. Oft ist besonders die innere Darreichung von Jodkalium in großen Dosen bis zu täglich 3 g erfolgreich. Außerdem ist eine Behandlung mit Quecksilber, Wismut oder Salvarsan einzuleiten.

g) Anaphylaktische Gelenkerkrankungen.

Abgesehen davon, daß anaphylaktische Vorgänge beim Gelenkrheumatismus möglicherweise eine Rolle spielen, kommen lediglich durch Anaphylaxie ohne infektiöse Ursache hervorgerufene Gelenkschwellungen bei der sog. Serumkrankheit vor, welche durch wiederholte Einspritzung artfremden Serums erzeugt wird. Die schmerzhaften Schwellungen treten meist gleichzeitig mit Fieber an mehreren großen Gelenken, oft zusammen mit Hautexanthemen und urtikariellen Erscheinungen auf und gehen meist nach einigen Tagen wieder vollständig zurück.

Gleichfalls auf anaphylaktische Vorgänge zu beziehen ist der sog. *intermittierende Gelenkhydrops*. Er tritt bei Personen auf, die gleichzeitig oder zu anderen Zeiten an QUINCKEschem Ödem und anderen Überempfindlichkeitserscheinungen leiden, welche unter dem Gesamtbegriff der angioneurotischen exsudativen Diathese zusammengefaßt werden können. Die Wirksamkeit eines bestimmten Antigens ist hierbei nicht immer nachweisbar. Entscheidend ist vielmehr meist eine konstitutionelle Disposition.

Die intermittierend auftretenden Gelenkschwellungen sind meist flüchtiger Natur und bilden sich in kurzer Zeit spontan zurück.

Die Behandlung besteht in Ruhigstellung des geschwollenen Gelenks. Von inneren Mitteln, deren Anwendung nur selten notwendig ist, kommt die Verordnung von Kalkpräparaten z. B. Calcium Sandoz mehrmals täglich 1 Eßlöffel oder deren intravenöse Injektion in Betracht.

B. Chronische Gelenkerkrankungen.

Unter den häufig vorkommenden *chronischen Gelenkerkrankungen* werden vielfach ätiologisch und pathogenetisch ganz verschiedenartige Krankheitsbilder unter gleichen Bezeichnungen zusammengefaßt, da die Endstadien derselben oft eine weitgehende Übereinstimmung zeigen. Früher wurde ein großer Teil der Erkrankungen in ärztlichen und Laienkreisen ohne weiteres als Gicht bezeichnet. Nachdem erkannt ist, daß die Gicht auf einer Stoffwechselstörung beruht, diese aber nur selten gefunden wird, wird an Stelle der Gicht jetzt oft von chronischem Gelenkrheumatismus und, wenn dabei Formveränderungen der Glieder vorhanden sind, von einer Arthritis deformans gesprochen, gleichgültig in welcher Weise diese Erkrankung entstanden ist. Zu einem Verständnis vom Wesen der chronischen Gelenkerkrankungen kann man aber nur gelangen, wenn man die Entwicklung derselben verfolgt und den Ursachen nachgeht.

Dabei stellt sich dann freilich oft die weitere Schwierigkeit heraus, daß beim Zustandekommen nicht lediglich *eine* Ursache wirksam gewesen ist, sondern mehrere Einflüsse zusammengewirkt haben. Insbesondere ist häufig eine *konstitutionelle, mitunter hereditäre Veranlagung* vorhanden, welche die Entstehung der Erkrankung begünstigt. In einem Teil der Fälle spielen *endokrine Einflüsse* eine Rolle. Ferner sind oft *äußere Umstände*, teils *Traumen*, teils *Infektionen* nachweisbar. Wegen dieser oft verwickelten und ineinandergreifenden Beziehungen stößt auch eine Einteilung nach rein ätiologischen Gesichtspunkten, die sonst grundsätzlich am klarsten erscheint, auf Schwierigkeiten. Es ist ärztliche Aufgabe, in jedem Einzelfall die besonderen Ursachen zu ermitteln und zu bewerten. Bei einer gemeinsamen Besprechung ist aber eine Einteilung nach allgemeinen Gesichtspunkten erforderlich. Der klarste Weg hierfür ist durch den Vorschlag von FRIEDRICH MÜLLER gewiesen, welcher *entzündliche* und *nichtentzündliche, degenerative* Erkrankungen der Gelenke unterscheidet. Die entzündlichen werden als *Arthritis,* die nicht entzündlichen als *Arthropathie* oder gemäß meinem Vorschlag als *Arthrosis* bzw. auch als *Osteoarthrosis* bezeichnet, da degenerative Erkrankungen der Gelenke oft mit reaktiven Veränderungen des Knochens verbunden sind.

1. Chronische Arthritis.

Mit der Bezeichnung Arthritis soll also unter der Betonung der Endung: „itis" der *entzündliche Charakter der Gelenkerkrankungen* von vornherein scharf hervorgehoben werden. Unter diese Gruppe fallen die Polyarthritis rheumatica und sonstige chronische Infektarthritiden aller Art, deren akute Stadien im vorigen Abschnitt besprochen sind.

Eine *chronische Polyarthritis* kann sich aus einer akuten Gelenkerkrankung, die nicht abheilt, bzw. nach anfänglicher Heilung in Schüben immer wieder auftritt, entwickeln, oder ohne ein akutes Vorstadium allmählich entstehen. Im ersten Fall wird von einer *sekundären,* im zweiten Fall von einer *primären chronischen Polyarthritis* gesprochen. Beide Gruppen können ein ähnliches Zustandsbild darbieten. Häufig sind aber auch die äußeren Formen, abgesehen von dem Entwicklungsgang der Erkrankung, voneinander verschieden.

Die *anatomischen Vorgänge* der chronisch entzündlichen Gelenkerkrankungen sind dadurch ausgezeichnet, daß zunächst die Synovialis auf den Reiz meist bakterieller Giftstoffe hin in Entzündung gerät. Bei stärkeren Gaben derselben kommt es zu einer Abscheidung eines fibrinreichen Exsudats in die Gelenkhöhle, bei weniger heftig und namentlich bei den schleichend verlaufenden Formen fehlt dagegen eine stärkere Exsudation. Der Knorpel wird erst sekundär in Mitleidenschaft gezogen, teils durch chemische Stoffe, die in der Synovialis gebildet werden, angegriffen, teils durch Bindegewebswucherungen, die sich von der Synovialis her über die knorpelige Gelenkfläche verbreiten und einen sog. Pannus bilden, geschädigt. Wenn ein völliger Schwund des Knorpels auftritt, kann durch das in den Gelenken gewucherte Bindegewebe zunächst eine bindegewebige, später eine knöcherne Ankylose (Synostose) der Knochen eintreten. Es kann aber auch durch entzündliche bindegewebige Wucherungen zu einer Arrosion des Knochens kommen, in dem grubige Vertiefungen entstehen, so daß der Knochen ein angenagtes Aussehen erhält.

In späteren Stadien der entzündlichen Vorgänge verwandelt sich das gewucherte, von der Kapsel ausgehende jugendliche Bindegewebe in straffes

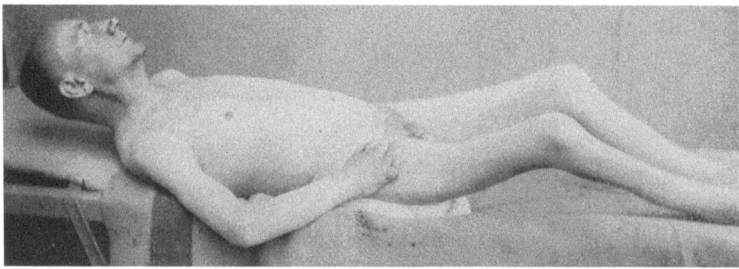

Abb. 4. Chronische Polyarthritis (sekundäre Form) mit Ankylose sämtlicher Körpergelenke.

Narbengewebe, die entzündlich veränderte Gelenkkapsel schrumpft, die gegenüberliegenden Knochenenden des Gelenkes werden durch Zug der Gelenkkapsel aufeinander gepreßt und dadurch verbreitert.

Indem der Schrumpfungsprozeß an verschiedenen Teilen der Gelenkkapsel oft in unregelmäßiger Weise vor sich geht, werden an der Stelle der stärkeren Schrumpfung die Knochen stärker aufeinander gedrückt als an anderen Stellen; sie geben dem erhöhten Drucke stärker nach. Auf diese Weise, teils auch unter Mitwirkung eines einseitig stärkeren Muskelzuges kommen Deviationen der benachbarten Knochen zustande. Diese können hohe Grade erreichen. Es entstehen so Stellungsanomalien, mitunter äußerst auffällige unregelmäßige Verkrümmungen der Gliedmaßen, die namentlich an den Fingern und Zehen oft sehr beträchtlich sind (vgl. Abb. 5).

Wenn man eine so verkrümmte Hand unbefangen betrachtet, so kann man es verstehen, daß dieses Bild von manchen internen Klinikern, die es bei der Beobachtung der entzündlichen Erkrankungen am häufigsten zu sehen bekommen, als Arthritis deformans bezeichnet ist. Die Benennung Arthritis ist hierfür ja auch vollkommen gerechtfertigt. Die sog. Deformation besteht hier aber in einer Stellungsänderung, nicht in einer stärkeren Formveränderung der einzelnen Knochen, wie sie durch Abschleifung und andererseits vor allem durch Knochenneubildung bei der Osteoarthrosis deformans, der historischen Arthritis deformans der Anatomen und Chirurgen, entsteht. In geringerem Maße kommen freilich Knochenneubildungen auch bei den entzündlichen arthritischen Prozessen vor. Sie erscheinen hierbei aber nur als kleine spitze Zacken, zu denen sie durch den Zug der schrumpfenden Kapsel ausgezogen werden, und nicht als grobe massive Wülste wie bei der Osteoarthrosis deformans. Nachdem die Bezeichnung der Deformation also für einen ganz anderen Prozeß vergeben ist, ist es mißverständlich und deshalb unzweckmäßig, wenn solche Stellungsänderungen der Gliedmaßen ebenso benannt werden. Derartige Verkrümmungen stellen übrigens kein besonders charakteristisches Merkmal dar, da auf dem gleichen Boden einer entzündlichen Polyarthritis in manchen Fällen hochgradige Verkrümmungen sich entwickeln, in anderen dagegen eine Versteifung in ganz gerader Stellung der Glieder eintritt (vgl. Abb. 6 u. 8).

a) Sekundäre Polyarthritis.

Das klinische Krankheitsbild der *sekundären Polyarthritis*, welche aus einem akuten Gelenkrheumatismus hervorgeht, ist durch allmählich sich entwickelnde oder schubweise verlaufende, teils mit deutlichen Gelenkergüssen, teils ohne wesentliche Schwellungen einhergehende zunehmende Versteifung mehrerer Gelenke gekennzeichnet. Meist sind hauptsächlich die großen Körpergelenke, daneben aber auch oft die Fingergelenke betroffen. Das Leiden tritt in allen Lebensaltern, auch schon bei Jugendlichen bei beiden Geschlechtern auf.

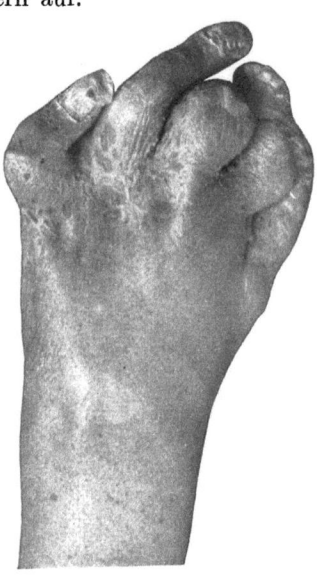
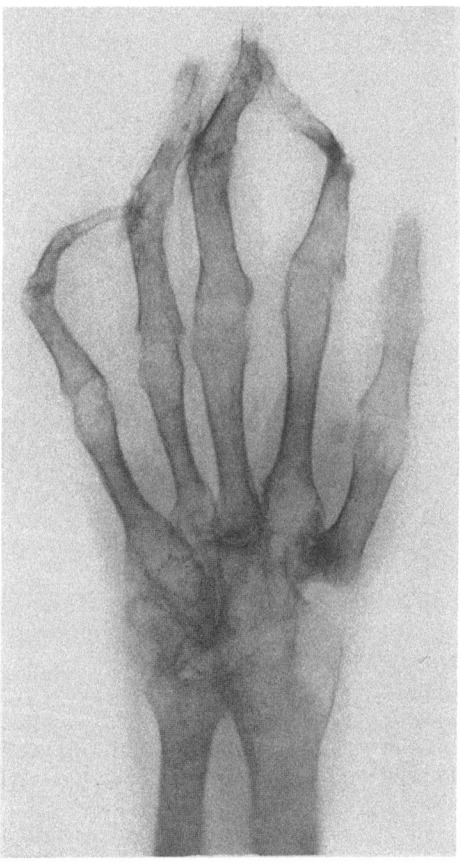

Abb. 5. Abb. 6.

Abb. 5. Hand bei chronischer Polyarthritis des Falles von Abb. 4. Vollständige Ankylose aller Gelenke. Starke Verkrümmungen der Finger. Hochgradige trophische Veränderungen der Haut mit abnormer Verhornung und Verunstaltung der Nägel.

Abb. 6. Chronische Polyarthritis (sekundäre Form). Röntgenbild der Hand des Falles von Abb. 4.

Anfangs werden oft hohe Temperatursteigerungen beobachtet, die im Laufe der Zeit auch bei akuten Schüben niedriger zu werden pflegen. Oft ist eine begleitende Endokarditis und ein daraus entstehender Herzklappenfehler, meist eine Mitralinsuffizienz, vorhanden.

Ein besonders schweres Krankheitsbild stellt die von JACCOUD beschriebene Form des sog. *Rheumatismus fibrosus* dar, welcher durch eine Ankylosierung zahlreicher Gelenke ausgezeichnet ist. Es gibt Fälle, in denen sämtliche Körpergelenke einschließlich der Wirbelgelenke und des Atlantooccipitalgelenkes völlig versteifen, so daß der Körper buchstäblich stocksteif wird (vgl. Abb. 4). Auch die Kiefergelenke können versteifen und eine Ernährung der unglücklichen Menschen nur in künstlicher Weise nach Extraktion von Zähnen ermöglicht werden.

An den versteiften Gliedmaßen nimmt die Haut oft eine glänzende Beschaffenheit an (Glossy skin). Oft tritt eine Pigmentierung oder Pigment-

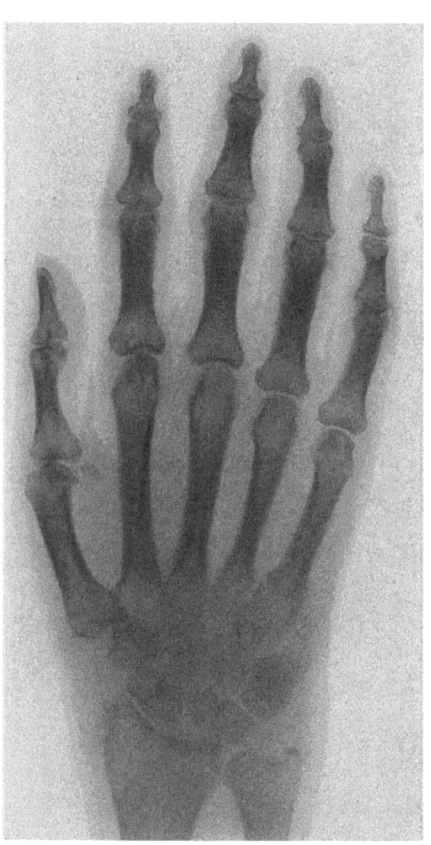

Abb. 7. Polyarthritis subacuta.
Klinisch: Verdickung der Weichteile und leichte Verschmälerung der Gelenkspalten in den Interphalangealgelenken, besonders am 3. Finger.

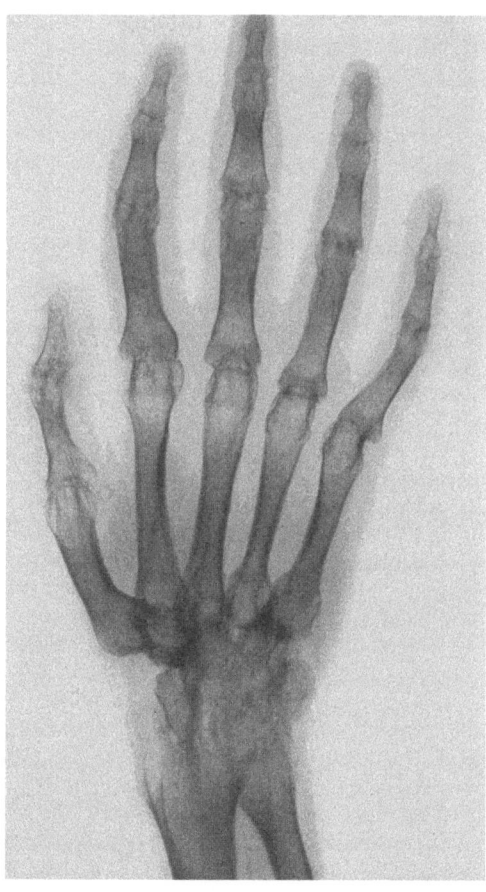

Abb. 8. Chronische Polyarthritis (sekundäre Form). Dieselbe Hand wie in Abb. 7 nach 10 Jahren.
Klinisch: Inzwischen ist eine völlige Versteifung fast sämtlicher Körpergelenke aufgetreten.
Röntgenbefund: Verschmälerung und hochgradige Atrophie sämtlicher Knochen. Knöcherne Ankylose sämtlicher Gelenke.

verschiebung ein. An den Nägeln kommen klauenartige Verhornungen und andere trophische Veränderungen vor (vgl. Abb. 5).

Mit zunehmender Versteifung der Gelenke, welche die Kranken in schweren Fällen dauernd ans Bett fesselt, tritt im Laufe der Zeit meist eine beträchtliche Herabsetzung des allgemeinen Kräftezustandes und eine starke Abmagerung ein. Die Muskulatur wird besonders in den versteiften Gliedmaßen, aber auch am übrigen Körper atrophisch. Die Kranken haben meist ein auffallend blasses Aussehen. Mitunter liegt nur eine Pseudoanämie durch Kontraktion der Hautgefäße vor. Oft bildet sich aber eine echte Anämie sekundären Charakters aus, die durchschnittlich etwa 50—60% Hämoglobin bei $2^{1}/_{2}$—3 Millionen Erythrocyten beträgt. Im leukocytären Bilde ist häufig eine Lymphocytose zu bemerken. In besonders schweren langwierigen Fällen wird die Ausbildung eines Amyloids aller Organe beobachtet, in den abhängigen Körperpartien entwickeln sich Ödeme der wachsbleichen Haut.

Das *Röntgenbild* zeigt im ersten Stadium die Merkmale, die durch einen Gelenkerguß hervorgerufen werden, nämlich Verbreiterung des Gelenkspaltes und Erweiterung sowie eine auf weichen Aufnahmen erkennbare Schattenverdichtung der Gelenkkapsel, mitunter auch eine leichte diffuse Trübung in der Umgebung des Gelenkes, die durch eine ödematöse Durchtränkung und Schwellung des periartikulären Gewebes hervorgerufen wird (vgl. Abb. 7).

In späteren Stadien der Kapselschrumpfung erscheint der Gelenkspalt verschmälert; bei eingetretener Ankylose ist er aufgehoben (vgl. Abb. 8). In der Folge bildet sich an einem ankylosierten Gelenk vielfach ein neues Bälkchensystem aus, welches von dem einen Knochen auf den anderen übergeht und in regelmäßiger Weise das nunmehr zusammengeschmolzene Glied durchzieht (Synostose).

An ruhiggestellten Gelenken, deren Bewegung im akuten exsudativen Stadium durch Schmerzen, später durch Kapselschrumpfung und endlich durch Ankylose stark eingeschränkt oder ganz aufgehoben wird, pflegt sich der Knochenschatten durch eine auffällig geringe Intensität auszuzeichnen Es kommt dies daher, daß der Knochen an Kalksalzen verarmt und daß auch sowohl die einzelnen Knochenteile der Corticalis als die Spongiosabälkchen an Dicke abnehmen und rarefiziert werden, wohingegen die Markräume des Knochens sich erweitern. Hierdurch erscheinen die Knochenkonturen im Röntgenbild schmal und scharf, wie mit dem Bleistifte gezogen, durch große Aufhellungen voneinander getrennt. Ein derartiges Bild der *Knochenatrophie* tritt zunächst fleckweise in der Umgebung der Gelenke und an den peripheren Abschnitten der benachbarten Knochen auf, später erfaßt es gleichmäßig den ganzen Knochen (vgl. Abb. 15).

Nicht alle Gelenkerkrankungen bei einer sekundären Polyarthritis gehen in eine Ankylosierung mit Knochenatrophie aus. Man sieht nicht selten, daß neben ankylosierten Gelenken andere ebenfalls erkrankte Gelenke noch einen freien Gelenkspalt zeigen, der nur infolge Kapselschrumpfung und vielleicht durch Knorpelschwund verschmälert ist. Hierbei treten dann häufig Verbreiterungen der Knochenenden an den Gelenken auf, und es entstehen auch feine zackige Knochenneubildungen.

In anderen selteneren Fällen, die gleichfalls aus einem akuten Gelenkrheumatismus sich entwickeln, zeigt das Röntgenbild viel stärkere Veränderungen der Knochenkonturen. Den vorher geschilderten anatomischen Vorgängen entsprechend entstehen durch Arrosion des Knorpels und Knochens grubige Vertiefungen an der Gelenkfläche, in welche der gegenüberliegende härtere Knochen sich eingräbt. Auch an den seitlichen Knochenrändern werden bei der sekundären Polyarthritis unregelmäßige, wie ausgenagt erscheinende Konturen beobachtet *(Arthritis usurosa* seu *ulcerosa)*. In manchen Fällen sind solche usurösen Veränderungen der Gelenkflächen an vielen Gelenken gleichzeitig sichtbar, in anderen treten sie nur an einigen Gelenken, besonders häufig an den Köpfchen der Metacarpalia und Fingerphalangen auf, während an anderen Gelenken, namentlich an den Handgelenken, eine Schrumpfung der Gelenkkapsel mit Verschmälerung des Gelenkspaltes oder sogar eine vollkommene Ankylosierung des Gelenkes zu beobachten ist. Das gleichzeitige Vorkommen so verschiedenartiger Formen in demselben Falle beweist, daß Unterschiede der äußeren Form, welche im Röntgenbild deutlich erkennbar sind, nicht zur Grundlage einer pathogenetischen Einteilung der Gelenkerkrankungen gewählt werden dürfen, wie dies vielfach geschehen ist.

b) Primäre chronische Polyarthritis.

Häufig entwickelt sich ein ähnliches zu Versteifung und Verkrümmung der Gliedmaßen führendes Krankheitsbild, wie es als Folgezustand eines ursprünglichen akuten Gelenkrheumatismus geschildert wurde, ohne ein solches erstes akutes Stadium scheinbar primär in schleichender Weise. Dieses Krankheitsbild ist im Schrifttum unter sehr verschiedenen Namen beschrieben worden, unter denen besonders die *Rheumatoidarthritis* (GARROD), *primärer progressiver chronischer Gelenkrheumatismus* (PRIBRAM), *primäre chronische progressive Polyarthritis (destruens)* (HOFFA und WOLLENBERG) angeführt seien. Am häufigsten werden zuerst die kleinen Gelenke, namentlich die Fingergelenke in charakteristischer symmetrischer Weise betroffen, im weiteren Verlauf mitunter aber auch die größeren Körpergelenke ergriffen. Oft treten an den abgemagerten Fingern die Gelenke, auch ohne daß größere Schwellungen bestehen, infolge einer Verbreiterung der durch die Kapselschrumpfung aufeinander gepreßten Knochenenden als Verdickungen hervor. Häufig entwickelt sich eine ulnare Abduktion der Finger, die meist gleichzeitig eine gekrümmte Stellung einnehmen. Die Muskulatur der Hände ist stark atrophisch. Auch bei dieser Form werden oft Pigmentierungen und Pigmentverschiebungen der Haut sowie auch trophische Veränderungen der Nägel beobachtet.

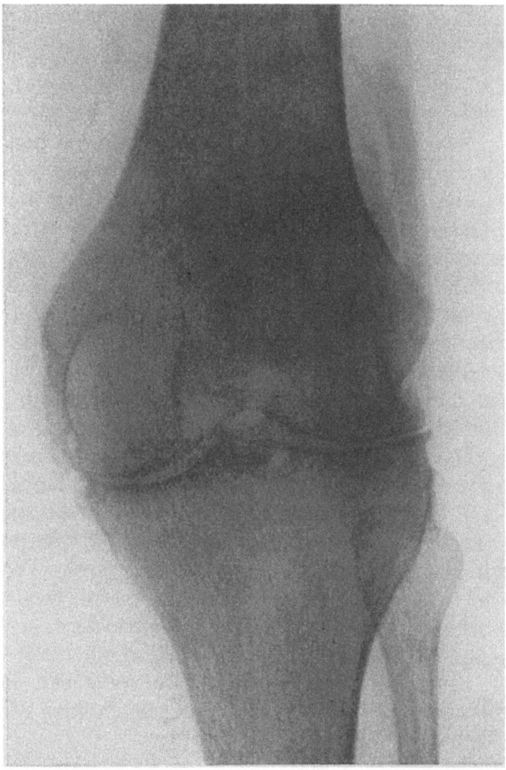

Oft wird schon in beginnenden Stadien über Parästhesien an den Fingern und an den Händen geklagt. Eine Herzklappenbeteiligung kommt bei primärer Polyarthritis im Gegensatz zum sekundären Typus kaum vor.

Abb. 9. Primäre chronische Polyarthritis. Kniegelenk. Verschmälerung des Gelenkspaltes und zackige Konturen an den seitlichen Knochenflächen von Tibia und Femur. *Klinisch:* torpide Entstehung im Klimakterium mit nachgewiesenen geringen Temperatursteigerungen, gleichzeitig Gelenkschmerzen und Schwellungen an den Fingern und völlige Versteifung der Handgelenke. Im Kniegelenk Knirschen und vermehrtes Wärmegefühl. Stark beschleunigte Senkungsgeschwindigkeit des Blutes.

In einzelnen Fällen sind Temperatursteigerungen im Beginn der Erkrankung nachzuweisen. Häufig wird das Leiden auch als fieberfrei erklärt. Eine genaue und lange Krankenhausbeobachtung liefert aber doch, wie ich aus eigener Erfahrung sagen kann, den Nachweis, daß namentlich zur Zeit stärkerer Schmerzattacken deutliche, wenn auch meist nur geringfügige Temperatursteigerungen vorkommen, ohne daß bei eingehendster Untersuchung an anderen Teilen des Körpers irgendwelche fiebererregende Krankheitsprozesse nachweisbar sind. Dieser Umstand hat schon viele ältere klinische Beobachter, so VOLKMANN und WALDMANN, PRIBRAM u. a. dazu veranlaßt, auch für diese Erkrankung eine entzündliche Entstehung anzunehmen. Eine weitere Stütze hierfür bietet die Beobachtung der Blutkörperchensenkungsgeschwindigkeit, die im Gegensatz zu der Osteoarthrosis deformans bei diesen Erkrankungen in der Regel stark beschleunigt gefunden wird.

Dies trifft auch für die häufigen Fälle zu, welche sich bei Frauen um die *Menopause* herum oder nach dem Klimakterium entwickeln, bei welchen also endokrine Einflüsse wahrscheinlich eine wesentliche Rolle spielen.

Symptomatisch ähnliche, oft in Schüben verlaufende Gelenkerkrankungen, die häufig mit Destruktion der knöchernen Gelenkenden einhergehen und zu Ankylosen führen, werden bei gleichzeitig vorhandener *Psoriasis* der Haut besonders bei Männern beobachtet, und zwar ist mehrfach ein zeitliches Zusammenfallen von Verschlimmerung des Gelenkleidens mit einer Zunahme der Hauterkrankung festgestellt, so daß an einen freilich noch nicht näher geklärten ursächlichen Zusammenhang gedacht wird.

Das *Röntgenbild* der primären chronischen Polyarthritis zeigt in der Gegend der Gelenke eine freilich nur auf weichen Aufnahmen hervortretende, seitlich bogenförmig begrenzte Verschattung, welche die benachbarten Knochen miteinander verbindet und der verdickten Gelenkkapsel entspricht. Ferner wird meist eine Verschmälerung des Gelenkspaltes und oft eine Verbreiterung der knöchernen Gelenkenden, namentlich an den Fingergelenken gefunden. In Fällen von stärkerer Kapselschrumpfung können sich auch bei der primär chronischen Form Verkrümmungen besonders der Finger entwickeln, wie sie bei der sekundären Polyarthritis geschildert sind. Echte Ankylosen kommen vor, sind aber wesentlich seltener als bei der sekundären Form, die aus einem akuten Gelenkrheumatismus hervorgegangen ist.

Das Zurücktreten der Häufigkeit der Ankylosen ist offenbar darauf zurückzuführen, daß es bei diesem schleichenden Entzündungsprozeß meist nicht zu einer Bildung von erheblichem serofibrinösen Exsudat kommt, sondern daß die Erkrankung von vornherein mehr oder weniger „trocken" verläuft. Es erscheint mir aber nicht angängig, eine ätiologische Trennung einer exsudativen Arthritis von einer Arthritis sicca vorzunehmen, vielmehr werden sowohl exsudative als trockene Formen bei der infektiös-entzündlichen Polyarthritis ebenso wie beispielsweise bei einer Pleuritis beobachtet.

Eine besondere Form der chronischen Polyarthritis wird an den Wirbelgelenken beobachtet und führt auch hier allmählich zu einer Versteifung der Gelenke.

Auch dieses als

c) Spondylarthritis ankylopoetica

bezeichnete Krankheitsbild stellt aber nur eine Teilerscheinung der chronischen Polyarthritis dar, welche sich sowohl sekundär aus einem akuten Gelenkrheumatismus entwickeln als primär ohne ein derartiges Vorstadium schleichend entstehen kann.

Diese Erkrankung ist etwa gleichzeitig von STRÜMPELL, der sie der heutigen Ansicht gemäß als chronischen Gelenkrheumatismus auffaßte, sowie von PIERRE MARIE und von BECHTEREW beschrieben worden, welcher hierfür Lues und Traumen anschuldigte und die Erkrankung von einer chronischen Entzündung der Meningen herleitete. Für diese Anschauung haben spätere Untersuchungen aber keine Anhaltspunkte geliefert. Gewisse Unterschiede zwischen den ersten Beschreibungen dieser Forscher, in denen teils eine fortschreitende Erkrankung von unten nach oben teils von oben nach unten geschildert ist, sind unwesentlicher Natur, so daß eine Zusammenfassung der einzelnen Typen als *Spondylarthritis ankylopoetica* gerechtfertigt ist. Mit dieser Bezeichnung wird auch der besonders durch anatomische Untersuchungen von EUGEN FRÄNKEL klar gestellte wesentlichste Umstand zum Ausdruck gebracht, daß die

Wirbelgelenke erkrankt und versteift sind, im Gegensatz zur Spondylosis deformans, bei welcher die Wirbelgelenke frei, dagegen die Zwischenwirbelscheiben und später auch die Wirbelkörper selbst verändert sind.

Neben der Erkrankung der Wirbelgelenke wird häufig eine *Verknöcherung zahlreicher Bänder* zwischen einzelnen Teilen der Wirbelsäule und den daran ansetzenden Rippen sowie auch eine knöcherne Verbindung der Wirbelkörper untereinander über die Zwischenwirbelscheiben hinweg angetroffen; doch sind diese Bandverknöcherungen und Brückenbildungen nicht in jedem Falle vorhanden.

Ätiologie. Daß die Erkrankung entzündlicher Natur ist, geht nicht nur aus der Minderzahl von Fällen hervor, die sich an einen akuten Gelenkrheumatismus anschließt, sondern auch aus der bemerkenswerten Tatsache, daß die Blutkörperchensenkungsgeschwindigkeit durchweg stark erhöht gefunden wird. Hierfür spricht auch das häufige Vorkommen einer Iridocyclitis, welche in einigen Fällen des Schrifttums erwähnt ist und in einer erheblichen Zahl selbst beobachteter Fälle festgestellt wurde. Zum mindesten in der Mehrzahl der Fälle handelt es sich um eine rheumatische Schädlichkeit. In einzelnen Fällen werden Gonokokken als Erreger angeschuldigt. Die besonders von französischen Autoren geäußerte Ansicht, daß oft eine tuberkulöse Ätiologie vorliege, ist wohl abzulehnen. Das in fortgeschrittenen Stadien der Er-

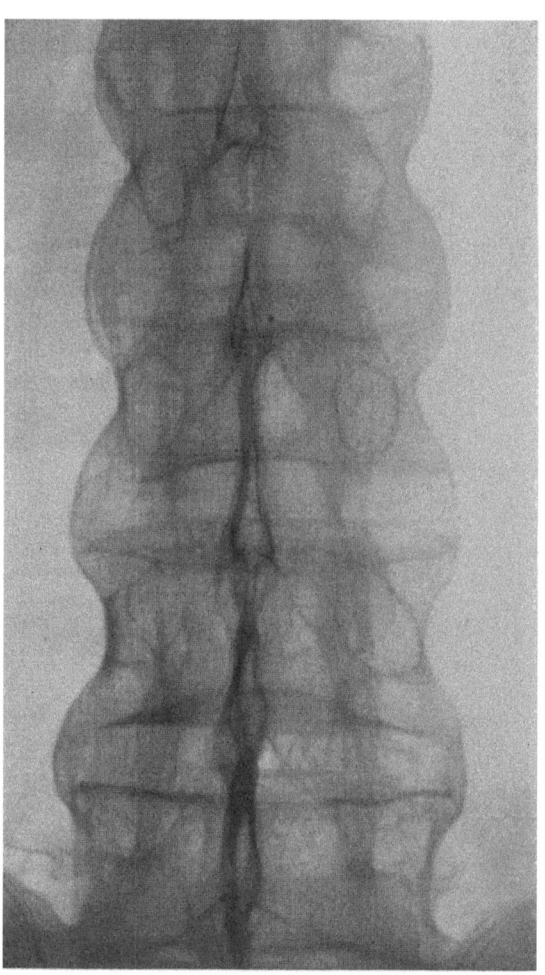

Abb. 10. Spondylarthritis ankylopoetica.
Verödung der Wirbelgelenkspalten. Überbrückung der Zwischenwirbelscheiben durch Knochenspangen. Verknöcherung des Ligamentum interspinale. Hochgradige Knochenatrophie (die Processus transversi sind deshalb nicht sichtbar).

krankung nicht selten beobachtete Auftreten einer tödlichen Lungentuberkulose ist vielmehr dadurch zu erklären, daß die durch Versteifung der Rippenwirbelgelenke hervorgerufene Starre des Brustkorbes die sekundäre Entwicklung einer Lungentuberkulose begünstigt. Konstitutionelle Momente scheinen oft eine Rolle zu spielen. In manchen Fällen wird ein gehäuftes Vorkommen rheumatischer Erkrankungen auch mit Gelenkversteifungen in derselben Familie angetroffen. Sehr auffällig ist das fast ausschließliche Befallensein des männlichen Geschlechts. Es liegen nur ganz vereinzelte Beobachtungen von

Erkrankungen bei Frauen vor. Hierbei mögen die weitaus größeren äußeren Schädlichkeiten, insbesondere Abkühlungen und Durchnässungen, denen Männer mehr ausgesetzt sind, von Einfluß sein. In dieser Hinsicht ist das gehäufte Auftreten von Spondylarthritis ankylopoetica bei Kriegsteilnehmern hervorzuheben. Auch Traumen werden mehrfach im Schrifttum angegeben; doch kommt diesen in der Mehrzahl der Fälle wohl keine wesentliche Bedeutung zu. Ganz allein wird durch solche äußeren Momente die fast ausnahmslose Beschränkung der Krankheit auf das männliche Geschlecht aber kaum erklärt, und es sind wohl auch hier endokrine Einflüsse als begünstigende Umstände anzunehmen.

Im *klinischen Bild* treten besonders Rückenschmerzen hervor. Die ganz allmählich entstehende Versteifung der Wirbelsäule wird sehr oft lange vom Kranken selbst und auch häufig vom Arzt übersehen, da die Bewegung in Knie- und Hüftgelenken meist nur wenig gestört und hierdurch eine weitgehende Beweglichkeit des Körpers ermöglicht ist. Fordert man aber den Patienten auf, den Rumpf zu beugen, so wird hierbei die Versteifung der Wirbelsäule oft überraschend deutlich erkennbar. Später tritt auch eine Versteifung der zwischen den Wirbeln und Rippen bestehenden Gelenke ein, so daß die Rippen nicht gehoben und nicht gesenkt werden können. Der Atmungsunterschied in der Brustweite schrumpft auf ganz geringe Werte zusammen; es tritt ein rein abdomineller Atemtypus durch ausschließliche Bewegung des Zwerchfells auf. In manchen Fällen erkranken auch andere Gelenke, besonders häufig die Ileosacralgelenke (KREBS), die Sternoclaviculargelenke und bisweilen auch die Hüftgelenke, seltener andere Gelenke der Gliedmaßen.

Die *Diagnose* stützt sich auf die Feststellung der Wirbelversteifung und auf die Ergebnisse der Röntgenuntersuchung, welche in den meisten Fällen außer im Beginn eine Aufhebung des Gelenkspaltes an den Wirbelgelenken ergibt. Diese ist auf Aufnahmen im sagittalen Durchmesser nur an der Lendenwirbelsäule deutlich zu erkennen, kann bei entsprechender Technik in Quer- und Schrägaufnahmen aber auch an anderen Teilen der Wirbelsäule nachgewiesen werden. Außerdem ist oft, namentlich in fortgeschrittenen Fällen, eine Überbrückung der Zwischenwirbelscheiben durch zarte Knochenspangen festzustellen. Hierdurch gewinnt das Bild der versteiften Wirbelsäule eine große Ähnlichkeit mit einem Bambusstabe (vgl. Abb. 10). Häufig ist eine Verknöcherung einzelner Bänder, besonders des Ligamentum interspinale, vorhanden. Bei erheblicher Versteifung tritt sekundär eine starke Knochenatrophie ein, so daß die in der äußeren Form nicht veränderten Wirbel im Röntgenbild stark durchsichtig erscheinen (vgl. Abb. 10).

Wenn diese Veränderungen in ausgesprochenen Fällen auch sehr deutlich sind, so muß doch andererseits betont werden, daß namentlich in beginnenden Stadien bei Kranken, die in glaubwürdiger Weise über heftige Rückenschmerzen klagen und die Wirbelsäule steif halten, Veränderungen im Röntgenbild zunächst auch ganz fehlen können.

d) STILLsche Krankheit.

Als sog. *STILLsche Krankheit* wird eine ziemlich seltene, im Kindesalter auftretende chronische Entzündung zahlreicher Gelenke bezeichnet, die oft in symmetrischer Weise geschwollen sind. Außerdem ist die Erkrankung durch eine Schwellung der Milz und zahlreicher Lymphknoten sowie wechselnde langdauernde Temperatursteigerungen ausgezeichnet. Es handelt sich um ein chronisch septisches Krankheitsbild, das meist einen langwierigen Verlauf nimmt. In erster Linie wird an eine Streptokokkeninfektion gedacht, doch ist die Ätiologie nicht sicher geklärt.

e) Behandlung der chronischen Polyarthritis.

Die Behandlung der chronischen Polyarthritis stellt an die Geduld und die Energie von Arzt und Patient große Anforderungen. Schnelle Erfolge sind nur selten zu erzielen, wohl aber kann bei langdauernder zielbewußter Anwendung zahlreicher Behandlungsmethoden und vor allem von passiven und aktiven Bewegungsübungen, die trotz dadurch erzeugter Schmerzen durchgeführt werden müssen, allmählich auch in schweren und fortgeschrittenen Fällen noch eine Besserung erreicht werden. Zu unterscheiden ist eine *ursächliche*, eine *örtliche* und eine *allgemeine* Behandlung.

In denjenigen Fällen, bei welchen ein *chronischer Eiterherd* im Verdacht steht, die Gelenkerkrankungen hervorgerufen zu haben oder zu unterhalten, ist dieser zu entfernen. Deshalb sind vor jeder langdauernden physikalischen Behandlung die Organe, in welchen sich derartige Eiterherde am häufigsten finden, nämlich Mandeln, Zähne, Nebenhöhlen, Prostata, Gallenblase usw. genau zu untersuchen. Freilich ist durch Ausschaltung solcher Krankheitsherde in veralteten Fällen nicht oft ein völliger Umschwung herbeizuführen.

Die beiden wichtigsten *örtlichen Behandlungsmittel*, die nie außer acht gelassen werden dürfen, sind *Wärme* und *Bewegung*.

Die *Wärme* kann in verschiedenster Weise zugeführt werden, so in Gestalt von Glühlicht- und Heißluftkasten, von heißen Sandbädern, die oft besonders wirkungsvoll sind, ferner in Form von Moor- und Fangopackungen sowie heißen Paraffineinpackungen. Auch Diathermie und Kurzwellenbestrahlung, ferner heiße Bäder, insbesondere Moorbäder, deren Wirkung durch Durchleitung des elektrischen Stromes noch erhöht werden kann, haben oft sehr guten Erfolg. Nach der Wärmebehandlung sollen die Kranken zunächst längere Zeit in Decken gehüllt ruhig liegen. Ebenso wie die Anwendung von Wärme zu empfehlen ist, muß Kältewirkung und auch einfache Abkühlung vermieden werden. Dies ist besonders nach der Anwendung der Wärmeprozeduren zu beachten, indem die Patienten sich nicht gleich danach Kälte und Durchnässungen aussetzen dürfen. Dagegen ist der Zustand nach der Wärmeeinwirkung, in welchem eine Hyperämie eingetreten ist und vorhandene Versteifungen und Narbenzüge sich gelockert haben sowie gleichzeitig oft eine Linderung von Schmerzen eingetreten ist, zur Ausführung von Bewegungen zu benutzen. In Betracht kommen als schonendste Maßnahmen zunächst vorsichtige passive *Bewegungen* der Gelenke, ferner Massage der an das Gelenk ansetzenden Muskulatur, erst bei Nachlassen der Entzündungserscheinungen auch des Gelenkes selbst, sodann die Ausführung aktiver Bewegungen, bei denen zunächst stärkere Belastungen möglichst zu vermeiden sind. Zweckmäßig sind oft Übungen mit medikomechanischen Apparaten und gymnastische Übungen. Auf die Energie, mit welcher diese Bewegungstherapie getrieben wird, kommt alles an. Bei stärkeren Entzündungserscheinungen sind Übertreibungen zu vermeiden; bei drohender Schrumpfung kann kaum fleißig genug geübt werden.

Gegenüber diesen wichtigsten Grundsätzen der Behandlung spielt die Wahl, welche physikalische Behandlungsmethode im einzelnen angewandt werden soll, keine so wichtige Rolle.

Auch durch *Reizkörperbehandlung* können gewisse Erfolge erzielt werden. Hierunter fallen Einspritzungen von Milch, Caseosan, Eigenblut, Yatren, Sanarthrit, Solganal usw. In einzelnen Fällen sah ich von Bienengiftpräparaten (Immenin, Apicosan) überraschende Besserungen, in anderen Fällen keinen Erfolg. Auch Einspritzungen von Schwefelpräparaten, Sufrogel usw., wirken oft recht günstig ein.

Wahrscheinlich sind die verschiedenen Arten der *Strahlenbehandlung*, unter denen besonders die Röntgenbestrahlung der Gelenke und Radiumanwendung in Gestalt von Bädern, Kompressen und Inhalationen zu nennen sind, auch als unspezifische Reizkörpertherapie aufzufassen, indem durch die Strahlen Gewebszellen zerstört werden, deren frei werdende Stoffe einen chemischen Reiz auf den Körper ausüben.

Badekuren sind oft von erheblichem Wert, einmal durch die Einwirkung der Bäder und anderen Heilmethoden an sich, sodann auch besonders dadurch, daß der Kranke die ganze Zeit und Kraft unter der Leitung zielbewußter Ärzte und unter der geübten Hand von Masseuren auf die Besserung seines Leidens verwendet.

Als erprobte Bäder sind z. B. die Thermen in Baden-Baden, Gastein, Oeynhausen, Pistyan, Teplitz-Schönau, Wiesbaden und Wildbad, die Moorbäder in Elster, Franzensbad, Marienbad, Polzin, die Radiumbäder in Oberschlema, Joachimsthal, Brambach, die Schwefelbäder in Aachen, Landeck, Wiessee zu nennen.

Eine medikamentöse Behandlung tritt bei der chronischen Polyarthritis gegenüber den physikalischen Heilmethoden an Bedeutung zurück. In Betracht kommen dieselben Salicylpräparate, die bei der Behandlung des akuten Gelenkrheumatismus erwähnt sind. Ferner kann Atophan vorübergehend, jedoch auf keinen Fall in längerer Dauer wegen der Gefahr von Leberschädigungen gegeben werden. Meist beschränkt man sich auf eine Darreichung von schmerzlindernden Präparaten wie Gelonida antineuralgica. Vor Anwendung des Morphiums ist bei einem so chronischen Leiden dringend zu warnen.

Bei denjenigen Formen, bei welchen endokrine Einflüsse von seiten der Ovarien vermutet werden, namentlich im Klimakterium, kann eine Behandlung mit Eierstockspräparaten, z. B. Progynon, Ovowop, versucht werden. Mitunter sind danach erhebliche Besserungen gesehen worden.

Diätetische Maßnahmen sind bei der Behandlung der chronischen Polyarthritis von untergeordneter Bedeutung. Bei der starken Bewegungsbeschränkung der meisten chronischen Gelenkleiden ist eine gemüse- und obstreiche Kost zur Anregung der Verdauung zu empfehlen und bei Neigung zum Fettwerden die Calorienzahl, insbesondere die Menge von Fetten und Kohlehydraten zu beschränken. Im übrigen ist eine gemischte Kost darzureichen und auf Erhaltung der Kräfte und des Appetits bei der Auswahl der Nahrungsmittel Wert zu legen. Besondere gegen angebliche Stoffwechselstörungen gerichtete Diätkuren, wie sie z. B. bei der Gicht angezeigt sind, sind bei der Behandlung der chronischen Polyarthritis zwecklos und wirken bei herabgekommenen Kranken, denen sie leider oft unnötigerweise verordnet werden, schädlich ein.

Auch die Behandlung der Spondylarthritis ankylopoetica hat nach den gleichen Grundsätzen zu erfolgen. Auch hier ist die Anwendung von Wärme, insbesondere von warmen Bädern und von Klopfmassage, sowie Bewegungsübungen des Rückens, soweit diese noch möglich sind, zu empfehlen.

2. Osteoarthrosis deformans.

Als *Osteoarthrosis deformans* wird hier die historische Arthritis deformans von VIRCHOW und VOLKMANN bezeichnet, die ihrem Wesen nach mit einer Entzündung nichts zu tun hat. Man versteht darunter *eine durch Abnutzung zunächst des Knorpels, dann des Knochens entstehende Gelenkerkrankung, bei welcher auf den Reiz der Funktion auftretende reaktive Knorpel- und Knochenneubildungen zu einer Formveränderung der gelenkbildenden Knochen führen.* Ursächlich kommen verschiedene Umstände exogener und endogener Natur in Betracht: Abnutzung bei schwerarbeitenden Menschen, infolge vorgeschrittenen Alters (Malum coxae senile), Traumen, Veränderungen der statischen Verhältnisse, deren Grund auch außerhalb der Gelenke liegen kann (Genua valga, Knochenbrüche usw.), chemische Stoffe (Harnsäure, Homogentisinsäure, Blei), Erkrankungen des Zentralnervensystems (Tabes, Syringomyelie), konstitutionelle Minderwertigkeit, endokrine Störungen usw.; auf einzelne besonders wichtige Einflüsse wird später noch näher eingegangen werden.

Trotz der Vielartigkeit der genannten äußeren und inneren Ursachen erscheint ein Umstand allen Verhältnissen gemeinsam, nämlich der, daß *die Widerstandsfähigkeit der Gewebe, insbesondere des Knorpels, geringer ist als die Ansprüche, die durch Belastung und Druck an das Gelenk gestellt werden.* Dabei kann dies Mißverhältnis zwischen Widerstandsfähigkeit und Ansprüchen einerseits durch übermäßige Steigerung der Ansprüche hervorgerufen werden; diese kann schon bei normalen Individuen, namentlich bei ungewöhnlicher einseitiger Betätigung einzelner Gelenke, z. B. bei gewissen Berufen, ferner beim Sport, zur Ausbildung der genannten Veränderungen führen; andererseits kann eine krankhafte Verminderung der Widerstandsfähigkeit vorliegen; oft ist beides der Fall.

Einen Übergang vom Physiologischen zum Pathologischen bilden dabei die *Altersveränderungen.* Sie stellen sich an einzelnen Teilen, z. B. an der Wirbelsäule, ausgehend von einem Elastizitätsverlust der Zwischenwirbelscheiben, schon auffallend früh, mitunter bereits im dritten Lebensjahrzehnt, ein und sind nach dem 40. Jahre wenigstens in geringem Grade fast stets vorhanden. An den Gelenken zeigen sich entsprechende erhebliche Veränderungen meist erst in etwas höherem Alter, durchschnittlich um so früher, je stärker die Belastung der Gelenke ist. Daß hierbei primäre Gefäßveränderungen im Sinne einer Arteriosklerose eine ursächlich wichtige Rolle spielen, wie hauptsächlich WOLLENBERG annimmt, ist wohl wenig wahrscheinlich. Viel eher ist namentlich in Rücksicht auf die Gefäßlosigkeit des Knorpels, an dem die ersten Störungen aufzutreten pflegen, daran zu denken, daß es sich um eine allgemeine Herabsetzung der Vitalität der Gewebe handelt.

UMBER denkt besonders an eine *konstitutionelle Krankheitsbereitschaft des Mesenchyms,* andererseits an *chemische Einflüsse.* Diese sind bei der Stoffwechselstörung der Alkaptonurie für die Ausbildung der Gelenkveränderungen maßgeblich. Die hierbei infolge eines mangelhaften Abbaues der Eiweißbausteine in abnormer Weise im Blute und in Gewebssäften kreisende Homogentisinsäure hat eine elektive Verwandtschaft zum Knorpel, an dem sie nicht nur Dunkelfärbung, sondern auch Absplitterung von feinen spießartigen Knorpelstückchen hervorruft (BENEKE); an die primäre Knorpelläsion schließen sich dann die Knochenveränderungen an. Hierdurch ist freilich eine allgemeine Wirksamkeit chemischer Schädlichkeiten bei der Entstehung der Osteoarthrosis deformans nicht erwiesen.

Endokrine Einflüsse sind bei den Gelenkerkrankungen, die bei gewissen hypophysären Störungen und bei Funktionsstörungen der Schilddrüse, ferner nach Kastration mittels Röntgenbestrahlungen der Ovarien auftreten (Osteoarthropathia ovaripriva MENGE), maßgeblich. Ferner spielen sie bei den zahlreichen Gelenkveränderungen, die während und nach der Menopause bei der chronischen Polyarthritis sich entwickeln, eine wichtige Rolle; bei diesen sind freilich in der Regel deutliche entzündliche Erscheinungen vorhanden. Ob außerdem auch rein ovarielle Störungen im Sinne der Periarthritis destruens (UMBER) und der Arthritis genuina sicca ulcerosa (MUNK) Veränderungen an den Gelenken hervorrufen können, wie diese Autoren annehmen, ist bisher nicht erwiesen.

Dagegen können auf dem Boden primär entzündlicher Gelenkerkrankungen, also echter Arthritiden, sekundär nichtentzündliche Veränderungen, insbesondere

Knochenwucherungen im Sinne der Osteoarthrosis deformans, entstehen. Sie kommen dadurch zustande, daß der durch entzündlich-toxische Knorpelzerstörung bloßgelegte Knochen auf den Reiz der Funktion bei Bewegungen mit übermäßiger Wucherung neuer Knochensubstanz antwortet. Derartige Veränderungen kommen z. B. bei der Gicht in Betracht. Bei Infektarthritiden werden sie nur selten und gewöhnlich nur in geringem Grad beobachtet. Den Grund hierfür sehe ich in dem Umstande, daß diese in der Regel mit langdauernden erheblichen Schmerzen einhergehen, welche eine Ruhigstellung bewirken und somit den Reiz der Funktion gar nicht entstehen lassen, während die degenerativen Arthrosen und auch gichtische Gelenke außerhalb der Anfälle viel weniger Beschwerden verursachen und die Bewegung nur in geringem Grade behindern.

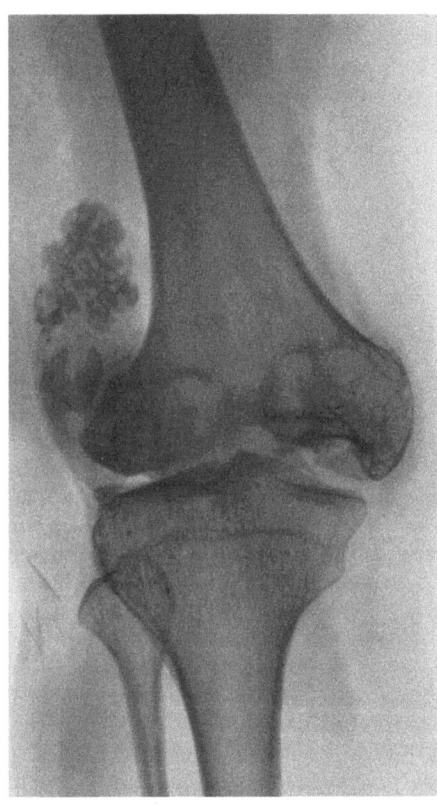

Abb. 11. Arthrosis deformans des Kniegelenkes auf Grund endokriner Störungen.
Ähnliche Veränderungen an anderen Gelenken.

Anatomisch treten zuerst Läsionen des Knorpels auf. Infolge des Elastizitätsverlustes der schützenden Knorpelschicht wird der Knochen sekundär in Mitleidenschaft gezogen und zunächst an der Knorpelgrenze und den subchondralen Markräumen einerseits abgebaut, andererseits fast regelmäßig zu einer Regeneration angeregt, die meist im Übermaß und ungeordnet erfolgt. Auf diese Weise kommt es zu Abschleifungen der Gelenkflächen und andererseits zur Bildung von Knochenwucherungen, namentlich von Randwülsten und lippenförmigen Ausziehungen an der Peripherie der Gelenkfläche. Der Gelenkspalt bleibt hierbei erhalten. Veränderungen der Gelenkkapsel und der Synovialis stehen bei der Osteoarthrosis deformans jedenfalls nicht im Vordergrunde, wenn sie auch zuweilen namentlich in der Form des Lipoma arborescens und durch Bildung freier Gelenkkörper stärker ausgebildet sein können.

Im *klinischen Bild* der Osteoarthrosis deformans, die als Abnutzungskrankheit gewöhnlich erst im höheren Lebensalter Beschwerden macht, pflegen Schmerzen und Bewegungsbeschränkungen weit weniger hervorzutreten als bei der chronischen Polyarthritis. Der Grund dafür, daß die Bewegungen selbst bei erheblichen Gelenkveränderungen auffallend wenig gestört sind, liegt darin, daß die Gelenkhöhle in der Regel frei erhalten bleibt und keine so starken Narbenschrumpfungen wie bei den entzündlichen Gelenkerkrankungen vorhanden sind. Dagegen bestehen oft stärkere Rauhigkeiten der Gelenkfläche, die bei Bewegungen ein fühlbares, unter Umständen sogar hörbares Knirschen und Knarren hervorrufen. Durch Läsion der rauhen Gelenkfläche bei plötzlichen Bewegungen können vorübergehende Gelenkergüsse auftreten, die aber bei entsprechender Schonung nicht lange anzuhalten pflegen. Temperatursteigerungen fehlen bei der Osteoarthrosis ganz. Auch die Blutkörperchensenkungsgeschwindigkeit und sonstige Beschaffenheit des Blutes ist in der Regel unverändert. Der Allgemeinzustand des Körpers wird durch die Gelenkerkrankung gewöhnlich nicht erheblich beeinträchtigt.

Das *Röntgenbild* zeigt entsprechend dem anatomischen Verhalten zackige Vorsprünge oder derbe Auswüchse an den Gelenkenden der Knochen sowie oft von freien Gelenkkörpern herrührende Schatten und daneben eine mehr oder minder hochgradige Abschleifung der Knochenenden bis zu vollständiger Zerstörung derselben. Die Knochen erscheinen oft einander genähert und der Gelenkspalt verschmälert, weil der nicht schattengebende Knorpelüberzug verdünnt oder ganz verlorengegangen ist. Dennoch ist die Gelenkhöhle nicht obliteriert. Eine Knochenatrophie, welche bei der Polyarthritis sehr häufig ist, wird bei der Osteoarthrosis deformans trotz der hochgradigen Gelenkveränderungen nur selten in erheblichem Maße angetroffen, weil die Funktion der Gelenke meist noch verhältnismäßig gut erhalten ist. An Knochenteilen, welche durch Sport besonders stark beansprucht werden, sind schon bei jugendlichen Wettkämpfern erhebliche Veränderungen in Gestalt von Knochenwucherungen an Gelenken und Muskelansätzen auch dann beobachtet worden, wenn keine Funktionsbehinderung und keine wesentlichen Beschwerden bestanden (BAETZNER, HEISS).

Häufig ist ein einzelnes Gelenk, besonders ein Hüftgelenk, allein befallen oder besonders stark erkrankt. Nicht selten werden aber auch mehrere Gelenke nacheinander befallen. Die erheblichsten Veränderungen werden gewöhnlich im Hüftgelenk beobachtet, weil dieses der stärksten Belastung ausgesetzt ist; sie zeigen sich am häufigsten im hohen Alter (Malum coxae senile), treten aber bei starker Inanspruchnahme, namentlich bei bestimmten Berufen, Reitern, Landwirten usw., auch schon in jüngeren Jahren auf.

Im einzelnen werden im Schulter- und Hüftgelenk oft eine Abschleifung des Gelenkkopfes, der Kegel-, Pilzhut- oder Walzenform annehmen kann, und Knochenwucherungen an der Pfanne beobachtet. Die Hüftpfanne wird ausgeschliffen und kann nach oben „wandern". Am Ellenbogengelenk wird die Höhlung des Processus coronoideus ausgeschliffen und der Vorsprung selbst zugespitzt, das Radiusköpfchen breitgedrückt, Teile vom Olecranon abgesprengt. Im Kniegelenk treten lippenförmige Umbiegungen der Gelenkflächen an ihren freien Rändern und spornförmige Wucherungen an den Rändern der Patella auf. Diese großen Gelenke werden am häufigsten betroffen, die kleinen seltener und dann gewöhnlich nicht in der für Polyarthritis charakteristischen symmetrischen Anordnung. Unter den kleinen Gelenken finden sich die meisten Veränderungen noch an den Fuß- und besonders den Fußwurzelgelenken, die an den Knochenkanten zackige Vorsprünge zeigen, sowie an dem Grundgelenk der großen Zehe, wobei statische Verhältnisse, bei der letzteren Lokalisation wohl auch Druck durch zu enges Schuhwerk von ursächlicher Bedeutung sind.

Wahrscheinlich sind auch die Knochenvorsprünge und -verbreiterungen an den distalen Fingergelenken bei den sog. HEBERDEN*schen Knoten*, deren Ursache noch nicht sicher feststeht, wenigstens zum Teil im Sinne einer Osteoarthrosis deformans aufzufassen. Sie entwickeln sich gewöhnlich erst im Alter bei beiden Geschlechtern; am häufigsten treten sie bei Frauen nach der Menopause auf. Beziehungen zur Gicht, die zum Teil behauptet sind, sind abzulehnen.

Zu der Osteoarthrosis deformans ist ihrem Wesen nach auch die Spondylosis deformans zu rechnen, die meist an mehreren Wirbelknochen zugleich auftritt.

Spondylosis deformans.

Die *Spondylosis* (Spondylitis) *deformans* ist eine besonders bei älteren Männern auftretende, oft aber auch schon im mittleren Lebensalter beginnende Abnutzungskrankheit. Sie nimmt nach den anatomischen Untersuchungen von BENEKE ihren Ausgang von den Zwischenwirbelscheiben, welche der Funktion nach eine gelenkähnliche Verbindung zwischen den einzelnen Wirbelkörpern bilden. Für die Auffassung von der Natur des Prozesses ist der Hinweis nicht unwichtig, daß die gleichen anatomischen Veränderungen am Wirbelskelet auch bei Tieren mit aufrechter Gangart gefunden werden. In manchen Fällen spielen vielleicht traumatische Einflüsse eine Rolle, doch fehlen sehr oft einzelne gröbere äußere Anlässe in der Vorgeschichte.

Die nach der Ansicht der meisten Autoren primär erkrankten Zwischenwirbelscheiben verlieren ihre Elastizität, sie werden plattgedrückt und quellen zwischen den Wirbelkörpern hervor. Durch den Fortfall ihrer federnden Pufferwirkung werden die Wirbelknochen sowohl der dauernden Belastung als vielen Erschütterungen stärker ausgesetzt und unter veränderte mechanische Bedingungen versetzt. Sie geben diesen Einwirkungen bald an dieser, bald an jener Stelle mehr nach, an anderen treten Umbau und kompensatorische Vorgänge am Knochengerüst ein. Dadurch entsteht eine Deformierung der Wirbelsäule, die meist nur einzelne Teile betrifft, seltener die Wirbelsäule in ihrer ganzen Ausdehnung ergreift.

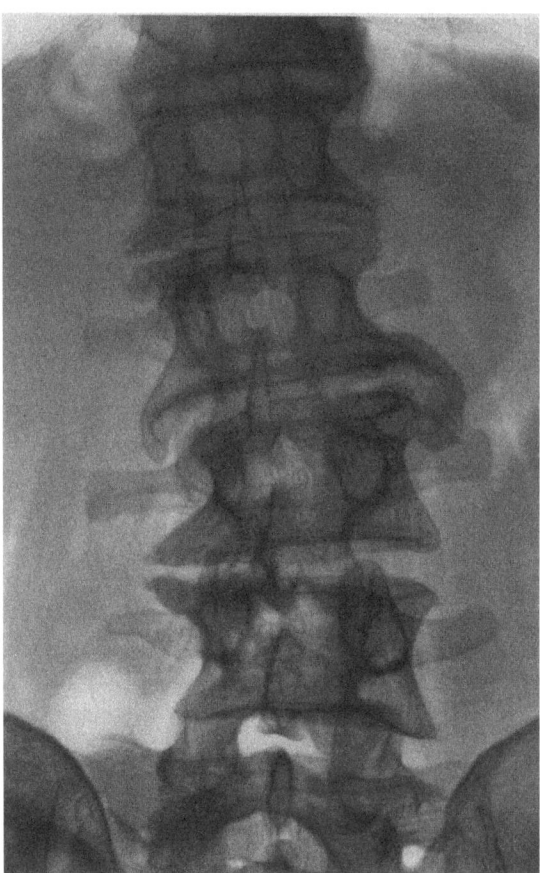

Abb. 12. Spondylosis deformans.

Die ersten Veränderungen spielen sich gewöhnlich an den Stellen ab, welche sich an die Zwischenwirbelscheiben ansetzen. Mit den plattgedrückten Wirbelscheiben treten die ihnen anhaftenden Partien der Knochen nach außen hervor und bilden lippenförmige und zackige Vorsprünge. Hierdurch und sodann, nachdem einmal die ursprüngliche Struktur verändert ist, mehr und mehr unter dem Einfluß der Belastung nimmt die Höhe einzelner Wirbelkörper ab, auch sie werden plattgedrückt. Entsprechend den bei der Osteoarthrosis deformans geschilderten Vorgängen kommt es zur Knochenneubildung, die auf den formativen Reiz der veränderten mechanischen Verhältnisse eintritt, aber über das nützliche Maß hinaus auch zu regellosen Wucherungen führt. Die Knochenvorsprünge, die an die Zwischenwirbelscheiben angrenzen, wachsen und vereinigen sich, wobei die oberen die unteren oft dachziegelartig decken. Auch an den Seitenflächen der Wirbelkörper entstehen bisweilen derbe Knochenwucherungen, die in auffälliger Weise die rechte Seite bevorzugen, was zu der Rechtshändigkeit der meisten Menschen in Beziehung gebracht wird. Eine Verknöcherung der Zwischenwirbelgelenke und Bänder kann in einzelnen Fällen in beschränktem Umfange eintreten, ist aber durchaus nicht immer vorhanden und gehört besonders nach E. FRAENKEL nicht zum Wesen der Erkrankung.

Diese Abnutzungserscheinungen der Wirbelsäule rufen in sehr vielen Fällen überhaupt keine Beschwerden und nur geringe Funktionseinschränkungen hervor, die im allgemeinen als Steifigkeit des Alters bekannt und kaum als Krankheit zu bewerten sind. Dementsprechend ist es auch unberechtigt, Zeichen von Spondylosis deformans, die im Röntgenbild zufällig gefunden werden, mit etwa geklagten Beschwerden im Rücken ohne weiteres in Beziehung zu bringen, namentlich wenn die Veränderungen das dem entsprechenden Lebensalter übliche Maß nicht überschreiten. Es können aber auch Schmerzen und Belastungsbeschwerden im Rücken auftreten. Ausstrahlende Schmerzen und Paraesthesien, in vereinzelten Fällen auch Muskelatrophien, namentlich an den Händen sind nach der Ansicht mancher Ärzte (GÖTTE u. a.), die freilich nicht allgemein geteilt wird, auf Druck der austretenden Nerven durch neugebildete Vorsprünge der Wirbelsäule und Einengung der Intervertebrallöcher, namentlich an der Halswirbelsäule, zu beziehen.

Das *Röntgenbild* zeigt entsprechend dem anatomischen Verhalten am häufigsten Zacken und schnabel- oder lippenförmige Vorsprünge an den oberen und unteren Rändern der Wirbelkörper, ferner klammerartige knöcherne Verbindungen zwischen ihnen sowie bisweilen derbe Wucherungen am seitlichen Rande der Wirbel, besonders auf der rechten Seite. Die Zwischenräume zwischen den einzelnen Wirbelkörpern, die den plattgedrückten Wirbelscheiben entsprechen, sind oft verschmälert. An den Wirbelkörpern fällt ihre unregelmäßige Höhe auf, während diese normalerweise gleichmäßig von oben nach unten zunimmt. Diese Zustände können sowohl auf ventrodorsalen Aufnahmen als im Profilbilde erkannt werden (vgl. Abb. 12).

Im Anschluß an die unter der Bezeichnung Spondylosis deformans zusammengefaßten degenerativen und reaktiven Prozesse an den Zwischenwirbelscheiben und Wirbelkörpern sind noch Vorgänge ähnlicher Art an den Bandscheiben zu erwähnen.

Die von SCHMORL beschriebenen

Knorpelknötchen

entstehen durch Wucherung von Knorpelgewebe nach Einbruch des Nucleus pulposus in die Umgebung durch Risse in der Knorpelplatte der Bandscheibe. Beim Einbruch in die Wirbelkörper werden im Röntgenbilde an den an die Zwischenwirbelscheibe angrenzenden Teilen unregelmäßig rundlich begrenzte Aufhellungen erzeugt, die besonders auf Queraufnahmen, oft an mehreren Wirbelkörpern an entsprechender Stelle, an den den Zwischenwirbelscheiben benachbarten Teilen der Wirbelkörper sichtbar sind. Derartige Knorpelknötchen können auch an der Hinterfläche der Bandscheibe in den Wirbelkanal hervortreten und in sehr seltenen Fällen zu einer Kompression des Rückenmarks führen.

Hiervon zu unterscheiden ist eine

Calcinosis intervertebralis

benannte Verkalkung der zentralen Partien der Bandscheiben, welche hauptsächlich den Nucleus pulposus oder Teile desselben und mitunter auch anliegende Abschnitte des Annulus fibrosus betrifft. Im Röntgenbilde erscheinen die zentralen Verkalkungen als strichförmige oder ovaläre mandelkernähnliche intensive homogene Verschattungen, welche gegen die Umgebung scharf abgegrenzt sind; sie sind in den Zwischenräumen zwischen den Wirbelkörpern gelegen. Die Veränderungen werden meist als belangloser Nebenbefund, mitunter aber auch bei Personen, die an Rückenschmerzen leiden, gefunden, ohne daß ein Zusammenhang zwischen diesen und den Verkalkungen sichergestellt wäre. In zwei eigenen Beobachtungen war eine Calcinosis intervertebralis bei einer Spondylarthritis ankylopoetica vorhanden.

Behandlung der Arthrosis und Spondylosis deformans.

Die *Behandlung der Arthrosis deformans* läßt bei der Unveränderlichkeit der eingetretenen Abnutzungserscheinungen und Deformationen nur geringe Erfolge erwarten. Sie ist bei dieser Erkrankung von nicht so erheblicher Bedeutung wie bei der chronischen Polyarthritis, da die bei jener gewöhnlich so erheblichen Einschränkungen der Bewegung bei der Arthrosis deformans in der Regel nur in geringem Grade vorhanden sind. Die Behandlung hat hauptsächlich für Schonung der Gelenke zu sorgen und eine Beseitigung von Schmerzen zum Ziel. Die Heilmittel physikalischer Art sind dieselben wie bei der chronischen Polyarthritis. Auch hier spielt die Anwendung von Wärme in verschiedener Form und Stärkung der Muskulatur durch Bäder und Massage die Hauptrolle. Von fast unerwartet guter Wirkung bei stärkerer Schmerzhaftigkeit der Gelenke haben sich oft Röntgen- und Kurzwellenbestrahlungen derselben erwiesen.

Dieselben Behandlungsmethoden sind auch bei der Spondylosis deformans anzuwenden. Dort, wo es sich um Belastungsschmerzen handelt, sollen die Patienten viel in horizontaler Lage ruhen. Von einigen Ärzten wird auch die Anlegung eines Stützkorsetts empfohlen.

Hierbei sei jedoch ausdrücklich bemerkt, daß der von SCHANZ aufgestellte Begriff einer Insuffizienz der Wirbelsäule vielleicht für besonders schwere Fälle von Spondylosis deformans, ferner für die jugendlichen Wirbelverkrümmungen, aber nicht für die von Rentenneurotikern angegebenen Rückenbeschwerden zutrifft, bei welchen SCHANZ ohne jeden Grund eine Insuffizienz der Wirbelsäule angenommen und die Anwendung von Stützkorsetts empfohlen hat. Für diese ist dies die denkbar zweckwidrigste Behandlungsmethode und im Gegenteil eine energische auf die Psyche einwirkende Arbeitsbehandlung angezeigt.

Neuropathische Gelenkerkrankungen.

Bei *Tabes* und *Syringomyelie* sowie vereinzelt nach Rückenmarksverletzungen werden Gelenkveränderungen nach Art der Osteoarthrosis deformans beobachtet, die als *neuropathische Gelenkerkrankungen* bezeichnet werden. Ihr Zustandekommen ist nicht sicher geklärt. Die Annahme, daß die tabischen Arthropathien auf direkte Einwirkung der Lues zu beziehen sind, ist von vornherein deshalb unwahrscheinlich, weil grundsätzlich ähnliche Veränderungen auch bei der Syringomyelie angetroffen werden. Wahrscheinlich sind in beiden Fällen trophoneurotische Einflüsse maßgeblich. Während die alte Annahme von CHARCOT, daß der Sitz der Störungen in den Vorderhörnern des Rückenmarks zu suchen sei, als widerlegt gelten muß, ist neueren Untersuchungen von KEN KURÉ und Mitarbeitern, welche eine Degeneration von efferenten Fasern in den hinteren Wurzeln gefunden haben, Bedeutung in dieser Frage beizumessen. Außerdem spielt auch die mangelnde Regulation der Bewegungen und Stellungen der Glieder infolge Störung der Schmerzempfindung und teilweise auch des Lagegefühls eine Rolle. Sie kann aber das Zustandekommen der Veränderungen nicht allein erklären, zumal schon schwere tabische Gelenkveränderungen vor dem Auftreten der Ataxie und anderen sensiblen Störungen beobachtet worden sind.

Bei der *Tabes* werden oft schnell auftretende große blutige und seröse Gelenkergüsse, ferner hochgradige Abschleifungen und andererseits durch ihre Maßlosigkeit ausgezeichnete hypertrophische Veränderungen der Knochenenden angetroffen, die zu monströsen Wucherungen führen können. Infolge einer starken Erschlaffung der Gelenkkapsel kommt es oft zu Subluxationen und auch zu vollständigen Luxationen. Auffallend häufig sind Frakturen in und außerhalb der Gelenkkapsel infolge der starken *Knochenbrüchigkeit*, welche ein besonderes Merkmal der neuropathischen Knochen- und Gelenkerkrankungen bildet. Die frühzeitig auftretenden intraartikulären Knochenfrakturen sowie Knorpelabrisse und Kapselläsionen sind von großem Einfluß auf die Entstehung der tabischen Gelenkerkrankungen, worauf besonders KIENBÖCK hingewiesen hat.

Die Schaftbrüche treten meist als Querfrakturen auf. Diese sind auf die verminderte Elastizität des Knochens zurückzuführen, während ein normaler Knochen spiralige oder flötenschnabelartige Bruchenden zeigt. Die Knochenbrüchigkeit beruht auf einer Verminderung der organischen Substanz und nicht des Kalkgehaltes.

Dementsprechend zeigt das *Röntgenbild* im Gegensatz zu den Gelenkveränderungen bei Polyarthritis oder auch bei Tuberkulose gewöhnlich keine so erhebliche Verminderung der Schattentiefe wie bei diesen. Die Veränderungen gleichen im allgemeinen denen bei der Osteoarthrosis deformans, sind aber gewöhnlich in viel stärkerer Weise ausgesprochen und zeigen oft geradezu bizarre Formen.

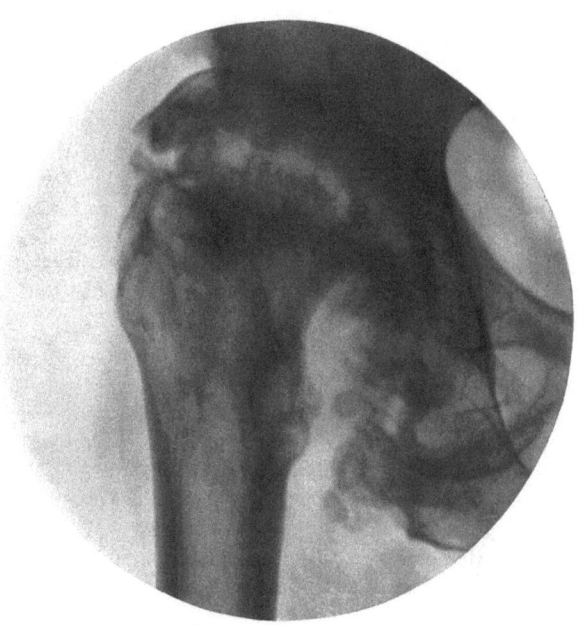

Abb. 13. Tabische Arthropathie des Hüftgelenks. Der Femurkopf ist aus der verunstalteten Pfanne nach oben gerutscht. Spontanfraktur im Femurkopf. Starke Deformation an Hüftgelenk und Femurkopf.

Charakteristisch für eine neuropathische Knochen- und Gelenkerkrankung ist der „Pied tabétique", der allerdings auch bei Syringomyelie angetroffen wird. Hierbei wird das Fußgewölbe unter dem Einfluß der Körperschwere nach unten durchgedrückt und es entsteht ein stark entwickelter Plattfuß; dieser ist aber dadurch vom gewöhnlichen Plattfuß unterschieden, daß die zerstörten Mittelfußknochen Taluskopf, Naviculare, selten einige Cuneiformia gleichzeitig nach oben herausgepreßt werden und einen hervorstehenden Buckel am Fußrücken bilden. Ferner werden bei einem mal perforant du pied gewöhnlich Knochenzerstörungen im Metatarsophalangealgelenk der großen Zehe angetroffen, daneben bestehen nicht selten weitere Destruktionsprozesse an den übrigen Mittelfuß- und Zehenknochen. Am Hüftgelenk kann die Pfanne nicht nur nach oben wandern (vgl. Abb. 13), sondern auch infolge der verringerten Widerstandsfähigkeit des Knochens durch den auf dem Femurkopf lastenden Druck nach innen durchgedrückt werden (sog. Protrusio acetabuli).

Ähnliche Veränderungen wie bei der Tabes kommen auch bei der *Syringomyelie* vor. Doch betreffen sie entsprechend der verschieden bevorzugten

Lokalisation beider Erkrankungen meist andere Körperteile, und zwar bei der Syringomyelie viel häufiger die oberen Extremitäten, während die tabischen Störungen hauptsächlich an den unteren Gliedmaßen ausgebildet sind. Am häufigsten werden bei der Syringomyelie Spontanfrakuren am Collum humeri und Zerstörungen und Knochenwucherungen am Schulter- und Ellenbogengelenk gefunden. Die so außerordentlich oft bei Syringomyelie vorkommende Kyphoskoliose der Hals- und oberen Brustwirbelsäule und die hierfür typische Deformation des Brustkorbs (Thorax en bâteau) ist wahrscheinlich auch auf trophische Störungen unter der gleichzeitigen Wirkung mechanischer Einflüsse zu beziehen. An den Enden der Glieder kommt es zu Atrophie, Verschmälerung und Verkrüppelung der Phalangenknochen und zu spontaner Abstoßung derselben.

Mit den Knochenveränderungen bei der Tabes und Syringomyelie sind oft Verknöcherungen der Gelenkkapsel und der Muskulatur in der Umgebung verbunden, die schon zu Verwechslungen mit Knochentumoren geführt haben. Zum Teil ist die Entstehung derselben auf abgerissene Periostteile bezogen worden; es kommt eine ausgedehnte Myositis ossificans aber auch in größerer Entfernung von den Gelenken und Knochen vor, so daß auch für die Entstehung dieser Veränderungen trophoneurotische Einflüsse in Betracht gezogen werden müssen (vgl. S. 368 und Abb. 1).

Die *Behandlung* der neuropathischen Gelenkerkrankungen hat bei der Unveränderlichkeit der anatomischen Veränderungen wenig Aussicht auf Erfolg. Hauptsächlich kommt es darauf an, die erkrankten Gelenke zu schonen. Bei großen tabischen Gelenkergüssen sind Punktionen und Kompressionsverbände erforderlich. Bei starken Erschlaffungen der Gelenkkapsel und Luxationen sind orthopädische Maßnahmen (Gelenkkappen, Schienenhülsenapparate) angebracht. Die physikalischen Maßnahmen sind dieselben wie bei der Osteoarthrosis deformans. Eine Behandlung des nervösen Grundleidens ist gewöhnlich ohne Einfluß auf die Gelenkveränderungen.

3. Osteoarthrosis (Osteochondrosis) deformans juvenilis (necroticans).

Unter dieser Bezeichnung werden hier verschiedene Krankheitsbilder zusammengefaßt, welche die gemeinsame Eigenschaft haben, daß sie mit einer nekrotisierenden Knochenzerstörung der dem Gelenk benachbarten Abschnitte (Epiphyse) einhergehen und vorwiegend, wenn auch nicht ausschließlich in der Jugend auftreten. Zum Teil schließen sich hieran sekundär Abschleifungen und andererseits Wucherungen der Knochen im Sinne einer Osteoarthrosis deformans an, so daß das Bild in späteren Stadien mit dieser eine weitgehende Übereinstimmung zeigen kann. Ein Gegensatz zur Osteoarthrosis deformans liegt jedoch im Ursprungsstadium, welches bei jener die primäre Läsion im Gelenkknorpel, bei der juvenilen Form dagegen im subchondralen epiphysären Knochen zeigt. Die Zusammengehörigkeit der nachstehend geschilderten, an verschiedenen Knochen sich abspielenden Krankheitsprozesse ist noch nicht sicher erwiesen, zumal von manchen nur vorwiegend Röntgenbeobachtungen, aber keine genügenden anatomischen Untersuchungen vorliegen. Jedoch spricht der klinische Gesamteindruck sehr für eine Wesensgleichheit der einzelnen Krankheitsbilder. Das wichtigste und bekannteste Beispiel dieser Gruppe ist die CALVÉ-LEGG-PERTHESsche Hüftgelenkerkrankung, die besonders durch PERTHES am genauesten erforscht ist.

Osteoarthrosis (Osteochondrosis) coxae juvenilis (PERTHES). Nach den histologischen Untersuchungen beginnt die Erkrankung mit einer *Nekrose der Epiphyse,* während der Gelenkknorpel zunächst erhalten ist. Infolge der Nekrose der Epiphyse kommt es zu Strukturveränderungen am knöchernen Gelenkende, das zusammengepreßt wird, ferner zu Infraktionen und nicht selten auch zu Frakturen. Diese sind als pathologische Frakturen aufzufassen, d. h. als Brüche, die einen schon veränderten Knochen betreffen, und nicht als primäre Krankheitsursache zu betrachten. Im Anschluß an die Formveränderungen der Epiphyse entwickeln sich sekundär oft auch Unregelmäßigkeiten der knorpeligen Gelenkfläche und Einbrüche in den Knochen, sodann Abschleifungen sowie reaktive Wucherungen des Knochens wie bei der primären Osteoarthrosis deformans.

Die Ursache der Nekrose der Epiphyse, welche den Prozeß einleitet, ist nicht sicher bekannt. Es ist wohl am wahrscheinlichsten, daß hier eine endogene, durch Entwicklungsstörungen verursachte verminderte Widerstandsfähigkeit der Epiphyse vorliegt, die mitunter schon durchschnittlichen, besonders aber irgendwie gesteigerten Ansprüchen nicht gewachsen ist und gar unter der Einwirkung bereits leichter Traumen zusammenbricht. Während vielfach sich gar keine Anhaltspunkte für die Entstehung der primär veränderten Widerstandsfähigkeit finden lassen, sind in einigen Fällen gleichzeitig vorhandene endokrine Störungen mit großer Wahrscheinlichkeit als ursächlich bedeutungsvoll anzusehen. Derartige Fälle sind bei Hypothyreoidismus (Coxa vara cretinosa), ferner nach eigenen Erfahrungen besonders bei Störungen der Hypophyse beobachtet worden.

Das *Röntgenbild* der PERTHESschen Erkrankung zeigt eine ungeordnete Struktur der knöchernen Epiphyse, später auch gröbere Deformierung, Abschleifung und Knochenneubildung am Femurkopf. Besonders kennzeichnend ist die Abflachung des oberen Randes der Epiphyse und die Verkleinerung des Schenkelhalsneigungswinkels, wodurch eine Coxa-planastellung entsteht; hierdurch wird bei der PERTHESschen Erkrankung das charakteristische klinische Zeichen einer verminderten oder aufgehobenen Abduktion bei erhaltener Flexion hervorgerufen. Oft finden sich subchondrale Aufhellungsherde, die auf Resorption von erweichtem nekrotischem Knochen zu beziehen sind und nicht mit tuberkulösen Herden verwechselt werden dürfen.

KÖHLERsche Krankheit und ähnliche Zustände. Ähnliche Veränderungen kommen an den kleinen Hand- und Fußknochen (KÖHLERsche Krankheit) usw. vor. Sie treten hauptsächlich an solchen Stellen auf, welche schon physiologischerweise einer starken Belastung ausgesetzt sind, so am Os naviculare pedis und am 2. Metatarsus, seltener am Os lunatum und Os naviculare des Handgelenks sowie an anderen Stellen der Hand- und Fußknochen.

Die Behandlung dieser Zustände besteht in weitgehender Schonung und orthopädischen Maßnahmen.

Vielleicht auch auf endokrinen Störungen, vielleicht nach anderer Theorie auf einem Vitaminmangel (SCHIPATSCHOFF) beruht die

4. KASCHIN-BECKsche Krankheit,

die zunächst nur in einem beschränkten Bezirk von Transbaikalien im Gebiete des Urowflusses beobachtet wurde. Sie ist ausgezeichnet durch Störungen im Bau der Epiphyse, die schon früh im kindlichen Organismus bzw. sogar schon in der Fetalzeit auftreten, wobei Knorpel und Knochengewebe sich in unregelmäßiger Weise miteinander mischen. Im späteren Kindesalter entstehen grubige Arrosionen der Gelenkflächen, denen reparative Knochenwucherungen folgen. Hierdurch werden grobe Unregelmäßigkeiten der Gelenkflächen hervorgerufen, die in der weiteren Jugendzeit zunehmen. Sie betreffen in symmetrischer Weise besonders die Interphalangealgelenke der Finger, aber auch die übrigen Extremitätengelenke, vorwiegend die Knie-, Hand- und Fußgelenke, seltener die Hüft-, Schulter- und Ellbogengelenke. Oft werden Verkrümmungen der Gliedmaßen, namentlich Genu valgum oder varum, beobachtet. Die Knochen der Gliedmaßen bleiben im Wachstum gegenüber dem Rumpf zurück. Im Röntgenbilde zeigen die betroffenen Gelenke unregelmäßige zackige Konturen nach Art der Arthrosis deformans.

Außer den Gelenkveränderungen werden oft Kropf, ferner bisweilen skorbutartige Erscheinungen am Zahnfleisch, hämorrhagische Ausschläge am Körper und Polyneuritis beobachtet (SCHIPATSCHOFF).

5. Blutergelenke.

Unter den nicht entzündlichen Gelenkerkrankungen sind ferner die Blutergelenke anzuführen, die durch meist wiederholte Blutgüsse in die Gelenkhöhle bei *Hämophilie* entstehen. Das Wesen der Grundkrankheit ist unter den Erkrankungen des Blutes S. 341 näher geschildert. Das Blut wird hierbei wegen der häufigen Nachblutungen viel weniger als bei einem gewöhnlichen Hämarthros resorbiert; es treten starke Wucherungen der stark eisenhaltigen Synovialis, eine bindegewebige Organisation der Blutklumpen und Schädigungen der knorpeligen Gelenkfläche auf. Hieran schließen sich Abschleifungen und reaktive Wucherungen des Knochens in Gestalt von Zacken und Randwülsten an, die auf eine sekundäre Osteoarthrosis deformans zu beziehen sind und mit den früher geschilderten Veränderungen übereinstimmen.

Bei der *Behandlung* der Blutergelenke ist nach dem Auftreten des Blutergusses langdauernde Schonung erforderlich. In diesem Falle kann erst spät und sehr vorsichtig mit passiven Bewegungen begonnen werden, da die Gefahr eines erneuten Auftretens von Blutergüssen besteht. Um der drohenden Atrophie nach Möglichkeit entgegenzuwirken, kann vorher eine sehr vorsichtige Massage der Muskulatur, jedoch nicht in der Nähe des Gelenkes vorgenommen werden.

6. Gicht.

Die Gelenkveränderungen bei der Gicht und deren Pathogenese sind im Abschnitt über die Stoffwechselkrankheiten besprochen. Es sollen daher hier nur die Hauptzeichen im Zusammenhang mit den übrigen Gelenkerkrankungen kurz erwähnt werden.

Schon die klinische Beobachtung des Gichtanfalls, der durch Schwellung, Rötung, Hitze und Schmerzhaftigkeit des Gelenkes ausgezeichnet ist, also sämtliche Kardinalsymptome der Entzündung vereinigt zeigt, erweist klar, daß es sich um einen entzündlichen Vorgang handelt; zum Unterschied von demjenigen bei den infektiösen Arthritiden liegt hier freilich eine chemisch-toxisch bedingte aseptische Entzündung vor. Der entzündliche Charakter wird hauptsächlich zur Zeit der Anfälle, in denen sich große physikalisch-chemische Umwälzungen im Gewebe vollziehen, entfaltet; außerhalb derselben tritt er jedenfalls äußerlich wenig in Erscheinung.

Eine Reihe von anatomischen Veränderungen, welche die gichtischen Gelenke aufweisen, zeigt viel mehr eine Ähnlichkeit mit denen, welche bei der Osteoarthrosis deformans geschildert sind, als mit den Vorgängen bei den entzündlichen Arthritiden. So kommen echte Ankylosen und Synostosen, welche jene so häufig begleiten, bei der Gicht verhältnismäßig selten vor. Dagegen sind Knochenwucherungen, welche der Osteoarthrosis deformans ihr charakteristisches Gepräge verleihen, bei Gichtgelenken recht häufig; sie werden nach Schädigung des Knorpels, zu dem die Harnsäure eine besondere Affinität hat, und nach Bloßlegung des Knochens in derselben Weise durch den Reiz der Funktion ausgelöst, wie dies bei der Osteoarthrosis deformans ausgeführt ist. Diese Rauhigkeiten der Gelenkflächen erzeugen bei Bewegungen ein Reiben von meist feiner Beschaffenheit, das als Sand- oder Schneeballknirschen bezeichnet wird. Dieses ist für ein charakteristisches Kennzeichen der Gicht gehalten worden; es findet sich aber auch bei anderen chronischen Gelenkerkrankungen mit feinen Unebenheiten der Gelenkflächen z. B. bei der chronischen Polyarthritis. Andererseits wird auch bei der Gicht an den Stellen, an denen gröbere osteoarthrotische Wucherungen sich entwickeln, ein gröberes Reiben und Knarren gefunden.

Außer im Knorpel und in der Synovialis der Gelenke, welche von der Uratablagerung in erster Linie betroffen werden, finden auch Ablagerungen im Knochen selbst statt und rufen hier die im Röntgenbilde deutlich hervortretenden lochförmigen Schattendefekte hervor.

Durch die Zerstörungsprozesse an Knochen und Gelenken werden manchmal einzelne Knochenteile besonders an den Fingern fast ganz eingeschmolzen und die Gelenke erheblich verunstaltet. Durch Schrumpfung der Gelenkkapsel, welche in mäßigem, aber meist in geringerem Grade als bei der Polyarthritis vorkommt, entstehen in manchen Fällen Luxationen und Subluxationen wie bei den chronisch-rheumatischen Arthritiden. Am häufigsten ist die bekannte Verunstaltung am Grundgelenk der großen Zehe, welche meist zu einer Hallux valgus-Stellung führt. Außerdem kommen auch uncharakteristische Gelenkveränderungen vor, die sich im Röntgenbilde nicht mit Sicherheit von einer chronischen Polyarthritis unterscheiden lassen, meist aber durch das stärkere Hervortreten von Knochenwucherungen auffallen. Die Behandlung der gichtischen Gelenkerkrankungen ist im Abschnitt über die Stoffwechselkrankheiten besprochen.

III. Erkrankungen der Knochen.

A. Entwicklungsstörungen der Knochen.

Am Knochensystem kommen zahlreiche verschiedenartige Entwicklungsstörungen vor, deren Ursache oft in Störungen der Drüsen mit innerer Sekretion liegt. Den größten Einfluß auf das Knochenwachstum hat der *Hypophysenvorderlappen*. Bei einer vermehrten Funktion desselben werden akromegale Veränderungen, bei einer mangelhaften Inkretabscheidung im Wachstumsalter wird Zwergwuchs beobachtet. Bei Überfunktionsstörungen der *Thyreoidea* kommen Skeletveränderungen in Form von besonders schlanken Gliedmaßen und von Knochenresorption vor. Bei Myxödem im Wachstumsalter sind die gesamten Ossifikationsvorgänge verzögert und das Längenwachstum gehemmt, so daß in schweren Fällen ein thyreogener Zwergwuchs entsteht. Auch die *Nebenschilddrüsen* haben einen Einfluß auf die Skeletbeschaffenheit. Adenome derselben führen zu dem durch schwere Knochenentkalkung ausgezeichneten Bild der Ostitis fibrosa generalisata (vgl. S. 416). Bei Geschwülsten der *Zirbeldrüse*, welche deren Funktion beeinträchtigen, tritt eine allgemein gesteigerte

Wachstumsenergie und eine verfrühte Bildung der Knochenkerne ein. Näher sind die Beeinflussungen der Knochenentwicklung durch innersekretorische Störungen in dem diese behandelnden Abschnitt geschildert.

Bei anderen allgemeinen Veränderungen der Knochenbildung sind derartige innersekretorische Einflüsse dagegen nicht mit Sicherheit bekannt, so bei der Chondrodystrophie.

1. Chondrodystrophie.

Die *Chondrodystrophie* ist eine meist recessiv vererbte fetale Entwicklungsstörung, welche die enchondrale Knochenbildung betrifft, während die periostale Ossifikation ungestört ist, ja sogar gesteigert sein kann.

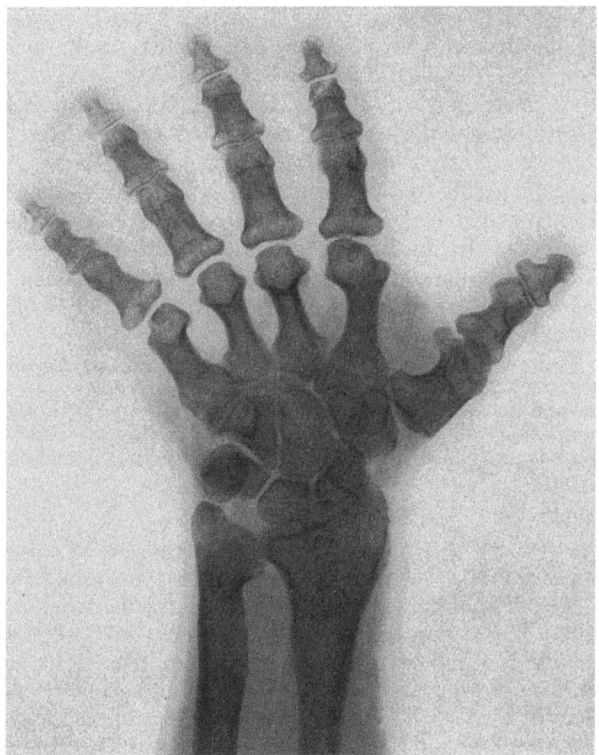

Abb. 14. Hand bei Chondodystrophie.

Nach KAUFMANN ist eine *hypoplastische,* eine *hyperplastische* und eine *osteomalazische* Form zu unterscheiden, je nachdem die Epiphysenfugen ein verringertes bzw. aufgehobenes oder gesteigertes, aber verändertes, unregelmäßiges Wachstum zeigen oder endlich erweicht sind. Die letzte Form betrifft fast nur das allererste Lebensalter.

Die deutlichsten Veränderungen zeigt die *hyperplastische* Form, bei welcher ein gesteigertes und dabei unregelmäßiges Wachstum weniger in der Längen- als hauptsächlich in der Breitenausdehnung an den Epiphysenfugen erfolgt. Dem kurzen und dicken Schaft der langen Röhrenknochen sitzen stark verbreiterte schwammige Knochenenden auf. Das an der Epiphyse angrenzende Ende der Diaphyse zeigt eine der Breite der Epiphyse entsprechende charakteristische, pilzförmige Verbreiterung. Außerdem ist die Abschlußlinie oft unregelmäßig gestaltet. Bei der atrophischen Form ist nur eine unregelmäßige Begrenzung, keine seitliche Verbreiterung des Endteiles der Diaphyse vorhanden.

Die hauptsächlichste, bereits bei der Geburt voll ausgebildete Störung, welche den chondrodystrophischen Zwergen das charakteristische Aussehen verleiht, betrifft das gestörte Längenwachstum der Glieder, während Rumpf und Kopf nicht verkleinert sind. Infolge dieses Mißverhältnisses zwischen Rumpf und Gliedern überwiegt die Oberlänge stark die Unterlänge. Da die periostale Knochenbildung ungestört, ja zum mindesten verhältnismäßig, wenn nicht sogar absolut gesteigert ist, so sind die Extremitätenknochen bei ihrer Kürze breit und dick, die Muskelansätze treten oft als derbe knöcherne Zacken am Schaft der langen Röhrenknochen hervor. Besonders Humerus und Femur, bisweilen auch die Unterarm- und Unterschenkelknochen zeigen neben der stärksten Verkürzung oft auch eine Verkrümmung durch Muskelzug und Belastung. An den Phalangen fällt die kurze und breite, fast quadratische Form auf. Infolge der Verdickung der Weichteile zwischen den Mittelhandknochen stehen die drei mittleren Finger „wie ein Dreizack" auseinander (vgl. Abb. 14). An der Lendenwirbelsäule besteht eine Lordose. Der Schädel erhält dadurch eine besondere Form, daß nur die Entwicklung der knorpelig, nicht der häutig präformierten Knochen gestört ist. Die Schädelbasis ist durch vorzeitige Verknöcherung der Synchondrosis intersphenoidalis und spheno-occipitalis zwischen den einzelnen Teilen des Os tribasilare oder durch mangelhaftes Wachstum der basalen Knochen verkürzt. Der Clivus verläuft meist auffallend steil. Im Gegensatz zur Basis ist die Entwicklung des Schädeldaches nicht behindert. So entstehen im Verhältnis zur zwerghaften Körperlänge große Köpfe, denen die tief eingezogene Nasenwurzel infolge der Verkürzung der Schädelbasis einen typischen Ausdruck gibt.

Andersartige Formen einer sog. atypischen Chondrodystrophie, die durch Abflachung und Deformierung der Wirbelkörper und dadurch bedingte Verkürzung der Rumpflänge ausgezeichnet sind und eine mangelhafte Bildung der Knochenkerne sowie schwere Störungen der Epiphysenentwicklung an den Gliedmaßen erkennen lassen und auch ein familiäres Vorkommen aufweisen, werden im Schrifttum als MORQUIOsche *Krankheit* bezeichnet.

2. Osteogenesis imperfecta.

Bei der *Osteogenesis imperfecta* (gleich *Osteopsathyrosis congenita*), deren Ursache noch nicht geklärt ist, besteht von vornherein eine mangelhafte endostale und periostale Knochenbildung und infolgedessen die Entwicklung ganz spärlicher und dünner Knochenbälkchen und einer sehr zarten Corticalis, die zu Brüchen aus den geringfügigsten Ursachen neigen. Im Röntgenbild ist eine durchsichtige Zeichnung mit feinen Randschatten und kaum erkennbaren zarten Bälkchen und häufig Fraktur der Knochen mit Bildung eines kalkarmen, obwohl reichlichen Callus zu sehen. Die Epiphysenlinie ist glatt. Das Bild ist in mancher Hinsicht den plumpen dichten Knochenschatten der Chondrodystrophie entgegengesetzt. Dagegen besteht eine gewisse äußere Ähnlichkeit beider Erkrankungen in der auffälligen Kürze der Extremitäten (Mikromelie). Die kurze Beschaffenheit der Glieder ist allerdings weder regelmäßig bei der Osteogenesis imperfecta vorhanden noch pflegt sie so hohe Grade zu erreichen wie bei der Chondrodystrophie. Sie ist hier auf die meist zahlreichen Knochenbrüche zurückzuführen, die sich an den langen Röhrenknochen bisweilen perlschnurartig aneinander reihen. Am ehesten ist eine Verwechslung mit der Rachitis möglich, wenn die Kinder ein etwas höheres Alter erreichen, was aber nur ausnahmsweise geschieht. Außer den bereits angegebenen Merkmalen ist gegenüber der Rachitis besonders die glatte Begrenzung der Epiphysenfugen hervorzuheben.

Außer der angeborenen Osteopsathyrosis (Osteogenesis imperfecta) kommt auch bei ursprünglich normaler Anlage nach der Geburt, meist schon in frühem

Kindesalter, bisweilen auch erst beim Erwachsenen eine hinsichtlich ihrer Ursache ebenso unklare Knochenbrüchigkeit, *„idiopathische"* Osteopsathyrosis vor, die in Resorption und mangelhafter Neubildung von Knochensubstanz (Osteoporose) besteht und das Auftreten von Frakturen aus den geringfügigsten äußeren Anlässen begünstigt. Das Röntgenbild zeigt durchsichtige Knochen mit dünnem Randschatten und spärlichen weitmaschigen zarten Bälkchen sowie häufig Frakturen. Gleichzeitig werden oft blaue Skleren infolge verminderter Dichte der Lederhäute des Auges beobachtet.

B. Andere allgemeine Knochenerkrankungen.
1. Knochenatrophie.

Eine *Knochenatrophie* kann aus sehr verschiedenen Gründen eintreten. Auf angeborener Grundlage bzw. Entwicklungsstörungen beruht die schon beschriebene meist sehr ausgeprägte Form von *Osteoporose* und dadurch hervorgerufene Knochenbrüchigkeit *(Osteopsathyrose)*. Geringere Grade von Knochenschwund stellen sich oft als senile oder marantische Erscheinung ein; auch sie können zu Knochenbrüchigkeit und Spontanfrakturen führen. Bei Tabes tritt oft eine auf trophoneurotischen Störungen beruhende Knochenbrüchigkeit ein.

Ferner wird eine Inaktivitätsatrophie infolge Nichtgebrauchs von Gliedern bzw. eine sog. akute trophoneurotische Atrophie (SUDEK) nach entzündlichen und traumatischen Knochenveränderungen und bei Gelenkerkrankungen beobachtet. Wahrscheinlich ist diese Art der Atrophie zum mindesten größtenteils auf den Fortfall des formbildenden Reizes von Druck und Zug bei Ausschaltung der Bewegung zurückzuführen.

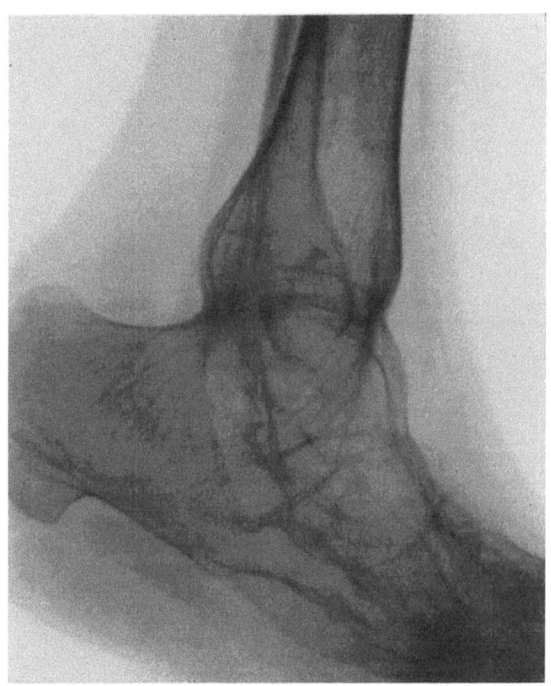

Abb. 15. Hochgradige Knochenatrophie infolge Ankylose des Fußgelenks und sämtlicher Mittelfußgelenke bei sekundärer chronischer Polyarthritis (vgl. die Handaufnahme desselben Falles in Abb. 8).

Auch endokrine Störungen können zur Osteoporose führen. Der besondere Einfluß, welchen die Epithelkörperchen auf Abbau und Entkalkung des Knochens ausüben, wird bei der Beschreibung der Ostitis fibrosa näher geschildert werden (S. 417). Wahrscheinlich spielen sie auch bei anderen Knochenerkrankungen eine Rolle, die aber noch nicht näher erforscht ist. Eine diffuse Osteoporose findet sich ferner bei dem CUSHINGschen Krankheitsbild, das durch basophile Adenome des Hypophysenvorderlappens und durch Geschwülste der Nebennierenrinde, seltener des Ovariums und des Thymus hervorgerufen wird. Auch in einigen Fällen von Akromegalie wird neben den bekannten hypertrophischen Vorgängen eine Knochenatrophie und örtliche Osteoporose in vorgeschrittenen Stadien der Krankheit angetroffen. Ferner kommen bei der BASEDOWschen Krankheit auffallend zarte Knochenbildung und mitunter auch atrophische Prozesse vor.

Bei Störung der Kalkresorption durch die Darmschleimhaut, welche bei Sprue und der kindlichen Coeliacie vorhanden ist, kommt infolge des eintretenden Kalkmangels, vielleicht auch unter Vermittlung der Inkrete der Epithelkörperchen, eine Mobilisierung des Kalks aus dem Knochen und dadurch eine Osteoporose zustande.

Im *Röntgenbilde* zeigt die Atrophie in frühen Stadien fleckförmige Aufhellungen der Knochenschatten, die in der Umgebung, aber auch in größerer Entfernung von den geschädigten Stellen auftreten. Dadurch, daß andere Partien zunächst noch normale Schattentiefe aufweisen, kommt ein scheckiges Aussehen zustande. Später tritt eine allgemeine Knochenresorption mit stärkerem Schwund der Bälkchen und Verschmälerung der Corticalis ein. Das Röntgenbild erhält dadurch eine durchsichtige, glasartige Beschaffenheit. Auf dem hellen Untergrunde treten alsdann die noch erhaltenen Spongiosabälkchen und die Randschichten als feine, wie mit einem scharfen Bleistift gezogene Striche hervor (vgl. Abb. 15).

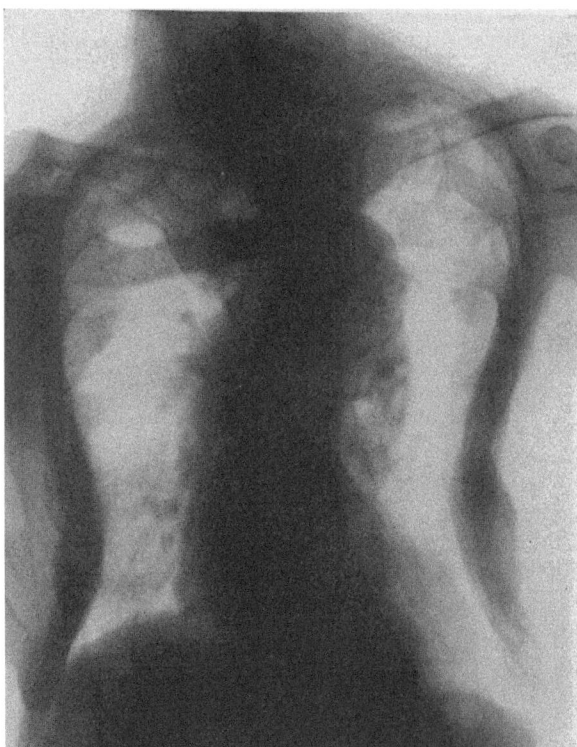

Abb. 16. Senile Osteoporose. (Glockenförmiger Thorax bei 72jähriger Frau.)

2. Osteomalacie.

Die *Osteomalacie* stellt eine allgemeine Erweichung des gesamten Skelets durch *Entkalkung des Knochens* dar, von welcher nur die Schädelknochen verschont zu bleiben pflegen. An den weich werdenden Knochen treten Verbiegungen, Einknickungen und Spontanfrakturen auf. Die Knochenveränderungen entsprechen dem anatomischen Verhalten nach ganz denen der Rachitis. Ein Unterschied besteht nur darin, daß jene den wachsenden Knochen, die Osteomalacie dagegen den fertig gebildeten Knochen betrifft.

Ätiologie und Wesen der Osteomalacie. Die Erkrankung entsteht unter verschiedenartigen Umständen, zwischen denen wahrscheinlich Beziehungen vorhanden sind. Am bekanntesten ist diejenige Form, welche ausschließlich Frauen im geschlechtsreifen Alter befällt und besonders in der Schwangerschaft oder im unmittelbaren Anschluß daran im Wochenbett auftritt. Nachdem die Erfahrung gemacht wurde, daß eine zur Verhütung weiterer Schwangerschaften ausgeführte operative Entfernung der Eierstöcke das Leiden wesentlich besserte und daraufhin auch von vorneherein bei Osteomalacie vorgenommene Kastrationen mehrfach eine günstige Wirkung auf die Erkrankung erkennen ließen, wurde hiernach eine ursächliche Bedeutung der inneren Sekretion der Ovarien für diese Fälle angenommen. Andererseits wird der Abgabe von Vitamin D an das Kind eine wichtige, von manchen sogar die entscheidende Rolle zugeschrieben. Hierdurch werden aber innersekretorische Einflüsse nicht ausgeschlossen, auf welche das bevorzugte Vorkommen der Osteomalacie beim weiblichen Geschlecht im geschlechtsreifen Alter auch außerhalb Gravidität und Puerperium, sowie auch im klimakterischen Alter hinweist, während Männer nur selten davon befallen werden. Die Graviditäts- und puerperale Osteomalacie tritt auffälligerweise in gewissen Landstrichen, so in der Rheingegend, ferner in außereuropäischen Ländern in manchen Teilen von China, Japan und Indien endemisch auf. Dagegen ist sie in anderen Landesteilen, z. B. in Norddeutschland, fast unbekannt.

Die Krankheit wurde in Hungerzeiten, so besonders in der zweiten Kriegshälfte und in den ersten Nachkriegsjahren auch in solchen Landesteilen in auffallender Häufigkeit beobachtet, wo sie sonst nur ganz vereinzelt vorkommt, so in Norddeutschland und in besonders hohem Maße in Wien.

Auch von dieser sog. *Hungerosteomalacie* wurden häufig Frauen namentlich im klimakterischen Alter betroffen. Sie kam aber auch beim männlichen Geschlecht vor und trat vorzugsweise bei jungen Leuten auf, welche erhebliche körperliche Arbeit verrichteten. Nach dem heutigen Stand der Forschung wird angenommen, daß nicht nur eine allgemeine kalorische Unterernährung, sondern der Mangel besonders lebenswichtiger Stoffe von entscheidender Bedeutung ist. Dabei wird in Analogie zu den bei der Rachitis näher bekannten Verhältnissen in erster Linie an einen Mangel von Vitamin D gedacht, welches im Eigelb und anderen Nahrungsmitteln und in besonders großen Mengen im Lebertran enthalten ist. Vielleicht spielen aber auch andere Vitamine wie das in der Butter vorkommende Vitamin A eine Rolle.

Allgemein verbreitet ist die zu allen Zeiten vorkommende *Altersosteomalacie*, welche beide Geschlechter gleichmäßig betrifft.

Der *histologische Vorgang* bei der Osteomalacie besteht ebenso wie bei der Rachitis in einer gleichmäßigen Knochenentkalkung. Um die rarefizierten Knochenbälkchen herum wird osteoides Gewebe gebildet, das die normalerweise eintretende Verkalkung und dadurch entstehende Umwandlung in fertiges Knochengewebe vermissen läßt.

In den weichen Knochen, deren spongiöse Knochenbälkchen ebenso wie die Rinde hochgradig bis zu papierdünnen Wänden verschmälert werden, treten Einknickungen und Verbiegungen mehr als vollständige Brüche schon unter geringsten äußeren Einwirkungen, auch allein unter dem Einfluß der Körperlast auf. Die Wirbelsäule sinkt zusammen, sie wird kyphotisch verkrümmt und verkürzt. Der Brustkorb erfährt unter der Einwirkung des Zuges des Zwerchfells und der Brustmuskeln an den seitlichen unteren Partien Einbuchtungen, während die unteren Ränder auseinanderweichen, so daß eine Glockenform entsteht (vgl. Abb. 16). Das Becken wird durch den seitlichen Druck der Schenkelköpfe zusammengedrückt und nimmt Kartenherzform an, indem die Schambeinäste schnabelförmig vorspringen (vgl. Abb. 17). Durch diese Verengung des Beckeneingangs werden schwere Geburtshindernisse geschaffen.

Bemerkenswerterweise blieb diese sonst äußerst charakteristische und in schweren Fällen nahezu regelmäßig eintretende Verbildung des Beckens in einem selbst beobachteten sehr schweren Fall aus, in welchem Spontanfrakturen beider Femurhälse eingetreten waren, so daß hier der seitliche Druck der Oberschenkel fortfiel.

Besondere Formen der Knochenverbildungen wurden bei der Hungerosteomalacie junger Männer beobachtet, die hauptsächlich stehende Arbeit verrichteten. Hierbei kam es unter dem Einfluß der Schwere zu Infraktionen der oberen Epiphysenfugen der Tibia, die zu einer Einknickung des Knochens nach innen führten.

Oft tritt bei Osteomalacie eine schnell verlaufende Caries und Ausfallen der Zähne ein.

Klinische Symptome. Das erste Krankheitssymptom bilden meist rheumatoide Schmerzen, namentlich im Rücken, deren Natur oft verkannt wird.

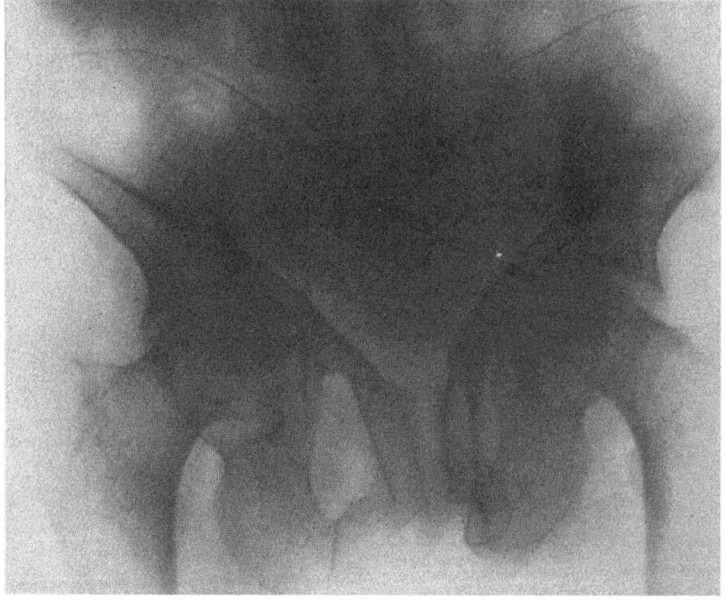

Abb. 17. Osteomalacie. Kartenherzförmig verengtes Becken.
Die Knochen des Beckenringes sind durch den Druck der Femurköpfe nach innen vorgetrieben.
Infraktion der Schambeine.

Erst eine auftretende Verkrümmung der Wirbelsäule oder eine auffällige Verkürzung des Rumpfes, seltener ein Eintritt von Spontanfrakturen der Gliedmaßen deckt das zugrunde liegende Knochenleiden auf. Sehr charakteristisch ist die bei Osteomalacie sich einstellende Gangstörung. Sie besteht darin, daß die Kranken mit ganz kleinen Schritten gehen und dabei die Füße nicht gerade vorwärts, sondern mit einer Drehung des Rumpfes einwärts setzen, so daß ein watschelnder Gang entsteht. Er kommt dadurch zustande, daß die Hüftgelenke durch eine krampfhafte Anspannung der Adduktoren der Oberschenkel fixiert werden. Die Ursache des Adduktorenkrampfes ist wahrscheinlich nicht, wie von manchen Seiten vermutet wird, in einer Miterkrankung des Nervensystems, sondern in einer Schonhaltung zu sehen, durch welche eine schmerzhafte Bewegung des zusammengedrückten Beckens vermieden werden soll. Außerdem können freilich auch aus der Wirbelsäule austretende Nerven, unter Umständen sogar das Rückenmark selbst komprimiert werden.

Das *Röntgenbild* zeigt infolge der Knochenresorption sehr geringe Kontraste der Knochenschatten, die Rindenschicht ist ebenso wie die Spongiosabälkchen verdünnt. Oft ist die Bälkchenstruktur ganz aufgehoben oder verwaschen.

Dagegen erscheinen die Markräume erweitert. Oft werden Infraktionen oder nur querverlaufende Aufhellungen der Knochensubstanz beobachtet, die als Querbrüche bezeichnet werden; zum Teil sind diese wahrscheinlich aber wohl nur als sog. LOOSERsche Umbauzonen zu deuten, an denen eine Kalkresorption an ganz umschriebener Stelle stattfindet. An Brustkorb, Becken und Wirbelsäule finden sich die beim anatomischen Verhalten beschriebenen Verbiegungen (vgl. Abb. 16 u. 17); zum Teil werden ähnliche Veränderungen auch an den Knochen der Gliedmaßen beobachtet.

Bei der Hungerosteomalacie treten ähnlich wie bei der Rachitis mitunter tetanische Symptome auf. Der Kalkgehalt des Blutes ist meist nicht verändert.

Der Allgemeinzustand des Körpers wird durch die Knochenerkrankung selbst kaum gestört. Sofern ein Nahrungs- und besonders ein Vitaminmangel vorliegt, kann auch die Blutbildung im Knochenmark Schaden leiden und eine Anämie sekundären Charakters eintreten. Manchmal ist eine Albuminurie leichten Grades vorhanden.

Behandlung. Die Behandlung hat die bei der Entstehung der Erkrankung genannten Umstände zu berücksichtigen. Bei der besonders bei Frauen an manchen Orten endemisch auftretenden puerperalen Osteomalacie kann eine Kastration durch Röntgenstrahlen, welche jetzt meist der Operation vorgezogen wird, Stillstand und Besserung, unter Umständen sogar Heilung des Leidens bewirken. Sie ist aber nur in schweren durch andere Maßnahmen nicht zu beeinflussenden Fällen anzuwenden; auch kann ein Erfolg nicht mit Sicherheit vorausgesetzt werden. Tritt die Osteomalacie bereits in der Gravidität auf, so ist diese in schweren Fällen zu unterbrechen. Nach der Entbindung ist das Stillen einzustellen.

Bei den Formen, bei welchen ein Mangel an Nährstoffen, insbesondere von Vitaminen in Betracht kommt, sind die entsprechenden Nahrungsmittel, insbesondere Eier, Butter, frische Gemüse und Obst zuzuführen. Als sehr wirksam hat sich bei der Osteomalacie ebenso wie bei der Rachitis die Behandlung mit Phosphorlebertran gezeigt, deren Erfolg hauptsächlich auf den Gehalt an Vitamin D, außerdem auch auf den Phosphorgehalt zurückzuführen ist. Jetzt wird vorwiegend Vigantol (bestrahltes Ergosterin) gegeben. Auch Höhensonnenbestrahlungen haben bisweilen eine günstige Wirkung.

Von innersekretorischen Mitteln ist in einzelnen, aber keineswegs in allen Fällen das Adrenalin, das in Dosen von $1/2$ mg 1mal täglich subcutan injiziert wird, von guter, manchmal überraschender Wirkung.

3. Rachitis.

Die Ätiologie der Rachitis, welche durch Vitamin-D-Mangel hervorgerufen wird, ist im Abschnitt über die Avitaminosen geschildert (vgl. S. 108, 126). Wie dort erwähnt ist, ist der Kalkspiegel des Blutes der Norm entsprechend oder häufig etwas unter den Durchschnittswerten liegend, der Phosphatspiegel deutlich vermindert. Hier sollen nur die Veränderungen am Knochensystem beschrieben werden. Diese entsprechen beim wachsenden kindlichen und jugendlichen Knochen den Vorgängen, welche sich bei der Osteomalacie am erwachsenen Organismus abspielen. Die Krankheit tritt beim Kinde etwa vom 4. Lebensmonat bis zum 4. Lebensjahre auf, weit seltener am Ausgang des Kindesalters im Beginn der Geschlechtsreife *(Rachitis tarda)*.

Pathologische Anatomie. Die Störungen der Knochenbildung bei der Rachitis sind ausgezeichnet durch mangelhafte Verkalkung sowohl des Knorpels als des osteoiden Gewebes, die beide im Übermaß produziert werden, während der fertige Knochen durch normale oder auch gesteigerte Resorption eingeschmolzen wird. Es entsteht so eine allgemeine Kalkarmut des Knochens und an den Stellen, an denen normalerweise der Knochen wächst, ein Übermaß kalklosen osteoiden Gewebes.

Die wichtigsten Wachstumsvorgänge spielen sich an den Epiphysenlinien ab. Während normalerweise an der Knochenknorpelgrenze auf eine überall gleichmäßig breite Schicht verkalkten Knorpel eine ebenso regelmäßig angeordnete linear von der vorigen abgegrenzte Knorpelwucherungszone folgt, gehen bei der Rachitis die Markräume des Knochens ohne eine besondere Knorpelverkalkungszone in unregelmäßiger Weise in eine übermäßig entwickelte Knorpelwucherungsschicht über. Nur an einigen Stellen sind zwischen Knochen und wuchernden Knorpel unregelmäßig verteilte Inseln verkalkten Knorpels eingesprengt. In minder schweren Fällen, in denen noch eine teilweise Verkalkungszone erhalten ist, ist diese doch ganz unregelmäßig, unscharf, fransenförmig gestaltet.

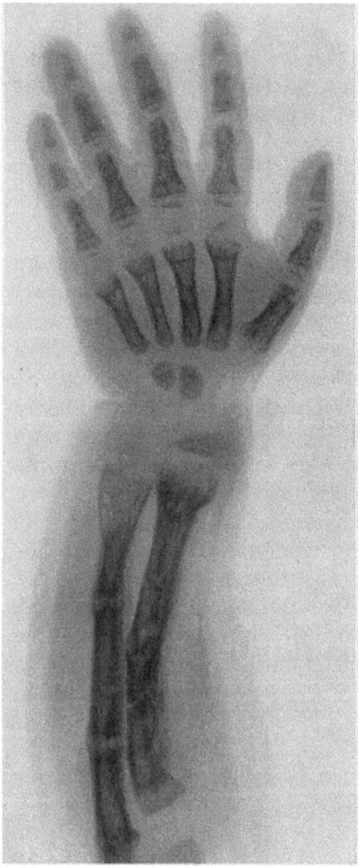

Diese Vorgänge sind gewöhnlich am stärksten an den Rippen, am unteren Femur und oberen Humerusende ausgesprochen, dann an den proximalen und distalen Teilen der Unterschenkel- und Vorderarmknochen, besonders am Radius. Sie treten stets in symmetrischer Weise auf.

An den genannten Stellen sind in der Gegend der verdickten Knorpelknochengrenzen an den Epiphysen Auftreibungen der Knochen sicht- und fühlbar. So entstehen an der Vorderseite des Brustkorbes der rachitische Rosenkranz und an den Epiphysen der langen Röhrenknochen wulstartige Verdickungen.

Ebenso wie die chondrale Ossifikation an den Epiphysen ist auch das endostale und periostale Knochenwachstum gestört. Durch gesteigerte Resorption des fertigen Knochens wird die Rindenschicht verdünnt und die spongiöse Substanz weitmaschig. Die Knochenneubildung beschränkt sich auf kalkloses osteoides Gewebe. Infolge der Kalkverarmung entstehen an den Knochen an manchen Stellen ringförmige Kontinuitätstrennungen und Infraktionen sowie starke Verbiegungen und Verkrümmungen der Gliedmaßen. Diese sind an den Knochen der Beine wegen der auf diesen ruhenden Körperlast meist besonders stark ausgeprägt (O- und X-Beine). Wegen der mangelnden Tragfähigkeit der Knochen lernen die Kinder erst sehr verspätet gehen. Der Gang ist infolge einer

Abb. 18. Rachitis. Verbreiterung und konkave, becherförmige Gestaltung der Knochen an der Epiphysengrenze. Multiple Infraktionen der Unterarmknochen.

Verbiegung der Femurhälse (Coxa vara rachitica) watschelnd. Am Becken wird durch Verbiegung der Knochen der Eingang zum kleinen Becken verengt. Hierdurch kann später bei der erwachsenen Frau ein Geburtshindernis entstehen. Am Brustkorb bildet sich durch Zug des Zwerchfells die dessen Ansätzen enstprechende HARRISONsche Furche aus. Oft wird die Vorderfläche des Brustkorbs beiderseits abgeplattet und das Brustbein vorgedrückt, so daß eine Hühnerbrust (Pectus carinatum) entsteht. Die Wirbelsäule kann skoliotisch oder kyphoskoliotisch verkrümmt werden. Am Schädel zeigen sich oft die ersten Veränderungen in Gestalt einer Erweichung der pergamentdünnen eindrückbaren Hinterhauptsschuppe (Kraniotabes) schon im zweiten Lebenshalbjahr, später bilden sich Verdickungen der Scheitelbein- und Stirnbeinhöcker aus. Hierdurch kann der oft infolge eines gleichzeitigen Hydrocephalus unförmig große Schädel eine eckige Gestalt annehmen (Caput quadratum). Der Schluß der Fontanellen ist verzögert. Auch die Zahnentwicklung ist vielfach gestört und erfolgt verspätet. Oft weisen die Zähne Schmelzdefekte auf und neigen zur Caries.

Das *Röntgenbild* zeigt als Ausdruck der Kalkarmut eine verminderte Schattentiefe der Knochen. An den Stellen der ringförmigen Kontinuitätstrennungen sind quere Schattenaussparungen sichtbar. An der Epiphysengrenze erscheint der Knochen verbreitert und zeigt oft eine becherförmige Aushöhlung mit aufgetriebenen verwaschenen Rändern gegenüber der nicht schattengebenden vergrößerten Knorpelwucherungszone (vgl. Abb. 18).

Bei *Heilungsvorgängen*, welche spontan oder unter dem Einfluß von Vitamin-D-haltiger Kost, insbesondere Phosphorlebertran, bei natürlicher oder künstlicher Sonnenbestrahlung oder durch Zufuhr von bestrahltem Ergosterin (Vigantol) auftreten, nimmt der Kalkgehalt der Knochen zu. Diese erlangen eine größere Festigkeit. Die eingetretenen Formveränderungen können, wenn sie nicht sehr hochgradig waren, teilweise noch ziemlich weitgehend ausgeglichen werden. In schweren Fällen bestehen sie dagegen auch bei Zunahme der Knochendichte unverändert fort.

Im Röntgenbild ist eine zunehmende Schattentiefe sichtbar; an den Epiphysengrenzen tritt ein stark schattengebendes Kalkband auf, welches zunächst unregelmäßig gestaltet ist, später eine glattere Form annimmt.

Mitunter kommt durch eine abnorm starke Verkalkung eine elfenbeinartige Verdickung der Knochen zustande. Durch Störung des Epiphysenknochenwachstums kann eine auffallende Kürze der Gliedmaßen und ein rachitischer Zwergwuchs entstehen.

Ähnliche, meist weniger stark als bei der kindlichen Form ausgeprägte Veränderungen zeigt die zwischen Kindes- und Jugendalter auftretende *Rachitis tarda*. Auch hier ist die epiphysäre Begrenzung des Diaphysenschattens unscharf und unregelmäßig gestaltet und die Epiphysenknorpelfuge abnorm weit. Im Vordergrunde stehen gewöhnlich die Verkrümmungen der Glieder, die infolge der größeren Belastung durch das Gewicht des halberwachsenen Körpers sehr schwere Grade aufweisen können. Die Kranken klagen oft über große Müdigkeit und Schmerzen in den stark belasteten Gliedmaßen, namentlich in den Beinen.

Die *Behandlung* der Rachitis richtet sich gegen ihre Ursache und sucht den Mangel an Vitamin D abzuhelfen, dessen Vorkommen und Bildung S. 108 geschildert ist. Säuglinge erhalten nach Möglichkeit Mutter- oder Ammenmilch. Älteren Kindern gibt man eine Kost, welche reich an Vorstufen des Vitamins D ist; diese finden sich namentlich im Eidotter und in besonderer Menge im Lebertran. Zur Überführung des Provitamins in das fertige Vitamin D ist Bestrahlung der Haut durch Sonnenstrahlen oder mit der an ultravioletten Strahlen reichen Quecksilberquarzlampe von HULDSCHINSKY (künstliche Höhensonne) erforderlich. In einfachster Weise geschieht die Vitaminzufuhr in Gestalt des das bestrahlte Ergosterin enthaltenden Präparates Vigantol; von diesem erhalten Säuglinge und Kleinkinder 5—10, große Kinder 15 und Erwachsene 20 Tropfen täglich etwa 4 Wochen lang. Zur Vermeidung einer Überdosierung ist dann eine Pause von 1—2 Wochen bis zur weiteren Behandlung mit Vigantol einzulegen. Die Knochenbildung wird wesentlich durch Zufuhr von Phosphor begünstigt, dessen Gehalt im Blute vermindert ist. Die lange vor Erkenntnis der inneren Zusammenhänge empirisch gefundene günstige Wirkung des Phosphorlebertrans (0,01 Phosphor auf 100 Lebertran teelöffelweise) durch KASSOWITZ findet hierdurch ihre Begründung. Heute wird an dessen Stelle gewöhnlich Vigantollebertran verordnet, von dem 1 ccm einem Tropfen Vigantol entspricht. Außerdem ist auch eine an anderen Vitaminen reiche Kost von frischem Gemüse und Butter zu empfehlen.

Renale Rachitis, renaler Zwergwuchs. Mit der Rachitis übereinstimmende Knochenveränderungen sowie ein wohlproportionierter, auf mangelhafte Entwicklung der Knochenkerne, nicht auf rachitische Verkrümmungen zu beziehender Zwergwuchs werden im kindlichen und jugendlichen Alter bei chronischen Nierenerkrankungen angetroffen, die anatomisch den Charakter einer durch starke interstitielle Bindegewebswucherung und Verödung der Glomeruli ausgezeichneten primären Schrumpfniere tragen. Die Nierenfunktion, besonders die Konzentrationsfähigkeit und Stickstoffausscheidung, ist in vorgeschrittenen Stadien erheblich gestört. Im Blut ist der Phosohorspiegel oft erhöht, der Calciumspiegel meist etwas vermindert. Dies Verhalten ist vom Zustand der Nierenfunktion abhängig; es zeigt die stärksten Veränderungen bei Urämie, die dem Leben in der Regel ein frühes Ende setzt. Therapeutisch ist eine diätetische Behandlung der Nieren angezeigt. Eine antirachitische Vitamin- und Strahlenbehandlung pflegt erfolglos zu sein.

4. Möller-Barlowsche Krankheit.

Auch die MÖLLER-BARLOW*sche Krankheit*, welche durch Vitamin-C-Mangel bei Säuglingen und Kleinkindern entsteht, ist hinsichtlich ihrer Ätiologie und Therapie unter den Avitaminosen beschrieben (vgl. S. 107, 125). Sie ist der Entstehung und ihrem Wesen nach dem Skorbut der Erwachsenen nahe verwandt.

Die hier allein zu schildernden Knochenveränderungen bestehen in schmerzhaften Anschwellungen an den Epiphysen der langen Röhrenknochen und zum Teil auch an Rippen, Unterkiefer und Schädel.

Der Erkrankung liegt eine nahe der Knorpelknochengrenze der Epiphyse sich abspielende schwere Veränderung des Knochenmarks zugrunde, welches in ein zellarmes, feinfaseriges, schlecht vaskularisiertes sog. Gerüstmark verwandelt ist. Hierdurch leidet die Knochenbildung durch Osteoblasten und die enchondrale Ossifikation, während die Resorption des bereits gebildeten Knochens in lebhafter Weise vor sich geht. So entsteht eine abnorme Brüchigkeit der noch erhaltenen Knochenbälkchen, die zusammengepreßt werden und in wirrem Durcheinander mit verkalkten Knorpelstreifen, Blut- und Pigmentmassen eine unregelmäßige „Trümmerfeldzone" bilden. An diesen stark veränderten Stellen der Diaphyse, welche an die Knorpelknochengrenze der Epiphyse angrenzen, kommt es leicht zu Infraktionen und auch Frakturen, die oft in nicht ganz genauer Weise als Epiphysenlösungen bezeichnet werden. Häufig treten dabei seitliche Verschiebungen der distalen Abschnitte gegenüber dem Schafte ein. An dieser Stelle und unter dem Periost entstehen oft Blutungen. Diese sog. periostalen Hämatome umscheiden mantelförmig den Knochen und geben zu einer fühlbaren Verdickung desselben Anlaß.

Im *Röntgenbild* ist die an der Grenze von Dia- und Epiphyse befindliche sog. Trümmerfeldzone durch einen dichten, etwas unregelmäßig gestalteten Schattenstreifen gekennzeichnet, der gegen die helle Knorpelzone scharf abgegrenzt ist. Durch die subperiostalen Hämatome, welche sich auf die Diaphyse fortsetzen, werden dem Knochen seitlich anliegende Verschattungen hervorgerufen.

Die mit den genannten Knochenveränderungen häufig einhergehende hämorrhagische Diathese, die an Haut und Schleimhäuten häufig auftritt und besonders zu Zahnfleisch- und Nierenblutungen und schließlich zur Entwicklung einer schweren Anämie Anlaß gibt, ist S. 125 näher geschildert.

Unter der *Therapie*, welche in der Darreichung von Vitamin-C-reichen frischen Gemüsen, insbesondere Apfelsinen, Citronen und Mohrrübensaft, und von Vitamin C-haltigen Präparaten (Cebion) besteht, bilden sich sowohl die allgemeinen Krankheitssymptome als die genannten Knochenveränderungen meist schnell zurück.

5. Ostitis fibrosa (Recklinghausen).

Die zuerst von v. RECKLINGHAUSEN 1891 beschriebene *Ostitis fibrosa generalisata* ist eine Erkrankung des Knochensystems, bei welcher der Knochen an verschiedenen Stellen abgebaut, entkalkt und das Knochenmark durch fibröses

Gewebe ersetzt wird. Diese anfangs nur örtlich vorhandenen umschriebenen Veränderungen können in fortgeschrittenen Fällen ausgedehnte Teile des Skelets ergreifen und zu Einbrüchen und Verbiegungen der Knochen führen. Hierdurch entstehen unter der Einwirkung von Druck und Zug durch Schwerkraft und Muskelkontraktion hochgradige Formveränderungen der Gliedmaßen und zum Teil auch des Rumpfes und schließlich eine Verunstaltung des ganzen Körpers.

Die Erkrankung tritt meist in mittlerem Lebensalter, etwas häufiger bei Frauen als bei Männern, auf.

Ätiologie und Wesen der Erkrankung. Die Ursache der Krankheit liegt in einer Störung der inneren Sekretion und zwar in einer *vermehrten Abscheidung des Inkrets der Epithelkörper (Nebenschilddrüsen)*. Diese Erkenntnis wurde zunächst durch die anatomische Beobachtung gewonnen, daß bei dieser Erkrankung Adenome der Epithelkörperchen gefunden wurden, und durch die Wirkung der Operation, daß nach Entfernung der Adenome die Knochenentkalkung aufhörte und wieder eine Festigung des Knochengewebes eintrat. Diese zuerst von MANDL gefundene Tatsache ist jetzt durch eine größere Reihe operierter Fälle bestätigt worden. Infolge der Knochenentkalkung ist der Kalkspiegel des Blutes bis auf das Doppelte der Norm erhöht.

In Übereinstimmung hiermit steht die experimentelle Beobachtung, daß durch übermäßige Zufuhr des Inkrets der Epithelkörperchen (Parathormon) bei Ratten und Meerschweinchen eine Entkalkung der Knochen mit Bildung von Spontanfrakturen, Erhöhung des Blutkalkspiegels und Auftreten von Kalkmetastasen in verschiedenen inneren Organen herbeigeführt werden kann.

In einem selbst beobachteten, von HOFF veröffentlichten Fall, der schwerste Knochenentkalkung aufwies und durch ausgedehnte Kalkmetastasen in der Haut und den Arterienwandungen trotz jugendlichen Alters ausgezeichnet war, wurde bei der Autopsie neben einer gleichmäßigen Hypertrophie sämtlicher Epithelkörperchen ein basophiles Adenom der Hypophyse festgestellt; wahrscheinlich ist dies in ursächlichem Zusammenhang mit der Hypertrophie der Epithelkörperchen zu bringen und ihm sogar eine übergeordnete Bedeutung beizumessen.

Pathologische Anatomie. Die Knochenbälkchen werden durch Osteoclasten abgebaut und entkalkt. An diesen Stellen wird das normale Knochenmark durch fibröses Gewebe ersetzt. Innerhalb desselben können zellreiche Granulationsgeschwülste sich bilden, die histologisch einen sarkomähnlichen Aufbau zeigen und häufig durch Beimengung von Blutpigment eine braune Färbung aufweisen. Sie werden als braune Riesenzellentumoren bezeichnet und haben im Gegensatz zu den echten Sarkomen keinen bösartigen Charakter. Durch Gewebszerfall und Verflüssigung können cystenähnliche Hohlräume entstehen. Die spongiöse Knochensubstanz ist an diesen Stellen vollständig zerstört. Die darüber befindliche Corticalis ist oft hochgradig verdünnt.

Klinische Symptome. An den Stellen, an welchen diese Knochenveränderungen vor sich gehen, werden oft ziehende Schmerzen geäußert, die häufig lange irrtümlich als Rheumatismus gedeutet werden, bis eine Verbiegung oder ein Bruch des verdünnten Knochens oder eine schon vorher gemachte Röntgenaufnahme die schwere Knochenerkrankung aufdeckt. Am häufigsten werden die langen Röhrenknochen der Gliedmaßen ergriffen. Es können aber auch die Knochen des Rumpfes (Becken, Schlüsselbeine usw.) sowie die Fingerknochen befallen werden.

Das *Röntgenbild* zeigt an Stelle der cystenartigen Entkalkungen des Knochens umschriebene Aufhellungen von rundlicher oder ovalärer Form, die zum Teil einheitlich gestaltet sind, zum Teil eine felderartige wabige Struktur mit zwischengelagerten Septen erkennen lassen (vgl. Abb. 19). Bei der generalisierten Form erscheinen die Knochenschatten allgemein hochgradig rarefiziert, von zahlreichen teils feinen, teils gröberen Aufhellungen völlig durchsetzt. An manchen Stellen treten örtlich begrenzte Schattenlücken auf. An diesen erfolgen vorzugsweise die Frakturen.

Der Blutkalkspiegel, welcher normalerweise 9—11 mg-% beträgt, wird bei der generalisierten Form der Ostitis fibrosa über 12 mg-% bis auf 15—25 mg-% erhöht gefunden. Dementsprechend steigt auch die tägliche Kalkausfuhr durch den Urin von den normalen Werten von 100—200 mg auf etwa 400 mg.

Der Gehalt des Blutes an anorganischem Phosphor, welcher etwa 3 mg-% (bei Säuglingen bis 5 mg-%) beträgt, ist bei der Ostitis fibrosa in der Regel unter 2 mg-% erniedrigt, doch sind bisweilen, namentlich kurz vor dem Tode, auch erhöhte Werte gefunden worden.

Die Ursache der Erkrankung, ein Adenom oder Hypertrophie eines oder mehrerer Epithelkörperchen, ist wegen der versteckten Lage derselben an der Hinterfläche der Schilddrüse nur selten nachweisbar. Besonders große Tumoren, die in Ausnahmefällen bis Taubeneigröße erreichen können, sind an der Seite des Halses unterhalb des Kehlkopfes zu tasten. Die Geschwülste können auch an anderer Stelle, so hinter der Luftröhre in verschiedener Höhe, auch substernal bis zur Bifurkation herab, liegen und dadurch dem Nachweis durch Palpation völlig entzogen sein.

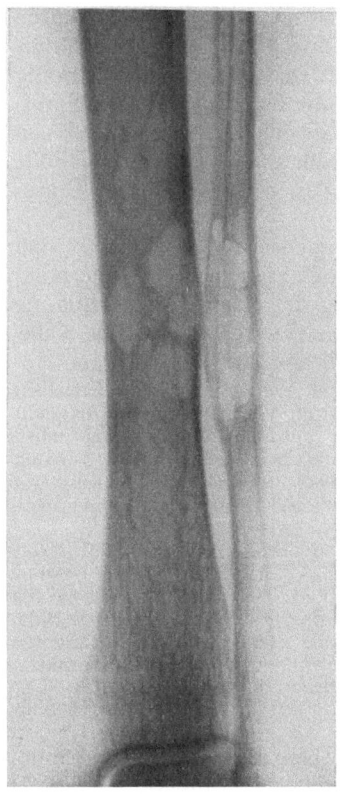

Abb. 19. Ostitis fibrosa cystica.

Der *Verlauf* ist bei der generalisierten Form meist langsam fortschreitend. Außer der zunehmenden Verbildung des Skelets entwickelt sich in vorgerückten Stadien oft eine hochgradige Kachexie, die zum Tode führt, wenn keine andere Erkrankung das Leben vorzeitig beendet oder andererseits eine Operation Rettung bringt.

Eine nicht seltene Komplikation stellen Erkrankungen der Nieren dar, in denen sowohl Steinbildung infolge der vermehrten Kalkausscheidung als auch davon unabhängige Schädigungen der Glomerulusfunktion (Konzentrationsschwäche und N-Retention) vorkommen. In manchen Fällen ist auch Tod durch Urämie beobachtet.

Behandlung. Die *Behandlung* besteht in Entfernung der Epithelkörpertumoren. Sie ist auf Grund der vorliegenden günstigen operativen Ergebnisse auch dann vorzunehmen, wenn keine Geschwulst am Halse fühlbar ist. Nach der Entfernung tritt eine Kalkzunahme der Knochen ein, die am deutlichsten durch das Röntgenbild festzustellen ist. Bereits vorhandene Formveränderungen der Knochen werden hierdurch nicht beseitigt. Vielmehr tritt nur eine Zunahme der Knochensubstanz an den umgestalteten Knochen ein. In einigen Fällen ist durch Entfernung einzelner Epithelkörperchen ein vorübergehender Unterfunktionszustand bewirkt worden, der sich in den Symptomen der Tetanie, Krämpfen usw., äußerte. Diese Erscheinungen gingen aber meist bald wieder vorüber. Wenn eine Operation verweigert wird oder erfolglos verlaufen ist, kommt eine Röntgenbestrahlung der Halsgegend, in der die Epithelkörperchen liegen, sowie des oberen Mediastinums, in dem sie gelegentlich auch vorkommen können, in Betracht. In einzelnen Fällen ist über Bestrahlungserfolge berichtet worden.

Außer der generalisierten Form der Ostitis fibrosa (RECKLINGHAUSEN) kommen *örtlich* beschränkte Veränderungen gleicher Art vor, die lange Zeit oder dauernd keinen Fortschritt zeigen. Es ist nicht erwiesen, ob diese ebenfalls auf einer Störung der Epithelkörper beruhen. Diese örtlichen Krankheitsherde werden operativ durch Teilexcision von Knochengewebe oder Auskratzen des krankhaft veränderten Marks mit dem scharfen Löffel behandelt.

6. Ostitis deformans (PAGET).

Von der Ostitis fibrosa (RECKLINGHAUSEN) völlig verschieden ist die früher oft für wesensgleich gehaltene *Ostitis deformans*, die 1877 von PAGET beschrieben ist. Sie besteht in einer unregelmäßigen Umbildung des Knochengewebes, welches zunächst einzelne Knochen befällt und sodann oft ausgedehnte Teile des Skelets ergreift. Es handelt sich hierbei um eine Mischung von Abbau- und Umbauprozessen, die zur Bildung eines ganz unregelmäßig gestalteten schwammähnlichen Gewebes führen.

Innersekretorische Störungen sind hierbei nicht erwiesen. Insbesondere sind keine Veränderungen der Epithelkörperchen gefunden worden. Neuerdings wird von SCHNEIDER und WIDMANN die Ursache der Erkrankung in einer Störung im Vitamin A-Umsatz vermutet, da sie einen verminderten Vitamin A-Spiegel bei erhöhten Kalkwerten im Blut feststellten. Sonst ist der Blutkalkspiegel im Gegensatz zu dem Verhalten bei der Ostitis fibrosa generalisata in der Regel unverändert gefunden worden.

Die Erkrankung tritt in höheren Lebensaltern in den vierziger bis fünfziger Jahren auf. Sie befällt häufiger Männer als Frauen.

Von dem krankhaft veränderten Umbau ergriffen werden zuerst meist die Unterschenkelknochen, besonders die Tibia, dann die Schädelknochen, im weiteren Verlauf oft zahlreiche Röhrenknochen der Gliedmaßen und die Knochen des Rumpfes.

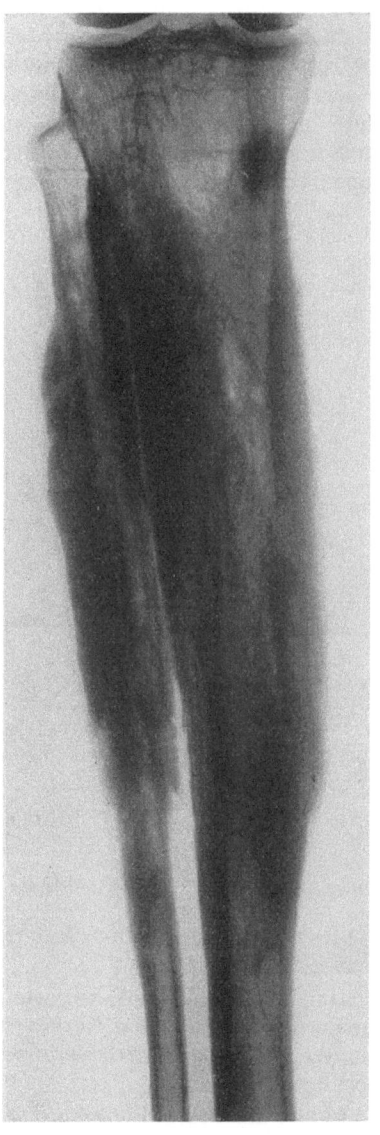

Abb. 20. Ostitis deformans (PAGET).

Die *histologischen Veränderungen* der erkrankten Knochenteile bestehen in einer Einschmelzung von Knochensubstanz und unregelmäßigem Anbau von mangelhaft verkalktem osteoidem Gewebe. Die kompakte Substanz ist verdickt, die Markhöhle des Knochens eingeengt. Der in verstärktem Maße neu gebildete Knochen ist wegen seines völlig ungeordneten Aufbaues und mangelnden Kalkgehaltes nicht tragfähig. Es kommt daher zu unregelmäßigen Verbiegungen der Knochen; auch können Spontanfrakturen entstehen. In manchen Fällen tritt in dem so veränderten Knochengewebe eine maligne Entartung ein und es entwickelt sich ein Knochensarkom, das zu Metastasen führen kann.

Klinische Symptome. Auch bei dieser Veränderung der Knochensubstanz entstehen oft Schmerzen, die für Rheumatismus gehalten werden. Die Aufmerksamkeit auf das Vorliegen einer Knochenerkrankung wird dadurch geweckt, daß meist zuerst Auftreibungen und Verbiegungen der Schienbeine entstehen, die nach vorn und außen gerichtet sind. Ferner wird oft eine Umfangszunahme des Kopfes, die durch eine Verdickung der Schädelknochen entsteht, daran bemerkt, daß die Hüte zu eng werden. Innerhalb einiger Jahre kann die Kopfweite um mehrere cm zunehmen. Gleichzeitig tritt auch eine Veränderung der Schädelbildung auf, indem Stirn- und Scheitelbeine sich vorwölben und die Augenbrauenhöcker und Jochbogen stärker hervortreten. Der Gesichtsteil des

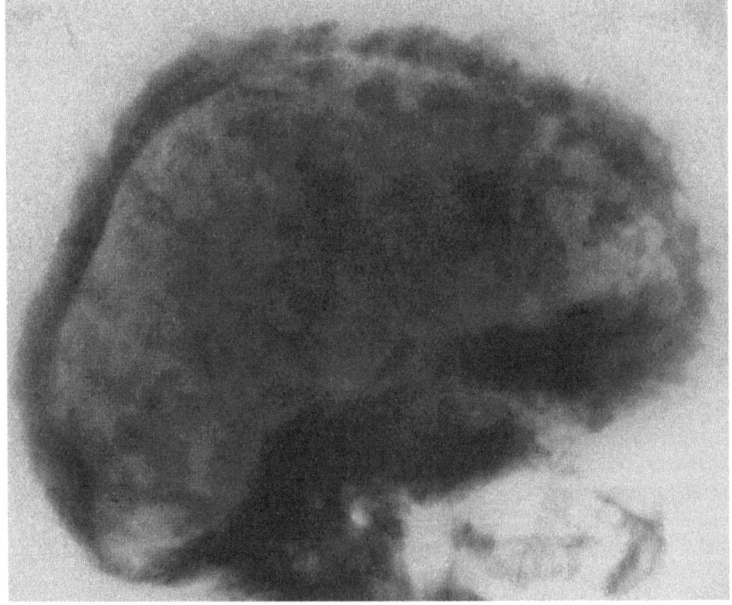

Abb. 21. Schädel bei Ostitis deformans (PAGET).

Kopfes bleibt dagegen unverändert und tritt gegenüber dem unförmig verdickten Schädel zurück.

Durch Knochenverdickungen an der Schädelbasis können die Knochenkanäle der austretenden Nerven verengt werden und infolge Kompression der Nerven Lähmungen und Reizsymptome, unter anderem auch Seh- und Hörstörungen, auftreten.

Indem die Erkrankung auch die Wirbelsäule befällt, entsteht an dieser eine kyphotische Verkrümmung und Verkürzung ähnlich wie bei den entsprechenden Altersveränderungen. Durch Druck der austretenden Nerven können heftige ausstrahlende Schmerzen hervorgerufen werden.

Das *Röntgenbild* zeigt stark verbreiterte Knochenschatten, in denen Aufhellungen und wolkige Trübungen in unregelmäßiger Weise und meist ohne scharfe Abgrenzung miteinander abwechseln und ein schwammähnliches Aussehen hervorrufen. Die Corticalis ist meist erheblich und zwar in unregelmäßiger Weise verdickt, manchmal aber auch an einzelnen Stellen verdünnt und gegenüber der Spongiosa nicht deutlich abgesetzt (vgl. Abb. 20). Infolge Mitbeteiligung des Periosts am Wucherungsprozeß ist die Oberfläche des Knochens unregelmäßig wellig gestaltet. Nur an den Schädelknochen pflegt die Oberfläche glatt zu sein. Die Schädelkapsel ist verdickt und zeigt infolge des Wechsels von osteoporotischen und osteosklerotischen Prozessen ein schwammig-wolkiges Aussehen (vgl. Abb. 21). Unter den starken Verkrümmungen der Gliedmaßen fällt die gewöhnlich am ehesten auftretende säbelscheidenförmige Verkrümmung der Tibia besonders auf.

Der *Verlauf* der Erkrankung ist in der Regel langsam fortschreitend. Mitunter tritt aber auch ein langdauernder Stillstand ein. Der Tod wird nicht durch die Knochenerkrankung, sondern durch arteriosklerotische Altersveränderungen oder andere Erkrankungen herbeigeführt.

Eine wirksame *Behandlung* der Erkrankung ist nicht bekannt.

7. Osteosklerose.

Eine *Osteosklerose*, welche durch endostale, zum Teil auch periostale Knochenneubildung zustande kommt und in einer Verdickung der Corticalis und spongiösen Knochensubstanz besteht, kommt teils örtlich, teils in ganz diffuser Verbreitung vor. Zum Teil ist sie als reaktive Folgeerscheinung auf bekannte Ursachen aufzufassen, in anderen Fällen ist ihre Entstehung aber noch ungeklärt.

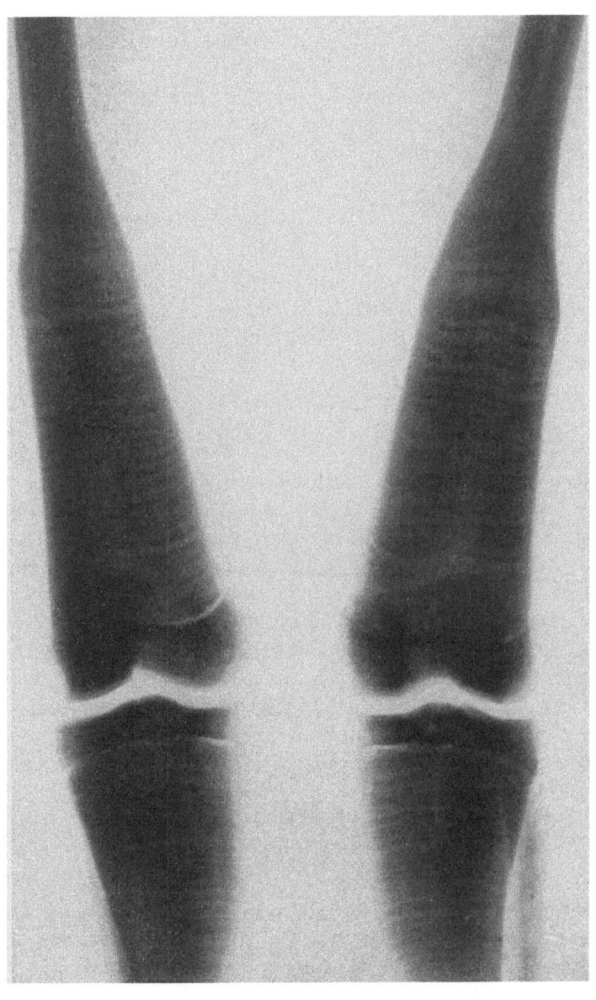

Abb. 22. Marmorknochen.
Quergerippte, Jahresringen ähnliche Zeichnung.

Lokale Osteosklerose wird bei Osteomyelitis, Lues usw., außerdem aber auch als scheinbar idiopathische Erkrankung am Schädel (Hyperostosis cranii, Craniosclerosis, Leontiasis) beobachtet.

In *allgemeiner Verbreitung* kommt die *Osteosklerose* als sekundärer Vorgang bei diffuser Durchsetzung des Knochenmarks mit Carcinommetastasen vor, die am häufigsten bei einem Krebs der Prostata, ferner auch des Magens usw. eintritt, selten bei primärem Sarkom, ferner bei Blutkrankheiten (Leukämie, Lymphogranulomatose usw.). Auch bei Phosphorvergiftung kann eine Knochenverdickung entstehen; hier handelt es sich meist um periostale Knochenwucherungen und eine zentrale Nekrose. Bei intermittierender Phosphordarreichung an Kinder können durch enchondrale Ossifikation Jahresringen ähnliche Verdichtungszonen im wachsenden Knochen entstehen. Ähnliche Verdichtungszonen an den Metaphysen sind ferner bei Bleivergiftung im jugendlichen Alter beobachtet. Bei Kryolitharbeitern ist eine eigenartige diffuse sklerotische Veränderung der Knochen, ferner auch von Bändern und Muskelansätzen beschrieben, die auf Niederschläge von Calciumfluorid zurückgeführt wird. Bei der Akromegalie tritt eine gewisse Verdickung des gesamten Knochensystems mit Bevorzugung besonderer Teile ein.

Ihrer Entstehung nach noch ungeklärt ist die seltene, in diffuser Weise das ganze Skelet durchsetzende Osteosklerose, welche im Röntgenbild von ALBERS SCHÖNBERG als

8. Marmorknochenkrankheit

beschrieben worden ist. Sie ist vereinzelt schon bei neugeborenen Kindern, in einer etwas größeren, aber auch spärlichen Anzahl von Fällen bei jugendlichen und erwachsenen Personen beobachtet worden. In einigen Fällen ist familiäres Auftreten beobachtet. Mehrfach war Blutsverwandtschaft der Eltern vorhanden. Von klinischen Symptomen ist die Neigung zu Knochenfrakturen, in vielen Fällen eine hochgradige Blutarmut *(osteosklerotische Anämie)* mit Auftreten von Erythroblasten und Myelocyten, in einigen Fällen eine Sehnervenatrophie, Hydrocephalus und eine Verminderung des Längenwachstums sowie eine Nekrose des Unterkiefers mit eiternden Fisteln zu nennen.

Das *Röntgenbild* zeigt in allen Skeletteilen eine tiefe gleichmäßige Verschattung, die nur wenig oder gar keine Struktur und an einigen Stellen enge Markräume erkennen läßt. Unter den wenigen Einzelheiten der gerade durch ihre Gleichmäßigkeit ausgezeichnete Röntgenbilder sind an den wachsenden Knochen jugendlicher Fälle besonders dichte Schattenbänder an den den Epiphysen benachbarten Metaphysen und in gewissen Abständen davon außerdem parallel verlaufende, schichtweise angeordnete Querstreifen in verschiedenen Röhrenknochen, ferner eine zirkuläre konzentrische Schichtung in einigen Fußwurzelknochen zu erwähnen (vgl. Abb. 22). Die infolge des Elastizitätsverlustes des ganz verkalkten Knochens eintretenden Frakturen sind ausgesprochene Querbrüche.

Bei einer zuerst von LERI als

9. Melorheostose

beschriebenen osteosklerotischen Entwicklungsstörung betrifft die Knochenverdichtung lediglich ein streifenförmiges Gebiet, das in der Hauptachse nur eines Gliedes verläuft, und mitunter mit einer Verlängerung der sklerosierten Teile, z. B. einzelner Finger, einhergeht. Die verdichteten Partien treten im Röntgenbild als intensive Schattenstreifen hervor, welche die sonst normalen Knochen durchziehen.

10. Periostitis hyperplastica (Osteoarthropathie hypertrophiante PIERRE MARIE).

Eine besondere Form der periostalen Neubildung, verbunden mit eigenartiger Weichteilverdickung der Endglieder der Phalangen *(Trommelschlegelfinger und -zehen)* und uhrglasförmiger Verbiegung der Nägel, kommt bei meist angeborenen Herzfehlern mit chronischer Stauung und bei eitrigen Prozessen, Tumoren usw. vor, von denen man annimmt, daß sie zur Resorption von Stoffen Anlaß geben, welche einen Reiz für die Knochenneubildung verursachen. Die Trommelschlegelfinger können auch einseitig infolge venöser Stauung, z. B. infolge Kompression durch ein Aneurysma aortae, auftreten.

Im *Röntgenbild* sind an den Endphalangen trotz starker Weichteilverdickung gewöhnlich normale Knochenkonturen vorhanden. Nur selten wurde eine pilzförmige oder blumenkohlartige Auftreibung der äußersten Knochenenden beobachtet. In manchen Fällen sind mit den Trommelschlegelfingern periostale Knochenanlagerungen an den Diaphysen der langen Röhrenknochen verbunden, die im Röntgenbild als schmale Begleitsäume erscheinen und besonders deutlich an den Unterschenkeln und Unterarmknochen hervortreten.

C. Entzündliche Knochenerkrankungen.

Entzündungen am Knochen können sowohl von der Knochenhaut (Periost) als vom Knochenmark ausgehen und sich auf beide Teile erstrecken.

Bei einer *Periostitis* bildet sich eine Auftreibung des Knochens, über welcher die Haut oft hyperämisch und ödematös geschwollen ist. Es besteht meist eine sehr starke Druckempfindlichkeit. Bisweilen sind auch Temperatursteigerungen vorhanden.

Bei *Entzündungen des Knochenmarks* bilden sich in diesem Leukocytenansammlungen, die zur Abscedierung führen können. Im Bereich der Entzündung wird der Knochen nekrotisch und zum Teil eingeschmolzen, teils sequestriert. Je nach der Art des entzündlichen Prozesses ist höheres oder geringeres Fieber vorhanden.

Im Anschluß an Entzündungen des Periosts und des Knochenmarks treten periostale oder endostale Knochenwucherungen auf, die zu einer erheblichen Verdickung des Knochens (Osteoklerose), mitunter zur Bildung einer gleichmäßig dichten Knochenmasse (Eburneation) Anlaß geben.

Diese entzündlichen Veränderungen des Knochens kommen aus sehr verschiedenen Ursachen zustande. Sie können sich in der Nachbarschaft eines Entzündungsherdes, z. B. am Kiefer in der Umgebung einer Zahneiterung, entwickeln oder metastatisch durch Einschleppung von Krankheitserregern auf dem Blutweg entstehen.

1. Osteomyelitis durch Eitererreger.

Die Entzündungen des Knochens, namentlich die des Marks *(Osteomyelitis)* betreffen vorwiegend chirurgisches Gebiet, da sie meist ein operatives Eingreifen erfordern. Ihre Kenntnis ist aber auch für den inneren Arzt von Wichtigkeit, zumal sie nicht selten im Verlauf einer septischen Allgemeinerkrankung eintreten. Die durch die bekannten Eitererreger (Staphylokokken, Streptokokken, Pneumokokken usw.) hervorgerufene Osteomyelitis, welche vornehmlich in den Diaphysen bei jugendlichen Personen vor Abschluß des Wachstums auftritt, zeichnet sich meist durch starke Schmerzhaftigkeit, deutliche Wucherung des Periosts und erhebliche Schwellung und Rötung der Haut über dem erkrankten Gebiet und hohes Fieber aus.

2. Knochenerkrankungen bei Typhus.

Milder pflegen dagegen die durch den Typhusbacillus hervorgerufenen entzündlichen Knochenerkrankungen zu verlaufen. Es kommen im Anschluß an den Typhus abdominalis sowohl Entzündungen und Wucherungen des Periosts vor, die am häufigsten an der Tibia sowie an Rippen und Sternum auftreten, als auch Erkrankungen des Knochenmarks, die dieselben Knochen und auch häufig die Wirbelsäule betreffen. Sie rufen oft Knochenschmerzen hervor. Durch Knocheneinschmelzung entstehen im Röntgenbild kenntliche umschriebene Aufhellungen des Knochenschattens, später infolge reaktiver Knochenwucherung

Verdichtungen desselben (vgl. Abb. 23). Klinisch bedeutungsvoll ist die oft lange Latenz des Prozesses, die mehrere Jahre betragen kann, so daß der Zusammenhang mit der lange vorangegangenen Typhuserkrankung häufig nicht von vornherein erkannt wird.

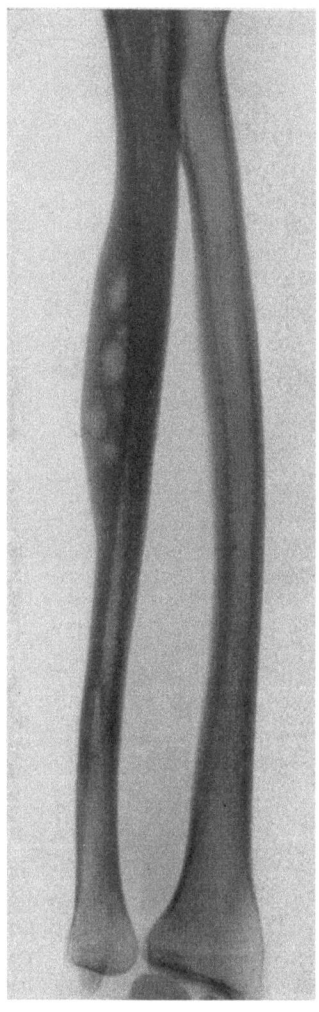

Abb. 23. Typhus-Osteomyelitis der Ulna. 1 Jahr nach Überstehen des Typhus aufgetreten.

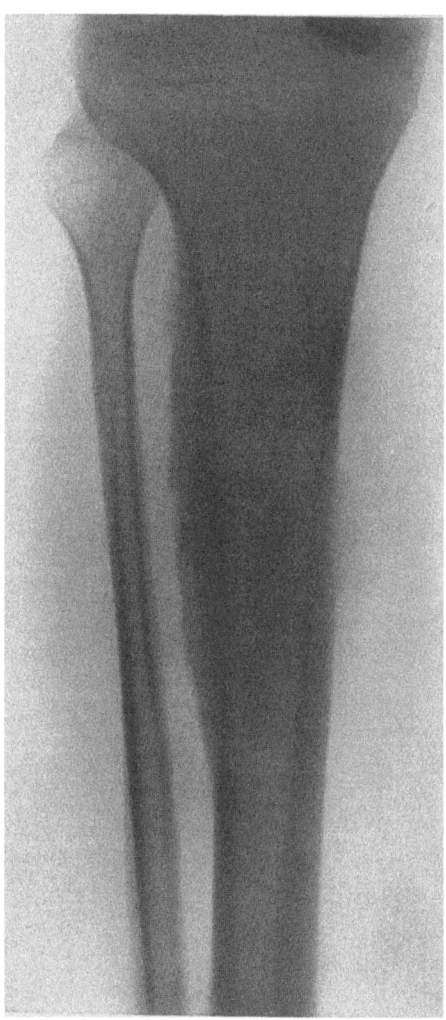

Abb. 24. Periostitis luetica der Tibia bei Lues acquisata.

3. Knochenlues.

Bei der *Lues* spielen Erkrankungen der Knochen eine erhebliche Rolle. Sie werden weit häufiger bei unkultivierten Völkern als in den heutigen Kulturländern beobachtet; vielleicht ist dies auf Verschiedenheit der Behandlung zurückzuführen. Sie kommen in allen Stadien der Erkrankung vor.

Bei der *kongenitalen Lues* ist zunächst die Osteochondritis der Feten und Neugeborenen zu nennen, bei welcher die normalerweise zarte gradlinige rein weiße Verkalkungszone eine zackige verbreiterte gelbweiße Linie darstellt, die von der Epiphyse durch eine weiche Granulationsmasse abgegrenzt ist. An dieser Stelle auftretende Verschiebungen des distalen Teils gegenüber dem Schaft bilden die Ursache der PARROTschen Pseudoparalyse.

Weiter tritt die kongenitale Knochenlues des Kindesalters in Form einer Periostitis auf, bei welcher das Periost der langen Röhrenknochen, namentlich der Tibien, in beiderseits symmetrischer Weise auf längere Strecken ziemlich gleichmäßig wuchert und Knochengewebe bildet. Im Röntgenbild erscheint die Diaphyse von parallel verlaufenden Streifen begleitet. Seltener ist eine kongenitale Osteomyelitis luetica, die besonders an den Grund- und Mittelphalangen der Hände und Füße Knochenverdickungen hervorruft.

Eine im späteren Jugendalter auftretende sog. *Lues congenita tarda* führt zu Verdickungen und Verbiegungen, zum Teil auch Verlängerungen der langen Röhrenknochen, am häufigsten zu typischen säbelscheidenartigen Verkrümmungen der Schienbeine.

Bei der *erworbenen Lues* kommen Knochenerkrankungen sowohl im sekundären als im tertiären Stadium vor.

Bei der *sekundären Knochenlues* handelt es sich meist um Entzündungen der Knochenhaut, welche schmerzhafte Schwellungen und derbe hyperämische Infiltrationen hervorrufen.

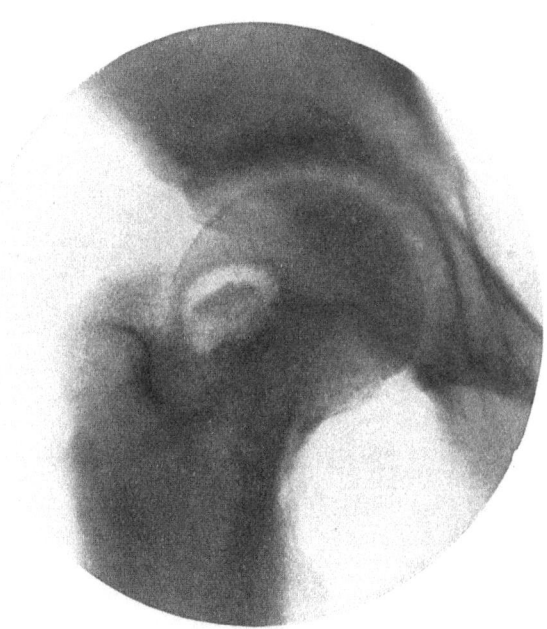

Abb. 25. Tuberkulöser Einschmelzungsherd mit zentralem Sequester im Femurkopf (Operation).

Im *tertiären Stadium* treten umschriebene Gummiknoten im Knochen auf, die im Inneren zerfallen und Fluktuation zeigen; nach erfolgter Resorption wird die Haut über dem entstandenen grubigen Knochendefekt narbig zusammengezogen. Außerdem entwickeln sich im Tertiärstadium der Lues durch endostale und periostale Wucherungen erhebliche Knochenverdickungen (Osteosklerose) (vgl. Abb. 24). Als charakteristisch für Lues werden die nächtlich auftretenden Knochenschmerzen (Dolores osteocopi) angegeben. Die tertiären luetischen Veränderungen können in allen Teilen des Skelets auftreten. Besonders häufig werden die Schädelknochen befallen.

Unter einer antiluetischen *Behandlung* mit Salvarsan, Quecksilber oder Wismut bilden sich die luetischen Knochenveränderungen oft überraschend schnell zurück. Die Knochengummata werden auch nach innerlichen Gaben von Jodkali (10,0 auf 150 mehrmals täglich 1 Eßlöffel) oft in kurzer Zeit, sogar innerhalb weniger Tage, resorbiert.

4. Knochentuberkulose.

Die *Knochentuberkulose* tritt am häufigsten in Gestalt umschriebener Zerstörungsherde auf, die vorwiegend in den Epiphysen der Knochen gelegen sind. Von diesen geht oft eine sekundäre Gelenktuberkulose aus. Sie erscheinen im Röntgenbild als umschriebene Aufhellungen, innerhalb derer oft ein Knochensequester erkennbar ist (vgl. Abb. 25). Das Knochengewebe der Umgebung zeigt häufig eine Atrophie; dagegen neigt es nicht wie bei der Lues zu einer Sklerose. Periostale Veränderungen kommen bei der Tuberkulose selten vor, verhältnismäßig am meisten noch bei der im Kindesalter auftretenden Spina ventosa der Fingerknochen. Häufig gehen von tuberkulösen Knochenherden Abscesse aus, die sich entlang den anatomisch gegebenen Bahnen weithin verbreiten können und meist der Schwere entsprechend sich abwärts senken. So können von einer Caries der Wirbelsäule ausgehende Senkungsabscesse sich oft auf und entlang dem Muskelpsoas zur Leistengegend hin entwickeln. Die Haut zeigt über diesen sog. kalten Abscessen keine oder nur geringe Rötung.

Die *Behandlung* der Knochentuberkulose und davon ausgehender Abscesse gilt als chirurgisches Gebiet. In erster Linie kommen jedoch vor operativen Maßnahmen konservative Behandlungsmethoden, namentlich Bestrahlungen mit natürlicher oder künstlicher Höhensonne, in Betracht. Diese können bei entsprechend langer Ausdehnung zu guten Erfolgen führen.

5. Knochenerkrankungen bei Lymphogranulomatose, Lepra, Aktinomykose.

Die *Lymphogranulomatose* setzt nicht selten aus spezifischem Granulationsgewebe bestehende Herde in den Knochen, die im Röntgenbild als rundliche unscharf begrenzte Aufhellungen erkannt werden. Durch Zerstörung von Wirbelkörpern kann eine Kompression des Rückenmarks und dadurch eine Querschnittsunterbrechung desselben bewirkt werden.

Bei *Lepra* kommen sowohl Knochenleprome als eine ossifizierende Periostitis vor. Von diesen echt leprösen Veränderungen sind die Knochenzerstörungen durch Lepra nervosa zu unterscheiden, die nicht durch direkte Einwirkung von Leprabacillen auf den Knochen, sondern auf dem Weg über die Nervenschädigung zustande kommen.

Die *Aktinomykose* ruft langdauernde fistelnde Knocheneiterungen hervor, die selten vom Knochen selbst, häufiger von den umgebenden Weichteilen ausgehen.

6. Knochenechinokokken.

Echinokokken können in seltenen Fällen im Knochen sich ansiedeln und hier hochgradige Zerstörungen hervorrufen, auch Knochenfrakturen herbeiführen. Das Röntgenbild zeigt umschriebene rundliche Aufhellungen innerhalb „aufgeblasener" Knochenkonturen oder in späteren Stadien ganz unregelmäßige, von Aufhellungen durchsetzte Schattenbildungen.

D. Knochenveränderungen bei Erkrankungen des Blutes

sind zum Teil bei deren Darstellung geschildert. Hier sei nur eine kurze Zusammenfassung gegeben. Bei *leukämischen Erkrankungen* des Kindesalters werden mitunter periostale und endostale Knochenwucherungen mit Ausgang in Sklerose beobachtet. Bei der Leukämie im Erwachsenenalter kommen derartige osteoplastische und andererseits auch den Knochen einschmelzende osteoklastische Veränderungen nur selten vor.

Die geschwulstartigen leukämischen Bildungen des *Chloroms* rufen örtliche Zerstörungen des Knochens hervor.

Bei der sog. *kindlichen Erythroblastenanämie* sind in seltenen Fällen eigenartige Veränderungen des Knochens beobachtet, bei denen das Röntgenbild ein fleckiges Aussehen und eine Strichelung der Schädelknochen, ferner eine netzartige Zeichnung an verschiedenen Rumpfknochen erkennen läßt.

Die bei der *Marmorknochenkrankheit* (ALBERS-SCHÖNBERG) auftretenden Blutveränderungen (osteosklerotische Anämie) werden als Folge der Einschränkung des blutbildenden Marks durch die verdickte Knochensubstanz aufgefaßt (vgl. S. 312).

E. Knochenveränderungen bei Erkrankungen des Stoffwechsels.

Bei *Morbus Gaucher* (vgl. S. 357) entstehen durch Einlagerung von GAUCHER-Zellen ins Knochengewebe herdförmige Zerstörungen des Knochens, der dadurch sehr verbreitete Rarefikationen erleiden kann, so daß das Röntgenbild ein wurmstichiges Aussehen zeigt.

Bei der CHRISTIAN-SCHÜLLER*schen Krankheit* (vgl. S. 359) entstehen durch Lipoideinlagerungen Einschmelzungen von Knochensubstanz in oft erheblicher Ausdehnung von scharfer Begrenzung, namentlich in den Schädelknochen, die im Röntgenbild als rundliche oder unregelmäßig gestaltete landkartenartige Aufhellungen erscheinen.

Ähnliche Knochenzerstörungen durch Einlagerung von lipoidhaltigen Zellen kommen auch bei der NIEMANN-PICK*schen Erkrankung* vor (vgl. S. 358).

F. Geschwülste der Knochen.

Die *isolierten Knochengeschwülste*, unter denen Sarkome und Mischgeschwülste am häufigsten sind, bedürfen der chirurgischen Behandlung und sind deshalb hier nicht zu beschreiben. Dagegen erfordern die *multiplen Knochengeschwülste*, welche vielseitige, das Gebiet der inneren Medizin berührende Symptomenbilder erzeugen, eine eingehende Schilderung.

Es gibt primär auftretende multiple Knochentumoren benigner und maligner Natur und metastatische stets bösartige Knochengeschwülste.

Multiple gutartige Knochenerkrankungen sind die *Enchondrome* und die *kartilaginären Exostosen*, welche sich auf vererbter Grundlage entwickeln.

1. Multiple Enchondrome

treten besonders an den Händen und Füßen, außerdem aber auch an den verschiedensten anderen Knochen der Gliedmaßen und des Rumpfes auf. Sowohl Rinden- als Marksubstanz des Knochens werden durch wucherndes Knorpelgewebe ersetzt, das auch nach außen hin wachsen kann.

Im Röntgenbild entstehen an Stelle der normalen Knochenzeichnung Schatten von mittlerer Dichte, die nur ungefähr den ursprünglichen Knochenumrissen entsprechen, oft unförmige Verbreiterungen derselben darstellen. Im Inneren dieser Knorpelwucherungen werden oft krümelige Verkalkungen gebildet, die im Röntgenbilde als fleckige Schatten sichtbar sind.

Während die Chondrome im allgemeinen gutartige Geschwülste darstellen, tritt mitunter an einer Stelle eine maligne sarkomatöse Degeneration ein, von der aus Metastasen im übrigen Körper gebildet werden.

Kartilaginäre Exostosen.

Nicht zu den echten Geschwülsten gehören die hier nur kurz erwähnten *multiplen kartilaginären Exostosen*. Sie treten meist zur Zeit der Pubertät an solchen Stellen des

Skelets auf, die knorpelig präformiert sind. Am häufigsten finden sie sich an den Metaphysen der langen Röhrenknochen, insbesondere in der Umgebung des Kniegelenks und in den distalen Abschnitten der Vorderarmknochen, seltener am Becken- und Schultergürtel. An den von Exostosen befallenen Gliedmaßen treten oft Wachstumshemmungen auf. Sehr selten ist eine maligne Degeneration.

Im *Röntgenbilde* sind die multiplen kartilaginären Exostosen als Ansätze und Vorsprünge an den Knochenschatten mit deutlicher Differenzierung in Rinden- und Marksubstanz und ausgeprägter Bälkchenbezeichnung zu erkennen.

Von größerem Interesse für die innere Medizin sind die *malignen multiplen Knochengeschwülste* und zwar deshalb, weil dadurch häufig Knochenschmerzen hervorgerufen werden, die oft fälschlich als Rheumatismus oder Neuralgie gedeutet werden, und weil andererseits durch die Schädigung des Knochenmarks schwere Blutveränderungen entstehen können.

Primäre multiple Knochengeschwülste sind die

2. multiplen Myelome und Endotheliome,

sie unterscheiden sich nur histologisch voneinander und rufen ganz ähnliche Krankheitsbilder hervor.

Makroskopisch-anatomisch handelt es sich bei beiden um multiple recht scharf begrenzte Tumoren des Knochenmarks von annähernd gleicher Größe, die fast das ganze Rumpfskelet sowie den Schädel und oft auch einen Teil der Extremitätenknochen zu durchsetzen pflegen. Rippen, Sternum, Wirbelsäule, Beckenknochen, Schlüsselbeine und oft auch der Schädel sind von meist dichtstehenden Tumoren erfüllt. Durch die von innen nach außen wachsenden Geschwülste wird die Corticalis verdünnt und schließlich zerstört. Bei Betastung zeigt der Knochen durch Eindrücken feiner Teile der Corticalis bisweilen ein Pergamentknittern. Manchmal bilden die Geschwülste des Marks palpable Auftreibungen der Knochen. An vielen Teilen des Skelets kommt es durch Einschmelzung des Knochens zu Spontanfrakturen und Deformationen der Knochen, so an Rippen und Sternum, das S-förmig verbogen werden kann, und an der Wirbelsäule, die sich kyphotisch oder kyphoskoliotisch krümmt, so daß der Rumpf des Kranken bisweilen auffallend verkürzt wird und ganz in sich zusammensinkt. Besonders typisch im anatomischen Bild sind die wie mit einem Locheisen ausgestanzten Vertiefungen am Schädeldach. An den langen Röhrenknochen werden an der Innenfläche der Corticalis aneinandergereihte lakunäre Einbuchtungen gebildet, die durch scharfe Kämme voneinander geschieden werden, so daß der Innenrand der Corticalis auf dem Sägeschnitt ein feingekerbtes Aussehen erhält.

Diesem anatomischen Verhalten entspricht das *Röntgenbild*. Es zeigt gleichfalls wie mit einem Locheisen ausgestanzte multiple Aufhellungen. Diese sind meist schärfer abgegrenzt als die ähnlichen osteoklastischen Carcinomherde des Knochens, doch kann auf solch feine und nicht immer ausgesprochene Unterschiede hin eine sichere Unterscheidung kaum getroffen werden.

In dem zuerst von KAHLER beschriebenen *klinischen Krankheitsbilde* treten Knochenschmerzen von oft periodischem Charakter hervor, die vielfach für rheumatisch gehalten werden. Von Seiten des Nervensystems bestehen Parästhesien und Hyperalgesien der Haut, ferner kommt es durch Druck der Nervenstämme zu lokalen Nervenstörungen sensibler und motorischer Art und durch Kompression des Rückenmarks zum Bilde der Querschnittsmyelitis. Eine Anämie mit Reduktion des Hämoglobingehalts und der Erythrocytenzahl besteht gewöhnlich auch in mäßigem Grade. Reizungserscheinungen des Knochenmarks sind im Blutbild meist weniger ausgesprochen als bei den metastatischen Knochengeschwülsten; insbesondere werden seltener so zahlreiche Normoblasten aufgefunden wie bei jener Erkrankung; einige Myelocyten werden oft auch bei den multiplen Myelomen angetroffen. Die Blutkörperchensenkungsgeschwindigkeit ist außerordentlich stark erhöht.

Eine besondere Eigenart der multiplen Myelome ist das *Auftreten des* BENCE-JONES*schen Eiweißkörpers,* welcher sowohl im Blut als im Harn, aber nicht immer in beiden gleichzeitig gefunden wird. Der Nachweis im Blut erfordert besondere Methoden. Im Harn fällt der BENCE-JONESsche Körper bei saurer Reaktion schon bei 40—60° als Niederschlag aus, welcher sich bei stärkerer Erhitzung wieder löst und beim Erkalten wiederum auftritt. Freilich wird er nicht in

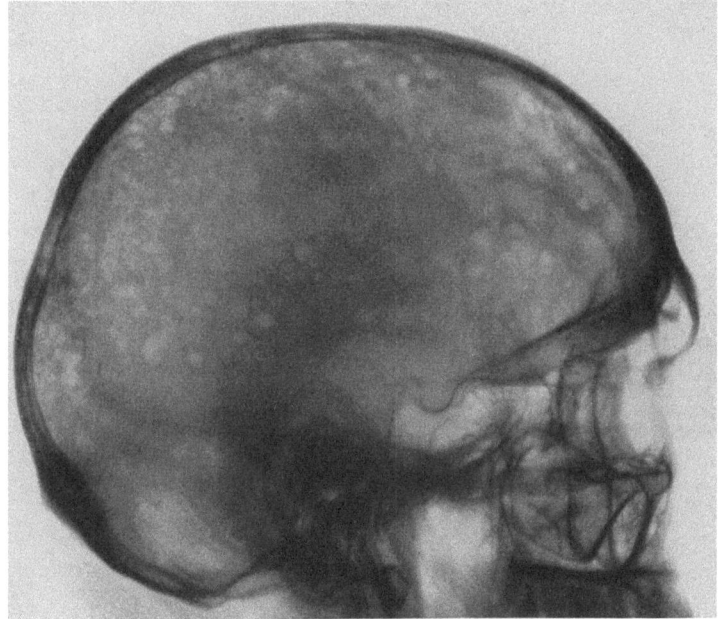

Abb. 26. Multiple Myelome.

jedem Falle und nicht ständig beobachtet, bei wiederholter Untersuchung wird er aber in den meisten Fällen wenigstens zeitweise angetroffen. Sein alleiniger Nachweis macht die Diagnose der multiplen Myelome sehr wahrscheinlich, sichert sie aber nicht vollständig, da er auch in seltenen Fällen bei anderen Erkrankungen des Knochenmarks, so bei lymphatischer Leukämie und bei Nebennierengeschwulstmetastasen im Knochenmark beobachtet ist.

Neben dem BENCE-JONESschen Körper findet sich mitunter Albumen als Ausdruck einer gleichzeitig bestehenden Schrumpfniere.

3. Metastatische Knochengeschwülste.

Die metastatischen Knochengeschwülste sind am häufigsten *Carcinome.* Sie nehmen ihren Ausgang von Primärtumoren der verschiedensten Organe, unter denen aber einige in sehr auffälliger Weise an Häufigkeit vorherrschen. In erster Linie handelt es sich um Carcinome der Prostata und Mamma, ferner der Thyreoidea und des Magens, mitunter auch der Nebennieren, seltener um Geschwülste anderer Organe wie z. B. der Ovarien, der Gallengänge usw. Die an sich nicht sehr häufigen Prostatacarcinome setzen in einem so hohen Prozentsatz Knochenmetastasen, daß bei ihnen eine besondere Affinität zu dem

Knochensystem angenommen werden muß. Die Knochenmetastasen werden im Knochenmark gebildet, dessen Capillaren mit Krebszellen vollgestopft erscheinen. Durch deren Wucherung kann einerseits der Knochen selbst angenagt und zerstört werden *(osteoklastische Carcinose)*, andererseits kann sich in einer Minderzahl von Fällen an die Krebswucherungen im Mark eine Neubildung von Knochen anschließen *(osteoplastische Carcinose,* RECKLINGHAUSEN*)*.

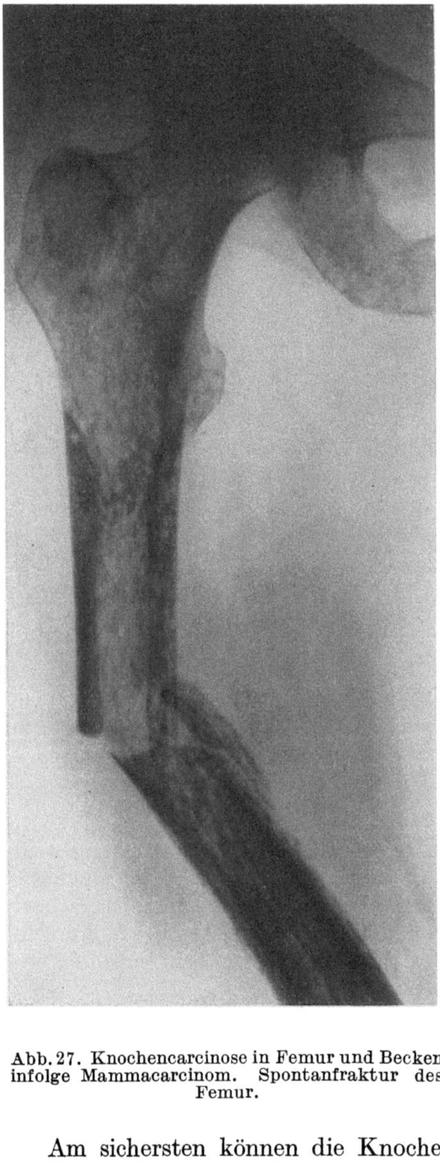

Die *klinischen Krankheitszeichen* der multiplen Knochengeschwülste können eingeteilt werden in solche der Knochen, des Blutes und der blutbildenden Organe, des Nervensystems und des Allgemeinzustandes (in bezug auf Körpergewicht, Temperatur usw.). Hierzu kommen die von dem Primärtumor ausgehenden Symptome.

Die *Skeletmetastasen* kommen am häufigsten an den Knochen des Rumpfes, an der Wirbelsäule, den Rippen, Schlüsselbeinen, Becken und Sternum vor, weniger oft, aber auch keineswegs selten, an den Knochen des Schädels und der Gliedmaßen. Mitunter sind lokale Auftreibungen der Knochen durch Tumorknoten palpabel. Manchmal eröffnen Spontanfrakturen, die ganz aus heiterem Himmel ohne Vorboten erfolgen, das Krankheitsbild (vgl. Abb. 27).

Das geläufigste Krankheitszeichen ist eine spontane Schmerzhaftigkeit der Knochen und besonders ihre Empfindlichkeit auf Druck und bei Beklopfen. Diese Beschwerden werden oft lange Zeit für rheumatisch, manchmal auch für hysterisch oder simuliert gehalten. Ihre Hartnäckigkeit bei gleichzeitigem allgemeinem Rückgang der Körperkräfte zusammen mit den Zeichen der Anämie läßt manchmal bei dem Erfahrenen zuerst den Verdacht auf die wahre ernstere Ursache aufkommen.

Abb. 27. Knochencarcinose in Femur und Becken infolge Mammacarcinom. Spontanfraktur des Femur.

Am sichersten können die Knochenveränderungen im *Röntgenbild* erkannt werden, welches den sichtbaren Ausdruck des anatomischen Verhaltens darstellt.

Bei der *osteoklastischen Form* der Knochencarcinose zeigt das Röntgenbild des Knochens teils umschriebene örtlich begrenzte, teils ineinanderfließende Aufhellungen von sehr verschiedener Ausdehnung. Teils handelt es sich um lokale Defekte mit ungleichmäßigen zerrissenen Rändern der knöchernen Begrenzung, so namentlich bei den größeren Herden in den Extremitätenknochen, teils um multiple, manchmal geradezu zahllose rundliche kleine Aufhellungen von annähernd gleicher Größe, etwa von Linsengröße (vgl. Abb. 27), so z. B. in den Rippenschatten, welche dadurch wie mit Poren durchsetzt sind; teils fließen diese auch zu größeren Defekten zusammen, so daß einzelne Rippen oder Rippenteile oder auch das Sternum im Röntgenbild wie ausgelöscht erscheinen. Carcinommetastasen der Wirbelknochen bewirken Defekte der Wirbelschatten, die im ventrodorsalen sagittalen Bild oder manchmal noch besser auf Quer- oder Schrägaufnahmen erkannt werden. Am Schädeldach werden durch osteoklastische Prozesse sowohl lokale als vielfach ineinanderfließende Aufhellungen erzeugt, so daß das Bild ein landkartenähnliches Aussehen erhält.

Die *osteoplastische Form* der Knochencarcinose, bei welcher ein Knochenanbau stattfindet, ist dementsprechend wenigstens teilweise durch eine Schattenvermehrung ausgezeichnet; hiermit kann aber infolge Kombination mit gleichzeitig vorhandenen osteoklastischen Herden eine Schattenverminderung an anderen Stellen vereinigt sein. Die größere Rolle spielt meist eine endostale Knochenwucherung; diese führt zu einer Verdichtung der Knochenbälkchen, die sich gleichfalls an verschiedenen Stellen in unregelmäßiger Weise vollzieht, und gibt dadurch zu einer Verwaschenheit und Verdichtung der Knochenstruktur Anlaß. Infolgedessen erscheint das Röntgenbild des Knochens im Innern und an den Rändern von dichterem, aber dabei unregelmäßigem Gefüge, „watteähnlich". Bei noch höheren Graden der Osteosklerose, in denen die Markräume vollständig durch Knochen ersetzt sind, verursacht diese sog. Eburnisation des Knochens im Röntgenbild eine gleichmäßige tiefe Verschattung.

Oft ist eine ausgesprochene *Blutarmut* das am meisten hervorstechende Krankheitszeichen, welches aber naturgemäß sehr verschiedenartige Ursachen haben kann. Die Blutuntersuchung ergibt fast stets eine Verminderung des Hämoglobingehaltes meist mittleren, seltener hohen Grades; die Zahl der Erythrocyten ist gewöhnlich herabgesetzt und zwar meist in geringerem Maße als der Hämoglobingehalt; der Färbeindex pflegt also geringer als 1 zu sein. Die Form, Größe und Färbbarkeit der Erythrocyten zeigt oft erhebliche Änderungen im Sinne einer Poikilocytose, Anisocytose und Polychromatophilie. Zeichen einer Blutregeneration sind sehr häufig in ausgesprochenster Weise vorhanden, werden aber in einzelnen Fällen vermißt. Hierunter ist in erster Linie das Auftreten von kernhaltigen roten Blutkörperchen und zwar von Normoblasten im strömenden Blute zu nennen. Diese sind manchmal in außerordentlich großer Menge vorhanden, so daß in jedem Gesichtsfeld ein oder mehrere kernhaltige Blutkörperchen im Ausstrichpräparat gefunden werden. Eine solche Menge von Normoblasten ist gerade bei multiplen Tumormetastasen im Knochenmark besonders häufig und deshalb geeignet, den Verdacht auf das vorliegende Krankheitsbild zu lenken, wenngleich sie auch vorübergehend bei „Blutkrisen" aus anderen Ursachen, z. B. nach schweren Ulcusblutungen vorkommt. Die nichtgekernten Erythrocyten zeigen oft Granulierung bei der Vitalfärbung, die diagnostisch in demselben Sinne als Zeichen einer Knochenmarksreizung zu verwenden ist wie das gehäufte Auftreten von Normoblasten.

Die Leukocyten sind an Zahl meist, aber nicht immer, vermehrt. Gewöhnlich findet sich eine polynukleäre Leukocytose mäßigen Grades um 10—15000 Leukocyten herum. In seltereren Fällen erreicht sie höhere Grade bis zu 50000 Leukocyten. Andererseits kann aber auch eine Vermehrung der Leukocyten vollständig vermißt werden und im Gegenteil eine mäßige Verminderung der Leukocyten, insbesondere der polynukleären Leukocyten vorhanden sein, also eine **mäßige**

Leukopenie mit relativem Überwiegen der Lymphocyten bestehen. Dies Verhalten zeigt einen Torpor des Knochenmarks an. Dort, wo auch sonst Zeichen einer vermehrten Regeneration vorhanden sind, findet man unter den Leukocyten oft Jugendformen, insbesondere vereinzelte Myelocyten. Das Vorhandensein und die Zahl der Myelocyten geht aber nicht immer mit der Menge der Normoblasten parallel, welche meist höhere Grade erreicht.

Die Blutplättchen sind meist vermehrt im Gegensatz zur perniziösen Anämie, bei welcher sie in der Regel vermindert sind. Gelegentlich wird aber auch eine Thrombopenie bei Knochenmarkscarcinose beobachtet.

Unter den blutbildenden Organen ist außer dem Knochenmark auch das Verhalten der *Milz* zu beachten. In den meisten Fällen wird diese zwar nicht verändert gefunden, in einer Minderzahl ist sie aber in verschiedenem Grade vergrößert und unter dem Rippenbogen zu fühlen.

Lymphknotenvergrößerungen werden manchmal angetroffen. In den meisten Fällen dürften diese auf Metastasen des Primärtumors zu beziehen sein.

Von Seiten des *Nervensystems* werden bei den Tumormetastasen des Knochens verschiedenartige Symptome beobachtet.

So führt nicht selten eine Caries der Wirbelsäule, die am häufigsten nach Mammacarcinom beobachtet wird, zur Querschnittsunterbrechung des Rückenmarks, die aus dem bekannten Symptomenkomplex im Nervenstatus und außerdem am Kompressionssyndrom des Liquor cerebrospinalis (starke Eiweißvermehrung, starke NONNEsche und PANDYsche Reaktion bei kaum vermehrter Zellzahl, Xanthochromie, QUECKENSTEDTsches Symptom) erkannt wird. Auch durch ein direktes Überwuchern der Tumoren vom Knochen auf die Meningen und ein Eindringen der Geschwulstmassen in diese können Wurzelsymptome in Gestalt radikulärer Schmerzen und Lähmungen hervorgerufen werden.

An der Schädelbasis entstehen infolge Kompression der austretenden Nerven und durch Wucherungsprozesse am Knochen nicht selten Lähmungen einzelner Hirnnerven z. B. am Facialis und Abducens, sowie Parästhesien und Neuralgien im Trigeminus. Auf Durchsetzung des Felsenbeins durch Tumoren und eine dadurch hervorgerufene Osteosklerose zu beziehen ist eine Otosklerose, welche sowohl Störungen der Schallempfindung von labyrinthärem Charakter als auch der Schalleitung aufweist.

Allgemeine Störungen, die durch Erfüllung der Knochen mit Tumormetastasen hervorgerufen werden, spielen in vielen Fällen eine große Rolle. Es entsteht dadurch eine allgemeine Hinfälligkeit. Oft wird ein Schwund des Fettgewebes und der Muskulatur mit Rückgang des Körpergewichtes beobachtet; zusammen mit der meist gleichzeitig bestehenden Anämie und der fahlen Gesichtsfarbe wird hierdurch das Bild der *Kachexie* erzeugt. In manchen Fällen besteht ein wechselndes *Fieber,* welches sich meist um 38^0 herum bewegt, manchmal auch bis 40^0 ansteigen kann, meist aber keinen charakteristischen Typus erkennen läßt.

Weit seltener als Carcinome sind multiple *Sarkome* der Knochen. Sie entstehen von einem durch frühere Entwicklung und oft auch durch erhebliche Größe ausgezeichneten Primärtumor oder lassen einen bestimmten Ausgangspunkt ähnlich wie die multiplen Myelome vermissen. Im klinischen Bilde der ziemlich selten vorkommenden Fälle tritt meist ein *Milztumor* von oft beträchtlicher Größe hervor, der die mitunter bei Knochencarcinose vorkommende Milzvergrößerung in der Regel übertrifft, ferner eine zunehmende *Kachexie* und oft sehr beträchtliche *Schmerzen.* Das *Blutbild* entspricht dem der carcinomatösen Knochenmetastasen. Auch hier wird eine sekundäre Anämie mit Zeichen der Knochenmarksreizung, insbesondere zahlreichen Normoblasten und vitalgranulierten Erythrocyten gefunden.

Das *Röntgenbild* läßt bei der oft massenhaften Durchsetzung der Knochen mit sarkomatösen Geschwülsten eine allgemeine hochgradige Atrophie der Knochenschatten und darin unregelmäßig begrenzte Aufhellungen erkennen, so daß der gesamte Knochen ein mottenfräßiges Aussehen zeigen kann.

Die häufig bei *Hypernephromen* auftretenden *Knochenmetastasen* rufen oft *Schmerzen* und *Spontanfrakturen der Knochen* hervor. Die dadurch gesetzten Knochenzerstörungen sind im Röntgenbild als umschriebene, oft ovaläre Schattenaussparungen von oft beträchtlicher Größe deutlich sichtbar. Diese metastatischen Geschwülste sind aber im Gegensatz zu der Carcinose und Sarkomatose der Knochen meist mehr örtlich beschränkt, und führen daher in der Regel nicht zu so erheblichen Allgemeinerscheinungen im Sinne von schwerer Anämie, myeloischer Metaplasie und hohen Fiebersteigerungen.

Therapeutisch sind Röntgenbestrahlungen zu versuchen, die oft schmerzlindernd wirken, in einzelnen Fällen sogar das Wachstum von Hypernephrommetastasen hemmen und eine neue Knochenbildung anregen können.

Literatur.

ASSMANN, H.: Die klinische Röntgendiagnostik der inneren Erkrankungen, 5. Aufl. Berlin: F. C. W. Vogel 1934.

FREUND, E.: Gelenkerkrankungen. Berlin u. Wien: Urban & Schwarzenberg 1929.

HENKE-LUBARSCH: Handbuch der speziellen pathologischen Anatomie und Histologie, Bd. IX/1. Berlin: Julius Springer 1931.

LANDOIS: Lehrbuch der Physiologie des Menschen, 21. Aufl., bearbeitet von ROSEMANN. Berlin u. Wien: Urban & Schwarzenberg 1935. — LANGE, MAX: Die Muskelhärten (Myogelosen). München: J. F. Lehmann 1931. — Der Muskelrheumatismus. Dresden: Steinkopff 1939. — LOMMEL, A.: Handbuch der inneren Medizin herausgeg. von G. v. BERGMANN u. R. STAEHELIN, 2. Aufl., Bd. IV/1. Berlin: Julius Springer 1926.

Rheumaprobleme, Bd. 1—3. Leipzig: Georg Thieme.

STRÜMPELL-SEYFARTH: Lehrbuch der speziellen Pathologie und Therapie der inneren Krankheiten, 31./32. Aufl. Berlin: F. C. W. Vogel 1934.

VEIL, W. H.: Der Rheumatismus und die streptomykotische Symbiose. Pathologie und Therapie. Stuttgart: F. Enke 1939.

Organische Nervenkrankheiten.

Von

FR. HILLER-München.

Mit 51 Abbildungen.

In diesem Kapitel soll versucht werden dem Umstand Rechnung zu tragen, daß dem Studenten selbst fundamentale Tatsachen der normalen wie pathologischen Anatomie und Physiologie meist so wenig gegenwärtig sind, daß ihm die Grundlage für das Verständnis der Fragen klinischer Neurologie fehlt. Deshalb werden anatomische, pathologisch-anatomische und physiologische Bemerkungen vorausgeschickt. Diese und daran anschließende pathophysiologische Darlegungen sollen das Verständnis krankhafter Störungen spezieller Art erleichtern. Eine derartige Anordnung des Stoffes hat ihre größten Vorteile für den, der das Kapitel wirklich studiert. Wer erst einmal die Grundtatsachen der Anatomie und Physiologie des Zentralnervensystems[1] wieder im Kopf hat und gelernt hat, in welch gesetzmäßiger Weise Funktionen des ZNS durch Läsionen verschiedener Lokalisation gestört werden, dem ist die einzelne Krankheit des ZNS nicht mehr ein fremdes, anscheinend wahlloses Nebeneinander von Symptomen. Er wird vielmehr das jeweilige klinische Syndrom als einen Spezialfall sinnvoller Gruppierung ihm nun bereits vertrauter Funktionsstörungen erkennen. Eine solche Behandlung des Stoffes im allgemeinen Teil wirkt sich auch auf den speziellen Teil aus. Hier bestimmen nun nicht mehr symptomatische oder topistische Gesichtspunkte die Einteilung von Krankheiten, sondern nach Möglichkeit nur ätiologische und pathogenetische Faktoren. Dies hat dazu geführt, daß entgegen bisheriger Gepflogenheit auch die Gruppierung in Erkrankungen der peripheren Nerven, des Rückenmarks[2] und Gehirns aufgegeben worden ist. Das mag ein Nachteil sein für ein Buch, welches als Nachschlagewerk dienen soll; für ein kompendiöses Lehrbuch jedoch, das zum *Lesen* bestimmt ist, überwiegen die daraus entstehenden Vorteile; schon weil der Leser immer wieder zum Nachschlagen, d. h. zur Mitarbeit bei der Lektüre der einzelnen Krankheiten angeregt wird.

Allgemeiner Teil.

I. Anatomie des Zentralnervensystems (ZNS).

Auf die *Entwicklung* des ZNS kann hier nicht eingegangen werden, obgleich sowohl für den ja reichlich komplizierten Bau wie die Verrichtungen des ZNS ein genügendes Verständnis seiner onto- aber auch phylogenetischen Entwicklung dringend erforderlich ist Der Leser sei auf die einschlägigen Lehrbücher der Anatomie und Entwicklungsgeschichte sowie auf die kurze Übersicht dieses Gebiets in der 1. Auflage dieses Lehrbuchs hingewiesen.

1. Die topographische Anatomie der Hirn- und Rückenmarksoberfläche.

Die Abb. 1a—c, auf deren Betrachtung besonders hingewiesen sei, sollen dem Leser dazu dienen, sich die Anatomie von Hirn und Rückenmark in großen Zügen plastisch zu vergegenwärtigen. Auf eine eingehende Beschreibung der in diesen Abbildungen ersichtlichen Tatsachen wird aus Raumersparnis verzichtet.

Von besonderer Wichtigkeit für fast alle Erkrankungen des ZNS und seiner Hüllen ist die Kenntnis der Topographie der **Hirn-** und **R.-Nerven.** Zur Erläuterung der Abb. 1c,

---

[1] In der weiteren Darstellung ZNS geschrieben.
[2] Weiterhin mit R bezeichnet.

Anatomie des Zentralnervensystems. 435

aus der der *Ursprung* der Hirnnerven aus den verschiedenen Hirnteilen zu ersehen ist, seien diese Hirnnerven der Reihenfolge nach aufgezählt. In dieser Ordnung müssen sie

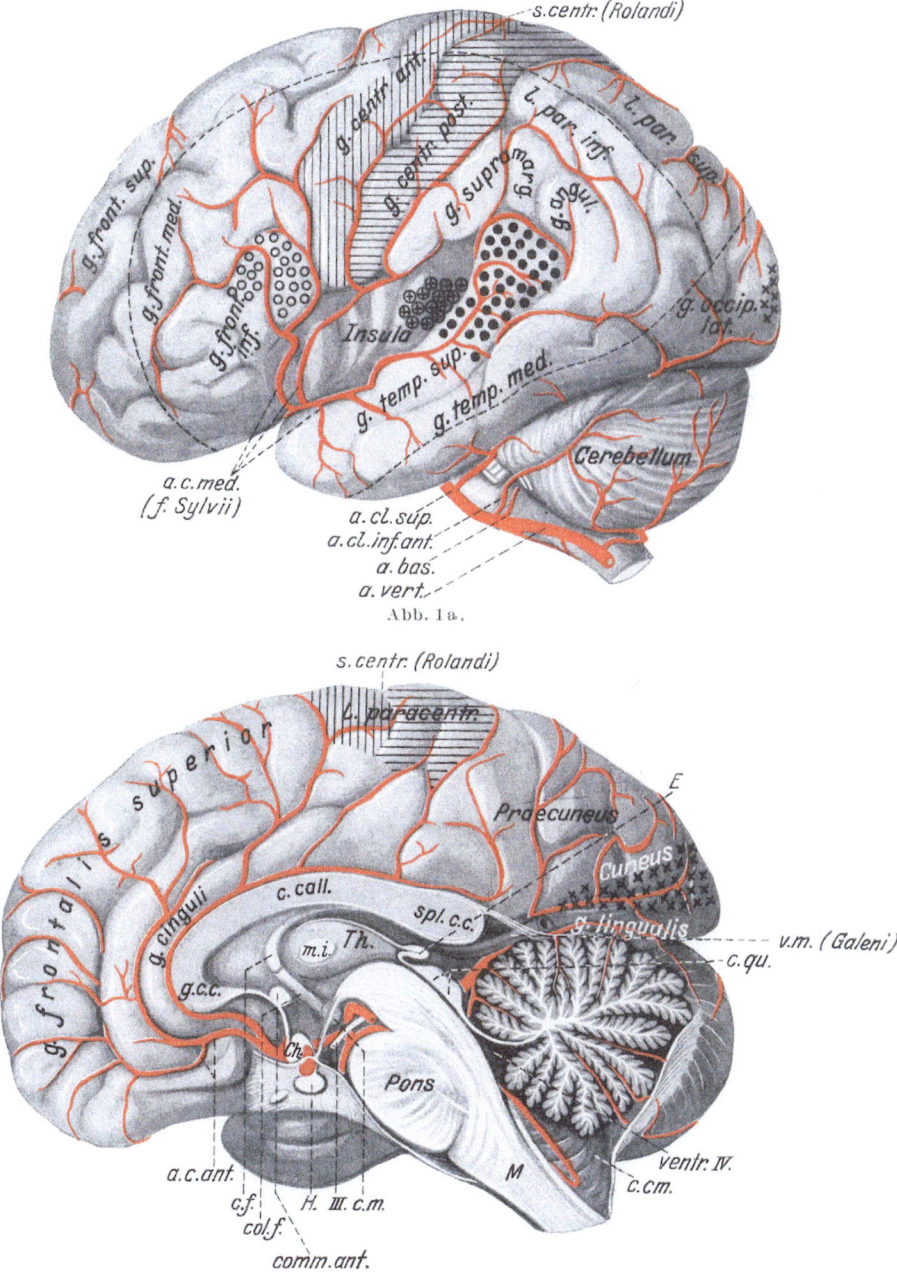

Abb. 1a.

Abb. 1b.

dem Arzt auch stets gegenwärtig sein. Einzelheiten werden später zu besprechen sein (vgl. S. 469f.).

Hirnnerven: I. N. olfactorius; II. N. opticus; III. N. oculomotorius; IV. N. trochlearis; V. N. trigeminus; VI. N. abducens; VII. N. facialis; VIII. N. acusticus (N. cochlearis und

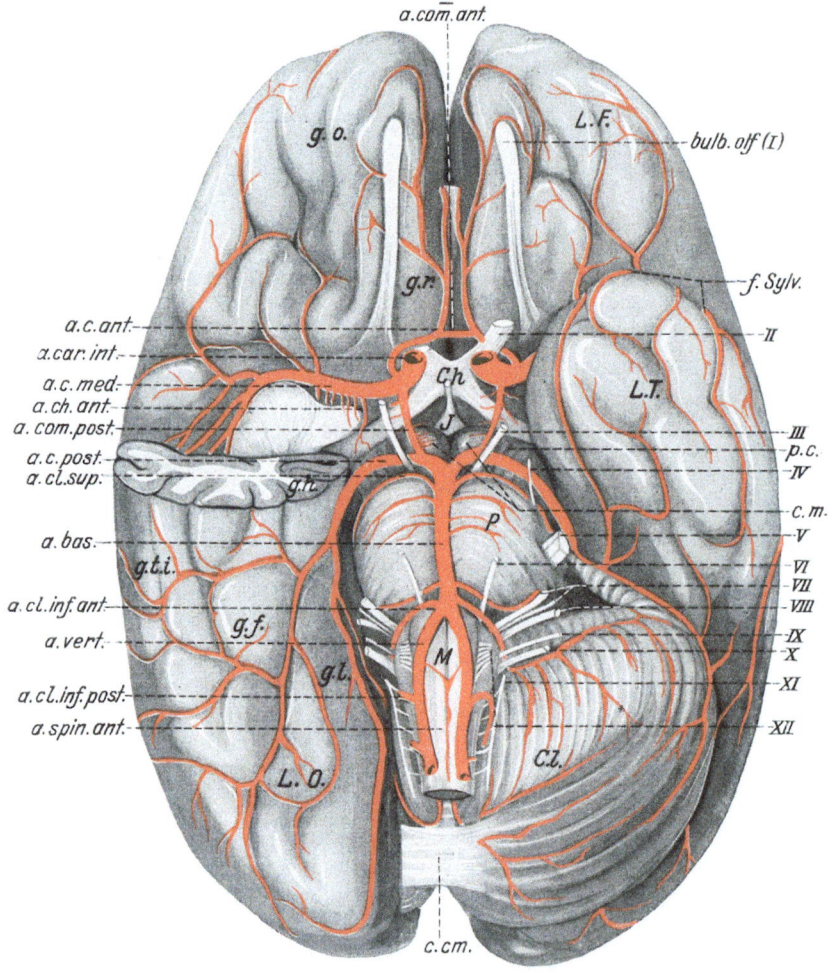

Abb. 1 c.

Abb. 1c. a Arteria; a.ch. Arteria chorioidea; c Cerebrum; c.c. Corpus callosum; c.cm. Cysterna cerebellomedullaris; c.f. Corpus fornicis; Cl. Cerebellum; c.m. Corpora mamillaria; col.f. Columna fornicis; comm. Commissura; c.qu. Corpora quadrigemina; Ch Chiasma; E Epiphyse; f Fissura; g Gyrus; g.f. G. fornicatus; g.h. G. hippocampi; g.l. G. lingualis; g.o. G. olfactorius; g.r. G. rectus; g.t.i.G. temporalis inf.; H Hypophyse; J Infundibulum; l Lobulus; LF Lobus front.; LO L. occipit.; LT L. temporalis; m.i. Massa intermedia; M Medulla oblongata; p.c. Pedunculi cerebri; P Pons; s Sulcus; spl. Splenium; Th Thalamus; v.m. Vena magna.

||| motorisches Feld, === sensibles Feld; ×× Sehsphäre; ⊕ Hörsphäre; ○○ Brocas Feld; ∷ Wernickes Feld; unterbrochene Linie in Abb. 4 a Abgrenzung der Versorgungsgebiete der aa. cer. ant., med. und post.

(Unter Benützung der neurologischen Wandtafeln von Müller-Hiller-Spatz.)

N. vestibularis); IX. N. glossopharyngeus; X. N. vagus; XI. N. accessorius; XII. N. hypoglossus. Den Austritt der Hirnnerven durch die Foramina der Schädelbasis gibt Abb. 2 wieder.

Bei der Betrachtung der topographischen Verhältnisse des R hat man sich daran zu erinnern, daß dieses Organ sein Längenwachstum früher abgeschlossen hat als seine knöcherne Umhüllung, die Wirbelsäule. Dies äußert sich am R des Erwachsenen daran, daß sein caudales Ende nur bis zum 1. bzw. 2. Lendenwirbel reicht und die das Mark verlassenden und in dasselbe eintretenden Wurzeln unter caudalwärts zunehmend spitzem Winkel zum R zu liegen kommen. Die Wurzelnerven des R werden benannt nach den korrespondierenden Wirbeln, aus deren Löcher sie austreten, nicht aber jener, in deren Höhe sie das R verlassen. Die innerhalb der R-Hüllen, aber bereits caudal vom R-Ende — *Conus medullaris* — liegenden Nerven, die Paare L_2—S_5, bilden die *Cauda equina*. Die Kenntnis der topischen Beziehung der R-Segmente zu den Wirbelkörpern und ihren Dornfortsätzen ist ein unerläßliches Erfordernis für die R-Diagnostik. Wir unterscheiden am R 8 Halsnerven- (C 1—8),

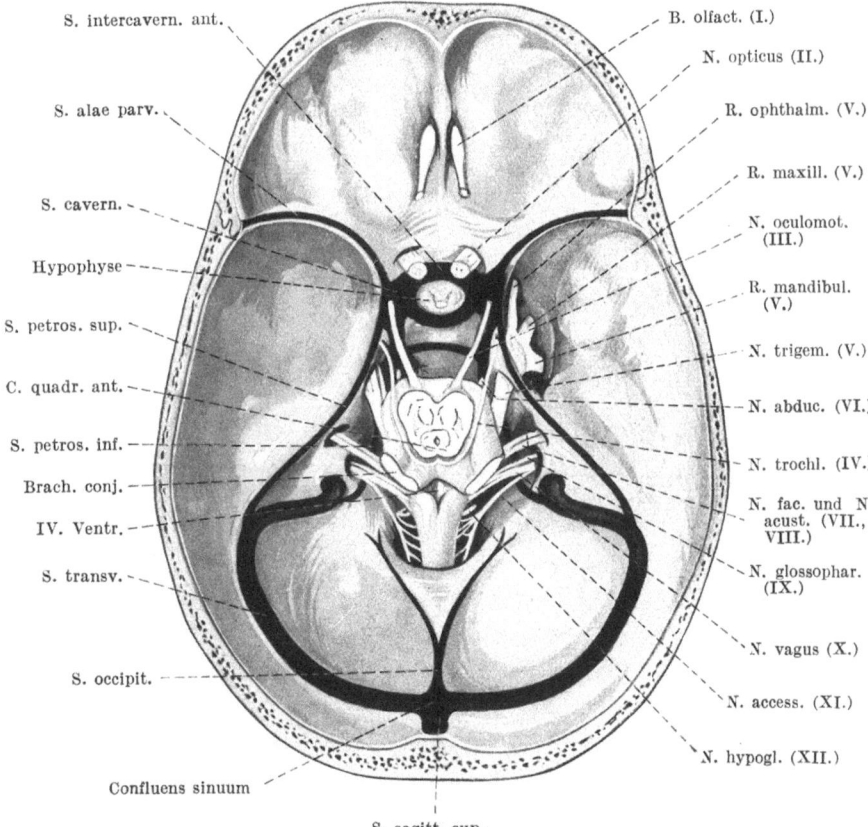

Abb. 2. Schädelbasis mit den Sinus durae matris und den intrakranialen Strecken der Hirnnerven. (Nach CORNING.)

12 Brustnerven- (D 1—12), 5 Lumbalnerven- (L 1—5) und 5 Sacralnervenpaare (S 1—5) sowie 1 Coccygealpaar. Zwei Anschwellungen des R kennzeichnen die Region des Ursprungs der vielen zu den Armen bzw. zu den Beinen abgehenden Nerven (vgl. Abb. 3a). Schon anatomisch sind die R-Wurzeln in *Hinter-* und *Vorderwurzeln* zu trennen. Diese Tatsache hat eine große physiologische Bedeutung: Die Hinterwurzeln leiten zentripetale Impulse, die Vorderwurzeln zentrifugale; mit anderen Worten: *Die Hinterwurzeln sind sensible, die Vorderwurzeln motorische Nerven.* Dies ist das von BELL gefundene Gesetz, dessen Geltung für die somatischen Nerven unerschüttert ist. Die Vorderwurzeln entspringen aus den Vorderhörnern des R, die Hinterwurzeln dagegen *außerhalb* des R, aus den Spinalganglien, die geschützt in den Intervertebrallöchern liegen. Über die Beziehungen des *sympathischen Grenzstrangs* zum R orientiert im groben Abb. 3a. Einzelheiten über die recht komplizierten Zusammenhänge des großen *somatischen* (motorisch-sensibel-sensorischen) Systems mit dem *autonomen* (vegetativen, animalen, visceralen, sympathisch-parasympathischen) System werden später besprochen werden.

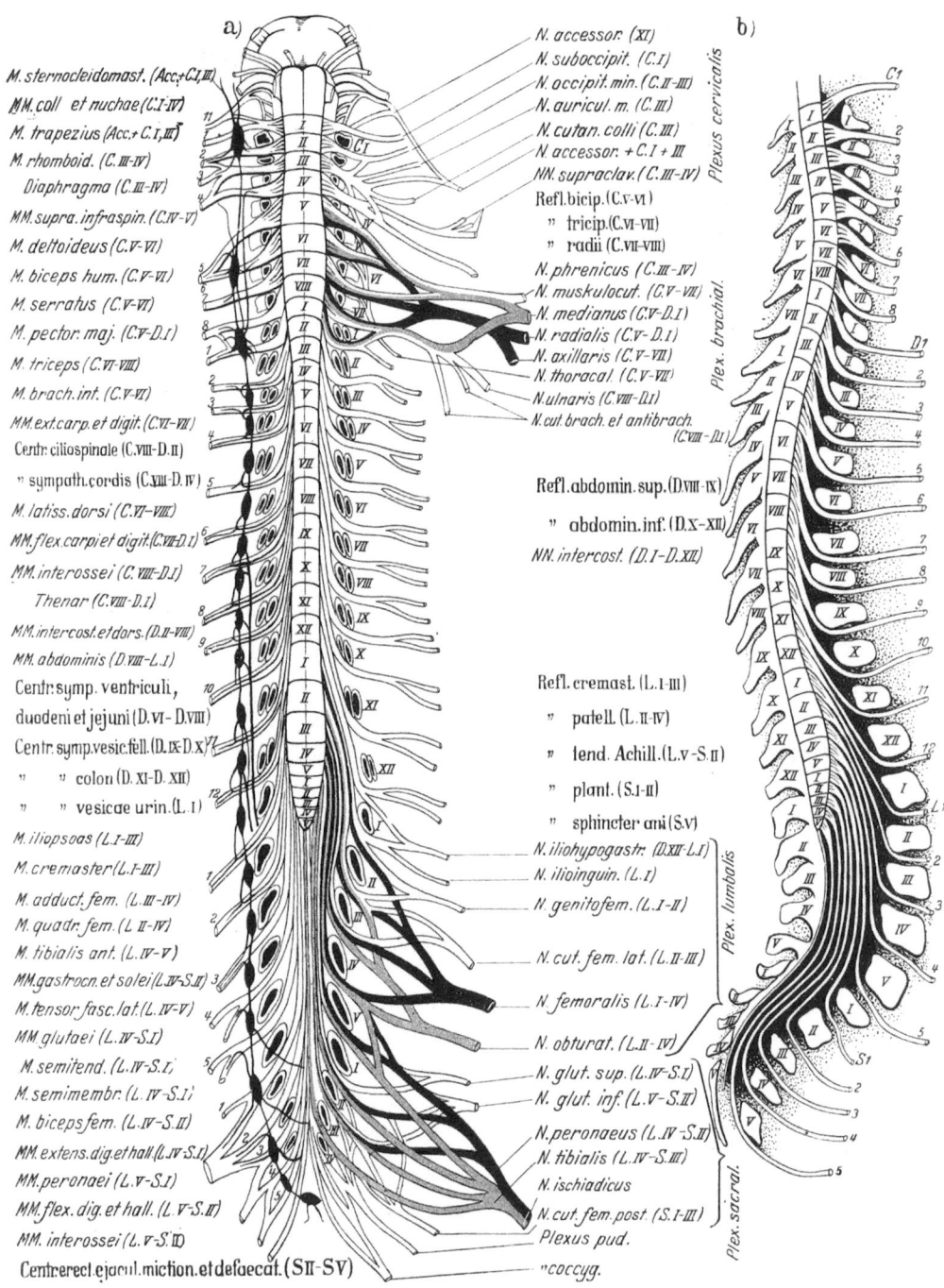

Abb. 3a. Die topographischen Verhältnisse des R mit den austretenden Nerven mit dem sympathischen Grenzstrang in schematischer Darstellung; Ansicht von vorn. Die segmentale Zuordnung der wichtigsten Muskeln und Reflexe. b Die topographischen Beziehungen der R-Segmente und R-Wurzeln zu den Wirbelkörpern und den Dornfortsätzen.
(Nach den neurologischen Wandtafeln von MÜLLER-HILLER-SPATZ.)

2. Histologie des ZNS.

Histologisch ist das ZNS aufgebaut aus Zellen und Fasern *ektodermaler* Herkunft — dem eigentlichen nervösen Parenchym — und *mesodermalen* Gewebsteilen, die als *Hirnhäute* (Meningen) und mit den Gefäßen in die nervöse Substanz eingewachsenes Bindegewebe einen wesentlichen Teil des *Stützgewebes* des ZNS ausmachen. Außer diesen mesodermalen Elementen hat sich auch ektodermales Gewebe im ZNS zu einem Stützgewebe differenziert. Es ist dies der größte Teil der sog. *Neuroglia,* der wir als der ektodermalen Grundsubstanz, d. h. einem feinen Fasergerüst — dichter im Markweiß als in der grauen Substanz — allenthalben im ZNS begegnen. Die Mutterzellen des ektodermalen Stützgerüsts sind die der

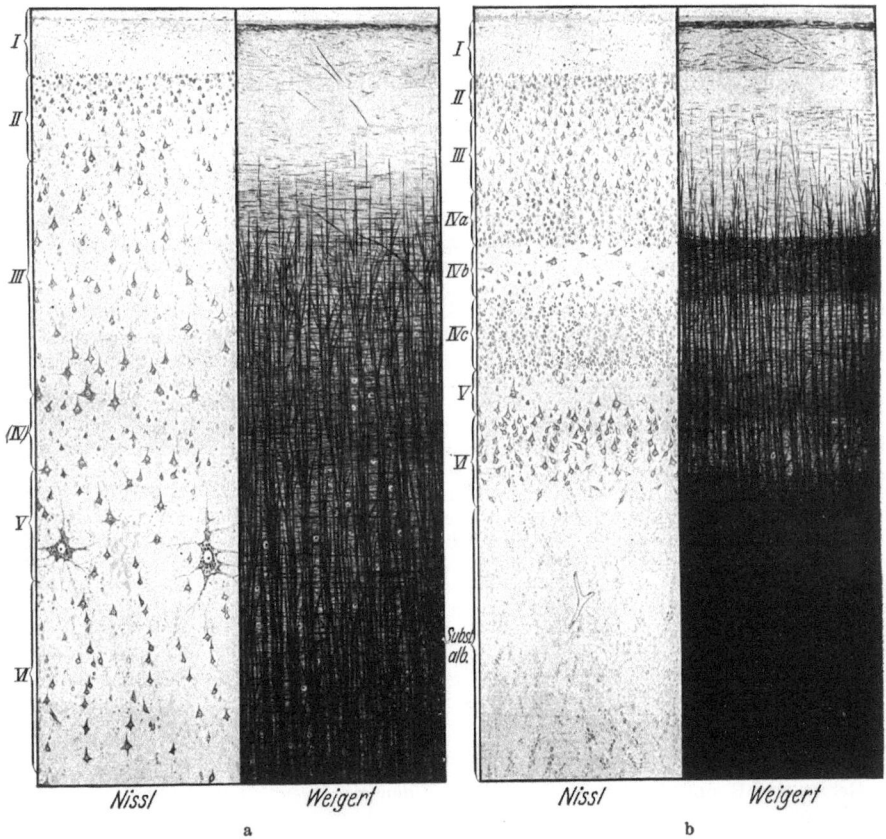

Abb. 4. I Molekularschicht; II äußere Körnerschicht; III äußere Pyramidenzellschicht; IV innere Körnerschicht; V ganglionäre Schicht oder innere Pyramidenzellschicht; VI Spindelzellschicht.

Makroglia angehörigen und wie auch die übrigen Gliazellen von den Spongioblasten abstammenden Astrocyten, unter denen wir eigentliche faserbildende von protoplasmatischen unterscheiden. Mit dem Fasergerüst bilden die Gliazellen ein echtes Syncytium. Außer den Makrogliazellen kennen wir noch die kleinen *Oligodendrogliazellen,* die sich in besonders großer Menge in der weißen Substanz entlang den Nervenfasern finden. Von ihrer Aufgabe — „SCHWANNsche Zellen" der zentralen Substanz? — unter physiologischen wie pathologischen Verhältnissen sind wir noch nicht genügend unterrichtet. Das dritte Gliaelement, die *Mikroglia-,* auch *Hortega-Zellen* genannt, dürften zum Teil ektodermaler, überwiegend aber mesodermaler Herkunft sein. Sie sind die Träger wichtigster reaktiver Vorgänge gegen verschiedenartige Schädigungen. Als besondere Form wären noch die *Ependymzellen* und die *Plexusepithelzellen* als differenzierte Ventrikelwandzellen zu nennen.

Die *Ganglienzellen,* das nervöse Parenchym sensu strictiori, sind zu sog. grauen Massen angeordnet, und zwar gesetzmäßig in den verschiedenen Territorien des ZNS. Es sei lediglich verwiesen auf die der Rinde von Groß- bzw. Kleinhirn eigene Formation der grauen Substanz, auf den charakteristischen Aufbau der einzelnen Teile der großen Ganglien und der grauen Kerngebiete — Nuclei — im Gehirn, die Kernsäulen bzw. Hörner und die Spinalganglien des R. Nach NISSL unterscheidet man zwei Typen von Ganglienzellen: Solche, denen die distinkten basophilen „Nisslkörperchen" ihres Protoplasmas das Gepräge geben, z. B. die Pyramiden-, Purkinje- und Spinalganglienzellen, und andere, bei denen man vom Protoplasma wenig sieht. Nach GOLGI werden gleichfalls einige Typen von Ganglienzellen unterschieden; und zwar stellt hier das Verhalten des die Ganglienzellen als solche charakterisierenden Achsenzylinderfortsatzes das entscheidende Merkmal dar. Typ 1: Ganglienzellen mit kurzen Dendriten und einem langen Achsenzylinder; Typ 2: Solche, bei denen sich der Achsenzylinder rasch aufzweigt; Typ 3: Die Ganglienzellen der spinalen und kranialen Ganglien. Diesen, die als bipolare Zellen angelegt sind, entspringt ein Fortsatz, aus welchem — in T-Form —, der einem Achsenzylinder entsprechende Dendrit sich zur Peripherie wendet, während der eigentliche Achsenzylinder zentralwärts zieht.

Die Ganglienzelle mit ihren Dendriten — einer Aufnahmeantenne vergleichbar — und dem Achsenzylinder wird als *„Neuron"* bezeichnet. Man unterscheidet Neuronen erster, zweiter und höherer Ordnung, je nachdem wie viele Neurone in der ganzen Länge einer Nervenbahn — etwa der motorischen Bahn vom Cortex bis zum Muskel — aneinandergekoppelt sind. Diese Koppelung erfolgt mit Hilfe sog. *Synapsen*. Eine Synapse nennt man die Verknüpfung der letzten Verzweigungen eines Achsenzylinders mit der Oberfläche einer neuen Ganglienzelle. Dies geschieht offenbar mit Hilfe einer protoplasmatischen Zwischensubstanz, die in ihren biologischen Qualitäten, z. B. der Richtung ihrer Durchströmbarkeit, ihrem Leitungswiderstand, ihrer Polarisierbarkeit u. a. m. besondere Gesetzmäßigkeiten aufweist. Die Achsenzylinder sind zum größten Teil umgeben von *Markscheiden,* deren eigentliche Substanz — das Myelin — von ektodermalen gliösen Elementen aufgebaut ist. In den peripheren Nerven bilden die SCHWANNschen Zellen — auch periphere Glia genannt — das Myelin. Eine weitere Hülle erhalten die peripheren Nerven durch das sie einscheidende bindegewebige Endo-, Peri- und Epineurium.

Der Aufbau der *Hirnrinde* weist sehr auffällige Verschiedenheiten in den einzelnen Hirnterritorien auf. Von besonderer Wichtigkeit sind die folgenden in Abb. 4 a und b wiedergegebenen sog. *Areae*. Der spezifische Aufbau der motorischen Rindenzone mit den BETZschen Riesenpyramidenzellen (4 a) und der der Area striata (4 b) — der Sehrinde — mit ihrer Spaltung der inneren Körnerschicht durch den GENNARIschen Streifen waren die Grundtatsachen für alle spätere zellarchitektonische Forschung (vgl. Lit. v. ECONOMO).

Neben der Zellarchitektonik vermag auch das Studium der Myeloarchitektonik Aufschluß über die Felderung der Hirnrinde (Abb. 10) zu geben. Gut zu unterscheiden sind in den verschiedenen Areae sechs Zellschichten. Man nimmt mit guten Gründen an, daß der sog. *granuläre* Typ in seiner heterotypen extremen Form, d. h. mit stark ausgebildeter granulärer 2. und 4. Schicht und dicht gelagerten kleinen Pyramidenzellen der *sensorischen* Rinde entspricht; während die agranuläre Rinde, d. h. die ohne oder mit nur angedeuteten Körnerschichten und zahlreichen großen Pyramidenzellen hauptsächlich efferent und zum Teil direkt *motorisch* zu sein scheint.

3. Die Hüllen des ZNS.

Gehirn und R sind von drei Hüllen umgeben, den *Meningen*. Die äußerste ist die *Dura mater,* deren zwei Lamellen innerhalb des Schädels über weiteste Strecken dem Knochen dicht anliegen und äußere Hirnhaut wie inneres Schädelperiost in einem bilden. An bestimmten Stellen senkt sich das innere Blatt als eine Falte mehr oder minder tief zwischen Hirnteile ein — Falx, Tentorium und Diaphragma des Türkensattels. Sowohl am Abgang dieser Falten als auch an anderen, jedoch ganz bestimmten Stellen, nehmen die Durablätter die großen venösen Blutleiter des Gehirns — die *Sinus* — zwischen sich auf (vgl. Abb. 2). Im Bereich des R bleibt zwischen den beiden Duralamellen ein mit Fett, Bindegewebe und venösen Plexus gefüllter Raum — der *Epiduralraum* — frei. Der von dem inneren Durablatt gebildete Sack reicht hier hinab bis zum 2. Sacralwirbel.

Unter der Dura, getrennt durch den *Subduralraum*, befindet sich die *Arachnoidea,* die zusammen mit der innersten Hirnhaut — *Pia mater* —, von der sie durch einen relativ weiten Raum, den *Subarachnoidalraum* mit dem *Liquor cerebrospinalis* als Inhalt getrennt ist, die weichen Hirnhäute *(Leptomeningen)* bildet. Der Subarachnoidalraum erweitert sich an einigen Stellen zu größeren liquorgefüllten Räumen, den sog. *Zisternen*. Von der seitlichen Circumferenz des R senken sich in Form von Zacken Duplikaturen der Leptomeninx in die Dura ein und bilden das *Lig. denticulatum* — das Aufhängeband des R —. Die austretenden Hirn- und R-Nerven werden von den Meningen umscheidet. Während über der Duraüberzug sich bis auf die Spinalganglien erstreckt, findet die Arachnoidalhülle bereits im Bereich des Wurzelnerven ihr Ende.

4. Die Blutversorgung des ZNS.

Das Gehirn erhält sein *arterielles* Blut aus der Carotis int. und den Aa. vertebrales. Die Verteilung der Arterien über die Hirnoberfläche ist aus der Abb. 1a, b und c ersichtlich. Erfahrungen haben gelehrt, daß jeder Teil des ZNS zum Versorgungsgebiet bestimmter Gefäße gehört. Man muß die Topographie der Hirngefäße kennen, um zu verstehen, daß der Ausfall bestimmter arterieller Gebiete — etwa durch eine Embolie oder eine Thrombose — zu Symptomen führt, die eigentlich Syndrome bestimmter Arterien sind. Die Arterien des R werden aus den Aa. vertebrales (A. spinalis ant. et post.) sowie mittels feiner, entlang den Spinalnerven ziehenden Arterien aus den Aa. intercostales, lumbales, iliolumbales und sacrales gespeist. — Die Gefäße auf der Oberfläche des ZNS verlaufen im subrachnoidalen Raum, innerhalb dessen sie von der Arachnoidea einen feinen Überzug erhalten. Beim Eintritt in die Nervensubstanz stülpen sie die Pia vor sich her (Piatrichter), wodurch, als äußere Gefäßhülle, ein durch viele Septen gekammerter Spaltraum — der intraadventitielle VIRCHOW-ROBINsche Raum — entsteht. Dem äußersten Adventitialblatt haftet die Glia — Membrana gliae limitans — fest an. Jenseits der Membran finden sich die von HELD beschriebenen Gliakammerräume. Von mancher Seite angenommene selbständige perivasculäre, sogar periganglionäre Lymphspalten existieren als präformierte Räume nicht; das sind Kunstprodukte. — Die Blutgefäßplexus der Ventrikel — *Pl. chorioidei* — sind von einem aus der Ventrikelwand stammenden sezernierenden Epithel überzogen und enthalten — ähnlich den größeren ins Hirn eintretenden Gefäßen — ein leptomeningeales Stützgewebe. — Der von COHNHEIM stammende bekannte Grundsatz, daß die Hirnarterien Endarterien seien, ist durch die Arbeiten von R. A. PFEIFER, der auch im Hirn anastomotische Gefäßverbindungen und ein capilläres Gefäßkontinuum fand, erschüttert worden. Freilich langt bei *plötzlichen* und *totalen* Gefäßverschlüssen zumal in alten arteriosklerotischen Hirnen die kollaterale Blutversorgung in der Regel nicht aus, um die Bildung anämischer Infarkte von weitgehend konstanter Lokalisation zu verhindern.

Der *venöse Blutabfluß* aus dem Gehirn geschieht in die großen Sinus hinein, teils durch die Vena magna *Galeni*, die das Blut aus den Plexus der Seiten- und des III. Ventrikels aufnimmt und es in den Sinus rectus entleert, teils durch die großen Venen der Konvexität, die hauptsächlich in den Sinus longitudinalis münden. Über die für die Klinik wichtige Topographie der Sinus der Schädelbasis gibt Abb. 2 Aufschluß.

5. Der Liquor cerebrospinalis.

Der *L. cerebrospinalis* — etwa 145 ccm insgesamt — wird vorwiegend von den Plexus bereitet, doch dürften auch das Ependym und vor allem die Capillaren der Pia an seiner Produktion beteiligt sein. Er enthält nur Stoffe, die auch im Blutplasma vorkommen, darf aber schon seines geringen Eiweißgehaltes wegen nicht als Lymphe bezeichnet werden; vielmehr nennt man ihn am besten eine besondere Art von Filtrat. Sämtliche Liquorräume stehen untereinander in Verbindung. Die besonders wichtigen Kommunikationsstellen des ventrikulären mit dem subarachnoidalen Liquor sind die den IV. Ventrikel eröffnenden Foramina *Luschkae* und das Foramen *Magendie*. Die Resorption des Liquors in das Blut erfolgt vor allem durch die PACCHIONIschen Granulationen, von der Arachnoidea gebildete, in die Sinus sich einsenkende Zotten. Außer Narkoticis und wenigen anderen Stoffen treten normalerweise artefiziell dem Blut zugesetzte Substanzen, wahrscheinlich auch Immunkörper und dergleichen nicht in den Liquor über; wohl ist dies aber der Fall unter krankhaften Bedingungen. Die abnorme Durchlässigkeit der *Blut-Liquorschranke* ist ein wichtiger pathogenetischer Faktor und kann z. B. mittels der Brommethode (WALTER) nachgewiesen werden. Der Druck des Liquors beträgt im Liegen um 120 mm H_2O, sein spezifisches Gewicht etwa 1006—1007; die Reaktion ist schwach alkalisch (p_H 7,6—7,8); die Chloride betragen bis 0,74%; Harnstoff und harnsaures Na sind in gleichen Mengen wie im Serum vorhanden; der normale Eiweißgehalt schwankt zwischen 0,013—0,03%; der Zuckergehalt beträgt etwa 60 mg-%. An Zellen hat der normale Liquor nicht mehr als 6—9 in einem Kubikmillimeter.

II. Allgemeines über die Reaktionen des ZNS und des Liquors bei Schädigungen des Organs.

Das Verständnis für die Reaktionen des ZNS auf Schädigungen ist aus verschiedenen Gründen nicht allein mit Hilfe allgemein-pathologisch-anatomischer Kenntnisse gesichert. Ganglienzellen, Glia, Fasersysteme und periphere Nerven besitzen ihre eigenen Reaktionsweisen, die oft nur mit Hilfe komplizierter Methoden erkannt werden können. Das Nebeneinander eines ekto- und mesodermalen Stützgewebes hat ganz eigenartige Reaktionsbilder bei verschiedenen Schädigungen des Organs zur Folge. Ganz allgemein ist zu sagen, daß abgesehen von Schädigungen, die spezifisch auf besondere Gewebselemente wirken, eine gewisse Rangordnung der Vulnerabilität der verschiedenen Elemente im ZNS besteht. Am empfindlichsten sind die Ganglienzellen, ihnen folgt die Makroglia, die Oligodendroglia und schließlich die Mikroglia, die zu vermehrter Aktivität angeregt sein kann, wo die erstgenannten Elemente der Noxe bereits erlegen sind. Am widerstandsfähigsten sind die mesodermalen Elemente, von denen bei vollkommenem Untergang des Nervengewebes die Reparation — Abbau des nekrotischen Materials und Narbenbildung — geleistet wird. Sowohl innerhalb des ZNS als auch im peripheren Nerven ist die Markscheide gegen Schädigung empfindlicher als der Achsenzylinder. Fernerhin scheint auch eine höhere Vulnerabilität der sog. langen Bahnen verglichen mit kurzen zu bestehen; doch liegen hier die Verhältnisse noch nicht völlig klar. Auch reagieren die Synapsen augenscheinlich eher auf gewisse Noxen als andere Teile der Neuronen.

An den Ganglienzellen kennen wir nur regressive Erscheinungen; progressive, ganz zu schweigen von Zellvermehrung, werden an Ganglienzellen nicht beobachtet. Die regressiven Merkmale sind markant genug, um verschiedene Typen von Erkrankungen zu unterscheiden: man spricht von akuter Schwellung, ischämischer, homogenisierender und schwerer Zellerkrankung, Sklerose, Verfettung, Einlagerung von Pigmenten und anderen Stoffen in die Zellen. Diesen pathologischen Veränderungen der Ganglienzellen gehen zumeist parallel Reaktionen der Glia, die teils progressiver, teils regressiver Natur sind. Die Makroglia zeigt dabei eine Wucherung entweder hypertrophischer oder hyperplastischer Art, also Zeichen einfacher Aktivierung wie auch solche der Zellvermehrung und Bildung neuer, der Reparation dienender Fasersubstanz. Unter den progressiven Reaktionen fällt der Mikroglia (ekto- wie mesodermaler Abkunft) eine besonders wichtige Rolle zu. Aus normalerweise zarten, schmalen Zellen mit feinem, oft bizarr geformten Protoplasmaverzweigungem wandelt sie sich entweder zu den sog. Stäbchenzellen (etwa bei der Paralyse) oder aber unter dem Reiz zerfallender ektodermaler Elemente zu den bekannten Körnchenzellen, den eigentlichen Totengräbern nekrotischen Materials, um. Die regressiven Merkmale an der Glia gleichen im Prinzip jenen anderer Zellen. — Auf **Störungen der Blutversorgung** reagiert das Gewebe des ZNS in typischer Weise: Angefangen mit umschriebenen Ausfällen vor allem der Ganglienzellen und mäßigen regressiven und progressiven Erscheinungen an der Glia — den unvollständigen Nekrosen — bis zu schwerem, oft sehr umfangreichem Gewebsuntergang mit Einschmelzung des Gewebes und Abbau durch Körnchenzellen: echten Kolliquationsnekrosen, den sog. *Erweichungen*. Das Ende solcher Prozesse ist immer die Narbenbildung, die je nach der Schwere der primären Läsion variiert, zwischen der faserig gliösen bis zur bindegewebigen Narbe und bei ausgedehnten Läsionen auch zur narbig begrenzten Höhlenbildung führen kann. Eine besondere Rolle spielen die *Blutungen* im ZNS, die mit und ohne Erweichungsprozesse vorkommen. — Während allgemeine *Intoxikationen* sich vorwiegend am ektodermalen Gewebe auswirken, äußern sich *infektiöse* Noxen an ektodermalen wie mesodermalen Bestandteilen und verursachen das Bild der **Entzündung**. Von schwer zu deutenden Reizzuständen der Glia abgesehen, ist auch im ZNS die Entzündung charakterisiert durch das Verhalten des **Gefäßbindegewebes**. Die zellige Infiltration — leukocytäre, lymphocytäre, plasmocytäre — in und um die Gefäße sowie in den Hirnhäuten ist das Wesentliche. Die Bedeutung jeder Entzündungserscheinung im ZNS als Merkmal echter Entzündung wird aber dadurch eingeschränkt, daß sie auch als sekundäre Reaktion auf primär degenerative Prozesse vorkommt. Man spricht dann von „*symptomatischer Entzündung*". — Von großer Bedeutung für den Ablauf rein **degenerativer Prozesse** für das ZNS, deren Prototyp die sog. WALLERsche sekundäre Degeneration, d. h. der gesetzmäßige Untergang des peripheren Endes eines Achsenzylinders samt seiner Markscheide nach seiner Trennung von der Ganglienzelle ist. Die WALLERsche Degeneration verläuft im zentralen Gewebe prinzipiell gleich wie im peripheren Nerven. Sie beginnt mit Degenerationszeichen am Achsenzylinder und progressiven Reaktionen der ektodermalen Stützsubstanz (Myeloklastenbildung bzw. Proliferation der SCHWANNschen Zellen), führt zu einem Umbau des Myelins zu Neutralfetten, die schließlich von ekto- bzw. mesodermalen Gitterzellen aufgenommen und abtransportiert werden, und endet mit der Bildung einer Narbe. Diese wird im ZNS von der Glia geleistet (charakteristische strangparallele Faseranordnung) und im peripheren Nerven vom Bindegewebe (echte Narbe). Wo immer im ZNS nervöses Parenchym zugrunde geht, stets kombiniert sich der fokale Gewebsuntergang mit einer sekundären Degeneration, welche — wenn lange Bahnen betroffen sind — sich über deren ganze Längsausdehnung hin erstrecken kann.

Regeneration im Sinne der Wiederherstellung der Funktion gibt es nach zerstörenden Läsionen im ZNS nicht; hingegen sind die peripheren Nerven hierzu befähigt. Am raschesten und vollkommensten tritt sie ein, wenn, wie bei leichten Traumen, toxischen oder entzündlichen Schädigungen, der Achsenzylinder intakt geblieben ist und nur die Markscheide gelitten hat. Mit Wegfall der Noxe stellen dann die wuchernden SCHWANNschen Zellen die Markscheide wieder her. Komplizierter ist die Regeneration, wenn der Achsenzylinder an einer Stelle zerstört wurde. Stets erfolgt dann zunächst der totale Zerfall des peripheren Achsenzylinders bis in die Erdaufzweigung hinein. Der Wiederersatz muß wohl so gedacht werden, daß die Bildung neuer Nervenfasern durch die SCHWANNschen Zellen unter Mitwirkung des zentralen Reizes der Ganglienzellen (SPIELMEYER) erfolgt.

Die *Meningen* nehmen vor allem an *entzündlichen* Erkrankungen **(Meningitis)** des ZNS teil, wobei dann das Parenchym sekundär in Mitleidenschaft gezogen werden kann. Das anatomische Bild entspricht dabei jenen der Entzündung anderer seröser Häute im Körper. Man unterscheidet akute, vorwiegend leukocytäre von chronischen, lymphocytären Meningitiden.

Die verschiedenen krankhaften Zustände der Meningen und viele derjenigen, die sich im Innern des ZNS abspielen, äußern sich in einer **krankhaften Beschaffenheit des Liquor cerebrospinalis.** Affektionen, welche zu entzündlichen Vorgängen an den Meningen führen, dokumentieren sich am Liquor durch das Auftreten von Zellen, die teils aus dem Blut, teils aus den Meningen stammen. So finden wir bei *akut* entzündlichen Prozessen *polynukleäre Leukocyten* im Liquor, ja sogar Ausfüllung der Liquorräume mit dickem Eiter. *Chronisch* entzündlichen Prozessen, besonders der Tuberkulose und der Syphilis, ist das Auftreten großer Mengen von Lymphocyten im Liquor eigen. Bisweilen finden sich dann auch *Plasmazellen.* — Der nicht primär entzündlichen Gruppe von Erkrankungen kommen außer Lymphocyten als Ausdruck sekundär entzündlicher Vorgänge adventitielle Zellelemente vom Charakter von Phagocyten und Fibroblasten zu. Bei *Tumoren*, die in die Liquorräume reichen, können auch Tumorzellen im Liquor gefunden werden. — *Blutungen* verschiedenster Ätiologie erfolgen nicht selten in den Liquor und lassen unter Umständen — z. B. wenn sie sich in die Ventrikel oder über die Hirnoberfläche ergießen — den Liquor wie reines Blut erscheinen. Als Restzustand findet sich oft für geraume Zeit eine *Gelbfärbung (Xanthochromie)* des Liquors. Außer nach Blutungen beobachtet man Xanthochromie auch bei abnormen Transsudationsvorgängen, wie sie bei infektiös entzündlichen Prozessen, aber auch bei Tumoren vorkommen können. — Die *Vermehrung* des Liquoreiweißes wird als Trans- bzw. Exsudationsvorgang bei vielen und verschiedenen Erkrankungen des ZNS beobachtet. Wie überall im Körper gehen auch hier akut und chronisch entzündliche Prozesse mit hohen Eiweißmengen im Exsudat, also im Liquor einher. Die Vermehrung des Gesamteiweißes und seiner Fraktionen ist ein verläßliches Kennzeichen nicht nur entzündlicher, sondern auch anderer pathologischer Prozesse im ZNS. Schon geringe Veränderungen, Vermehrung des Gesamteiweiß wie auch Relationsstörungen seiner Albumin- und Globulinfraktion äußern sich im Ausfall der Kolloidreaktionen (vgl. Abb. 35a und b). — *Fibringerinnsel* im Liquor finden sich bei Meningitiden und sind als zartes Fibrinnetz bisweilen mit Tuberkelbacillen typisch für tuberkulöse Meningitis. — Das Übertreten normalerweise liquorfremder oder solcher Stoffe in den Liquor, die sich darin unter gesunden Verhältnissen nicht oder nur in bestimmten Mengen finden, ist von großer theoretischer und praktischer Bedeutung. Einzelheiten hierüber müssen in den größeren Werken nachgelesen werden. Retention von Stoffwechsel-, Zwischen- und -Endprodukten im Blut teilt sich auch dem Liquor mit, so z. B. bei *urämischen* Zuständen. Von Bedeutung kann auch das Verhalten des *Liquorzuckers* sein. Er ist im allgemeinen vermindert infolge des Zuckerabbaues durch Leukocyten bei meningitischen Prozessen, oft hingegen vermehrt bei der Encephalitis und Poliomyelitis. *Bakterien* finden sich meist nur bei eitrigen Meningitiden. — Über die Wa.R. im Liquor wird im speziellen Teil zu sprechen sein. — Der *Liquordruck* kann unter pathologischen Verhältnissen stark erhöht sein, so bei vermehrter Bildung und verminderter Resorption, bei Hirnschwellung verschiedenster Ätiologie, vor allem bei Hirntumoren. Entzündliche exsudative Prozesse führen gleichfalls zu Vermehrung des Liquors und Erhöhung seines Druckes. Abnorme Druckdifferenzen in den einzelnen Abschnitten des Liquorsystems finden sich bei Verschlüssen innerhalb des großen einheitlichen Liquorraumes an verschiedenen Stellen; so eine Vermehrung des Ventrikelinnendruckes bei Verschluß des Aquäduktes oder der Foramina des IV. Ventrikels (vgl. auch S. 508). — Krankhafte *Liquordruckerniedrigung* kommt in seltenen Fällen nach Hirntraumen vor.

III. Physiologische Voraussetzungen.

Unsere Kenntnisse der Anatomie des peripheren und zentralen Nervensystems ermöglichen uns an sich noch kein Verständnis für das erstaunlich zweckentsprechende körperliche Verhalten, wie es der Mensch und alle Lebewesen schon von niedrigsten Entwicklungsstufen an, unter wechselnden inneren und äußeren Bedingungen erkennen lassen. Wir wissen, daß das Zentralnervensystem gewissermaßen die „Zentrale" darstellt, in der die sinngemäße Verarbeitung von nervösen Impulsen aus dem Inneren des Körpers und der Umwelt geleistet wird. Eine der wesentlichsten Aufgaben des ZNS ist in der Einordnung einzelner und lokal beschränkter Vorgänge in einen allgemeinen Reaktionsplan, ein eingeborenes „Funktionsschema" mit individuell wechselnden Besonderheiten zu sehen. In diesem Sinn spricht man von der *integrierenden* Funktion des ZNS. — Das, was wir an jedem normalen Bewegungsakt immer wieder feststellen, ist die vollkommene *Koordination*, mit der nicht nur eine einzelne Bewegung in sich selbst, sondern auch im Rahmen des körperlichen Gesamtverhaltens ausgeführt wird. Diese Koordination beruht nach SHERRINGTON auf jener Mitarbeit (Kooperation) nervöser Vorgänge, die die gehörige Durchführung einer Bewegungsaktion ermöglicht. Einen Maßstab für die Vollkommenheit dieser Leistung besitzen wir unter anderem in der Exaktheit des zu einem gewollten Zweck erforderlichen Ausmaßes einer Bewegung und in dem adäquaten Aufwand der hierfür erforderlichen Energie. Dabei sehen wir, daß jeder einzelne in den verschiedenen Phasen einer Aktion in Tätigkeit tretende Muskel immer gerade optimal innerviert wird. Wir erkennen diese Koordination aber auch z. B. in dem Ausgleich, den eine lokal beschränkte Aktion — etwa das Heben eines Beines — im Verhalten des übrigen Körpers, z. B. zur Sicherung des Körpergleichgewichts bei verändertem Schwerpunkt auslöst. Die vollkommene Koordination ist eine erlernte Fähigkeit; d. h. der Organismus lernt im Laufe seiner normalen Entwicklung über seine Muskulatur unter stets wechselnden Bedingungen zu verfügen. Das gilt nun aber nicht nur für die vielen, z. B. manuellen Fertigkeiten, die wir uns mit der Zeit aneignen, sondern auch für so elementare Leistungen wie zielgerichtete Greifbewegungen, den aufrechten Gang usw. Gerade bei den letztgenannten, elementaren Bewegungen ist offenbar, daß die koordinierte Leistung aus einer schon in ihrer *Anlage vorhandenen* Fähigkeit des ZNS Erregungen in einer gesetzmäßigen Weise auf in Tätigkeit gesetzte Muskelgruppen, überhaupt auf den ganzen Körper zu verteilen, erwächst. Dieser koordinativen Möglichkeiten und des unter physiologischen Bedingungen sich ausbildenden sog. „*kinetischen Gedächtnisses*" (LIEPMANN) bedient sich bald ein instinktmäßiges, bald bewußtes, zielklares Wollen. Wichtige Teilfunktionen dieser mit der Kompliziertheit der Aufgaben im Leben sich vervollkommnenden Koordination sind jene anscheinend elementaren Vorgänge, die wir als **Reflexe** bezeichnen.

Die Erforschung der Reflexe hat in mühsamer Experimentierarbeit uns Aufschluß verschafft über eine ganze Reihe prinzipiell wichtiger Vorgänge im Nervensystem, die wir gewissermaßen als Elementarfunktionen in dem komplizierten Geschehen der Koordination aufzufassen haben. Nur das Allerwichtigste sei hier erwähnt. Die anatomischen Elemente eines Reflexes bestehen in dem zentripetalen Abschnitt (Rezeptionsorgane in der Haut, dem Muskel usw. und dem afferenten Nerven), dem sog. Reflexzentrum im ZNS (R) und dem zentrifugalen Nerven mit dem zugehörigen Erfolgsorgan (Muskel- oder Sekretionsorgan). In den verschiedenen Rezeptionsorganen (vgl. S. 447) werden Impulse ausgelöst, die in dem sie leitenden peripheren Nerven in Form von Aktionsströmen nachweisbar sind (wahrscheinlich auch selbst elektrische Phänomene darstellen) und in einer Geschwindigkeit von etwa 80 m/sek. das R erreichen. Im peripheren Nerven gilt das „Alles- oder Nichts-Gesetz". Die verschiedene Stärke der Impulse findet ihren Ausdruck nur in der variablen Frequenz der Impulse in der einzelnen Nervenfaser und natürlich auch der Einbeziehung einer je nachdem wechselnden Zahl mit Impulsen beschickter Nervenfasern. Jeder Impuls führt zu einem etwa 1—5 σ dauernden Refraktärzustand, in dem der Nerv erregungs- und leistungsunfähig ist. Impulse, von denen jeder etwa 1 σ dauert, fließen also nicht als kontinuierliche Ströme, sondern in Form unterbrochener Impulssalven dem ZNS zu. Durch eine einzelne solche „Impulssalve" erzielt man — sei es durch direkte Reizung eines *motorischen* Nerven oder aber auch auf reflektorischem Wege — d. h. durch Reizung eines *afferenten* Nerven — eine einzelne sog. Muskelzuckung. Eine Häufung solcher nervöser Reizungen führt — wenn sie 70 pro Sekunde überschreitet — zu einer *tetanischen Muskelkontraktion*. Diese Form der Muskeltätigkeit, bei der nur der Aktionsstrom ihre Zusammensetzung aus einzelnen Zuckungen verrät, liegt bei allen Bewegungen — willkürlichen wie auch reflektorischen. — Im R (bzw. den Wurzelgebieten der Hirnnerven) gehen afferente Impulse wohl nur zum kleinsten Teil auf kürzestem Wege (Abb. 7) auf die Vorderhornzellen über; meist werden sie mittels auf- und absteigender Kollateralen auf eine je nach der Qualität des Rezeptionsorganes (z. B. Sehne oder Haut) bzw. nach der Intensität des Impulses wechselnde Zahl zentraler Neuronen übertragen. Dabei kommt es zu einer Beeinflussung des Erregungszustandes verschiedenster Gebiete des ZNS und unter Umständen zu einem Übergreifen einer reflektorischen Reaktion über den Ort der primären Reizentstehung hinaus auf weite Körpergebiete. Die Impulse erschöpfen sich nur zum Teil in der unmittelbar meßbaren Reaktion. Unterschwellige Reize erhöhen z. B. in Form einer Erregungsspeicherung die zentrale Reizempfindlichkeit (Summation), oder sie vernichten gewisse Erregungsrückstände und vermindern damit die Erregbarkeit zentralnervöser Apparate (Hemmung). — Alle sich in Bewegungsakte umsetzende Impulse, seien sie reflektorischer oder willkürlicher Natur, münden schließlich an der motorischen Vorderhornzelle; wobei sie sich teils der mehr oder minder direkten Reflexbahnen vom Hinterhorn her bzw. ihrer Kollateralen, teils der aus Hirnstamm und Stammganglien kommenden zentralen

Haubenbahn (zentrifugale Bahn des extrapyramidal-motorischen Systems), teils schließlich der Pyramiden-Vorder- und Seitenstrangbahn (zentrifugale Bahn aus der Großhirnrinde) bedienen. Die Übertragung eines Impulses von den Endverzweigungen einer Nervenfaser auf ein neues Neuron — z. B. also eine Vorderhornzelle — erfolgt nicht mittels Gewebskontinuität, sondern durch sich berührende Grenzschichten, sog. *Synapsen*. Man kann sagen, daß die Erregungen konvergierenderweise auf die Vorderhornzellen treffen; denn schon rein anatomisch beträgt ja die Zahl der motorischen Hirn- und R-Nervenfasern nur $1/5$ der afferenten sensiblen Fasern. Hier am nutritiven und funktionellen Zentrum der motorischen Fasern treffen alle erregenden und hemmenden Impulse zusammen. In dem für uns unfaßbar fein abgestimmten Maß an Erregung, welches jede einzelne der vielen Vorderhornzellen trifft, haben wir die Resultante aus der Einwirkung verschiedenster zentripetaler Reize und des jeweiligen zentralnervösen Erregungszustandes zu sehen.

Die im motorischen Nerven hinausgehenden Impulse innervieren die Fasermasse eines Muskels unvollständig, oder vollständig, je nach der Stärke des Impulses. Wie wir wissen — vgl. Abb. 13 — entspringen die uns als Einheiten imponierenden peripheren motorischen Nerven aus uneinheitlichen Wurzelgebieten, wie ja auch die afferenten Nerven sich in sehr komplizierter Weise in der Wurzeleintrittszone aufsplittern. Diese Tatsache ist für die Art, Stärke und Ausbreitung reflektorischer Erregungen außerordentlich wichtig; gibt sie doch die morphologische Erklärung für eine ganze Reihe wichtiger Besonderheiten im Reflexgeschehen. Der afferente Nerv verzweigt sich innerhalb des R, und seine Aufzweigungen treten mit Neuronen *verschiedener* Muskeln in Kontakt. Dadurch ist die Möglichkeit gegeben z. B. für die *Addition* mehrerer zentripetaler Impulse zu *einem* motorischen Effekt (Allianz) oder aber auch zu gleichzeitig eintretenden Wirkungen *gegensinniger* Art an verschiedenen Muskeln, oder zu gleichzeitiger reflektorischer Einwirkung von *einem* Reizfeld aus auf Muskelgruppen *synergistischer* Funktion. Eine der allerwichtigsten reflektorischen zentralnervösen Funktionen zur Gewährleistung koordinierter Bewegungen besteht darin, daß ein Impuls nicht nur zu einer Synergisten-Kontraktion verwertet wird, sondern daß durch einen zentralen Mechanismus zugleich ein Teil der einströmenden Energie dazu verwendet wird, daß, *in dem gleichen Maß als ein Agonist sich kontrahiert, die Kontraktion in seinem Antagonisten nachläßt*. Dies ist SHERRINGTONs Gesetz der „*reziproken Innervation*". Man kann diesen Vorgang z. B. daran erkennen, daß, wenn ein Muskel wie der Quadriceps femoris nach Schlag auf die Patellarsehne sich reflektorisch kontrahiert, mit der Verkürzung der Kniestrecker die Kniebeuger erschlaffen; daß jedoch in dem Augenblick, wo durch Dehnung dieser Beuger in ihnen selbst eine reflektorische Spannungszunahme eintritt, die Kontraktion der Quadricepsmuskulatur nachläßt.

Reflexe von der Art des eben genannten Patellarreflexes nennen wir nach P. HOFFMANN „*Eigenreflexe*", weil bei ihnen der Ort der Erregungsentstehung und der Auswirkung auf denselben Muskel beschränkt bleiben. Als *Reflexe* künstlich ausgelöst sind sie praktisch unerschöpflich und haben eine äußerst kurze Reflexzeit. Irgendwelche muskuläre Anstrengungen — z. B. der sog. JENDRASSIKsche Handgriff — wirken im Sinn einer Impulssummation, d. h. *bahnend* auf die Eigenreflexe. Dies ist ein deutlicher Hinweis darauf, daß auch dieser anscheinend primitive Eigenreflex in Wirklichkeit von dem Zustand des ganzen ZNS beeinflußt wird. Bewiesen wird dieser Einfluß jedoch durch das vorübergehende Erlöschen und die folgende Steigerung der Eigenreflexe infolge supraspinaler Läsionen der motorischen (sogar sensiblen) Hirnrinde, der Pyramidenbahn und auch des Kleinhirns.

Im *Bewegungsgeschehen* stellen diese Reflexe eine unaufhörliche Reihe von propriozeptiven Impulsen dar, die aus den jeweilig gedehnten Muskeln dem ZNS zufließen und dort ein dauerndes Balancespiel zwischen Agonisten- und Antagonisteninnervation auslösen. Es ist leicht verständlich, daß dieser Vorgang der reziproken Innervation für die Ausführung auch der willkürlichen Bewegungen von größter Bedeutung sein muß. Darüber hinaus ist aber im Grunde *jeder* Kontraktionszustand der Muskulatur, nicht nur der für den normalen Ablauf von Bewegungen fein abgestimmte, sondern auch jener noch in der Ruhelage vorhandene, den wir als *Muskeltonus* bezeichnen, nichts anderes als das Resultat dieses automatischen reflektorischen Geschehens, an dem freilich außer spinalen auch cerebrale und cerebellare Vorgänge wesentlich beteiligt sind. — Die einfachste Störung in diesem physiologischen Geschehen veranschaulicht die durch Zerstörung der hinteren Wurzeln verursachte Unterbrechung der primär ausschlaggebenden afferenten Impulse. Ihre Folge ist die als *Ataxie* bezeichnete motorische „Unordnung" der so geschädigten Muskelgruppen und ihre Hypotonie.

Wir sehen bei Mensch und Tier einen weiteren Typ von komplizierten Reflexen — sog. *Fremdreflexe* —, die in ihrer Stereotypie und offenbaren Zweckhaftigkeit den Charakter von Schutzmechanismen bzw. dem unbewußten Instinkt dienender Mechanismen verraten. Das gilt z. B. vom Saug- und Schluckreflex des Säuglings, dem Umklammerungsreflex des Frosches, dem Kratzreflex des Hundes und dem *Plantarreflex*. Die bei Isolierung des R vom Einfluß übergeordneter Teile des ZNS auftretende *Beugesynergie*, d. h. die Beugung im Fuß-, Knie- und Hüftgelenk ist offenbar die Reaktion auf einen schmerzhaften (nociceptiven) Reiz an der Fußsohle. Das Gesetz der reziproken Innervation führt dabei nun nicht allein zu einer Erschlaffung der antagonistischen Strecker des gleichen, sondern auch zu deren Anspannung im gegenseitigen Bein. Das Sinnvolle dieses Vorgangs — *Strecksynergie* des kontralateralen Beins bei reflektorischer Beugung des gereizten — ist ja klar. Bei den Fremdreflexen spielt die Reizsummation eine viel größere Rolle als bei den Eigenreflexen. Die Einbeziehung so vieler Synapsen — die „Reflexbögen" reichen offenbar bis ins Großhirn hinauf! — erklärt das zwanglos. Der Untersucher kann sich hiervon leicht überzeugen, wenn er sieht, wie ein kontinuierlicher Reiz — z. B. ein Bestreichen der Fußsohle — zur Reaktion führt, wo eine einfache oder selbst mehrfache Berührung *einer* Stelle wirkungslos war. Aus ganz analogen Ursachen tritt bei der Auslösung von Fremdreflexen auch ziemlich rasch eine *Ermüdung* ein. Man sieht dies z. B. an dem so wechselhaften Verhalten der Bauchdeckenreflexe, die auch in diese Gruppe der Fremdreflexe gehören.

Über diese relativ einfach zu deutenden und leicht reproduzierbaren reflektorischen Phänomene hinaus gelangen wir in ein Gebiet zentralvenöser Tätigkeit, wo man mit dem Begriff des „Reflexes" nicht mehr viel anfangen kann. (Obgleich selbst im somatisch-psychischen Grenzgebiet der Reflexbegriff wieder auftaucht.) Wir sprechen deshalb in Hinblick auf die den spinalen, bulbären, pontinen und mesencephalen reflektorischen Leistungen übergeordnete Tätigkeit des Groß- und Kleinhirns von einer integrierenden Funktion. Diese ist Voraussetzung für jede höhere Funktion des Organismus, sowohl unsere psychischen und somatischen Beziehungen zur Umwelt wie auch die Aufrechterhaltung der vegetativen Ordnung. — Den Anteil, den die verschiedenen Teile des ZNS an dieser integrierenden Tätigkeit nehmen, kann man bis zu einem gewissen Grade aus Experimenten erschließen. Man hat zu diesem Zweck verschiedene Teile des Groß- und Kleinhirns abgetragen, hat sich sog. „spinale, Mittelhirn-, Thalamus-, decerebrierte und decerebellierte Präparate" geschaffen und so wichtige Feststellungen, die in den Lehr- und Handbüchern der Physiologie zu finden sind, gemacht. — Beim Menschen ermöglicht die Krankheit, d. h. der Ausfall bestimmter Systeme, wie z. B. des Cerebellums, des zumeist in den Stammganglien repräsentierten extrapyramidalmotorischen zentralen Apparats, des pyramidalmotorischen und des sensiblen Systems (den Thalamus inbegriffen) das Verständnis für die ungeheuer komplizierte Funktion des ZNS. (Der Leser sei auf die folgenden Ausführungen verwiesen.)

Die höchste Stufe integrierender Tätigkeit wird in der *Großhirnrinde*, vor allem vom *Stirnhirn* geleistet. Dieser Hirnteil, der beim Menschen gegenüber allen Tieren eine dominierende Entwicklung erfahren hat, beherrscht unser gesamtes Verhalten zur Umwelt. Dies gilt von den somatischen Vorgängen wie auch den psychischen. Bestimmte Koordinationsleistungen des Stirnhirns in umschriebene Partien, sog. *Rindenfelder*, wie sie von BRODMANN, v. ECONOMO und KOSKINAS auf Grund cytoarchitektonischer Merkmale herausgearbeitet worden sind, zu lokalisieren, ist nur in Einzelfällen möglich. Wir kennen die Bedeutung des *Operculums* (Feld 4 nach BRODMANN) *für die Sprache* (vgl. BROCAsche Aphasie S. 521) und die der sog. *extrapyramidalen motorischen Rindenfelder* FOERSTERS (Feld 6 bzw. 8 nach BRODMANN) für die Motorik bzw. die Bewegung der Augen. Elektrische Reizungen dieser Felder führen zu *komplexen* Bewegungen und zu bestimmten *Bewegungssynergien*, welche wir im Fall lokaler Krankheitsprozesse an diesen Orten (Traumafolgen, Tumoren usw.) im Syndrom der *Herdepilepsie* wiederfinden. Dieser motorische Stirnhirnapparat, dessen Leitungsbahnen in den subcorticalen Ganglien, dem roten Kern, der Substantia nigra und der Brücke (vgl. Abb. 31) zahlreiche Umschaltungen erfahren, ist dem sog. pyramidalen System (vgl. S. 459) für den Vollzug synergischer Bewegungen übergeordnet. Das Stirnhirn kontrolliert und integriert aber auch die Funktionen des *extrapyramidalmotorischen* (vgl. S. 496) und des *vestibulär-cerebellaren Systems* (vgl. S. 490). Stirnhirnläsionen führen gar nicht selten zu einem Freiwerden phylogenetisch älter Automatismen (Greifbewegungen, Stützreaktion, Gegenhalten usw.), also ausgesprochenen Enthemmungserscheinungen; während phylogenetische Neuerwerbungen (z. B. der aufrechte Gang) geschädigt werden. Die innige Verbindung cerebellarer Funktionen mit dem Stirnhirn äußert sich in den häufigen und differentialdiagnostisch so wichtigen Symptomen wie Ataxie, Koordinationsstörungen, Fallneigung, Tonusanomalien u. bei Stirnhirnprozessen. Hierbei handelt es sich nun wohl sicher nicht um sog. Enthemmungserscheinungen. Vielmehr ist anzunehmen, daß beim Menschen die Funktionen einzelner zentralnervöser „Systeme" durch eine Störung in dem „obersten Integrationsorgan" — wozu außer dem Stirnhirn sicherlich auch ausgedehnte Bezirke des *Parietal-* und *Temporalhirns* gehören — beträchtlich in Unordnung geraten können. Besonders interessant sind da z. B. auch Sensibilitätsstörungen, die bisweilen als Schädigungen des Lagegefühls der Glieder bzw. der Orientierung am eigenen Körper, gelegentlich auch als undeutliche und schwankende Störungen der Oberflächenempfindung wie auch sensorischer Eindrücke auftreten. Angesichts der völligen Intaktheit der sensiblen bzw. sensorischen Systeme sensu strictiori stellen wir uns solche Störungen als Merkmale einer geschädigten integrierenden Leistung des Großhirns vor, die man — wie z. B. auch gewisse apraktische, aphasische und agnostische Erscheinungen (vgl. S. 512) — nicht mehr streng lokalisieren kann. Dergleichen Störungen reichen natürlich auch in das rein psychische Gebiet hinüber, wo wir bei Schädigungen gerade wieder des Stirnhirns Defekten begegnen, die von einfachen Konzentrations- und Gedächtnisstörungen angefangen bis zu schweren Veränderungen der Persönlichkeit reichen. Ein solcher Faktor höchster reflektorischer Tätigkeit spielt wohl auch bei den *psychischen* bzw. *Allgemeinstörungen* bei Stirnhirnschädigungen eine nicht unerhebliche Rolle. Die Apathie, Dösigkeit, mangelnde Aufmerksamkeit und Konzentrationsstörung, der man hier so oft begegnet, scheint wenigstens zum Teil in dieser Desintegration des normalerweise automatischen Zusammenspiels sensibel-sensorischer und motorischer Vorgänge zu bestehen. So kommt es zu einer Lockerung der persönlichen Reaktionen gegenüber dem äußeren und wohl auch inneren Milieu.

IV. Das sensible System.
1. Die periphere Sensibilität.
a) Die Rezeptionsorgane.

Das ZNS ist für den Ablauf seiner Funktionen auf Reize angewiesen. Die Quelle dieser Reize ist einmal der Organismus selbst, dessen Organe sämtlich mit dem ZNS in nervöser Verbindung stehen. Die aus dem inneren Milieu strömenden Erregungen nennt man *Enterozeptionen* und versteht darunter Impulse, welche zum großen Teil den Zentren des *vegetativen* Systems zuströmen. Eine besondere Art von Enterozeptionen stellen die *Propriozeptionen* dar, unter denen wir solche Erregungen verstehen, die dem somatischen System vor allem aus den Muskeln, Sehnen und Gelenken zugehen. Diese Art von Rezeptionen löst nur zum geringeren Teil bewußte Empfindungen aus, sondern dient in erster Linie dazu, auf reflektorische Weise den optimalen Ablauf von Bewegungen zu gewährleisten. Von ihnen war in dem vorigen Kapitel die Rede. Hier werden sie nur insoweit Berücksichtigung finden, als sie Beziehungen haben zur dritten Kategorie von Rezeptionen, den *Exterozeptionen,* d. h. zu den Empfindungen, die wir von den Beziehungen unseres Körpers zur Außenwelt haben.

Tangoreceptoren sind diejenigen Sinneseinrichtungen der Haut und Schleimhäute und der darunterliegenden Gewebe, die durch Berührung in Erregung geraten. Die Empfindungen, die sie vermitteln, sind: Druck, Berührung, Kitzel und Schwirren. Ihnen entsprechen die sog. *Druckpunkte*. Diese finden sich an behaarten Körperstellen stets über den Haarbälgen und an den unbehaarten am Ort der von MEISSNER beschriebenen Körperchen. Die Tangoreceptoren leiten auch die *Vibrationsempfindung*. Diese ist weder eine eigene Empfindungsqualität, noch wird sie durch einen tiefen Drucksinn (etwa den der Knochen) vermittelt. Mittels einer Stimmgabel über einer knöchernen Unterlage geprüft, wird sie dort nur wegen der weiteren Ausdehnung der Erregung über eine größere Hautfläche leichter ausgelöst. Nichtadäquate, den Drucksinn erregende Reize lösen *Schwirren* aus, so z. B. der faradische Strom, während ein wandernder adäquater schwacher Reiz *Kitzel* hervorruft. Innerhalb verschieden großer Hautareale, deren Radius für jede Stelle der Körperoberfläche ziemlich konstant ist, werden in der Norm zwei simultane Reize als zwei solche empfundene (WEBERsche Kreise). *Der Drucksinn verbindet sich mit den Rezeptionen aus tiefer gelegenen Teilen wie auch aus dem Vestibularapparat zur Wahrnehmung der Bewegung und Lage unseres Körpers.*

Die *Thermoreceptoren* sind diejenigen Sinneseinrichtungen, die der Aufnahme von Kälte- und Wärmereizen dienen. Sie entsprechen den sog. Kälte- und Wärmepunkten der Haut, deren Dichte regionär verschieden ist. Ihr anatomisches Substrat kennen wir noch nicht mit Sicherheit. Die Empfindlichkeit dieser Punkte schwankt an verschiedenen Stellen. Temperaturen, die etwa 1—3° und mehr unter oder über der Eigentemperatur liegen, werden gerade als kalt bzw. warm empfunden. Hitzeempfindung, welche bei Temperaturen zwischen 43—45° auftritt, scheint auf gleichzeitiger Reizung von Wärme- und Kältepunkten zu beruhen. Temperaturschmerz entspricht einer Addition von Temperatur und Schmerzempfindung bei Temperaturen von 45° und darüber. Die Auslösung von Kälteempfindung durch Wärmereize nennt man paradoxe Kälteempfindung, die von Wärmeempfindung durch Kältereize, paradoxe Wärmeempfindung. Den Temperatursinn zu zerlegen in einen protopathischen und epikritischen, jenachdem ob nur grobe, extreme Temperaturunterschiede oder auch feinere wahrgenommen werden, ist unnötig.

Die *Schmerzreceptoren* dürften nach v. FREY die in den tiefen Lagen der Oberhaut frei endigenden Nerven sein. Die ihnen entsprechenden Schmerzpunkte sollen das 8fache der Zahl der Druckpunkte betragen. Zur Empfindung des Schmerzes steht die des *Juckens* in ähnlicher Beziehung wie die des Kitzels zum Drucksinn. Der Schmerz hat, wie kein anderer Sinn, eine charakteristische, affektive Komponente und weist in seinen Reaktionen innige reflektorische Beziehungen zu dem vegetativen NS auf.

Die *Receptoren* der *Tiefensensibilität* (Kraftsinn oder Muskelsinn) dienen, soweit die Schwelle des Bewußtseins erreicht, d. h. die Aufmerksamkeit auf diesen Vorgang gelenkt wird, dazu, die im Innern eines Gliedes stattfindende Spannungsentwicklung zu erkennen. In diesen Bewußtseinsakt gehen durch die Oberflächensensibilität vermittelte Reize untrennbar ein. Dies gilt besonders für die Empfindung passiver, sog. geführter Bewegungen. Die Receptoren des Kraftsinnes stellen die Muskelspindeln dar; daneben spielen noch freie Nervenendigungen und die sog. VATER-PACINIschen und GOLGI-MAZZONIschen Körperchen eine Rolle. Die Existenz eines eigenen „*tiefen Drucksinnes*" darf man wohl verneinen.

b) Die peripheren sensiblen Nerven sowie die bei peripheren Nervenläsionen auftretenden Sensibilitätsstörungen (Prinzipielles über die Neuralgie und Neuritis).

Von den Rezeptionsorganen sammeln sich die Nervenfasern zur Bildung der *peripheren Nerven*, als deren sensibler Anteil sie zu dem *Spinalganglion* ziehen. Ein Spinalganglion enthält Nervenzellen, deren Achsenzylinder sich T-förmig aufzweigen. Der eine Zweig geht als einer der vielen Achsenzylinder eines peripheren Nerven in die Organe, soweit sie sensible Nerven enthalten, bzw. in die Haut, während der andere Zweig als *hintere Wurzelfaser* in das Hinterhorn des R eintritt (vgl. Abb. 7). — Die Zusammensetzung der peripheren Nerven aus bestimmten Nervenfasern ist so gesetzmäßig, daß es möglich ist, bestimmte Gebiete der Körperoberfläche bestimmten Nerven als ihrem sensiblen Versorgungsgebiet zuzuordnen. Man muß sich bei der Verwendung diesbezüglicher Schemata aber dessen bewußt sein, daß eine von einem Nervenast versorgte Hautstelle an ihrer Peripherie eine Kollateralinnervation benachbarter Äste erhält. So kommt es, daß die „Autonomgebiete" der Nerven auf der Haut, d. h. die Orte ihrer ausschließlichen Versorgung, zum Teil erheblich kleiner sind als die auf Abb. 5 vermerkten Maximalgebiete.

Die peripheren Nerven ziehen nicht als solche zum R, sondern verbinden sich — wieder gesetzmäßig — zu größeren Nervenstämmen und Nervengeflechten, den *Plexus*. Aus diesen erreichen sie, aufgelöst als *Wurzelnerven*, über die Spinalganglien, wo sich den somatischen afferenten Nerven afferente sympathische Fasern zugesellen, das R (vgl. Abb. 7). Die Zusammensetzung der Plexus und ihr anatomisches Verhältnis zu den peripheren Nerven ist im groben aus Abb. 3a zu ersehen.

Bezüglich der sensiblen Hirnnerven und die klinischen Merkmale ihrer Läsion vgl. S. 469f.

Die Folgen der Schädigung peripherer sensibler Nerven.

Diejenige periphernervöse Störung, die offenbar mit der geringsten organischen Veränderung im Nerven einhergeht, deswegen auch am häufigsten und relativ gutartigen Charakters ist, ist die **Neuralgie**. Als Erkrankung der *sensiblen* Nerven ist ihr Hauptkennzeichen der in das Versorgungsgebiet eines Nerven ausstrahlende *Schmerz*. Der neuralgische Nerv weist offenbar eine erniedrigte Reizschwelle auf und vermittelt Reize als Schmerz, die sonst kaum oder wenigstens nicht schmerzhaft wahrgenommen werden. So entsteht z. B. der bei Neuralgien häufig beobachtete „pulsierende Schmerz". Daß Zustände, welche die nervöse Reizbarkeitsschwelle generell erniedrigen, wie Ermüdung, die verschiedensten Erkrankungen, Schlafmangel, Unterernährung und vor allem auch abnorm psychische Zustände neuralgische Schmerzen exacerbieren lassen können, ist eine oft beobachtete Tatsache. Druck, hyperämisierende Momente (Bettwärme, Alkohol usw.) pflegen den Schmerz zu verstärken. Die passive Dehnung des kranken Nerven ist besonders schmerzhaft. So entsteht z. B. bei der *Ischias* ein starker Schmerz im ganzen Ischiadicus, wenn man versucht das gestreckte Bein im Hüftgelenk zu beugen — positives LASÈGUEsches *Phänomen*! Die im erkrankten Nervengewebe dauernd entstehenden und geleiteten Reize schaffen außerdem noch einen *zentralen hyperalgetischen* Zustand, der seinerseits wieder mit einer Reizschwellenerniedrigung einhergeht; ein Circulus vitiosus, typisch für viele, besonders die chronischen Neuralgien. Bei der Abhängigkeit neuralgischer Schmerzen von so vielen Faktoren ist es leicht erklärlich, warum

Das sensible System.

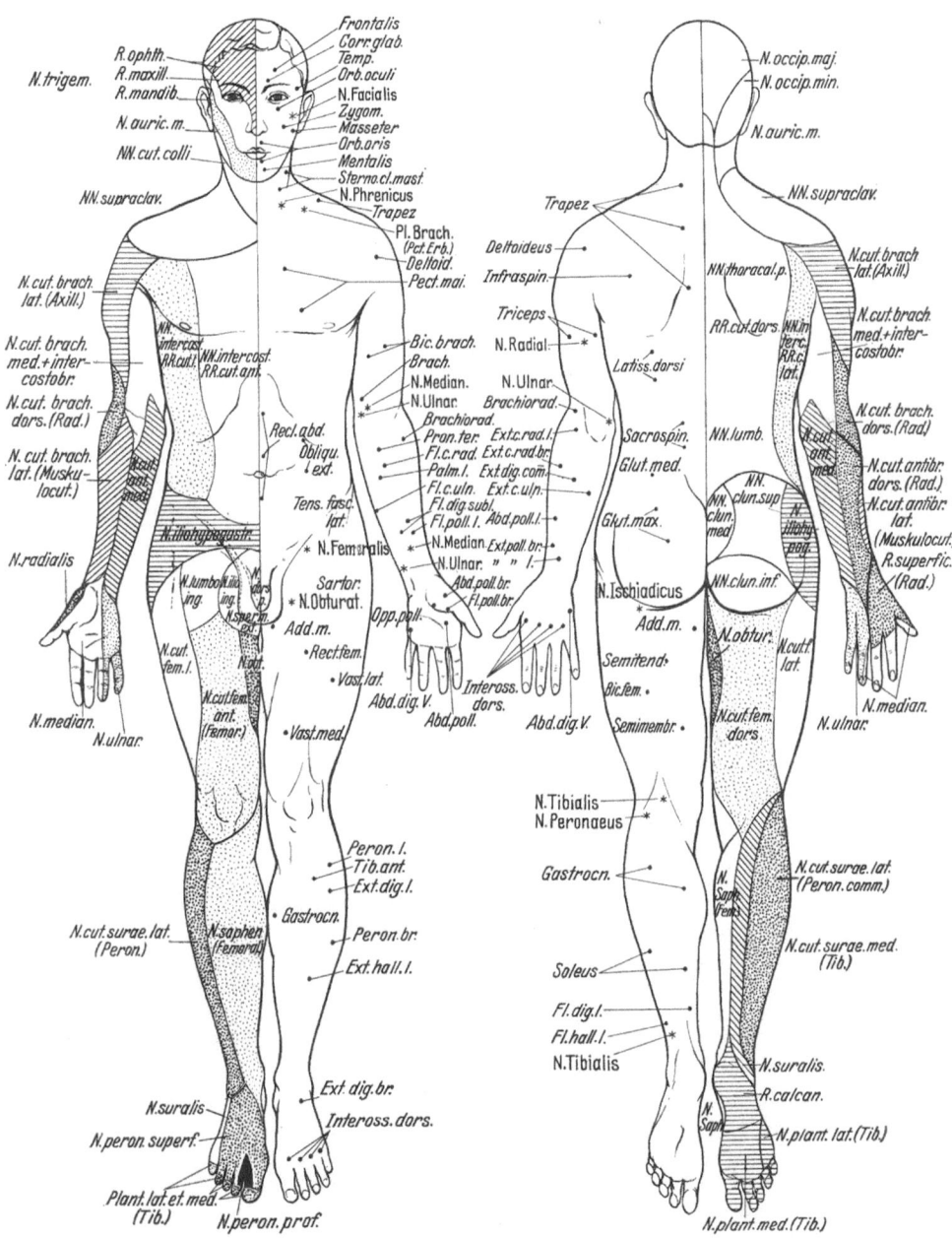

Abb. 5. Peripheres Sensibilitätsschema und die elektrischen Reizpunkte der Nerven und Muskeln.
(Nach den neurologischen Wandtafeln von MÜLLER-HILLER-SPATZ.)

die Schmerzen meist in Unterbrechungen, oft in Anfällen auftreten und zuweilen eine gewisse Periodizität sekundärer Natur zeigen; bedingt z. B. durch Stoffwechseländerungen, sei es nach Nahrungsaufnahme, in der Ruhe oder infolge endokriner Einflüsse, z. B. zur Zeit der Periode. — Der Charakter des neuralgischen Schmerzes kann recht verschieden sein: Hell, dumpf, bohrend, reißend, oft dem Zahnschmerz nahe verwandt. Eine seiner Eigentümlichkeiten ist auch das *Irradiieren*, dessen Ursache wohl vor allem in der natürlichen Ausbreitung des Schmerzes in dem Substrat ist, in dem er entsteht, aber auch mitunter sekundär bedingt ist durch abnorme schmerzhafte Kontraktionen der Muskeln in der Zone des kranken Nerven oder durch Störungen im visceralen System, auf das der somatische Erregungszustand übergreift. Zu den neuralgischen Beschwerden gehören auch gewisse Formen des *Kopfschmerzes*; hierüber vgl. S. 676.

Mit oder ohne *Hyperästhesie* (Schmerz) im Ausbreitungsgebiet eines kranken Nerven vergesellschaftet finden sich häufig *Parästhesien*, d. h. Mißempfindungen. Als solche spielen Prickeln, Kribbeln, Ameisenlaufen, das Gefühl des Eingeschlafenseins, also Reaktionen des Drucksinnes auf nicht adäquate Reize und Mißempfindungen im Bereich des Temperatursinnes eine wesentliche Rolle. Exakte Untersuchungen decken dabei oft eine geringe *Abschwächung* der Hautsensibilität auf. Der neuralgisch erkrankte Nerv fühlt sich bisweilen auch geschwollen an; häufiger ist das jedoch bei den entzündlichen Neuritiden der Fall.

Die **Neuritis** weist als organische Nervenerkrankung Merkmale auf, die im Gegensatz zur Neuralgie eine Mitbeteiligung des Achsenzylinders verraten. Außer neuralgischen *Schmerzen*, die mitunter auch ganz fehlen, sieht man daher schwerere *Parästhesien*, sensible Ausfälle *(Hyp-* und *Anästhesien)* Reflexverlust *(Arreflexie)* und schließlich *schlaffe motorische Lähmungen mit Atrophie* (vgl. S. 468). — Lähmungen *einzelner* Gefühlsqualitäten — *dissoziierte Empfindungsstörungen* — kommen vor, z. B. *Thermhypästhesien* bei erhaltener Druckempfindung. Die Regel sind solche Dissoziationen aber nicht. — Die *Arreflexie* auf neuritischer Basis kann bedingt sein durch Leitungsstörung im sensiblen oder motorischen Nerven. Die rein sensible Neuritis geht einher ohne motorische Lähmung und ohne Atrophie. Der Ausfall der *Fremdreflexe*, also der von der Haut und Schleimhaut auslösbaren Reflexe, kann die Folge einer Anästhesie der betreffenden Haut- oder Schleimhautpartie sein. So kann z. B. von der anästhetischen Fußsohle kein Plantarreflex, von der anästhetischen Cornea kein Cornealreflex und der anästhetischen Nasenschleimhaut kein Niesreflex mehr ausgelöst werden. Andererseits führen aber auch unter Umständen motorische Lähmungen zu Störungen dieser Reflexe; z. B. eine Facialislähmung zur Aufhebung des Cornealreflexes. Besonders frühzeitig pflegen die *Eigenreflexe* gestört zu sein, weil bei Neuritiden häufig diejenigen Fasern, welche die *Tiefensensibilität* leiten, relativ schwerer lädiert sind als die Fasern für die Oberflächensensibilität. Daraus resultieren charakteristische Störungen, deren Eigenart in der sog. *Ataxie,* verbunden *mit* mehr oder minder schweren *Hypästhesien,* besteht (vgl. S. 526). Schwere Ataxien findet man in der Regel dann, wenn eine Noxe viele Nerven geschädigt hat. Wir sprechen dann von einer *Polyneuritis,* wohl auch einer *polyneuritischen Pseudotabes* (vgl. S. 598). Solche Kranke sind oft nicht imstande, über die Lage eines Gliedes bei geschlossenen Augen Auskunft zu geben, und die Ausführung von Bewegungen leidet unter der Ungenauigkeit und Unangepaßtheit der mangelhaft regulierten Innervationen. Von den dabei auftretenden Störungen kann man sich leicht eine Vorstellung machen, wenn man an die Hilflosigkeit und Ungeschicklichkeit denkt, womit wir Bewegungen mit einer eingeschlafenen Extremität ausführen. Entsprechend der Bedeutung der Eigenreflexe für die Aufrechterhaltung des *Muskeltonus* sehen wir bei schweren Neuritiden — unter Umständen auch ohne stärkere motorische Lähmung — eine deutliche *Hypotonie* der Muskulatur in dem kranken Glied.

Daß bei einer peripheren Störung der Tiefen- und Oberflächensensibilität der Hände auch eine sog. *Tastlähmung* entsteht, die sich darin äußert, daß

Gegenstände weder nach ihrer Form noch ihren anderen Qualitäten erkannt werden können, ist nicht verwunderlich. Es handelt sich bei dieser peripheren Tastlähmung wie auch bei ähnlichen Störungen infolge Läsionen der sensiblen Bahnen hinauf bis in den sensiblen Cortex um die Aufhebung der elementaren Voraussetzungen zum Erkennen, nicht etwa um Störungen des Erkennens selbst. Bei peripheren Tastlähmungen ist die Störung auf die gelähmte Hand beschränkt und stets mit anderen Gefühlslähmungen verbunden.

Läsionen sensibler Nerven führen auch zu *trophischen* Störungen. Diese bestehen in Veränderungen der Haut und Schleimhäute — z. B. auch der Cornea —, wo sich geschwürige Prozesse entwickeln können, in verändertem Aussehen und Wachstum der Nägel und Haare, in Störung der Blut- und Lymphzirkulation, im Aufbau des Knochens, der Beschaffenheit der Gelenke und Muskeln. Ein Teil dieser krankhaften Vorgänge erklärt sich ungezwungen aus dem Fehlen von Schutzreflexen gegen schädliche äußere Reize. Darüber hinaus sind jedoch solche Befunde ein Hinweis auf das Vorhandensein von vegetativen Nervenfasern in den sensiblen Nerven. Die den sensiblen Wurzelfasern beigemischten Vasodilatatoren spielen dabei sicher eine wesentliche Rolle.

Die reinsten Bilder peripherer Sensibilitäts- und natürlich auch Motilitätsstörungen erhält man nach schweren *traumatischen Nervenschädigungen*, besonders nach **Kontinuitätstrennung** peripherer Nerven, wie sie bei den verschiedensten Unfällen vorkommen. Bei derartigen Läsionen ermöglicht das Studium der anästhetischen Hautbezirke — falls keine anatomischen Anomalien vorliegen — häufig die exakte Diagnose der Lokalisation der Nervenverletzung. Auch die komplette Querschnittsläsion eines Nerven kann mit Mißempfindungen und starken Schmerzen einhergehen. Im Fall etwa einer Gliedamputation werden sie häufig in den fehlenden Körperteil lokalisiert. Irritationen des Nervenstumpfes und reaktive geschwulstartige Nervenwucherung *(Amputationsneurom)* sind meist ihre Ursache.

2. Die zentrale Sensibilität.

a) Der Wurzeleintritt. Segmentales Sensibilitätsschema. Radikuläre sensible Reizerscheinungen und Lähmungen.

Die Betrachtung der topographischen Verhältnisse des R (vgl. Abb. 3a) zeigt, daß die sensiblen wie auch die motorischen Wurzeln in gesetzmäßiger Anordnung in bestimmte Segmente des R *(Metameren)* münden bzw. aus ihnen entspringen. Den *Typ der Sensibilitätsverteilung*, welcher der gesetzmäßigen Zuordnung sensibler Wurzeln bzw. Segmente zu bestimmten Hautarealen entspricht, nennt man den *segmentalen*. Die ursprünglichen Beziehungen der segmentalen Innervation zur Körperachse sind noch deutlich erkennbar am Rumpf; während an den Extremitäten ihre Anordnung, welche auf die Zeit des Auswachsens der Extremität aus dem Stamm zurückgeht, am ehesten verständlich ist, wenn der Mensch in die Stellung eines Vierfüßlers gebracht wird. Abb. 6 ist ein segmentales Sensibilitätsschema, in dem auf der rechten Körperseite die Dermatome, von welchen jedes einem Metamer des R entspricht, je zwischen zwei Begrenzungslinien eingefaßt sind. Wie für die periphere Sensibilität gilt auch hier, daß die Grenzen der Dermatome im allgemeinen durchaus nicht scharf zu sein pflegen, zwei Segmente überlagern sich dachziegelartig. Tatsächlich ist ja auch jeder Punkt der Körperoberfläche mindestens von zwei sensiblen Wurzeln versorgt. Eine Ausnahme machen die durch stärkere Linien gekennzeichneten Grenzen zwischen Dermatomen, welche *nicht* einander benachbarten Metameren entsprechen.

Die Folgen der Läsion der hinteren Wurzeln. Die Durchschneidung zweier oder mehrerer hinterer Wurzeln bzw. eine Läsion ihres Einstrahlungsgebietes in einem Metamer des R ist von Sensibilitätsausfällen in der Peripherie von charakteristischer Ausbreitung gefolgt. Wurzelläsionen führen zu Sensibilitätsstörungen anderer Verteilung als periphere Nervenläsionen. Dies wird

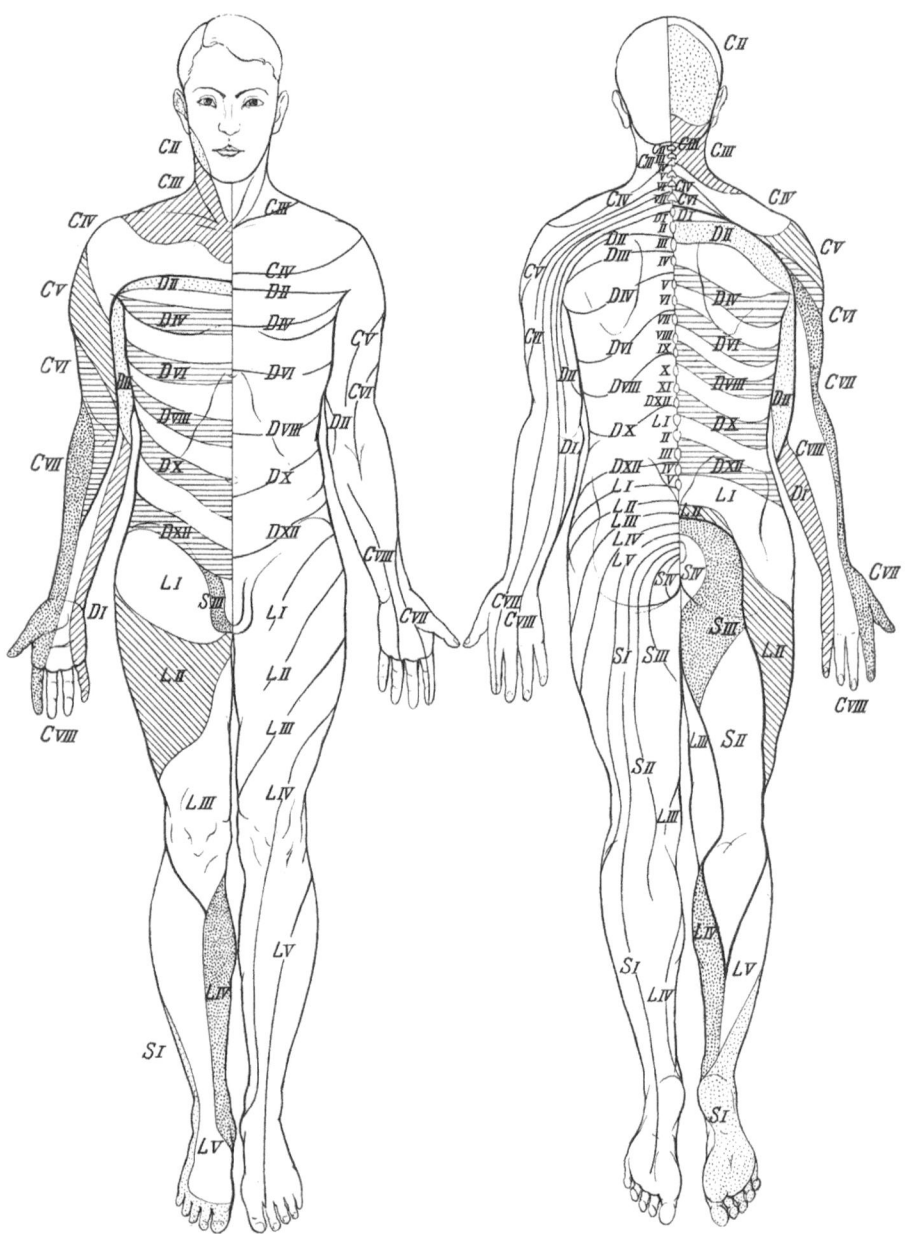

Abb. 6. Segmentales Sensibilitätsschema, in welchem auf der rechten Körperseite die sensiblen Segmentgrenzen — (die starken Linien bezeichnen die Grenzen nicht benachbarter Segmente) — und auf der linken Körperseite die sog. Richtungslinien der Achsen der Segmentgebiete (EDINGER) eingezeichnet sind. (Nach den neurologischen Wandtafeln von MÜLLER-HILLER-SPATZ.)

verständlich, wenn man sich klarmacht, daß *eine* sensible Wurzel ihre Fasern aus *mehreren* peripheren Nerven, welche benachbarte Hautareale versorgen, erhält. So erklärt es sich auch, daß die Läsion einer einzelnen Hinterwurzel meist zu keinen objektiven Sensibilitätsstörungen führt. *Hinterwurzelsymptome* können — wie z. B. beim Herpes zoster — verursacht werden durch Läsionen der *Spinalganglien*, der *Wurzelfasern (Radiculitis)* selbst sowie schließlich der *Eintrittszone der hinteren Wurzeln im Hinterhornbereich des R.* (vgl. Tabes dorsalis!). Die Wurzelfasern leiden besonders leicht bei krankhaften Prozessen an den Meningen. So entsteht bei diffusen *Menigitiden* eine Überempfindlichkeit des ganzen Körpers für Berührung, bei Erschütterungen und passiven Bewegungen. Jede Dehnung der Nerven und Wurzeln wird mit einer reflektorischen Abwehrspannung und Verkürzungsreaktion beantwortet. So wehrt sich der Meninigitiskranke, der seine Beine in Hüften und Knien gebeugt hält, gegen passive Kniestreckung durch eine reaktive Hüftkontraktion und eine Lordose der Lendenwirbelsäule — *positives* KERNIG*sches Phänomen* —; andererseits beantworten diese Kranken eine passive Kopfbeugung mit Anziehen der Beine — BRUDZINSKI*sches Symptom*. Schon in der Ruhelage schaffen die reaktiven Muskelspannungen abnorme Haltungen, wie den sog. *Opisthotonus*, d. h. eine krampfhafte Rückwärtsbeugung des Kopfes, Beugehaltung der Extremitäten; kahnförmige Einziehung des Leibes.

Bei *lokalisierten* Reizungen der Hinterwurzeln, wie sie Erkrankungen der Wirbelsäule — vgl. S. 562 — verursachen können, sieht man irradiierende Schmerzen von der Art, wie wir sie als *Neuralgien* kennengelernt haben, jedoch mit einer Ausbreitung auf Körperregionen, die ihren Wurzel- und Segmentcharakter verrät. Umschriebene Prozesse an den hinteren Wurzeln, z. B. Tumoren, führen zu diagnostisch sehr wichtigen scharf *segmental begrenzten Hyperästhesien* besonders für Schmerz und Kälte, später *Hypästhesien;* vgl. S. 508. *Dissoziierte Sensibilitätsstörungen* spielen bei Hinterwurzelerkrankungen keine wesentliche Rolle, wenn auch die Grenzen segmentaler Sensibilitätsausfälle infolge des weiteren Übergreifens der Tastdermatome besser mittels des Schmerz- bzw. Temperatursinnes als des Drucksinnes zu bestimmen sind. Sie sind aber um so deutlicher ausgeprägt, wenn — wie z. B. bei der Syringomyelie — die *Hinterhörner*, die ja die Schmerz- und Temperatursinnesbahnen enthalten (Abb. 7), befallen sind.

Segmentale Läsionen — sofern sie zur Unterbrechung afferent geleiteter Reize führen — können auch eine *Arreflexie* verursachen. Diese gibt oft sehr wertvolle Hinweise für die Lokalisation einer Störung (vgl. Topographie der Reflexe). Schließlich sind auch die sog. HEAD*schen Zonen* (vgl. S. 502) als Reizsymptom der Spinalganglien hier zu erwähnen.

b) Die sensiblen Bahnen im R, ihre Funktionen und Läsionsfolgen.

Mit dem Eintritt in das R verteilen sich die Hinterwurzelfasern auf die Fasersysteme, welche die afferenten Impulse weiterzuleiten haben; vgl. Abb. 7. Ein Teil der Fasern bildet den afferenten Schenkel des spinalen *Reflexbogens*. Diese Fasern verlaufen im lateralen Teil des Hinterhorns und gelangen direkt wie auch mittels auf- und absteigender Faserverbindungen an die Vorderhornzellen des gleichen sowie der darunter- wie darüberliegenden Segmente. (Die Aufspaltung in auf- und absteigende Kollateralen gilt für die meisten der ins R eintretenden Fasern.) Den Reflexbögen zu den Vorderhörnern entsprechende Verbindungen bestehen auch zu der intermediolateralen Sympathicuszellgruppe. Am meisten medial in der Wurzeleintrittszone verlaufen die Fasern der *Hinterstränge*. Diese sind noch erstes Neuron. Während im unteren Abschnitten des R die Hinterstränge ein ungeteiltes Areal einnehmen, das bis an die hintere Fissur reicht, wird vom Brustmark an eine Teilung des Hinterstrangfeldes in einen medialen und lateralen Strang deutlich. Im mittleren Halsmark ist es zur völligen Ausbildung des *medialen fun. gracilis* (GOLL) und des *lateralen fun. cuneatus* (BURDACH) gekommen. Dies ist der anatomische Ausdruck für ein allgemeingültiges Prinzip im Aufbau der langen Bahnen, daß die ins R eintretenden bzw. hier neuformierten Fasermassen sich zunächst nahe der grauen Substanz zu Bahnen sammeln, um von den zuströmenden neuen Fasermassen von der grauen Substanz weg nach der Peripherie abgedrängt zu werden (d. h. im Bereich der Hinterstränge aus ihrem lateralen — dem Grau nahen Teil — in den medialen, vom Grau entfernten Abschnitt). Es entspricht somit im Halsmark das Areal des fun. gracilis vor allem den aus den Beinen stammenden sensiblen Fasern, während der fun. cuneatus zusammengesetzt ist aus den den oberen Körperteilen, besonders den Armen entstammenden Fasern. — Im Bereich der Hinterstränge verlaufen — wie es systematische Degenerationsversuche zeigen — auch absteigende Fasern, die jedoch im Gegensatz zu den aufsteigenden wenigstens *teilweise* in den Hinterhörnern entspringen, also bereits *zweites* Neuron sind und daher endogene Fasern darstellen. — *Zweites Neuron* sind auch die anderen afferenten langen R-Bahnen: die beiden *Tr. spinocerebellares (dors. et ventr.)* und der *Tr. spinothalamicus.* Die in ihnen zentralwärts geleiteten Impulse erreichen das R in Wurzelfasern, die lateral von den Hinterstrangfasern liegen und im Bereich der Hinterhörner auf ein neues Neuron umgeschaltet werden. — Der *Tr. spinocerebell. dors.* (FLECHSIG) entspringt im wesentlichen

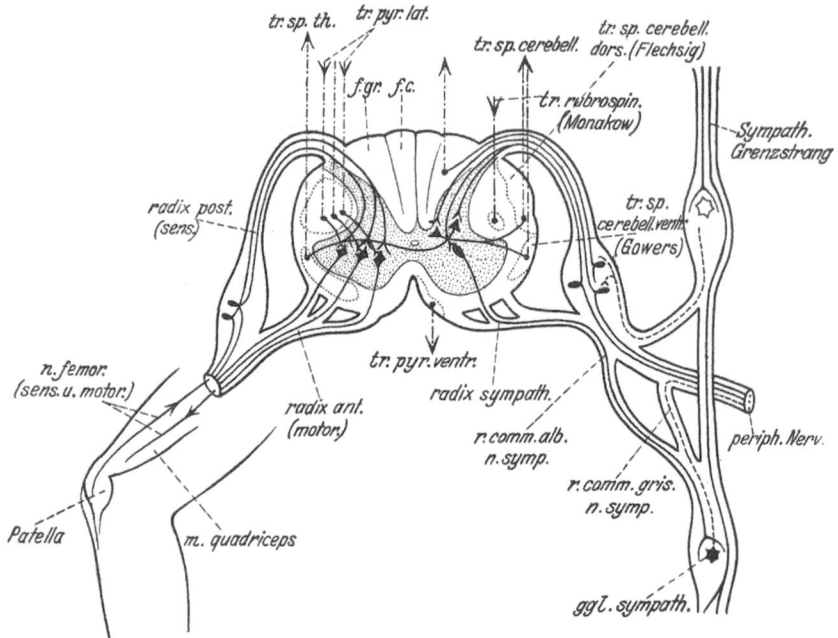

Abb. 7. Schema des Rückenmarksquerschnittes mit den ein- und austretenden Wurzeln und ihren Beziehungen zu den R-Bahnen (↑: aufsteigende, ↓: absteigende Bahnen). Auf der linken Bildseite ist zudem schematisch das anatomische Substrat des Patellarreflexes und der Weg willkürlicher Impulse in die Quadricepsmuskulatur dargestellt. Auf der rechten Seite erkennt man die Beziehungen der sympathischen Fasern und des Grenzstranges zu den somatischen Nerven.

aus der als CLARKEsche Säule bezeichneten Zellgruppe im medialen Teil der Hinterhornbasis (von L_2 an aufwärts). Die Ursprungszellen des *Tr. spinocerebell. ventr.* (GOWERS) liegen zum Teil in den seitlichen Bezirken der Hinterhornbasis, von wo die Fasern dem homolateralen, zum Teil aber auch auf dem Weg der Comm. ant. dem kontralateralen Strang sich anschließen. Der *Tr. spinothalamicus* (und *-tectalis*) entspringt aus großen Ganglienzellen etwa in der Mitte des Hinterhorns, die ihre langen endogenen Fasern durch die Comm. ant. zum *gegenseitigen* Strang senden. Die Fasern kreuzen innerhalb der Höhe *eines* Segments zur Gegenseite. Ein geringer Teil bleibt auf der homolateralen Seite. Andere endogene, kurze sog. *Assoziationsbahnen* verlaufen in den *Grundbündeln des Vorderseitenstrangs.*

Die ungekreuzten **Hinterstränge** vermitteln die Reize, die von den Receptoren der *Tiefensensibilität,* also den sensiblen Organen der Muskeln, Sehnen, Gelenke usw. aufgenommen werden. Außerdem werden vor allem Berührungs- und nur wenig Schmerzempfindungen über die Hinterstränge geleitet. Läsionen der Hinterstränge führen daher, und zwar auf der Seite der Läsion, zur Störung *dieser* Empfindungen. Die bewußte Komponente des Spannungs- und Lagegefühls der Glieder ist beeinträchtigt. Der Kranke erkennt nicht oder ungenügend die Stellung seiner Glieder. Es entwickelt sich das Bild der spinalen *Ataxie,* die je nach der Lokalisation der Läsion im GOLLschen oder BURDACHschen Strang die unteren oder oberen Extremitäten befällt. Die reine *Hinterstrangataxie* unterscheidet sich von der peripheren dadurch, daß die übrigen sensiblen Qualitäten — wenigstens bei grober Prüfung — meist nur wenig geschädigt, daß ihr motorische Störungen fremd sind, und daß sie meist symmetrisch beide Körperseiten befällt. Entgegen der cerebellaren Ataxie, der Sensibilitäts- und Reflexstörungen nicht zukommen, pflegt die Hinterstrangataxie durch Augenschluß erheblich stärker zu werden. Ob die *Eigenreflexe* aufgehoben oder erhalten sind, hängt ganz davon ab, ob die Hinterwurzeln oder die Wurzeleintrittszone und damit der intramedulläre Abschnitt des spinalen Reflexbogens geschädigt ist. Bei der *Tabes,* dem Prototyp der Hinterstrangataxie, pflegen die Eigenreflexe schon frühzeitig erloschen zu sein. Mit der Zeit entsteht daher eine *Hypotonie der Muskulatur*. Diese äußert sich in einer Verminderung des Dehnungswiderstandes der Muskeln bei passiven und in mangelhafter reziproker Innervation bei aktiven Bewegungen, wodurch die Ataxie erheblich verschlimmert wird. Die *Fremdreflexe* sind bei der Hinterstrangataxie erhalten. — Genauere Untersuchung, vor allem der Vibrationsempfindung und Diskrimination (vgl. S. 526), lehrt, daß auch der *Drucksinn* mitgeschädigt ist; doch kommt es nie zu einer völligen Aufhebung der Berührungsempfindung, weil die Berührungsreize mit den anderen Reizqualitäten auch in den gekreuzten aszendierenden Bahnen zentralwärts geleitet werden. — Bei Läsionen der Hinterstränge werden bisweilen sog. *Hyperpathien* beobachtet, die in der Regel mit einer *Verlangsamung* der *Schmerzempfindung* einhergehen. Die schmerzleitenden Bahnen sind dabei völlig intakt. In dieser Weise sind wohl auch gewisse schmerzhafte Sensationen bei der Tabes zu erklären.

Die Läsion des **Vorderseitenstranges** verursacht auf der *Gegenseite*, d. h. eine *gekreuzte Hyp-* bzw. *Analgesie* und *Thermanästhesie*. Dabei kommt es nicht selten vor, daß die Empfindungen für Schmerz, Kälte und Wärme verschieden stark betroffen sind, woraus zu schließen ist, daß die diese Qualitäten leitenden Fasern getrennt voneinander verlaufen. Die Verteilung dieser, wie man sagt, **dissoziierten Sensibilitätslähmung** folgt dem auch hier gültigen Gesetz, nach dem die Schmerz- und Temperaturfasern aus den distalen Enden der unteren Extremitäten am weitesten an der Peripherie liegen. (Die aus der Peritonealgegend stammenden Fasern scheinen — entsprechend der besonderen Funktion dieser Region — auch einen besonderen Verlauf im R zu haben). Infolge der Umgruppierung der Fasern in den R-Bahnen verlaufen die *Grenzen spinaler Sensibilitätsstörungen* weniger entsprechend dem segmentären Schema, gelegentlich sogar zirkulär um die Glieder. Sensibilitätsausfälle erfolgen bisweilen *gliedabschnittsweise*.

Eine isolierte Erkrankung der spinothalamischen Bahn im Rückenmarksquerschnitt kommt höchst selten vor. Ihre charakteristischen Symptome finden sich aber als ein Teil klinischer „Syndrome". Wir werden ihnen begegnen bei den Zuständen nach Zerstörung der zentralen grauen R-Substanz, wodurch die in der vorderen Commissur kreuzenden Fasern der Schmerz- und Temperaturempfindung betroffen werden, wie auch bei den Querschnitts- und Halbseitenläsionen des R. Auch nach völligen Zerstörungen des Tr. spinothal. wird noch ein unbestimmter, unbehaglicher dumpfer Tiefenschmerz empfunden, für dessen Leitung wohl jene in den sog. *Grundbündeln* aufsteigenden, vielfach unterbrochenen Fasern sorgen.

Von den beiden **Tr. spinocerebellares,** die gleichseitige und gekreuzte Impulse leiten, scheint die ventrale Bahn die wichtigere zu sein. Ihr Ausfall führt zu ähnlichen Störungen, wie wir sie später bei cerebellaren Läsionen kennenlernen werden. Die uns *unbewußt* bleibenden, d. h. die Mehrzahl der Erregungen der *Tiefensensibilität* werden auf diesen Bahnen geleitet, und ihr Ausfall führt zu Störungen des *Muskeltonus* und höherer Koordinationen, besonders der *Prinzipalbewegungen*, d. h. des Sitzens, Aufstehens, Stehens und Gehens.

c) Die sensiblen Bahnen im Hirnstamm und Großhirn und die Folgen ihrer Läsion.

Über den Verlauf der Bahnen gibt das Naturexperiment Aufschluß, das wir als *sekundäre* oder WALLERsche *Degeneration* kennengelernt haben. Eine Querdurchtrennung des R läßt die aufsteigenden Bahnen in der ganzen Länge ihres Neurons, d. h. bis zur nächsten Synapse degenerieren. — Wie Abb. 8 zeigt, ziehen die *Hinterstränge* ungekreuzt bis in die Höhe des caudalen Bereichs der Medulla oblongata, wo sie in den Hinterstrangkernen (dem Nucl. gracilis bzw. cuneatus) enden. Hier erst beginnt ihr *zweites Neuron*, der *Tr. bulbothalamicus*, der über die Mittellinie hinüber *kreuzt* und als sog. *mediale Schleife* bis zum Thalamus zieht. Der *Vorderseitenstrang* ist in Höhe der Medulla oblongata noch durch die Olive von der Schleife getrennt. In Höhe der Brücke schließt er — dessen Fasern ja bereits vor seiner Bildung im R die Mittellinie gekreuzt hatten — sich lateral der Schleife an und zieht mit ihr in der Brückenhaube zu dem caudalen Abschnitt des *ventrolateralen* Kerns des *Thalamus*. Diesen gekreuzten sensiblen Bahnen legt sich die *sensible Trigeminusbahn*, die noch in Höhe der hinteren vier Hügel als gesondertes Bündel dorsal von der medialen Schleife zu liegen kam, an. Im *Thalamus* haben wir ein erstes gemeinsames Ziel aller sensiblen Bahnen — mit Ausnahme derer, die zum Cerebellum ziehen — zu sehen und erkennen daraus, daß der Thalamus ein außerordentlich wichtiges Koordinationszentrum darstellt. Der Thalamus steht in doppelter zentripetaler wie zentrifugaler Verbindung nicht nur mit der Hirnrinde, sondern auch mit den motorischen Teilen des extrapyramidalen Apparates (vgl. Abb. 31). Man muß annehmen, daß die Funktion des Thalamus gemäß seiner mehrfachen Bahnenverbindung mit nach ihrer Leistung ganz verschiedenen Hirnregionen sehr mannigfach ist. Die Thalamusfunktion im Rahmen subcorticaler Mechanismen veranschaulicht das Verhalten des *Neugeborenen*, bei dem die Hirnrinde noch funktionslos ist und doch enterozeptive

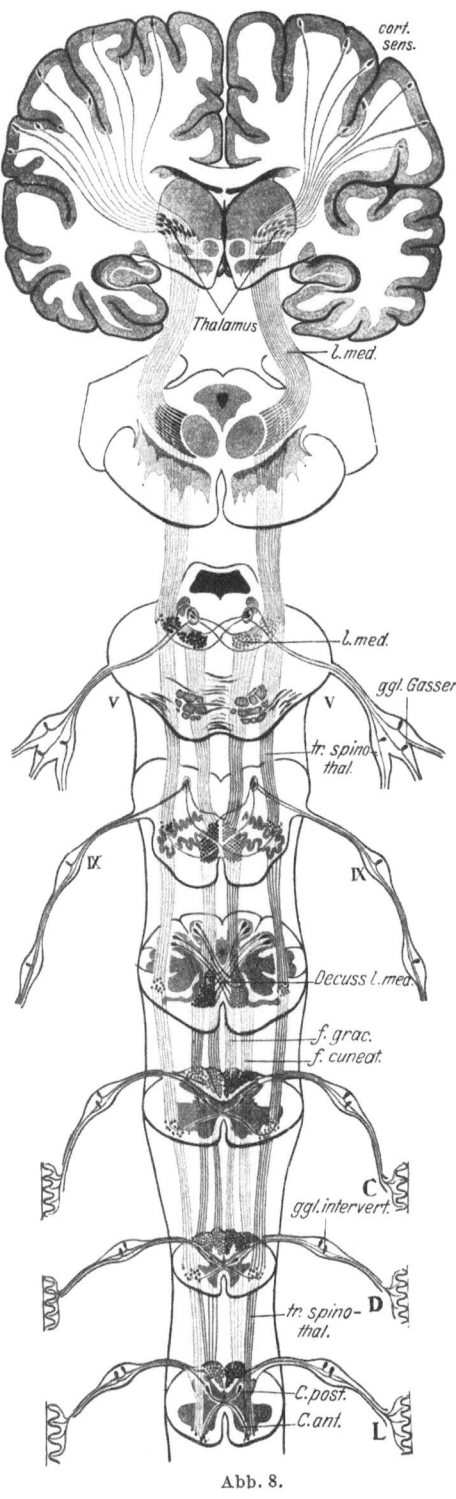

Abb. 8. Ursprung der sensiblen Fasern und ihr Verlauf in den langen aufsteigenden R-Bahnen im homolateralen f. gracilis und cuneatus sowie im gekreuzten tr. spinothalamicus —, durch den Lemniscus medialis in den Thalamus und schließlich den sensiblen Cortex. (Nach den neurologischen Wandtafeln von MÜLLER - HILLER - SPATZ.)

und exterozeptive Reize zu bestimmten Reaktionen führen. Man darf annehmen, daß auch beim Erwachsenen zentripetale Impulse, die zu mehr automatischen und unter der Schwelle des Bewußtseins ablaufenden motorischen Äußerungen führen, vom Thalamus direkt, d. h. unter Umgehung der Rinde auf das Striatum und die ihm untergeordneten Apparate einwirken. Den kürzeren Reflexweg über den Thalamus nehmen wohl viele von den rein affektiven Äußerungen, auch mimische Reaktionen. Der Thalamus steht in inniger Beziehung zu den subthalamischen, vegetativen Zentren. *Offenbar wirken sowohl exterozeptive Reize über den Thalamus auf die verschiedensten Organfunktionen und den ganzen Stoffwechsel, als auch führen enterozeptive Reize über den Thalamus zu motorischen Äußerungen von verschiedenem Bewußtseinsgrad und gehen schließlich auch über die thalamocorticale Faserung ins Bewußtsein ein. Die affektive Komponente von Empfindungen entsteht nicht zum wenigsten aus der vom Thalamus geleisteten Integration extero- und enterozeptiver Impulse.*

Aus dem ventralen Teil des lateralen Thalamuskerns ziehen die sensiblen Bahnen nach Umschaltung auf ein weiteres Neuron zur Hirnrinde. Die allgemeine, auch in Abb. 9 wiedergegebene Anschauung vom Verlauf der thalamocorticalen Bahn im hintersten Teil der inneren Kapsel wird den Tatsachen nicht gerecht. F. v. MÜLLER hat nachgewiesen, daß im retrolentikulären Abschnitt der Caps. int. nur die Seh- und Hörbahn verläuft, während die sensible Bahn im sog. FORELschen Haubenfeld medial vom Corp. genicul. lat. liegt. Sie liegt da *über* der in den Hirnschenkelfuß ziehenden Pyramidenbahn. Aus der Haubenregion wendet sich die Masse der corticopetalen sensiblen Fasern durch die laterale Thalamusschicht (Gitterschicht) zur inneren Kapsel, *vermengt* sich in ihr — wenigstens in den hinteren vier Fünfteln des hinteren Schenkels — mit den motorischen Fasern und begibt sich schließlich aus der Kapsel, sich fächerartig entfaltend zu ihrer corticalen Endigungsstätte, der *Regio postcentralis*. Die Verteilung der Sensibilität auf die Hirnoberfläche ist aus Abb. 10 ersichtlich.

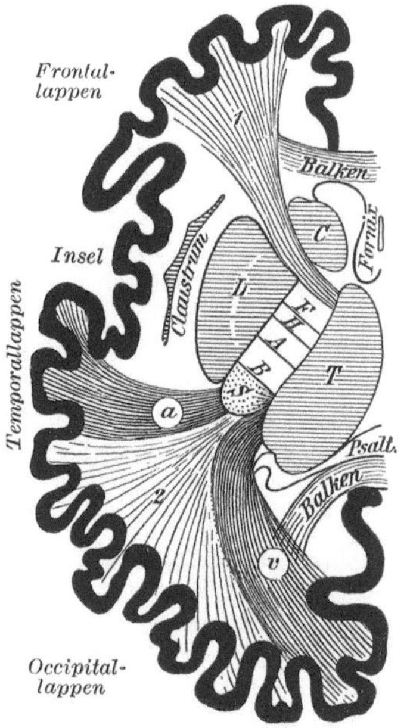

Eine Repräsentation der verschiedenen *Empfindungsqualitäten* in der Hirnrinde besteht insofern, als die Oberflächensensibilität nächst dem Sulcus centralis, der Muskelsinn, Lageempfindung und Ortssinn mehr nach dem Parietalhirn vertreten ist. — Eigenartige corticaler Sensibilitätsstörungen machen jedoch die Annahme einer Lokalisation der Sensibilität in dem Gyrus postcentralis noch nach anderen Gesichtspunkten wahrscheinlich. In der Rinde ist die Sensibilität verschiedener Körperregionen ihrer Wertigkeit nach in begrenzter bzw. mehr diffuser Weise vertreten. Letzteres gilt besonders für die Hand, die weit über ihr eigentliches Hirnareal hinaus repräsentiert sein

Abb. 9. Innere Kapsel und Corona radiata. F Supranukleäre Bahn für den Facialis; H supranukleäre Bahn für den Hypoglossus; A supranukleäre Bahn für den Arm; B supranukleäre Bahn für das Bein; S sensible, a akustische, v visuelle Bahn. (Aus Handbuch der inneren Medizin, Bd. V/1, S. 86.)

dürfte. Selbst funktionelle Zusammenhänge haben ein gewissermaßen anatomisches Abbild im sensiblen Cortex; wie z. B. solche der Hand und des Mundes. Die in ihrer Sensibilität viel differenzierteren Teile, vor allem die Hände, werden nur vom kontralateralen Cortex innerviert, während die Sensibilität der proximalen Teile und vor allem des Rumpfes — ähnlich wie es für die Motilität gilt — mit beiden Hemisphären in Beziehung steht.

Sensibilitätsstörungen infolge Läsionen der Medulla oblong. und des Pons sind gern kombiniert mit Motilitätsstörungen und Ausfällen seitens einzelner Hirnnerven, wie sie durch die Eigenart des topographisch-anatomischen Verhältnisses bedingt sind (vgl. das auf S. 509 ff. über die Syndrome dieser Region Gesagte). Partielle und totale unkomplizierte *Hemianästhesien* kommen um so eher zustande, je näher die Läsion — meist sind es Zirkulationsstörungen — dem ventrolateralen *Thalamusgebiet* liegt; sei es, daß die *Hirnschenkelhaube* (vgl. Syndrom des Nucl. ruber!), der Thalamus selbst oder die zur inneren Kapsel sich begebende corticopetale sensible Faserung betroffen ist. Ist der **Thalamus** in seinen ventrocaudalen lateralen Abschnitten lädiert, so resultiert ein höchst charakteristisches als sog. *„Thalamussyndrom"* bekanntes Krankheitsbild. Schon relativ kleine Herde führen da zu schweren Störungen vor allem der Tiefensensibilität und des Lagegefühls, was zu Hemiataxie und Hemiastereognosie führt, während Berührungs-, Schmerz- und Temperaturreize nur mehr oder minder abgeschwächt empfunden werden. Charakteristisch für das Thalamussyndrom ist besonders die „Dysästhesie", die darin besteht, daß sensible Reize Mißempfindungen hervorrufen, und darüber hinaus die oft hochgradigen und schwer beeinflußbaren halbseitigen *Schmerzen* auf der Seite der Lähmung. Sie können unter Umständen jahrelang dauern und sind offenbar eine Enthemmungs- bzw. Isolierungserscheinung. Eine Mitläsion des hinteren Teils der **inneren Kapsel** (Abb. 9) verstärkt die thalamischen Sensibilitätsstörungen und kombiniert sie mit Ausfällen sowohl motorischer als auch bisweilen hemianopischer Art. Choreatische oder auch athetotische unwillkürliche Bewegungen — meist in der Hand — kommen dabei auch vor. Die Ursache dieses sog. *„großen Thalamussyndroms"* ist in der Regel ein Verschluß der A. cerebri post. Am häufigsten begegnen uns *sensible Halbseitenlähmungen* in Verbindung mit motorischen Hemiparesen bzw. Hemiplegien. Die enge Verflechtung sensibler und motorischer Fasern in der *inneren Kapsel* erklärt diesen Befund. Reicht der Herd weiter caudal, so wird die Sehstrahlung bzw. das Corp. genicul. lat. mitlädiert, und eine kontralaterale homonyme *Hemianopsie* (evtl. leichte Gehörherabsetzung auf der Gegenseite infolge Schädigung des Corp. genicul. med. oder der zentralen Hörbahn) ist die Folge. Eine mehr oder minder komplette Hemianästhesie so gut wie ohne motorische Paresen kann verursacht sein durch einen Herd im retrolentikulären Gebiet im Bereich des FORELschen Haubenfeldes, also dorsal vom Hirnschenkelfuß.

Unter pathologischen Bedingungen (krankhaften Zuständen an den Meningen, wie auch der Hirnrinde, also Entzündungen, Zirkulationsstörungen, Tumoren, traumatischen Einwirkungen) sehen wir **Reizungen des sensiblen Cortex** in Gestalt von *Parästhesien,* sehen sie vor allem in den sensiblen Teilerscheinungen mancher epileptischer Anfälle, so auch als *sensible Aura* (vgl. Abb. 10). Diese Parästhesien können in einem Gefühl der Steife, des Eingeschlafenseins, Prickelns, Summens, Brummens, des elektrischen Schlages usw. bestehen und sind meist auffällig streng auf umschriebene Körperbezirke lokalisiert.

Die **corticalen Sensibilitätsstörungen** sowie die durch Herde im Centrum semiovale verursachten begegnen uns meist in Form von *sensiblen Monoparesen,* d. h. Lähmungen einzelner Gliedmaßen, besonders der Hand oder auch von Sensibilitätsstörungen in sog. funktionellen Zusammenhängen, z. B. Daumen und Mundwinkel usw. Vor allem neigen *umschriebene* corticale Läsionen zu dergleichen Ausfällen. Manchmal sieht man auch sog. pseudosegmentale Sensibilitätsstörungen, die mit Vorliebe die ulnare Seite der Hand und des Unterarms betreffen. — Bei *diffusen,* aber nicht zu hochgradigen corticalen Läsionen beobachtet man gelegentlich eine charakteristische Kombination von distalen mit lateralen (also Ohr, seitliche Brust- und Bauchpartien) Sensibilitätsstörungen. Eine Eigenheit corticaler Sensibilitätsstörungen ist außerdem die bevorzugte Schädigung *komplizierter* Empfindungsqualitäten gegenüber dem primitiven Schmerzsinn. So ist bzw. bleibt unter Umständen der Sinn für das Ausmaß einer Bewegung und ihre Richtung schwer gestört, *corticale Ataxie,* oder es wird die Fähigkeit, Reize richtig zu lokalisieren, nicht wiedergewonnen (Störung in der Verknüpfung sensibler Eindrücke mit sog. kinästhetischen Erinnerungsbildern [Engrammen] vgl. S. 513). Man beobachtet ferner, daß gemeinsam mit diesen Störungen die Fähigkeit des *Tast-* und *Formerkennens* verlorengegangen ist (*Astereognosis* bei Übergreifen der Läsionen auf die Umgebung des G. supramarginalis), und daß, je mehr sich eine Läsion der *optischen Sphäre* nähert, um so schwerere Ausfälle des Erkennens als einer kombiniert taktil-optischen Leistung auftreten (*taktile Agnosie* bei Läsionen im Bereich des G. angularis). — Die *hysterische Hemianästhesie* betrifft dementgegen mit Vorliebe die *Schmerzempfindung*, reicht bis scharf an die Mittellinie des ganzen Körpers, befällt wohl auch Geschmack und Geruch — was die organische Hemianästhesie nie

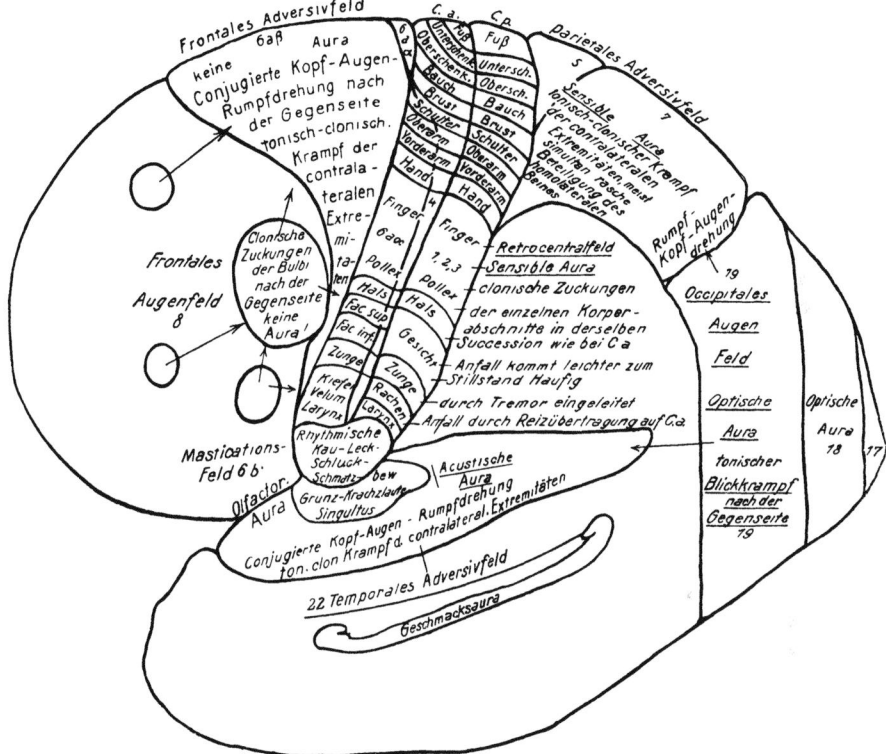

Abb. 10. Reizstellen an der Großhirnrinde des Menschen. (Nach O. FOERSTER: Aus KROLL, Syndrome.)

tut — und läßt die koordinierte Bewegung der Glieder, zu der das normale Funktionieren der Tiefensensibilität unerläßlich ist, evtl. auch sogar das taktile Erkennungsvermögen mittels der „gelähmten" Hand ungeschädigt.

V. Das motorische (pyramidale) System.

1. Das zentrale motorische Neuron (die motorische Rinde und die Pyramidenbahn). Ihre Läsionsfolgen.

Die *Regio praerolandica* oder *praecentralis*, die durch kurze Assoziationsfasern mit dem sensiblen Cortex und durch längere Fasersysteme mit ausgedehnten Bezirken auch der übrigen Hirnrinde verbunden ist, enthält den Ursprung der *Pyramidenbahn*. Sie ist das dem afferenten spinocorticalen Projektionssystem korrespondierende, stärkste efferente System motorischer Fasern. Der Gyrus praecentralis mit seinen BETZschen Riesenpyramidenzellen der V. Schicht (vgl. Abb. 4a) ist das motorische Feld im engeren Sinn. In diesem motorischen Feld sind die Ursprungsgebiete der motorischen *Pyramidenfasern* für die Körperperipherie, dem sensiblen Cortex entsprechend, auf ganz bestimmte Areale verteilt. Elektrische Reizungen (FRITSCH und HITZIG), wie sie z. B. von O. FOERSTER in großer Zahl auch an menschlichen Hirnen vorgenommen worden sind, Reizerscheinungen infolge kleiner Tumoren, aber auch Lähmungen durch umschriebene Rindenschädigungen

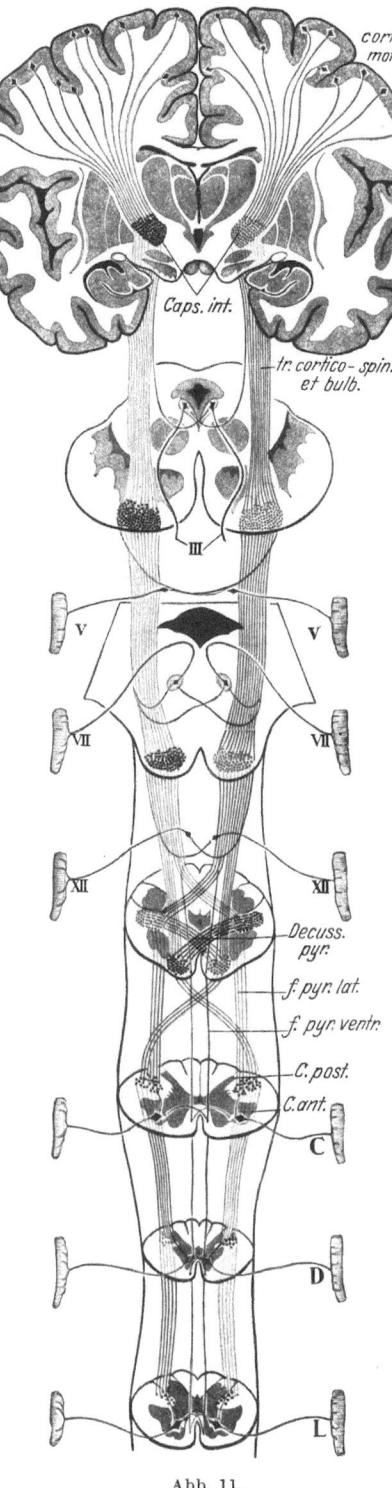

Abb. 11.

haben erwiesen, daß die Felderung der motorischen Hirnrinde jenen gesetzmäßigen Aufbau zeigt, wie ihn Abb. 10 wiedergibt. Diese *somatotopische Gliederung* der Hirnrinde ist so konstant und scharf unterteilt, daß von einem bestimmten winzigen Punkt sogar ein bestimmter Muskel zur Kontraktion gebracht werden kann. Jeder Rindenfokus stellt einen Konzentrationspunkt motorischer Rindenelemente für eine bestimmte Muskelgruppe dar, um den herum diese Muskelgruppe durch Pyramidenzellen in abnehmender Dichte repräsentiert wird. Die Foki der einzelnen Muskelgruppen in der Hirnrinde bilden also einander überschneidende Kreise. Der von einem bestimmten Rindenfokus ausgehende *epileptische Anfall* vom JACKSON-Typ (vgl. S. 672) gibt in seinem gesetzmäßigen Fortschreiten konvulsiver Entladungen von einem Fokus auf den ihm benachbarten eine besonders augenfällige Illustration dieser fokalen Gruppierung der Muskulatur in der Hirnrinde.

Die Zerstörung des motorischen Cortex ist von einer sekundären Strangdegeneration hinab bis ins R gefolgt. Dieser sichtbare Ausfall an Nervenfasern betrifft die Fasern, die als **Pyramidenbahn**[1] in der motorischen Rinde entspringen und im Hirnstamm an die Hirnnervenkerne und im R an die Vorderhörner herantreten.

In der *inneren Kapsel* kommt die motorische Bahn vor die sensible zu liegen. Wie aus Abb. 9 zu ersehen ist, liegen die in den basalsten Teilen des G. praecentralis entspringenden Fasern für das Gesicht und die Zunge in der inneren Kapsel am weitesten oral, dicht am sog. Knie; ihnen folgen der Reihe nach die Fasern für den Arm und das Bein. — Aus der Caps. int. zieht die Pyr.B. als geschlossenes Bündel in den Hirnschenkelfuß. Hier grenzt sie lateral an den Tr. temporopontinus und medial an den Tr. frontopontinus (vgl. Abb. 11 und 20). Im Pons und der Medulla oblongata verzweigen sich diese corticobulbären Bahnen auf die *kontralateralen* Kerne der motorischen Hirnnerven. Für jene Muskeln, die normalerweise bilateral innerviert werden, ziehen corticobulbäre Fasern zu ihren homo- *und* kontralateralen Hirnnervenkernen. Das

---

[1] Weiterhin mit Pyr.B. bezeichnet.

Schema des Verlaufs der Pyr.B. von motor. Cortex durch die Capsula interna, den Hirnschenkelfuß in die Med. oblongata; die Decussatio pyramidum und der Verlauf der Pyramidenseitenstrang- und Vorderstrangbahn im Rückenmark. Schematische Darstellung der Lagebeziehungen der corticospinalen zu corticobulbären Fasern. (Nach den neurologischen Wandtafeln von MÜLLER-HILLER-SPATZ.)

ist sichergestellt für den oberen Ast des Facialis, die Kau-, Schlund-, Kehlkopf- und teilweise auch die Zungenmuskulatur. Komplizierter angeordnet ist die zentrale Innervation der Augen, deren willkürlich-motorischer Cortex wohl in F_2 zu suchen ist. Von dort ziehen die Fasern durch das Knie der inneren Kapsel in den Hirnschenkelfuß, von wo ein Teil sich in der Höhe der vorderen vier Hügel wahrscheinlich zum kontralateralen Oculomotorius und homolateralen Trochleariskern begibt, während ein anderer weiter caudal vom Tr. corticobulbaris abzweigt und zum kontralateralen Kern des N. abducens über die Raphe hinüber kreuzt, von wo mittels des hinteren Längsbündels die Verbindung zum Kern des M. rectus int. der Gegenseite bewerkstelligt wird.

Man muß die Lagebeziehung der corticobulbären Bahnen zu den corticospinalen kennen, um die komplizierten nervösen Ausfälle zu verstehen, die durch Läsionen in dieser Gegend verursacht werden (vgl. S. 509). Die im Hirnschenkelfuß geschlossenen Bündel des Tr. corticospinalis der Pyr.B. lösen sich, wie Abb. 19 zeigt, in der ventralen Hälfte der Brücke in eine große Menge kleiner Bündel auf, was auf eine Beziehung zu den Fasern und Kernen der Brücke, also zu den die Brücke mit den Kleinhirnhemisphären verbindenden mittleren Kleinhirnstielen schließen läßt. Am caudalen End der Brücke und in der Med. oblongata liegen die Pyr.B. wieder als kompakte Stränge beisammen. Im Bereich des caudalen Abschnittes des Oblongata wenden sich die Pyr.B.-Fasern nach und nach zum Zentralkanal, um ventral von ihm zum größten Teil in der *Decussatio pyramidum* zur Gegenseite hinüber zu kreuzen. Die Kreuzung reicht bis hinunter ins zweite Cervicalsegment. Die der Innervation der Beinedienenden Faserbündel kreuzen oral von denen für die Arme. Normalerweise gehen etwa 95% aller Pyr.B.-Fasern hinüber in den *kontralateralen Pyramidenseitenstrang* (Pyr.S.Str.) und nur etwa 5% bleiben ungekreuzt und bilden den *homolateralen Pyramidenvorderstrang* (Pyr.-V.Str.). Seine Fasern reichen in der Regel nur bis ins Halsmark und kreuzen vor ihrer Aufzweigung an das letzte motorische Neuron zur anderen Seite. Die Lage des Pyr.S.Str. im R zeigen Abb. 7 und 11. Der Pyr.S.Str. nimmt entsprechend der Abgabe von Fasern zu den Vorderhörnern caudalwärts an Dicke ab und verschwindet im unteren Sacralmark. Die nach cerebralen Läsionen in der Pyr.B. eintretende *sekundäre Degeneration* zeigt sich im kontralateralen Pyr.S.Str. und homolateralen Pyr.V.Str., betrifft jedoch die Stränge nicht in einer solchen Totalität, wie es eine Verletzung der spinalen Pyr.B. tut. Das kann davon herrühren, daß cerebrale — zumal corticale — Läsionen selten alle Pyr.B.-Fasern treffen, kann aber auch darauf beruhen, daß mit der Pyr.B. im R noch andere als Pyr.-Fasern, möglicherweise motorische Fasern extrapyramidaler Natur, ziehen.

a) Spastische Lähmungen im allgemeinen.

Die motorischen Lähmungen durch Läsion der motorischen Rinde wie der ganzen Pyr.B. sind spastische Lähmungen. Eine komplette Lähmung bezeichnen wir als *Paralyse*, während unvollständige Lähmungen *Paresen* genannt werden. Prinzipiell wichtig ist, daß motorische Lähmungen dieser Art *nicht* einhergehen mit Atrophie der gelähmten Muskeln, sondern, obwohl diese für gewollte Bewegungen mehr oder minder unbrauchbar sind, mit einer Steigerung ihrer Kontraktionsbereitschaft und -stärke. Dies erkennt man unter anderem auch an der Steigerung der Eigenreflexe, *Hyperreflexie*.

Offenbar werden der Vorderhornzelle über die Pyr.B. *nicht nur willkürlich innervatorische,* tonisierende Impulse zugeleitet, sondern mit ihrer Hilfe auch dem R über die vielen Reflexbögen seines Binnensystems und andere Korrelationssysteme zufließenden Erregungen auf ein mehr oder minder großes Netz verteilt und abgeschwächt der Vorderhornzelle zugeführt. Daher führt eine Läsion der Pyr.B. zur *Isolierung* des spinalen Apparates und macht seine ihm eigene Reflextätigkeit frei.

Im Zustand der Hyperreflexie antwortet z. B. der M. quadriceps fem. bzw. die Wadenmuskulatur auf rasche Dehnung nicht, wie normal, mit *einer* Zuckung, sondern mit einer ganzen Reihe von Kontraktionen, d. h. einem mehr oder minder erschöpfbaren *Patellar-* bzw. *Achillessehnen-Klonus*. Einen echten Klonus von dem Pseudoklonus z. B. eines übererregten Neurasthenikers mit gesteigerten Reflexen und überhaupt allgemeiner Reizschwellenerniedrigung zu unterscheiden, gelingt bisweilen erst unter Würdigung des Gesamtbildes, besonders anderer spastisch-paretischer Symptome. Zu diesen gehört eine

Erweiterung der *reflexogenen Zone,* wobei der Eigenreflex auch von anderen als den üblichen Reizstellen ausgelöst werden kann. Die reflexogene Zone für ein gelähmtes Bein kann auch auf das andere gesunde oder gleichfalls spastisch gelähmte Bein übergreifen. So sieht man den *Adductorenreflex* auf der kranken Seite — also *gekreuzt* — auftreten bei seiner Auslösung auf der gesunden.

Die durch *passive Bewegungen* in einer derart gelähmten Muskulatur dauernd ausgelösten gesteigerten Eigenreflexe, welche besonders bei *brüsker* Muskeldehnung einen elastisch federnden Rückstoß verursachen, erscheinen der Hand des Untersuchers als *Spasmen*. Sie sind es aber auch, die dem Kranken selbst das Gefühl der *spastischen Hemmung aktiver Bewegungen* bereiten und der Aktion eines spastisch-paretischen Gliedes jenen mühseligen, langsamen, oft sakkadierten Charakter verleihen. Behutsam einschleichendes Manipulieren mit einem spastischen Glied hilft gelegentlich diese Spasmen zu überwinden. Die reflektorische spastische Muskelspannung wird vermehrt durch verschiedenartige sensible Reize unterhalb des Läsionsniveaus: Kälte, Schmerz, mechanische Einflüsse usw. Durch Addition von Haut- und Muskelsinnerregungen kann bei Pyr.B.-Läsionen (aber auch bei Unterbrechung der frontopontinen-cerebellaren Bahn, z. B. bei *Stirnhirnprozessen*) die sog. *Stützreaktion* ausgelöst werden. Diese besteht darin, daß bei kräftigem Druck auf die Zehenballen und gleichzeitiger Dorsalflexion des Fußes das ganze Bein in einen Streckerspasmus gerät. (Unter negativer Stützreaktion versteht man die reflektorische Beinbeugung bei passiver Platarflexion des Fußes). Die reflektorische Kontraktion betrifft aber nicht nur den gedehnten, sondern auch den zwischen seinen Ansatzpunkten *verkürzten Muskel*. Dieser sog. *Verkürzungs-* oder *Adaptionsreflex* erschwert nicht nur die Bewegungen einer spastischen Extremität, sondern *begünstigt ganz besonders die ja in der Ruhe auftretenden Kontrakturen*. Diese abnorme Reaktion trägt gleichfalls bei zur Spastizität der passiven und Erschwerung aktiver Bewegungen und ist darüber hinaus ein wichtiges Moment für die Entstehung spastischer Kontrakturen, wie auch der extrapyramidalen Starre (vgl. S. 497).

Spastisch-paretische Glieder zeigen bei aktiven wie reflektorischen Bewegungen häufig *synergische Mitbewegungen* anderer zum Bewegungseffekt nicht benötigter Muskelgruppen. Zum Teil liegt hier eine rein muskulär bedingte Mitbewegung mehr oder minder spastischer, mehrgelenkiger Synagonisten vor; zum anderen sind diese Mitbewegungen *(Synkinesien)* begründet in den Eigenheiten der Erregungsverteilung im R. Solche Synkinesien sieht man z. B. auf der gelähmten Seite bei Innervation der gesunden, oder aber auch auf der gesunden bei forciertem Versuch, die kranke Seite zu bewegen. Eine bekannte Mitbewegung stellt das *Tibialisphänomen* (STRÜMPELL) dar, das in einer nicht unterdrückbaren Dorsalflexion des Fußes mit Hebung des inneren Fußrandes bei dem Versuch das spastische Bein in Knie und Hüfte zu beugen, besteht. Ähnliche, unter Umständen nicht unterdrückbare Mitbewegungen macht bisweilen die paretische Hand oder auch der ganze Arm bei Willensbewegungen der gesunden Seite.

Die *Hautreflexe* — in erster Linie die Bauchdecken —, Cremasterreflexe und der Plantarfluchtreflex sind bei Pyr.B.-Läsionen auf der Seite der Lähmung *aufgehoben*. Nicht so selten ist ihr Verlust überhaupt das erste und einzige Zeichen einer leichten Pyr.B.-Schädigung. Bei spastischen Paresen tritt an Stelle des aufgehobenen normalen Plantarreflexes, der in einer Plantarflexion von Fuß und Zehen besteht, eine Dorsalflexion der großen Zehe, oft verbunden mit einer Spreizung der übrigen Zehen (BABINSKI). Der *Babinski* — wie dieser pathologische Reflex genannt wird — ist häufig eingeschaltet in eine reflektorische Mitbewegung des ganzen Beines, die in einer langsamen Beugung des Hüft- und Kniegelenks und Dorsalflexion des Fußes besteht (vgl. S. 525). Der *Babinski* ist jedenfalls ein spinaler Reflex und ist ein sicheres Zeichen für die Läsion der Pyr.B. Er ist normalerweise beim Säugling vorhanden, solange die Pyr.B. noch nicht markreif, d. h. noch nicht funktionsfähig geworden ist. In eine Kategorie mit dem *Babinski* gehören der OPPENHEIMsche, GORDONsche und an der Hand der MAYERsche Reflex, während das LÉRIsche *Phänomen* weit weniger zuverlässig ist; näheres findet sich auf S. 525.

b) Die klinischen Symptome bei Läsionen der Hirnrinde und der inneren Kapsel.

Corticale Lähmungen zeichnen sich dadurch aus, daß sie meist nur einzelne Glieder *(Monoparesen)* oder sogar nur begrenzte Muskelgruppen betreffen. Diesen isolierten Ausfällen entsprechen kleine umschriebene Läsionen jener oben genannten Rindenfelder (vgl. Abb. 10). Auch cortical*motorische* Lähmungen können *Funktionszusammenhänge,* etwa bestimmte Finger, den Daumen mit dem Mundwinkel, einen Daumen und eine große Zehe betreffen. Der *distale* Lähmungstyp überwiegt auch hier. Die häufigste corticale Lähmung ist die *Monoplegie,* die je nach dem Körperteil, der gelähmt ist, eine Monoplegia brachialis, cruralis oder facio-lingualis genannt wird. Die genannten Charakteristika einer spastischen motorischen Lähmung finden sich bei all diesen Lähmungstypen wieder, sind aber am ausgesprochensten bei der Lähmung einer ganzen Körperseite, der **motorischen Hemiparese bzw. Hemiplegie.** Unter einer *totalen Hemiplegie,* bei der also alle aus der vorderen Zentralwindung stammenden Fasern unterbrochen sind, versteht man die kontralaterale Lähmung der Extremitäten, der Gesichtsmuskulatur — bei relativ wenig geschädigter Stirnmuskulatur, sog. zentrale Facialisparese! —, der Zunge, die zur Seite der Lähmung abweicht, und des weichen Gaumens mit dem Zäpfchen. Der Kopf und die Augen sind oft zum Herd hingewandt — *Déviation conjuguée.* Man sagt „der Kranke sieht seinen Herd an". Zum mindesten besteht eine deutliche Beeinträchtigung der Augenbewegung zur gelähmten Seite. Die Muskulatur von Brust und Rumpf, vor allem aber des Kehlkopfes sowie die Kau- und Schluckmuskulatur sind von der Lähmung in der Regel verschont; ein Zeichen, daß diese Muskulatur wie die Stirn von beiden Hemisphären her, also gekreuzt und auch ungekreuzt innerviert wird. Die corticale Hemiplegie bildet sich weitgehend zurück; denn organische Rindenläsionen von solcher Ausdehnung, daß der gesamte motorische Cortex zerstört wird, gehören zu den Seltenheiten. *Dauernde Hemiplegien beruhen wohl stets auf einer Mitschädigung der subcorticalen Faserung, also einer Läsion der zur Capsula interna im Centrum semiovale konvergierenden Fasermassen bzw. der Capsula interna selbst.* Die dichte Nachbarschaft bzw. sogar Verflechtung mit *sensiblen* Fasern in den hinteren Abschnitten der inneren Kapsel führt dabei oft zu einer *Kombination halbseitiger motorischer und sensibler Lähmungen* (vgl. S. 458). Die initiale Folge einer totalen Unterbrechung der Pyr.B. — zumal bei schweren plötzlich einsetzenden Läsionen! — ist oft die *schlaffe Lähmung einer Körperseite.* In diesem Zustand fehlen die Eigenreflexe; es fehlen aber auch die Haut- und Fremdreflexe, d. h. Bauchdecken-, Cremaster- und Plantarfluchtreflex, während der Babinski oder die ihm äquivalenten Reflexe oft schon vorhanden sind. Die Dauer solch einer schlaffen Lähmung ist sehr verschieden. Es gibt Fälle, bei denen sie überhaupt bestehen bleibt; jedoch wohl nur dann, wenn anderweitige schwere Läsionen zu einer völligen Durchtrennung der Pyr.B. hinzukommen. So kann eine gleichzeitige Zerstörung des Thalamus den Zustand einer sog. *Apästhesie* schaffen, d. h. zur Blockierung aller sensiblen Reize aus der Peripherie führen, wodurch ähnlich der Zerstörung der Hinterwurzeln der Muskeltonus schwer gestört wird.

Die Eigenart schlaffer Initialstadien spastischer Lähmung hat v. MONAKOW als Zeichen einer *Diaschisis*, d. h. als vorübergehende Betriebseinstellung von Systemen, die mit einer schwer geschädigten Stelle des ZNS in funktionellem Zusammenhang stehen, gedeutet. Neuerdings nimmt man an, daß bei der für den Menschen hohen Bedeutung der Pyr.B. für alle intendierten Bewegungen mit ihrem plötzlichen Ausfall ein auf alle niederen motorischen Mechanismen einwirkenden Tonusstrom unterbrochen wird, der erst allmählich ersetzt wird durch die Funktion untergeordneter Systeme. Es fällt also die Bahnung fort, welche normalerweise von den die Pyr.B. benützenden Impulsen für die Reflexe geleistet wird (s. S. 445).

Die anfänglich schlaffe Hemiplegie bildet sich in ziemlich gesetzmäßiger Weise zur **residuären Hemiplegie** um. Das erste ist in der Regel die Rückkehr und krankhafte Steigerung der *Eigenreflexe*. — Im weiteren Verlauf einer Hemiplegie sieht man in der Regel allmählich die Beweglichkeit in den großen Gelenken, meist zuerst im Hüftgelenk zurückkehren. Zu einer Zeit, wenn die großen Beinstrecker schon wieder leidlich funktionieren, sind die Beuger in der Regel noch fast völlig gelähmt. Innenrotation und Adduktion des Beines wird langsam möglich, während Außenrotation und Abduktion meist schwer gestört bleiben. Der Fuß kann bald leidlich plantarflektiert, aber kaum gehoben oder abduziert werden. — Wenn, meist zu einem erheblich späteren Zeitpunkt, der gelähmte Arm Zeichen wiederkehrender Beweglichkeit aufweist, so sind es auch hier die proximalen Muskelgruppen, vor allem die Adductoren und Innenrotatoren des Oberarms, die sich zuerst erholen. Die anderen Schultermuskeln bleiben meist schwach. Allmählich kommt auch die Beugung des Unterarms und seine Pronation zustande, während die Streckung und Supination meist schwer gestört bleiben. An der gelähmten Hand sieht man eine gewisse Rückkehr der Fingerbeugung, die bald zu einem dauernden Faustschluß mit eingeschlagenem Daumen führt.

Eine besondere Eigentümlichkeit der residuären Hemiplegie ist, daß gewisse Muskeln, z. B. der Latissimus dorsi oder die Beugegruppe des Oberschenkels (Mm. semimembranosus, semitendinosus und biceps) zu einer Funktion ganz gut tauglich werden, hingegen für eine andere, ihnen normalerweise auch zukommende, versagen. Der Latissimus dorsi funktioniert z. B. gut beim Herabziehen der Schulter und der Adduktion des Armes, aber nicht bei der Außenrotation des Armes. Dergleichen Eigenheiten der wiederkehrenden Funktion zeigen, daß hier *Leistungen* gestört sind, nicht aber einzelne Muskeln gelähmt sind.

Die beschränkte Brauchbarkeit der paretischen Glieder nur zu Massen- oder Gemeinschaftsbewegungen, der immer stärker sich ausbildende *distale Lähmungstyp mit schwerster Störung der später erworbenen Einzelbewegungen*; all dies offenbart uns gewissermaßen im Negativ die Funktion der ausgefallenen Pyr.B. Massenbewegungen, die an Stelle gewollter Einzelbewegungen auftreten, werden vom *Stirnhirn* geleistet (vgl. S. 446). Daß sie wohl auch vom *homolateralen* Cortex innerviert werden können, zeigt ihr Fehlen bei corticalen Diplegien, zumal solchen aus früher Kindheit.

Späterhin treten in den gelähmten Gliedmaßen **Kontrakturen** auf. Passagere, frühzeitige, allgemeine Starrezustände der gelähmten Muskulatur bezeichnet man als „*Frühkontrakturen*". Auch die Déviation conjuguée vom Herde fort, also nach der gelähmten Seite, ist solch ein im ersten Lähmungsstadium bisweilen zu beobachtender, abnormer Reiz- und Spannungszustand. Die eigentlichen *Spätkontrakturen* bilden sich langsam aus und befallen unter Umständen auch die gelähmte Gesichtsseite. Besonders bei willkürlichen Bewegungen reagiert die paretische Gesichtsmuskulatur als Masse und nicht mit den normalerweise fein abgestimmten Einzelbewegungen gewisser Muskelgruppen. Wenn infolge von Spasmen die Falten auf der paretischen Gesichtsseite abnorm tief sind, kann bei oberflächlicher Betrachtung die kranke Seite für die gesunde gehalten werden. *Cortical oder subcortical bedingte Facialisparesen machen bei automatisch reflektorischen, z. B. mimischen Bewegungen, oft viel geringere Symptome als bei willkürlicher Innervation.* Die *Verteilung der Kontrakturen* an den Extremitäten ist für die cerebrale Hemiplegie charakteristisch. Diejenige Gliederstellung, die wir dabei gewöhnlich sehen, bezeichnet man als den „*Prädilektionstyp*" (WERNICKE-MANN). Die Kontraktur ist an Eigenheiten des reflektorischen Geschehens geknüpft. Spinale und höhere Reflexmechanismen, nämlich das Verhalten der Eigenreflexe, die Verkürzungs- und Verlängerungsreaktion, sowie eine allgemeine, subcorticale Strecktendenz für die Beine, beeinflussen die Gestaltung der Kontrakturen an der unteren Extremität. Man kann auch die Verteilung der Kontrakturen durch Maßnahmen modifizieren, die eindeutig reflektorischer Art sind. Schon die einfache Lagerung des gelähmten Beines schafft geänderte Voraussetzungen für die Kontraktur, da diese wesentlich mitbestimmt wird von der Tonuszunahme in den Muskeln mit genäherten Insertionspunkten. Durch künstliche Beugehaltung des Beines kann man bei Fernhaltung vor allem noxiphorer Reize den Prädilektionstyp künstlich umkehren. Ähnlich der Lage wirken auch andere Reize wie auf die Spasmen (vgl. S. 467) so auch modifizierend auf die prädilektive Streckerkontraktur. So lernen spastisch Gelähmte mit Hilfe solcher selbstgesetzter Reize ihre Beine sich reflektorisch bewegen zu lassen, wobei synergisch gekoppelte Gruppenbewegungen und bei Diplegien auch alternierende Bewegungen auftreten können. Sensible *Dauerreize* führen andererseits mit Regelmäßigkeit zu einer zunehmenden Versteifung der Glieder, nicht so selten zu einer solchen der Beine in *Beugekontraktur*. — Zur Erklärung der prädilektiven Beugekontraktur des spastisch gelähmten Arms nimmt man außer dem Einfluß der Verkürzungsreaktion eine subcorticale reflektorische Beugetendenz der Arme und die Einwirkung der Schwere des hängenden Arms auf die Eigenreflexe der gedehnten Beuger an. Auch den Kontrakturzustand der Arme kann man durch künstliche Lagerung und sensible Reize modifizieren.

Schließlich scheint für den Typ der Kontrakturen von großem Einfluß auch die Haltung des Kopfes und die Lage des Gesamtkörpers zu sein. Erst in neuerer Zeit haben MAGNUS und seine Schüler die Aufmerksamkeit auf komplizierte Reflexmechanismen gelenkt, die die gegenseitige Wirkung einzelner Teile des Körpers aufeinander, vor allem aber die der Hals- bzw. der Kopfstellung auf die Tonusverteilung des ganzen Körpers aufzeigen. Hierzu gehören auch tonische Reflexe, die von den Labyrinthen ausgehen. Während der Nachweis dieser Reflexe am normalen Erwachsenen nicht einwandfrei zu erbringen ist, finden sie sich beim Säugling und unter pathologischen Bedingungen. Bei schweren cerebralen Läsionen oder bei spinalen, bei denen nur die Pyr.B. lädiert ist, kann man feststellen, daß extreme *Kopfwendung* die Spasmen — bzw. den Strecker- oder Beugetonus bei Synkinesien — so beeinflußt, daß der Streckertonus zunimmt beim Wenden des Kopfes zur homolateralen Seite und der Beugetonus bei dem zur kontralateralen. Auch die Stärke der Eigenreflexe ist in dem gleichen Sinn beeinflußbar. *Kopfbeugung* kann an den paretischen Beinen zu einer Verminderung des Streckertonus und *Kopfstreckung* zu ihrer Vermehrung führen. An den Armen pflegt es umgekehrt zu sein.

Das Wesentliche der typischen posthemiplegischen Kontraktur erkennt man am besten an *Körperhaltung* und *Gang*. Namentlich jüngere Individuen pflegen einige Monate nach der Lähmung wieder gehen zu lernen. Die aus der Hüfte entwickelten Gemeinschaftsbewegungen zusammen mit der Steifheit des Unterschenkels und Fußes gewährleisten ein leidliches Gehvermögen. Dem entgegen bleibt der Arm und besonders die gelähmte Hand meist für die Dauer gebrauchsunfähig. Man sieht in der Abb. 12 die dem Prädilektionstyp eigenen abnormen Gliederhaltungen, und auch wie die Patientin in typischer Weise das wie eine Stelze gebrauchte gelähmte Bein beim Gehen um das Standbein *circumduziert*. Das Schleifen der Fußspitze auf dem Boden kann u. U. bei leichten Hemiparesen oder Restzuständen das einzige auffällige Symptom sein. — Sind corticale bzw. subcorticale Lähmungen in früher Kindheit entstanden (vgl. LITTLES Syndrom, S. 648), so führen sie in der ersten Zeit häufig zu einem gerade entgegengesetzten Prädilektionstyp der Kontrakturen. Späterhin gleicht sich dieser *infantile Typ* dem Prädilektionstyp der Erwachsenen weitgehend an. Die Arme geraten dann in eine Mittelstellung, an den gestreckten Beinen aber beherrschen — zumal bei den doppelseitigen Lähmungen — die *Adductorenspasmen* das Bild. — Bei juvenilen, corticalen Diplegien vermissen wir in der Regel die oben geschilderten Synkinesien. *Die Lähmung der von beiden Hemisphären innervierten Muskelgruppen* führt zu einer besonders *schweren Gangstörung* und — falls Gesicht-, Mund-, Rachen- und Larynxmuskulatur mitbefallen sind, zum Bild der *Pseudobulbärparalyse* (vgl. S. 537).

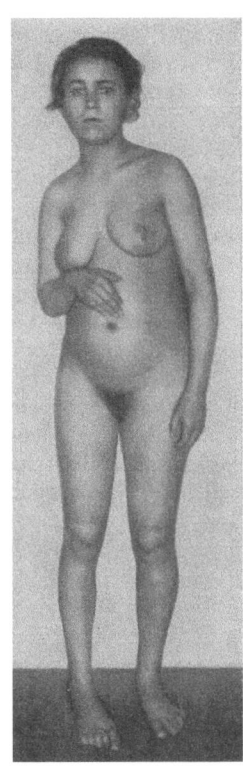

Abb. 12. Rechtsseitige Hemiplegie. WERNICKE-MANNscher Prädilektionstypus. Universitäts-Nervenklinik Minsk. (Aus KROLL: Die neuropathologischen Syndrome.)

Schließlich finden sich nach Läsionen, vor allem der motorischen Rinde, auch kontralaterale *trophische Störungen*. Hierhin gehören zunächst gewisse *Atrophien* der gelähmten Muskulatur, die man *Inaktivitätsatrophien* nennt, da sie bedingt sind durch Wegfall der *Funktion*. Sie müssen prinzipiell unterschieden werden von der *echten Atrophie* (vgl. S. 468). In Zweifelsfällen gibt die elektrische Untersuchung des Muskels — keine Entartungsreaktion bei Inaktivitätsatrophie! — den Ausschlag. Nicht so selten sieht man *vasomotorische* Störungen: Rötung, Cyanose, Schwellung, Schwitzen, Temperatursenkung und Gefäßtonusdifferenzen auf der gelähmten Seite; desgleichen wird Wachstumsstörung an den Nägeln und Haaren und bei der cerebralen Kinderlähmung auch am Skelet beobachtet.

c) Die Folgen einer Läsion der Pyramidenbahn im Hirnstamm und Rückenmark.

Läsionen, welche die Pyr.B. in ihrem Verlauf durch die *Brücke und Medulla oblongata* treffen, verursachen in der Regel auch Mitverletzungen anderer Systeme und Kerngebiete, wodurch eine *Hemiplegia alterna* und andere Syndrome entstehen können (vgl. Abb. 34 und S. 509). Die nicht seltene *Doppelseitigkeit* pontiner Läsionen (Zirkulationsstörungen!) führt auch zu Quadruplegien oder Paraparesen der Beine. — Im Bereich des R entscheidet die Segmenthöhe den Typ der motorischen Paresen; daneben die Ausdehnung der Läsion auf benachbarte Bahnen das gesamte Krankheitsbild. Die folgende kurze Übersicht über die R-Funktionen in verschiedenen Höhen ermöglicht die ungefähre Höhenlokalisation einer Pyr.B.-Läsion:

Sacralmark: Fußmuskulatur. Sphincteren. Damm-Muskeln.

Lumbalmark: Oberes: Beugung im Hüftgelenk. Adduktion des Oberschenkels. *Unteres:* Die übrigen Ober- und Unterschenkelbewegungen.

Thorakalmark: Intercostalmuskulatur. Bauchmuskeln.

Cervicalmark: Oberes: Bewegungen von Kopf und Hals. Heben der Schultern.
Mittleres: Zwerchfellatmung. Bewegungen des Oberarmes und des Unterarmes.
Unteres: Bewegungen der Hände und der Finger.

Man bedenke aber das *Gesetz der exzentrischen Lagerung der langen Bahnen, auch der Pyr.B.!* Läsionen der peripheren Anteile der Pyr.B. — durch schädigende Einwirkungen auf die R-Oberfläche — machen vorwiegend distale Lähmungen und täuschen einen zu tiefen Sitz der Läsion vor. Binnenläsionen des R können hingegen die distale Muskulatur verschonen und womöglich auf eine umschriebene proximale Muskelgruppe beschränkte spastische Lähmungen verursachen. Die spinale Höhenlokalisation wird sich deshalb mit Vorteil an die *segmentalen* und Wurzelsymptome aus dem Läsionsniveau halten.

Die *Spasmen* befallen — zumal bei spinalen spastischen Diplegien — in besonderer Stärke auch die *Adductoren*. Hier entwickeln sich später auch schwere *Kontrakturen*, deren allgemeine Verteilung an den Beinen meist die Strecker bevorzugt, obschon durch sensible und viscerale Reize wie auch durch die Lagerung der Beine nur allzu leicht schwere *Beugekontrakturen der Beine* entstehen können. Die Füße werden dabei meist in Equinovarus-, die große Zehe in Babinskistellung gehalten. — Bei den spinalen Paresen tritt die *reflektorische R-Eigentätigkeit* besonders deutlich hervor. Das STRÜMPELLsche *Tibialisphänomen* ist hier häufig. Hautreize am Leib oder der Analgegend können eine Beinbeugung in Hüften und Knien, solche am Unterschenkel oder Fuß eine Beinstreckung mit Plantarflexion des Fußes auslösen. Bisweilen sieht man auch einen Streckreflex des einen Beines sich gleichzeitig mit einem synergischen Beugereflex des anderen entwickeln; oder aber es schließt sich an einen Streckreflex automatisch eine spontane Beugung — sog. *Rückschlagphänomen* — an. Ja, es können sogar — zumal unter der Einwirkung von Dauerreizen — *alternierende*, an das Gehen erinnernde *Bewegungen* beider Beine entstehen.

2. Die periphere Motilität (das letzte motorische Neuron).

a) Die motorischen Vorderhörner und Vorderwurzeln sowie die Folgen ihrer Läsion. Die spinale Lokalisation der Reflexe.

Offenbar besteht die ganze nervöse Bahn vom motorischen Cortex bis zum Muskel nur aus zwei Neuronen. Dies geht aus der Ausdehnung der sekundären Degeneration nach einer cerebralen Läsion der Pyr.B. hervor. Sie betrifft die Pyr.B. bis zur Aufzweigung ihrer Fasern an den *motorischen Ganglienzellen* der *Vorderhörner*. — Die Abzweigung der Pyr.-Fasern zu den Vorderhörnern geschieht aus dem nächst dem Rückenmarksgrau gelegenen Bündeln der Pyr.S.Str. Es ist daher anzunehmen, daß die der R-Peripherie nahen Bündel des Pyr.S.Str. die für die caudalen Körperabschnitte bestimmten Fasern enthalten. Die Zellen der Vorderhörner, aus denen die vorderen Wurzeln entspringen, nennt man *Wurzelzellen* (Cell. radiculares), von denen es in den beiden R Anschwellungen fünf Gruppen gibt: zwei vordere, zwei hintere und eine zentrale. Diese Gruppen, die *Zellsäulen* darstellen, haben gesetzmäßige Beziehungen zu der Muskulatur des Rumpfes, der proximalen und distalen Extremitätenabschnitte. Die aus der Zellsäule innerhalb eines oder mehrerer gegebenen R-Segmente (Metamere) entspringenden Fasern ziehen nun nicht alle in *einen* peripheren motorischen Nerven, sondern verteilen sich auf mehrere Nerven; und jeder einzelne Nerv wiederum erhält motorische Wurzelfasern aus mehreren Kernsäulen verschiedener R-Segmente (vgl. Abb. 13). Wie sich nun die einzelne *sensible* Wurzel als radikuläre bzw. segmentäre Zone auf die Haut als eine funktionelle Einheit *(Dermatom)* — unabhängig von der peripheren Sensibilität — projiziert, innerviert ein *motorischer* Wurzelnerv einen Muskel maßgeblich seines ontogenetischen Aufbaues aus *Myotomen*, also nur teilweise und niemals in seiner Totalität. Daher führen auf ein bis zwei Segmente beschränkte

Vorderhorn-Läsionen nur zu einer *Schwächung* eines Muskels. Über die topographischen Beziehungen der aus dem Rückenmarkskanal austretenden motorischen Wurzeln zum R und zur Muskulatur vgl. Abb. 3.

Läsionen, die mit **Reizung** *der Vorderhornzellen* einhergehen, können zu *fibrillären* bzw. *fasciculären Zuckungen* in denjenigen Muskelfibrillen, welche von den erkrankten Vorderhornzellen innerviert werden, führen. (Nicht zu verwechseln mit dem „Kältezittern"!) *Reizung der Vorderwurzeln* führt hingegen zu abnormen Spannungszuständen der betreffenden Muskeln. Solche *Reizkontrakturen* sind unter Umständen für die *Höhendiagnose* spinaler Prozesse sehr wichtig.

Lähmungen durch Läsion des letzten motorischen Neurons zeigen die Eigenarten schlaffer Lähmungen; *gleichgültig ob verursacht durch Läsion der Vorderhörner, Vorderwurzeln oder peripher-motorischen Nerven, immer gehen sie einher*

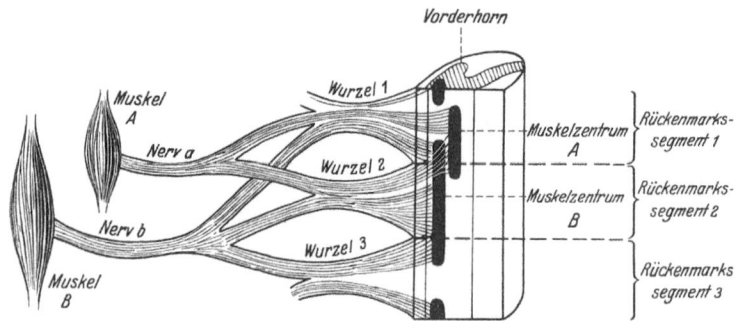

Abb. 13. Schema zum Verständnis der segmentalen Muskelinnervation.
(Nach BING: Kompendium der Gehirn-Rückenmarksdiagnostik.)

mit Verlust der Reflexe, Atrophie der Muskulatur und abnormen Verhalten der Muskeln für elektrische Reize (Entartungsreaktion). Das letzte Neuron und der quergestreifte Muskel sind eine funktionelle Einheit. Infolge einer nervösen Unterbrechung durch eine Läsion irgendwo zwischen Vorderhornzelle und Muskel wird dieser seiner zum Leben notwendigen Reize beraubt und degeneriert. Dabei sind jedoch stets die in Abb. 13 dargestellten besonderen topographischen Beziehungen zwischen motorischen R-Kernen, Vorderwurzeln, peripheren Nerven und der Muskulatur zu beachten. Alle Läsionen des letzten motorischen Neurons gehen mit *Reflexstörungen* einher. So kann z. B. der Verlust des Patellarreflexes durch eine Läsion des N. femoralis oder durch eine solche in den R-Segmenten L_2 bis L_4 bzw. den entsprechenden Vorderwurzeln bedingt sein. Andererseits sind die jeweiligen *Reflexstörungen neben den Paresen das wichtigste Hilfsmittel zur segmentalen Lokalisation einer spinalen Lähmung*; Abb. 3 und die folgende tabellarische Übersicht dienen diesem Zweck.

Spinale Lähmungstypen werden gern nach dem Ort der Lähmung bezeichnet. So spricht man von einem *Handtyp* infolge Läsion in C_7 bis C_8, einem Oberarmtyp bei einem Herd in C_5 bis C_6 (der, wie überhaupt diese Wurzelläsionen, von einer Armplexuslähmung schwer unterschieden werden kann); einem Oberschenkeltyp bei Läsionen in L_1 bis L_4, wobei die Hüftbeuger, die Adductoren und die Quadricepsmuskulatur, nicht aber die Hüftstrecker, Adductoren und Kniebeuger gelähmt sind, einem *Unterschenkel-Fußtyp* (L_4 bis S_1), bei dem mit den zuvor verschonten Oberschenkelmuskeln alle Unterschenkel- und Fußmuskeln betroffen sind. — Den Vorderhornläsionen des R entspricht die *Bulbärparalyse,* d. h. die Lähmung der motorischen Hirnnervenkerne im *Pons* und der *Med. oblongata* (vgl. S. 511). — Vorderhorn- und die entsprechenden Bulbärlähmungen sind stets rein motorisch, wie es die spinale Muskelatrophie, die Bulbärparalyse und die Poliomyelitis zeigen. Vorderwurzelläsionen sind — z. B. bei Wirbelaffektionen, lokalen tumorösen und entzündlichen Prozessen —

Reflexe	Auslösungsart	Reaktion	Zentrale Lokalisation des Reflexes
Masseterreflex	Beklopfen des auf das Kinn bei halbgeöffnetem Mund gelegten Fingers	Schließung des Mundes	Trigeminus, Kerngebiet (Brücke)
Bicepsreflex	Schlag auf Bicepssehne bei leicht gebeugtem Arm	Beugung des Vorderarms	C_{5-6}
Tricepsreflex	Schlag auf die Tricepssehne bei adduziertem Arm und leicht gebeugtem Vorderarm	Streckung des Vorderarms	C_{6-7}
Brachioradialisreflex (Radiusreflex)	Schlag auf den Proc. styloid. radii bei gebeugtem und halb supin. Vorderarm	Beugung des Vorderarms und geringe Pronation.	C_{7-8}
Fingergrundgelenkreflex (MAYER)	Kräftige Flexion des 3. Fingers im Grundgelenk	Adduktion und Opposition des Daumens.	C_{6-8}
Bauchdeckenreflex (oberer)	Leichter Strich über die Haut im seitlichen Oberbauch	Einziehung im seitlichen Gebiet des Oberbauchs.	D_{8-9}
Bauchdeckenreflex (unterer)	Leichter Strich über die Haut im seitlichen Unterbauch	Einziehung im seitlichen Gebiet des Unterbauchs.	D_{10-12}
Cremasterreflex	Bestreichen der Haut an der Innenseite des Oberschenkels	Heraufziehen des Hodens.	L_{1-2}
Adductorenreflex	Schlag auf Condylus med. femoris	Adduktion des Oberschenkels.	L_{2-3}
Patellarreflex	Beklopfen der Quadricepssehne bei leicht gebeugtem Knie	Streckung des Unterschenkels.	L_{2-4}
Achillessehnenreflex	Schlag auf Achillessehne bei passiv leicht dorsal flekt. Fuß	Plantarflexion des Fußes	L_5-S_2
Plantarreflex	Bestreichen der Fußsohle	Beugung der Zehen.	S_{1-2}
Analreflex	Reizung um Anus oder Einführen des Fingers in den Anus	Kontraktion des Sphincter ext.	S_5

häufig begleitet von Schädigungen auch der hinteren Wurzeln und deshalb öfters mit Sensibilitätsstörungen kombiniert. Dies gilt noch mehr von vielen peripheren Nervenlähmungen.

b) Die motorischen Nerven; periphere motorische und Hirnnerven-Lähmungen.

Schon beim Studium der sensiblen Nerven haben wir die *Plexusbildung* erwähnt. Das Wesentliche der Plexusbildung ist die gesetzmäßige Zusammenfügung von Wurzelnerven zu sog. primären und sekundären Plexusstämmen, aus denen schließlich mit konstanter Regelmäßigkeit als eine Verbindung bestimmter Wurzeln aus bestimmten Segmenten zu bestimmten neuen peripheren Einheiten die peripheren Nerven entstehen — dies ist in Abb. 3a und 13 angedeutet. (Näheres muß in Lehrbüchern der Anatomie nachgeschlagen werden!) Es gibt einen *Plexus cervicalis* (C_{1-4}), *brachialis* (C_5 bis D_2), *lumnalis* (D_{12} bis L_4) und *sacralis* (D_5 bis S_2). Vergessen wir nicht, daß in den Plexus die motorischen mit den sensiblen Wurzelfasern zu einem nicht mehr entwirrbaren Geflecht zusammengewachsen sind. Aus diesem also *gemischtnervigen* Plexus entstehen die *peripheren Nerven*, von denen der bei weitem größte Teil auch aus motorischen *und* sensiblen Fasern besteht.

Auf S. 450 war bereits darauf hingewiesen worden, daß schwerere *Schädigungen der peripheren Nerven* — wie traumatische Läsionen und Neuritiden — nicht nur sensible, sondern auch *motorische Lähmungen* verursachen können. Im speziellen Teil dieses Kapitels wird an verschiedenen Beispielen gezeigt werden, daß es Neuritiden und Polyneuritiden gibt, bei denen die Funktionsstörungen die motorischen und sensiblen Anteile der peripheren Nerven *nicht* gleichmäßig betreffen, sondern wo sogar die eine *oder* die andere geradezu

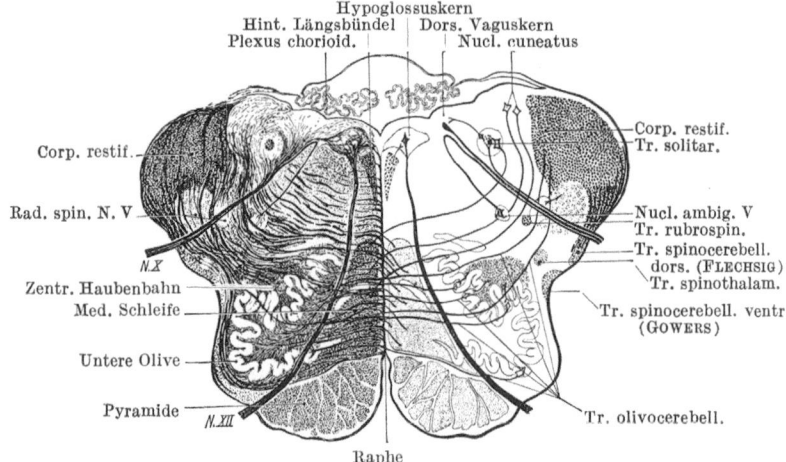

Abb. 14. Oblongata mit Vagus- und Hypoglossuskern.

charakteristisch für eine bestimmte Form der Neuritis ist. An dieser Stelle wollen wir uns nur prinzipiell mit den wichtigsten anatomischen und physio-

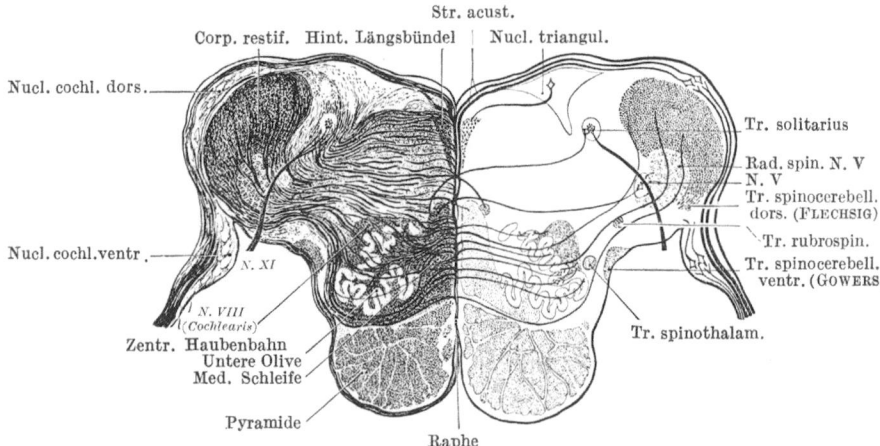

Abb. 15. Oblongata mit N. cochlearis und seinen Kernen, Corpus restiforme, Glossopharyngeuskern.

logischen Eigenschaften der motorischen Hirn- und R-Nerven und den bei ihrer Läsion zu erwartenden klinischen Merkmalen beschäftigen, wobei zufolge der natürlichen Verhältnisse auch die sensiblen Hirnnerven mitbesprochen werden. (Das Studium der Abb. 14—20 soll den Text ergänzen! Bezüglich des I., II., III., IV., VI. und VIII. Hirnnerven sei auf S. 481f. verwiesen.)

Der **N. trigeminus** (V. Hirnnerv) ist ein *gemischter* Nerv; seine sensiblen Fasern entspringen aus dem Ggl. *Gasseri* in Form von 3 kräftigen Ästen, den Rr. ophthalm., maxill. und mandibularis (vgl. Abb. 21). Das Ggl. *Gasseri* entspricht in seiner Funktion durchaus einem Spinalganglion, auch darin, daß den *sensiblen* Fasern sich hier zur Peripherie ziehende *sympathische*

Fasern beimischen, die für die *Trophik* der versorgten Gebiete — vor allem die *Cornea* des Auges — eine erhebliche Rolle spielen. Das Hautinnervationsgebiet der 3 Äste kann aus Abb. 5 entnommen werden. — Im einzelnen versorgt der 1. Trigeminusast (R. ophthalmicus) mit sensiblen Fasern den Augapfel, das Oberlid, die Schleimhaut des oberen und vorderen Nasenabschnittes, die Stirn- und Siebbeinhöhle, sowie mit sekretorischen Fasern die Tränendrüse (Anastomosen mit dem Facialis). — Der 2. Ast (R. maxillaris) versorgt außer der Haut noch die Schleimhaut des unteren Augenlides, die Oberlippe, die Zähne und das Zahnfleisch des Oberkiefers, die Schleimhaut des hinteren und unteren Nasenabschnittes, die Kieferhöhle und den harten Gaumen. — Der 3. Ast (R. mandibularis) ist der sensible Nerv des Unterkiefers mit seinen Zähnen und dem Zahnfleisch, der Wangenschleimhaut, der

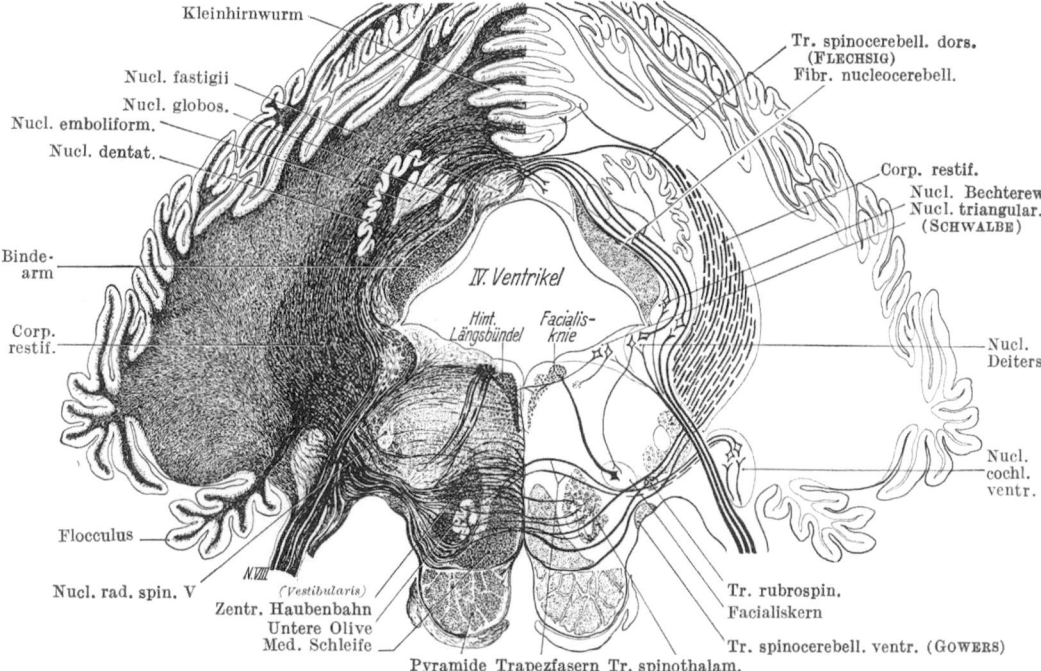

Abb. 16. Oberstes Ende der Oblongata in ihrer Beziehung zum Kleinhirn mit N. vestibularis, DEITERschen Kern, Olive, Schleifenbahn und Pyramide.

Unterlippe, des Mundbodens und der Zellen des Warzenfortsatzes. Die Zunge erhält lediglich sensible, aber keine Geschmacksfasern aus dem Trigeminus (vgl. S. 474). In allen 3 Trigeminusästen ziehen schließlich sensible Fasern zur Dura mater.

Die *sensiblen Wurzelfasern* des Trigeminus treten in die Brücke ein und verhalten sich hier im Prinzip analog den Wurzelfasern sensibler Spinalnerven. Die Tiefensensibilität und Berührung leitenden Fasern treten alsbald in den *sensiblen Kern des Locus coeruleus* ein. Der Verlauf der Schmerz- und Temperaturfasern des Trigeminus gleicht im Prinzip jenem der Spinalnerven. Auch sie ziehen zur LISSAUERschen Zone bzw. ihrer oralen Fortsetzung in der Brücke. Dort enden sie im spinalen Wurzelkern. Als neues Neuron kreuzen sie zur gegenüberliegenden Seite, um sich als *Tr. nucleothalamicus* dorsal dem *Tr. spinothalamicus* anzulagern. — Dem spinalen Tractus spinocerebellaris entspricht die doppelt angelegte, ungekreuzte Verbindung des Trigeminus mit dem Kleinhirn, der *Tr. nucleocerebellaris.*

Die *motorischen* Fasern des N. trigeminus verlaufen im R. mandibularis, der durch das For. ovale den Schädel verläßt. Sie stammen aus dem sog. motorischen Hauptkern des Trigeminus im dorsolateralen Feld der Brückenhaube. Die motorischen Trigeminuskerne sind mit der Hirnrinde durch gekreuzte wie ungekreuzte Bahnen — Tr. corticobulbaris (vgl. Abb. 11) — verbunden. *Einseitige supranukleäre Trigeminuslähmungen* kommen daher nicht vor.

Innervationsgebiet. Die Masseteren, M. temporalis, Mm. pterygoidei ext. et int., M. mylohyoid., Venter ant. m. digastr.

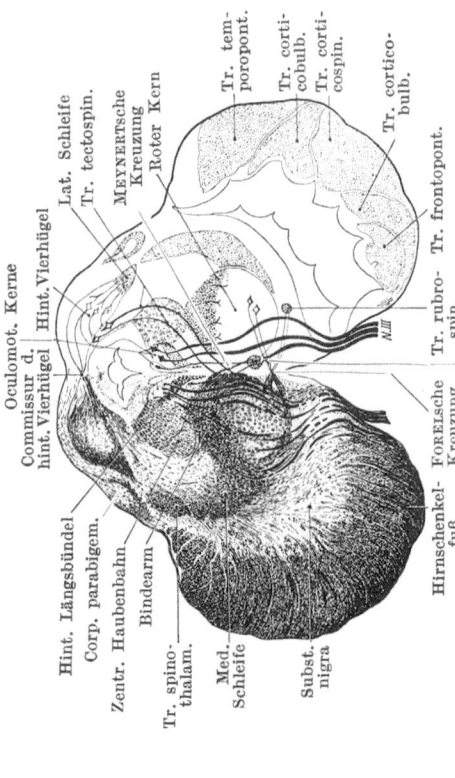

Abb. 18. Brücke mit seitlichen Brückenarmen, Bindearmen vom Kleinhirn, vierten Ventrikel, Trigeminusursprung.

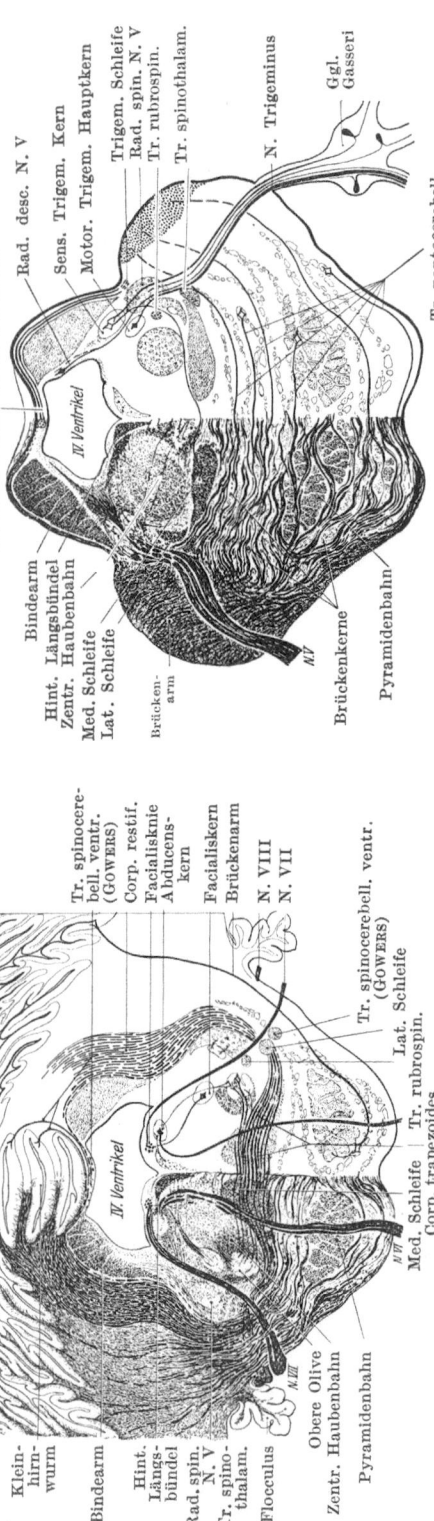

Abb. 17. Unterstes Ende der Brücke mit Ausstrahlung der Corpora restiformia in das Kleinhirn, Facialis- und Abducenskern. Corpus trapezoides.

Abb. 20. Gegend der hinteren Vierhügel mit Aquaeductus Sylvii, lateraler Schleife und Hirnschenkelfuß, Oculomotoriuskernen.

Abb. 19. Brückengegend mit Trochleariskern, hinteren Längsbündel, Bindearmkreuzung, lateraler und medialer Schleife und Brückenarmkreuzung.

Reizerscheinungen und *Lähmungen*. Die häufigste Erkrankung des N. trigeminus ist die *Trigeminusneuralgie,* die im speziellen Teil ausführlich besprochen wird. Die sonstigen Sensibilitäts- und Sekretionsstörungen nach Läsion eines der 3 Trigeminusäste ergeben sich aus den oben erwähnten Einzelheiten über das sensible Innervationsgebiet. Besonders wichtig ist, daß bei Trigeminusanästhesien eine Anzahl Reflexe herabgesetzt bis aufgehoben sein können: der Lidreflex, Cornealreflex, Niesreflex (infolge Aufhebung der stechenden Sensationen in der Nase nach Riechen von Ammoniak und Verlust des Kitzels bei Berührung der Nasenschleimhaut) und partiell auch der Gaumenreflex. *Motorische Reizerscheinungen* kennt man in Form von Kaumuskelkrämpfen, tonischer (-Trismus) und klonischer Form (mastikatorischer Gesichtskrampf, ein Symptom bei verschiedenen Leiden), bisweilen kombiniert mit neuralgischen Schmerzen im Gesicht.

Durch Läsion der Trigeminuswurzelfasern sowie der Endstätten in der Brücke können *segmentale Sensibilitätsstörungen im Trigeminusgebiet* entstehen. Diese betreffen bisweilen den Schmerz- und Temperatursinn allein, ein Umstand, der ermöglicht wird durch jenen zuvor erwähnten besonderen anatomischen Verlauf der betreffenden Bahnen. Vielfache Erfahrungen haben gezeigt, daß Affektionen der caudaleren Teile der Subst. gelatinosa zu Sensibilitätsstörungen der Stirne führen, während die Wange erst bei weiter oral sitzenden Schädigungen betroffen wird. — Über die zum Teil recht komplizierten klinischen Syndrome, welche dadurch entstehen, daß Herde in der Medulla und vor allen Dingen im Pons die Trigeminuswurzelfasern, Kerngebiete *und* womöglich die *bereits gekreuzten* zentralen Trigeminusbahnen zerstören, wird auf S. 509 f. berichtet werden.

Ätiologie. Von der Trigeminusneuralgie abgesehen sind Reizerscheinungen oder Lähmungen meist die Folge von Affektionen in der mittleren und hinteren Schädelgrube: Frakturen, meningitische encephalitische Prozesse, Tumoren, Aneurysmen der Carotis int.

Der **N. facialis** (VII. Hirnnerv) ist im wesentlichen ein *motorischer* Nerv. Seine *motorischen* Fasern entspringen aus einem Kern im seitlichen Gebiet der Haube der caudalen Brückenregion ventrolateral vom Abducenskern (vgl. Abb. 16). Der Nerv tritt in den Schädel ein durch den Porus acusticus int. und zieht im FALLOPIschen Kanal in höchst charakteristischem Verlauf im Bogen um das Innenohr herum durch das Felsenbein zum Foramen stylomastoideum, aus dem er den Schädel verläßt; alle Einzelheiten zeigt Abb. 21. Betreffend der *supranukleären Facialisbahn* sei auf S. 459f. und Abb. 11 verwiesen.

Innervationsgebiet. Die mimische Gesichtsmuskulatur, die Muskeln des Schädels und des äußeren Ohres; Mm. stapedius, venter post. m. digastr., stylohyoideus und Platysma.

Die im N. facialis verlaufenden *sensorischen* und *sekretorischen* (und wahrscheinlich auch Fasern für die *Tiefensensibilität* der Gesichtsmuskulatur) haben ihr nutritives Zentrum im *Ggl. geniculi*. Von hier ziehen die sensorischen Fasern, welche die *Geschmacksempfindung* der vorderen zwei Drittel der Zunge leiten, in einem vom Facialis gesonderten Nerven, dem sog. *N. intermedius (Wrisbergi)* zur Medulla oblongata, und zwar in den Tr. solitarius. Durch die *Chorda tympani* (vgl. Abb. 21) verlaufen sekretorische Fasern zum Ggl. submaxillare, um sich von da in die *Glandulae submaxill.* und *sublingualis* zu begeben. Über das *Ggl. sphenopalatinum* gehen auch den Tränendrüsen sekretorische Impulse zu. — (Die vielfachen Anastomosen zwischen Facialis, Trigeminus und Glossopharyngeus erschweren die Zuordnung bestimmter Fasern zu einem bestimmten dieser Nerven außerordentlich.)

Die Folgen der *Facialislähmung* — die häufigste periphere Nervenlähmung überhaupt — finden sich auf S. 612 eingehend besprochen. *Reizerscheinungen* im Facialisgebiet werden wir als *Tic, Blepharospasmus* auf S. 662 wieder begegnen.

Der **N. glossopharyngeus** (IX. Hirnnerv), der den Schädel durch das For. jugulare verläßt, ist ein *gemischter* Nerv. Die *motorischen* Fasern, die ganz analog jenen des N. vagus sowohl aus einem viscero- wie somatisch-motorischen Kern stammen, gehen mit den entsprechenden Vagusfasern enge Verbindungen ein. Der N. IX innerviert vor allem den M. pharyngeus sup. Die Hauptmasse des Nerven besteht aus *sensiblen, sensorischen* und *sekretorischen* Fasern. Das einem Spinalganglion entsprechende *nutritive Zentrum der sensiblen Fasern* ist das *Ggl. petrosum.* Von diesem ziehen die Wurzelnerven zur Medulla oblongata, wo sie als aufsteigende Äste im Nucl. areae cinereae enden und als absteigende den Tr. solitarius bilden und in dessen Kern münden (vgl. Abb. 15). Die *zentrale, sensible Bahn* dürfte mit der inneren Schleife verlaufen. — *Sekretorisch* innerviert der Nerv die Glandula parotis. — Die *sensible* Innervation betrifft den Pharynx mit den Tonsillen und Gaumenbögen, den hinteren Abschnitt der Zunge, einen Teil der Epiglottis, die Tube und die Schleimhaut der Mastoidzellen. — Als sensorischer Nerv enthält der Glossopharyngeus Achsenzylinder, die aus den Geschmacksknospen des hinteren Drittels der Zunge, des weichen Gaumens und Rachens stammen und sich in den *Tr. solitarius* begeben. Dieses sensorische „Zentrum" steht in *Reflexverbindung* mit den dem *Kauen* und

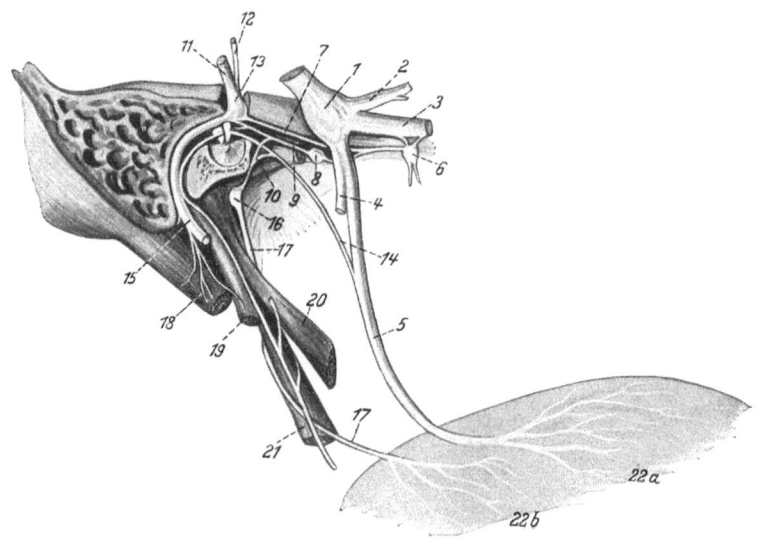

Abb. 21. Der Facialis im FALLOPIschen Kanal samt seinen Verbindungen von außen her freigelegt. Die äußeren Abteilungen des Warzen- und Felsenteiles des Schläfenbeines sind durch einen nahezu senkrechten Schnitt entfernt; der Canalis facialis ist in seiner ganzen Länge eröffnet; der Anulus tympanicus samt Trommelfell sind zum Teil erhalten, ebenso die mediale Wand des Canalis pterygoideus N. facialis: sein Verlauf im FALLOPIschen Kanal und seine wichtigsten Verbindungen mit dem N. trigeminus und glossopharyngeus (unter Benützung der Abbildung von RAUBER-KOPSCH und HERRICK). 1 Ggl. Gasseri n. V.; 2 N. ophthalm.; 3 N. maxill.; 4 N. mandibul.; 5 N. lingualis; 6 Ggl. sphenopalatin; 7 N. petros. superf. maj.; 8 Ggl. oticum; 9 N. petros. superf. min.; 10 N. tympan. (JACOBSON); 11 N. facialis; 12 N. intermed.; 13 Ggl. geniculi; 14 Chorda tympani; 15 N. facialis (extrakranieller Teil); 16 Ggl. petrosum; 17 N. glossopharyngeus; 18 M. sternocleidom.; 19 M. stylohyoid.; 20 M. digastr.; 21 Anastomose des N. fac. zum N. glossophar.; 22a Ausbreitungsgebiet des N. trigem.; 22b des N. glossopharyng. in der Zungenschleimhaut.

Schlucken dienenden motorischen Kernen des Trigeminus, Glossopharyngeus-Vagus und Hypoglossus. — Die *zentrale sensorische Bahn* scheint sich dem olfaktorischen System anzuschließen (vgl. S. 481).

Die peripheren *Lähmungen* führen zu Schlingbeschwerden für festere Speisen infolge der M. pharyng. sup.-Lähmung, vor allem aber auch infolge Sensibilitätsstörungen im Schlund — der Würgreflex ist aufgehoben. Man sieht beim Phonieren, Schlucken und Würgen die hintere Larynxwand zur gesunden Seite hin — schief nach oben — „wie ein Vorhang" gezogen. — Die *Geschmackslähmung (Ageusie)* betrifft das hintere Zungendrittel.

Ätiologisch kommen verschiedenartige Prozesse in der hinteren Schädelgrube und im Bereich der V. jugularis in Betracht. Bei *postdiphtherischen* Glossopharyngeuslähmungen pflegen Geschmacksstörungen zu fehlen.

Der **N. vagus** (X. Hirnnerv) geht mit dem N. glossopharyngeus so vielfache Anastomosen sensibler und motorischer Fasern ein, daß eine Trennung beider fast unmöglich ist. Mit dem IX. Hirnnerv beteiligt sich der Vagus an der Bildung des *Plexus pharyngeus*. Der Vagus ist ein gemischt *somatischer und visceraler* Nerv und enthält *motorische wie sensible* Fasern. Die *motorischen* zu den Eingeweiden ziehenden Fasern (vgl. S. 500 ff.) entspringen aus dem *dorsalen* Vaguskern; die *sensiblen* Fasern, welche ihren Ursprung in den *Ggl. jugul.* und *nodosum* nehmen, enden mit den Glossopharyngeusfasern im *Tr.*

solitarius. Die zum *Pharynx* und *Larynx* ziehenden motorischen Fasern entspringen aus dem *Nucl. ambiguus.* Im Bereich dieses Kerns haben wir das *Reflexzentrum* für die verschiedenen die Schlund- und Kehlkopfmuskulatur einbeziehenden *Automatismen* zu sehen. Die Wurzelfasern verlassen die Med. oblong. hinter der Olive und der vereinte Nerv den Schädel durch das For. jugulare. — Von besonderer praktischer Bedeutung ist die *Innervation* des *Kehlkopfes:* Man merke sich, daß der *sensible* Larynxnerv der N. *laryngeus sup.* ist (er versorgt motorisch nur den M. cricothyreoideus); hingegen die Motilität vom N. *laryngeus inf.* (= *recurrens*) gewährleistet wird.

Die Folgen einer Kehlkopflähmung finden sich auf S. 486, Bd. I dieses Lehrbuchs beschrieben. Die häufigen *Lähmungen* des *N. recurrens* sind fast stets *einseitig;* doppelseitige in der Regel nukleärer Natur. — Lähmungen der Schlund- und Oesophagusmuskulatur führen zu Schlingbeschwerden und Aufhebung der Rachenreflexe. Gaumenmuskellähmung hält die Kommunikation von Schlund und Nase offen, woraus Schluckstörung, näselnde Sprache, Reflexverlust resultieren. Bei einseitiger Lähmung sieht man bei Auslösung des Schlundreflexes den weichen Gaumen mit dem Zäpfchen nach der *gesunden* Seite hin abweichen. — Sind die *visceralen* Vagusfasern mitgelähmt, so pflegt eine *Tachykardie* aufzutreten. — *Doppelseitige* Vaguslähmungen können sehr ernste Störungen verursachen.

Ätiologie. Die ursächliche Läsion kann intracerebral, extracerebral oder auch extrakraniell auf die Vaguskerne bzw. den peripheren Nerv einwirken. Ist ein bulbärer Prozeß auszuschließen, so kommen bei Verdacht auf ein intrakranielles Leiden vor allem tumoröse und meningitische Prozesse in Betracht. Die *Recurrenslähmung* kann auf die verschiedenste Weise zustande kommen: Verletzungen, Druck einer pathologisch veränderten Schilddrüse, eines Aortenaneurysmas, Drüsen tuberkulöser und anderer Art, Pleuraerkrankungen, retropharyngeale Prozesse, Erkrankungen an der Schädelbasis usw. Infektiös-toxische Schädigungen sieht man bei Diphtherie, Influenza usw., auch als sogenannte „rheumatische Lähmungen".

Der **N. accessorius** (XI. Hirnnerv) entspringt zum Teil aus einem Kern, der die Fortsetzung des Nucl. ambiguus bildet, zum größeren Teil aus Zellen der Vorder- und Seitenhörner bis hinab zu C_6. Der Nerv verläßt den Schädel durch das For. jugul. — *Innervation* (durch R. externus): M. sternocleidomast. und trapezius (die teilweise auch vom Plexus cervicalis innerviert werden).

Eine einseitige *Lähmung* führt zum *Caput obstipum,* wobei das Kinn gehoben und zur gelähmten Seite gerichtet steht, zu abnormer Haltung des Schulterblattes, das vom Arm nach außen gekippt und hinabgezogen wird (Schaukelstellung der Schulter). Hinaufziehen der Schulter, Erhebung des Armes über die Horizontale ist geschädigt. Der obere Teil des Trapezius bleibt oft lange verschont. *Reizerscheinungen:* Klonische Krämpfe des Sternocleidomast., wenn doppelseitig, dann Nickkrämpfe *(Spasmus nutans).* Einseitig tonische Krämpfe führen zum *Torticollis, Caput obstipum spast.,* vgl. S. 663).

Ätiologie. Accessoriuslähmungen kommen vor bei Erkrankungen des oberen Halsmarks (Kernlähmungen), der Meningen (vor allem Pachymeningitis), der Halswirbel (Tuberkulose, Syphilis) und bei Affektionen, im Bereich des For. jugulare.

Der **N. hypoglossus** (XII. Hirnnerv) entspringt aus einem ausgedehnten, nahe dem Zentralkanal im mittleren bis unteren Abschnitt der Med. oblong. gelegenen Kern und tritt mit 10—15 Wurzelfasern zwischen Pyramide und Olive aus. Den Schädel verläßt er durch den Canalis hypoglossi. Anastomosenbildung mit Wurzeln aus C_1, C_2 und C_3 (Ansa hypoglossi).

Innervation. Die Zunge (Mm. genio-, hyo-, styloglossus und Binnenmuskeln der Zunge); die unteren Zungenbeinmuskeln und M. geniohyoid. werden aus der Ansa hypogl. versorgt.

Lähmung. Meist einseitiges Abweichen der herausgestreckten Zunge nach der *gelähmten* Seite durch Überwiegen des gesunden M. genioglossus. Unfähigkeit bzw. Schwäche beim Versuch, den in die Wange gelegten Finger hinwegzudrücken (Styloglossus). Atrophie einer Zungenhälfte. Schwere Kau-, Schlingbeschwerden und Sprachstörungen bestehen nur bei doppelseitiger Lähmung.

Ätiologisch kommen verschiedenartige intramedulläre, andererseits die bereits genannten Affektionen an der Schädelbasis, der Halswirbelsäule sowie Traumen und Druck am

Hals in Betracht. Toxische Läsionen sind selten. (Betreffs nukleärer und supranukleärer Lähmung vgl. Bulbär- und Pseudobulbärparalyse!)

Der **N. phrenicus** (aus C_3 bis C_4) *innerviert* das Zwerchfell und enthält sensible Fasern, welche aus dem Perikard, der Pleura und dem Peritoneum stammen.

Lähmung. Wenig Symptome bei einseitiger, schwere Störungen der Atmung bei beidseitiger Läsion; Fehlen des sog. Zwerchfellphänomens (LITTEN).

Ätiologisch kommen außer intraduralen Affektionen Traumen nahe dem ERBschen Punkt in Betracht, z. B. Zangengeburten. Toxische und infektiöse ein-, aber auch doppelseitige Lähmungen kommen vor (Alkohol, Blei, Diphtherie, Polyarthritis usw.).

Der **Plexus brachialis** (aus C_4 bis D_1) kann sowohl im ganzen wie in bestimmten Teilen lädiert sein. Daneben kommen auch isolierte Erkrankungen der aus ihm hervorgehenden Nerven vor. Mit dem Plexus werden häufig auch die Wurzeln vor ihrer Vereinigung zum Plexus betroffen. Im Gegensatz zu leichteren neuritischen und vor allem neuralgischen Affektionen, die auch einmal andere Plexus befallen können, treten schwere und typische *Lähmungen* fast nur am *Brachialplexus* auf. Man unterscheidet: Die obere oder ERBsche Plexuslähmung, die dem spinalen *Oberarmtyp* gleichen kann und auf eine Läsion des Armplexus an einer bestimmten Stelle, dem ERBschen Punkt (der in der Regel daumenbreit oberhalb der Clavicula, etwas lateral vom Rand des M. sternocleidomast. zu suchen ist) zurückzuführen ist. Bei ihr werden die von C_5—C_6 innervierten Muskeln (also die Mm. deltoid., biceps, brachialis, brachioradialis, supra- und infraspinatus und bisweilen auch der subscapularis) betroffen. Schultermuskulatur- und Armbeugerlähmung beherrschen demnach das Bild; Sensibilitätslähmungen sind dabei inkonstant. — Die andere, allerdings seltenere typische Lähmung ist die untere oder KLUMPKEsche Plexuslähmung, die dem spinalen *Handtyp* gleichen kann, und bei der vor allem die Wurzeln aus C_8 bis D_1 betroffen sind. Meist stellt sie den Effekt einer partiellen Plexuslähmung aus den verschiedensten Ursachen oder aber den Restzustand einer ehemaligen totalen Plexusaffektion dar. Lähmungen der kleinen Handmuskeln und der Handbeuger *mit* entsprechenden Sensibilitätsstörungen ist das Charakteristische dieses Lähmungstyps. (Die Kombination mit einer Lähmung des *Halssympathicus* weist auf einen höheren Sitz der Lähmung, d. h. der Wurzelnerven selbst, hin; vgl. S. 503.)

Ätiologisch kommen in Betracht vor allem Traumen, Luxationen und Frakturen am Schultergürtel und des Schultergelenks; forcierte Zerrung des abduzierten und extendierten Armes; ferner Geschwülste, die auf den Plexus einwirken, Aneurysmen, eine Halsrippe usw. Eine besondere Rolle spielen *Entbindungslähmungen,* bei denen nach DUCHENNE in der Regel betroffen sind die Mm. deltoid., biceps, brach. int. brachiorad. und infraspinatus. Mit oder ohne Knochenfrakturen einhergehende Traumen des Schultergürtels führen besonders leicht zum Abriß der 5. und 6. Cervicalwurzel.

Die **Nn. thoracales ant.** (C_5 bis D_1) *innervieren* die Mm. pectorales maj. et minor.

Lähmung. Schwächung der Adduktion, besonders des nach vorn erhobenen Armes.

Der **N. dors. scapulae** (aus C_5) *innerviert* den M. levator scapulae und Mm. rhomboidei.

Lähmung. Verschiebung des Schulterblattes lateralwärts. (Die isolierte Erkrankung ist selten.)

Der **N. thoracalis longus** (C_5 bis C_7) *innerviert* den M. serratus ant.

Lähmung. Das Bild der Serratuslähmung ist typisch und besteht in der Ruhe in Hochstand des Schulterblattes; beim Vorwärtsheben des Armes in flügelförmigem Abstehen des Schulterblattes (Scapula alata); in Behinderung des seitlichen Erhebens des Armes über die Horizontale. Es kommt meist zur Bildung einer sekundären Skoliose.

Ätiologie. Mechanisch, z. B. Zerrung, Druck durch Lasten (nicht selten bei schwächlichen Kindermädchen); toxisch, infektiös (Diphtherie, Typhus, Malaria usw.).

Der **N. suprascapularis** (C_5 bis C_6) *innerviert* die Mm. supra- und infraspin., sowie die Schultergelenkkapsel.

Lähmung. Deutliches Hervortreten der Spina scapulae, Schwächung der Außenrotation des Armes; Neigung zu Subluxation des Armes. Bisweilen *Sensibilitätsstörungen* an der Schulter.

Ätiologie. Die isolierte Erkrankung ist ungewöhnlich und meist traumatischer Natur.

Der **N. subscapularis** (C_5 bis C_7) *innerviert* die Mm. subscapularis und teres major.

Lähmung. Der Arm steht leicht auswärts rotiert, seine Innenrotation ist erschwert.

Der **N. thoracodorsalis** (C_7 bis C_8) *innerviert* den M. latissimus dorsi.

Lähmung. Schwäche bei Rückwärtsbewegung des Armes.

Der **N. axillaris** (C_5 bis C_7) *innerviert* die Mm. deltoideus, teres min. und die Schultergelenkkapsel.

Lähmung. Unvermögen, den Arm vorwärts, seitwärts oder nach hinten zu heben. Neigung zu Subluxation des Armes. *Sensibilitätsstörungen* sind bisweilen im Gebiet des Cut. brachii lat. (vgl. Abb. 5) vorhanden.

Ätiologie. Meist traumatisch, z. B. nach Schleuderbewegungen; aber auch toxisch (Blei, Diabetes, Puerperium usw.).

Der **N. musculocutaneus** (C_5 bis C_7) *innerviert* die Mm. coracobrach., biceps und brachialis.

Lähmung. Beugung des Vorderarms nur noch mittels M. brachioradialis möglich. *Sensibilitätsstörung* im Gebiet des Cut. antebrach. lat. (vgl. Abb. 5).

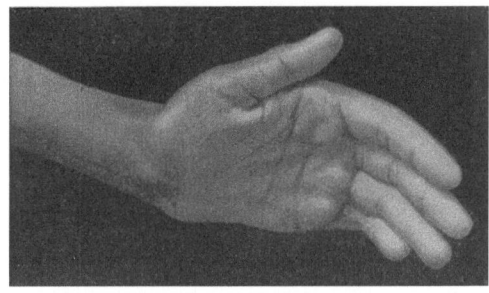

Abb. 22. Medianuslähmung. Affenhand.
(Aus KROLL: Die neuropathologischen Syndrome.)

Ätiologie. Meist traumatisch, z. B. nach Luxatio humeri oder Druck. Bisweilen toxisch-infektiös.

Der **N. medianus** (C_5 bis C_7 und C_8 bis D_1) *innerviert:* 1. Mm. pronator teres, flex. carpi rad.; palmaris longus, flex. digit. subl. 2. Mm. flex. poll. long. et digit. prof. (Zeige- und Mittelfinger), pronator quadr. 3. Mm. abduct. et flex. poll. brevis, oppon. poll.

Lähmung. Bei peripherer Läsion (ad 3): Atrophie des Daumenballens und Verlagerung des Daumens in die Ebene der anderen Finger infolge Lähmung des Flexors und Opponens. *Affenhand* (vgl. Abb. 22). Die Lähmung zeigt sich besonders gut beim Versuch, den Daumen fest an die Spitze des Kleinfingers anzulegen. Bei höherer Lähmung (ad 2): Zu den genannten Ausfällen addiert sich die Unfähigkeit der Flexion von Zeige- und Mittelfinger in allen Gelenken und Schwäche der Pronation der Hand. (Besonders auffällig beim Versuch zu schreiben, nähen usw.) Bei hoher Läsion in Höhe der Ellenbeuge (ad 1) kommt hinzu: Schwäche der Handflexion, die dann unter Ulnarbeugung geschieht; Aufhebung der Pronation der Hand; Aufhebung der Flexion der Endphalangen (des 2. und 3. Fingers) bei erhaltener Beugung in den Grundphalangen. Die *Sensibilitätsstörungen* sind typisch in der radialen Hälfte der Hand (vgl. Abb. 5). Dazu kommen häufig *trophische* Störungen.

Ätiologie. Häufig traumatisch, z. B. Ellenbogenluxation, Kompression und vor allem sog. „Beschäftigungsneuritiden", also Folgen von Überanstrengung.

Der **N. ulnaris** (C_8 und D_1) *innerviert:* 1. M. flex. carpi uln. et digit. prof. (4. und 5. Finger). 2. Mm. abduct. flex. et oppon. dig. V; adduct. poll., flex. poll. brev., lumbricales, interossei.

Lähmung. Peripherer Typ (ad 2): Atrophische Lähmung im Bereich des Kleinfingerballens. Aufhebung der Fingerbeugung im Grundgelenk (besonders des 3., 4. und 5. Fingers) und Beeinträchtigung der Streckung in den

Interphalangealgelenken (lumbricales und interossei) — typische *Krallenhand* nach längerem Bestehen der Lähmung (vgl. Abb. 23). Aufhebung der Ab- und Adduktion (Spreizen) der Finger infolge Lähmung der Interossei, in deren Gebiet eine charakteristische Atrophie auftritt; Unfähigkeit den Daumen dem Zeigefinger anzulegen. Hoher Typ (ad 1): Zu den genannten Ausfällen addieren sich Lähmung der Ulnarflexion der Hand und der Flexion des 4. und 5. Fingers in allen Gelenken. Die Hand wird radial flektiert. Die *Sensibilitätsstörungen* sind von typischer Ausbreitung im ulnaren Handbereich (vgl. Abb. 5).

Ätiologie. Häufig traumatisch, z. B. Fraktur des Condylus med. humeri, Luxation im Ellenbogen; Drucklähmungen im Schlaf und bei Beschäftigung (Aufstützen des Ellenbogens). Infektiöse und toxische Schädigungen auf den Ulnaris beschränkt sind selten; (z. B. bei Lues und Typhus). Polyneuritiden befallen den Ulnaris häufig.

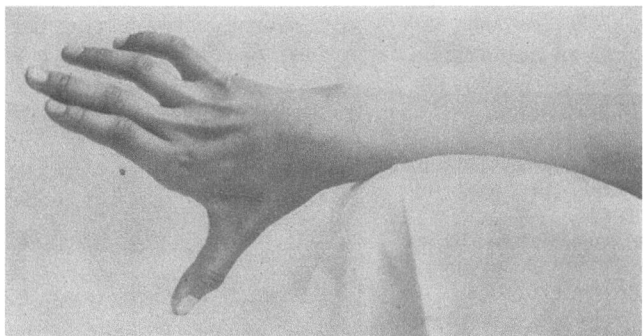

Abb. 23. Ulnarislähmung nach Läsion der Nerven durch Humerusfraktur nahe am Ellbogengelenk. (Nach VERAGUTH: Aus Handbuch der inneren Medizin, Bd. V/1.)

Der **N. radialis** (C_5 bis D_1) *innerviert:* 1. Mm. triceps, anconaeus, 2. Mm. brachiorad. und extensor carpi rad. long., 3. Mm. extens. carpi rad. brev., carpi uln., digit. comm. et dig. V., supinator. 4. Mm. abduct. und extens. poll. longus, ext. poll. brev. et indicis.

Lähmung. Peripherer Typ (ad 4): Der leicht flektierte Daumen hängt herab und kann weder gestreckt noch abduziert werden. Der Zeigefinger kann im Grundgelenk nicht gestreckt werden. Bei höherer Läsion noch *peripher* vom Ellenbogen (ad 3): Typisches Bild der schlaff herabhängenden Hand (vgl. Abb. 24). Die Hand kann weder radial noch ulnar, noch können die Finger gestreckt werden. Der Vorderarm ist proniert und kann nur bei gebeugtem Ellenbogen durch den Biceps supiniert werden. Kräftiger Händedruck ist nur möglich bei passiv gestreckter Hand. Bei Läsionen über dem Ellenbogen (ad 2): Zu den genannten Symptomen kommt Schwäche bei der Beugung und Pronation des Vorderarms hinzu. Totale Radialislähmung (ad 1): Es addiert sich schlaffe Lähmung des Triceps und Anconaeus mit Unfähigkeit, den Arm zu strecken. — *Sensibilitätsstörungen* treten nur auf in dem schmalen Versorgungsgebiet der Radialis an der Hand; evtl. bei hoher Lähmung im Gebiet des Cut. brach. dors.; vgl. Abb. 5.

Ätiologie. Traumatisch wird der Radialis öfter als andere Nerven geschädigt; besonders auch im Schlaf und durch verschiedenste Druckschädigungen (z. B. Umschnürung des Oberarms). Toxisch wird der Radialis in typischer Weise durch Blei (vgl. S. 617), aber auch durch andere toxische und infektiöse Einflüsse gelähmt.

Die **Nn. thoracales**, *Rr. post. et ant.* (D_1 bis D_{12}) *innervieren* mit ihren Rr. post. die Rückenmuskulatur, durch die Rr. ant. die des Brustkorbes und des Bauches.

Periphere *Lähmungen* der Rückenmuskeln kommen nicht zur Beobachtung, wohl aber spinale (vgl. spinale Muskelatrophie). Periphere Lähmungen der

Bauchmuskulatur sind selten. Die gelähmten Muskeln geben dann dem Innendruck der Bauchhöhle nach (z. B. beim Husten, Pressen usw.). Der Bauchdeckenreflex ist im Sektor der Lähmung aufgehoben. Reizerscheinungen der sensiblen Nerven sind hier als *Intercostalneuralgien* häufig; dazu kommen bisweilen auch *Sensibilitätsstörungen*.

Der **Plexus lumbalis** (D_{12} bis L_4) erkrankt viel seltener als der Brachialplexus. *Ätiologisch* kommen in Frage allerhand Prozesse im Becken, die auf die Nerven einwirken; doch ist die Regel, daß totale oder gleichmäßige Lähmung aller die Plexus formierender Nerven dabei nicht auftreten.

Der **N. femoralis** (L_1 bis L_4) *innerviert* die Mm. ileopsoas, quadric. fem., sartorius.

Lähmung. Sie führt vor allem zum Verlust der Beinstreckung im Kniegelenk, wodurch besonders Treppensteigen unmöglich gemacht wird (infolge

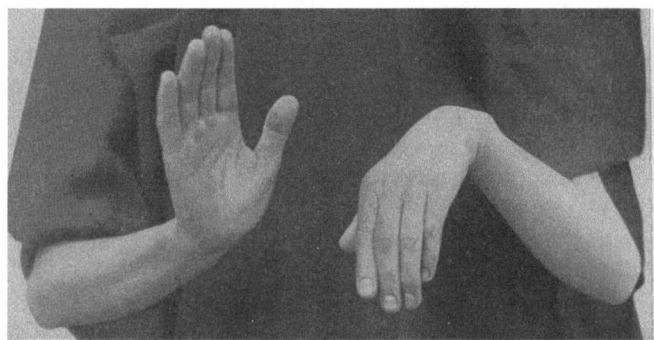

Abb. 24. Linksseitige Radialislähmung. Bei aktivem Extensionsversuch gelingt es nur die Finger im Grundgelenk etwas zu strecken. Zu beachten ist dabei die Streckung der Endphalangen (Lumbricales). (Aus KROLL: Die neuropathologischen Syndrome.)

atrophischer Lähmung des M. quadriceps). Der Patellarreflex ist dabei aufgehoben. Bei höherer Läsion tritt auch Schwächung der Hüftbeugung ein. — *Sensibilitätsstörungen* finden sich im Gebiet der Cut. fem. ant. und N. saphenus; vgl. Abb. 5.

Ätiologie. Außer grobmechanischen Einwirkungen am Oberschenkel (Fraktur, Luxationen, Quetschung, Aneurysmen usw.), die aber den geschützt liegenden N. femoralis nur selten lädieren, können auch Prozesse im Becken (Psoasabsceß, Tumoren, Appendicitis usw.) den Nerven schädigen. Toxische Neuritiden können gleichfalls vorkommen (z. B. Alkohol, Diabetes) (vgl. auch S. 598 ff.).

Der **N. obturatorius** (L_2 bis L_4) *innerviert* die Mm. obtur. ext., adduct. gracilis, pectineus.

Lähmung. Hochgradige Schwächung der Adduktion des Oberschenkels, Behinderung der Schenkelrotation. *Sensibilitätsstörungen* an der Innenseite des Oberschenkels; vgl. Abb. 5.

Ätiologie. Die seltene Lähmung wird meist traumatisch bedingt (Beckenbrüche, Entbindung, Tumoren), bisweilen durch fortgeleitete Entzündung der Beckenorgane.

Der **Plexus sacralis** (L_5 bis S_3) erkrankt, von Traumafolgen abgesehen, selten. Lähmungen in seinem Bereich sind meist einseitig und betreffen *nicht* Blase und Mastdarm; dies zum Unterschied gegen ähnliche Krankheitsbilder bei *Cauda-* und *Conus*-Erkrankungen (vgl. S. 505).

Der **N. glutaeus sup.** (L_4 bis S_1) und **N. glutaeus inf.** (L_5 bis S_2) *innervieren* die Mm. glutaei max., med. et minim., tensor fasc. lat., piriformis.

Lähmung. Ausfall des Tensor fasc. führt infolge Überwiegen des Ileopsoas zu Außenrotation des Beines bei der Beugung; der des Glutaeus med. et min.

behindert Abduktion und Innenrotation des Oberschenkels und hebt die Fixation des Beines am Becken auf, so daß beim Stehen auf dem kranken Bein das Becken nach der gesunden Seite überkippt. (Doppelseitig führt dies zu typisch schaukelndem Gang.) — Lähmung des Glutaeus maximus beeinträchtigt aufs schwerste die Streckung des Rumpfes in der Hüfte (sekundäre Wirbelsäulenverkrümmungen!). Die gelähmte Gesäßhälfte erscheint stark abgeflacht. *Sensibilitätsstörungen* fehlen bei reiner Verletzung dieser Nerven.

Ätiologie. Die Nn. glutaei sind häufig mitbefallen bei traumatischer Verletzung des Ischiadicus sowie bei Läsionen des Sacrums oder des Beckens überhaupt.

Der **N. ischiadicus** (L_4 bis S_3) *innerviert* 1. die Mm. gemelli, obturat. int., quadrat. fem., semitend., semimembr., biceps, adduct. magn. (teilweise). 2. Durch die Nn. *peronaeus* und *tibialis* die gesamte Unterschenkel- und Fußmuskulatur.

Lähmung. Es ist die Regel, daß Schädigungen verschiedenster Art — selbst wenn sie den Ischiadicus hoch im Becken betreffen — doch zumeist nur im Peronaeusgebiet eine Lähmung verursachen. Bei der sehr seltenen Lähmung des ganzen Stammes (ad 1) ist die Außenrotation des Oberschenkels und besonders die Beugung des Unterschenkels schwer gestört. Die Kranken gehen in lordotischer Haltung und mit dorsal flektiertem Fuß zur Kompensation der ausgefallenen Unterschenkelbeugung. Beim Stehen knickt das Knie infolge der Lähmung der großen Beuger nach hinten durch; vgl. auch das Kapitel über die *Ischias* (S. 607).

Der **N. peronaeus** (L_4 bis S_2) *innerviert* die Mm. peron. long. et brev., tibialis ant., extens. digit. et hall. long. et brev.

Lähmung. Unfähigkeit, den Fuß dorsal zu flektieren. Das Profil der Strecksehnen auf dem Fußrücken ist verwischt. Die Fußspitze und der laterale Fußrand schleifen beim Gehen, das Bein wird kompensatorisch übermäßig gebeugt gehalten, der Fuß „klatschend" aufgesetzt *(Steppergang)*. Sekundäre Kontrakturen können zum Pes equinovarus führen. Bei isolierter oder überwiegender Lähmung des M. tib. ant. kann der mediale Fußrand nicht gehoben werden (Pes planus valgus). Der Extens. hall. long. kann unter Umständen kompensatorisch hypertrophieren. Sensibilitätsstörungen in charakteristischer Ausbreitung an der lateralen Fläche des Unterschenkels und des Fußes; vgl. Abb. 5.

Der **N. tibialis** (L_4 bis S_3) *innerviert:* 1. Mm. gastrocnemius, soleus, plant., poplit., tib. post., flex. digit. et hall. long. 2. Mm. flex. digit. et hall. brev.; abduct., flex., oppon. digit. V., adduct. hall., lumbrical. et interossei.

Lähmung. Beim sog. distalen Typ findet sich starke Schwäche der Flexoren der Zehen und Ausfall der kleinen Fußmuskeln, wodurch analog der „Krallenhand" ein *Krallenfuß* entsteht. Lähmung der Wadenmuskulatur allein führt nach längerer Zeit zum *Hohlfuß;* der Verlust des Achillessehnenreflexes ist ein frühes Zeichen dieser Lähmung. Bei totaler Tibialislähmung kann der Patient nicht auf den Zehen stehen, nicht springen, einen Druck gegen die Zehenballen nicht überwinden. Daneben finden sich die erstgenannten Lähmungen der Fußmuskeln. *Sensibilitätsstörungen* in typischer Ausbreitung über der Wade, der Fußsohle und den Zehenspitzen (vgl. Abb. 5).

Ätiologie. Als hauptsächlichste Noxen seien genannt: Grobe Traumen, d. h. Verletzungen, Hüftgelenksluxationen, Zangengeburten, Brüche, vor allem auch des Fibulaköpfchens, toxische Einflüsse, wie durch Alkohol, Arsen, Kohlenoxyd, Blei oder Stoffwechselgifte (beim Diabetes) und schließlich solche infektiöser Art, wie sie bei allen Neuritiden und Polyneuritiden wirksam sind. Die für die Ischias ätiologisch bedeutsamen Faktoren können auch zur Neuritis des Ischiadicus führen; doch bleiben die Ausfälle dann meist in mäßigen Grenzen und zeigen keine eigentlichen schlaffen Lähmungen.

VI. Das olfactorische System und seine Störungen.

Beim Menschen ist dieses System nur ein Rudiment jenes großen *Rhinencephalons*, das auf den untersten Stufen der Tierreihe fast das gesamte Endhirn einnimmt. Die *Geruchsreceptoren*, d. h. die spezifischen Ganglienzellen des ersten Neurons, finden sich in einem schmalen Feld der Nasenschleimhaut oberhalb der oberen Muschel. Sie senden marklose Achsenzylinder durch die Foramina des Os ethmoidale in den *Bulbus olfactorius*, von welchem sie im Tr. olfactorius zur Area olfactoria, als dem zweiten Zentrum ziehen. Gerüche gelangen ins Bewußtsein über den Gyrus hippocampi und seine Faserung zur Großhirnrinde.

Bei der Prüfung des Geruchsvermögens ist stets zu bedenken, daß scharfe ätzende Gerüche auch mittels des *Trigeminus* und nur die eigentlich *aromatischen* allein durch den Olfactorius wahrgenommen werden. Das Geruchsvermögen kann durch verschiedene Schädigungen der Nasenschleimhaut beeinträchtigt werden. Eine diagnostisch wichtige *Lähmung* des Geruchssinns, „*Anosmie*" sieht man bei Tumoren (Meningeomen) der Olfactoriusrinne; desgleichen bei traumatischen Schädigungen der Schädelbasis. Gelegentlich wird auch bei der Tabes, multiplen Sklerose und Paralyse über Geruchsstörungen geklagt. — *Zentrale* Geruchsstörungen kommen bei Schläfenlappenprozessen (gekreuzt) vor. — *Reizerscheinungen* können sich in Form einer *Hyperosmie* äußern; Geruchshalluzinationen sind z. B. als Aura bei der Epilepsie keine Seltenheit.

VII. Das optische System.
1. Anatomie und Physiologie.

Das *optische Rezeptionsorgan* ist die *Retina* des *Auges*. Sie ist ein *Teil* des *Hirns*. Die Licht-Receptoren sind bestimmte in der Retina befindliche Ganglienzellen, die sog. *Stäbchen* und *Zapfen,* von denen die Erregungen über Schaltzellen in den *N. opticus* weitergeleitet werden. Das funktionelle und nutritive Zentrum der Fasern des N. opticus liegt also in der Retina. Stäbchen und Zapfen dürften getrennte rezeptive Funktionen haben, die einen für verschiedene Intensität von Licht, die andere für das Erkennen von Farben.

Die im *N. opticus* vereinten Fasern erfahren an der Hirnbasis, dicht oral von der Hypophyse im *Chiasma* eine *partielle Kreuzung*. Abb. 25 gibt in schematischer Weise die Eigenheiten dieser Kreuzung wieder. Wir sehen, daß es sich um eine *Hemidecussatio* handelt, in der nur die medial gelegenen Fasern aus den medialen Hälften der beiden Retinae kreuzen, während die aus den lateralen Retinahälften ungekreuzt bleiben. Jenseits vom Chiasma bilden die zum Zwischenhirn ziehenden optischen Fasern den *Tractus opticus*. Dieser ist also *kein* neues Neuron, sondern nur die Fortsetzung des N. opticus in einer anderen Fasergruppierung. Während der N. opticus einer Seite nur die Sehfasern aus dem homolat. Auge enthält, sind in einem Tr. opticus die Fasern der beiden homolat, d. h. homonymen Retinahälften beider Augen vereinigt. Diese anatomischen Tatsachen sind für die Pathologie besonders wichtig. Die in den Tr. optici verwirklichte Funktionsverknüpfung der homolat. Retinahälften beider Augen setzt sich bis in den sensorischen Cortex fort. Die Tr. optici ziehen zu den *primären Sehzentren*, dem *Corp. geniculata lat.* (den äußeren Kniehöckern). Hier wird die Mehrzahl der Fasern unterbrochen, und nur eine gewisse Anzahl zieht am Kniehöcker vorbei durch den vorderen Vierhügelarm nach dem Dach des Mittelhirns, um im vorderen der *Vierhügel* — Corp. quadrigem. ant. —, also dorsal von den Augenmuskelkernen, zu enden. Eine dritte Gruppe zieht zum *Pulvinar*. — Die *zentrale Sehbahn* beginnt im Corpus genicul. lat. und zieht durch den hintersten Teil der hinteren Schenkel der Caps. interna (vgl. Abb. 9) im Bogen zum *Occipitallappen*. Diese Bahn, die *Radiatio optica* oder GRATIOLETsche Sehstrahlung, verläuft in der der lateralen Wand des Hinterhorns angrenzenden Markschicht. Ein Teil der Fasern gelangt auf ihrem Weg bis in das Mark des Temporallappens. Die GRATIOLETsche Sehstrahlung findet ihr Ende im *Cuneus*, speziell in der Rinde um die *Fissura calcarina* (vgl. Abb. 1b). Diese ist strukturell durch den GENNARIschen und VICQ D'AZYRschen Streifen gekennzeichnet (vgl. Abb. 4b) und wird *Area striata* genannt.

Die Linse wirft auf die Retina ein umgekehrtes Bild: Es entspricht der temporalen Retinahälfte die nasale Hälfte des *Gesichtsfeldes* und der nasalen die temporale. Im N. opticus werden daher die Eindrücke eines kompletten Gesichtsfeldes geleitet, während im Tr. opticus nur die jeweils *kontralateralen* Gesichtsfeldhälften repräsentiert sind (vgl. Abb. 25).

Während die Funktion der äußeren Kniehöcker, die sich parallel zur Sehrinde entwickelt haben, offenbar in innigster Beziehung zur Area striata selbst steht, stellen die vorderen *Vierhügel* ein funktionell andersartiges, phylogenetisch sehr altes *Reflexzentrum* dar. Hier

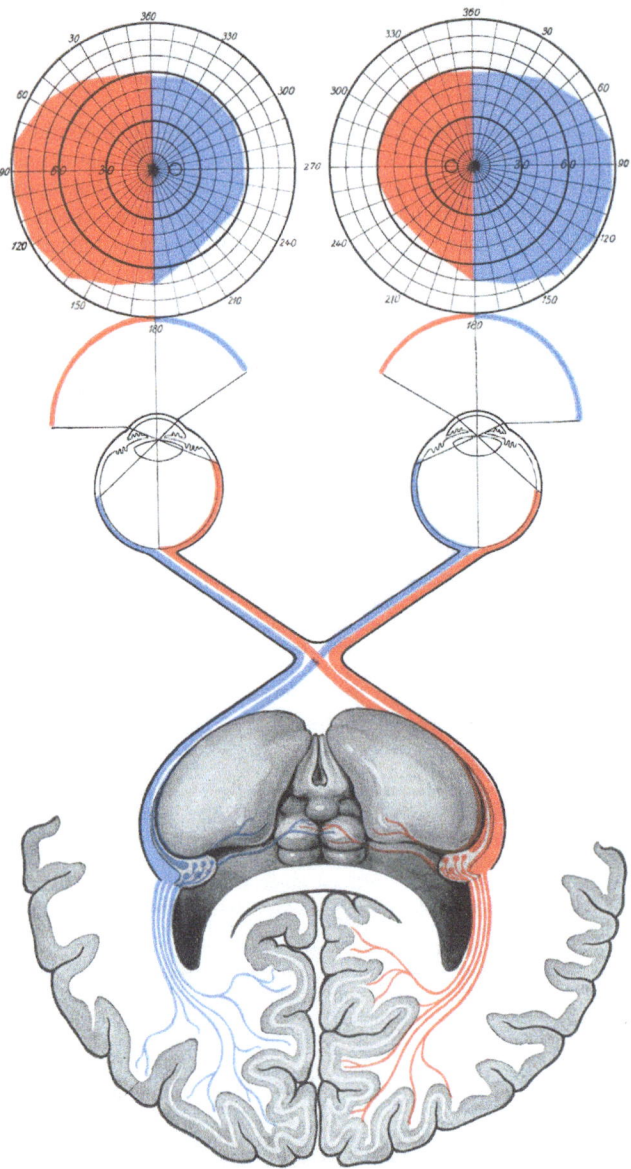

Abb. 25. Schematische Darstellung der Sehbahnen mit ihren Beziehungen zum Gesichtsfeld, zum Corpus geniculatum lateral., zum Thalamus, zur Vierhügelgegend und zum Occipitallappen. (Nach den neurologischen Wandtafeln von MÜLLER-HILLER-SPATZ.)

werden optische Reize übergeleitet einmal auf die äußeren Augenmuskelkerne, also auf die Kerne des III. und den IV. Kern und mittels des Fasc. longitudinalis med. auch auf den VI. Kern. Dieses hintere Längsbündel dient der koordinierten, besonders konjugierten Bewegung der beiden Augen, sowohl reflektorischer wie willkürlicher Art. Reflexfasern ziehen aber auch zu den visceralen inneren Augenmuskelkernen der gleichen und gekreuzten Seite (offenbar eine zweite „Hemidecussatio"), dem medialen Kern für den Musc. ciliaris und dem lateralen oder EDINGER-WESTPHALschen Kern für den Sphincter pupillae. Sie dienen der funktionell gekoppelten Akkommodation der Linse und der Sphincterkontraktion. Reflexe für die Zuwendung des Kopfes und des Körpers zum optischen Reiz gehen teils über das hintere Längsbündel, teils durch die Fasern der MEYNERTschen Commissur (vgl. Abb. 20) über den Tr. tectospinalis in das R.

Die Lage der *Augenmuskelkerne* im Mittelhirn zeigen Abb. 17f. Die Fasern für die äußeren Augenmuskeln verlaufen im III., IV. und VI. Hirnnerven, und zwar innerviert der Trochlearis den M. obliqu. sup., der Abducens den Rectus ext. und der Oculomotorius alle übrigen Augenmuskeln einschließlich des Levator palpebrae. Von den inneren Augenmuskeln innerviert der Oculomotorius den M. ciliaris und Sphincter pup., während der Dilatator pup. vom Sympathicus versorgt wird. Die Fasern für den Sphincter entspringen offenbar aus einem mehr oral gelegenen Abschnitt des EDINGER-WESTPHALschen Kernes als jene für den M. ciliaris, d. h. die Akkommodation bestimmten Fasern. — Über die *Innervation der konjugierten Augenbewegungen*, also des *Blickens* und dessen Störungen (vgl. S. 486).

2. Störungen im optischen System.

Gewisse *Läsionen* des *N. opticus* sind direkt mittels des Augenspiegels sichtbar. Ein *Ödem* der *Papille* wird beobachtet vor allem bei der häufig einseitigen *Neuritis N. optici;* eine

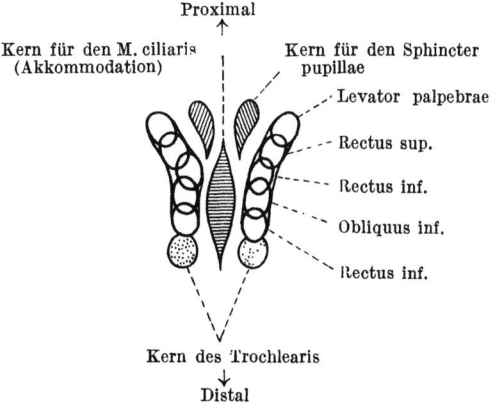

Abb. 26. Anordnung der einzelnen Kerne des Oculomotorius im Mittelhirn. (Nach SAHLI: Lehrbuch der klinischen Untersuchungsmethode, Bd. II/2.)

sog. *Schwellung* in Form der meist *doppelseitigen Stauungspapille* bei verschiedenen cerebralen Prozessen, vor allem *Hirntumoren*.

Die **Stauungspapille** — die man in einem Fall wohl als ein nichtentzündliches Ödem der Papille, im anderen als ein Übergreifen einer Hirnschwellung auf den N. opticus und seine Papille (vgl. S. 547) auffassen muß — äußert sich im Beginn durch eine Erweiterung (später auch Schlängelung) der Retinavenen, ein Verwaschensein zunächst der nasalen Papillenkontur und der Lamina cribrosa sowie eine Abflachung der physiologischen trichterförmigen Vertiefung des Sehnervenkopfes. In fortgeschrittenerem Zustand erscheint Exsudat um die geschwollenen Venen, die gesamte Papille, deren Ränder nun allseitig verschwommen sind, wird prominent, und Blutungen verraten einen prästatischen Zustand. Die Papillenschwellung beträgt meist 1,5—4,0 Dioptrien; stärkere Schwellungen — 6 Dioptrien und mehr — sind bei geschlossenem Schädel nicht mit dem Leben verträglich. — *Subjektive Sehstörungen* können dabei auffällig gering sein. Die Prüfung zeigt meist eine *konzentrierte Gesichtsfeldeinengung*. Rasch entstandene und therapeutisch erfolgreich angegangene Stauungspapillen können völlig ausheilen. Bei längerem Bestehen geht die Stauungspapille in die unheilbare *sekundäre Opticusatrophie* über. Von der primären Atrophie unterscheidet sich die sekundäre einmal dadurch, daß das im Stauungsstadium entstandene Exsudat sich noch später durch die verschwommene Begrenzung der Papille und verwaschene Struktur der Lam. cibrosa verrät, und daß andererseits die Venenschwellung (mitsamt Blutungsresten) oft lange sichtbar bleibt. Die Sehstörung nimmt mit dem Auftreten atrophischer Merkmale zu und geht schließlich in völlige *Erblindung* über. — Die Pupillenreaktion auf Licht kann die Sehfunktion überdauern.

Der Stauungspapille ähnliche Augenhintergrundsbilder kann die *Thrombose der V. centralis retinae* bieten; doch fehlt hier die Schwellung der Papille. — *Vasculäre Störungen* — z. B. bei der Hypertension — zeichnen sich stets durch eine der Stauungspapille fremde Veränderung der arteriellen Retinagefäße (Wandverdickung, Lumenverengerung, sog. GUNNsches Phänomen usw.) aus. — Bei der Retinitis albuminurica sieht man fast immer Exsudate in weiterer Entfernung von der Papille.

Am ähnlichsten kann der Stauungspapille die **Neuritis N. optici** sein. Die Neuritis, die aber oft nur einseitig ist, zeigt gleichfalls eine Schwellung der Papille, deren *entzündliche* Natur sich aber meist durch eine deutliche *Hyperämie* verrät. Auch stehen bei der Neuritis die *Sehstörungen* im Beginn wie Verlauf im Vordergrund. Die Prüfung zeigt hier verschiedenartige *Skotome*, im Beginn oft nur für Farben.

Ätiologisch sind von Wichtigkeit alle diejenigen entzündlichen Prozesse, welche den Sehnerven an irgendeiner Stelle affizieren und dadurch, daß sie auch den Sehnervenkopf ergreifen, Papillenveränderungen machen. Hierher gehören die bei Infektionskrankheiten sich ereignenden Sehnervenentzündungen, die Neuritis optica im Rahmen einer Polyneuritis oder auch infolge Fortleitung meningitischer Prozesse akuter aber auch chronischer tuberkulöser und syphilitischer Art.

Die **retrobulbäre Neuritis**, bei welcher die Papille primär *nicht* oder nur *selten* ergriffen zu sein pflegt, beschäftigt uns hier nur insoweit, als die Sehnervenerkrankung lediglich eine Lokalisation eines gleichartigen auch in anderen Teilen des ZNS sich abspielenden Prozesses ist. Während „Papillenschwellung" dabei ein seltenes Vorkommnis ist, finden wir in späteren Stadien mit großer Regelmäßigkeit eine *Abblassung der temporalen Papillenhälfte*, also eine *partielle Atrophie*, beruhend auf der fast elektiven Erkrankung des *papillomakulären Bündels* sowie ein dementsprechendes *zentrales Skotom*. Die Erkrankung, bei der die temporale Abblassung der Papille sehr typisch ist, und an die man daher stets bei diesem Befund zu denken hat, ist die *multiple Sklerose*. Ähnliche Prozesse im Sehnerven sieht man auch — allerdings relativ selten — in frühen Stadien der sog. *funikulären Myelitis*. — Die sog. *akute retrobulbäre Neuritis* sieht man bei Nebenhöhlenaffektionen, oft verbunden mit Schmerzen im Bereich der Orbita und gelegentlich auch mit Augenmuskellähmungen. Die Neuritis und retrobulbäre Neuritis kann auch Symptom verschiedenartiger *Encephalitiden* und *toxischer Erkrankungen* (Alkohol, Nicotin, Diabetes usw.) sein. Die *Sehstörungen* — zentrales Skotom, konzentr. Gesichtsfeldeinengung, fleckförmige Skotome — hängen dabei ganz von der Ausbreitung der Läsion ab.

Andere akute Sehstörungen mit den Zeichen einer Neuritis optica und meist günstiger Prognose sind in der Regel toxischer Natur (toxische *Amblyopien* bei Alkohol- und Tabakschädigung und beim Diabetes).

Die **primär degenerative Erkrankung** des Sehnerven äußert sich in einer *primären*, d. h. *genuinen*, partiellen oder totalen *Sehnervenatrophie*. Die Papille ist dann meist von mehr grauweißlicher Farbe und ihre Gefäße sind normal. Typische, primäre Atrophie finden wir bei der Tabes und Paralyse, aber auch nach Intoxikationen (Blei, Chinin, Optochin, Filix mas, Atoxyl, Tryparsamid und anderen As-Kombinationen). — Primäre Atrophien können auch verursacht sein durch Verletzungen des Sehnerven und vor allem durch Druck auf den Sehnerven, wie ihn Tumoren der Hypophyse, der mittleren und der vorderen Schädelgrube auszuüben vermögen.

Den Läsionen des N. opticus, des Chiasmas und der proximalen Abschnitte der Sehleitung eignen anatomisch begründete **Gesichtsfeldausfälle**. *Läsionen des Chiasmas,* wie sie vor allem durch Tumoren der Hypophyse, basal meningitische Veränderungen, auch einen Hydrocephalus des III. Ventrikels verursacht werden können, betreffen vorwiegend die medialen, im Chiasma kreuzenden Fasern. Es resultiert, infolge Erblindung der nasalen Retinahälften beider Augen, eine *bitemporale Hemianopsie*. Umgreift eine Schädigung das Chiasma, so ergibt sich unter Umständen eine *binasale Hemianopsie*. Dazu kommen *Kombinationen* von partiellen bzw. totalen Nervus- und Tractus opticus-Läsionen, deren Folgen leicht ableitbar sind. Läsionen des *Tractus opticus* bis zum seitlichen Kniehöcker führen bei kompletter Unterbrechung zu *homonymer Hemianopsie* des kontralateralen Gesichtsfeldes beider Augen, wobei die Trennungslinie zum normalen Gesichtsfeld *durch die Macula hindurchgeht*. Dieser Befund sowie die Aufhebung der Pupillenreaktion auf einen Lichtstrahl von der blinden Seite des Gesichtsfeldes her (*hemianopische Pupillenstarre*, die nur mit Hilfe besonderer Instrumente sicher feststellbar ist) kann die Differentialdiagnose einer Läsion wie der beschriebenen von einer *Läsion der Sehrinde* bzw. *Sehstrahlung* ermöglichen. Bei dergleichen *zentralen* Defekten gibt häufig schon die subjektive Einstellung des Patienten zu seinem Gesichtsfeldausfall Handhaben zur Lokalisation der Läsion. Man beobachtet *positive Skotome*, die *gesehen* werden (Dunkelsehen) in der Regel

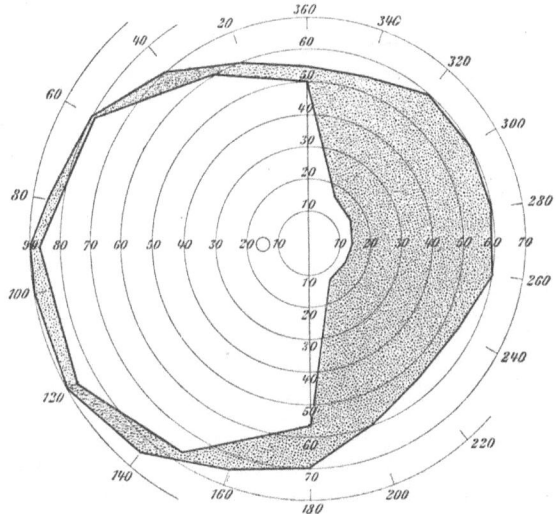

Abb. 27. Gesichtsfeld des linken Auges bei rechtsseitiger Hemianopsie mit überschüssigem Gesichtsfeld, als Beispiel für eine Hemianopsie bei Läsion der linken Calcarina.
(Nach R. BING: Aus Handbuch der inneren Medizin, Bd. V/1.)

bei Läsionen distal vom C. geniculatum, und *negative*, d. h. solche, die der Patient nicht sieht und auf die er erst aufmerksam gemacht werden muß, bei zentralen Läsionen. Eine durch Totalläsion einer Sehstrahlung — etwa infolge einer Zirkulationsstörung — bedingte Hemianopsie zeigt das Phänomen der *hemianopischen Pupillenreaktion* (WERNICKE). Die Pupillen reagieren auf Lichteinfall auch aus dem blinden Gesichtsfeld, weil die Reflexfasern zum Oculomotorius sich bereits *vor* der Läsionsstelle von den Sehfasern abgezweigt haben. — Affektionen im Pol des Temporallappens — vor allem Tumoren — machen bisweilen durch Läsion der Sehstrahlung ein charakteristisches Skotom im kontralateralen oberen Quadranten. Je mehr sich die Sehstrahlung der *Sehrinde* nähert, d. h. je mehr ihre Fasern divergieren, um so häufiger sind partielle Gesichtsfeldstörungen. Das *Maculaareal* — also das zentrale Sehen — bleibt bei Hemianopsien meist von der Sehstörung *verschont* (vgl. Abb. 27). Greift die Schädigung auf die andere Seite über, so verschwindet dieses überschüssige Gesichtsfeld.

Die Erklärung für diesen Befund darf man wohl nach den Untersuchungen von R. A. PFEIFFER darin sehen, daß die Maculae *doppelseitige* Faserverbindungen zu *beiden* Sehrinden besitzen (dadurch, daß von der Sehstrahlung der einen Seite Maculafasern durch das Splenium corp. callosi auch in die kontralaterale Sehrinde hinüberziehen). Im corticalen Sehfeld lokalisiert man das Areal für die Fovea in den caudalen Teil der Fiss. calcarina, die obere Retinahälfte in die obere und die untere in die untere Calcarinarinde.

Mit einem Wort sind schließlich noch die *Reizerscheinungen* zu erwähnen, die nicht selten im *hemianopischen* Gesichtsfeld entstehen. Es handelt sich dabei um allerhand *Lichterscheinungen,* meist ungestalteter Art. Diese Reizerscheinungen sind natürlich zu trennen von Sinnestäuschungen, welche stets aus einem krankhaft veränderten Seelenzustand entspringen. Solche Reizerscheinungen werden bisweilen *vor* dem Einsetzen einer Sehstörung geklagt. Sie können auch Symptome einer *epileptischen Aura* (vgl. Abb. 10), funktioneller Zirkulationsstörungen, z. B. bei der Migräne wie auch anderer Occipitalläsionen sein.

3. Die Störungen der Augenbewegungen und der Pupilleninnervation.

Die *konjugierten* Augenbewegungen, d. h. das *Blicken* untersteht der Herrschaft des occipitalen und frontalen Augenfelds (vgl. Abb. 10), wobei die erstere Region mehr der reflektorischen Fixierung gesehener Dinge, die letztere vor allem dem willkürlichen Blicken dient. Das occipitale und frontale Feld ist durch das System der occipitofrontalen Associationsfasern verknüpft. — Vom occipitalen Augenfeld können durch Reizung Blickkrämpfe nach der kontralateralen Seite ausgelöst werden. Seine Zerstörung führt unter anderem zum Verschwinden des *optisch-motorischen Nystagmus,* z. B. dem Eisenbahnnystagmus. Die Impulse aus dem frontalen Augenfeld werden mittels der Pyr.B. (Tr. fronto-bulbaris) durch das Knie der Caps. interna zum — vorwiegend — kontralateralen Abducenskern geleitet, während ein gleich starker Impuls mittels des hinteren Längsbündels auf den Kern des Rect. int. der Gegenseite wirkt. Auch vom frontalen Feld können Blickkrämpfe zur Gegenseite ausgelöst werden. Seine Zerstörung bzw. die Unterbrechung seiner afferenten wie efferenten Faserverbindung hat die bekannte *Déviation conjuguée* zur Folge, wobei „*der Kranke seinen Herd anblickt*". Bei der Deviation handelt es sich also um die zentrale Störung einer zusammengesetzten Funktion, nicht um eine einfache Lähmung. — Primitiven, rein reflektorischen konjugierten Augenbewegungen zur Seite dient das dem Abducenskern eng verbundene *pontine Blickzentrum.* Bei Läsionen dieses Zentrums entsteht auch eine meist bald vorübergehende Déviation congujuguée. Da an dieser Stelle jedoch die corticobulbäre Bahn bereits nach ihrer Kreuzung über die Mittellinie lädiert wird, *sieht der Kranke nicht seinen Herd an, sondern vom Herd weg.* — Eine konjugierte Blicklähmung nach oben kann man unter Umständen bei Druck auf die Vierhügel sehen. In seltenen Fällen kann ein Herd, der die Verbindung zwischen den Kernen der Mm. rect. int. zerstört, auch eine (konjugierte) *Konvergenzlähmung* hervorrufen. — Diesen Blicklähmungen entsprechen als *Reizsymptome* synchrone Bewegungen beider Augen *(Nystagmus),* die bei einem pontinen Herd zur Seite des lädierten 6. Kernes hin erfolgen.

Isolierte *periphere Lähmungen einzelner Augenmuskeln* betreffen meist den Rect. ext. und den Obliqu. sup., weil diese Muskeln von je einem Nerven (abducens- bzw. trochlearis) versorgt werden. Abducenskernlähmungen machen eine konjugierte Deviation und meist auch eine Mitschädigung des Facialis. — Lähmungen einzelner, vom Oculomotorius versorgten Muskeln sind meist nukleären Ursprungs. *Die Symptome der Lähmung einzelner Augenmuskeln* sind aus Abb. 28 ableitbar. Stärkere Lähmungen sind an der Schielstellung der Augen erkennbar, *paralytischer Strabismus,* der sich vom konkomittierenden dadurch unterscheidet, daß sich bei jenem die Größe des Schielwinkels der Augen mit dem Wechsel der Blickrichtung verändert. — Augenmuskellähmungen machen *Doppelbilder*, die dadurch entstehen, daß bei der Blickfixation das Objektbild im gelähmten Auge nicht mehr in die Fovea centralis fällt und daher verschoben erscheint.

Das Bild des kranken Auges scheint verschoben in der Zugrichtung des gelähmten Muskels (vgl. Abb. 28); d. h. in einer Richtung, die der Verschiebung des Auges entgegengesetzt ist. Man spricht von *gekreuzten* Doppelbildern, wenn z. B. dem rechten Auge das links befindliche Bild, und von *gleichnamigen*, wenn dem rechten Auge das rechte Bild zugehört. In Anbetracht der physiologischen Bildumkehr im Auge deuten demnach gekreuzte Doppelbilder auf Divergenz- und gleichnamige auf Konvergenzstellung der Bulbi. Gleichnamige Doppelbilder finden sich in der Regel bei Abducens-, gekreuzte bei Rect. int.-Lähmung. Das Entsprechende gilt auch für übereinanderstehende Doppelbilder. Sind mehrere Augenmuskeln gelähmt, so können die Verhältnisse recht kompliziert werden und bedürfen spezieller ophthalmologischer Untersuchung.

Die Unterscheidung nukleärer und peripherer Oculomotoriuslähmungen macht oft rechte Schwierigkeiten. *Nukleäre* Lähmungen sind wegen der großen Ausdehnung des Kerngebietes selten total. Meist findet sich vielmehr zunächst

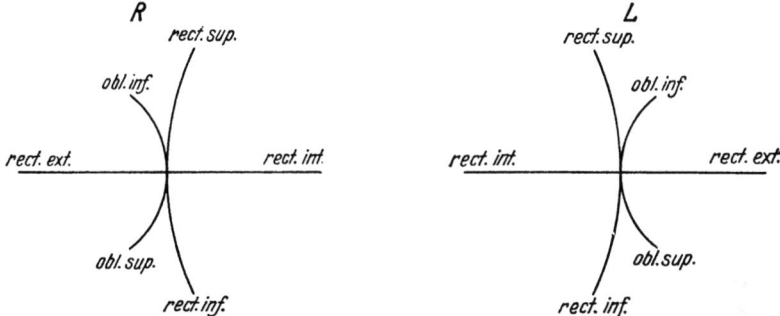

Abb. 28. Schema der Zugrichtungen der Augenmuskeln nach HERING. Das Schema ist objektiv gedacht, das heißt es stellt die Zugrichtungen bei der vor dem Untersuchenden stehenden Person dar, wie sie dem Untersuchenden erscheinen. Die Richtung der gebogenen Bahnen des Obliquus sowie des Rect. sup. und inf. drückt außer dem Weg der Hornhautmitte auch die Neigung des oberen Endes des vertikalen Bulbusmeridians aus, welche derselbe auf diesem Wege annimmt. Durch die Wirkung des Rect. inf. und ext. tritt, wie die gradlinigen Bahnen ausdrücken, keine Meridianneigung ein. (Nach SAHLI: Lehrbuch der klinischen Untersuchungsmethode.)

der oder jener der äußeren Augenmuskeln gelähmt, während Sphincter und Ciliarmuskel intakt bleiben und der Levator palpebrae erst nach Ergriffensein aller äußeren Augenmuskeln versagt. BING sagt treffend: „Zum Schluß fällt der Vorhang." Rein einseitige Kernlähmungen gehören zu den Ausnahmen. — *Periphere* Oculomotoriuslähmungen betreffen dementgegen häufig zuerst den Levator palpebrae, verschonen den Sphincter und Ciliarmuskel fast niemals und machen relativ häufig eine *komplette Oculomotoriuslähmung:* Ptosis, Bulbus nach unten außen gewandt, Mydriasis und Ferneinstellung des Auges.

Bei einer *Ophthalmoplegia totalis* sind auch die vom IV. und VI. Nerv innervierten Muskeln mitgelähmt. Von ihr unterscheidet sich die *Ophthalmoplegia externa* dadurch, daß die Binnenmuskeln verschont geblieben sind, während bei einer *Ophthalmoplegia interna* diese nur allein gelähmt sind.

Ätiologisch für *nukleäre* Lähmungen kommen in Betracht die Lues, die Encephalitis von ECONOMO, die multiple Sklerose, Zirkulationsstörungen, Tumoren und toxische Schädigungen, z. B. Alkohol (Polioencephalitis haemorrh. sup.), Salvarsan, Botulismus („Encephalitis" haemorrh.). Diese Noxen können das Bild der *akuten Ophthalmoplegie* machen; mit und ohne anderweitige Bulbärsymptome und bisweilen in Syndromen, wie denen von WEBER, BENEDIKT oder FOVILLE (vgl. S. 511). Unter *chronischer Ophthalmoplegie* versteht man ein Krankheitsbild, das sich allmählich entwickelt, oft als O. externa. Ihm können sehr verschiedene chronisch-infektiöse, toxische oder rein degenerative Prozesse zugrunde liegen. Schließlich gibt es auch eine hereditäre Form der nukleären Ophthalmoplegie.

Periphere Augenmuskellähmungen können Teilerscheinung einer Polyneuritis sein, für die sich bisweilen lediglich eine Erkältung als Ursache findet. Oft ist sie diphtherischen Ursprungs (vgl. S. 600). Andere Ursachen können sein: Influenza, Scharlach, Masern, Mumps; vor allem aber die Syphilis des Gehirns. Toxische Gifte greifen wohl zumeist an der Kernregion an, doch kommt beim Diabetes und Alkoholabusus auch eine periphere Lähmung vor. Von besonderer praktischer Bedeutung sind diejenigen peripheren Augenmuskellähmungen, die bedingt sind durch Prozesse in der mittleren und hinteren Schädelgrube (vgl. Abb. 2). Hypophysengeschwülste, Temporallappentumoren und -abscesse, Empyeme der Keilbeinhöhle und Ohreiterungen, die in die mittlere Schädelgrube durchbrechen, können zu schweren Augenmuskellähmungen, meist mit Affektionen des Trigeminus führen. Eine im Verlauf einer Otitis media entstehende umschriebene Meningitis an der Felsenbeinspitze führt zum GRADENIGOschen Syndrom: Abducenslähmung mit Schmerzen im Gesicht. Thrombose des Sin. cavernosus kann eine Augenmuskellähmung (vor allem des Abducens) mit Trigeminusaffektion und starken venösen Stauungen zur Folge haben (vgl. S. 540). — Akute wie chronische Meningitiden schädigen mit Vorliebe die Augenmuskelnerven.

Die *Pupilleninnervation* kann außer bei einer Ophthalmopl. totalis oder interna noch in anderer Weise gestört sein. Der afferente Schenkel des *Pupillarreflexes* wird gebildet durch den Opticus, der efferente vom Oculomotorius Lichteinfall in die Pupille eines Auges führt nicht nur zur Sphincterkontraktion dieses Auges — *direkte Lichtreaktion* —, sondern infolge des gekreuzten *und* ungekreuzten Verlaufs der Reflexfasern auch zu der des anderen: *konsensuelle* Lichtreaktion. Für die Pathologie folgt daraus: Die Belichtung eines infolge Opticusunterbrechung blinden Auges ist weder von direkter noch konsensueller Sphincterkontraktion am anderen normalen Auge gefolgt; hingegen führt Lichteinfall in das normale Auge auch zur Pupillenverengerung des blinden. — Eine Ophthalmoplegia interna — gleich ob nukleärer oder peripherer Art — verhindert die direkte und konsensuelle Sphincterkontraktion am gelähmten Auge, stört aber nicht die konsensuelle Reaktion des gesunden Auges bei Lichteinfall in das motorisch gelähmte Auge.

Ist der Sphincter nicht total gelähmt, sondern nur paretisch, so pflegt die Pupille häufig *entrundet* zu sein. Unter bestimmten Bedingungen, und zwar fast ausschließlich bei Tabes und Paralyse (selten einmal bei chronisch alkoholischen und encephalitischen Schädigungen) findet man, daß die — häufig entrundete — Pupille sich weder direkt noch konsensuell auf Lichteinfall kontrahiert, während die Sphincterkontraktion auf Akkommodation-Konvergenz normal ist. Man nennt dies: das ARGYLL-ROBERTSONsche Phänomen. Dieses stellt also eine *partielle Pupillenstarre*, und zwar *Lichtstarre* dar.

Es ist noch unerwiesen, ob die diesem Befund eigene Störung eine partielle Opticus- oder Oculomotoriusläsion oder eine Schädigung des Reflexbogens im Mittelhirn ist. Betr. der sympathischen Pupilleninnervationsstörungen vgl. S. 503. *Corticale* bzw. *subcorticale Lähmungen* der Augenmuskeln kommen infolge der bilateralen Innervation der Augenmuskeln, abgesehen der seltenen kontralateralen Ptosis, nur bei Affektionen *beider* Hemisphären vor. Bei solchen *supranukleären Lähmungen* reagieren die Augenmuskelkerne noch auf Impulse, die nicht vom Blickfeld kommen, so z. B. solche vom Vestibularis (vgl. S. 490 ff).

VIII. Das akustische System.

1. Anatomie und Physiologie.

Die Receptoren für akustische Reize liegen in dem CORTIschen Organ der *Cochlea* im Innenohr. Hier im *Ganglion spirale* der Schnecke nimmt der *N. cochlearis* als ein Teil des aus dem Cochlearis und Vestibularis zusammengesetzten *N. acusticus* seinen Ursprung. Der Verlauf dieser beiden Nerven nach ihrem Eintritt in die *Med. oblongata* ist ganz verschieden. Die Fasern des Cochlearis enden im ventralen und dorsalen Cochleariskern, dem *Tuberculum acusticum*. Hier beginnt als Neuron zweiter Ordnung die *zentrale Hörbahn*.

Abb. 29 zeigt schematisch den Faserverlauf der Hör- und Vestibularisbahn. — Die *zentrale Hörbahn* (man vergleiche hierzu auch die Abb. 17) verläuft als *Lemniscus lateralis* (laterale Schleife) lateral von der medialen Schleife in der Brückenhaube oralwärts, um in zwei verschiedenen Kerngebieten zu enden, und zwar mit dem Hauptteil der Fasern in dem *Corpus geniculatum med.* und mit anderen Fasern in dem Kern des unteren Vierhügels (man beachte die prinzipielle Analogie zum Verlauf der Opticusfasern). Das Hauptkontingent der in den unteren vier Hügeln endenden Fasern dient *Reflexvorgängen* auf akustische Reize. Von hier wie auch von den oberen Oliven gehen Reflexfasern vor allem zu den Kernen der Augenmuskeln, dem 3., 4. und 6. Kern, indem sie sich des zur Koordination so wichtigen hinteren Längsbündels bedienen. Aber auch der 7. und vor

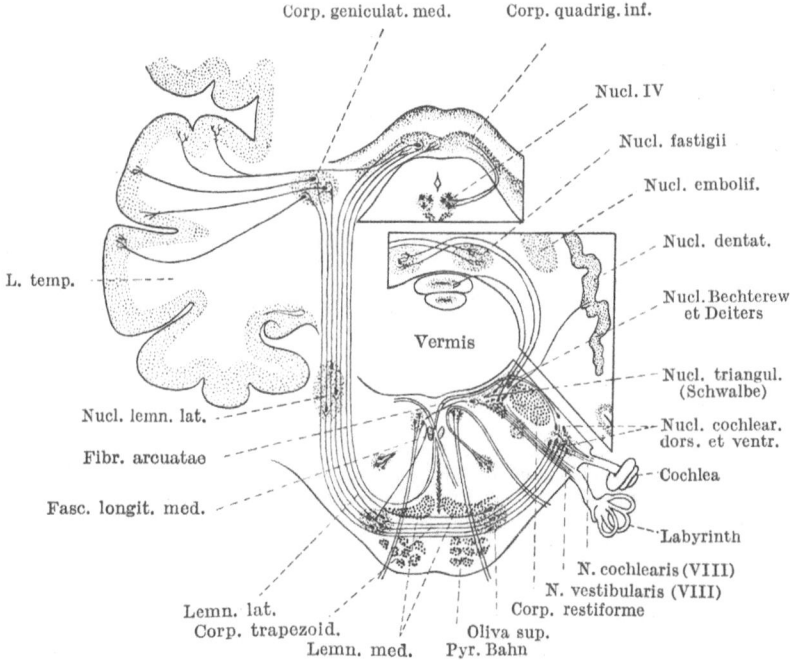

Abb. 29. Schematische Wiedergabe des cochleären und vestibulären Apparates mit seinen Kernen und Faserverbindungen in der Med. oblongata, dem Kleinhirn und den oral gelegenen Hirnteilen. (Nach HERRICK.)

allem der 11. Kern stehen in reflektorischer Verbindung mit diesen Hörzentren: reflektorische Kopfeinstellung auf akustische Reize! Für reaktive Einstellbewegungen des ganzen Körpers dienen offenbar Impulse, die aus den unteren Vierhügeln durch die MEYNERTsche Kreuzung in dem *Tr. tecto spinalis* nach abwärts verlaufen. Aus dem Corp. genicul. med., auch zum Teil aus den hinteren vier Hügeln verläuft der zentralste Abschnitt der Hörbahn durch den ventralen Teil der inneren Kapsel in die Rinde des *L. temporalis*. Das *corticale Hörzentrum* liegt in der Tiefe der Fossa Sylvii, und zwar in den Querwindungen der ersten Schläfenwindung (HESCHLsche Windung) und zum Teil auch im mittleren Teil dieser Windung selbst (vgl. Abb. 1 a). Da die zentrale Hörbahn in der Med. oblongata zum größten Teil kreuzt, empfängt das corticale Hörzentrum einer Seite die akustischen Reize vorwiegend der Gegenseite, daneben aber auch homolaterale Reize.

2. Die Störungen im akustischen System.

Prozesse, die das *Innenohr* betreffen, wie Entzündungen, toxische Läsionen, z. B. bei Stoffwechselerkrankungen, vor allem aber Zirkulationsstörungen äußern sich bisweilen an der Cochlea und dem Labyrinth zugleich. Die einer *Cochleaschädigung* zukommende *Innenohrschwerhörigkeit* betrifft vor allem die Perzeption höchster Töne, die Zischlaute und die Flüstersprache.

Die Knochenleitung ist verkürzt (negativer *Schwabach*), die auf dem Scheitel aufgesetzte Stimmgabel wird im gesunden Ohr vernommen (Lateralisation nach WEBER), die Luftleitung des Schalles ist besser als die Knochenleitung (positiver *Rinne* [vgl. S. 528]). *Reizerscheinungen* äußern sich in einer *Hyperaesthesia acustica* vor allem für hohe Töne und peinlichen *subjektiven* Geräuschen (hohe Töne, Zischen, Gefäßgeräusche).

Die Cochlea erkrankt leicht infolge von Schallschädigungen, Intoxikationen (Chinin, Salicyl, Blei, Alkohol, Nicotin, aber auch Stoffwechselgiften, z. B. Gicht, Diabetes), akuten und chronischen Infektionen verschiedenster Art, Zirkulationsstörungen (vor allem bei Arteriosklerose), Traumen und entzündlichen Prozessen in der Umgebung.

Der *N. cochlearis* hat eine höhere Vulnerabilität als der N. vestibularis und kann bei einer Reihe von Infektionskrankheiten und Intoxikationen leiden, wobei die Funktionsstörungen jenen der Cochlealäsionen gleichen. Intrauterin oder später toxisch bzw. infektiös entstandene Cochlearislähmungen sind die häufigsten Ursachen der *Taubstummheit*.

So unter anderem beim Typhus, infolge Mitbeteiligung an krankhaften Prozessen der Meningen (vor allem bei epidemischer und luischer Meningitis), der Schädelbasis (Frakturen), des Gehirns (vermehrter Hirndruck) und infolge tumoröser Schädigung (Druck durch Tumoren der Nachbarschaft oder *Acusticustumor*, vgl. S. 556). Nicht selten pflegt der Cochlearis frühzeitig befallen zu sein bei der multiplen Sklerose. Tabes und Paralyse. Seine Degeneration bei der hereditären Lues führt zu der den HUTCHINSONschen Trias eigenen Schwerhörigkeit. Die Cochlearislähmung bei der Tuberkulose findet sich meist in fortgeschrittenen Fällen bei kachektischen Individuen. Toxische Schädigungen sieht man bei den gleichen Noxen, die auch die Cochlea befallen. Auch an polyneuritischen Erkrankungen der Hirnnerven kann der Cochlearis gelegentlich teilnehmen.

Erkrankungen der *zentralen Hörbahn* sind recht selten und können bedingt sein durch Prozesse verschiedener Art (zirkulatorische, entzündliche, toxische, sowie Tumoren) an *irgendeiner* Stelle ihres Verlaufs bis hinauf zur Hirnrinde. Läsionen *einer* Hörbahn führen nie zu einseitiger Taubheit, doch können doppelseitige corticale und vor allem subcorticale Zerstörungen wie auch solche beider Corp. genicul. med. von totaler doppelseitiger Taubheit gefolgt sein. Bei nicht kompletten corticalen Zerstörungen ist die Hörfunktion meist in komplizierter Weise geschädigt (entsprechend der Eigenart corticaler Ausfälle in den Sinnesgebieten überhaupt). *Reizerscheinungen* und primitive akustische *Halluzinationen* werden auch bei Läsionen der zentralen Hörbahn beobachtet.

IX. Das Vestibular- und Kleinhirnsystem.
1. Die afferenten Beziehungen des Kleinhirns.

Der *N. vestibularis* nimmt seinen Ursprung im Ggl. *vestibulare*, aus welchem die Dendriten in die Sinnesepithelien des *Labyrinths*, d. h. die Ampullen der Duct. semicirculares, des Utriculus und Sacculus ziehen. Das Labyrinth ist *das* Sinnesorgan für *propriozeptive* Reize. Über den Verlauf der Vestibularisfasern in der Med. oblong. gibt Abb. 29 Aufschluß. Wir sehen die Fasern enden in einem großen, dicht unter dem Boden des IV. Ventrikels gelegenen Kerngebiet, dem *Nucl. vestibularis*, dessen Einzelkerne offenbar funktionell verschiedenwertigen sekundären Vestibularisbahnen Ursprung geben. So entspringt aus dem lateralst gelegenen *N. Deiters* der *Tr. vestibulo-spinalis*, welcher Reize aus dem Labyrinth auf die Körpermuskulatur überträgt; aus dem *Nucl. vestib. med.* (SCHWALBE) Fasern, welche die Verbindung zu oral und caudal gelegenen Hirnteilen mittels des *Fascic. long. med.* aufnehmen und vor allem der für die Orientierung im Raum so wichtigen Reizübertragung auf die motorischen Augennerven dienen. Aus dem dorsaler gelegenen *Nucl. vestib. supt.* (BECHTEREW) entspringen Fasern, die durch das Corpus restiforme zum kontralateralen *Nucl. fastigii* und dem Wurm des *Kleinhirns* ziehen. Eine geringe Zahl von Fasern zieht aus dem Vestibularis direkt zum Kleinhirn (vgl. Abb. 16).

Bahnen für propriozeptive Reize, vor allem aus den Muskeln, hatten wir in den Hintersträngen bis in die Großhirnrinde hinein verfolgt. Der größere Teil solcher Impulse wird jedoch über die bereits auf S. 454 beschriebenen *Tr. spinocerebellares dors. et ventr.* ins Kleinhirn geleitet. Die *dorsale* Bahn wendet sich in Höhe des VIII. Kernes dorsalwärts, um durch das *Corpus restiforme* ins Kleinhirn zu ziehen. Die *ventrale* Bahn erreicht am oralen Ende des Pons den *Bindearm (Br. conjunctivum)* und zieht mit ihm rückläufig in das Kleinhirn. (Mit der dorsalen Bahn ziehen aus den Kernen der Hinterstränge Fasern, die als *Fibrae arcuatae int.* die Mittellinie überkreuzt haben, ins Kleinhirn, Abb. 29).

Das vestibuläre und spinocerebellare afferente System enden als die phylogenetisch und ontogenetisch alten in den sog. *palaeocerebellaren* Anteilen der Kleinhirnrinde (vgl. Abb. 30). (In dieser Abbildung sind die Endstätten der Vestibularisfasern mit Kreuzchen, die der spinocerebellaren Bahnen durch senkrechte Schraffierung gekennzeichnet.) Mit der Entwicklung der Großhirnhemisphären geht parallel jene der Kleinhirnhemisphären, welche in der Ausbildung des Lobulus ansiformis (nach BOLK) — dem eigentlichen *Neocerebellum* — ihren Abschluß findet. *Neue afferente* Systeme entstehen, welche die alten, vor allem das vestibuläre Kleinhirnsystem beim Menschen übertreffen. Hierhin gehört

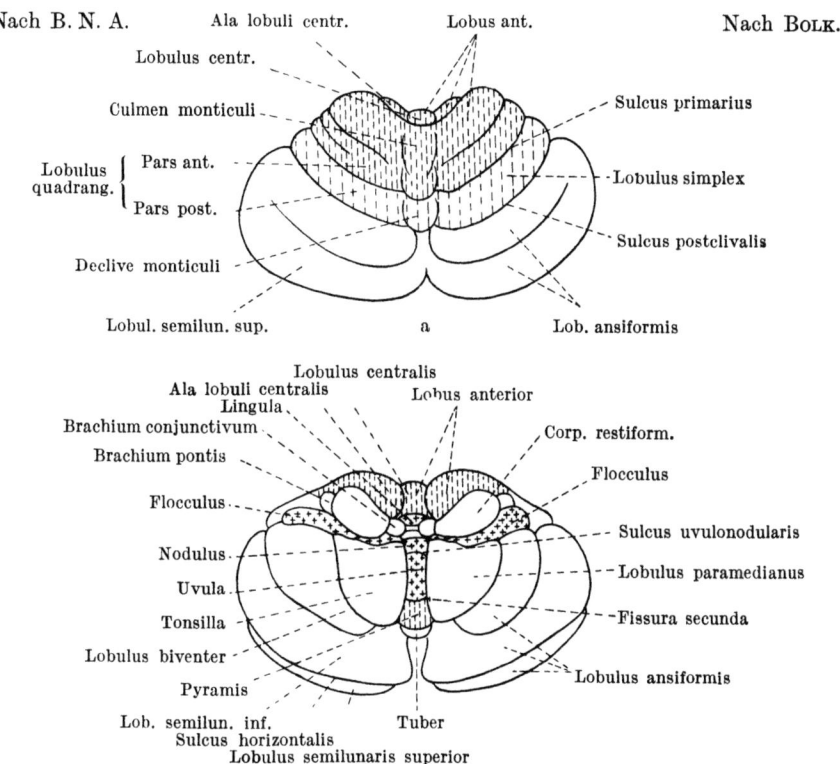

Abb. 30. a Schematische Aufsicht auf das menschliche Kleinhirn. b Das Kleinhirn von unten her gesehen. (Nach HERRICK.) [B.N.A. = Basler Nomenklatur.]

ein System von Fasern, das größtenteils aus dem Putamen stammend mittels der zentralen Haubenbahn zur Hauptolive gelangt und von dort als *Tr. olivocerebellaris* durch das Corp. restif. in die Kleinhirnhemisphärenrinde zieht. Ein anderes mächtigeres stammt aus der Großhirnrinde, vor allem dem Frontal-, Temporal-, aber auch Parietal- und Occipitallappen, von wo es als *Tr. fronto-* und *temporopontinus* mit der Pyr.B. in den Pons zieht, um von hier durch die *mittleren Kleinhirnarme* — die *Brachia pontis* — in die Hemisphären des Kleinhirns zu ziehen (vgl. Abb. 17). Alle die genannten afferenten Bahnen enden überwiegend in der *Rinde* des Kleinhirns, wo schließlich die mannigfachen afferenten Impulse „umgeschaltet" werden auf die große Zahl der PURKINJE-Zellen, in die wir den Ursprung der *efferenten* Kleinhirnsysteme verlegen dürfen.

2. Die efferenten Beziehungen des Kleinhirns.

Die corticofugalen cerebellaren Bahnen werden in den motorischen Kleinhirnkernen auf ein neues Neuron umgeschaltet. Die aus der palaeocerebellaren Rinde — vor allem also dem Wurm und der Flocke — stammenden Fasern enden zunächst im *Nucl. fastigii*, um durch das *Corpus restiforme* zum *Nucl. Deiters* — als Fasciculus uncinatus — zu ziehen. Die durch die Tr. spinocerebellares zugeführten Impulse werden nach ihrer Verarbeitung in der Rinde offenbar zum größten Teil über die *Nucl. emboliformes und globosi*, aber auch über den *Nucl. dentatus* geleitet. Von hier zieht die bedeutendste efferente Kleinhirnbahn durch die *vorderen* Kleinhirnarme — *Brach. conjunct.* — zum *Nucl. ruber,* von wo die Impulse teils zum R durch den *Tr. rubrospinalis* (v. MONAKOW), teils über den *Thalamus* zur Hirnrinde geleitet werden. Der *Nucl. ruber* wird zusammen mit dem DEITERSschen und dem benachbarten *Nucl. reticularis* als *Nucl. motorius tegmenti (motorischer Haubenkern)* bezeichnet und ist das wichtigste Schaltstück zwischen Cerebellum und der Motorik.

Zusammenfassend gilt im allgemeinen, daß das Kleinhirn seine Impulse durch die hinteren und mittleren Arme erhält und durch die vorderen entsendet.

Die *Funktion* dieses ganzen Apparates ist gemäß der Einheitlichkeit seines inneren Baues im Prinzip in allen Teilen die gleiche und dient offenbar der ordnungsgemäßen Verteilung und Abstufung motorischer Impulse, wie sie sowohl für die *Statik* als auch *Kinetik* der gesamten Muskulatur erforderlich ist. Es sind propriozeptive Reize, die gemäß der jeweiligen Stellung und Bewegung des Körpers durch die höchst komplizierte ordnende Tätigkeit des Kleinhirns verarbeitet werden. Aus dem *Labyrinth,* in dem die 3 Bogengänge in rechtwinkelig aufeinanderstehenden Ebenen angeordnet sind, fließen durch den N. vestibularis Reize zu dem Vestibulariskerngebiet und dem Palaeocerebellum, welche ganz automatisch den Tonus der quergestreiften Muskulatur auf eine veränderte Lage des Kopfes im Raum reagieren lassen. Für die aufrechte Stellung, den Gang, alle Prinzipalbewegungen und die Aufrechterhaltung des Gleichgewichtes dienen vor allem aber die propriozeptiven Reize, die dem Kleinhirn durch die Tr. spinocerebellares aus dem Rumpf und den Beinen zufließen.

Das Kleinhirn hat also einen sehr wichtigen Anteil an der zu koordinierten Bewegungen notwendigen, aufs feinste abgestimmten Innervation automatischer Bewegungen, vgl. S. 446. Darüber hinaus ist das Kleinhirn aber auch eingeschaltet in den Vollzug willkürlicher Bewegungen. Die vom Cerebellum gewährleistete, auf das jeweilige Bewegungsziel abgestimmte tonische Innervation willkürlich in Funktion gesetzter Muskeln ermöglicht erst die Sicherheit isolierter Willkürbewegungen von besonderer Feinheit, wie sie etwa zum Schreiben und auch zum Sprechen erforderlich sind. Zu dieser Leistung sind sowohl die propriozeptiven Impulse aus der Peripherie verarbeitenden phylogenetisch älteren Anteile des Cerebellums, wie aber in erster Linie die *jüngeren* Hemisphären bestimmt, die in vielfacher „Reflex"-Verbindung mit dem Großhirncortex und Subcortex stehen. Die aus dem Cerebellum stammenden Impulse werden auf cerebellofugalen Bahnen zu sämtlichen motorischen Endkernen, zumeist über den Nucl. motorius tegmenti geleitet. Sie innervieren also die gleichen Apparate wie die pyramidalen und extrapyramidalen Bahnen.

3. Die Läsionen des Kleinhirnsystems.

Das, was wir von der Kleinhirnfunktion wissen, schließen wir aus den Symptomen, welchen wir bei *cerebellaren Läsionen* begegnen; wobei freilich zeitliche Faktoren, die Größe der Läsion und der Zustand des gesamten ZNS eine große Rolle spielen. *Angeborene* Kleinhirndefekte können bis zur Symptomlosigkeit vom Großhirn aus kompensiert werden. Auch die *erworbenen* cerebellaren Läsionen können — zumal bei langsamer Entstehung bzw. langer Dauer weitgehend kompensiert werden. Die schwersten Störungen machen Läsionen des *Wurms.* Hier führt der Ausfall proprioceptiver Impulse zu *Gleichgewichtsstörungen* und *cerebellarer Ataxie.* Die *Kleinhirnataxie* unterscheidet sich von der Hinterstrangataxie (vgl. S. 455) durch das Fehlen von Sensibilitäts- und Reflexstörungen, ihren meist höheren Grad, schon infolge des Mitbefallenseins des Rumpfes, und die geringere Kompensierbarkeit der Balancestörungen durch optische Kontrolle. Der *cerebellar-ataktische Gang* gleicht oft dem eines *Betrunkenen.* Bei Affektionen des Wurms ist die Ataxie in der Regel eine überwiegende Rumpfataxie; auch besteht häufig *Fallneigung* des Körpers, meist nach hinten. — *Hemisphärenläsionen* äußern sich an der *homolateralen* Körperseite; solche des L. semilunaris mehr an den Armen, die des L. biventer mehr an den Beinen. Die *Ataxie* kann auf einzelne Glieder beschränkt sein, und man sieht eine Tendenz zum *Fallen* und *Abweichen* des Körpers nach der Seite der Läsion. Außerdem beobachtet man sog. *Vorbeizeigen*, d. h. Abweichen des bei geschlossenen Augen gestreckt nach vorn erhobenen Armes in der Regel nach außen und unten. *Halsstellreflexe*, überhaupt primitive *Automatismen* werden begünstigt durch cerebellare Läsionen. — *Willkürliche* Bewegungen geschehen im betroffenen Glied bzw. im ganzen Körper oft auffallend kraftlos; man spricht von cerebellarer Asthenie, ja sogar Parese. Diese auch als *Hypotonie* der Muskeln fühlbare Innervationsschwäche zusammen mit der oben erwähnten Störung der Mitinnervation bei Willkürbewegungen verleiht den Bewegungen dieser Kranken eigenartige Züge. Man beobachtet mangelhafte Synergie — d. h. *Asynergie* — normalerweise zusammenarbeitender Muskelgruppen, über das Ziel hinausschießende, nicht mehr „angemessene" Bewegungen — *Hypermetrie* und *Dysmetrie* —; mangelhafte Antagonisteninnervation, die sich im *Fehlen des normalen Rückschlages* bei der Widerstandsprüfung zeigt; Störung bei der raschen Umkehr einer Bewegung — *Adiadochokinese;* Zittern, das bei zielstrebigen Bewegungen zunimmt — *Intentionstremor*. — Ich fand bei Cerebellarläsionen häufig eine ihnen eigene *Sprachstörung*, welche die genannten Merkmale der Innervationsstörung an der Sprachmuskulatur und dazu eine auffällige Asynergie von motorischem Sprechakt und Atmung aufweist. — Das bisweilen feststellbare *Unterschätzen* von *Gewichten* auf der Seite der cerebellaren Läsion beruht wohl auf der Ungenauigkeit der zentripetalen Impulse aus der reflektorisch gespannten Muskulatur.

Ätiologisch kommen vor allem der Kleinhirntumor, der Abszeß, ein Gumma oder Solitärtuberkel in Betracht, die je nach Sitz und Größe die genannten cerebellaren Symptome machen können. In mehr akuter Form können cerebellare Symptome bei Zirkulationsstörungen, Traumen und encephalitischen Prozessen auftreten. Wir sehen sie ferner im Verlauf der Lues cerebri vor allem der multiplen Sklerose. — Im höheren Alter kann die degenerative *olivopontocerebellare Atrophie* zu schweren Koordinationsstörungen führen. — Verwiesen sei vor allem auch auf die FRIEDREICHsche Krankheit.

4. Labyrinth- und Vestibularisläsionen. Der Schwindel.

Mittels des hinteren Längsbündels wirken die beiden Labyrinthe wie zwei Zügel auf die in konjugierter Blickstellung befindlichen Augen. Eine Störung in der Balance dieses Systems — sei es durch einen *Reizzustand* eines Labyrinths bzw. Vestibularis und seiner Kerne oder eine *Lähmung* — kann zu *Nystagmus*, d. h. unwillkürlichen, ruckartigen Bewegungen beider Bulbi führen.

Die Richtung eines Nystagmus wird nach der Seite der *schnellen* Zuckung benannt. Je nach der Ebene, in welcher die Augen zucken, unterscheidet man einen *horizontalen, vertikalen* und *rotatorischen* Nystagmus. Am häufigsten ist der horizontale Nystagmus. Reizung eines Labyrinths (BÁRÁNYscher Versuch) führt normalerweise zu Nystagmus, der ausbleibt, wenn durch eine Läsion im System ein oder beide Labyrinthe unerregbar geworden sind. — Nystagmus bei Cerebellarläsionen ist wohl meist ein Fernsymptom infolge Schädigung des Nucl. *Deiters*. Nystagmus kommt außerdem normalerweise vor als sog. optokinetischer Nystagmus; ferner als Einstellungsnystagmus bei optischen Störungen und Affektionen der Augenmuskeln (z. B. Abducensschwäche), als hereditärer Nystagmus bei Entwicklungsstörungen des ZNS und unter einigen anderen selteneren Bedingungen.

Während chronische Zustände — etwa der allmähliche völlige Ausfall eines Labyrinths oder Vestibularis — in der Regel symptomlos bleiben, sieht man unter akuten Bedingungen *Störungen der symmetrischen tonischen Innervation der beiden Körperseiten*. Dies führt zum *Fallen* des Körpers und zum *Abweichen* des nach vorn ausgestreckten Armes nach der Seite des gereizten Labyrinths bzw. Vestibularis. Auch vestibuläre *ataktische* Phänomene, positiver „*Romberg*" und Gangstörungen kommen vor.

Das hervorstechendste vestibuläre Symptom ist der *Schwindel*, den man wohl als Resultante einander sich widersprechender Extero- und Enterozeptionen auffassen kann.

Der *vestibuläre* bzw. *Labyrinthschwindel* unterscheidet sich vom Schwindel anderer Genese häufig allein schon durch seine Schwere. Dies kommt nicht allein daher, daß hier *das* Sinnesorgan für das Körpergleichgewicht durch eine Schädlichkeit betroffen ist, sondern daß am Labyrinth eine Schädigung besonders *rasch* und *intensiv* einen schweren Funktionsausfall herbeiführen kann. In seiner typischen Form repräsentiert sich der Labyrinthschwindel als sog. *Drehschwindel,* bei welchem der Kranke den Eindruck hat, als drehe sich die Umwelt um ihn. Mit dieser Scheinbewegung der Objekte können sich in schwereren Fällen — müssen es aber nicht — jene anderen zuvor erwähnten Zeichen von Labyrinthläsionen kombinieren. Dabei beobachtet man, daß die Objektbewegung nach der raschen Nystagmuskomponente hin erfolgt. Ein wesentliches Charakteristikum jedes schweren Schwindels ist seine *affektive* Komponente, die *Unlust* und seine *vegetative,* die oft schwere *Übelkeit, Speichelfluß, Erbrechen* usw., welche mit anderen, z. B. cerebralen Symptomen darauf hinweist, daß der Gesamtorganismus auf diesen ihn gefährdenden Vorgang reagiert. Wir werden auf S. 612 unter dem Bild der MÉNIÈREschen *Krankheit* dem vestibulären Schwindel in seiner schwersten Form wieder begegnen. — Bei *cerebellaren* Läsionen ist der Schwindel durchaus kein obligates Symptom. Ist er vorhanden, so pflegt er langsamer und allmählicher entstanden und weniger schwer zu sein als der labyrinthäre Schwindel. Handelt es sich nicht dabei um die Folgen eines Druckes auf die Vestibulariskerne und -bahnen oder gar auf den Nerven — wie etwa infolge einer Kompressionswirkung eines Tumors in der hinteren Schädelgrube —, so müssen wir annehmen, daß hierbei die falschen Perzeptionen aus den Muskeln des Rumpfes und der Glieder das Schwindelgefühl auslösen. Ganz ähnlich müssen wir uns das Schwindelgefühl erklären, über das mancher *Tabiker* klagt. Auch hier besteht infolge der Hinterstrangdegeneration ein Widerspruch zwischen dem für die jeweilige Körperhaltung benötigten Kontraktionszustand der Muskulatur und der gestörten Tiefensensibilität. Schwindel, auf perzeptiven oder motorischen Täuschungen beruhend, kann sich auch bei *Störungen* des *Sehens* (Refraktionsanomalien) bzw. bei *Augenmuskellähmungen* einstellen.

Ätiologisch kommen für Erkrankung des Labyrinths in Betracht: entzündliche und toxische Prozesse, die von der Nachbarschaft übergreifen oder direkt das Organ befallen können. So kann eine *Labyrinthitis* bzw. *toxische Labyrinthschädigung* sich bei Erkrankungen der Nase und Nebenhöhlen, otitischen und meningitischen Prozessen, aber auch bei Infektionskrankheiten entwickeln. Eiterungen an der Pyramidenspitze des Felsenbeines machen nicht nur die Erscheinungen des GRADENIGOschen Syndroms (S. 488), sondern können auch den Acusticus und Vestibularis schädigen. Die Differentialdiagnose gegenüber einer chronischen Otitis oder auch einer Sinusthrombose ist dabei zu erwägen (Röntgenaufnahmen des Felsenbeins!) Bisweilen befällt die Leukämie das Labyrinth. Zirkulationsstörungen bei Herzfehlern, Hochdruck, Arteriosklerose wie auch angioneurotischen Zuständen, welche auf die A. auditiva int. — einen Seitenast der A. basilaris — übergreifen und als *Octavuskrisen* mit Schwindel, Ohrensausen, Erbrechen und Kopfschmerz einhergehen können, klimakterische Störungen der Blutverteilung usw., ferner toxische Einflüsse (Gicht, Magen-Darmstörungen, aber auch Nicotin-, Alkoholabusus, Chinin, Nitrite, Hyperventilationsalkalose usw.), sie alle vermögen labyrinthäre Symptome vor allem Schwindel zu machen. Im übrigen kann das Labyrinth und der Vestibularis gemeinsam mit der Cochlea bzw. dem Cochlearis infolge der S. 490 genannten Schädlichkeiten erkranken. Das Vestibulariskerngebiet und die zentrale Vestibularisbahn werden mit Vorliebe bei der multiplen Sklerose und bei den verschiedenen krankhaften Prozessen in der hinteren Schädelgrube geschädigt.

X. Das extrapyramidal-motorische System.
1. Anatomie und Physiologie.

Das extrapyramidal-motorische System reicht von den Stammganglien des End- und Zwischenhirns bis zum roten Kern. Von Strukturen, deren funktionelle Bedeutung wir an Hand krankhafter Störungen wenigstens ungefähr kennen, gehören zu diesem Apparat: Das *Striatum* (Nucl. caudatus + Putamen), das *Pallidum,* das *Corp. subthalamicum* (LUYS),

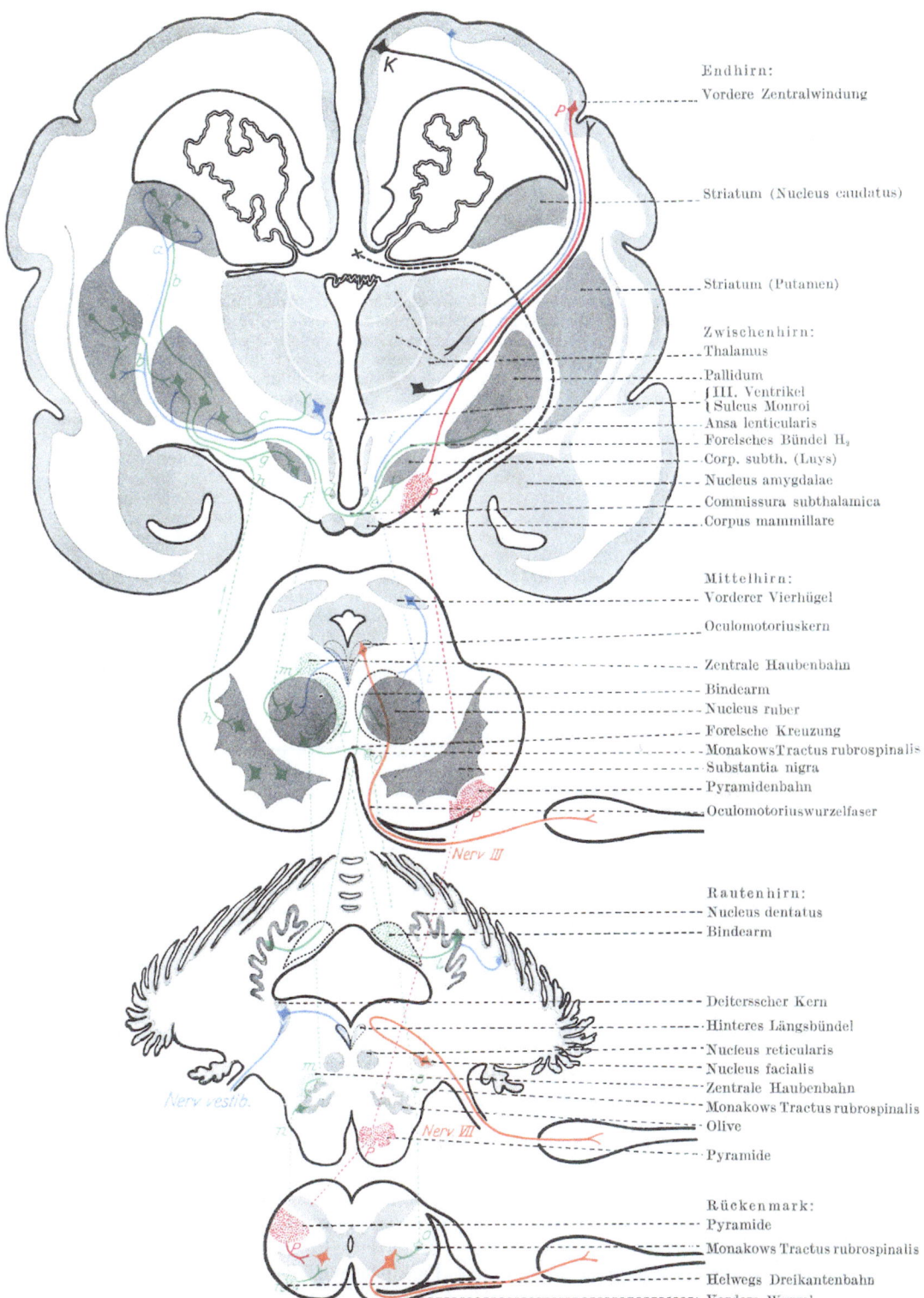

Abb. 31. Die Stammganglien und ihre wichtigsten Verbindungen. (Schema von SPATZ aus „Physiologie und Pathologie der Stammganglien" im Handbuch der normalen und pathologischen Physiologie; herausgeg. von BETHE, BERGMANN, EMBDEN und ELLINGER. Bd. 10.) Zinnoberrot: System der peripheren motorischen Neurone; carminrot: Pyramidenbahnsystem; grün: extrapyramidal-motorisches System; blau: Neuronengruppen, die dem extrapyramidal-motorischen System direkt oder indirekt Zuleitungen bringen; schwarz: Verbindungen zwischen Thalamus und Rinde. × — × Grenze zwischen End- und Zwischenhirn.

die ventrikelnahen Zentren des *Hypothalamus,* die *Substantia nigra,* der *Nucl. ruber* und die *Subst. reticularis* (die beiden letzteren von EDINGER als Nucl. tegmenti motorius zusammengefaßt). In enger Verbindung zu diesem System stehen der *Thalamus* der *Nucl. dentatus* des Kleinhirns und die untere Olive. Auf Grund des Studiums der Markscheidenreifung wissen wir, daß die diencephalen und mesencephalen Anteile der Stammganglien schon bei der Geburt funktionsfähig sind, und können daraus schließen, daß der Neugeborene in seinen motorischen Leistungen komplizierterer Art höchstwahrscheinlich weitgehend auf jene niederen Stammganglienanteile angewiesen ist.

Das *Striatum* enthält zwei verschiedene Arten von Nervenzellen: Kleine dichtstehende Zellen, deren Achsenzylinder im Striatum enden und mehr vereinzelt stehende große Nervenzellen. Wir stellen uns vor, daß die kleinen Nervenzellen ihre Impulse aus den vorderen medioventralen Abschnitten des Thalamus und aus dem Hypothalamus erhalten, sie auf die großen Zellen weitergeben, von denen sie zum Pallidum geleitet werden. Dieses erhält und sendet auch Fasern direkt vom und zum Thalamus (Abb. 31a und c). Die zum Pallidum hin und zum Nucl. ruber ziehenden Fasern (f) bilden ventral vom Pallidum die Ansa lenticularis (Linsenkernschlinge). Andere pallidofugale Fasern nehmen verschiedene Wege: Dorsal vom Corpus Luys zieht als FORELsches Bündel (H_2) ein Teil zum Hypothalamus der gleichen und Gegenseite (d und e); weitere Faserverbindungen (g) bestehen mit dem Corpus Luys und durch den Hirnschenkelfuß mit der roten Zone (Zona reticulata) der Substantia nigra (Abb. 31 h). Wichtige Funktionen haben wahrscheinlich Fasern, die als Tr. pallido-olivaris (nicht eingezeichnet!) zur unteren Olive ziehen. — Über die abführenden Bahnen aus der Subst. nigra wissen wir nichts Sicheres. — Der *Nucl. ruber* besteht aus einem phylogenetisch alten großzelligen Kern und dem nur ihm gelegenen jüngeren, beim Menschen viel umfangreicheren kleinzelligen Hauptkern. Aus dem großzelligen Anteil zieht beim Menschen nur als schmales Bündel, in der FORELschen Kreuzung sich zur Gegenseite wendend, der Tractus rubrospinalis (v. MONAKOW) peripherwärts (O) (vgl. Abb. 20). Er ist bis ins Lumbalmark im ventralen Teil des Seitenstranges zu verfolgen. Der kleinzellige Hauptkern erhält außer den genannten Fasern (f) aus dem Pallidum auch Impulse aus dem Thalamus und der Großhirnrinde (besonders dem Frontallappen), (i); vor allem aber endet in ihm der Bindearm, der Impulse aus dem Nucl. dentatus des Kleinhirns leitet (l). Auch aus dem hinteren Längsbündel, jenem wichtigen Koordinationssystem der Hirnnervenkerne, treten Fasern in den Nucl. ruber. Schließlich bestehen auch direkte Faserverbindungen von der Vierhügelplatte (Opticus- und Acusticuszentren) her. Als die rubrofugale Bahn aus dem Hauptkern ist mit großer Wahrscheinlichkeit die sog. zentrale Haubenbahn (m) zu betrachten, die als Tractus rubroolivaris zur unteren Olive und als Tr. rubroreticularis zur Subst. reticularis zieht. Neuere Untersuchungen (SPATZ u. Mitarbeiter) bestätigen immer mehr, daß die *zentrale Haubenbahn,* zu der auch die pallido-olivären und -retikulären Bahnen zu zählen sind *die zentrifugale Bahn des extrapyramidal-motorischen Systems* ist. Die zentrale Haubenbahn bildet in der ovalen Brückenhälfte ein großes einheitliches Feld. Ihre Trennung von dem Grau der Subst. reticularis, mit dem sie in innigster funktioneller Beziehung steht, ist unmöglich. Von der Olive bzw. der Subst. reticularis des Mittelhirns werden die extrapyramidalmotorischen Impulse über den Tr. olivospinalis (HELWEGsche Dreikantenbahn) und die Tr. reticulospinales an die homo- und kontralateralen Vorderhornzellen geleitet. Die retikulären Bahnen verlaufen wahrscheinlich vielfach unterbrochen in der retikulären Substanz dorsolateral und ventromedial von den Vordersäulen.

2. Pathophysiologie des extrapyramidal-motorischen[1] Systems.

Für das Verständnis der *Funktionen* des extrapyramidal-motorischen Systems sind *Störungen* durch Läsionen dieses Systems von größtem Wert.

a) Tonusstörungen (Hyper- und Hypotonie).

Unter den Tonusstörungen sind **Hypertonie** bzw. **Rigor** ein häufiges und charakteristisches Symptom e.p.m. Läsionen vor allem des *Pallidums* und der *Subst. nigra. Der e.p.m. Rigor und die pyramidal-motorische Spastizität sind zwei verschiedene Störungen der Motorik. Der Rigor mit e.p.m. Hypobzw. Hyperkinesen kennzeichnet das* **Parkinsonsyndrom.** Der in Ruhe wie Bewegung gleichermaßen vorhandene Rigor *betrifft die Agonisten wie die Antagonisten.* Schon in der Ruhe findet man einen *erhöhten plastischen*

---

[1] Weiterhin e.p.m. bezeichnet.

Muskeltonus, für dessen Zustandekommen ein *enthemmter reflektorischer cerebellarer Mechanismus* verantwortlich gemacht wird (FOERSTER). Eine passiv bewegte hypertonische Extremität gibt keinen je nach Art der Bewegung abgestuften federnden, sondern einen *zähen Widerstand*, eine *„wächserne Biegsamkeit"*, gleichgültig ob man beugt oder streckt und mit welcher Kraft dies geschieht. Wie zu erwarten ist *die aktive Beweglichkeit* hypertonischer Glieder *sehr erschwert*; sie bleibt oft im Vollzug stecken, wobei die Glieder in den gewonnenen Stellungen *verharren*. Begünstigt wird dies durch die Neigung der hypertonischen Muskeln auf die Annäherung ihrer Insertionspunkte mit einer *Adaptationsspannung* (O. FOERSTER) zu reagieren und in dieser Spannung zu verbleiben — *Fixationsrigidität* (STRÜMPELL). Die Folge dieser motorischen Störung, die alle Muskeln, auch die der Zunge, des Schlundes, der Augen usw. betreffen kann, die aber oft — zumal im Beginn des Leidens — nur eine Extremität, nur eine Seite usw. befällt, sind *Anomalien im Grad und in der Verteilung von Muskelkontraktionen schon in der Ruhe, die sich unter anderem in typischen Haltungsanomalien* (FOERSTER) *äußern*. Hierher gehören die anormalen Stellungen der Finger, Hände, Zehen und Füße; das schon in frühestem Beginn oft feststellbare krankhafte *Abweichen von der normalen Ruhelage*. Später gehen die Hände gern in Pfötchen- bzw. ulnare Deviationsstellung, die Füße in Krallen- eventuell kombiniert mit Equinovarusstellung. Das *Gesicht* wird *mimisch starr*; die affektive Motorik „friert ein". Die *Wirbelsäule* gerät in *kyphotische* Haltung.

Als weitere Folgen dieser Hypertonie sehen wir das, was STRÜMPELL als *Amyostase* bezeichnet hat, d. h. *die Störung der normalen Myostatik*, jener S. 446 erwähnten zentralnervösen Eigenschaft durch feinst abgestimmte Koordination der Innervation einer Unmenge von motorischen Einheiten den ungestörten und exakten Ablauf einer beliebigen willkürlichen oder reflektorischen motorischen Leistung zu gewährleisten. Ist diese Funktion gestört, so äußert sich dies z. B. am *Fehlen normaler Mitbewegungen* — etwa der Arme beim Gehen, des Rumpfes beim Aufstehen, der reflektorisch korrigierenden Verlagerung des Körperschwerpunkts. Solche Kranke vorwärts bzw. rückwärts gestoßen können sich nicht mehr „derfangen"; sie geraten in *Pro-* bzw. *Retropulsion*. — Die *Bewegungsarmut* und *-verlangsamung* — die *Hypokinese* — ist gleichfalls durch die Hypertonie mitbedingt; erschwert diese doch alle Bewegungen und bremst die einmal begonnenen durch die hindernde Hypertonie der Antagonisten wie das Fehlen der normalen automatischen unterstützenden Mitbewegungen. Der Gang wird kleinschrittig — *Brachybasie* — die Schrift kleinkritzlich — *Mikrographie* —, der Bissen bleibt im Munde liegen, die Sprache wird monoton usw. Schwere Fälle können einen *katalepsieartigen* Anblick bieten.

Auch im Verlauf und ihren Endstadien ist die e.p.m. Hypertonie von der pyramidalen Spastizität verschieden. Dies gilt bezüglich der lange Zeit überwiegenden Rigidität der mehr automatisch arbeitenden *proximalen* Muskelgruppen, wie auch bezüglich der *Kontrakturen*, die eine Versteifung nach den oben genannten Eigenarten der Fixationsrigidität darstellen.

Die **Hypotonie** als e.p.m. Symptom sehen wir meist bei *Striatumläsionen* und glauben, daß sie die Folge einer Enthemmung der den Tonus herabsetzenden Funktion des Pallidums ist. (In ausgesprochenerer Form ist sie ja ein Merkmal cerebellarer Läsionen; vgl. S. 493!) Sie ist ein Teilerscheinung der Chorea und Athetose.

b) Bewegungsstörungen (Hypo- und Hyperkinesen).

Die **Hypokinese** ist bei e.p.m. Störungen außer durch die Hypertonie auch durch eine *Störung der Bewegungsintention*, des *Antriebs zu Bewegungen* bedingt.

Die *Spontaneität* solcher Kranker kann bis auf Spuren erloschen sein; doch handelt es sich dabei *nicht* um eine primäre Affektstörung, eine Abulie!

Hyperkinesen, d. h. ungewollt auftretende motorische Äußerungen gibt es vielerlei — hier, wo wir von den e.p.m. Störungen sprechen, interessieren uns nur die *Muskelkloni*, der *Tremor*, die *Chorea* und *Athetose*.

Myokloni sind blitzartig ablaufende, regellose, ticartige Zuckungen einzelner Muskeln, die bei Schädigungen des Striatums, Nucl. dentatus, der unteren Olive und ihrer Faserverbindungen auftreten können. Wir begegnen ihnen z. B. bei der v. Economoschen Encephalitis und anderen e.p.m. Leiden.

Die häufigste e.p.m. Hyperkinese ist der **Tremor**, der sich beim *Parkinsonsyndrom* verschiedener Ätiologie (vgl. S. 581, 660 und 665) oft als Frühsymptom findet. Als gleichmäßiges Zittern (4—6mal je Sekunde) befällt er zuerst meist eine Hand, dann aber auch die übrige Muskulatur. Entgegen dem Intentionstremor der multiplen Sklerose ist dieser Tremor am stärksten in der Ruhe oder im Beginn motorischen Innervation (statisches oder loteo-motorisches Zittern). *Wie alle anderen e.p.m. Hyperkinesen verschwindet der Tremor im Schlaf und wird erheblich verschlimmert durch sensorische und psychische Erregungen verschiedenster Art.*

Als **Chorea** bezeichnet man das Auftreten — sei es in der Ruhe, sei es unmotiviert und störend im Vollzug von Bewegungen — von kurzen, ausfahrenden, interjektionsmäßigen, in ihrer muskulären Komposition sinnlosen Bewegungen, wie wir sie später noch näher kennen lernen werden. Halbseitige, der Chorea ähnliche aber gröbere und sehr wuchtige Hyperkinesen, wie sie nach Läsionen des *C. Luys* auftreten können, nennt man *Hemiballismus*. Die Willkürbewegungen sind bei der Chorea in mannigfacher Weise gestört, der *Muskeltonus* herabgesetzt.

Die **Athetose** ist durch *langsam* ablaufende tonische, wurmartige, zwangsmäßige, unkoordinierte Bewegungen gekennzeichnet, die bald — besonders bei der *posthemiplegischen Athetose* — vorwiegend einzelne Muskeln vor allem der Hände und Füße, bald — wie bei der *Athétose double* — Muskelgruppen, auch den ganzen Rumpf *(Torsionsspasmus)* befällt. Die Athetose der Hände mit ihren bizarren Spreiz-, Beuge- und überstreckenden Bewegungen der Finger zeigt besonders deutlich das wahllose Befallensein *agonistischer wie antagonistischer Muskeln* von einer *passageren Hypertonie* — einem „*Spasmus mobilis*", wie man nicht ganz zutreffend sagt. Die Athetose zeigt sich vor allem als zwangsmäßige Mitbewegung bei der willkürlichen Innervation, wobei die Muskulatur — besonders deutlich an der *fratzenhaften Mimik* — in einen tonischen, sich nur langsam lösenden Krampfzustand gerät. Zwangsmäßige analoge Innervationen der Sprechmuskulatur — Krächzen, Grunzen — erhöhen das Groteske dieser an keinen Affekt gebundenen Hyperkinesen. Die Athetose, die wir vor allem *bei Läsionen des Striatums* finden, ist vorzugsweise eine Reaktionsform des kranken *kindlichen* Gehirns.

Hypo- und Hyperkinesen können sich in verschiedener Weise mit Tonusstörungen verbinden. So sehen wir bei der *Chorea* die Kombination von Hyperkinese mit Hypotonie, bei dem *athetotischen Striatumsyndrom* Foersters hyperkinetische Phänomene zusammen mit vermindertem Ruhetonus, aber mit Neigung zu Fixationsspannung und tonischer Nachdauer der gesteigerten Reaktiv- und Ausdrucksbewegungen. Während das *hypokinetisch-rigide* Syndrom (*Pallidumsyndrom* Foersters) gekennzeichnet ist durch *Hypertonie* und *Hypokinese*, sehen wir im sog. Parkinson-*Syndrom* eine Kombination von *Hypertonie* und *Tremor*.

2. Läsionsfolgen einzelner Teile des extrapyramidal-motorischen Systems.

Die große Seltenheit ganz umschriebener Läsionen und dazu die Fähigkeit des Gehirns mit der Zeit zumal langsam entstandene lokale Läsionsfolgen zu kompensieren, bedingt, daß unsere Kenntnisse von den Funktionen der einzelnen Teile gerade des e.p.m. Systems noch recht lückenhaft sind. Hier wie bei vielen anderen Läsionen des ZNS muß man sich immer wieder sagen, daß die sichtbaren Symptome zwar der Funktion des geschädigten Gesamthirns entsprechen, aber keine sicheren Schlüsse auf die Funktion des ausgefallenen Hirnteils zulassen.

Striatumherde. Die Nähe der inneren Kapsel führt bei gröberen Läsionen oft zur Kombination mit pyramidalen Symptomen, welche ihrerseits bereits bestehende Hyperkinesen zum Verschwinden bringen können. Andererseits kann die gleichzeitige Läsion des Striatums und der Caps. int. (Striatumapoplexie) den Charakter der prädilektiven pyramidalen Kontrakturen verändern. Ob *einseitige* Striatumläsionen hyper- oder hypokinetische Symptome machen können, ist nicht sicher. *Doppelseitige* Defekte haben vorwiegend hyperkinetische, bisweilen auch sehr komplizierte psychomotorische Störungen zufolge. Dabei betreffen Affektionen des oralen Striatums mehr Gesicht, Sprache und Arme; solche der caudalen Teile mehr den Rumpf und die Beine. *Reizsymptome* des Striatums kennen wir nicht, und dies entspricht auch der Tatsache, daß experimentelle Reizungen des Striatums erfolglos sind. Es scheint, als ob das Striatum für das extrapyramidal-motorische System eine ähnliche Funktion ausübt, wie das Stirnhirn für das willkürlich-motorische System.

Pallidumherde. Isolierte Herde sind selten, doch kommen sie mit großer Gesetzmäßigkeit doppelseitig bei der Kohlenoxydvergiftung vor. Es entwickelt sich mit Vorliebe ein *hypokinetisch-rigides* Syndrom.

Corpus Luys-Herde. Gute Beobachtungen sprechen dafür, daß nach halbseitiger Läsion ein kontralateraler *Hemiballismus* auftreten kann.

Substantia nigra-Herde. Sie spielen eine ursächliche Rolle für das PARKINSON-Syndrom (vgl. S. 580 und 584). Einseitige Herde scheinen kontralateralen *Rigor* und Schüttellähmung verursachen zu können.

Nucl. ruber-Herde. Läsion des Nucl.ruber kann zu dem sog. BENEDIKTschen Syndrom (vgl. Abb. 34h) führen, bei welchem offenbar vor allem der kontralaterale *Tremor* auf die Ruberverletzung zu beziehen ist. Durch Mitschädigung benachbarter Strukturen können auch andere Hyperkinesen auftreten; so z.B. durch eine Läsion der Bindearme eine *Chorea* bzw. *Hemichorea*.

Thalamusherde. Von dem typischen Thalamussyndrom war bereits S. 458 die Rede. Motorische Symptome als indirekte Läsionsfolgen seitens der Stammganglien, besonders des Striatums, treten dabei zurück. *Choreatische* Bewegungen und vielleicht auch *Hypermimik* (Zwangslachen und -weinen) könnten die Folge der Thalamusläsion selbst sein. *Vegetative* Störungen dürften wohl auf einer Mitschädigung des Hypothalamus und des zentralen Höhlengraues beruhen. GUIZLAIN und seine Mitarbeiter haben ein sog. *hypothalamisches Syndrom* beschrieben. Dies besteht in einer leichten Hemiparese (oft ohne deutliche Pyr.B.-Symptome), athetoiden Bewegungen, einer Hemianästhesie besonders mit Störungen der Tiefensensibilität und der Stereognose, jedoch ohne Spontanschmerz; Störungen der Synergie und des Tonus vom cerebellaren Typ (aber ohne nennenswerte Gleichgewichtsstörungen) und schließlich immer mehr oder minder kompletter Hemianopsie.

Wir sehen also, daß ein und die gleichen Symptome bei sehr verschiedenem Sitz der Erkrankung vorkommen können. *Rigor* kann auftreten nach Läsion des Striatums oder des Pallidums oder der Substantia nigra. *Choreatische*

Hyperkinesen können erscheinen nach Läsionen fast jeden Gebietes des extrapyramidal-motorischen Systems. Daraus allein schon ist zu folgern, daß von einer strengen Lokalisation bestimmter Symptome keine Rede sein kann. Auf der Basis großen Materials kann man höchstens soviel sagen, daß *Striatum*läsion zur Schädigung komplizierterer Funktionen führt als die Läsion caudal davon gelegener Zentren. — Der *zeitliche Verlauf* ist für das Auftreten extrapyramidal-motorischer Symptome und ihre Beurteilung sehr wichtig. Wirkliche *Reizerscheinungen* bestehen sicherlich immer nur *kurze Zeit*. Später führt die Läsion zu Symptomen einer *Lähmung* oder — wie es die Hyperkinesen zeigen — zu *Enthemmungserscheinungen*. Anfängliche Hyperkinesen können im Lauf der Zeit in einer zunehmenden Rigidität untergehen.

XI. Das vegetative oder autonome Nervensystem.
1. Anatomie.

Die Bezeichnung *autonomes* NS geht davon aus, daß seine Innervationsmechanismen weitgehend unabhängig von den somatischen sind; doch ist diese Unabhängigkeit natürlich sehr relativ. Es ist lediglich eine allerdings charakteristische anatomische Besonderheit des vegetativen NS, daß sich zwischen Zentral- und Erfolgsorgan stets *ganglionäre Zwischenstationen* eingefügt finden. Herkömmlicherweise unterscheidet man am vegetativen NS einen *sympathischen* und *parasympathischen* Anteil (LANGLEY); vgl. Abb. 32.

Zum *parasympathischen* System rechnen wir jene Fasern, die aus dem *Mes-* und *Rhombencephalon* entspringen, mit dem III., VII., IX. und X. Hirnnerven verlaufen und den sog. *Kopfteil* des autonomen Systems bilden, sowie Fasern, die das R in Höhe von S_2 bis S_4 verlassen und seinen *sacralen* Anteil darstellen. — Die parasympathischen Fasern, die mit dem Oculomotorius ziehen, entspringen aus dem EDINGER-WESTPHALschen Kern, werden im Ggl. ciliare unterbrochen und innervieren den M. sphincter pupillae und den M. ciliaris. — Die mit dem Facialis austretenden Fasern entspringen aus Zellen der Substantia reticularis — Nucl. salivatorius sup. —, verlaufen im N. intermedius, werden im Ggl. sphenopalatium und submaxillare unterbrochen und innervieren die Gl. submaxillaris und sublingualis. — Die im Glossopharyngeus verlaufenden Fasern stammen aus dem Nucl. salivatorius inf., werden im Ggl. oticum unterbrochen und innervieren die Gl. parotis. — Die autonomen Fasern des Vagus entspringen aus dem dorsalen Vaguskern (vgl. Abb. 14) und ziehen als cervicaler und thorakaler Vagus zu den Brusteingeweiden und innervieren nach ihrem Durchtritt durchs Zwerchfell die Eingeweide der Bauchhöhle. Auf ihrem Wege gehen sie zahllose Anastomosen mit dem sympathischen Anteil des autonomen Systems ein. Sie werden unterbrochen in Ganglien, die entweder in den Eingeweiden selbst oder dicht vor ihnen liegen. — Die parasympathischen Fasern des sacralen Anteils entspringen aus Zellen in der Übergangszone zwischen Vorder- und Hinterhorn caudal von S_2, verlassen das R mit den vorderen Wurzeln und bilden die Nn. pelvici, die im Ggl. pelvicum unterbrochen werden und die Blase, den Mastdarm und die Schwellkörper von Penis und Klitoris innervieren. — Nach den Forschungen KEN KURÉs besteht kaum mehr ein Zweifel, daß überdies parasympathische Fasern aus den ventralen Gebieten der Hinterhörner des Rs entspringen, welche als *efferente* Fasern das R mit den *Hinterwurzeln* verlassen, um teils mit den peripheren Nerven zur Haut, Muskulatur, Gefäßen, Knochen usw. zu ziehen, teils mit den sympathischen Eingeweidenerven — vor allem dem N. splanchnicus — die Organe der Brust- und Bauchhöhle zu innervieren. Die spinalen parasympathischen Impulse sind dabei analog jenen im Vagus den sympathischen antagonistisch (fehlen in Abb. 32).

Der *sympathische* Systemanteil (vgl. Abb. 3) wird gebildet aus Fasern, welche aus Zellen des Seitenhorns des R in C_8 bis L_3 entspringen, mit den vorderen Wurzeln das R verlassen, als R. commun. albi sich entweder an den Ganglienzellen des sympathischen *Grenzstranges* aufsplittern oder ihn durchziehen, um an den prävertebralen Ganglien zu endigen (Splanchnicus maj. et min.). Die aus den Ganglien des Grenzstranges entspringenden Fasern schließen sich entweder als R. commun. grisei den Spinalnerven an und ziehen zu den Gefäßen und zu den Organen der Haut (vasomotorische, pilomotorische und sekretorische Fasern); oder sie verlaufen direkt zu den Eingeweiden. — Die großen prävertebralen Ganglien sind: das Ggl. coeliacum und die Ggl. mesent. sup. et inf. Aus ihnen entspringen sympathische Fasern für die Baucheingeweide. — Im allgemeinen gilt, daß alle präganglionären Fasern markhaltig, alle postganglionären marklos sind; doch gibt es hiervon zahllose Ausnahmen.

Den Ursprungszellen sympathischer und parasympathischer Fasern im R gehen Impulse von *höher gelegenen Zentren* zu. In der Med. oblongata haben wir das *Atem-* und *Vasomotorenzentrum* zu suchen. Letzteres wird wahrscheinlich aus einer der Formatio reticularis

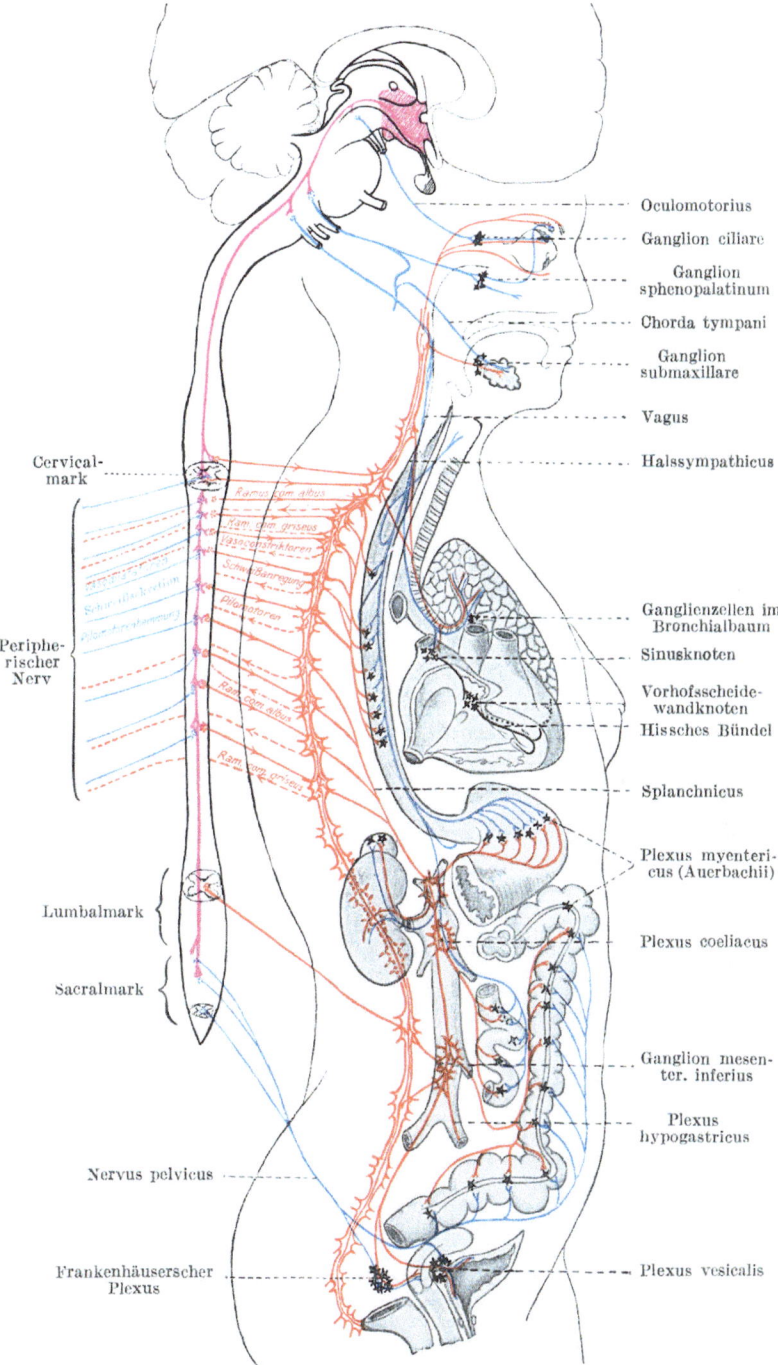

Abb. 32. Übersichtsbild der vegetativen Innervation. (Nach L. R. Müller.)
Rot: Sympathisches System. Blau: Parasympathisches System. Lila: Zentrale vegetative Leitungsbahn vom Zwischenhirn aus.
(Aus A. v. Domarus: Grundriß der inneren Medizin, 7. Aufl. Berlin: Julius Springer 1933.)

zugehörenden Gruppe von sympathischen Zellen gebildet, von welcher Fasern zu den Ursprungszellen der Nn. splanchnici ziehen und vor allem die für den allgemeinen Blutdruck höchst wichtigen Eingeweidegefäße innervieren. Impulse strömen diesem Zentrum zu durch den aus der Aortenwand kommenden N. depressor vagi, von den vor allem aber auch für die Blutdruckregulation so wichtigen Carotissinusnerven. Es steht in gewisser Abhängigkeit von dem ihm benachbarten *Atemzentrum*. Dieses wird teils humoral — O_2 und CO_2 — gesteuert, teils durch im Vagus verlaufende Impulse beeinflußt. Effektorisch wirkt es auf die somatische, vom Phrenicus und den Intercostalnerven innervierte Muskulatur des Zwerchfells, bzw. des Brustkorbs.

Das *eigentliche vegetative Zentrum* liegt im Höhlengrau des III. Ventrikels, im *Hypothalamus* und speziell im *Tuber cinereum*, wo sich bekanntlich auch ein Zentrum für die Erweiterung der Pupille und Lidspalte findet (KARPLUS und KREIDL). Von den diencephalen Zentrum ziehen Bahnen hinab nach der Medulla oblongata, wo sie offenbar in „sekundären Zentren" auf neue sympathische bzw. parasympathische Neurone umgeschaltet werden.

2. Physiologie und Pathophysiologie des autonomen Nervensystems.

Das vegetative Nervensystem ist eine funktionelle Einheit, aus der man experimentell gewisse Reflexe herauslösen kann. Ein echter visceraler Reflex geht wahrscheinlich immer über das R; denn die *zentripetalen* Impulse verlaufen in markhaltigen Fasern, welche *ununterbrochen* bis in die Spinalganglien ziehen und erst im R mit zentrifugalen visceralen Fasern in Kontakt treten. Ob den Ganglienzellen in den Erfolgsorganen selbst, in erster Linie dem AUERBACHschen Plexus in der Darmwand, auch „*Enteric System*" genannt, die Bedeutung von Reflexzentren zukommt, ist nicht bewiesen. Reflektorisches Reizansprechen von Endorganen, die vom R abgetrennt sind, hat man mit Hilfe des „*Axonreflexes*" erklärt. *Vegetativ-spinale Reflexe* haben eine höchst mannigfaltige Wirkung. Starke zentripetale Erregungen — zumal wenn sie etwa aus erkrankten Eingeweiden herrühren — wirken nicht nur im Sinn eines Eigenreflexes auf das Organ, aus dem der Reiz stammt, zurück, sondern iradiieren auf die spinalen Zentren benachbarter Eingeweide — viscero-visceraler Reflex —, auf die in entsprechender Segmenthöhe liegenden spinalen vasomotorischen, pilomotorischen und sekretorischen Zentren, auf die motorischen Vorderhörner (so daß typische Muskelspannungen in den betroffenen Segmenten auftreten) und erregen schließlich auch die somatische Sensibilität in ausgesprochen segmentaler Anordnung.

Die *segmentalen Hyperästhesien bei visceralen Reizzuständen* nennt man HEADsche Zonen. Ihr Vorhandensein bei visceralen Erkrankungen ist häufig, die Beziehung ihrer segmentären Höhe und Ausdehnung zu bestimmten inneren Organen jedoch bisweilen schwierig zu deuten.

Nützlich ist ihre Feststellung dort, wo die Erkrankung solcher benachbarter Organe differentialdiagnostisch erwogen wird, deren resp. HEADsche Zonen erfahrungsgemäß deutlich getrennt liegen. Dies gilt für Magen bzw. Darm mit ihren Zonen in D_7 bis D_9 bzw. D_9 bis D_{12} und Leber, Gallenblase bzw. Niere mit D_2 bis D_{10} bzw. D_{10} bis L_2.

Die *Empfindung* aus inneren Organen und der *Eingeweideschmerz* wird für die Baucheingeweide via Splanchnici, für die Blase via Nn. pelvici, für die Aorta via sympathische Fasern (welche das Ggl. stellatum passieren) evtl. auch durch den Vagus, für die Extremitätenarterien via afferente sympathische mit den Spinalnerven verlaufende Fasern vermittelt. Die Leitung afferenter autonomer Impulse im R geschieht offenbar gekreuzt und ungekreuzt im Tr. spinothalamicus; daneben aber auch durch kurze, dem Grau nahe Bahnen, was besonders für die Leitung eines eigentümlichen unlustbetonten Schmerzes gilt. (Der Vagus hat keine große Bedeutung als zentripetalleitender Nerv für viscerale Empfindungen, hingegen stellt er den afferenten Schenkel des dem *Brechakt* dienenden Reflexes dar.) Der Verlauf der zentripetalen Fasern im Hirn ist noch unbekannt.

Soweit unser derzeitiges Wissen Schlußfolgerungen auf die *Funktion* des *autonomen NS* zuläßt, ist anzunehmen, daß das ganze System von jenem *Zentrum im Hypothalamus* beherrscht wird, dessen spezielle Aufgabe darin bestehen dürfte, die ihm zufließenden mannigfachen Impulse so zu koordinieren, daß das „innere Gleichgewicht" des Organismus vor gefährlichen Störungen bewahrt bleibt. Erregungen fließen diesem Zentralapparat aber nicht nur zu auf visceralen Bahnen, sondern auch auf somatischen und vor allem auch von der Hirnrinde, als der Stätte bewußter Empfindungen und Vorstellungen. Das diencephale Zentrum ordnet die Anpassung des Gesamtstoffwechsels an die veränderte Situation der Blutverteilung, Verbrennungsvorgänge und inneren Sekretion, nach Nahrungsaufnahme, bei der Einwirkung tiefer oder hoher Temperaturen, unter dem Einfluß von Freude, Schreck und allen möglichen psychischen Zuständen und nicht zu vergessen in dem phasischen Ablauf von Wachsein und Schlaf. Außer nervösen Impulsen folgen die vegetativen Zentren, wie dies besonders leicht und deutlich je am Atemzentrum nachweisbar ist — auch humoralen Einflüssen. — Gegenüber der im wesentlichen integrativen Funktion des diencephalen Zentrums dienen die untergeordneten vegetativen *spinalen Zentren* vorwiegend segmentären Reflexen. Wie im somatischen System führt auch im vegetativen eine Loslösung dieser Zentren vom übergeordneten ZNS zu Isolierungserscheinungen, die sich in erhöhter Erregbarkeit und Mangel an Stabilität, z. B. der Gefäßinnervation, verraten können (vgl. L. R. MÜLLERs „Lebensnerven").

3. Die vegetative Innervation einzelner Organe sowie die Innervation von Blase und Mastdarm und ihre Störungen.

Die meisten inneren Organe sind sowohl vom sympathischen wie parasympathischen Anteil des vegetativen Systems versorgt. Diese Innervation ist in der Regel *antagonistisch*, doch nicht in dem Sinn, daß etwa dem einen stets die erregende, dem anderen die hemmende Wirkung zukäme; vielmehr wechselt dies in organspezifischer Weise. Die Anwendbarkeit

Organ	Sympathicus	Parasympathicus	Sympathicus-lähmung	Parasympathicus-lähmung
Auge	Dilatator pupillae, MÜLLERscher Muskel	Sphincter pup., M. ciliaris (Oculomotorius)	HORNERsches Syndrom: Miosis, Ptosis, Enophthalmus	Absolute Pupillenstarre und Lähmung der Akkommodation (Ophthalmopl. int.).
Tränendrüse	—	N. petros. superfic. (facialis).	—	Versiegen der Tränensekretion.
Herz	Fördert Sinusfrequenz und Reizleitung; dilatiert Coronargefäße	Hemmt Sinusfrequenz und Reizleitung, verkleinert und verkürzt Systole, kontrah. Coronargefäße.		Tachykardie, gesteigerte Coronardurchblutung. (Vgl. die neueren Forschungen über die Bedeutung der aus dem *Carotissinus* stammenden, z. T. vagischen Impulse für Blutdruck, Herz- und Atemtätigkeit!)
Gefäße	Kontraktion der Haut-Schleimhautgefäße und Arterien (außer Coronargefäße)	Dilatation der Gefäße	Erweiterung der Gefäße [1] Temperaturerhöhung	
Bronchien	Dilatation	Konstriktion, Sekretion.	—	Dilatation
Oesophagus	Kein merklicher Einfluß.	Befördert Peristaltik.	Keine	Verzögerung der Peristaltik.
Magen	Hemmt Kontraktion und Sekretion. Kontrahiert Pylorus	Befördert Sekretion und Konstriktion	Erhöht Magentonus u. Peristaltik; verhindert hemmende Reflexwirkung	Fortfall der reflektorischen Sekretion und Dilatation des Magens mit Kardiospasmus.
Dünndarm	Hemmt Kontraktion und Sekretion	Befördert Sekretion und Konstriktion	Erhöht Darmtonus u. Peristaltik; verhindert hemmende Reflexwirkung	Automatie des AUERBACHschen Plexus.
Dickdarm	Hemmt Kontraktion und Sekretion Kontrahiert Ileocoecalklappe	Fördert Kontraktion	?	Obstipation

[1] Die mit den okulopupillären Fasern zum Ggl. cervicale sup. ziehenden vasomotorischen und sekretorischen Fasern für das Gesicht entspringen aus D_1 bis $_6$. Die entsprechenden Fasern für Hals und Brust aus: D_5 bis $_8$ für den Arm aus: D_4 bis $_9$ (beide über das *Ggl. stellatum*). Die vasomotorischen und sekretorischen Fasern für den Rumpf und die Beine entspringen aus R-Segmenten, die den jeweiligen Dermatomen entsprechen.

Organ	Sympathicus	Parasympathicus	Sympathicus-lähmung	Parasympathicus-lähmung
Harnblase	(Pl. hypogastr.) schwache Sphincterkontraktion	(N. pelvicus) Kontrahiert Detrusor, erschlafft Sphincter	Sphincterschwäche	Detrusorschwäche (Harnverhaltung)
Mastdarm	Desgl.	Kontrahiert Levator ani und Sphincter	—	Stuhlverhaltung
Penis (und Klitoris)	Vasokonstriktion der Corp. cavernosa. Emissio seminis	Erektion über Nn. erigentes	Störung der Samenentleerung	Störung der Erektion
Uterus	Kontraktion (Pl. hypogastr.)	Kontraktionsvermindernd	Kontraktionsschwäche	
Speicheldrüse	Fördert Sekretion zähen dickflüssigen Speichels	Fördert Sekretion dünnflüssigen Speichels	—	Vorübergehende, paralytische Speichelsekretion
Gallenblase	Dilatation	Kontraktion	?	?
Leber	Hemmt Gallensekretion, fördert Glykogenabbau	Fördert Gallensekretion und Glykogenanbau (?)	Verhinderung der experimentellen nervösen Glykosurie	?
Pankreas	Fördert die äußere Sekretion	Fördert innere und äußere Sekretion	?	?
Niere	Hemmt Harnabsonderung	Befördert Sekretion von Wasser und festen Substanzen	Vermehrte Diurese	Inkonstant
Piloarrektoren	Fördert Innervation	Hemmt Pilomotoren	—	—
Schweißdrüsen	Fördert Sekretion?	Fördert Sekretion	Störung der Schweißsekretion	
Schilddrüse	Befördert Sekretion	?	?	?
Nebenniere	Befördert Adrenalinausschwemmung	Fördert die Durchblutung	Verminderung des Adrenalins im Blut	?

des SHERRINGTONschen Gesetzes der reziproken Innervation auf das sympathisch-parasympathische System ist nur für gewisse Spezialfälle erwiesen. Von großer Bedeutung, unter anderem auch für die Beurteilung pharmakologischer Einwirkung, ist der *jeweilige Zustand des Erfolgsorgans*. Wir wissen z. B., daß die Anhäufung von Calcium bzw. Kalium im Erfolgsorgan einen sympathischen bzw. parasympathischen Effekt bei Reizung sowohl eines sympathischen wie eines parasympathischen Nerven herbeiführen kann. Überhaupt hat die allgemein gebräuchliche Gegenüberstellung der beiden vegetativen „Systeme" — zumal in Form einer generellen Sympathico- bzw. Vagotonie — auf Grund neuerer Erfahrungen an Bedeutung verloren.

In der tabellarischen Übersicht ist unter Anlehnung an SPIEGEL die sympathische und parasympathische Innervation der einzelnen Organe und der Effekt der Reizung bzw. Lähmung wiedergegeben. Die Wirkung der Reizung ist aus der Funktion des jeweiligen Erfolgsorgans ohne weiteres abzuleiten.

Das HORNERsche oder CLAUDE BERNARDsche *Syndrom* (vgl. Tabelle) kann verursacht werden durch Läsionen im Bereich des *Halssympathicus*, des *Centrum ciliospinale* (im untersten Cervical- und obersten Dorsalmark), durch Läsionen der aus C_8 und D_1 entspringenden sympathischen R. commun. und durch

Affektionen des oberen Cervicalmarks, welche die efferenten sympathischen Bahnen schädigen. — Dem HORNERschen Syndrom entgegengesetzte seltenere Symptome, Mydriasis und Exophthalmus, kommen durch *Sympathicusreizung* zustande. Mit den okulopupillären Symptomen kombiniert finden sich *vasomotorische* und *sekretorische* Störungen im Gesicht. Kurz nach der Sympathicusläsion sieht man Rötung und Hitze der befallenen Gesichtsseite, später meist Cyanose und Kälte. *Hyperhidrosis* sieht man öfter als *Anhidrosis*.

Das spinale Zentrum für die *Erektion* liegt im Sacralmark. Konusläsionen verhindern die Erektion, ermöglichen aber eine Emissio seminis ohne Ejakulation. Unter *Priapismus* versteht man eine schmerzhafte Dauererektion; sie findet sich gelegentlich bei hochsitzenden R-Läsionen, vor allem bei inkompletter Querschnittsläsion. Differentialdiagnostisch sind lokale Veränderungen im Bereich der Schwellkörper, auch Erkrankungen, wie die Leukämie und Gicht auszuschließen. — Die *unwillkürliche Wehentätigkeit* ist — allerdings schmerzlos — auch bei Zerstörung des Sacralmarks erhalten.

Die Innervation von Blase und Mastdarm wird *automatisch* über den sympathischen Pl. hypogastricus und die parasympathischen Nn. pelvici (bzw. den Pl. haemorrhoidales) geleistet, wobei ein *sympathisches Zentrum im oberen Lumbalmark* und ein *parasympathisches im unteren Sacralmark* angenommen werden. Die Zerstörung dieser Zentren ermöglicht nur eine unvollkommene automatische Regulation durch die Tätigkeit ganglionärer Apparate außerhalb des R und in der Blasenwand. Der glatte Sphincter int. ani kann gelegentlich dabei einen leidlich guten Tonus zeigen. Eine *totale Inkontinenz* der völlig gelähmten Blase tritt nur ein, wenn eine Blasenwanderkrankung die Zerstörung der spinalen Zentren begleitet.

Die willkürliche Beherrschung der Blasen-Mastdarmtätigkeit ist gebunden an das Funktionieren der normalen Sensibilität und aktiven Motilität dieser Organe. *Sensible Reize*, die den Füllungszustand der beiden Organe melden, werden über die genannten vegetativen Nerven zum R geleitet, wo sie wahrscheinlich im ovalen Hinterstrangfeld und der LISSAUERschen Randzone zum Großhirn übermittelt werden. *Willkürlich motorische Impulse* verlaufen wohl aus der Gegend des Lobulus paracentralis mit der Pyr.Bahn zu den sacralen Kernen der *Nn. pudendi*. Die *Harnröhre* wird willkürlich verschlossen durch den Sphincter ext.; die Mm. compressor urethrae, bulbo- und ischiocavernosus, die ja auch bei der Entleerung des in der Harnröhre enthaltenen Urins mitwirken müssen; der *Anus* durch den Sphincter ext. Am Darmverschluß wie auch an der Entleerung nimmt die Muskulatur des Beckenbodens (akzessorisch auch die Bauchmuskulatur und das Diaphragma) Anteil.

Störungen der Blasen-Mastdarmtätigkeit ergeben sich, wenn die *Sensibilität* oder die *Motilität* dieser Organe geschädigt ist, wobei die resultierenden Funktionsstörungen einander sich sehr ähneln. Die Empfindung der vollen Blase bzw. Rectums sowie ihrer Entleerung, bzw. des eingeführten Katheters in die Harnröhre oder des Fingers in den Darm geben Aufschluß über die Sensibilität. — Störungen der *Motorik* der Blase verraten sich im Versagen willkürlich den Harn zurückzuhalten *(Sphincterschwäche)*, wobei der Kranke unter Umständen sofort dem Harndrang nachgeben muß *(imperative Inkontinenz)*. Die Inkontinenz mit oder ohne Sensibilitätsstörung ist meist durch die Läsion der spinalen Zentren verursacht. Die *Detrusorlähmung* — bei sacralen Läsionen — zeigt sich in der Entleerungsstörung der vollen Blase *(Retentio urinae)*, dementsprechend am Rectum der Stuhlverhaltung. Die dabei an der Blase sich einstellende *automatische Incontinentia intermittens* ist charakterisiert durch zu häufige und vor allem ungenügende Entleerungen mit Bildung von *Restharn* und großer Infektionsgefahr. Oft ist die Entleerung überhaupt nur ein Überlaufen der vollen Blase — *Ischuria paradoxa*. — Für die Klarstellung von *Mastdarmlähmungen* ist das Verhalten des *Analreflexes* und der *willkürlichen Sphincterkontraktion* sehr wichtig.

XII. Syndrome.
1. Das Syndrom der R - Querschnittsläsion.

Dieses Syndrom ist die Folge der Lostrennung des caudal zur Läsion gelegenen R-Teils von dem ganzen übrigen ZNS, wie sie in typischer Weise durch Verletzungen, aber auch durch Blutungen *(Hämatomyelie)* und entzündlich-toxische Prozesse *(Myelitis)*, im Dorsalmark herbeigeführt werden kann. Der „totale Querschnitt" führt *zu kompletter Aufhebung der Sensibilität und* einer *schlaffen Lähmung*, wobei im allgemeinen die obere Grenze der Anästhesie und der Beginn der Paralyse dem lädierten R-Segment entspricht. Querschnittsläsionen führen auch zur Lähmung von *Blase, Mastdarm, Geschlechtsfunktion* und schweren Störungen vegetativer Funktionen, der *Schweißsekretion* und *Gefäßinnervation*. Die sensible und motorische Lähmung der *Harnblase* zeigt sich zunächst meist in einer *Retentio urinae*, d. h. der Tonus des Sphincters wird auch bei gefüllter Blase nicht vom Detrusortonus überwunden. Die überdehnte Blase läßt schließlich den Harn in kleinen Portionen abträufeln; sie kann aber auch rupturieren. Wird die Blase in diesem Zustand nicht sachgemäß entleert, dann entstehen Wandüberdehnung und Infektionen, welche den späteren Ausgleich der Lähmung vereiteln können. Unter günstigen Bedingungen kommt ein gewisser *Automatismus* der Blase zustande. Querläsionen in einem höheren Niveau gestatten meist eine größere Kapazität der gelähmten Blase als tiefsitzende. Nicht nur der in der gedehnten Blasenwand entstehende Reiz, sondern auch andere afferente Reize, besonders solche in der Perinealgegend, aber auch jene, welche zu globalen Reflexen der gelähmten Glieder führen, verursachen häufig eine reflektorische Blasenentleerung. Die willkürliche Beeinflussung der Miktion wie auch das Gefühl für den Füllungsgrad der Blase bleiben natürlich aufgehoben. — Den gleichen Restitutionsmodus der Funktion finden wir auch am *Mastdarm*, dessen Lähmung zunächst das Bild der *Retentio alvi* bietet, die später von einem Automatismus abgelöst wird. — Unterhalb eines „Querschnitts" findet sich in der ersten Zeit eine *Lähmung der Vasoconstrictoren* — kenntlich an der Cyanose und Kühle der gelähmten Gliedmaßen, welche später von einer automatischen Vasoregulation abgelöst wird. Erektionen und Ejakulationen erfolgen ohne Orgasmus. Bisweilen sieht man Priapismus. *Trophische Störungen*, vor allem die gefürchteten *Decubitalgeschwüre* sind die Folge der Anästhesie und inadäquaten Vasomotilität. Sehr typisch ist die *Hyperhidrosis* im Lähmungsbereich auf geringste Reize. — Das *Bastian*sche Gesetz, wonach die schlaffe Lähmung unverändert bestehen bleibe, gilt nicht für unkomplizierte Unterbrechungen des Dorsalmarks. Nach einigen Wochen stellt sich hier mehr oder minder vollständig die *Beugesynergie* mit positivem *Babinski* ein. Verschiedenartige Reize führen oft zu sehr lästigen Pseudospontanbewegungen. Die Sehnenreflexe kommen erst später wieder. Der Tonus der Muskulatur bleibt meist schlaff. — Im Lauf von Monaten erlischt die spinale Eigenreflextätigkeit wieder, und die Kranken sterben an sekundären Infektionen. — Hohe Halsmarkdurchtrennungen sind infolge Lähmung der Temperaturregulation und Atmung nicht mit dem Leben vereinbar.

Die meisten R-Querschnittsläsionen — zumal die häufigen traumatischen — imponieren nur im Beginn infolge eines *R-Shocks* oder begleitender zirkulatorischer oder funktioneller Störungen als total. Die Veränderung der schlaffen Lähmung in eine spastische mit Rückkehr und dann Steigerung der Sehnenreflexe und Auftreten der für Pyr.-Bahn-Läsionen typischen pathologischen Reflexe (vgl. S. 525) kennzeichnet den „partiellen Querschnitt". An Stelle der Anästhesie treten oft sehr unangenehme Hyperästhesien teils radikulären Typs am Ort der Läsion, vorwiegend aber *zentral-spinale Schmerzen*. Die willkürliche Motilität, auch die Sensibilität kehren allmählich, wenn auch unvollkommen zurück. Als Residuen sehen wir schließlich die auf S. 464 und 466 beschriebenen Kontrakturen und motorischen wie sensiblen Störungen. — Je höher eine R.-Läsion und je inkompletter sie ist, um so rascher und vollkommener pflegen Blase und Mastdarm wieder zu funktionieren. Aus anatomischen Gründen (S. 455) bleibt die Sensibilität der Perinealgegend auch bei schweren Sensibilitätsstörungen oft ausgespart.

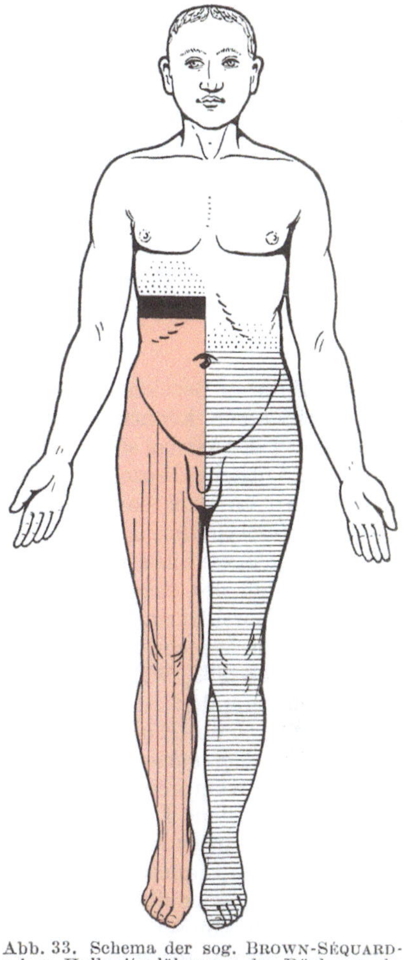

2. Das Syndrom der Halbseitenläsion (BROWN-SÉQUARD).

Es liegt in der Natur dieser Läsionen, welche das R nur halbseitig unterbrechen, daß sie in klassischer Reinheit ziemlich selten vorkommen. Aber auch weniger typische Formen lassen in der Regel immer noch die charakteristischen Merkmale dieses Syndroms erkennen. Diese setzen sich zusammen aus Symptomen, die verursacht sind durch die einseitige Unterbrechung:

1. Der absteigenden Pyr.B. und anderer zentrifugaler Bahnen; 2. der aufsteigenden sensiblen Bahnen und 3. der im Läsionsniveau ein- und austretenden Fasern und der Zerstörung der grauen Substanz.

Ad 1. Die Unterbrechung der *Pyr.B.* führt zu *gleichseitiger spastischer Lähmung* unterhalb der Läsionsstelle (unter Umständen nach vorübergehender schlaffer Lähmung infolge Shockwirkung). Die Läsion vegetativer Bahnen äußert sich — wie beim Querschnitt — in *gleichseitigen* — entsprechenden Störungen.

Abb. 33. Schema der sog. BROWN-SÉQUARDschen Halbseitenlähmung des Rückenmarks (rechtsseitige Brustmarkverletzung). (Nach E. MÜLLER: Aus Handbuch der inneren Medizin, Bd. V/1.)
Motorische und vasomotorische Lähmung. Oberflächenempfindungsstörung (Analgesie und Thermanästhesie). Tiefenempfindungsstörung (Verlust der Lage- und Bewegungsempfindungen). Radikuläre oder segmentale Anästhesie für alle Empfindungsqualitäten am Rumpf. Hyperästhetische Zonen am Rumpf.

Ad 2. Die Zerstörung der *Hinter*- und *Kleinhirnseitenstränge* führt zu *gleichseitiger* schwerer Störung der *Lageempfindung* der gelähmten Glieder bzw. zu *Ataxie* und gelegentlich Hypotonie in den noch oder wieder beweglichen Extremitäten; ferner zu Störungen auch der *Oberflächensensibilität* und zu einer meist flüchtigen *Hyperästhesie* besonders für schmerzhafte Reize (vgl. S. 455).

Die Zerstörung des *Tr. spinothalamicus* führt infolge der Kreuzung seiner Fasern alsbald nach ihrem Eintritt ins R zu einer kontralateralen, also *gekreuzten* Lähmung besonders für *Schmerz-* und *Temperatur-*, viel weniger der Berührungsempfindung.

Ad 3. Die Zerstörung der *im Herdbereich* eintretenden hinteren Wurzeln führt zu einer totalen gleichseitigen segmentär angeordneten Oberflächenanästhesie, welche die obere Begrenzung der gleichseitigen Lähmung bildet und die genaue Segmentdiagnose der Läsion gestattet. Im Fall einer Mitläsion des Vorderhorns können sich auch gleichseitige motorische Ausfallserscheinungen im Sinne einer segmentalen *schlaffen Parese* an der oberen Grenze der Lähmung finden. Abb. 33 zeigt am Körperschema die Verteilung der für einen *Brown-Séquard* typischen Ausfälle.

3. Das Kompressionssyndrom.

Unter dieser Bezeichnung werden die vielerlei Symptome zusammengefaßt, welche entstehen können, wenn ein Druck von außen — Traumen und Erkrankungen der Wirbel sowie extramedulläre Tumoren, auch chronisch gummöse und meningitische Prozesse — auf das R wirkt. Ein solcher Vorgang wird sich äußern an dem das R umgebenden *Subarachnoidalraum*, daher also am *Liquor cerebrospinalis*, den *ein-* und *austretenden spinalen Wurzeln* und dem R selbst. Als FROINsches Syndrom bezeichnet man die Reaktion am *Liquor* auf den Verschluß des subarachnoidalen Raumes *(spinaler Block)*.

Starke Eiweißvermehrung bisweilen mit Xanthochromie bei geringer oder fehlender Zellvermehrung ist der typische Befund im Liquor distal von der Kompressionsstelle, während oral von ihr der Liquor entweder normal oder nur gering verändert ist. Die Intensität der Veränderungen schwankt natürlich je nachdem, ob ein Block komplett oder inkomplett ist. Darüber gibt auch die Prüfung des *Liquordruckes* Aufschluß. Künstliche Drucksteigerung im Schädelinnern durch Kompression der Vena jugularis teilt sich distal von einem kompletten Block dem Liquor nicht mit; das QUECKENSTEDTsche Phänomen ist negativ; beim inkompletten Block erfolgt hingegen beim Druck auf die Vene der Anstieg des Liquordrucks nur langsam und gleicht sich entgegen der Norm nur allmählich oder überhaupt nicht völlig aus.

Die ersten klinischen Kompressionsymptome gehen in der Regel von den *hinteren Wurzeln* aus und bestehen in jenen segmental angeordneten *Hyperästhesien* und *-algesien*, wie wir sie auf S. 451 f. kennengelernt haben. Je nach dem Sitz und der Art des komprimierenden Agens können die Reizsymptome mehr ein- oder doppelseitig sein. Das letztere ist fast stets der Fall bei vom Knochen ausgehenden Druckwirkungen. *Wurzelschmerzen* sind besonders ausgeprägt bei Kompressionen der *Cauda equina*. — Sensible Ausfälle segmentaler Anordnung — meist *Hypästhesien* für alle Qualitäten — stellen sich erst ein, wenn mehrere Wurzeln in die Läsion einbezogen worden sind. Die Erfahrung lehrt, daß die genannten Sensibilitätsstörungen durch Affektion der Wurzeln in der Höhe ihres Austrittes aus dem Mark und nur unter besonderen lokalen Bedingungen an der Stelle ihres Durchtrittes durch die Wirbellöcher verursacht werden. Das ist wichtig für die Höhendiagnose einer Kompression. — *Reizerscheinungen* seitens der *motorischen Wurzeln* sind viel seltener und kommen mit Vorliebe bei Kompression der Cervical-, Lumbalanschwellung und der Cauda vor (Muskelzuckungen, Kontrakturen). Sind mehrere motorische Wurzeln affiziert oder besteht eine Kompression der Vorderhörner, so treten segmentale *schlaffe Lähmungen* auf, bei Halsmarkkompression z. B. mit Vorliebe an den kleinen Handmuskeln. (Atrophische Lähmungen stellen sich jedoch nicht selten auch oberhalb oder unterhalb des eigentlichen Kompressionsniveaus ein, was ihren lokaldiagnostischen Wert vermindert.)

Die meist später auftretenden *Marksymptome* betreffen zunächst häufig nur die *Sensibilität*. Nicht selten sieht man zunächst nur *Parästhesien* und Schmerzen vor allem in den distalen Gebieten. Mit Fortschreiten der Kompression treten *spinale Sensibilitätsausfälle* bisweilen auch dissoziierter Art auf. In der Regel beginnt die Sensibilitätsstörung distal, ist gliedabschnittsweise begrenzt — schneidet also im Beginn, z. B. am Fußgelenk ab — und zeigt sprunghaftes Fortschreiten oralwärts (vgl. S. 455). Schließlich erreicht die spinale Hyp- oder Anästhesie die Höhe der segmentalen Ausfälle. Auffällig lange bleibt bisweilen die Empfindung in den letzten Sacralsegmenten erhalten. — *Spinale Motilitätsstörungen* treten meist *nach* den Sensibilitätsstörungen auf. *Eigenreflexsteigerung* und Auftreten *pathologischer Reflexe* (*Babinski* usw.) machen den Anfang. Ihnen können ein- oder doppelseitige, distal beginnende *spastische Paresen*, die Beuger in der Regel vor den Streckern befallend, folgen. Der Ausgang ist die *spastische Paraplegie* mit Kontrakturen (vgl. S. 466). Im Verlauf beobachtet man oft jene charakteristischen spontanen Massenbewegungen, die, zumal wenn sie mit Schmerzen verbunden sind, den Kranken vor allem des Nachts sehr quälen können. Die Kompressionslähmung geht so gut wie immer mit Miktionsstörungen, imperatorischem Harndrang und später einer *Lähmung* von *Blase* und *Mastdarm* einher.

Der dem Kompressionssyndrom zugrunde liegende Vorgang im R ist nicht so sehr das Resultat einer grobmechanischen Quetschung als vielmehr einer allmählich zunehmenden Zirkulationsstörung, infolge deren es zu R-Schwellung, einem Ödem und myelomalacischen Prozessen kommt. Den Endzustand eines solchen destruktiven Vorganges haben wir als „*totalen* bzw. *partiellen Querschnitt*" bzw. als *Brown-Séquard* kennengelernt.

4. Syndrome seitens der Medulla oblong., des Pons und Mittelhirns.

Diese Syndrome bieten eigenartige Verknüpfungen verschiedenster Symptome zu charakteristischen Krankheitseinheiten. Sie werden in der Regel verursacht durch Tumoren, auch echte Blutungen, wohingegen Erweichungen die Syndrome der betreffenden obliterierten Gefäße machen (vgl. S. 532). Man vergegenwärtige sich die Symptome an Hand der Abb. 34a—h und 14—20. Die klinisch besonders eindrucksvollen Lähmungen *von Hirnnerven einer Seite kombiniert mit kontralateralen Extremitätenlähmungen* motorischer aber auch sensibler Art nennt man *Hemiplegie alterna*.

a) Bulbäre Syndrome.

1. Spastische motorische Tetraplegie (infolge Läsion der Pyr.B. im Feld ihrer Kreuzung).

2. Homolaterale schlaffe Lähmung der Zunge, des Trapezius und Sternocleidomast. (infolge XI. und XII. Wurzelläsion) mit homo- und besonders kontralateraler Ataxie und Beeinträchtigung kontralateraler Berührungsempfindungen (infolge Läsion der Schleifenbahnen vor und nach ihrer Kreuzung).

3. Homolaterale Hypoglossusparese (infolge Läsion der XII. Wurzelfasern) mit kontralateraler spastischer Hemiplegie (Pyr.B.-Läsion) und evtl. Tiefen- und Berührungsempfindungsstörungen (infolge Läsion der Schleife).

4. Doppelseitige schlaffe Lähmung der Zungenmuskulatur (infolge Zerstörung beider Hypoglossuswurzeln) und schwere Tiefensensibilitätsstörungen mit Ataxie am ganzen Körper (infolge Läsion des mittleren Schleifenareals).

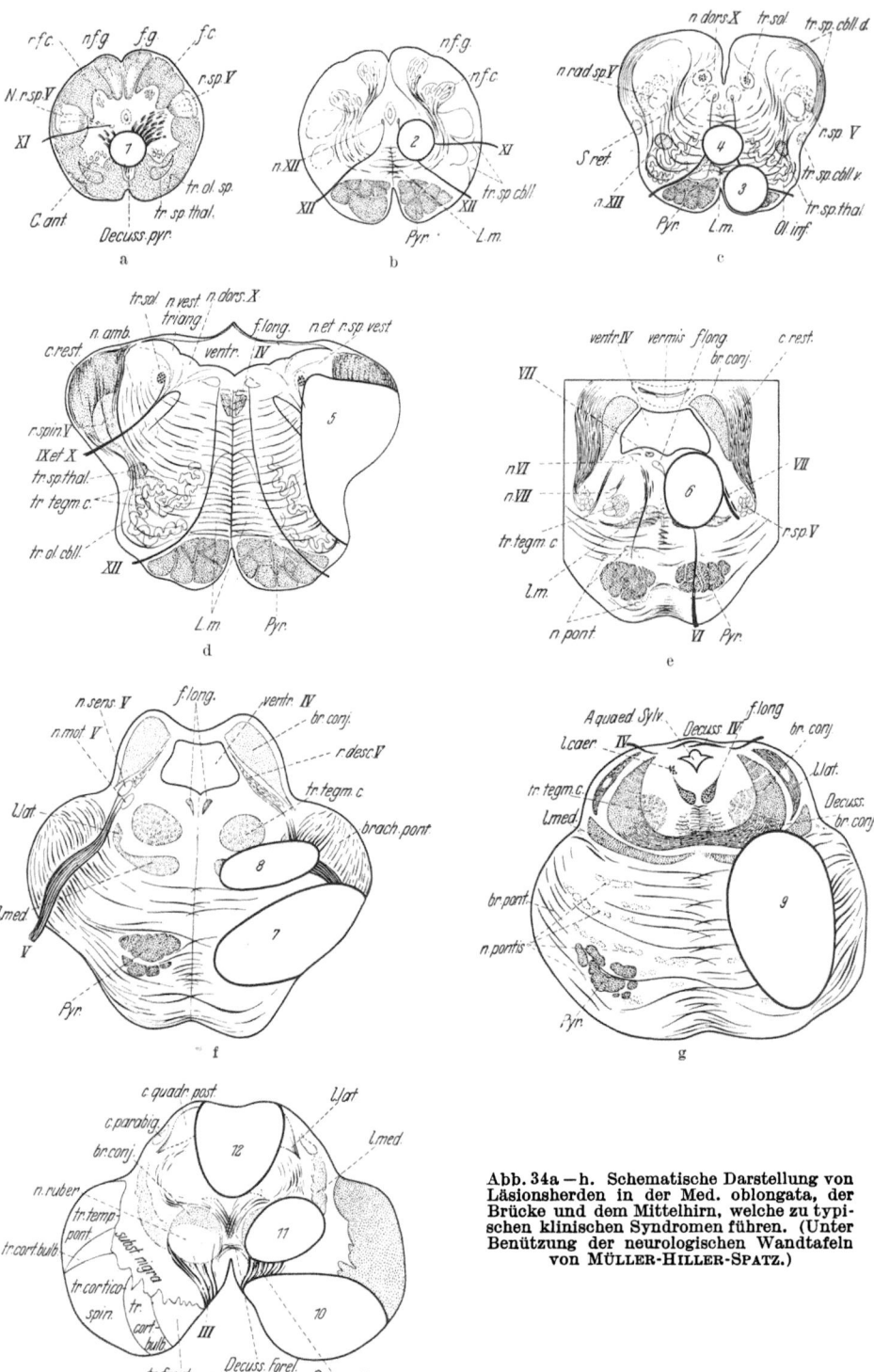

Abb. 34a—h. Schematische Darstellung von Läsionsherden in der Med. oblongata, der Brücke und dem Mittelhirn, welche zu typischen klinischen Syndromen führen. (Unter Benützung der neurologischen Wandtafeln von MÜLLER-HILLER-SPATZ.)

5. Homolaterale Anästhesie im Gesicht (infolge Läsion der Subst. gelatinosa und der Radix spin. n. trigemini), homolaterale Gaumen-, Pharynx- und Kehlkopf- (inkonstant) Lähmung (infolge IX. und X. Kern- bzw. Wurzelfaserlähmung); homolaterale hemicerebellare Symptome (infolge Läsion des Corpus restiforme und der Tr. spinocerebellares); kontralaterale Analgesie und Thermanästhesie (infolge Läsion des Tr. spinothalam.) (WALLENBERGsches Syndrom beim *Verschluß der A. cerebelli inf. post.*).

Bulbäre Syndrome, bei denen *schlaffe Lähmungen der motorischen Hirnnerven* im Vordergrund stehen, und die klinisch vor allem mit Schluck-, Kau- und Sprachstörungen — *Dsyphagie* und *Dysarthrie* — einhergehen, bezeichnet man als *Bulbärparalyse*. In *akuter* Weise entsteht dies Syndrom infolge lokaler Zirkulationsstörungen (S. 537). Als einem eigenen, *progredienten* Krankheitsbild werden wir ihm unter der Bezeichnung „progressive Bulbärparalyse" wieder begegnen.

b) Pontine Syndrome.

6. Homolaterale Gesichtslähmung vom peripheren Typ mit Lähmung des M. rectus externus des Auges und konjugierter Blicklähmung nach der Herdseite (infolge Läsionen der pontinen Fasialisfasern, des VI. Kernes und des Fasc. longitud.) mit kontralateraler Störung der Oberflächensensibilität (infolge Läsion der med. Schleife ergibt das FOVILLEsche Syndrom. Bei inkompletter Läsion des hinteren Längsbündels kann Nystagmus nach der Seite der Lähmung auftreten.

6a. (Vgl. Abb. 11.) Infolge gleichzeitiger Läsion der Pyr.B. und der supranukleären corticobulbären Fasern zum VII. Kern ergibt sich das Bild einer homolateralen Gesichts- und kontralateralen motorischen Extremitätenlähmung (MILLARD-GUBLERsche Lähmung). Wird durch einen ähnlich lokalisierten Herd, öfter aber durch eine Läsion der betreffenden Strukturen durch Druck von *außen* der Facialis nicht gelähmt, sondern gereizt, so treten *Gesichtskrämpfe* an Stelle der VII. Lähmung (BRISSAUDsches Syndrom).

7. Homolaterale Gefühlslähmung im Gesicht und Kaumuskellähmung (infolge Zerstörung der V.-Wurzelfasern) mit kontralateraler Hemiplegie einschließlich Gesicht und Zunge (infolge Läsion der Pyr.B. [corticospinale und -bulbäre Bahnen zum VII. und XII. Kern]).

8. Homolaterale V.-Lähmung mit kontralateraler Hemianästhesie infolge Läsion der Lemn. med. Man bezeichnet dies als *Hemianaesthesia cruciata*.

9. Kontralaterale spastische Lähmung der Extremitäten wieder einschließlich Gesicht und Zunge wie bei 7.; dazu kontralaterale Sensibilitätsstörungen (infolge Läsion des Lemn. med.).

Pontine Erweichungen durch Verschluß der Aa. paramedianae lassen die Schleife intakt und machen rein motorische Halbseitenlähmungen, bei doppelseitigen Läsionen Quadruplegien oder nur Paraparesen der Beine.

c) Mittelhirnsyndrome.

10. Homolaterale Lähmung der vom Oculomotorius innervierten Augenmuskeln mit kontralateraler Hemiplegie einschließlich Gesicht und Zunge: WEBERsche Lähmung.

11. Homolaterale III-Lähmung wie bei 1., aber mit kontralateralem Tremor oder choreatischen oder athetotischen Bewegungsstörungen infolge Läsion des Nucl. ruber (BENEDIKTsches Syndrom). Bisweilen findet sich durch Übergreifen der Läsion auf den Lemn. med. auch eine kontralaterale Hemihypästhsie, die auch das Gesicht mitbefällt.

12. Läsionen in diesem Areal können, je nachdem ob sie die vorderen oder hinteren Vierhügel, die Augenmuskelkerne, den Fasc. longit., das Brach. conjunct. oder die mediale Schleife einbeziehen, zu den verschiedensten Ausfällen führen. So kommen dabei vor: nukleäre Augenmuskellähmungen, Blicklähmungen (auch konjugierte Lähmung beim Blick nach oben), evtl. Reizerscheinungen (Nystagmus), Hörstörungen, Chorea und Sensibilitätsstörungen.

XIII. Die klinisch wichtigen Formen der Störungen des Erkennens, Handelns und der Sprache, ihre Symptomatologie und Lokalisation.

In diesem Kapitel werden Störungen von Teilfunktionen des *geistigen* Lebens behandelt, die sich bei bestimmten Großhirnläsionen einstellen. Da ist zunächst zu fragen, ob man die Eigenarten solcher Störungen mittels einer rein anatomisch-physiologischen also streng naturwissenschaftlichen Betrachtungsweise überhaupt völlig verstehen kann. Wenn wir bedenken, daß die Verwertung all der mannigfachen Eindrücke, die wir fühlend, sehend und hörend von unserer Umwelt erfahren, unser menschliches Verhalten nicht etwa in der Weise eines rein physiologisch ablaufenden Reflexgeschehens bestimmt, sondern daß wir uns selbst in unserem Milieu *erleben,* d. h. unserer selbst *bewußt* sind und unser Verhalten in schöpferischer Weise gestalten, so wird uns klar, daß damit die Grenzen des rein Physiologischen überschritten sind und daß eine psychologische Betrachtungsweise da nicht zu entbehren ist. In dieser Verquickung von körperlichen und geistigen Prozessen, in dem seit jeher die Menschheit bedrängenden Leib-Seele-Problem liegt die große Schwierigkeit, die Störungen des Erkennens, Handelns und vor allem der Sprache als das zu erkennen und zu beschreiben, was sie ihrem Wesen nach sind.

Vor den grundlegenden Forscherarbeiten eines BROCA, WERNICKE, LIEPMANN, um nur die bedeutendsten Pioniere zu nennen, war man geneigt, die Defekte, die uns hier beschäftigen, als Störungen der *Intelligenz* aufzufassen. Menschen, die nicht erkannten oder verstanden, was sie doch offenbar sahen und hörten, erschienen einfach verwirrt, ihrer Orientierung oder ihres Verstandes beraubt, und wer nicht mit Worten oder Gebärden sich seiner Umwelt verständlich machen konnte, schien verblödet. Erst die systematische Analyse solcher Störungen zeigte, daß hier *ganz bestimmte Leistungen* gestört waren, wodurch die Intelligenz des Betroffenen — zumal bei längerer Dauer einer solchen Störung — zwar sekundär beeinträchtigt wurde; daß von einem primären Intelligenzdefekt jedoch keine Rede sein konnte. So kam man dazu, psychologisch gesonderte Teilfunktionen des geistigen Lebens — solche, die sich bei dem oder jenem Kranken gestört erwiesen — in bestimmte Territorien der Großhirnrinde zu lokalisieren. In dieser Einschachtelung psychischer Phänomene verfiel man, beeinflußt von den überzeugenden und auch heute noch mustergültigen Darstellungen vor allem BROCAs, bald der kritiklosen Übertreibung. Schon der berühmte H. JACKSON hatte aber darauf hingewiesen, daß die *Lokalisation* eines *Schadens,* der die Sprache zerstört und jener der *Sprache selbst* zwei verschiedene Dinge sind. Das Interesse daran, die im klinischen Krankheitsbild verkörperten Störungen geistiger Partialfunktionen mit begrenzten Hirnläsionen in Beziehung zu setzen, hatte eine Zeitlang vergessen lassen, daß eben dies klinische Bild nicht nur den jeweiligen Verlust einer bestimmten Fähigkeit, sondern — was ja vor allem im Bereich des geistigen Verhaltens mindestens so wichtig ist — auch zugleich die *Reaktion des individuellen Gehirns, ja des gesamten Individuums, auf die Schädigung* darstellt. Hierbei spielt natürlich der Zustand des Gesamtzentralnervensystems, d. h. eines verbrauchten gegenüber einem gesunden, eines alten, womöglich diffus arteriosklerotischen Hirns, im Vergleich zu einem jungen und normal ernährten Hirn eine erhebliche Rolle. Selbstverständlich ist zu bedenken, wieweit eine lokale Hirnläsion — z. B. eine Erweichung — benachbarte Hirnregionen in Mitleidenschaft zieht. In den frühen Stadien einer Zirkulationsstörung wird das weit mehr der Fall sein als in späteren (v. MONAKOW bezeichnete diese Fernwirkung als *Diaschisis*). Man rückte also das Zentralnervensystem wieder in seiner „*Ganzheit*" in den Vordergrund und forschte nach Gesetzmäßigkeiten, die sich beim „*Abbau seiner Funktion*" ergeben. Um ein praktisches Beispiel zu nennen, untersuchte man, ob eine bestimmte Störung der Sprache, z. B. die Perseveration, d. h. das krankhafte Klebenbleiben an einem sprachlichen Ausdruck, sich nicht verstehen ließe aus der gestörten Fähigkeit überhaupt, auf wechselnde Eindrücke unter gleichzeitiger Unterdrückung oder Ausschaltung der Nachwirkung zuvor gebotener Reize zu reagieren. Wichtige Erkenntnisse verdanken wir da vor allem den Arbeiten von GOLDSTEIN und anderen Forschern, die unter dem Einfluß der sog. „Gestaltpsychologie" die Auswirkung einer Läsion auf die „Ganzheit", den gesamten Menschen, als *das* Problem hinstellten. Fraglos ist man in dieser Forschungsrichtung der Auffindung allgemeiner Gesetze nähergekommen; Gesetze, die nicht nur für das Geistige gelten, sondern — wie H. JACKSON in seinen rein physiologischen Arbeiten über den Abbau der Funktion bereits gezeigt hat — auch im Bereich des Körperlichen wirksam sind. Die Tendenz freilich, unter einseitiger Einstellung auf die „Ganzheit" die Störungen isolierbarer Elemente des seelischen Erlebens, also seine *Gliederung* zu vernachlässigen, dürfte genau so einseitig sein, wie jenes übertriebene lokalisatorische Verfahren, das man heute scherzhaft als „Hirnmythologie" bezeichnet. Man darf nicht vergessen, daß verschieden lokalisierte Hirnläsionen sich durchaus nicht nur in einem veränderten Gesamtverhalten äußern, sondern daß sie in höchst charakteristischer Weise zu klar definierbaren Störungen führen, daß mit GOLDSTEINs Worten „*der Örtlichkeit für die Ausgestaltung eines bestimmten Symptomenbildes eine wesentliche Bedeutung zukommt*". *Die Überwertigkeit der linken Großhirnhemisphäre für all diese höheren menschlichen Leistungen bleibt die unerschütterte Basis der Lokalisationslehre.* Andererseits erkennt man immer mehr die Notwendigkeit derartige Störungen genauestens zu analysieren. Aphasische, apraktische und agnostische Syndrome in „frischem" Zustand, etwa alsbald nach einem apoplektischen Insult analysieren zu wollen, ist in der Regel ein vergebliches Unterfangen. Man muß warten, bis sich ein stationärer Zustand herausgebildet hat und die anfängliche schwere Beeinträchtigung der Gesamtfunktion des Großhirns abgeklungen ist. „Aus einer solchen Analyse des psychischen Systems, der Lokalisation der Störung in diesem, werden wir, wenn die Störung sich als endgültig einer bestimmten körperlichen Läsion zugeordnet erweist, auch *Schlüsse auf die Lokalisation der Funktion hinsichtlich der Zuordnung zum Somatischen* machen dürfen" (ISSERLIN).

Wenn wir uns nun im Bewußtsein der Problematik des vorliegenden Gebiets der Erkennung und Beurteilung klinisch gegebener Tatsachen zuwenden, so kann das nur in größter Beschränkung geschehen. Jene notwendige psychologische Analyse, wie sie zum völligen Verständnis mancher dieser Störungen notwendig wäre, muß wenigen fachlich Geschulten überlassen bleiben. Der Student und auch der Arzt im allgemeinen wird sich darauf beschränken müssen und auch dürfen, nach *Hauptsymptomen* in einem derartigen Krankheitsbild zu fahnden. Die folgende Beschreibung der wichtigsten Phänomene agnostischer, apraktischer und aphasischer Störungen verhelfen zur Analyse der auf den ersten Blick oft verwirrenden Erscheinungsformen dieser Krankheitsbilder.

1. Die taktile Agnosie (reine Tastlähmung WERNICKEs).

Die in reiner Form sehr seltene Störung besteht in dem Unvermögen des Kranken, Gegenstände, deren verschiedene Qualitäten er richtig fühlt, als solche zu *erkennen*, d. h. weder ihre Wortbezeichnung noch auch ihre Bedeutung im Rahmen einer Handlung zu wissen, während ein Blick auf denselben Gegenstand sowohl Namen wie Bedeutung sogleich vergegenwärtigt. Offenbar kann bei einer derartigen Störung eine Art *Amnesie*, wohl das Unvermögen gerade vom Tastsinn her, an den in vielfachen Spuren und Funktionsverknüpfungen organisierten Gedächtnisschatz heranzukommen, eine gewisse Rolle spielen; häufiger aber dürfte es sich um eine *Störung der* an sich so komplizierten *Auffassung* handeln. Dabei ist unter anderem auch an eine mangelhafte Verknüpfung von Einzelempfindungen oder eine gestörte simultane Erfassung räumlich getrennter Eindrücke zu denken (vgl. S. 459). Sehr oft sind *Tiefensensibilitätsstörungen* mit agnostischen Symptomen vergesellschaftet. *Pathologisch-anatomisch* kommen am ehesten Läsionen im linken Parietalhirn nahe der hinteren Zentralwindung als Ursache des klinischen Syndroms in Betracht.

2. Die optische Agnosie (Seelenblindheit LISSAUERs).

Auch für die optische Agnosie gilt die ideale Forderung einer Trennung der *Perzeption*, *Auffassung* und des *Erkennens*. Das ist freilich mitunter fast unmöglich, weil — wie es sich vor allem bei Untersuchungen mit verfeinerter Methodik zeigt — die Störungen eben nicht rein sind. Zu prüfen ist die Sehschärfe, die oft vermindert ist, deren selbst erhebliche Einschränkung allein jedoch *nicht* imstande ist, das Bild der Seelenblindheit hervorzurufen. Andererseits müssen Gesichtsfelddefekte, zentrale wie konzentrische Skotome, aber auch die (rechtsseitige) *Hemianopsie* in ihrer Bedeutung, die letztere besonders für das Erkennen der Schrift, richtig gewertet werden.

Optische Agnosie im engeren Sinn ist die *Störung* der psychischen Verarbeitung von Gesichtseindrücken, des *Erkennens an sich wahrgenommener Dinge*. Dabei kann das Erkennen von Objekten, Vorgängen oder Symbolen (Schrift und Schriftzeichen = *Alexie*) gelitten haben. Farben werden von optisch Agnostischen zumeist richtig perzipiert, d. h. sie können sortiert werden, während ihre Benennung erschwert sein kann, wobei eine amnestisch aphasische Komponente der Störung auszuschließen ist. *Alexie* (vgl. unten) ist fast stets bei der Agnosie vorhanden (v. STAUFFENBERG). Auffallend ist, daß die Kranken oft aus ihrer *Erinnerung* Sehobjekte schildern, sogar zeichnen können, während sie doch *angesichts* des gleichen Gegenstandes versagen. Offenbar verhelfen ihnen begriffliche und kinästhetische Vorstellungen, weniger solche bildhaft optischer Art zu dieser Leistung. Der Agnostische ist durch seine Störung in seinem Verhalten zur Umwelt, die ihn distanziert, fremd, bisweilen beängstigend beeindruckt, meist schwer gestört. Mit der Zeit leidet auch Merkfähigkeit, Gedächtnis, die Intelligenz überhaupt. In manchen Fällen findet man jedoch eine im Gegensatz zu der Schwere der Störung erstaunlich geringe *Krankheitseinsicht,* ein bei corticalen Hirnläsionen überhaupt nicht seltenes Vorkommen.

Eingehendere Beschäftigung mit solchen Kranken läßt erkennen, daß eine Reihe der vorhandenen Störungen im Bereich des Optischen besonders deutlich auftretenden sog. „Grundveränderungen" entspringen. Dazu gehört unter anderem eine Erschwerung der Fixation und vor allem der optischen Aufmerksamkeit, die sich unter anderem äußern kann, daß ruhende Dinge schlechter erkannt werden als bewegte; Störung in der simultanen Erfassung von „Gestalten", an deren Stelle das Aneinanderfügen noch erkannter optischer Details oder Kombinieren als Umwegsleistung treten kann; mangelhafte „Figur-Hintergrund-Bildung", so daß das Wesentliche nicht erkannt wird. Die Kompliziertheit einer Leistung beeinflußt die Agnosie in der Weise, daß vertraute Dinge und körperliche Objekte leichter erkannt werden, als wenn der Kranke mit ihm weniger gewohnten Dingen und Bildern konfrontiert wird. Auch das Zeitmoment kann die Leistung variieren, indem nur kurz dargebotene Objekte — etwa im Tachistoskop — nicht mehr erkannt werden. Der Einfluß der Gesamtsituation kann sich darin äußern, daß Leistungen wohl spontan, aber nicht auf Befehl vollbracht werden. Wir begegnen auch *Perseverationen* und optischen Fehlleistungen, bei welchen äußere Ähnlichkeits- und innere Beziehungen verschiedener gleichzeitig oder nacheinander dargebotener Objekte eine Rolle spielen (LISSAUER).

Hirnläsionen, die zu optischer Agnosie führen, betreffen in der Regel die Umgebung der Sehrinde. Meistens handelt es sich um Herde entweder in beiden Occipitallappen oder dem linken allein, kombiniert mit einem Balkenherd. Auch Kombinationen von Occipital- und Parietalläsionen wurden beobachtet, wie überhaupt eine strikte *Lokalisation* der Seelenblindheit nicht möglich ist, sondern es sich meist um Läsionen in dem ganzen, *jenseits* der Sehrinde gelegenen Apparate handelt (v. STAUFFENBERG).

3. Apraxie.

Zu dem Besitz eines regelrecht funktionierenden motorischen Ausführungsapparates muß der Mensch die Fähigkeit erlernen, diesen Apparat für bestimmte, zum Teil selbst gesetzte *Zwecke* zu verwenden. Einfache Bewegungen, die ständig wiederholt werden, führen zu einer gewissermaßen nur auf den Impuls wartenden Verknüpfung durch Übung zusammengefügter innervatorischer Elemente. Es bildet sich ganz unbewußt mit der Zeit ein Können der Nervensubstanz aus, beruhend auf einem sog. „*kinetischen Gedächtnis*", worunter LIEPMANN, der Begründer der Lehre von der Apraxie, die Summe funktionell entstandener sensomotorischer Kombinationen — *Engramme* genannt — verstanden wissen will. Für alle komplizierten, zweckhaften Handlungen müssen wir uns dieses Gedächtnis für die Gliedkinematik in innigster Verbindung mit dem übrigen Hirn vorstellen; denn nur so gewinnt unsere nervöse „Zentrale", letzthin unser Ich die Verfügbarkeit über den gesamten Bewegungsapparat. — Die „Unfähigkeit bei erhaltener

Beweglichkeit zu *handeln*, d. h. die beweglichen Körperteile *zweckmäßig* zu bewegen" ist die Störung, welche LIEPMANN als *Apraxie* definiert hat.

Eine Parese, eine Ataxie oder irgendeine andere Störung, welche die normale ,,Beweglichkeit" z. B. einer Hand verhindert, führt also nicht zum klinischen Bild einer Apraxie. Wohl aber werden wir nach dem zuvor Gesagten eine solche erwarten dürfen, wenn jene sog. ,,kinetischen Engramme" oder ihre Verbindung mit dem übrigen Hirn oder aber schließlich die im Hirn vor sich gehenden geistigen Prozesse, welche zum Entstehen eines sog. ,,Handlungsentwurfs" notwendig sind, durch eine Läsion gestört worden sind. Unter einem solchen Handlungsentwurf versteht man die geistige Vergegenwärtigung — den *ideatorischen Entwurf* — der zeitlichen Reihenfolge wie der räumlichen und optischen Beziehungen der verschiedenen Teilakte, welche in einem einheitlichen Handlungskomplex enthalten sind. Je nach dem Grade der Übung wird der ideatorische Entwurf im ganzen oder seinen Teilen bewußt oder unbewußt (Entstehung sog. Bewegungsformeln) vollzogen. Die *Störungen der Ideation einer Handlung* können mannigfacher Art sein; ist doch das Zustandekommen eines richtigen Handlungsentwurfs nicht nur an die Intaktheit gnostischer Fähigkeiten, also visueller, akustischer und kinästhetischer Engramme, sondern auch an eine zum zweckvollen Handeln erforderliche bestimmte Gesamteinstellung der Persönlichkeit — Konzentration auf ein Ziel — gebunden. Je schwieriger und ungewohnter eine Handlung, um so eher können ideatorisch apraktische Entgleisungen eintreten. Auch Ermüdung und erschwerte Einstellung auf eine neue Aufgabe, die dann zu Perseverationen führt, können sich störend bemerkbar machen. Die *Situation,* in der ein Kranker eine bestimmte Aufgabe zu lösen hat, ist schließlich unter Umständen entscheidend. Eine bestimmte, willkürlich intendierte Handlung kann unmöglich sein, obwohl ganz die gleiche Aktion als unbewußt automatisches Verhalten oder unter dem Einfluß eines Affektes fehlerlos gelingt. So ist auch reizgebundenes Hantieren am Objekt leichter und unter Umständen weniger gestört als etwa die Ideation einer Handlung nur unter Zuhilfenahme von Vorstellungen. Im ersten Fall unterstützen die sinnlichen Eindrücke den geistigen Prozeß. Apraktische Störungen, die nur bei spontanem Handeln, nicht aber bei Bewegungsnachahmung auftreten, bezeichnet man als *amnestische Apraxie*.

Entgegen den Defekten des Handlungsentwurfs ist bei den sog. ,,*kinetischen Apraxien*" die Übertragung der Ideation auf das Motorium gestört, sei es, daß eine Läsion den Weg der Impulse zu den ,,kinetischen Engrammen" versperrt oder diese selbst lädiert sind. Wie sehr man sich auch hüten soll, rein gedanklich abstrahierte Leistungen geistiger Qualität im Hirn zu lokalisieren, so klar erweist doch gerade jene erstere Form kinetischer Apraxie, die man *ideokinetische Apraxie* bezeichnet, daß die grundlegenden *physiologischen* Prozesse sich auch auf bestimmte Hirnterritorien beziehen lassen. LIEPMANN hat in seinen klassischen Untersuchungen bewiesen, daß die einen zielgerichteten Bewegungsablauf leitenden Impulse beim Rechtshänder aus der *linken Parietalregion* zu den motorischen Rindenfeldern ziehen und daß im besonderen diejenigen für die linke Körperseite die rechte Hemisphäre durch Commissurenbahnen des Balkens erreichen. Wie wir sehen werden, unterscheiden sich die ideokinetischen Apraxien von jener letzten Form — der *gliedkinetischen Apraxie* —, bei der die ,,Engramme" selbst Schaden gelitten haben, im wesentlichen dadurch, daß bei ihnen in der befallenen Extremität nur die komplizierten Handlungen, nicht aber die elementaren Bewegungsakte gestört sind.

Die klinischen Formen der Apraxie.

a) Die **gliedkinetische Apraxie** bzw. **Dyspraxie** kann jedes Glied, theoretisch überhaupt jedes Gebiet willkürlich innervierter Muskulatur, also auch das Gesicht, befallen. Am leichtesten feststellbar sind die apraktischen Störungen freilich an der Hand. Die Störung tritt *gliedweise* und *einseitig* auf, ohne daß die Muskulatur paretisch wäre oder irgendeine Sensibilitätsstörung vorliegt. Sie wird fehlerhaft innerviert, so daß wie ataktisch aussehende Bewegungen resultieren. Die Störung zeigt sich bereits bei den elementaren Bewegungen ohne Objekt: Faustmachen, Fingerspreizen usw. und sofern sie die Kopf- und Gesichtsmuskulatur betrifft, bei willkürlichem Lidschluß, Schlucken, Zunge herausstrecken, Pfeifen usw. Komplizierte Handlungen, etwa mit Gegenständen, sind beeinträchtigt entsprechend der Störung der Elementarbewegungen. Wahrscheinlich verursachen leichtere Läsionen in der unmittelbaren Umgebung motorischer Rindenzentren, die noch nicht zu Lähmungen führen, aber die sensomotorische Zusammenarbeit verhindern, diese Form der motorischen Apraxie.

b) Die **ideokinetische Apraxie**, bei der die Übertragung des Handlungsentwurfs auf ein einzelnes Glied oder auch eine ganze Körperhälfte gestört ist, ist dadurch gekennzeichnet, daß die bei der gliedkinetischen Form unmöglichen primitiven, zum Teil selbst die elementar-automatischen Bewegungen wie Kratzen, gereichte Gegenstände halten, bisweilen auch kompliziertere aber automatisch ablaufende Bewegungen, wie z. B. einen Knopf knöpfen, ganz gut ausgeführt werden. Der Kranke versagt jedoch, sowie er Bewegungen *mit dem apraktischen Glied willkürlich,* zu einem bestimmten Zweck, oder auf Befehl oder sogar nur nachahmend ausführen will. Mit der gesunden Hand wird die Leistung unter Umständen fehlerlos vollbracht. Die Störung zeigt sich z. B. bei Bewegungen der Hände auf ein Ziel am oder außerhalb des Körpers, bei Ausdrucksbewegungen (Winken, Drohen usw.), beim Markieren von Objektsbewegungen (Geldzählen, Klavierspielen usw.) und besonders eindringlich bei zusammengesetzten Verrichtungen. Dabei kommen Fehlleistungen und Bewegungsentgleisungen in großer Zahl vor, die den Kranken mitunter so ratlos machen, daß er Bewegungen mit dem apraktischen Glied schließlich überhaupt unterläßt. Solche Apraxien mit oder ohne Lähmung(!) finden wir vorwiegend an der rechten Hand, wenn die Verbindungen zwischen der linken supramarginalen Parietalregion und dem Handzentrum gestört sind; an der linken Hand, wenn ein Herd im oder nahe dem Balken die Commissurenfasern von der linken zum rechten Handzentrum unterbricht.

c) Die **ideatorische Apraxie** erstreckt sich entgegen den „peripheren" Formen auf *alle* Körperteile. Das *Imitieren* von Bewegungen kann trotz der Störung willkürlicher Handlungen leidlich erhalten sein. Auch pflegt die eigentliche Gliedkinetik für einfache, vorwiegend automatisch ablaufende Handlungen ganz ungestört zu sein, wohingegen die einzelnen Komponenten einer komplizierten Handlung durcheinander geraten. Defekte und Fehlleistungen — besonders bei inkompletten Fällen — dokumentieren sich u. a. in Form der schon erwähnten Perseverationen, bisweilen auch einmal als Verharren in einer innervatorischen Leistung, z. B. im Händedruck. Ferner sieht man Vergröberung von Leistungen, in Gestalt einer Entdifferenzierung, sich Einschieben von besser erhaltenen primitiven und mehr automatischen Bewegungen an die Stelle einer komplizierteren Handlung. Es kommt auch vor, daß vor allem das räumlich Sichvorstellen im Zusammenhang einer Handlung defekt ist, so daß räumlich konstruktive Leistungen (z. B. beim Zeichnen, Zusammensetzen, Modellieren usw.) unmöglich werden. Meist werden Herde in der linken Parietalregion gefunden.

4. Störungen der Sprache im allgemeinen.

Das Wort *Aphasie* kennzeichnet alle sog. *zentralen Störungen der Sprache* im Gegensatz zu *Störungen* des *Sprechens,* wie sie als Folge von Störungen am Exekutionsapparat — der zum Sprechen notwendigen Muskulatur und ihrer Innervation — auftreten. Diese letzteren Störungen nennt man *Dys-* oder *Anarthrien,* wie man auch von skandierender, verwaschener usw. Sprache sowie von *Stottern* und *Stammeln* spricht. BROCA hat sich ein unvergängliches Verdienst erworben, als er auf dieser prinzipiellen Scheidung von Störungen des „savoir" von jenen des „pouvoir" seine Lehre von der Aphasie gründete.

Die heute noch weithin gebräuchliche *Nomenklatur* der verschiedenen Formen der Aphasie spricht von *subcorticalen, corticalen* und *transcorticalen* Aphasien, Ausdrücke, die dem, der nicht mit den Originalarbeiten von WERNICKE und LICHTHEIM vertraut ist, leere Begriffe bleiben müssen. Aus der BROCASCHEN Lehre vom Vorhandensein eines eigenen Zentrums in der 3. linken Stirnwindung (vgl. Abb. 1a), in dem die *Sprachbewegungsvorstellungen* (motorische Erinnerungsbilder = kinästhetische Engramme) lokalisiert gedacht wurden, hatte WERNICKE geschlossen, daß ein diesem sog. *motorischen Sprachzentrum* entsprechendes *sensorisches* Zentrum für die *Wortklangbilder* (Erinnerungsbilder der Wortklänge) existieren müsse, das von ihm in den hintersten Abschnitt der obersten Schläfenwindung (vgl. Abb. 1a) lokalisiert wurde. Über diesen beiden corticalen Zentren stehend, dachten WERNICKE und LICHTHEIM sich die *gesamte Hirnrinde,* als das Substrat des Verstehens und Denkens und der hierzu erforderlichen innigen Verbindungen jener Wortklang- und Wortbewegungsvorstellungen, die WERNICKE als „*Wortbegriff*" bezeichnete und die wir heute die zum Sprachverständnis wie zum Sprechen unentbehrliche „*innere Sprache*" nennen.

Schon WERNICKE hatte das ganze Bewußtseinsorgan zur Bildung seiner sog. Wortbegriffe aus der Verknüpfung sensorischer, akustischer wie optischer und motorischer Engramme herangezogen. Viele spätere Forscher sind WERNICKE im Grunde gefolgt, wenn sie annehmen, daß aus der Sphäre der sinnlichen und motorischen Erinnerungsbilder etwas *nicht* mehr an die Perzeption und Exekution Gebundenes sich heraushebe, wodurch überhaupt erst der freie Gebrauch der Sprache zum Denken und nicht reizgebundenen Sprechen möglich wird, und wenn sie diese Objektivierung des Sprachlautgeschehens in ein zentrales Sprachfeld jenseits der sog. Sprachzentren verlegen. Die in den letzten Jahren von mancher Seite betonte Loslösung des „Wortbegriffs" bzw. der „Wort- oder Sprachvorstellungen" von allen sinnlichen Elementen ist nur in rein gedanklicher Abstraktion möglich; denn *erlebt* werden können diese Begriffe und Vorstellungen eben nur in Verbindung mit sinnlichen Qualitäten. — *Aufgabe der inneren Sprache* ist die innere Verarbeitung des Gehörten bzw. Gelesenen sowie das sprachlich formulierte Denken, gleichgültig ob es zu einer sprachlichen Äußerung führt bzw. dem Schreiben vorausgeht oder nicht. In der Differenzierung eines Gedankens mittels der der Sprache eigenen Darstellungsmittel, zu welchem vor allem die sinnvollen Gesetze der Grammatik und Syntax aber auch die sog. musischen (gefühlswertigen) Elemente der Sprache (Tempo, Rhythmus, Betonung, Modulation — die ganze Sprachmelodie) zu rechnen sind, haben wir die fundamentalste Funktion der inneren Sprache zu sehen.

Jene klinischen Bilder, welche auf der Läsion jener beiden Zentren beruhen, sind die *corticalen Aphasien;* solche, welche auf Grund einer Störung der Verbindung zwischen dem BROCAschen Zentrum und dem motorischen Exekutivsystem bzw. zwischen dem WERNICKEschen Zentrum und dem akustischen Perzeptionsfeld in der HESCHLschen Windung entstehen, die subcorticalen Aphasien. — Syndrome, bei denen ohne Schädigung der beiden Zentren die „innere Sprache" sich als defekt beweist, werden als *transcorticale* Aphasien bezeichnet.

Da sowohl in dem unterschiedlichen Verhalten corticaler zu subcorticalen Aphasien wie auch in dem Symptomenbild der transcorticalen A. die Störungen der *inneren* Sprache im Vordergrund stehen, soll — soweit es zum Verständnis dieser Dinge unbedingt notwendig ist — erörtert werden, worin diese *Störungen der inneren Sprache* eigentlich bestehen.

Diejenigen Störungen, welche schon WERNICKE zur Annahme seiner „Wortbegriffe" geführt hatten, und die uns noch heute Hinweise auf Störungen der „*inneren Sprache*" sind, haben wir in der *Paraphasie,* den mit Aphasien verbundenen *Schreib-* und *Lesestörungen,* gewissen Störungen des *Nachsprechens* und schließlich den bei corticalen motorischen Aphasien auftretenden Behinderungen des *Sprachverständnisses* (und umgekehrt) zu sehen. — Die Ausgedehntheit der dem Sprachprozeß dienenden Strukturen macht es verständlich, daß auch *nicht lokalisierbare* und mehr *diffuse Hirnstörungen* die innere Sprache schädigen können. Die hierbei zutage tretenden Eigenheiten eines gesetzmäßigen „*Funktionsabbaues*" äußern sich darin, daß einerseits die höheren Leistungen vor den elementaren leiden, und andererseits Ausfälle auftreten, welche lediglich die fehlerhafte Leistung eines verstümmelten Gehirns dokumentieren und sich nur an der Sprache besonders leicht auswirken. Das zuvor hinsichtlich der ideatorischen Apraxie Gesagte findet sinngemäße Anwendung auch auf die Störungen der inneren Sprache. — Häufig beobachtet man Kranke, denen einzelne

Worte, namentlich Bezeichnungen von Gegenständen, aber auch Eigennamen fehlen. Diese Störung, der man an sich bereits in höherem Alter aber in ausgeprägter Form bei lokalisierten wie auch mehr diffusen cerebralen Schädigungen verschiedenster Art (Arteriosklerose!) begegnet, nennt man **amnestische Aphasie.** Solche Kranke zeigen oft auch Störungen des Sprachverständnisses für kompliziertere, vor allem abstrakte Satzinhalte. Dabei werden die fehlenden Worte, wenn vorgesagt, sofort erkannt und auch richtig nachgesprochen. Das spontane Sprechen ist bei Läsion der inneren Sprache überhaupt früher gestört als reizgebundenes, automatisch ablaufendes oder der Affektäußerung dienendes Sprechen und das Nachsprechen. Solche Kranke können zum Zweck einer Äußerung, die einem Gefühlsausbruch dient, Worte und ganze Sätze sagen, während ihnen die gleichen Worte zur Formulierung von Gedanken und rein sprachlicher Äußerung fehlen. Die Präsenz und Intaktheit des einzelnen Wortes leidet früher als das vom Gedanken getragene Satzgefüge und die musischen Elemente der Sprache. Worte, welche sich nicht mehr spontan einstellen, können unter Umständen mittels einer Umwegsleistung, so etwa mit Hilfe von Sprachvorstellungen, produziert werden. Hierbei kommt es dann oft zu *literalen Paraphasien,* wie sie der primitiven Kindersprache so besonders eigentümlich sind. Hingegen sind *verbale Paraphasien* ein Zeichen dafür, daß klangliche oder begriffliche Verwandtschaft von Worten oder ihre Zusammengehörigkeit im Rahmen eines Erlebnisses u. a. m. die richtige Wortwahl verhindert. Der gleiche Vorgang liegt der sog. *sensorischen Paraphasie* zugrunde, bei der Anklingen von z. B. gegenständlichen Begriffen der gleichen Sphäre zu einer Störung des Verständnisses und auch des Nachsprechens führt. — Liegen Störungen der *Satzformulierung* vor, so spricht dies für eine tiefgehende Störung der inneren Sprache. Ihren höchsten Grad erreichen solche Ausfälle, welche man *Agrammatismus* nennt, im sog. *Telegrammstil.* Dieser, der den primitivsten Grad einer reinen Ausdruckssprache darstellt, kann wohl mitunter einfach das Resultat einer „Sprachnot" bei motorisch Aphasischen sein, infolge deren es zu einer funktionellen Ausschaltung aller entbehrlichen Verbindungswörter kommt; er kann aber auch einen Zustand, bei welchem infolge eines Zerfalls der inneren Sprache nur noch gewissermaßen das Skelet des Gedankengangs verlautbart wird, kennzeichnen. Agrammatische Störungen sind um so schwerer, wenn sie *auch* das Sprachverständnis betreffen. — Weniger schwer scheint die namentlich bei sensorischen Aphasien vorkommende Störung, der *Jargonstil* zu sein. Solche Kranke sind nur imstande — oft mit erstaunlichem Rededrang — geläufige Phrasen und meist sinnlos und gehäuft angewandte Flickwörter, dazu meist paraphasisch verstümmelt zu sprechen (Kauderwelsch). Das Satzschema und seine Melodie können dabei noch durch den gesprochenen Unsinn als ungeschädigt durchklingen. Man könnte denken, so ein Kranker spräche eine unbekannte Sprache. — Eine schwere Störung der inneren Sprache liegt vor, wenn auch der Rhythmus und die anderen musischen Elemente des „Satzschemas" nicht mehr differenziert werden. Die sprachlichen Äußerungen werden dann in jeder Hinsicht nivelliert, in der Regel um so auffälliger, je höher ihre „Wertigkeit" (s. oben) ist. — Kranke, welche zu keinem spontanen Sprechen mehr zu bewegen sind, sind oft noch befähigt zum *Reihensprechen,* z. B. des Alphabets, Einmaleins, Gebete aufsagen usw., oder zu einer Melodie den Text zu singen. Solche an den Rhythmus gebundenen Leistungen bleiben — außer in Fällen von Wortstummheit — am längsten erhalten.

Ein wichtiges Kriterium für den Charakter einer Aphasie ist die Fähigkeit zum *Nachsprechen.* Bei schwersten Störungen der inneren Sprache kann als Enthemmungserscheinung *Echolalie* auftreten, bei welcher der Kranke zwangsweise Laute, Worte und Sätze mehr oder minder zwangsmäßig, *ohne* Sinnverständnis wiederholt. Sind die musischen Elemente der Sprache erhalten, so kann auch Unverstandenes, zumal wenn es unkompliziert ist, auf der Grundlage einer rein klanglich-rhythmischen Wahrnehmung nachgesprochen werden; der Kranke versagt aber, wenn sein Sinnverständnis benötigt wird. Sowohl beim verständnislosen wie bei verständnismäßigem Nachsprechen kann man den gleichen Paraphasien — oft literaler Art — begegnen wie beim Spontansprechen. (Vgl. auch das über „*Leitungsaphasie*" Gesagte.)

Während der Erwerb der Lautsprache sich mehr oder minder mühelos vollzieht, ist der der **Schriftsprache** das Resultat konzentrierter Übung. Daher wird die Schriftsprache leichter geschädigt als die Lautsprache, für deren Wörter die Schriftwörter ja erst wieder *Symbole* bedeuten (also Symbole für Symbole). Der Worttaubheit und den verschiedenen Agnosien entspricht die **Alexie**, die als reine Form nur Teilerscheinung einer *optischen Agnosie* ist. Sie tritt mitunter deswegen anscheinend isoliert auf, weil die Erfassung der Schrift eine komplizierte gnostische Leistung darstellt. Störungen der inneren Sprache äußern sich daher besonders leicht auch am Lesen, besonders dem verständnisvollen! — so wie wir es beim Nachsprechen sahen.

Wir müssen annehmen, daß wir *simultan* lesen, d. h. je nach Anlage und Übung Wortteile, Worte, ja ganze Sätze als „Gesamtformen" auffassen und nicht etwa beim Lesen sukzessiv einen Buchstaben an den anderen reihen. Unter pathologischen Bedingungen kann allerdings einmal sukzessives Lesen etwa mit Hilfe von Schreibbewegungen — als *Umwegsleistung* — den simultanen Vorgang ersetzen. Der *einzelne Buchstabe* wird, wenn als solcher dargeboten, als Zeichen, dem ein Buchstabenname zukommt, also auch in seiner Gesamtform als „Buchstabenwort" erkannt. Der ganze Vorgang des *Lesens* in seinem Verhältnis zur inneren Sprache gleicht weitgehend dem des Nachsprechens. Bei normaler innerer Sprache verschmilzt das optisch vermittelte Erlebnis der Sprache mit dem Gesamterlebnis zu einer Einheit; ein Vorgang, zu dem offenbar jene nicht definierbaren Sprachvorstellungen („Wortbegriffe") wachgerufen werden müssen. *Zahlzeichen* und auch die *Namensunterschrift* können anscheinend ihren Bedeutungsinhalt direkt, d. h. unter Umgehung des Wortbegriffs, hervorrufen und deshalb unter Umständen noch gelesen werden, wo Buchstaben und gar Worte unverständlich bleiben.

Die Störung des Schreibens, **Agraphie**, entspricht nicht einfach der motorischen Apraxie der Hand, sonst müßte der Kranke imstande sein, mit anderen Gliedern, z. B. auch mit der linken Hand in Spiegelschrift zu schreiben. In ihrem Mechanismus kommt die „periphere" Agraphie (ohne aphasische Störungen), also ein Gegenstück zur *Wortstummheit*, schon mehr der sog. ideokinetischen Apraxie nahe. Ideomotorisch-apraktische Züge liegen vor, wenn etwa der Kranke nicht mehr weiß, wie er einen Bleistift zum Schreiben zu halten hat. Dann kann er nicht einmal mehr mechanisch *kopieren*, was er in der Regel bei der echten Agraphie, selbst wenn das *Abschreiben* gestört ist, noch fertig bringt.

Die einer Agraphie zugrunde liegende Funktionsstörung ist letzten Endes nur im Zusammenhang mit denjenigen Ausfällen motorischer oder sensorischer wie apraktischer oder agnostischer Art zu verstehen, die diese Agraphie bedingen oder bei denen infolge Störung der inneren Sprache die Agraphie nur die Rolle eines Symptoms spielt, welches der Sprachstörung ziemlich parallel läuft. So sehen wir Fälle, wo das *Spontanschreiben* nicht mehr möglich ist, wohl aber noch nach *Diktat* mit oder ohne Verständnis der Wortbedeutung geschrieben werden kann. Dabei können auch Störungen der *Intention* eine Rolle spielen. Paraphasien können als *Paragraphien* wiederkehren. Diese kommen aber entweder auch selbständig vor oder fehlen wohl auch einmal, wo man sie beim Bestehen von Paraphasien erwarten sollte. Wie zum Lesen muß auch zum verständnisvollen Schreiben das optische Erlebnis der „Gesamtform" des Wortes vorausgesetzt werden, das erst sekundär, je nach der Übung mehr oder minder automatisch, in seine Buchstaben zerlegt wird. *Zahlen* und dem *Namenszug* gegenüber verhält sich der Agraphische ähnlich dem Alektischen.

Reine Agraphien ohne apraktische Symptome finden sich am ehesten bei Läsionen zwischen dem G. supramarginalis und dem Temporallappen also im *linken G. angularis*. Je nach der Ausbreitung des Herdes occipital- oder temporalwärts bereichern nicht nur amnestisch aphasische, auch alektische bzw. sensorisch aphasische Symptome das Bild. Angularisherde führen oft auch zu *Störungen des Rechnens* und bisweilen zu auffälligen Orientierungsstörungen am eigenen Körper, z. B. einer sog. *Fingeragnosie*.

Die klinischen Formen der Aphasie.
a) Die subcorticale sensorische Aphasie (reine Worttaubheit).

Den extremsten Fall einer Störung dieser Art hätte man in der sog. *Seelentaubheit* — akustische Agnosie — zu sehen, bei der ein Kranker wohl hört, jedoch keinerlei Verständnis für sprachliche wie nichtsprachliche Klänge und Geräusche verrät. Bei der *reinen Worttaubheit* hat in jeweilig wechselnder Schwere die Erfassung von Lauten, Silben und Worten Schaden gelitten. Die Kranken verstehen nicht was man ihnen sagt. In leichten Fällen versagen sie nur beim Verstehen komplizierterer Worte oder längerer Sätze. Der *allgemeine* Sinn einer sprachlichen Äußerung, soweit er sich allein schon durch den Tonfall (Frage, Befehl, Rüge usw.) oder durch begleitende Gesten verrät, wird begriffen. Schreiben, Lesen und Kopieren, also die *innere Sprache*, sind *nicht gestört*. Das Spontansprechen pflegt bei schwerer Worttaubheit *sekundär* geschädigt — paraphasisch — zu sein (zum Unterschied von einer selbst hochgradigen Schwerhörigkeit, bei dem auch aus dem sehr unvollkommenen Wortklang meist noch der rechte Wortsinn erschlossen werden kann und Paraphasien nie auftreten). Die *Diagnose* einer subcorticalen sensorischen A. erfordert, daß man ausschließe: schwere allgemeine Intelligenzstörungen einerseits und periphere bzw. zentrale Hörstörungen *(Anakusien)* andererseits. Von der *corticalen* sensorischen A. unterscheidet sich die *subcorticale* dadurch, daß bei ihr die tieferen Schichten der Persönlichkeit, soweit sie sich in der Einstellung zur Umwelt und meist auch zum Leiden ausdrücken, nicht betroffen sind. Das ist besonders deutlich bei Kranken, die im Lesen und Schreiben ungestört sind. *Pathologisch-anatomisch* handelt es sich in der Regel um Ernährungsstörungen in dem durch den oberen Temporalast der A. cerebri media versorgten *linken* ersten Temporalwindung; meist in dichter Nachbarschaft der HESCHLschen Windung.

b) Die corticale sensorische Aphasie WERNICKEs.

Hier ist das Lautverständnis zwar meistens auch beeinträchtigt, wenn auch nicht in dem Grad wie bei der Worttaubheit. Viel stärker ist das Verständnis des *Sinnes* von Wort und Satz gestört. Das Wesentliche ist, daß die *innere Sprache in die Störung mit einbezogen* ist. Deshalb erfolgt das *Nachsprechen* — wenn überhaupt — *mit ungenügendem oder keinem Verständnis*. Auch das *Lesen*, besonders das Leseverständnis und das *Schreiben*, und vor allem auch das expressorische *Sprechen* erweisen sich *geschädigt*. Beim *Spontansprechen* finden sich, natürlich dem Grade der Läsion nach verschieden, jene Symptome, die wir als Merkmale der Schädigung der inneren Sprache kennengelernt haben; u. a. die verschiedenen *Paraphasien* bis zur *Jargonaphasie* (welche hierbei viel häufiger vorkommt als der Telegrammstil) und Perseverationen. Typisch für die sensorische Aphasie ist die *mangelhafte Krankheitseinsicht*. Da sich die Kranken selbst nicht verstehen, schwatzen sie paraphasisch in ermüdender Redseligkeit *(Logorrhöe)* und versuchen gar nicht, ihren Defekt des Sprachverstehens zu kompensieren.

Schon die *anatomische Lokalisation* der verantwortlichen Läsionen im hinteren Teil der ersten Schläfenwindung, bald auf die Insel, vor allem aber gegen den G. angularis überreichend erklärt die häufige Kombination mit *Agraphie*

(Störungen beim Spontan- und Diktatschreiben bei oft erhaltenem Abschreiben!). Wird die Sehstrahlung mitlädiert, so ergeben sich *hemianopische Ausfälle*. Schwere und dauernde Störungen lassen auf Herde, die tief ins Mark reichen, evtl. auch begleitende Läsionen dieser Gegend in der rechten Hemisphäre schließen. Läsionen in der Nachbarschaft des WERNICKEschen Zentrums machen gern eine Kombination leichter sensorischer mit schwereren expressiven Störungen.

c) Die subcorticale motorische Aphasie (Wortstummheit).

Sie ist als *periphere Sprachstörung mit intakter innerer Sprache* das motorische Gegenstück zur Worttaubheit. Ihr *motorisch-apraktischer Charakter* bedingt, daß die Störung sich bei jedem Sprechakt zeigt, ohne daß jedoch die Sprechmuskulatur bei *anderen* Verrichtungen zu versagen braucht. Die Notwendigkeit und Gewohnheit vieler Menschen zum Lesen, Schreiben, ja auch Denken gewissermaßen stumm zu sprechen, kompliziert die Folgen der Wortstummheit. Auch dann kann man aber bei den an sich seltenen reinen Fällen die Intaktheit der inneren Sprache daraus erschließen, daß, wenn auch die Worte nicht ausgesprochen werden können, so doch ihr Rhythmus, ihre Silbenzahl oder auch der Tonfall einer sprachlichen Äußerung korrekt wiedergegeben werden können. So ist der Kranke z. B. imstande die Silbenzahl zu klopfen, die richtige Melodie zu einem Text, den er nicht sprechen kann, zu singen und in seinen unartikulierten Lautfolgen das „wortlose Skelet" eines Satzes gut zu verlautbaren. In ganz schweren Fällen greift die der Störung zugrunde liegende gliedkinetische Apraxie auch auf andere Akte der Mund- und Zungenmuskulatur über. Dann ist z. B. auch das Mundspitzen, Zungezeigen usw. unmöglich. — Eine unvollkommene Wortstummheit kann *dysarthrischen* Störungen sehr ähnlich sehen. — Als Begleiterscheinungen finden sich oft *Hemiparese* und einseitige *Faciolingualparese*. — Die verantwortlichen *anatomischen Läsionen* liegen im Bereich der Rinde des linken *Operculum Rolandi*, also in dichtester Nachbarschaft zur Präzentralregion. Herde, welche *Projektionsfasern* aus dem linksseitigen Gebiet der Faciolingualmuskulatur unterbrechen, machen motorische Parese, aber keine Wortstummheit. Die Restitutionsmöglichkeit einer Wortstummheit hängt von der Schwere der Läsion ab. Es gibt Fälle, die für die Dauer wortstumm bleiben.

d) Die corticale motorische Aphasie BROCAs.

Hier ist der rein expressorische motorische Akt der normalen Innervation der Sprachmuskulatur weniger als bei der Wortstummheit gestört; dafür treten aber *Störungen der inneren Sprache*, speziell beim Versuch zur spontanen sprachlichen Äußerung auf. Auch das *Sprachverständnis* pflegt dabei nicht ganz intakt zu sein. Gerade diese sensorisch-aphasische Komponente besonders bei komplizierteren sprachlichen Mitteilungen, zusammen mit *agraphischen* Störungen (vgl. S. 519) ermöglicht bei Vorliegen einer totalen „Sprachlosigkeit" die Unterscheidung einer motorischen Aphasie von einer Wortstummheit. Neben dem Spontanschreiben pflegt auch das *Diktatschreiben* und das *Lesen* beträchtlich gestört zu sein. Das *Kopieren* hingegen ist erhalten. Im Gegensatz zum Wortstummen pflegt beim motorisch Aphasischen auch sein *Allgemeinverhalten* betroffen zu sein. Dies kann sich an mangelnder Aufmerksamkeit, leerem Gesichtsausdruck, scheinbarer Unlust, sich überhaupt zur Umwelt in ein Verhältnis zu setzen, u. a. m. äußern. Besonders charakteristisch ist die Verwendung der hier im Gegensatz zur Wortstummheit fast stets vorhandenen Sprachreste, woraus die Störung der inneren Sprache offenbar wird.

Vgl. das auf S. 518 über *Perseveration, Paraphasien, Telegrammstil usw.* Gesagte! Immer wieder erstaunlich ist die anscheinende *Unbeständigkeit* der sprachlichen Äußerungen, indem etwa bei offensichtlicher Unfähigkeit, ein bestimmtes Wort zu sagen, im nächsten Moment nicht nur dieses eine Wort, sondern ein ganzer Satz fehlerlos produziert wird. Besonders auffällig ist das, wenn der Kranke in eine „*Reihe*" hineingebracht wird, so z. B. in das „Vater unser" und dann ohne Stocken das Gebet aufsagt. Sprachliche Neuerwerbe, wie eine fremde Sprache, können verloren sein, wenn die Muttersprache noch leidlich gesprochen wird. Bei schwersten Läsionen kann schließlich nur ein verständnisloses und fehlerhaftes *Nachsprechen* erhalten sein. — Ob die BROCAsche Aphasie von Dauer ist, entscheidet Ausdehnung und Schwere der Läsion und der Zustand des übrigen Gehirns. Die Restitution von Sprachleistungen erfolgt nach den Gesetzen der Wertigkeit sprachlicher Äußerungen. Meist spricht der bisher Stumme zuerst Worte und ganze Sätze im Affekt oder rein ausdrucksmäßig oder er kann einen Text zu einer Melodie singen. Beim Versuch darstellender Äußerungen pflegt er hingegen noch ratlos zu sein.

Corticale Herde in der linken dritten Stirnwindung, im Gebiet des Operculum frontale, allein erzeugen in der Regel nur eine passagere Aphasie. Greifen Herde tief in die Marksubstanz hinein oder schädigen sie das Operculum Rolandi mit, oder handelt es sich um ein altes, schon verbrauchtes Hirn, so ist die Restitutionsmöglichkeit sehr beschränkt. Klinische Erfahrungen weisen darauf hin, daß die Gegend des Sprachmotoriums der rechten Hemisphäre für die zerstörte linke eintreten kann, was jedoch verhindert wird, wenn die Balkenverbindungen zerstört sind. Zu einer vollkommenen Sprachleistung freilich ist die rechte Hemisphäre beim Rechtshänder nicht befähigt.

e) Wenn einzelne oder mehrere Herde zu schweren Läsionen des *sensorischen und motorischen Rindengebietes* der *Sprache* führen, so entsteht die **Totalaphasie** bei welcher Sprachverständnis und Sprechfähigkeit samt der an sie gebundenen Leistungen aufgehoben sind.

f) Unter **Leitungsaphasie** wird eine Störung verstanden, bei welcher das *Nachsprechen* besonders stark beeinträchtigt ist und *Paraphasien* auftreten. Dabei ist merkwürdigerweise das Sprachverständnis und das spontane Sprechen wenig gestört. LIEPMANN hat solche Störungen als partielle sensorische Aphasien aufgefaßt. Dafür spricht, daß die der Leitungsaphasie zugrunde liegenden Störungen zwischen den beiden „corticalen Zentren" aber meist nahe dem WERNICKEschen Feld gefunden werden.

g) Dementgegen zeichnen sich die **transcorticalen Aphasien** durch gut erhaltenes Nachsprechen bei gestörtem Sprachverständnis (sensorische) bzw. bei gestörtem Spontansprechen (motorische Form) aus. Verständiges Lesen und Schreiben weisen ganz entsprechende Störungen auf.

Anhang: Die wichtigsten Störungen des Bewußtseins und der Intelligenz.

Vorübergehende Trübungen des Bewußtseins mit sehr eigenartiger Symptomatik finden wir in jenen *Dämmerzuständen,* wie sie bei der *Epilepsie* als sog. Äquivalente, aber auch bei der *Hysterie* vorkommen. Unter einer *Ohnmacht* (Syncope) verstehen wir einen in der Regel mit vasomotorischen und vegetativen Störungen einhergehenden Bewußtseinsverlust. Meist schwindet dabei das Bewußtsein nach anfänglichen vagen Prodromalerscheinungen (Schwindel, Kopfschmerz, Übelkeit usw.) unter Erblassen, Kleinerwerden des Pulses, beschleunigter Atmung, Ausbruch kalten Schweißes bisweilen sogar Urin- und Stuhlabgang. Die Prognose solcher meist durch Hirnanämie verursachten Zustände ist trotz des beängstigenden Krankheitsbildes in der Regel gut. — Der Tiefe nach unterscheidet man verschiedene Grade von Bewußtseinsstörungen: *Somnolenz, Sopor* und *Koma*. Im somnolenten Zustand ist der Kranke zwar teilnahmslos, doch reagiert er auf Reize, beantwortet sogar Fragen, läßt sich füttern usw. Ist dieser Zustand durch eine krankhafte *Schlafsucht* bedingt, so spricht man von *Lethargie*. Im *Sopor* sind nur starke Reize und auch diese nur bisweilen imstande, den Patienten reagieren oder aus seiner Bewußtlosigkeit auftauchen zu lassen. Die Reflexe sind in der Regel noch erhalten. Im *Koma* schließlich ist der Kranke völlig und unerweckbar bewußtlos. Sehnen- und Hautreflexe sind erloschen; bisweilen besteht ein *Babinski*. Der Kranke schluckt nicht mehr und läßt Kot und Urin unter sich (allgemeine Inkontinenz).

Die hauptsächlichsten Ursachen dieser Bewußtseinsstörungen sind *allgemeine Infektionen*, z. B. die Oberlappenpneumonie, der Typhus, die Malaria usw., *Intoxikationen* (z. B. die typischen Vergiftungen mit Schlafmitteln, der Alkoholrausch, die Urämie, die Säurevergiftung beim Diabetes, der Hitzschlag usw.); *traumatische Hirnläsionen* (Commotio und Contusio cerebri); die verschiedenartigen *Zirkulationsstörungen* und Hirnödem (z. B. bei encephalitischen Prozessen; *Hirnschwellung* (beim Tumor, Absceß usw.).

Störungen der *Intelligenz* werden dem Grade nach als *Idiotie, Imbezillität* und *Debilität* unterschieden. Unter *Idiotie* im engeren Sinn versteht man einen Zustand praktischen Fehlens jeder Intelligenz überhaupt. Die Erfassung der Umwelt und jedes sinnvolle Verhalten zu ihr ist unmöglich. Ist der Kranke imstande, sich, wenn auch nur primitiv, menschlichem Leben einzuordnen, so spricht man von *Imbezillität*. *Debilität* benennt man das geistige Zurückbleiben auf kindlicher Stufe. (Alles Nähere vgl. Lehrbücher der Psychiatrie!)

Man unterscheidet *Merkfähigkeit,* die Fähigkeit, sich dargebotene Eindrücke einzuprägen, von *Gedächtnis,* der Summe von Eindrücken aus der Vergangenheit. Merkfähigkeit oder Gedächtnis müssen durchaus nicht gleichmäßig leiden. Die Merkfähigkeit findet sich gestört schon normalerweise im höheren Alter, typisch bei der cerebralen Sklerose und in schwerster Weise beim sog. „Korssakow", hier meist mit Auftreten von *Erinnerungsfälschungen*. Als *retrograde Amnesie* bezeichnet man eine Lücke in der Erinnerung, wie sie sich bei epileptischen Zuständen, aber auch besonders bei Hirnerschütterung u. dgl. findet.

XIV. Neurologische Untersuchung.

Der Feststellung objektiver Krankheitszeichen hat die Erhebung einer eingehenden *Anamnese* vorauszugehen. Der Einblick, den diese in den Entstehungsmodus des Leidens und die Ausbildung der Symptome gibt, ist für die Diagnose der Erkrankungen des ZNS genau so unerläßlich wichtig wie für die anderen Leiden. Nicht selten ist die Befragung von Familienmitgliedern erforderlich, um die notwendigen vorgeschichtlichen Daten zu erhalten. An Stelle eines schematischen Planes zur Erhebung der Anamnese wird automatisch mit zunehmender Erfahrung eine zielbewußte Fragestellung, bzw. Nachforschung zu treten haben, welche auf dem Gesamteindruck, auf den ersten Blick sichtbaren Störungen oder auf bestimmten, bereits wegweisenden Klagen des Kranken aufbaut. Von Bedeutung können sein: die näheren Umstände der *Geburt*, der *Entwicklung*, zurückliegende *Erkrankungen, Verletzungen, Operationen*, wobei vor allem nach Noxen, welche bekanntermaßen das ZNS mit Vorliebe zu schädigen pflegen, so besonders eine *syphilitische* Infektion, zu fahnden ist. Man stelle fest die *Lebensgewohnheiten*, evtl. Abusus von *Alkohol, Nicotin, Kaffee* usw., die wichtigsten Umstände des *Sexuallebens* und mögliche *Berufsschädigungen*. Man versuche auch eine Familienanamnese zu erhalten, die nicht nur für die Erkennung von *Erbkrankheiten* unerläßlich ist, sondern auch bisweilen den Schlüssel zum Verständnis von *Geisteskrankheiten, Psychopathien* und intrauterinen Infektionen (Syphilis usw.) und andersartigen Schädigungen zu geben vermag.

Daraufhin wende man sich eingehend den Klagen des Kranken zu, stelle ihren zeitlichen Beginn und Verlauf und ihre Art fest und frage nach allgemeinen und lokalen Symptomen seitens des ZNS. Man erkundige sich nach Kopfschmerz, Schwindel, Erbrechen, psychischen

Störungen (Gedächtnis, Merkfähigkeit usw.), Beeinträchtigung im Gebrauch der Glieder, Empfindungsstörungen (Par-, Hypo-, Hyperästhesien), Störungen seitens der Hirnnerven, der Blase, des Mastdarms und der Geschlechtsfunktionen. Bei dieser Befragung, die zugleich den nötigen Kontakt mit dem Patienten zu schaffen hat, wird man sich ein Urteil über sein Auffassungs- und sprachliches Äußerungsvermögen sowie darüber bilden können, wie der Kranke auf sein Leiden reagiert. Dies ist von größtem Wert für die Differentialdiagnose organischer und funktioneller Störungen.

Die Erhebung des *Befundes*, die natürlich mit einer internen Untersuchung zu verbinden ist, soll möglichst am unbekleideten Patienten in einem warmen Raum stattfinden. Zunächst *betrachte* man den Kranken und mache sich seinen Bewußtseinszustand klar und unterscheide: Wachsein mit normaler Ansprechbarkeit, Schlaf, Teilnahmslosigkeit, Somnolenz, Sopor oder Koma. Ist der Patient bettlägerig, so eruiere man ganz allgemein den Grund hierfür. Ein *meningitischer Zustand* wird sich häufig durch opisthotonische Kopfhaltung, angezogene Knie, Überempfindlichkeit gegen jede Berührung verraten. Man schaue nach einem positiven KERNIGschen bzw. LASÈGUEschen Symptom! (vgl. weiter unten). Man informiere sich ganz allgemein über sichtbare Anomalien des Schädels, der Wirbelsäule und der Extremitäten, sehe nach Verletzungsspuren, prüfe auf Druck- und Kopfschmerzhaftigkeit des Schädels, auch auf Stauchungsschmerz der Wirbelsäule, beachte Wachstumsanomalien und trophische Störungen der Muskulatur und der Haut und prüfe auf etwaige Schmerzhaftigkeit der großen Nervenstämme.

Schon die Betrachtung des *Gesichts* und der *Haltung* des Patienten kann wichtigste Schlüsse gestatten. So wird eine Lähmung von Augenmuskeln, einer Gesichtsseite, eines Gliedes oder etwa eine Hemiplegie, aber auch ein Starrezustand — Amimie oder allgemeiner Rigor —, eine Akinese oder Hyperkinesen — Tremor, Chorea, Athetose usw. — oder motorische Reizerscheinungen — Krämpfe (tonische oder klonische), Clonismen, Tics, Spasmen und fibrilläre Zuckungen — dem aufmerksamen Betrachter nicht entgehen.

Weitere Aufschlüsse kann der *Gang* des Patienten geben. Das Herabhängen eines Fußes bei einer schlaffen Lähmung der Dorsalflektoren ist in charakteristischer Weise verschieden von dem Schleifen des Fußes mit circumduziertem Bein bei einer spastischen Parese. Der „*Steppergang*" mit seiner übertriebenen Beinbeugung in der Hüfte zur Kompensation einer schlaffen Lähmung der Beine ist leicht zu unterscheiden und von dem mühsamen Vorwärtsschieben der steifen Beine bei einer *spastischen* Paraparese. Eine spastische Diplegie mit Adductorenspasmen, z. B. ein „*Little*", ist unverkennbar. Störungen der Oberflächen- oder Tiefensensibilität dokumentieren sich in den ausfahrenden ungeschickten und unkoordinierten Bewegungen des *ataktischen Ganges*, evtl. der „kippenden" Hüfte. Geht der Patient „wie ein *Betrunkener*", so wird dies den Verdacht auf eine cerebellare Läsion erwecken. Ein Gang mit kurzen trippelnden Schritten ist charakteristisch für den auf Störungen im extrapyramidalen System beruhenden Greisengang *(Bradybasie)*. Eine *extrapyramidale Störung* (Parkinsonismus) werden wir auch annehmen, wenn der Kranke ohne die normalen Mitbewegungen mit den Armen zu machen oder gar steif wie eine Puppe geht und Symptome von Pro- und Retropulsion zeigt. Manche Störungen offenbaren sich erst, wenn der Kranke *mit geschlossenen Augen* steht, geht oder sich anderweitig bewegt. So z. B. ein Schwanken beim Stehen mit geschlossenen Füßen (pos. *Romberg*) oder ein seitwärts Abweichen beim Gehen nach der Seite einer cerebellaren Läsion oder ein Unvermögen sich mit geschlossenen Augen zu bücken, bei spinaler, aber vor allem cerebellarer Ataxie.

Bewegungen können auch infolge dabei auftretender *Schmerzen* beeinträchtigt sein. Ob es sich freilich dabei um nervöse oder andersartige Störungen handelt, bleibt stets festzustellen. Man muß auf reflektorisches Steifhalten, etwa des Kopfes oder der Wirbelsäule und auch auf Schonung eines Gliedes sein Augenmerk richten. Dergleichen sieht man z. B. bei der Ischias und anderen Neuralgien, meningitischen Reizzuständen und schmerzhaften Prozessen anderer Entstehungsart.

Die spezielle Untersuchung wendet sich dann am besten der *Motilität der Extremitäten* zu. Durch eine Prüfung der *aktiven Beweglichkeit* ergibt sich rasch, ob eine Lähmung vorliegt, sei es, daß einzelne Muskeln, ein Gliedabschnitt, ein oder mehrere Glieder gelähmt sind (Mono-, Para-, Hemi-, Tetraplegie bzw. -parese). Man achte darauf, ob etwa an sich normale Bewegungen nur unter Überwindung einer inneren Hemmung langsam mit Unterbrechungen ausgeführt werden *(Hypokinese)* oder ob *Koordinationsstörungen* (vgl. unten) dabei auftreten. Dann prüfe man die *grobe Kraft*, indem man z. B. den Händedruck links und rechts vergleicht, den Patienten auffordert die gegengestemmte Hand mit dem Fuß wegzudrücken und eine Reihe von Widerstandsprüfungen anstellt, die sich aus der Funktion der einzelnen Muskelgruppen ergeben. Eine besondere Apparatur zu diesem Zweck ist in der Regel entbehrlich.

Finden sich *Lähmungen*, so muß entschieden werden, ob es sich um solche *schlaffer* oder *spastischer* Natur handelt. Zu diesem Zweck prüft man die *passive Beweglichkeit*.

Schlaff gelähmte Glieder setzen — wenn keine Kontrakturen das Bild komplizieren — passiven Bewegungen einen verminderten Widerstand entgegen. Sie gehen einher mit Atrophie der Muskulatur und Abschwächung bis Aufhebung der Reflexe.

Weiteren Aufschluß kann die *Prüfung der elektrischen Erregbarkeit* (S. 529) geben, die bei degenerativer Atrophie wichtige Veränderungen aufweist. Vorderhornläsionen können, wenn nur Teile eines Muskels atrophisch gelähmt sind, mit fast normaler, bzw. einfach herabgesetzter elektrischer Erregbarkeit einhergehen; nicht aber periphere Lähmungen.

Spastische Lähmungen zeigen einen erhöhten Widerstand gegen passive Bewegungen, der in extremen Fällen unüberwindlich werden kann (spastische Kontrakturen). Bei leichteren Läsionen tritt dieser Widerstand vor allem bei brüsken Bewegungen auf und kann ausgesprochen „federnd" sein. Damit einher geht Reflexsteigerung und das Auftreten pathologischer Reflexe (vgl. unten). Atrophien, abgesehen von Inaktivitäts-Atrophie, kommen spastischen Lähmungen nicht zu. Von spastischen Lähmungen ist der *Rigor* zu trennen, bei welchem es sich überhaupt nicht um Lähmungen, sondern um eine Tonuserhöhung handelt, die Bewegungsimpulsen widersteht.

Schließlich kann die passive Beweglichkeit auch krankhaft ungehemmt sein. Meist fühlt sich dann die Muskulatur abnorm weich an, und die Glieder können infolge der Nachgiebigkeit der Muskulatur, Sehnen und Bänder in abnorme Stellungen gebracht werden. Wir haben eine *Hypotonie* vor uns, wie sie bei schweren *Tiefensensibilitäts-* und *cerebellaren* Störungen die Regel ist.

Anschließend werden die *Reflexe* geprüft, wofür eine gewisse Entspannung evtl. durch künstliche Ablenkung oder durch energische Kraftentfaltung an einem ferngelegenen Körperteil erforderlich ist. Dies erreicht z. B. der JENDRASSIKsche Handgriff, indem zur besseren Auslösung des Patellarreflexes der Patient bequem, die Beine in leichter Beugehaltung, die Füße flach auf den Boden aufgesetzt sitzt, und nun mit Gewalt seine eigenen ineinander verhakten Hände auseinander zu ziehen versucht. Bei bettlägerigen Patienten prüft man den Patellarreflex, indem die in die Kniekehle gebrachte Hand des Untersuchers das Knie leicht abbeugt. Der Achillessehnenreflex ist am leichtesten am knienden Patienten auszulösen. Bei Patienten, welche nicht knien können, rotiere man das im Knie leicht gebeugte Bein nach außen und bringe den äußeren Fußrand nahe an die Unterlage. So erreicht man am besten eine Entspannung. Zur Auslösung des Tricepsreflexes wird der in stumpfem Winkel gebeugte Arm am Handgelenk über die Brust gezogen. Der Biceps-, bzw. Brachioradialis- oder Radialis-Periostreflex wird am hängenden, leicht gebeugten Arm, dessen pronierte Hand in der des Untersuchers ruht, ausgelöst. Durch Beklopfen der Scapula unterhalb der Spina prüft man den Scapulohumeralreflex, der bei spastischer Lähmung gesteigert ist und dessen reflexogene Zone dann auch auf die Gegenseite übergreifen kann. — Die vier Bauchdecken- und Cremasterreflexe werden mit einem Streichholz oder dgl., jedenfalls nicht mit einer Nadel ausgelöst. Zur Prüfung des Plantarfluchtreflexes streicht man mit einem stumpfkantigen Gegenstand, z. B. dem Stiel eines kleinen Perkussionshammers, langsam und unter nicht zu geringem Druck über die Fußsohle, und zwar von hinten nach vorn, nahe dem äußeren Fußrand. — Der bei hochgradiger Reflexsteigerung zu beachtende *Klonus* tritt am leichtesten auf bei brüsken Dehnungen eines spastischen paretischen Muskels, so z. B. als Patellarklonus per rascher Zerrung des M. quadriceps durch abruptes Hinabziehen der Kniescheibe bei fast gestrecktem Bein oder als Achillessehnenklonus bei kurzer, heftiger passiver Dorsalflexion des Fußes usw. Der echte Klonus ist unerschöpflich, was natürlich cum grano salis gilt und für leichte Paresen nicht zuzutreffen braucht. Mitunter ist es sehr schwer, einen echten von einem *Pseudoklonus* bei leicht Erregbaren und Neurasthenikern zu unterscheiden. Den Ausschlag gibt dann die offenbare Mißverhältnis zwischen „Klonus" und Lähmung, sowie das Fehlen von anderen Pyr.B.-Symptomen. Von diesen ist eines der wichtigsten der sog. „*Babinski*". Dieser Reflex wird wie der normale Plantarreflex ausgelöst und besteht in einer *langsamen Dorsalflexion der großen Zehe*. Erfolgt zunächst eine Plantarflexion, so ist die folgende Dorsalflexion nicht pathognomonisch. Statt eines typischen Babinski gehen gelegentlich nur die Zehen in *Fächerstellung*, oder es kommt überhaupt zu keiner Reaktion. (Vorsicht vor Verwechslung mit peripher neuritischen Lähmungen!) Stets vergleiche man die Reflexe der beiden Seiten miteinander. Dem *Babinski* entspricht der „pos. *Oppenheim*": Dorsalflexion der großen Zehe bei unter ziemlich starkem Druck erfolgenden Hinabstreichen des Daumens an der inneren Tibiakante, und der „pos. *Gordon*", bei dem die gleiche Reaktion erzielt wird durch kraftvolles Kneten der Wadenmuskulatur. Bei spastischen Lähmungen beobachtet man mitunter auch eine Plantarflexion der Zehen bei einem Schlag auf das os cuboid., d. h. auf die laterale Fläche des Fußrückens *(Mendel-Bechterew)* anstatt der normalen, aber nicht obligaten Dorsalflexion der Zehen. Ein leichter Schlag auf die Zehenbeeren kann bei spastischen Paresen gleichfalls zur Plantarflexion der Zehen führen *(Rossolimo)*. Der MAYERsche Fingergrundreflex (Adduktion und Extension des Daumens bei passiver Plantarflexion des Mittelfingers) und der LÉRIsche Armbeugereflex (Unterarmbeugung bei passiver Einrollung der Hand) sind — besonders der letztere — unsicherere Pyr.B.-Symptome.

Nach Durchführung der Motilitäts- und Reflexprüfung überzeuge man sich von dem Verhalten der *Sensibilität*. Zur Prüfung der *Oberflächensensibilität* untersuche man zuerst den Sinn für feine *Berührung*, dann die Fähigkeit *zwei simultan* verschieden distanzierte Berührungen als solche zu empfinden, rasch aufeinander folgende Reize als *Vibration* zu fühlen, einen taktilen Reiz richtig zu *lokalisieren*, bewegte Reize in ihrer *Richtung*, evtl. *figürlicher Gestalt* und *Gegenstände* nach ihrer Oberflächenbeschaffenheit, ihrem Material und ihrer Form richtig zu erkennen. Man mache es sich zur Regel, bei allen Sensibilitätsuntersuchungen stets die beiden Körperseiten vergleichsweise zu untersuchen und hüte sich vor suggestiblen Fragen und einer zu monotonen Versuchsanordnung.

Einfache *Berührung* wird gewöhnlich mit einem Stückchen Watte oder mit einem weichen Pinsel geprüft, während genaueste Bestimmungen der Reizschwelle und der Dichte von Tastpunkten in der Haut mit Hilfe der von Freyschen Reizhaare vorgenommen werden müssen. Über die Fähigkeit Doppelreize als solche zu empfinden *(Diskrimination)* orientiert man sich dadurch, daß man die Haut mit den stumpfen Enden eines Tasterzirkels berührt. Die geringsten Abstände zweier simultaner (normalerweise noch als solche gefühlten) Berührungen stellen die Durchmesser der sog. Weberschen Kreise dar. Sie sind an verschiedenen Körperstellen ganz verschieden groß, am kleinsten an den Fingerspitzen. Ob *sukzessive* Reize richtig empfunden werden, erkennt man am bequemsten mittels einer angeschlagenen Stimmgabel von 128 Schwingungen pro Sek. Diese wird — lediglich der besseren Reizübertragung wegen — auf die allein von Haut überzogenen Knochen oder Gelenke aufgesetzt, z. B. auf die Tibia oder das Olecranon. Normalerweise empfindet der Patient dann eine *Vibration,* deren normale oder verkürzte Dauer man erkennt, wenn die Stimmgabel nach abgeklungener Empfindung auf eine andere, sicher normal empfindende Körperstelle des Patienten oder des Untersuchers aufgesetzt wird. Zum Zweck der *Lokalisationsprüfung* fordert man den Patienten auf, eine bei geschlossenen Augen leicht berührte Hautstelle nach einem Intervall mit dem Finger zu bezeichnen oder, falls dies nicht möglich ist, genau zu beschreiben. Daß der Patient bewegte Reize richtig perzipiert, ergibt sich leicht aus seinem Vermögen, z. B. in seine Hohlhand geschriebene geometrische Figuren, Buchstaben oder Zahlen zu erkennen. Zur Prüfung des Gegenstandserkennens lasse man den Patienten die Beschaffenheit verschiedener Oberflächen, rauh oder glatt, das Material eines Gegenstandes, Holz, Metall, Wachs usw. und schließlich seine Form und gegenständliche Bezeichnung nennen. Hierzu kann man Gegenstände des täglichen Gebrauchs, z. B. Geld, Schlüssel, Sicherheitsnadel usw. oder verschiedene geometrische Figuren verwenden. Voraussetzung zum Gelingen dieses Tests ist, daß der Patient keine taktile Agnosie oder aphasische Störungen hat.

Zur *Schmerzprüfung* ist Kneifen mit einer stumpfen Pinzette viel geeigneter als Stechen mit einer Nadel. Quantitativ kann die Schmerzempfindung mittels faradischen Stromes unter Verwendung eines Metallpinsels oder einer Erbschen Schmerzelektrode gemessen werden. Zur *Temperaturprüfung* bediene man sich zweier Reagensgläser, welche mit über, bzw. unter der Hauttemperatur gering oder stark erwärmten, bzw. abgekühlten Wasser gefüllt sind. Eine Kältehyperästhesie kann man durch Berühren mit einem äthergetränkten Wattebausch, einen Chloräthylspray oder bisweilen sogar schon durch Anblasen der evtl. befeuchteten Haut erkennen.

Ergibt sich, daß trotz Fehlens schlaffer oder spastischer Paresen und bei relativ ungestörter Oberflächensensibilität doch eine Bewegung *unkoordiniert* erfolgt, so denke man an eine Störung der *Tiefensensibilität* oder einen Ausfall *cerebellarer* Funktionen. *Verlust der Sehnenreflexe* bei erhaltenen Hautreflexen spricht für Hinterwurzelläsion. Das Aufgehobensein der Patellarreflexe wird als Westphal*sches Zeichen* benannt. — Sodann prüfe man, ob eine *Gleichgewichtsstörung* vorliegt. Zu diesem Zwecke fordern wir den Patienten auf, mit „geschlossenen Füßen" aufrecht — womöglich noch mit gespreizten Armen — ruhig zu stehen und die Augen zu schließen. Das im positiven Fall alsbald auftretende Schwanken des Körpers, das in typischen Fällen gern mit einer „fingernden" Unruhe in den Zehen beginnt, nennen wir das Rombergsche *Phänomen*. Grobes Schwanken schon bei offenen Augen — eine schwere *Rumpfataxie* — läßt vor allem an *cerebellare* Störungen denken. Funktionelle Störungen müssen hierbei ausgeschlossen werden. — Eine Störung der Koordination von Glied- und feineren Einzelbewegungen — *Gliedataxie* — erkennt man, indem der Kranke versucht, bei geschlossenen Augen mit dem ausgestreckten Zeigefinger langsam die Nasenspitze zu berühren *(Finger-Nasenversuch)* oder aus einer abduzierten Armhaltung heraus die beiderseitigen Zeigefingerspitzen vor seinem Gesicht zur Berührung zu bringen *(Finger-Fingerversuch)* oder mit der Ferse des einen Beines die Kniescheibe des anderen zu berühren *(Knie-Hackenversuch)* oder mit dem ausgestreckten Arm oder Bein Zahlen in die Luft zu schreiben. Alle diese Prüfungen auf Ataxie zeigen den Grad einer vorliegenden *Tiefensensibilitätsstörung*. In extremen Fällen weiß der Patient nicht über die Lage seiner Glieder Bescheid. Er ist auch nicht oder nur unvollkommen imstande anzugeben, ob bzw. in welchem Ausmaß z. B. seine Glieder *passiv* bewegt werden. Eine Tiefensensibilitätsstörung in den Hüftgelenken prüft man am besten, indem man den Patienten auffordert, wieder bei geschlossenen Augen, mit den ausgestreckten Armen (vorausgesetzt, daß diese von der Störung frei sind) alle die Bewegungen nachzuahmen, welche man mit seinen an den Fersen gehaltenen gestreckten Beinen vornimmt. Bei der Prüfung der Empfindung geführter Bewegungen in den kleineren Gelenken umgreift man die Gliedabschnitte proximal und distal vom Gelenk möglichst fest, um Täuschungen, welche sich aus Eindrücken der Oberflächensensibilität ergeben könnten, entgegenzuwirken. Ob eine so gefundene Tiefensibilitätsstörung peripherer Natur oder vom Hinterstrangtyp ist, entscheidet meist der Befund der übrigen Gefühlsqualitäten, das Verhalten der Hautreflexe und häufig auch der der Motilität.

Zur Aufdeckung *cerebellarer Koordinationsstörungen* betrachte man Körperhaltung, Gang und verschiedene Bewegungen mit offenen (evtl. auch mit geschlossenen Augen) darauf, ob dabei Unsicherheit, Schwanken, Wackeln, Fallneigung, Richtungsabweichung, Dysmetrie, Asynergie, Adiadochokinese, Intentionstremor, evtl. das sog. Rückstoßphänomen und automatische Veränderungen der Körper- und Gliederhaltung auftreten; auch achte man auf Störungen des Sprechens. Im einzelnen wird man da unter anderem auch die schon genannten Ataxieprüfungen anstellen; den Patienten in ungewohnte Stellungen bringen; ihn im Gehen plötzlich einhalten lassen, mehrere voneinander unabhängige Bewegungen gleichzeitig ausführen lassen, beobachten, ob er über ein Ziel hinausgreift usw. Der *Intentionstremor* nimmt zu, je näher die greifende Hand dem Ziel kommt. Die *Adiadochokinese* äußert sich besonders auffällig bei der Aufforderung die Hände in raschem Wechsel zu pro- und supinieren. Zur Prüfung des *Rückstoßphänomens* läßt der Untersucher den gegen Widerstand gebeugten Arm des Kranken plötzlich los, worauf der Arm ungebremst in die Zugrichtung der innervierten Muskeln ausführt. Kennzeichnend ist das *Abweichen* des bei geschlossenen Augen in der Horizontalen bzw. Vertikalen geführten Armes nach unten bzw. außen. Auch der ruhig nach vorne gestreckte, zur Läsion homolaterale Arm zeigt bisweilen diese Abweichungstendenz. Der Kopf nimmt gelegentlich unbewußt eine Schiefhaltung an, oder die Glieder wechseln bei ruhiger Körperlage und Ablenkung des Kranken unbemerkt ihre Stellung. Die genaue *Nachahmung* der passiv erteilten Haltung einer Extremität durch die kontralaterale Extremität ist nicht selten mangelhaft. Vergleichendes *Gewichtsschätzen* in beiden Händen erfolgt ungenau usw.

Das *Geruchsvermögen* prüft man — jede Nasenseite einzeln — mit Substanzen, die dem Patienten gut bekannt sind, wie Pfefferminz, Citronenschalen, Benzin, Vanille, Tabakrauch oder Blumenduft, vermeide aber alle reizenden Gerüche, welche, wie z. B. Ammoniak, die Trigeminusendigungen reizen.

Das *Sehvermögen* muß bei Verdacht auf eine Störung vom Ophthalmologen beurteilt werden. Wir müssen uns darauf beschränken, gröbere Ausfälle zu erkennen. Zu diesem Zweck stelle man fest, ob der Patient verschieden große Schrift erkennen kann und, falls dies unmöglich ist, ob und in welchem Abstand er die Zahl vor ihm ausgestreckter Finger anzugeben vermag. Liegt keine hochgradige Amblyopie oder eine Amaurose vor, so prüfe man das *Gesichtsfeld*. Einengungen oder hemianopische Ausfälle gröberen Ausmaßes lassen sich feststellen, indem man — jedes Auge einzeln prüfend — den Patienten auffordert mit seinem zu untersuchenden Auge das gegenüber befindliche Auge des Arztes zu fixieren und nun zwei kleine weiße Papierstückchen in die einander gegenüberliegenden Teile der Peripherie seines Gesichtsfeldes bringt. Man bewege dann eines der beiden Blättchen und fordere den Patienten auf, das bewegte Papier zu nennen. Diesen Versuch wiederhole man in den verschiedenen Ebenen. Zur genauen Bestimmung kleinerer Defekte und von Farbenskotomen benützt man ein *Perimeter,* mit dessen Hilfe man auf ein Schema die Ausfälle für weiß, grün, rot und evtl. blau und gelb einträgt. *Man unterlasse nie bei Verdacht auf Hirnerkrankung den Augenhintergrund* — sei es im aufrechten oder umgekehrten Bild — *zu spiegeln,* um die Papille, Retina und Gefäße zu beurteilen.

Die *motorische Innervation der Augen* erfordert eine Untersuchung der äußeren und inneren Augenmuskeln. Die Eigenheiten einer Ptosis, eines *Horners* und der peripheren Facialisparese muß der Untersucher kennen. Man prüfe, ob die Augen in Normalstellung stehen oder etwa eine Form von *Strabismus* oder eine *Déviation conjuguée* vorliegt (zum Herd oder vom Herd weg!), und ob bei Blickbewegungen beide Augen dem fixierten Finger des Untersuchers gleichmäßig folgen oder etwa eine Beeinträchtigung des Blickens vorliegt oder in einer bestimmten Stellung ein Schielen auftritt und der Patient angibt doppelt zu sehen. Die Lage der *Doppelbilder* zueinander wird mit einem brennenden Licht, evtl. unter Vorschaltung eines grünen, bzw. roten Glases bestimmt. Eine homonyme Diplopie liegt vor, wenn bei Schluß des paretischen Auges das ihm gleichseitige, eine heteronyme oder gekreuzte, wenn das ihm kontralaterale zweite Bild verschwindet. Einer konvergenten Schielstellung entspricht eine homonyme, einer divergenten eine heteronyme Diplopie. Des weiteren beobachte man, ob bereits beim Blick geradeaus oder beim Seitwärts- oder Aufwärtsblicken ein *Nystagmus* auftritt; doch zwinge man die Augen dabei nicht in extreme Stellungen. Man unterscheide einen horizontalen, vertikalen oder rotatorischen Nystagmus, wobei die schnelle Zuckungskomponente für die Richtungsbezeichnung entscheidend ist. Zur Beurteilung der *inneren* Augenmuskeln betrachte man bei gewöhnlichem

Licht die *Pupillen* und notiere allenfallsige Ungleichheit oder Entrundung. Die Reaktion auf Licht ist stets erst direkt und darauf konsensuell zu prüfen. Man kann zu diesem Zweck den Patienten in helles Tageslicht blicken lassen oder eine elektrische Lichtquelle verwenden. Zur Konvergenz-Akkommodationsprüfung fordert man den Patienten auf, den sich seiner Nasenwurzel nähernden Finger des Untersuchers zu fixieren. Die WERNICKEsche hemianopische Pupillenreaktion (vgl. S. 485) erfordert zur sicheren Beurteilung ein beonderes Instrumentarium. Eine sympathische Pupillendilatation kann man normalerweise durch einen schmerzhaften Reiz am Nacken auslösen.

Die Untersuchung des *Trigeminus* verlangt eine genaue *Sensibilitätsuntersuchung* des Gesichts, vor allem die Prüfung des *Conjunctival-* und *Cornealreflexes*, am besten mittels eines spitz zugedrehten Wattestückchens. Man überzeuge sich jedoch, ob der vom Facialis innervierte M. orbicularis oculi funktioniert! Reizung der Nasenschleimhaut führt zu reflektorischer Verziehung der homolateralen Gesichtsseite. Über die Funktion der *Kaumuskulatur* unterrichtet man sich am besten, indem man den Patienten auffordert auf einen hölzernen Spatel zu beißen und dabei die Kraft der Masseteren schätzt und sie abtastet. Bei spastischen Paresen löst ein Schlag auf das Kinn bei leicht geöffnetem Mund einen Klonus aus.

Zur Funktionsprüfung des *N. facialis* fordere man den Pat. auf, seinen Mund zu spitzen, zu pfeifen, die Zähne zu zeigen, die Nase zu rümpfen, beide Augen und jedes für sich zu schließen, die Augenbrauen zu heben, die Stirn in Falten zu legen, das Platysma zu innervieren usw. Auch bringe man ihn zum Lachen und betrachte überhaupt die unwillkürliche mimische Innervation, die bei corticalen Facialisparesen intakt sein kann. Eine erhebliche diagnostische Bedeutung kommt dem Verschontsein der Stirnmuskulatur und des Orbicul. oculi bei supranukleären, also spastischen Gesichtslähmungen zu. *Sekundäre Kontrakturen* — auch der peripher gelähmten Muskulatur — können täuschen.

Eine exakte *Hörfunktionsprüfung* muß von einem Facharzt vorgenommen werden. Der praktische Arzt prüfe zunächst mittels Flüstersprache (das gesunde Ohr vor dem kranken) und stelle fest, ob der Kranke leise gesprochene Zahlen mindestens aus 6 m Entfernung hört. Einen ungefähren Anhalt für die Art von Störungen ergeben die folgenden Teste (vgl. auch S. 490): Unter Verwendung von Stimmgabeln (hauptsächlich groß A mit 108 und klein a mit 425 Schwingungen pro Sek.) prüft man die Luftleitung durch Vorhalten der angeschlagenen Stimmgabel vor die Ohrmuschel und die Knochenleitung durch Aufsetzen der Stimmgabel auf den Warzenfortsatz oder auf die Scheitelmitte. Der WEBERsche Versuch: Normalerweise wird die auf den Scheitel gesetzte Stimmgabel in beiden Ohren gleichmäßig vernommen; bei Mittelohrerkrankungen im kranken und bei zentraler Hörstörung vorwiegend im gesunden Ohr. Der SCHWABACHsche Versuch: Man nennt seinen Ausfall positiv, wenn der Kranke mittels Knochenleitung die Stimmgabel länger hört als ein Gesunder und negativ, wenn das Umgekehrte der Fall ist. Ein positiver *Schwabach* findet sich bei Mittelohr-, ein negativer bei Innenohraffektionen. Bei intrakraniellen Acusticusschädigungen kann die Knochenleitung aufgehoben sein. Der RINNEsche Versuch: Mit der kleinen Stimmgabel prüft man, wie lange der Patient den Ton vom Warzenfortsatz aus, also mittels Knochenleitung hört und überzeugt sich, ob nach Verklingen des Tones dieser mittels Luftleitung wieder vernommen wird (pos. *Rinne*). Dies ist normalerweise und bei Affektionen der Cochlea und des Cochlearis der Fall. Überwiegen der Knochen — über die Luftleitung (neg. *Rinne*) findet sich bei Mittelohrerkrankungen. Eine nervöse Hörstörung ist auch anzunehmen, wenn das Hörvermögen für hohe Töne eingeschränkt ist. Das Umgekehrte gilt für Mittelohrerkrankung. Verschwindet bei einer Mittelohreiterung plötzlich das Hörvermögen für klein á, so denke man an Einbruch des Eiters in das Labyrinth und an eine meningitische Komplikation!

Auch eine genaue Prüfung des *Vestibularapparats* bedarf fachärztlicher Schulung. Die Teste, die man allgemein anwendet, beruhen auf künstlicher Reizung des Labyrinths durch kaltes (bzw. warmes) Wasser oder durch Drehung (BÁRÁNYI). Man prüfe, wieviel Wasser von etwa 20⁰ C langsam in das Ohr gespritzt werden muß, damit bei aufrecht gehaltenem Kopf ein *Nystagmus* zur Gegenseite auftritt und notiere, wieviel Sekunden der Nystagmus dauert. Ein Vergleich beider Seiten zeigt den etwaigen Unterschied der Erregbarkeit. Außerdem führt solch eine Reizung normalerweise zu einer deutlichen *Fallneigung* und Tendenz zum *Vorbeizeigen* (vgl. oben) zur Seite des stimulierten Labyrinths. (Der ganz analoge Mechanismus liegt auch dem spontanen Nystagmus usw. bei krankhaften Irritationen eines Labyrinths, bzw. Vestibularis zugrunde.) Durch Drehen des Patienten um seine Achse — am besten im einem Drehstuhl 10 mal in 20 Sek. — wird normalerweise ein der Drehrichtung entgegengesetzter Nystagmus mit entsprechender Fallneigung und Vorbeizeigen zur Seite der Drehrichtung erzeugt.

Die Prüfung der *Glossopharyngeus-* und *Vagus*funktionen erfordert eine Reihe verschiedener Untersuchungen. Zur Prüfung des *Geschmacks* verwendet man salzige, saure, süße und zuletzt bittere Lösungen, die in Spuren auf die herausgestreckte Zunge gebracht werden. Der Patient wird aufgefordert, auf einer vor ihm ausgebreiteten schriftlichen Aufzählung der Testsubstanzen die geschmeckte mit dem Finger zu bezeichnen *ohne* den

Mund zu schließen. Man erinnere sich, daß die vorderen 2 Zungendrittel, auf denen vor allem sauer und salzig geschmeckt werden, vom *Facialis via chorda tympani* und nur das hintere Drittel und der Gaumen, die vorwiegend bitter und süß schmecken, vom Glossopharyngeus innerviert werden. Sodann prüfe man die Motilität des Zäpfchens, den Schluckakt und den *Gaumenreflex* (welcher nicht selten bei funktionellen Zuständen abgeschwächt bis aufgehoben zu sein pflegt), die *Sensibilität* des *Schlundes* und des *Kehlkopfes*, lasse den Patienten phonieren und untersuche bei heiserer Stimme den Kehlkopf. Sieht man, daß ein Stimmband bei der Phonation wie bei der Respiration unbeweglich — in „Kadaverstellung" — steht und das andere Stimmband bei der Phonation sich dem gelähmten über die Mittellinie hinüber annähert, so handelt es sich um eine einseitige Recurrenslähmung. Bei Lähmung des N. laryng. sup. ist die homolaterale Epiglottis unbeweglich und die eine Kehlkopfseite anästhetisch. Dabei ist die Stimme rauh und unrein. (Die recht häufigen hysterischen Aphonien zeichnen sich durch eine mangelhafte Funktion der Adductoren aus, während bei Recurrenslähmungen die Glottisöffner am meisten befallen sind.) Man prüfe auch die visceralen Vagusfunktionen (vgl. die Tabelle auf S. 503 und 504).

Zur Untersuchung des *Accessorius* muß man die Funktion der Mm. sternocleidomast. und trapezius prüfen. Zu diesem Zweck läßt man den Patienten gegen Widerstand seinen Kopf rotieren, bedenke aber, daß der M. sternocl. einer Seite den Kopf zur *anderen* Seite dreht. Den M. trapezius prüft man, indem die Kraft der Schulterhebung geschätzt wird.

Die Funktion des *Hypoglossus* erschließt man aus der Fähigkeit des Patienten die Zunge gerade herauszustrecken (bei einer einseitigen Lähmung weicht sie zur *gelähmten* Seite ab), die Zunge seitwärts zu bewegen, sie zurückzuziehen und die Zungenspitze zu heben und zu senken. Sehr nützlich ist es, die Kraft zu schätzen, mit der die Zunge den in die Wange des Patienten gelegten Finger des Untersuchers wegdrückt. Man beobachte, ob Atrophie oder fibrilläre Zuckungen an der Zunge sichtbar sind. Bei doppelseitigen Paresen untersuche man die Artikulation, den Schluck- und auch den Kauakt.

Die Untersuchung der *höheren Hirnfunktionen:* des Erkennens, Handelns, der Sprache, des Schreibens und des Lesens kann nicht generell dargestellt werden. Die Methodik wird sich dem einzelnen Fall anzupassen haben und muß auf einem nur durch Erfahrung zu gewinnenden Wissen aufbauen. Die folgende Aufzählung sei lediglich als ein Schema verstanden, welches durch das Studium der S. 512f. gemachten Ausführungen zu ergänzen ist.

Prüfung auf Agnosie: Taktiles Erkennen von Oberflächen, Formen und Benennen der gefühlten Objekte. *Optisches* Erkennen von Gegenständen des täglichen Lebens, Bildern, Situationen, Farben und Benennen derselben. Auffassung von Bewegungen, Erkennen von optischen Symbolen, Gesten, Mimik. Prüfung des optischen Gedächtnisses, der optischen Merkfähigkeit und Vorstellungen. Die Prüfung des *Lesens* und *Schreibens* reicht schon weiter in das Gebiet der inneren Sprache. Man prüft das Erkennen von Buchstaben, Ziffern, Zahlen, Wörtern usw. Hieran anschließend am besten Prüfung des Schreibens: Spontan-, Diktat- und Abschreiben, Kopieren, Namenschreiben; Zusammensetzen eines Satzes aus Buchstaben und Worttäfelchen verschiedener Schrift. Spontanzeichnen, Nachzeichnen, Zeichnen aus dem Gedächtnis. Evtl. ist auch das Lokalisieren im Außenraum, am Körper (rechts-links, oben-unten, vorn-hinten, Bezeichnen der Finger usw.) sowie das Konstruieren von Figuren und plastischen Gebilden zu prüfen. Man lasse den Patienten auch die Uhr ablesen und stellen.

Apraxie-Prüfung: Vorgeschriebene Bewegungen mit den Händen (Faustmachen, gegenseitiges Berühren der Finger usw.). Imitieren vorgemachter Bewegungen, Umgehen mit Objekten; zusammengesetzte Handlungen (Licht anzünden usw.); Hantieren mit vorgestellten Objekten (Violine spielen usw.); Ausdrucks- und Symbolbewegungen (Drohen, Grüßen, Winken usw.).

Aphasie-Prüfung: Ansprechbarkeit, Laut- und Klangverständnis (evtl. mit Bezeichnung auf einer Suchtafel); Nachsprechen einfacher und komplizierter Worte mit Prüfung des Sprachsinnverständnisses; Ausführung einfacher und komplizierter Befehle. Verständnis für abstrakte Darlegungen, für Witze und Sprichwörter. Bei fehlendem Wortsinnverständnis Prüfung der Auffassung von Frage- oder Befehlsform eines kurzen Satzes, des Melodieverständnisses. Prüfung der *Artikulation* (Anarthrie oder Aphasie?). Spontansprache: zum Zweck der Darstellung (amnestische Störungen) und Ausdrucks (im Affekt?). Beurteilung von Paraphasien (und Paragraphien). Reihensprechen, einen Text singen; Silbenklopfen. Evtl. kann auch eine Prüfung des *Rechnens* angeschlossen werden.

Zur **Prüfung der elektrischen Erregbarkeit** verwendet man zwei stoffbespannte in Wasser getränkte Elektroden, eine große (50—80 qcm) indifferente, welche man auf der Brust oder sonstwo am befeuchteten Körper aufsetzt, und eine kleine (etwa 3 qcm) Elektrode, welche mit einem Unterbrecher versehen ist und die auf die zu untersuchenden Nerven, bzw. Muskelreizpunkte (vgl. Abb. 5) aufgesetzt wird. Man untersucht sowohl mit faradischem Strom, dessen Stärke man durch Veränderung des Abstandes zwischen primärer und sekundärer Rolle variiert als auch mit galvanischem Strom, dessen Stärke an einem Milliamperemeter abgelesen wird. Normalerweise ist ein Muskel durch beide Stromarten sowohl *direkt* wie *indirekt*, d. h. von seinen Nerven aus erregbar. Auf faradischen Strom antwortet der Muskel mit einer Kontraktion für die Zeit der Stromeinwirkung. Auf den galvanischen Strom reagiert der Muskel mit einer blitzartigen Zuckung und in gesetzmäßiger Weise. Dies normale „Zuckungsgesetz" besagt, daß eben wirksame Ströme, die bei verschiedenen Muskeln und Individuen zwischen 0,5 und 3,0 mA. schwanken, in folgender absteigender Ordnung wirksam sind: Kathodenschließungszuckung (KSZ.) > A. (Anoden-) SZ. > AO. (Öffnungs-) Z. > KOZ. > KST. (Kathodenschließungstetanus). Nach Unterbrechung der nervösen Leitung zu einem Muskel tritt folgendes ein: Die Erregbarkeit des peripheren vom Zentrum abgetrennten bzw. blockierten Nerven sinkt für *beide* Stromarten allmählich, um etwa 2 Wochen ganz zu erlöschen. Der zugehörige Muskel wird in der gleichen Zeit, aber nur für die kurzen Stromstöße des *faradischen* Stromes unerregbar, während er auf den *galvanischen* Strom zunächst sogar übererregbar wird, um dann im Verlauf von 1—2 Monaten seine Erregbarkeit immer mehr einzubüßen. Es steigt aber nicht nur die Reizschwelle, sondern es ändert sich auch die Qualität der Zuckung und das Zuckungsgesetz. Der gelähmte Muskel reagiert in diesem Zustand, den man den *kompletten Entartungsreaktion* (Ea.R.) nennt, nicht mehr blitzartig, sondern „wurmartig", träge. Die ASZ. erfolgt dabei vor der KSZ. und die KOZ. kann leichter auslösbar sein als die AOZ. Periphere Lähmungen besserer Prognose, die den Muskel nicht total von seinem nervösen spinalen Zentrum abgetrennt haben, können mit *partieller* Ea.R. einhergehen, welche sich von der kompletten dadurch unterscheidet, daß Muskel und Nerv noch faradisch, wenn auch bisweilen nur mit starken Strömen erregbar sind.

In neurer Zeit ist man dazu übergegangen, die elektrische Erregbarkeit chronaximetrisch zu bestimmen. Diese Methodik ist auf der Erkenntnis gegründet, daß das *Zeitmoment*, d. h. die Dauer der Durchströmung, die in $^1/_{1000}$ Sek. (= 1 σ) gemessen wird, ein feineres Kriterium für die Erregbarkeit eines Muskels ist als die Stromstärke. Diese wird bei chronaximetrischen Bestimmungen konstant gehalten, und zwar auf dem doppelten derjenigen Stromstärke, welche dem für jeden einzelnen Muskel an seinem Reizpunkt zu eruierenden eben wirksamen Stromminimum entspricht.

Allgemeine *Herabsetzung der Reizschwelle* kann man u. a. beim *Tetanus* und bei der *Tetanie* beobachten. Sie geht in letzterem Fall einher mit mechanischer Übererregbarkeit, die sich z. B. in blitzartigem Zucken der Gesichtsmuskulatur auf Beklopfen des N. facialis dicht vor dem Ohr (Chvosteksches Phänomen) oder in tonischem Krampf der Hände nach fester Umschnürung des Oberarms (Trousseausches Phänomen) äußert. Betreff myotonischer und myasthenischer Reaktion vgl. die speziellen Kapitel.

Die **Punktion der Liquorräume** wird ausgeführt als klassische *Lumbalpunktion* (Quincke) meist zwischen dem 3. und 4. Lendenwirbel, als *Suboccipitalpunktion* (der Cisterna cerebellomedullaris) und als die einem chirurgischen Eingriff gleichzusetzende Punktion der Hinteroder Vorderhörner der Seitenventrikel. Die Punktion hat völlig aseptisch, am besten nach vorheriger Hautanästhesie mittels Novocain zu geschehen. (Die Suboccipitalpunktion darf nur nach vorheriger Übung der Technik an der Leiche vorgenommen werden. Man sticht hierbei oberhalb des Dornfortsatzes des Epistropheus ein, tastet mit der Nadel bis zum hinteren Rand des For. magnum und dringt unter Hebung der langsam vorgeschobenen Nadel in die Cisterna cerebello-medullaris ein). Der Liquor soll stets vorsichtig, langsam und — falls nicht eine starke Druckerhöhung oder Meningitis vorliegt — nur in Mengen von wenigen Kubikzentimetern (5—10) abgelassen werden. Nach der Punktion ist der Patient etwa 12—24 Stunden flach hinzulegen, am besten zunächst auf den Leib, um die nach Punktionen häufig auftretenden Kopfschmerzen nach Möglichkeit zu verhüten. (Man gebe aus dem gleichen Grunde dünnen Nadeln den Vorzug!) Der bei der Lumbalpunktion im Liegen gemessene *Normaldruck* beträgt bis um 150 mm H_2O. Rhythmische Schwankungen des Liquordrucks rühren vom Puls und vor allem von der Atmung her (bis zu 20 mm H_2O). Jede Änderung der Blutmenge des Gehirns kann sich am Liquordruck bemerkbar machen; hierauf beruht das Queckenstedtsche Phänomen: Liquordruckanstieg bei Kompression der Jugularvenen. — Zur *Zellzählung* saugt man in eine Leukocyten-Mischpipette bis zum Teilstrich 1 eine 1%ige Essigsäurelösung (die etwa 1% konz. alkohol. Gentianaviolettlösung enthält) und dann bis zur Marke 11 den Liquor auf. Die Zählung erfolgt am besten in der Fuchs-Rosenthalschen Kammer. Evtl. können die Zellen des Liquorsediments im gefärbten Objektträgerausstrich differenziert werden. — Zur Prüfung auf *Eiweiß-* und *Globulinvermehrung* mischt man gleiche Teile Liquor und heißgesättigte wässerige Ammoniumsulfatlösung, schüttelt, läßt 2 Min. stehen und beurteilt nach dem Grad einer Trübung bis Ausflockung; (*Nonne I:* Spur Opalescenz; schwache Opal.; Opal.; Trübung). Eine sehr brauchbare Reaktion, die besonders bei Globulinvermehrung deutliche Resultate gibt, also vor allem bei syphilitischen Prozessen, ist die Weichbrodtsche Sublimat- und die vielfach angewandte Pandysche Reaktion. Diese wird ausgeführt, indem man einen Tropfen Liquor zu einer Carbolsäurelösung zufließen läßt und nach 2 Min. das Resultat abliest (Spur, schwach +, +, ++, +++). Die eigens hergestellte Carbolsäurelösung erfordert die Mischung von 80—100 ccm Säure mit 1 l dest. Wasser. Die Lösung ist zu schütteln, einige Stunden in einen Brutschrank von 37° und dann mehrere Tage bei Zimmertemperatur aufzubewahren. Als Reagens benütze man die überstehende Lösung. Zur Bestimmung der *Gesamteiweißmenge* hat sich die vergleichsweise refraktometrische Abschätzung von Liquores mit Sulfosalicylsäure versetzt bewährt. — Die Anstellung der LANGEschen *Goldsol-* und der EMANUELschen *Mastix*reaktion erfordert besondere

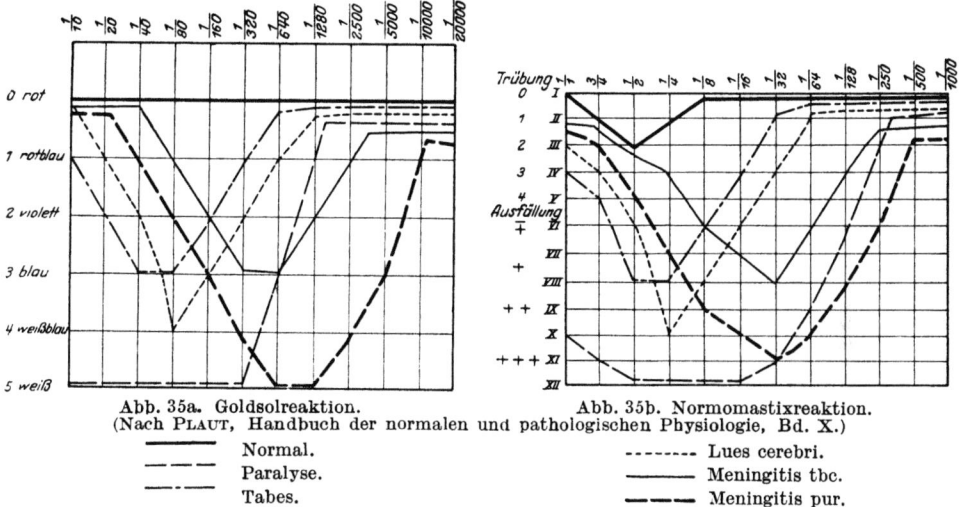

Abb. 35a. Goldsolreaktion.   Abb. 35b. Normomastixreaktion.
(Nach PLAUT, Handbuch der normalen und pathologischen Physiologie, Bd. X.)

———— Normal.   -------- Lues cerebri.
———— Paralyse.   ———— Meningitis tbc.
—·—·— Tabes.   ———— Meningitis pur.

technische Schulung und ist am besten hierzu speziell ausgebildeten Kräften zu überlassen. Zum Verständnis der erhaltenen normalen, bzw. pathologischen Kurven soll die graphische Darstellung F. PLAUTs dienen (Abb. 35a, b).

Spezieller Teil.
I. Die auf Zirkulationsstörungen beruhenden Erkrankungen des ZNS.

Die innige Koppelung der Organdurchblutung und Organfunktion bedingt, daß im Hirn — sichtbarer als in den meisten anderen Organen — **funktionelle Störungen der Blutversorgung** von großer Bedeutung sind. Dabei kann ein abnormes Verhalten der Hirngefäße (Spasmen sowie mit Stase einhergehende Dilatation) unter verschiedenen Bedingungen (konstitutionell vasomotorischer Störungen, toxische Schädigungen usw.), wie auch Störungen der Allgemeinzirkulation (Versagen des Herzens, Störungen der Blutverteilung, abnorme Beschaffenheit des Blutes) ausschlaggebend sein. Ferner ist zu bedenken, daß zirkulatorisch bedingte Ausfälle, d. h. Läsionen infolge Ernährungsstörung die verschiedensten Krankheitsprozesse des ZNS begleiten. Traumatische, toxische und auch entzündliche und tumoröse Affektionen wirken in stärkerem oder geringerem Grade alle *auch* über die Störung der Blutversorgung auf das ZNS ein. Es sei auf die Hirn- bzw. R-Schädigungen bei schweren Verletzungen, bei den hämorrhagischen Encephalitiden und bei der R-Kompression als Beispiele verwiesen. Die Folgen der CO- und vieler anderen toxischen Schädigungen sind im wesentlichen zirkulatorischer Natur. — Die *postmortale Untersuchung* verrät bald nur die gestörte Funktion — z. B. in Form ischämischer Parenchymläsionen oder des Austretens von Blutelementen aus dilatierten Gefäßen — bald organische Wandschädigungen. Unter diesen spielen *arteriosklerotische, hypertonische* und *embolische* Prozesse die Rolle *reiner Kreislauferkrankungen;* wohingegen die cerebralen Zirkulationsstörungen bei anderen auf die Gefäße funktionell oder organisch einwirkenden Erkrankungen — z. B. auch bei der Lues — eine mehr oder minder symptomatische Bedeutung haben.

1. Die Arteriosklerose des ZNS und seine Schädigungen beim arteriellen Hochdruck und bei der Hirnembolie.

a) Die Pathogenese dieser Störungen.

Über die *Arteriosklerose* im allgemeinen findet der Leser alles Wissenswerte im Bd. I dieses Lehrbuches. Im *Hirn* stellt die Arteriosklerose zweifellos die häufigste aller Ursachen von Zirkulationsstörungen dar. Es braucht kein Parallelismus zwischen dem Grad einer Arteriosklerose im Hirn und in anderen Gebieten des großen und kleinen Kreislaufs zu bestehen. Das Vorhandensein einer Hirnarteriosklerose ist daher nur auf Grund cerebraler Symptome, nicht aber schlußfolgernderweise auf Grund arteriosklerotischer Veränderungen etwa an der Aorta oder den Radialarterien zu diagnostizieren. Typische, bereits makroskopisch sichtbare arteriosklerotische Gefäßveränderungen finden sich vorwiegend an den großen Arterien der Hirnbasis und ihren größeren Ästen. Man sieht dann diese Arterien umgewandelt zu dick- und starrwandigen gelblichen Röhren, an deren Innenseite sich häufig thrombotische Auflagerungen finden. Die kleinen Arterien (Arteriolen) der Hirnsubstanz können normal sein oder hyaline und fettig degenerative Wandveränderungen und Verdickung der Muscularis aufweisen; ein Befund, der ganz überwiegend dort zu erheben ist, wo eine lang dauernde Hypertonie zu Wandschädigungen der Arteriolen und präcapillären Gefäße geführt hat. Von allen Hirnteilen zeigt das Gebiet der Stammganglien, besonders des Striatums und des Thalamus, eine besondere Prädilektion für arteriosklerotische Schädigungen. Hier, wie auch in den angrenzenden Partien des Großhirnmarks, im Pons und auch dem Kleinhirn begegnet man in typischen Fällen mit großer Regelmäßigkeit kleinen perivasculären Gewebsdefekten — sog. *Lacunen bzw. Criblüren* —, welche zusammen mit

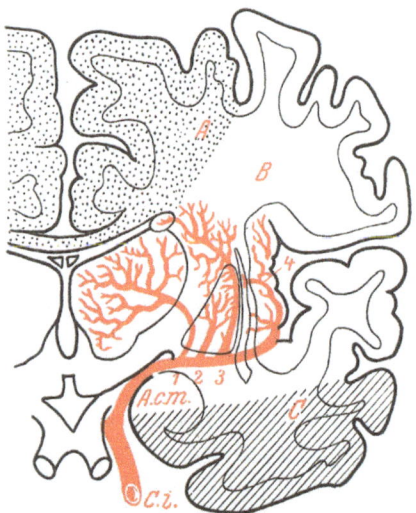

Abb. 36. Arterienversorgung des Großhirns und der Stammganglien. A Verteilungsgebiet der Art. cerebri ant.; B Verteilungsgebiet der Art. cerebri med.; C Verteilungsgebiet der Art. cerebri post.; C.i. Carotis interna; A.c.m. Arteria cerebri media; 1 Art. lenticulo-optica; 2 und 3 Arteriae lenticulo-striatae; 3 sog. Arterie der Hirnhämorrhagie; 4 Art. insulae Reilii. (Nach BING: Kompendium der Gehirn-Rückenmarksdiagnostik.)

kleinen Erweichungen bzw. ihren Residuen — auch in der Hirnrinde — sowie mit atrophischen Veränderungen (Schrumpfung der Stammganglien und des Hemisphärenmarks, Erweiterung der Ventrikel) eine besonders kennzeichnende arteriosklerotische Hirnschädigung darstellen. Andererseits führt die Arteriosklerose auch zu einer vollkommenen oder partiellen Verlegung größerer Gefäße, wodurch dann unter Umständen sehr ausgedehnte „weiße" oder „hämorrhagisch infarcierte" Erweichungen entstehen. Die Lokalisation solcher thrombotisch (oder auch embolisch) entstandenen Erweichungen hängt natürlich von dem jeweilig betroffenen Gefäß ab. Erweichungen im Gebiet der A. cerebri media und post. sowie der Basilarisäste sind häufig. Aber auch in den übrigen Gefäßgebieten, u. a. dem Kleinhirn, kommen sie vor. Daß bei den arteriosklerotischen wie auch bei der Hypertonie vorkommenden Hirnläsionen *funktionell* bedingte Ernährungsstörungen mit oder ohne organische Gefäßveränderungen eine Rolle spielen, ist wohl sicher. Dabei spielen die sog. Spasmen sicher eine viel geringere Rolle als das *Versagen des Gesamtkreislaufs*. Die für die *Hypertonie charakteristische Hirnläsion ist die apoplektische Massenblutung.* Im Gegensatz zu den Erweichungen nehmen die Blutungen *nicht* das Aufzweigungsgebiet größerer Hirngefäße ein, sondern ihre *Lokalisation* und *Ausdehnung* ist bestimmt durch die Örtlichkeit gewisser arterieller Gefäßveränderungen und die Gewalt, mit der die letzthin *per rhexin* geschehenen Blutungen erfolgen. Interessanterweise bestehen Beziehungen zwischen der Lokalisation der obengenannten Lacunen und dem Ort der Massenblutungen. Am häufigsten erfolgen sie aus der CHARCOTschen A. striolenticularis im lateralen Putamen, meist der linken Hemisphäre (vgl. Abb. 36) und führen dann zu der „*Striatum-Claustrum-Apoplexie*", bei der meist die Caps. int. mitgeschädigt wird. Nächst häufig sind *Mark-, Thalamus-, Pons-* und *Kleinhirnmarkblutungen*. Nicht selten *durchbrechen* große *Blutungen* die *Ventrikelwandungen* und die *Hirnoberfläche (Ventrikel- bzw. sekundäre Subarachnoidalblutung).* Die gerade der sog. *genuinen Hypertension* eigenen *Blutdruckschwankungen* sind für die Entstehung dieser sog. Massenblutung viel wichtiger als etwa die pathogenetisch verschiedenartige konstante Hypertension, wie sie der Schrumpfniere eigen ist.

Viel häufiger als allgemein angenommen erfolgen cerebrale Zirkulationsstörungen durch *Emboli* aus dem großen Kreislauf (meist aus dem linken Herzen, selten durch ein offenes For. ovale aus den großen Venen). Die *Ausdehnung* und *Lokalisation embolischer* Erweichungen hängt von dem Ort und der Größe der Embolie ab. Wieder ist die A. cer. media am häufigsten betroffen. — Außer dieser eigentlichen Hirnembolie kennen wir noch eine diffuse *Fettembolie* im Gehirn (vor allem nach schweren Knochenzertrümmerungen) und die *Luftembolie*, die sich u. a. bei unvorsichtiger Pneumothoraxanlage, kriminellem Abort, aber auch bei zu raschem Übergang aus einer Überdruck- in Normaldruckatmosphäre (Caissonkrankheit) ereignen kann.

b) Der apoplektische Insult.

Der apoplektische Insult ist das charakteristische Merkmal einer schweren Zirkulationsstörung im ZNS. Er kann als Symptom einer apoplektischen *Hirnlues* auf dem Boden endarteriitischer Prozesse auftreten, ist jedoch unendlich viel häufiger die Folge einer arteriosklerotischen, hypertonischen oder embolischen Affektion.

Symptomatologie und Verlauf. Das *klinische Bild eines apoplektischen Insults* — eines Schlaganfalls — ist in seinen wesentlichen Merkmalen fast jedem Laien bekannt. Eine Apoplexie kann plötzlich, unvermutet, aus anscheinend völliger Gesundheit einsetzen. Dies ist nicht selten der Fall bei embolischen Läsionen, wenn der Embolus groß genug ist, um zu völliger Verlegung einer größeren Arterie zu führen. Recht häufig treten aber auch hier infolge zunächst inkompleter Gefäßverlegungen geringfügige oder transitorische Lähmungserscheinungen auf, bevor eine schwere Hemiplegie einsetzt. Hypertoniker, noch öfter allerdings Arteriosklerotiker klagen oft über allerhand *Prodromalsymptome*, welche Warnungen vor einer bevorstehenden Apoplexie sein können. Dazu gehören Beschwerden wie eingenommener Kopf, dumpfer Kopfschmerz (meist im Hinterkopf oder der Stirn), Summen im Kopf, Schwindel, Schlafstörung, Ohnmachten, Verminderung geistiger Leistungsfähigkeit, Gedächtnisschwäche, emotionelle Erregbarkeit (das pseudoneurasthenische Syndrom BINGS). Noch charakteristischer sind flüchtige Sensibilitäts- und Motilitätsstörungen meist an den distalen Gliedabschnitten, zumal, wenn sie nur eine Seite betreffen und gar von nachweisbaren Hypästhesien und Paresen oder etwa einem positiven *Babinski* gefolgt sind. Auch amnestisch-aphasische Störungen, vorübergehende zentrale Sehstörungen usw. kommen dabei vor. Der Symptomenreichtum dieser mehr oder minder vorübergehenden Insulte ist namentlich bei Arteriosklerotikern fast unbegrenzt. Bei *jugendlichen* Kranken mit genuinem Hochdruck können solche *krisenartige transitorische Hirnstörungen* auf rein funktioneller Basis — ähnlich einer Migräne — entstehen und brauchen keine ungünstige Prognose zu haben. Bei *älteren* arteriosklerotischen Kranken folgt dann aber nach einigen mehr oder minder *transitorischen Insulten* — oft an gleicher Stelle — der große Insult. — Viele apoplektische Insulte, zumal die arteriosklerotischen, ereignen sich bei Nacht, andere — vor allem bei Hypertonikern auf Massenblutung beruhende — tagsüber und oft bei einer überreichlichen Mahlzeit oder anderen den Blut- und Hirndruck beeinflussenden Gelegenheiten, z. B. bei der Defäkation. Die typische große Apoplexie beginnt mit plötzlichem Bewußtseinsverlust, eine weniger schwere meist wenigstens mit leichter Benommenheit. Die Kranken brechen unter Umständen wie leblos zusammen und liegen regungslos mit blassem oder blaurotem Gesicht und röchelnder Atmung da. Die Pupillen sind meist ungleich und reagieren kaum oder nicht auf Lichteinfall. Es besteht Speichelfluß, Inkontinenz; die Glieder sind schlaff, oft schweißbedeckt, und die Reflexe fehlen. — Bisweilen sieht man auch cerebrale Reizerscheinungen in Form von

Zuckungen und sogar epileptiformen Anfällen. Schon bald zeigt sich an der Schlaffheit einer Wange, der völligen Leblosigkeit der einen Seite die Hemiplegie. Unverkennbar ist die gar nicht selten schon im Beginn vorhandene Déviation conjuguée der Augen und des Kopfes nach dem Herd hin. An den Extremitäten sehen wir das auf S. 463 geschilderte Bild einer akuten zunächst schlaffen Hemiplegie. Bleibt der Kranke im Koma, so tritt unter zunehmend steigender Temperatur, Respirationsstörungen und oft Pulsverlangsamung meist binnen weniger Tage der Tod ein. Dies ist so gut wie stets der Fall beim Durchbruch von Blutungen in die Ventrikel, ein Geschehnis, das sich durch eine besondere Schwere der Apoplexie, zunehmendes Koma, sog. Frühkontrakturen, allgemeine Steifigkeit und Erhöhung der Reflexe (das Bild der Enthirnungsstarre mit Krämpfen), Auftreten unwillkürlicher sog. iterativer Bewegungen, sowie Temperatursteigerungen, Störungen von Puls und Atmung zu verraten pflegt. Ähnlich schwere Symptome macht ein Durchbruch der Blutung durch die Hirnkonvexität (vgl. S. 539). — Erholen sich die Kranken, so bildet sich die anfänglich oft schlaffe Lähmung mehr oder minder rasch bis auf bestimmte Ausfälle *unter Reflexsteigerung auf der gelähmten Seite* zurück. Schließlich kommt es zum Bild der *residuären Hemiplegie*, bei welcher motorische und sensible Lähmungen, aphasische, hemianopische und andere Symptome vorhanden sein können, je nach der Lokalisation der Läsion. Die anatomischen Verhältnisse bedingen, daß eine durch *einen* Herd verursachte motorische Hemiplegie mit Hemianopsie stets auch eine sensible Halbseitenlähmung enthalten muß (F. v. MÜLLER); vgl. auch S. 463. Ist der Thalamus der Hauptsitz der Läsion, so kann sich das Thalamussyndrom (vgl. S. 458) entwickeln. An trophischen Störungen findet sich nicht selten Cyanose und Ödem der gelähmten Seite. Die Symptomatologie und der Verlauf einer Hemiplegie bis zu den Kontrakturen in der WERNICKE-MANNschen Prädilektionsstellung finden sich auf S. 463 ff. beschrieben. Der Leser vergleiche auch das im allgemeinen Teil über sensible, motorische und vor allem auch über die Störungen der höchst differenzierten cerebralen Leistungen Gesagte. Zirkulationsstörungen können ja praktisch überall entstehen. So kann eine umschriebene Rindenerweichung auch zum Bild einer *corticalen Monoplegie* führen (vgl. S. 462). Stets soll der Versuch gemacht werden, sich über den Ort der Zirkulationsstörung im Hirn eine klare Vorstellung zu machen. Hierfür ist die Kenntnis der arteriellen Versorgung des Gehirns (vgl. Abb. 1a, b und c und die näheren Angaben z. B. im Handbuch der Neurologie, BUMKE und FOERSTER. Berlin: Julius Springer 1936) unerläßlich. Man kann da sehr wohl von *Syndromen bestimmter Arterien* sprechen. So pflegt, um einige Beispiele zu nennen, eine Hemianopsie allein oder mit agnostischen Störungen durch Erweichung im Gebiet der A. cerebri post., eine sensorische Aphasie durch eine solche im Bereich der temporalen Äste der linken A. cerebri media verursacht zu sein. Apraktische und agnostische Bilder mit Sensibilitätsstörungen weisen auf eine Erweichung im Gebiet der parietalen Äste der linken A. cerebri media hin, während motorisch aphasische Symptome mit einer Faciolingualparese durch Verlegung der frontalen Äste dieser Arterie entstehen können. Die *cerebellaren Blutungen*, die aus dem Kleinhirnmark meist in den IV. Ventrikel durchbrechen, beginnen schlagartig und enden unter schwersten apoplektischen Erscheinungen — gelegentlich einer „Enthirnungsstarre" oder auch *völligem Tonusverlust mit medullären Atemstörungen* — meist rasch tödlich. *Cerebellare Erweichungen* machen nur bei umfangreichen Läsionen oder Herden in den Bindearmen (A. cerebelli sup.) oder dem Corp. restiforme (A. cerebelli inf. post.) typische Ausfallssymptome (vgl. S. 492). — *Brücken-* und *Oblongataerweichungen* beginnen meist ohne Bewußtseinsverlust. Basale *Ponsherde* machen u. a. halbseitige rein motorische Hemiparesen *ohne* Aphasie, gelegentlich nur halb- oder auch doppelseitige motorische Paresen der Beine. — Eine *medulläre* Läsion tritt — meist infolge einer Thrombose (seltener Embolie) einer A. vertebralis oder A. cerebelli inf. post. — gern unter den Erscheinungen des WALLENBERGschen Syndroms (vgl. S. 511) auf. — Umfangreichere Ernährungsstörungen, welche die Hirnnervenkerne betreffen, führen zum Bild der **akuten apoplektischen Bulbärparalyse**, d. h. einer rasch entstehenden *schlaffen Lähmung* der Gesichts-, Kau-, Zungen- und Schlundmuskulatur (vgl. S. 512). Die Kranken zeigen gelegentlich außer anderen medullären Symptomen (CHEYNE-STOKESsches Atmen, Singultus, sensible Störungen im Trigeminus) je nach der Ausdehnung der Läsion auch motorische und sensible Paresen an den Gliedern (vgl. Abb. 34). Die Prognose dieser Syndrome ist, zumal, wenn Blutungen die Ursache sind, schlecht.

Der weitere Verlauf der Schlaganfälle ist verschieden. Die Prognose ist am schlechtesten bei den großen *Massenblutungen,* die, plötzlich bewußtlos geworden, in tiefem Koma eingeliefert werden. Absolut infaust sind größere *Ventrikeldurchbrüche.* Kleinere umschriebene Blutungen, wie sie namentlich bei älteren arteriosklerotischen Hypertonikern — offenbar in präformierte Lacunen hinein — erfolgen, können trotz dramatischen Beginns sich im Laufe von Wochen und Monaten — unter Umständen auch schon innerhalb weniger Tage — gut zurückbilden. *Gerade bei den Massenblutungen pflegt die initiale Lähmung schwerer zu sein als es der Gewebszerstörung entspricht.* Darin liegt eine beträchtliche prognostische Chance. — Die Prognose rein *arteriosklerotischer Schlaganfälle* hängt wesentlich von dem Gesamtzustand des Hirns und der Größe der betroffenen Arterie ab. Erfahrungsgemäß spielt das Verhalten des Gesamtkreislaufs für das Auftreten arteriosklerotischer Insulte eine wichtige Rolle. Ein durch interkurrente Erkrankungen oder sonst — auch z. B. einen fälschlich angewandten Aderlaß! — verursachte Blutdruckerniedrigung ist häufig der Anlaß neuer auch schwerer Insulte bzw. der Verschlimmerung des Zustandes nach einem stattgehabten Schlaganfall. Bei guter Hirndurchblutung hingegen sind auch größere Insulte über Wochen rückbildungsfähig. Die Häufigkeit freilich, bei der auch bei alten Arteriosklerotikern *embolische Insulte* aus dem Herzen oder den arteriosklerotischen größeren Gefäßen erfolgen, macht gerade bei Insulten mit stürmischem Beginn, wie er ja gerade für Embolien typisch ist, die Prognose zweifelhaft. Embolische Insulte Jugendlicher sind bezüglich erneuter Insulte gar nicht zu beurteilen. An sich sind Zirkulationsstörungen in jungen, gefäßgesunden Hirnen natürlich günstiger.

Generell für alle Apoplexien gilt, daß prognostisch ungünstig zu bewerten ist: das tiefe Koma, zumal wenn es länger als einen Tag dauert und mit hoher Temperatur und medullären Störungen einhergeht; Tage dauernder Sopor zumal mit Inkontinenz und Erschwerung des Schluckens, wobei dann der Decubitus, Cystopyelitis und die Aspirationspneumonie nur eine Frage der Zeit sind; und natürlich ein schlechter Allgemeinzustand, vor allem hinsichtlich der Zirkulation und anderer komplizierender Erkrankungen.

Diagnose und Differentialdiagnose. Die *Diagnose* einer Apoplexie stößt selten auf ernstliche Schwierigkeiten. Es ist natürlich daran zu denken, daß auch einmal die *Lues,* die *Paralyse,* die *Encephalitis* und *multiple Sklerose* apoplektisch verlaufen können. Treten Lähmungen mehr allmählich auf, so hat die Ausschließung eines *Tumors* zu erfolgen (vgl. S. 559). Wird man zu einem tief komatösen Patienten gerufen, so müssen zunächst alle anderen möglichen Ursachen des *Komas* ausgeschlossen werden. Vor allem ist an *Diabetes, Urämie, Pseudourämie* und schwere *Intoxikationszustände* (Alkohol, Schlafmittel, CO-Vergiftung usw.) zu denken. Der Nachweis einer echten Lähmung ist da besonders wertvoll.

Die Differentialdiagnose zwischen Blutung und Erweichung ist häufig unmöglich. Wohl ist eine syphilitische Ätiologie oder eine embolische Erweichung bei einem Herzleiden, zumal bei Jugendlichen, unschwer zu erkennen. Bei älteren Personen aber, welche die Mehrzahl von Apoplektikern darstellen, entscheidet nicht selten erst der Pathologe die Frage, ob Blutung oder Erweichung. Ein plötzlich eintretender großer Insult bei einem auch älteren Menschen, der weder an einem sog. essentiellen Hochdruck gelitten, noch Zeichen einer cerebralen Sklerose geboten hat, soll immer den Verdacht auf Embolie erwecken. Aorten- und Mitralvitien — zumal bei Bestehen einer totalen Arrhythmie — führen gern zu Thrombenbildung im linken Herzen. Bisweilen klären Embolien in andere Organe, z. B. die Niere, Mesenterialgefäße oder die A. centralis retinae die Diagnose. — Man soll eine Blutung nur dann annehmen, wenn Zeichen einer arteriellen Hypertension vorhanden sind. Zu diesen gehört außer Blutdruckerhöhung und Herzhypertrophie auch die als „Arteriosklerose" bezeichnete Erkrankung der Retinaarterien, mit Degenerationen in der Retina; im übrigen vgl. Bd. I, S. 434f. dieses Lehrbuchs. Der Blutdruck, der *vor* dem Anfall bisweilen eine paroxysmale Steigerung aufweist, kann danach beträchtlich niedriger als gewöhnlich gefunden werden. Häufig ist die tiefe Röte des Gesichtes ein Hinweis auf eine Blutung, während sich starke Blässe öfter bei Erweichungen findet; doch ist dies keine allgemein gültige Regel. Ein *blutiger Liquor* spricht für Durchbruch einer Blutung in die Ventrikel oder den Subarachnoidealraum.

Die Therapie der Apoplexie. Die älteste Behandlung der Apoplexie ist der *Aderlaß*; doch hält man ihn heute für kontraindiziert außer in solchen Fällen mit erheblicher Hypertonie, welche schon auf den ersten Blick hochgradig *kongestioniert* aussehen. Man entnimmt dann langsam 200—300 ccm und mehr Blut. Liegen Kreislauf und Atmung darnieder, so soll man Campher, Coffein, evtl. Sympatol geben. Im übrigen gelten die Regeln sorgsamer Krankenpflege, wobei auf Entleerung der Blase, Vermeidung von Decubitus und Reinigung des Mundes großer Wert zu legen ist. Die Ernährung macht oft große Schwierigkeiten und muß evtl. mit der Sonde durchgeführt werden. Für Stuhlgang ist zu sorgen. Bei deutlichem Blutandrang zum Kopf empfiehlt sich eine Eisblase. Späterhin muß alles getan werden, um die wiederkehrende Motilität zu unterstützen: (Massage, leichte Gymnastik, aktive Bewegungen im Bad, Elektrisieren ...). Der Neigung zu Kontrakturen muß durch geeignete Lagerung und Fernhaltung von Reizen (vgl. S. 464) entgegengewirkt werden. Gehversuche sollen sehr schonend unternommen werden. Zuletzt können besonders bei Jugendlichen orthopädische, evtl. chirurgische Maßnahmen eine weitere Besserung des Zustandes herbeiführen. — Eine sehr wichtige und auch dankbare Aufgabe ist die Verhütung von Insulten bei Apoplexie-Gefährdeten; sei es bei solchen mit essentieller Hypertonie oder einfacher Arteriosklerose. Nähere therapeutische Verordnungen, die stets die ganze *Lebensweise* des Patienten mitberücksichtigen müssen, finden sich im 1. Band dieses Lehrbuches.

c) Andere arteriosklerotische Erkrankungen des ZNS.

Die praktisch unbeschränkte Ausbreitungsmöglichkeit arteriosklerotischer Prozesse über das ganze Hirn läßt erwarten, daß die verschiedensten klinischen Symptome hierbei auftreten können. Extracerebral wird vor allem Gehör und Labyrinth oft geschädigt (S. 489 u. 493). — Viele an transitorischen, kleinen Insulten, d. h. also meist an einem *Status lacunaris* leidende Arteriosklerotiker erkranken nie an einem größeren Insult, büßen aber trotzdem in zunehmender Weise den Gebrauch ihrer Gliedmaßen ein. Sie werden immer langsamer, unbeholfener und steifer, fangen an eine eigenartige, wackelnde Unruhe besonders in den Händen und dem Kopf zu zeigen, verlieren das freie Spiel der Mimik und andere Automatismen, um schließlich das Bild der sog. „arteriosklerotischen Muskelstarre" (O. FOERSTER) zu bieten. Dieses Leiden, das mit der *Paralysis agitans* große Ähnlichkeit besitzt, entwickelt sich meist langsam und ist im voll entwickelten Zustand charakterisiert durch die gebeugte starre Körperhaltung, den eigentümlich trippelnden Greisengang und andere S. 499, 524, 660 f. geschilderte *extrapyramidale* Symptome.

Von der Paral. agit. unterscheidet es sich durch den Beginn im höheren Alter und das Vorhandensein anderer cerebralsklerotischer Symptome. Oft begegnet man leichten transitorischen Hemiparesen, welche einen positiven Babinski, pyramidale Reflexsteigerung oder andere S. 534 genannte Symptome zurücklassen können.

Ein anderes eigenartiges klinisches Syndrom kommt dadurch zustande, daß in einem arteriosklerotischen Hirn nach bisher einseitig hemiplegischem Verlauf nun auch die andere Hemisphäre erkrankt, oder — was noch häufiger ist — mit der Zeit *doppelseitige kleine Erweichungsherde im Brückenfuß* auftreten. So kommt es nicht nur zu *Paraparesen*, sondern vor allem auch zu *spastischen Lähmungen* der von beiden Hirnhälften innervierten *Sprach-, Kau-* und *Schlingmuskulatur*. Es entsteht ein der *Bulbärparalyse* (vgl. S. 535) ähnliches aber doch von ihr verschiedenes Krankheitsbild, die „spastische Pseudobulbärparalyse". Solche Kranke zeigen eine Dysarthrie und Dysphagie, überhaupt eine schwere Behinderung des willkürlichen Gebrauches der fraglichen Muskulatur zusammen mit Reflexsteigerung; z. B. einem Masseterenklonus bei Schlag auf das Kinn, *Saugreflex* bei sensibler Reizung der Mundschleimhaut usw. — Der *unwillkürliche Gebrauch dieser Muskelgruppen*, auch der Gesichtsmuskulatur, ist in typischen Fällen, wo die Läsionen die Verbindung zwischen *Cortex* und *Stammganglien* geschädigt haben, *nicht nur intakt, sondern infolge einer Enthemmung der den unwillkürlichen Ausdrucks- und Affektbewegungen dienenden subcorticalen Strukturen erleichtert.* Für das bei diesem Leiden so häufige *Zwangslachen* und *Zwangsweinen* sind dergleichen „Enthemmungen" ein wichtiger pathogenetischer Faktor. Oft sehen wir Kombinationen mit andersartigen cerebralsklerotischen Symptomen, vor allem auch mit der arteriosklerotischen Muskelstarre.

Je diffuser die Arteriosklerose das Gehirn — vor allem die Rinde — schädigt, um so stärker wird die *Intelligenz* des Kranken verändert. Schon früh klagen diese Kranken über Gedächtnis- und Leistungsschwäche, abnorme Vergeßlichkeit, Ermüdbarkeit, depressive Verstimmungen, Stumpfheit oder auch abnorme Reizbarkeit. Zunächst schwanken diese psychischen Störungen stark, auch bleibt — leider! — meist die volle Krankheitseinsicht lange erhalten. Der Ausgang der schweren Fälle ist, bald schleichend ohne schwerere neurologische Störungen, bald mehr sprunghaft im Gefolge gehäufter Insulte die *arteriosklerotische Demenz*. Bisweilen — besonders bei hypertonischen Cerebralsklerotikern — treten *epileptische* Anfälle (vgl. S. 673) auf. Erregungszustände mit Orientierungsstörungen und Delirien, sowie schwere, nicht selten zu Suicidversuchen führende Depressionen machen die Kranken oft anstaltsbedürftig. Bezüglich Einzelheiten sei auf die psychiatrischen Lehrbücher verwiesen.

Der *Verlauf* der zuletzt genannten arteriosklerotischen Leiden ist meist progredient, obschon das Tempo der Verschlimmerung sehr langsam sein kann und Stillstände für längere Zeit vorkommen. Der Tod tritt bei diesen Formen nicht so häufig durch einen schweren Insult als vielmehr infolge komplizierender Erkrankungen oder durch allgemeinen Marasmus ein.

Therapeutisch sind uns bei der Behandlung der Cerebralsklerose natürlich ziemlich enge Grenzen gezogen. Man muß vor allem dafür sorgen, daß die Kranken sich nicht mehr zumuten, als sie ohne Beschwerden leisten können. Für einfache Kost und leichte regelmäßige Verdauung ist zu sorgen; Alkoholverbot! Der allgemeine *Kreislauf* und das *Herz* sind zu stützen; vgl. Bd. I,

S. 349 ff. Als Kreislaufmittel empfehle ich das Sympatol, Embran und Jodcalciumdiuretin. Unangenehme subjektive arteriosklerotische Hirnbeschwerden sprechen oft sehr gut auf geringe Aspirindosen an. Bei schwerem Kopfschmerz empfiehlt sich Pyramidon, Cibalgin und ähnliche Präparate. — So schlecht diese Kranken extreme Außentemperaturen vertragen, so günstig reagieren sie oft auf heiße Kopfpackungen. Kaffee wirkt oft günstig. — Für die Nächte braucht man oft leichte Schlafmittel.

2. Das Aneurysma der Hirnarterien.

Aneurysmen im Hirn finden sich fast nur an den *Schädelbasisarterien,* meist nahe der Carotis int., vor allem an den Verzweigungsstellen der Arterien, aber auch an der A. basilaris. Für ihre Pathogenese kommen — besonders im jugendlichen Alter — *Entwicklungsstörungen* (angeborene Wandschwäche), später *Arteriosklerose,* ferner *infektiöse Wandschädigung* (mykotische Aneurysmen), *Traumen* und in relativ seltenen Fällen *Lues* in Betracht.

Symptome machen Aneurysmen einmal als *raumbeengende Geschwülste,* dies vor allem, wenn sie bei ihrem üblichen Sitz nahe der Carotis auf den II., III., IV., V. und VI. Hirnnerven sowie das Chiasma drücken und somit Gesichtsfeldeinschränkung, Opticusatrophie, Augenmuskellähmungen und auch einmal Gesichtsschmerzen verursachen; wenn sie von der A. basilaris ausgehend die Brücke und die oder jene austretenden Nervenwurzeln komprimieren und so gemischt pontin-periphere Syndrome verursachen. *Zirkulationsstörungen* infolge Aneurysmen sieht man am häufigsten im Bereich der A. basilaris, wo durch die aneurysmatische Wandveränderung abgehende Äste verschlossen werden und Symptome ähnlich den auf S. 535 ff. beschriebenen auftreten können.

Subarachnoidale Blutungen, im Anfang oft nur sehr geringfügig und in Intervallen sich wiederholend sind mit lokalen und allgemein-meningitischen Symptomen meist das *erste und oft einzige diagnostische Merkmal von Aneurysmen.* Die arteriellen und arteriovenösen Aneurysmen im Bereich der Carotis können symptomatisch den Tumoren dieser Region (vgl. S. 552) sehr ähneln. Die **arteriovenösen Aneurysmen** entstehen mit Vorliebe im Bereich des S. cavernosus; meist auf traumatischer Basis (Schädelbasisbrüche) aber auch gelegentlich spontan. Klinisch verraten sie sich durch den *pulsierenden Exophthalmus,* kombiniert mit den oben genannten Drucksymptomen seitens der benachbarten Hirnnerven. — Eine andere Art arteriovenöser Aneurysmen vom Typ echter *Mißbildungen* sieht man nicht selten im Bereich vor allem der Großhirnrinde. Sie imponieren auf den ersten Blick als Konvolute varicöser Venen. Oft enthalten sie zwischen kommunizierender Arterie und Vene *angiomatöse* Bildungen, welche rein mechanisch oder infolge Zirkulationsstörungen Rindensymptome (Reizungen bzw. Lähmungen, vgl. S. 463) machen. Thrombosen in diesen Aneurysmen können hämorrhagische Hirninfarkte zur Folge haben: Blutungen können in die Hirnsubstanz einbrechen. Zur *Diagnose* aller Art von Aneurysmen kann eine *Arteriographie* beitragen.

Die **Therapie** der Aneurysmen ist am aussichtsreichsten bei den angiomatösen und arteriovenösen Bildungen an der Hirnoberfläche. Hier kann operative Heilung erzielt werden. Die verschiedenen Aneurysmen an der Schädelbasis können in gewissen Fällen durch eine *Carotisligatur* — ein Eingriff, der freilich oft von einer kontralateralen Hemiplegie gefolgt ist — günstig beeinflußt werden.

3. Die subarachnoidale Blutung (meningeale Apoplexie).

Ätiologie. Abgesehen von traumatischen Blutungen in die Liquorräume stammen subarachnoidale Blutungen meist aus geplatzten Aneurysmen. Bei schweren septischen und infektiösen Zuständen kann es — entsprechend der Purpura im Hirn — zu massenhaften diapedetischen Blutungen in die weichen Häute kommen, wie sie ja auch bisweilen bei Meningitiden, hämorrhagischer Diathese und anderen Bluterkrankungen, Avitaminosen und angeblich auch funktionellen Zirkulationsstörungen vorkommen. Für die Bedeutung funktioneller Momente spricht die gelegentliche Kombination mit Migräne.

Die **Symptomatologie** dieser gar nicht so seltenen meningealen Apoplexie ist recht charakteristisch. Mit oder ohne prodromale Erscheinungen — je nachdem ob vor allem ein Hirngefäßaneurysma bereits Beschwerden gemacht hat — befällt die Kranken ein *plötzlicher Schmerz* meist im Nacken, der bald mehr in den Kopf, bald auch in die Wirbelsäule hin ausstrahlt, wobei der Patient unter heftigem Schwindelgefühl gelegentlich mit einem Aufschrei zu Boden sinkt. Handelt es sich um eine nur einigermaßen große Blutung, so schwindet das Bewußtsein. *Meningitische Reizsymptome* (S. 443 u. 453) machen sich bemerkbar; die Reflexe können erlöschen (bei gelegentlich positivem, doppelseitigem Babinski); manchmal treten Reizkontrakturen und sogar Krampfanfälle auf. Punktiert man in dieser ersten Phase, die den Eindruck teils einer Apoplexie, teils einer akuten Meningitis macht, so findet man einen *blutigen Liquor,* der nach Abzentrifugieren eine deutliche *Xanthochromie* aufweist. — Überleben die Kranken wie üblich den eigentlichen Insult, so treten Symptome auf, die in Beziehung zum Ort der Blutung stehen. Allgemeine leichte Benommenheit und eine oft auffällige Schlafsucht können tagelang vorhanden sein. Die *Lokalsymptome* entsprechen im wesentlichen jenen zuvor bei den verschieden lokalisierten Aneurysmen genannten. Nur pflegen die durch die Blutansammlung an der Schädelbasis verursachten *Hirnnervenparesen* entgegen den Lähmungen infolge Aneurysmen *doppelseitig* zu sein. So entstehen meist transitorische Pupillenstörungen, Augenmuskellähmungen usw., vor allem aber gern Erscheinungen seitens der Nervi optici. Besonders typisch sind da peripapilläre, bisweilen recht umfangreiche venöse bzw. capilläre Blutungen, die bei präretinalem Sitz auch in den Glaskörper durchbrechen können. Die gleiche retrograde Stauung im Sehnerven, die zu diesen Blutungen Anlaß gibt, kann auch zu erheblicher Papillenschwellung führen. Blutungen in die Basalzisterne können das sog. Hirnschenkelfußsyndrom (geringe doppelseitige Paresen ohne Sensibilitätsstörungen), unter Umständen mit Abducenslähmung zur Folge haben. — Die viel selteneren massiven Blutungen aus Konvexitätsgefäßen können mit initialen Rindenreizerscheinungen (z. B. JACKSONschen Anfällen), aber auch vorübergehenden corticalen Lähmungen einhergehen. Im weiteren Verlauf sich einstellende Rindenlähmungen sprechen dafür, daß sich sekundäre Ernährungsstörungen des Hirngewebes durch Thrombosen ausgebildet haben. — Ist das Ärgste überstanden, so können die Kranken doch noch psychisch gestört sein. Gelegentlich begegnet man schweren räumlichen und zeitlichen Orientierungsstörungen, sogar mit Konfabulationen, mitunter einem typischen KORSAKOWschen Syndrom. — An sonstigen Erscheinungen verdienen Erwähnung vor allem die Symptome, die fälschlicherweise zur Annahme einer infektiösen Erkrankung Anlaß geben: *Fieber,* das meist unter 38,5° bleibt, aber auch einmal über 40° steigen kann und im wesentlichen zentraler Genese ist; eine *Leukocytose* im Blut — oft über 10 000 —; starke Vermehrung der Leukocyten im Liquor, als Zeichen reaktiver Entzündung; Auftreten von Eiweiß (selten Zucker) im Harn; gelegentlich ein Herpes labialis, seltener ein zoster. — Sind die Kranken von einer solchen Blutung genesen, so droht ihnen immer noch ein Rezidiv, dem in der Tat die meisten — sei es nach Tagen aber auch Jahren — erliegen.

Die **Diagnose** ist in typischen Fällen, zumal wenn das Ergebnis der Liquoruntersuchung eine Blutung sicherstellt, nicht schwer. Differentialdiagnostisch sind in erster Linie eine akute, aber auch tuberkulöse Meningitis oder eine intracerebrale Zirkulationsstörung zu erwägen. Entgegen der Meningitis entwickeln sich die Symptome bei subarachnoidalen Blutungen sehr rasch zu voller Höhe.

Zu trennen ist die subarachnoidale Blutung von einer hämorrhagischen Meningitis, was im akuten Stadium nicht immer so einfach ist. (Die Liquoruntersuchung kann da täuschen!) Von einer intracerebralen Apoplexie mit *Ventrikelblutung* unterscheidet sich die Subarachnoidalblutung durch das Fehlen einseitiger — nicht hemiplegischer — massiver Lähmungen.

Therapeutisch wirkt die erste Punktion oft geradezu lebensrettend (ESKUCHEN). Die Punktion kann mehrmals wiederholt werden, bis die Allgemeinsymptome abgeklungen sind. Stets sind nur kleine Mengen abzulassen. Im übrigen kommt nur symptomatische Behandlung der cerebralen und meningealen Erscheinungen in Frage. Die Zirkulation belebende Mittel sind mit Vorsicht anzuwenden, solange die Gefahr einer Nachblutung droht. Hat der Patient den Insult überstanden, so muß er sich vor stärkeren Schwankungen der Hirndurchblutung und natürlich auch Schädeltraumen hüten! — Falls sich eine Subarachnoidalblutung einem Trauma angeschlossen hat und fokale Rindensymptome das Bild beherrschen (vgl. das S. 544 über die epidurale Blutung Gesagte), muß unter Umständen ein chirurgischer Eingriff erwogen werden.

4. Die Sinusthrombose.

Wir besprechen an dieser Stelle an sich die sog. *marantische* oder *blande*, d. h. nichtinfektiöse *Hirnvenen-* und *Sinusthrombose*, so wie sie gelegentlich bei erschöpfenden Krankheiten, zumal wenn sie mit Kreislaufschwäche, Gefäßendothelschädigungen wie auch Veränderungen der Blutgerinnbarkeit einhergehen, beobachtet wird. Wir finden sie bei elenden entwässerten Kindern, seltener bei der carcinomatösen, tuberkulösen und einfach senilen Kachexie; auch bei schweren chronischen Infektionen und Blutkrankheiten. Im Puerperium kommt sie besonders in Verbindung mit der Eklampsie vor.

Eine ausführlichere Besprechung der Folgen von Sinusthrombosen entspräche *nicht* der Häufigkeit der blanden Thrombosen; — diese sind sowohl an sich selten wie auch diagnostisch schwierig zu erfassen und therapeutisch kaum beeinflußbar. *Sie befallen im übrigen auch fast nur den S. longitudinalis und in seltenen Fällen die anderen Sinus; dann meist symmetrisch.* Bei Kleinkindern kann solch eine Longitudinalisthrombose die Entstehung eines *Hydrocephalus* verursachen. — Wir wollen uns an dieser Stelle in Kürze mit der *Symptomatologie der venösen Hirnthrombosen* überhaupt beschäftigen, als einer Art von Zirkulationsstörungen, der wir bei Besprechung der *Sinusphlebitis* — S. 567 — wieder begegnen werden.

Bei den drei gewöhnlichen Thrombosen der Hirnsinus — jenen des S. transversus, longitudinalis und cavernosus — können sich je nach Ausdehnung der Thrombose und evtl. auch Mitbeteiligung des Hirngewebes (zumal im Fall entzündlich-eitriger Vorgänge) **cerebrale Allgemeinsymptome** finden. Hierher gehören der *Kopfschmerz, Erbrechen, Delirien, motorische Unruhe, Bewußtseinstrübung*, evtl. auch *meningitische Reizung*. Der *Liquordruck* ist meist *erhöht*, der Puls bzw. auch die Atmung spiegelt (wenn nicht die Allgemeininfektion entscheidet) den Grad der intrakraniellen Druckerhöhung bzw. die Mitbeteiligung der Oblongata wider.

Die Lokalsymptome der Longitudinalisthrombose können, müssen aber nicht in Form einer *Paraparese beider Beine*, unter Umständen mit Blasenlähmung auftreten. Öfters kommt es zu anfänglich auf ein Bein, später mit Fortschreiten der Thrombose in die Piavenen — auch auf den gleichseitigen Arm sich erstreckenden Halbseitenlähmungen. Auch hemianopsieähnliche Störungen kommen vor. Epileptiforme Krämpfe als Zeichen der Rindenreizung sind nicht selten. — Die Behinderung des venösen Abflusses zeigt sich gelegentlich an einer starken *Venenschwellung* der behaarten Kopfhaut und der Stirn („Medusenhaupt"), bisweilen auch in häufigem profusen Nasenbluten.

Die Lokalsymptome der Cavernosusthrombose bestehen in erster Linie in *Augensymptomen: Exophthalmus, Ödem der Orbita* und der *Lider, progressive Ophthalmoplegia ext., Nystagmus, Pupillenstörungen, Abnahme des Sehvermögens, Erweiterung* der *R tinavenen, Hyperämie und gelegentlich Ödem der Papille.* Die Mitbeteiligung der V. ophthalmica verursacht eine schwere Chemosis und verstärkt die Augensymptome überhaupt. Meist wird innerhalb der ersten Tage das *andere Auge mitergriffen. Schmerzen* gehören — im Gegensatz zu Orbitalphlegmone — *nicht* so sehr zum typischen Bild. Manchmal findet sich eine Neuralgie des Trigeminus, besonders im I. Ast. — Die blande Thrombose pflegt nur selten dies ausgeprägte Syndrom zu machen.

Die Lokalsymptome der Transversusthrombophlebitis beschränken sich — wenn die Thrombose nicht cavernosuswärts weiterwandert, in der Regel auf *Lokalerscheinungen* im *Bereich des Felsenbeins* — Schmerzhaftigkeit, Ödem. Bisweilen ergreift die Thrombose — fühlbar! — die V. jugularis. *Meningitische Symptome* sind nicht selten bereits vorhanden, *bevor* die Meningen tatsächlich ergriffen oder ein Absceß entstanden ist.

II. Die traumatischen Erkrankungen des ZNS.
1. Die Commotio cerebri.

Unter Commotio cerebri verstehen wir — wie der Name *Hirnerschütterung* schon besagt — ein Ereignis, das sich von anderen Traumafolgen für das Gehirn in negativer Weise dadurch unterscheidet, daß das Hirn offenbar „nur erschüttert", aber nicht sichtbar verletzt wurde. So sehen wir denn die Commotio in der Regel als die Folge leichterer Schädeltraumen. — So verschieden nach Schwere des Traumas wie auch Empfindlichkeit des betroffenen Hirns die *Symptomatologie* im Einzelfall auch ist, kennzeichnendes Symptom ist die verschieden tiefe *Bewußtseinsstörung* (vgl. S. 522). Wir sehen sie meist sofort nach dem Unfall und fast immer verbunden mit einem Tonusverlust der Muskulatur. Der Kranke ist blaß, das Gesicht mit kaltem Schweiß bedeckt, die Pupillen sind weit und reagieren schlecht; die Reflexe sind kaum oder nicht auslösbar. Atmung und Puls pflegen im Beginn verlangsamt zu sein. In schweren Fällen sieht man wohl auch einen kleinen schnellen Puls und Atmungsstörungen; auch vom CHEYNE-STOKESschen Typ. Ein häufiges Symptom ist das *Erbrechen*. Aus diesem Zustand erwachen die Kranken meist recht bald. Die tiefe Ohnmacht geht in Somnolenz über; das Gesicht rötet sich, die Reflexe kommen wieder. In schweren Fällen bleibt der Kranke aber noch eine Zeit mehr oder minder desorientiert und unruhig. Kommt er dann zu sich, so fehlt meist jede Rückerinnerung an den Unfall und noch einige Minuten vor seinem Eintritt — *retrograde Amnesie*. Mit einige Tage bis Wochen anhaltenden *Kopfschmerzen* sowie leichten *vegetativen Störungen*, wie allgemeiner Erregbarkeit, Schweißen, Erröten, Pulslabilität usw. pflegen die Folgen der Commotio abgeklungen, die Heilung erfolgt zu sein. Neurasthenische Züge sieht man freilich oft noch lange nach schweren Hirnerschütterungen. Selten steigert sich das erwähnte amnestische Syndrom in Verbindung mit Delirien und Konfabulationen bis zum sog. KORSAKOWschen Symptomenkomplex. Man spricht dann von *akuter Kommotionspsychose* (KALBERLAH). Häufiger sieht man in schweren Fällen — zumal bei Alkoholikern — außer Verwirrtheit und Delirien, Erregungszustände, Halluzinationen, Uneinsichtigkeit und Widersetzlichkeit. Bei psychotischen Störungen bleiben Merk- und Konzentrationsfähigkeit meist lange vermindert. Manche Kranke klagen über abnorme Müdigkeit, Entschlußunfähigkeit, Unlust,

Kopfschmerzen, Überempfindlichkeit gegen Sinnesreize, Schwindel, Palpitationen, Ohnmachten, Schlafstörungen usw. und zeigen meist eine Intoleranz gegen Alkohol. Solche schwere Kommotionsfolgen können 1 Jahr und länger anhalten und sich — bei entsprechender Veranlagung des Kranken und unter dem Einfluß von Rentenverfahren u. dgl. — verbinden mit psychogenen und hysterischen Störungen, welche die gerechte Beurteilung eigentlicher Kommotionsfolgen oft sehr erschweren. Solche Kranke können nur unter eingehender Würdigung der „Krankengeschichte" und sorgfältiger Analyse ihres Zustandes richtig eingeschätzt werden. Manche augenscheinlich hysterischen oder gemachten Beschwerden entpuppen sich dann, als psychische Reaktionen auf einen organisch oder auch nur funktionell veränderten Zustand, vorwiegend des vegetativen Nervensystems.

Die *pathologische Anatomie* der Commotio hat man bisher nicht befriedigend aufklären können, obschon die gelegentlich schweren Folgen der Hirnerschütterung eine organische Hirnstörung nahelegen. Das Überwiegen mannigfacher vegetativer Störungen im Gefolge einer tiefen Bewußtlosigkeit läßt am ehesten an eine Schädigung des ventrikelnahen Hirngraus des Zwischenhirns oder der Medulla oblongata denken; sei es, daß ein starker Liquorstoß oder doch bereits kleinste Kontusionen dieser empfindlichen zentral-vegetativen Hirnpartien vorliegen.

2. Die Contusio cerebri.

Die Kontusion oder *Hirnquetschung* ist eine schwerere traumatische Hirnschädigung. Wir sehen sie nicht nur bei schweren Stürzen, sondern vor allem auch als Schlagwirkung auf den Kopf und Teilerscheinung von Schußverletzungen. Der Schädelknochen kann bei der Contusio unversehrt oder frakturiert sein. Ein schweres Schädeltrauma wirkt sich oft am Ort des sog. *Contrecoup* aus. So erklären sich die häufigen Befunde traumatischer Hirndefekte und Narben, wie sie H. SPATZ als état vermoulu beschrieben hat. Verständlicherweise werden gerade die Kuppen der Hirnwindungen durch das Trauma am stärksten betroffen. Ist die Contusion hochgradig genug, so können offenbar zirkulatorisch bedingte Störungen umfangreicherer Hirngebiete in Form eines gefährlichen *Hirnödems* eintreten, oder aber es kommt zu schweren lokalen Veränderungen an der Hirnoberfläche, wie sie gesondert als *Hirnkompression* beschrieben werden sollen.

Die **Symptomatologie** der Kontusion kann im Beginn jener der Commotio gleichen; oft ist aber hinsichtlich Dauer und Schwere die Bewußtseinsstörung erheblicher und kann in Fällen mit Hirnödem unter Zeichen zunehmenden Hirndrucks — Liquordrucksteigerung, Stauungspapille — in ein tödliches Koma übergehen. In anderen Fällen mehr umschriebener Gewalteinwirkung kann die Bewußtlosigkeit aber auch ganz fehlen, und nur neurologische oder psychische Symptome verraten die Läsion der Hirnsubstanz. Läsionen an der Basis des Stirnhirns können mit Störungen des Geruchssinnes einhergehen, Kontusionen der Konvexität verursachen Symptome — Lähmungen, Aphasie, Apraxie, Agnosie usw., — wie sie unschwer aus der Repräsentanz der verschiedenen Leistungen in der Hirnrinde abzuleiten sind; vgl. Abb. 10. Seelische Störungen finden sich mit Vorliebe nach Kontusion des Stirnhirns. Sie ähneln den Folgen schwerer Kommotionen und gehen oft mit Gleichgewichtsstörungen einher. Bei groben frontalen Hirnläsionen können dauernde Veränderungen der Persönlichkeit zurückbleiben. Kontusionen des Temporalpoles sollen eine Neigung zu Ohnmachten verursachen. — Der *Verlauf* einer Contusio — das geht schon aus dem Gesagten hervor — ist von Fall zu Fall sehr verschieden. Neben letalen Fällen sehen wir Kontusionen, die anscheinend harmloser als eine Commotio verlaufen und dann wieder Fälle, die — zumal bei schweren Schädelfrakturen —

neben neurologischen Lokalsymptomen psychische Veränderungen bieten, die Monate und Jahre aber auch für immer bleiben können. Gelegentlich können auch wohl schwere vegetative Störungen, unter Umständen selbst ein transitorischer Diabetes insipidus, auch diencephale Kachexie oder Fettsucht auftreten. — Unter *posttraumatischer Spätapoplexie* (BOLLINGER) versteht man das pathogenetisch noch ungeklärte Auftreten von Hirnblutungen Wochen bis Monate nach einem Schädeltrauma.

Eine besondere Bedeutung müssen wir der **traumatischen Epilepsie** beimessen. Sie tritt anfänglich meist in From sog. JACKSON-Anfälle im Verlauf aber auch solcher generalisierter Art auf. Warum einzelne Kranke mit Hirnläsionen zu epileptiformen Reaktionen neigen, wissen wir nicht (vgl. S. 669). Toxische oder zirkulatorische Einflüsse, wie aber auch hereditäre Momente mögen dabei mitwirken. *Hirnschußverletzungen* sind häufiger als andere Hirntraumen von epileptischen Anfällen gefolgt. Die Klarstellung epileptischer Anfälle als traumatisch bedingt, sei es aus der Anamnese oder einem organischen neurologischen Hirnbefund, ist für die Therapie wie auch für die Entscheidung, ob ein mit Krämpfen behaftetes Individuum unfruchtbar zu machen ist, von entscheidender Bedeutung. (Kranke mit traumatischer Epilepsie fallen *nicht* unter das Gesetz.)

Die *diagnostische* Abgrenzung gegen echte Epilepsie kann freilich sehr schwierig sein. Typische JACKSON-Anfälle mit offensichtlich von einer bestimmten Rindenregion ausgehenden, von Anbeginn klonischen Krämpfen, denen oft neurologische Lähmungssymptome folgen, das Zurücktreten initialer Bewußtseinsstörungen und der sog. Äquivalente (S. 672) wie auch positive encephalographische Befunde sind die wichtigsten Wegweiser zur richtigen Diagnose.

Die **Therapie** der Commotio wie der einfachen Contusio ist vor allem eine Ruhebehandlung. Die Kranken gehören je nach Schwere des Falles 3—6 und mehr Wochen ins Bett. Komplizierende Schädelfrakturen *(Röntgenaufnahme!)* verlängern diese Zeit nicht selten. Bei schweren Kontusionen ist gelegentlich die *Erweiterung der Pupille* auf der Seite der Läsion ein wichtiges Merkmal dafür, daß die Traumafolgen noch nicht abgeklungen sind. Spezielle therapeutische Einwirkungen erweisen sich — abgesehen von Beruhigungsmitteln, Eisblase oder Umschläge auf den Kopf, Sorge für Darm- und besonders *Blasenentleerung* — meist als unnötig. — Bei Hirndruck *kann* eine vorsichtige Lumbalpunktion nützen. — In den seltenen Fällen *gestörter Liquorsekretion* und *herabgesetzten Liquordrucks* hilft intravenöse Injektion hypotonischer Lösungen.

3. Die Compressio cerebri (einschl. Pachymeningitis haemorrhagica interna).

Symptomatologie und Verlauf. Die Hirnkompression ist ein Vorgang, der sich mit oder ohne Symptome einer Kontusion infolge schwerer oder auch häufiger Schädeltraumen, zumal im Anschluß an eine *Impressionsfraktur* entwickeln kann. Sie wird verursacht durch umschriebene epi- und subdurale sowie subarachnoidale Blutungen, die das Hirn an einer Stelle komprimieren. *Klinisch ist das Eintreten zunehmender Bewußtlosigkeit nach einem freien Intervall oder das Auftreten schwerer allgemeiner, besonders aber auch lokalisierbarer Hirnerscheinungen mehr oder minder lange nach einem Schädeltrauma kennzeichnend.*

Epidurale Blutungen ereignen sich mit Vorliebe im Anschluß an eine Ruptur der A. meningea media, die ihrerseits in der Regel durch eine Fraktur, die den Verlauf der Arterie kreuzt, verursacht wird. Die Tatsache einer *arteriellen Blutung* erklärt das meist kurze oder auch fehlende Intervall nach dem Trauma. Oft sieht man einen fließenden Übergang aus der primären kontusionellen Bewußtlosigkeit in die Symptome der Hirnkompression. Die neurologischen Lokalsymptome können nur zu leicht durch den zunehmenden Sopor verdeckt werden, besonders soweit Störungen höherer psychischer Leistungen — Aphasien,

Apraxien, Agnosien — in Frage kommen. Eine Hemiplegie freilich wird selbst auch dann noch erkennbar sein. Wird der Zustand nicht rechtzeitig erkannt, die Blutmassen entfernt und das blutende Gefäß unterbunden, so tritt unter dem Bild zunehmenden Hirndrucks der Exitus ein.

Bei der **subduralen Blutung** handelt es sich meist um eine die *Innenfläche der Dura*, im Traumabereich und darüber hinaus bedeckende, meist langsam sich ausbreitende Blutung, in der alsbald reparatorische oder nur reaktive Bindegewebs- und Gefäßwucherungen, wieder mit starker Blutungsneigung stattfinden; alles in allem ein langsam wachsender raumbeengender und die Hirnrinde reizender und schädigender Prozeß. Daß diese auch als **Pachymeningitis haemorrhagica interna** benannte Erkrankung sich so oft bei *Alkoholikern* findet, hat seine Gründe sowohl in den häufigen Schädeltraumen wie den Zirkulationsstörungen dieser Kranken. — Die *Symptomatologie* mit ihren allmählich erscheinenden und vom Trauma meist durch ein *längeres Intervall* getrennten Symptomen ist aus den genannten Eigenarten des pathologischen Prozesses leicht zu verstehen. Sie ähnelt in cerebralen Allgemein- und lokalen Reiz- und Lähmungssymptomen dem Syndrom meningealer Tumoren (vgl. S. 550). Der *progressive Charakter* des Krankheitsprozesses verrät sich im Verlauf und in der *schlechten Prognose* (es sei denn, daß ein *chirurgischer Eingriff* Heilung bringt). — Die *Diagnose* stützt sich auf das *Schädeltrauma in der Anamnese*, die klinischen Anzeichen eines langsam zunehmenden raumbeengenden Prozesses, meist begleitet von Druckvermehrung, abnormem Eiweißgehalt und Xanthochromie des *Liquors*.

Die **Therapie** traumatischer Blutungen in die Hirnhäute — betr. der *Subarachnoidalblutung* (vgl. S. 539) — wird in progressiven und schweren Fällen nur chirurgisch sein können. In unklaren, nicht bedrohlichen Fällen ohne Symptome einer lokalisierbaren Hirnkompression wird man zunächst lumbalpunktieren. *Die großen Schwierigkeiten, die sich nicht selten bei der Differentialdiagnose von Blutung, umschriebener seröser Meningitis und auch einer Hirnquetschung ergeben, können, wenn die Verschlechterung des Zustandes ein Eingreifen erfordert, nur durch eine Trepanation geklärt und beseitigt werden. — Impressionsfrakturen sollen stets operiert werden.* — Die Operationsaussichten am gequetschten Hirn sind oft schlecht.

Anhang: Hirnschädigungen durch den elektrischen Strom sind heutzutage ein häufiges Trauma. Schon der Lichtstrom kann bei mangelnder Isolierung — zumal im Bad — tödlich wirken. Neben gefährlichen Störungen am Zirkulationssystem stehen *Hirnschädigungen* — Ödem und diapedetische Blutungen — im Vordergrund. Die Verletzten sterben entweder einen Herz- oder Hirntod. Unter den *klinischen Symptomen*, von denen Bewußtlosigkeit, Atem- und Pulsstörungen, tonisch-klonische Krämpfe, Opisthotonus genannt seien, stehen die Atemstörungen oft im Vordergrund. Nach JELLINEK und MARBURG scheint die Lumbalpunktion — die man vorzugsweise wohl mit einer Shocktherapie (Veritol usw.) verbindet —, bisweilen lebensrettend zu wirken. Leichtere Fälle bieten zunächst cerebrale Allgemeinsymptome, an die sich im Verlauf neurologische Herderscheinungen anschließen können. Unter diesen spielen — offenbar die Folge der exsudativen und diapedetischen Zirkulationsstörungen im Bereich der Stammganglien — *extrapyramidalmotorische* Symptome, vor allem *Tremor*, aber auch andere *parkinsonartige Erscheinungen* die Hauptrolle. Es können aber auch die Hirnhemisphären, das Rückenmark und die peripheren Nerven geschädigt werden.

4. Die traumatischen Läsionen des R inkl. Hämatomyelie.

Frakturen und Luxationen der Wirbelsäule beanspruchen weit mehr das Interesse des Chirurgen als des Internisten. Das gleiche gilt von den direkten R.-Verletzungen durch Stich, Schuß usw. Je nach der Art und der Ausdehnung der R.-Läsion werden wir klinischen Bildern begegnen, wie sie auf S. 506 f. als *totaler* und *partieller Querschnitt* bzw. als *Kompressionssyndrom* beschrieben wurden.

Sind nur die *Wurzeln* traumatisch geschädigt, etwa durch die Infraktion eines Querfortsatzes oder eine Wirbelluxation, dann können sensible und motorische Reiz- und Ausfallserscheinungen von radikulärem Typ (vgl. S. 451 und 468) entstehen. Namentlich an der

Halswirbelsäule sind traumatische Wurzelläsionen, welche mit Vorliebe die vorderen Wurzeln betreffen, nicht so selten. Meist entstehen sie durch Einwirkung stumpfer Gewalt auf die Schulter nahe dem Halsansatz. Die anatomischen Verhältnisse bedingen, daß die Übergänge zwischen traumatischen radikulären und Plexuslähmungen fließend sind (vgl. auch das auf S. 476 über die ERBsche und KLUMPKEsche Lähmung Gesagte!).

Wirbelsäulenverletzungen sind röntgenologisch erkennbar. Aber auch ohne sichtbare Veränderungen am Knochen können auf traumatischer Basis *R-Schädigungen* entstehen. Von der seltenen unter dem Bild meningitischer Symptome verlaufenden subarachnoidalen R-Blutung können wir absehen, besprechen — wenn auch in aller Kürze — müssen wir die **Hämatomyelie**.

Bei ihr handelt es sich um eine auf traumatischer Basis infolge einer R-Blutung entstandene Läsion vorwiegend der zentralen grauen Substanz des R, also einer Affektion von ganz ähnlicher Lokalisation wie sie der *Syringomyelie* zukommt. Eine Hämatomyelie kann die Folge schwerer Stauchungen und Kontusionen der Wirbelsäule sein und wird bisweilen auch beobachtet bei Säuglingen nach forcierten Geburten, nach den sog. SCHULTZEschen Schwingungen, ferner auch bei Starkstromverletzungen. (Spontane Hämatomyelien bei Gefäßerkrankungen und myelomalacischen Prozessen sind sehr selten.)

Symptomatologie und Verlauf. Bei typischem Verlauf entsteht ein akuter heftiger Schmerz in Höhe der Blutung, gefolgt von den Symptomen einer bisweilen zunächst totalen *Querschnittslähmung* (vgl. S. 506). Entsteht eine Hämatomyelie im hohen Halsmark, so kann auch das Bewußtsein vorübergehend schwinden. Seltener entwickelt sich die Lähmung allmählich. Das akute Bild, dessen Schwere zum großen Teil der Ausdruck einer funktionellen Außerbetriebsetzung — *Diaschisis* — des R ist, bildet sich meist in Tagen zurück zu einem Syndrom, bei welchem an Hand vor allem segmentaler Lähmungen der Höhensitz der Blutung erkennbar wird (vgl. S. 469). Die *Prognose* wechselt natürlich von Fall zu Fall. Hohe cervicale Hämatomyelien können rasch tödlich verlaufen. Bei tiefem Sitz der Blutung droht infolge der häufigen Blasenlähmung die Infektion der Harnwege. Die meist langsame Besserung des Zustandes kann viele Monate anhalten. Kleine Blutungen können auch einmal symptomlos ausheilen.

Die Therapie besteht zunächst in absoluter Ruhe. Eine Lumbalpunktion kommt nur in Frage, wenn meningeale Reizsymptome eine subarachnoidale Blutung wahrscheinlich machen. Röntgenbefund und Verlauf entscheiden über allenfallsige operative Freilegung des R.

5. Traumatische Schädigungen der peripheren Nerven.

Es hat sich im Krieg gezeigt, daß Schußverletzungen häufig imkomplette Lähmungen machen, weil die Nerven — wenn sie nicht gerade im oder nahe am Knochen getroffen werden — auszuweichen pflegen. Traumatische Nervenschädigungen sieht man meist als Begleitsymptome bei *Knochenbrüchen* und *Luxationen*, so z. B. schwere Brachialplexusverletzung bei Schulterluxation, besonders der axillaren und subcoracoiden Form. Je näher die Nerven am verletzten Knochen oder Gelenk vorbeiziehen, um so mehr sind sie verschiedensten Gewalteinwirkungen ausgesetzt. So wird durch Druck, Stoß, Quetschung usw. der Radialis am Oberarm, der Ulnaris am Ellenbogen, der Peronaeus am Fibulaköpfchen am leichtesten geschädigt. Auch starke plötzliche Zerrung oder Überdehnung kann einmal zu Funktionsstörungen führen; ich erinnere nur an die sog. traumatische Ischias. — Nach einem Intervall auftretende posttraumatische Ausfälle können durch reparative Wucherungen des Knochens (Callusbildung) oder des Bindegewebes (Schwielen) verursacht werden. — Als Schädigungen durch protrahierte traumatische Einwirkung sind die sog. *professionellen* Paresen durch Überanstrengung und besondere Arbeitsleistung aufzufassen. Toxische und infektiöse Momente spielen bei diesen Lähmungen eine nicht unwichtige Rolle. Daß ungewohnte oder sehr lange Belastung — zumal bei schwächlichem Körper — zu Lähmungen führen kann, illustriert unter anderem die auf einer Läsion des N. thoracalis longus beruhende Serratuslähmung (vgl. S. 476). — Über *Diagnose, Symptomatologie* und andere *Ätiologie* ist bereits auf S. 476f. berichtet worden. Über die prognostisch wichtige elektrische Prüfung ist auf S. 529 nachzulesen. Diese ist besonders zur Erkennung des Charakters einer Lähmung, aber auch z. B. zur Beurteilung von Unfallfolgen von entscheidender Bedeutung. Nicht so selten können dabei anscheinende „Lähmungen" als psychogene Produkte oder absichtliche Täuschung aufgedeckt werden. — *Therapeutisch* werden bei Erhaltung der Kontinuität interne Maßnahmen — unter anderem Faradisation, Galvanisation, Wärme, Ruhigstellung (vgl. S. 614) und wenn nötig auch Schmerzstillung (cave Morphium!) — bei Durchtrennung eines Nerven jedoch baldmöglichst eine chirurgische Wiedervereinigung der Nervenenden anzuwenden sein.

III. Die Tumoren des ZNS.
1. Die besondere Einwirkung der Tumoren auf das Gehirn.

Die Geschwülste des ZNS sind viel häufiger als man früher angenommen hat. Ihre rechtzeitige Erkennung ist um so notwendiger, als die Fortschritte der Neurochirurgie uns immer mehr in die Lage versetzen, helfen ja sogar heilen zu können, wo sonst rettungslos Siechtum und Tod den Kranken erwarten. — Auf diesem gedrängten Raum können kaum mehr als Hinweise auf die Fülle der Aufgaben, die hier zu lösen sind, gegeben werden. Tumoren können im ZNS nicht nur von allen Gewebselementen des Parenchyms, der mesodermalen (bindegewebigen und vasculären) Elemente, der nervösen Substanz und ihrer Hüllen (Meningen wie Schädelkapsel und Wirbelsäule) und der zum Hirn gehörigen Hypophyse und Epiphyse ausgehen; — sie können darüber hinaus sich fast bei all diesen morphologisch verschiedenen Tumorarten aus Zellen ganz verschieden weit fortgeschrittener Differenzierung aufbauen. Schon die Erwähnung dieser Tatsache genügt, um uns eine der wichtigsten Voraussetzungen für die richtige Beurteilung der Hirntumoren bewußt zu machen, daß nämlich *ein jeder Tumor klinische Erscheinungen nicht nur nach seinem Sitz, sondern vor allem auch nach seiner biologischen Eigenart macht.* Auch im ZNS kann man — wenn auch nur relativ — *maligne von benignen Tumoren unterscheiden.* Dabei ist aber die Tatsache der Metastasierung von ganz untergeordneter Bedeutung — abgesehen von den Metastasen anderweitig lokalisierter Tumoren in das ZNS! Entscheidend vielmehr ist die Raschheit des Wachstums, die Neigung zu oft plötzlich auftretenden Gewebsstörungen im Tumor (Degeneration, Blutung) und vor allem die Einwirkung des Tumors auf das benachbarte Hirngewebe. Im günstigen Fall wird ein Tumor — wie es z. B. bei vielen meningealen und extramedullären Tumoren der Fall ist — nur verdrängend auf das nervöse Gewebe wirken. Da dies meist langsam geschieht, kann das Gewebe sich weitgehend diesem Druck anpassen. Aber auch hier werden früher oder später andere als lokale Symptome auftreten. Gerade bei den Tumoren müssen wir mit den Eigenarten der Umhüllung des Hirns von einer ziemlich unnachgiebigen knöchernen Kapsel einerseits und mit den Eigenheiten der Liquorproduktion, -strömung und -resorption andererseits rechnen. Das heißt, daß auch ein „benigner" Tumor mit der Zeit zu einem Mißverhältnis zwischen Gewebsmasse und Kapazität der Schädelhöhle führen wird, und daß auf der anderen Seite selbst ein kleiner und gutartiger Tumor, wenn er gerade die Liquorpassage an einer kritischen Stelle behindert — z. B. an einem der wichtigen Foramina, im III. oder IV. Ventrikel oder gar im Bereich des Aquädukts — zu schweren allgemeinen Hirnerscheinungen führen muß. Klinisch äußern sich diese Einwirkungen auf das Gehirn unter den Merkmalen des **Hirndruckes,** der im besonderen Fall einer Liquorpassagestörung mit einem **Hydrocephalus internus,** d. h. der oft enormen Erweiterung der Hirnventrikel unter dem Druck des gestauten Liquors und entsprechender Verdrängung und Kompression der Hirnsubstanz einhergeht. Daß auch der äußere Liquor beim Hirndruck unter Druck steht, ist ja klar und zeigt sich sofort bei der Punktion des Subarachnoidalraumes.

Der eigentliche *maligne Tumor zerstört* das nervöse Gewebe und wirkt auf das Hirn insgesamt nicht nur in der eben geschilderten Weise, sondern dazu noch oft in einer den Gewebszustand schwer alternierenden Form. Er erzeugt eine „Hirnschwellung". Diese Schwellung, an der auch die Papille des N. opticus häufig teilnimmt (vgl. S. 483), ist in typischen Fällen kein einfaches Ödem, sondern eine Vermehrung des Gewebsvolumens durch eine physikalisch-chemische Wasserbindung des nervösen Gewebes, woran offenbar das Sphingomyelin der Marksubstanz den stärksten Anteil hat. Vermehrter Liquordruck — z. B. das Vorliegen eines Hydroceph. int. — wirkt dem Entstehen einer Hirnschwellung entgegen! Das ist eine wichtige Feststellung, die davor warnen muß, bei einem Hirntumor den Liquordruck durch Punktion zu plötzlich zu vermindern. Warum bestimmte Tumoren — z. B. gerade bösartige Gliome des Schläfenlappens — so oft mit Hirnschwellung einhergehen und andere wieder nicht, hat wohl von Fall zu Fall verschiedene Ursachen und bedarf noch der Klärung. Die Hirnschwellung ergreift auch die für die verschiedensten vitalen Funktionen entscheidenden Zentren im Zwischenhirn und der Medulla oblongata und verursacht so häufig Störungen — der Atmung, des Pulses, der Temperatur, des Stoffwechsels usw. —, die für den Verlauf entscheidend sind gegenüber den lokalen Tumorsymptomen. — Die Schwellung des Stirnhirns neben anderen Großhirngebieten betrifft einen Hirnteil, der für die höchsten geistigen Funktionen, nicht nur für die Sprache, sondern für viele Qualitäten des persönlichen Verhaltens entscheidend ist. — Zu Hirndruck und Hirnschwellung kommen hinzu *Zirkulationsstörungen,* Blutungen, wie wir sie an der geschwollenen Papille finden, aber auch ischämische Gewebsläsionen, die man bei ihrer Vorliebe für das *zentrale Höhlengrau* als lokale Symptome der Hirnschwellung bezeichnen könnte.

2. Allgemeinsymptome.

Die Diagnose „Hirntumor" gründet sich häufig und vorwiegend auf die klinischen Erscheinungen, wie sie als **Allgemeinsymptome** des durch einen Tumor geschädigten Gehirns in der eben ausgeführten Weise zustande kommen. Die *klassische Trias: Kopfschmerz, Erbrechen* und *Beeinträchtigung des Sehvermögens sind vorwiegend Hirndrucksymptome,* obschon jedes einzelne dieser Symptome auch den Wert eines Lokalzeichens haben kann. Ohne die Anwesenheit wenigstens einer der drei Symptome ist die Diagnose Hirntumor erheblich schwieriger. Andererseits sind *die drei Kardinalsymptome an sich durchaus noch nicht beweisend für einen Hirntumor.* Wir werden das noch sehen. Ihre *Kombination mit Lokalsymptomen* wechselt von Fall zu Fall. Meist deckt eine sorgfältige Untersuchung die Anzeichen für einen lokalisierten Hirnprozeß auf, und nur in Fällen, wo ein relativ kleiner Tumor eine unverhältnismäßig schwere Störung der Liquorpassage macht oder wo sog. stumme Hirnpartien von einem Tumor befallen sind, ermöglichen erst komplizierte diagnostische Methoden (vgl. unten) die Lokaldiagnose.

Jedes ungeklärte, vor allem andauernde Vorhandensein eines der drei klassischen allgemeinen Symptome mit oder ohne lokale Hirnsymptome muß den Arzt einen Hirntumor erwägen lassen. Die Rettung des Hirntumorkranken hängt nur zu oft von der frühzeitigen Diagnose ab.

Der **Kopfschmerz** ist oft das erste und einzige Hirntumorsymptom. Bei Tumoren der Meningen oder anderen Geschwülsten an der Hirnkonvexität kann er fokal am deutlichsten und mit einer lokalen Dämpfung sowie Klopfempfindlichkeit verbunden sein. Meist ist er von fronto-occipitalem Typ; gelegentlich auch in seiner Schwere beeinflußbar durch Erhöhung des venösen Druckes — Bauchpresse! — sowie — namentlich bei Tumoren der hinteren Schädelgrube — durch Lageveränderungen des Körpers. Tumoren im Bereich der vorderen und vor allem mittleren Schädelgrube — z. B. Sellatumoren — machen mit Vorliebe retroorbitalen Kopfschmerz. — **Erbrechen und Übelkeit** finden sich am konstantesten und frühesten bei den meist auch mit *Schwindel* einhergehenden Tumoren des Cerebellums — zumal jenen im Kindesalter. Auch sonst ist Erbrechen — meist nüchtern am Morgen, explosiv ohne vorherige Anzeichen, aber doch oft mit starkem Kopfschmerz verbunden — ein häufiges Symptom. — **Sehstörungen** führen nicht so selten den Hirntumorkranken zuerst zum Augenarzt. Die Regel ist das freilich nicht. *Gerade die als Allgemeinsymptom zu ratende* **doppelseitige Papillenschwellung** *ist meist schon objektiv feststellbar, bevor der Kranke eine Sehstörung empfindet und ist vielleicht das allerwichtigste Hirntumorsymptom.* Freilich gehen gewisse Tumoren — nicht nur langsam wachsende Meningiome usw. sondern z. B. auch die Hypophysenadenome — ohne Hirnschwellung und somit ohne Stauungspapille einher. (Dafür bieten diese Tumoren aber meist um so deutlichere auch optische Lokalsymptome!) **Jeder Hirntumorverdächtige muß mit dem Augenspiegel untersucht werden!** Der bei der sog. Stauungspapille sichtbare Befund wurde auf S. 483 beschrieben.

Die mit Hirnschwellung bzw. Hirndruck einhergehenden **psychischen Veränderungen** bestehen in Schlafbedürfnis, Benommenheit, die mit der Zunahme des Hirndrucks schließlich in tiefes Koma übergehen kann; in einer Abnahme der geistigen Funktionen (Stumpfheit, Störungen der Aufmerksamkeit, Konzentration, Leistungsfähigkeit usw.), in Veränderungen der Persönlichkeit (neurasthenische, depressive, manische Zustände); ,,*Tumor facies*". Auch die psychischen Veränderungen können, wenn sie besonders ausgesprochen und gefärbt sind, den Charakter lokaler Hirnsymptome haben; so weisen gerade die Verlangsamung des Denkvermögens, psychische Antriebshemmung, Triebenthemmung usw. (vgl. unten!) auf das Stirnhirn, ein Abbau der Sprache (amnestische Aphasie), andererseits psychisch-apraktische und -agnostische sowie Orientierungsstörungen auf die linke Temporal- bzw. Parietalregion. **Krämpfe** können, zumal in Form generalisierter Anfälle auch ein Hirndrucksymptom sein. Herdepileptische Anfälle sind hingegen als Lokalzeichen zu werten; sie verschwinden meist mit dem Erscheinen der Lähmung! Man bedenke auch, daß meist frontotemporale, fast nie infratentorielle Tumoren mit Krampfneigung einhergehen. — Die zwiefache Bedeutung allgemeiner und lokaler Hirnsymptome besitzen auch die häufigen **vegetativen Störungen,** welche als Äußerungen der oben erwähnten verschiedenartigen Schädigungen des Höhlengraus und der Medulla oblongata anzusehen sind. Die in der Nachbarschaft des III. Ventrikels und in der hinteren Schädelgrube befindlichen Tumoren machen mit Vorliebe vegetative Störungen. Ihr plötzliches Auftreten — offenbar Zirkulationsstörungen! — z. B. bei Schläfenlappentumoren oder rascher Volumenzunahme des Cerebellums, die auch durch eine Lumbalpunktion ausgelöst werden kann und zu einer Einklemmung der Kleinhirntonsillen in das Foramen magnum und Kompression der Medulla führt, kann von letaler Wirkung sein. *Blasen-Mastdarmstörungen* sind häufig; *Temperaturstörungen* weisen auf das Zwischenhirn. *Pulsstörungen* haben durchaus nicht immer den Charakter des sog. ,,*Druckpulses*". Diese Bradykardie — in anderen Fällen aber auch Tachykardien —

machen medulläre Störungen im Vaguskernbereich wahrscheinlich. Das gleiche gilt von *Respirationsstörungen*, die sub finem nicht selten den Typ des Cheyne-Stokesschen Atmens zeigen. Als seltenere zentralvegetative Störungen seien die Funktionsstörungen des Zwischen- und Mittelhirns zuzuschreibenden vegetativen und subcorticalen Anfälle mit Absencen und Tonusverlust erwähnt. — Schließlich sehen wir auch noch eine Reihe **Hirnnervensymptome** als allgemeine Hirntumorerscheinungen. Herabsetzung des Gehörs, leichtere Labyrinthsymptome, Überempfindlichkeit der Austrittsstellen des Trigeminus und N. occipitalis, einseitige Abducensparesen. (*Doppelseitige* Abducensparesen weisen auf die Medulla oblongata; Abducensparesen in Kombination mit Symptomen anderer Hirnnerven sind meist als Lokalsymptome zu werten!)

3. Herdsymptome und biologische Qualität der Hirntumoren.

Ich habe schon hervorgehoben, daß die geschilderten Allgemeinsymptome durchaus nicht obligat sind. Es gibt Hirntumoren, die nur oder ganz überwiegend Lokalsymptome machen; vor allem die Adenome der Hypophyse, andere, wo Allgemeinsymptome erst im späteren Verlauf aufzutreten pflegen, wie bei den Kleinhirnbrückenwinkeltumoren und vielen Meningiomen, andere, wo der Tumor schon in seinen ersten Stadien so foudroyante Lokalsymptome macht, daß Allgemeinsymptome *noch* fehlen können, wie z. B. die Tumoren der Brücke und Medulla oblongata. — Praktisch verhält es sich in der Regel so, daß eines der genannten Allgemeinsymptome den Patienten zum Arzt führt und dieser nach Stellung der Diagnose *Tumorverdacht* nun nach Lokalzeichen sucht. Die Symptome, die von dem oder jenem Hirngebiet zu erwarten sind, vermittelt uns unser Wissen von den Funktionen der einzelnen Hirnteile und ihrer Störungen. *Man muß seine Hirnanatomie und -physiologie gut beherrschen, wenn man eine Tumorlokaldiagnose stellen will!* Hier seien nur einige wichtige topistische Besonderheiten geschildert und diese — der besseren Anschaulichkeit wegen — gleich in Zusammenhang mit der Darstellung der morphologischen Qualität der jeweilig ein Hirngebiet bevorzugenden Tumorart. Es ist klar, daß die Hirntumoren am sichersten zu lokalisieren sind, wenn sie sich durch umschriebene lokalisierbare Funktionsstörungen, und zwar Reiz- oder Lähmungssymptome verraten, sei es, daß diese z. B. auf einen bestimmten Bezirk in der Hirnrinde, auf einen Ort im Bahnenverlauf — z. B. im Mark des Groß- bzw. Kleinhirns oder in den Stammganglien — oder auf den Bereich von Hirnnervenkernen bzw. der Hirnnerven selbst hinweisen. Bei alledem bedenke man jedoch, daß die weit über den Tumorsitz hinausreichenden **Fernwirkungen** vieler Hirntumoren — durch Verdrängung, Hirnschwellung, Ödem und Zirkulationsstörungen — zu vielerlei Fehlschlüssen führen können. So kommen *falsche Seitendiagnosen* selbst Irrtümer bezüglich vorderer und hinterer Schädelgrube zustande. Dieser Umstand erfordert in vielen Fällen eine vor der Operation notwendige *Sicherung der Lokalisation* nicht nur mittels *Röntgenaufnahmen*, sondern auch komplizierten chirurgisch-diagnostischen Untersuchungen, wie z. B. der *Ventrikelpunktion, der Encephalo-* und *Arteriographie*; dies jedoch am für die Operation bereits vorbereiteten Kranken.

a) Die Tumoren der Gehirnhemisphären.

Diese Tumoren wachsen entweder von der Oberfläche gegen das Hirn zu, oder aber sie entstehen in der Hirnsubstanz selbst. Die Prototypen dieser beiden Tumorarten sind: α) der von den bindegewebigen Hülle, den Meningen ausgehende Tumor, das *Meningiom*, β) das auf Gefäßmißbildungen beruhende *Angiom* und γ) Tumoren, die als verschiedenartige *Gliome* von dem ektodermalen Parenchym herzuleiten sind.

α) Die **Meningiome** entstehen aus arachnoidalen Zellnestern in der Dura, wie sie sich normalerweise als arachnoidale Villi und PACCHIONIsche Granulationen an der Hirnkonvexität nicht weit vom S. longitudinalis finden. Schmal gestielt wachsen sie von hier wie Kartoffeln in die Großhirnhemisphären, aber auch in den Knochen ein. Auch im Bereich des S. sagittalis, der Crista galli, des S. transversus, vor allem auch der sog. Olfactoriusrinne, des hinteren Randes des Jugum sphenoidale, des Tuberculum sellae, der Falx cerebri, der Austrittsstellen fast aller Hirnnerven aus dem Schädel können sie entstehen. An der Schädelbasis sind sie meist breite, flache Tumoren. In der Literatur sind diese Tumoren je nach ihrer histologischen Besonderheit auch als *fibroblastische Duraendotheliome*, als *Sarkome der Dura* oder *Psammome* beschrieben. Ihr Gehalt an Zellen und Fasern wechselt sehr. Die weichen Formen neigen zu mukösen und hyalinen Degenerationen und groben *Verkalkungen* (Röntgenbild!), während die Psammome eine mehr diffuse feine Verkalkung aufweisen. Wichtig ist der fast obligate *Gefäßreichtum* der Meningiome, der sich nicht allein am Knochenbild im Tumorbereich verraten kann, sondern auch — ähnlich wie angiomatöse Gefäßtumoren — ihre *Darstellung mittels der Arteriographie* ermöglicht.

Die Meningiome kommen fast nur bei Erwachsenen vor. Sie wachsen langsam und machen vorwiegend Lokalsymptome. Als Tumoren der *Großhirnkonvexität* zeichnen sie sich namentlich im Beginn durch epileptiforme Zuckungen und Anfälle vom JACKSON-Typ (vgl. S. 672) aus, die — gelegentlich kombiniert mit Reflexanomalien (BABINSKI, gesteigerte Sehnenreflexe!) — schon vor Auftreten von Lähmungen die Lokaldiagnose ermöglichen.

Meningiome der *Falx cerebri* machen hingegen mit Vorliebe *generalisierte epileptische Anfälle*, die nicht selten als einziges Symptom neben allmählichen Veränderungen der Persönlichkeit die Abgrenzung gegen eine genuine Epilepsie sehr schwierig machen können. Als sog. *Meningiome der Olfactoriusrinne* gehen sie mit Geruchsinnstörungen einher und können hier, häufiger aber im Bereich des *kleinen Keilbeinflügels* zu Störungen an einem Opticus (primäre Atrophie!) und auch den anderen Augennerven führen. Die durch ein Olfactoriusmeningiom nicht selten gestörte Blutzirkulation in der A. cerebr. ant. wohl in Verbindung mit dem Druck auf das Stirnhirn kann zu paralyseähnlichen psychischen Störungen führen. Zeichen von Hirnschwellung fehlen oft geraume Zeit. — *Meningiome der Lamina cribrosa* können — wie es ja auch andere Tumoren von der Orbita bis an die Schädelbasis tun — einen einseitigen Exophthalmus verursachen. Die *supraselllären Meningiome* mit ihren vorwiegend Chiasmasymptomen sowie die selteneren Meningiome, die von Tentorium cerebelli und der hinteren Schädelgrube ihren Ausgang nehmen, werden uns noch beschäftigen. Der Eiweißgehalt des *Liquors* ist bei Meningiomen infolge ihrer lokalen Beziehungen zum Subarachnoidalraum und venöser Abflußstörungen oft erhöht.

β) Von auf **Gefäßmißbildungen beruhenden Tumoren** begegnen uns im Großhirnbereich jene bereits S. 538 besprochenen vor allem *arteriovenösen Aneurysmen im S. cavernosus*, ferner die als *Angioma cavernosum* bzw. *racemosum* bezeichneten als Geschwülste wirkenden arteriovenösen Mißbildungen. Sie finden sich meist parazentral im Stromgebiet der A. cer. media, liegen cortical bzw. subcortical und können bis an die Seitenventrikel reichen. Nicht so selten kommunizieren die hochgradig erweiterten Gefäße mit solchen an der *Schädeloberfläche!* Klinisch beginnt das Leiden meist mit epileptiformen Anfällen vom JACKSON-Typ, zunächst mit vorübergehenden, dann mit bleibenden motorischen und sensiblen Extremitätenlähmungen. Allgemeine Hirndruckerscheinungen fehlen meist. Der *Verlauf* ist in der Regel sehr chronisch. Manchmal kann man die ersten Symptome bis in die Kindheit zurückverfolgen. Das Ende ist — wenn die operative Hilfe ausbleibt — meist eine tödliche meningeale und cerebrale Blutung.

γ) Unter den **ektodermalen Tumoren** der Großhirnhemisphären stehen die „*unreifen*", d. h. aus noch *nicht differenzierter Glia aufgebauten Tumoren* mit 60—80% aller Gliome leider an erster Stelle. Ihrer Bösartigkeit wegen werden sie auch *Gliosarkome* genannt; besser bezeichnet man sie als **Glioblastome.** Diese das 3. und 4. Lebensjahrzehnt bevorzugenden Tumoren finden sich ganz überwiegend im Mark des Stirn- und Schläfenhirns, erheblich seltener im Parietal- und Occipitalhirn. Oft befallen sie auch die Stammganglien, gelegentlich den Balken, selten die Brücke, nie das Cerebellum. Diese Tumoren entwickeln sich sehr rasch in Monaten, sind sehr zell- und gefäßreich, zerstören rasch das Hirngewebe, verursachen in ihrer Umgebung Ödem und Zirkulationsstörungen, neigen selbst zu plötzlichen Nekrosen und Blutungen und wirken auf das Gesamthirn besonders leicht im Sinn einer Hirnschwellung. Die Lebensdauer beträgt beim Glioblastom oft nur knapp 1 Jahr. (Ein anderes „unreifes" aber langsamer wachsendes Gliom ist das *Meningioblastom*, das sich selten bei Kindern, meist bei Erwachsenen findet und uns bei den Tumoren der Chiasmagegend und der hinteren Schädelgrube wieder begegnen wird.)

Der *klinische Verlauf* des Glioblastoms, des häufigsten aller Hirntumoren ist ausgezeichnet sowohl durch das frühzeitige Auftreten im Lokal- wie allgemeinen Hirndrucksymptomen, durch seine Neigung zu raschem, bisweilen apoplektiformem Beginn und Verschlimmerungen, kurz durch ein Syndrom, das GLOBUS und STRAUSS kennzeichnend „*akutes*

Gliom" benannt haben. Die große Ausdehnung, die der Tumor im Hemisphärenmark erreicht, führt in der Regel schon frühzeitig zu *Pyramidenbahnsymptomen*.

Frontalhirntumoren verraten sich in jenen S. 446 und 447 bereits besprochenen Symptomen, dies mit oder ohne Zeichen von Hirndruck. Viele dieser Kranken fallen auf durch ihre abnormen Schwankungen der Gemütslage, Euphorie, auch gelegentlich Schamlosigkeit, Witzelsucht, überhaupt ihre gänzlich veränderte Persönlichkeit. Je nach dem Tumorsitz können motorische und aphasische sowie konjugierte Augenbewegungsstörungen (vgl. S. 486) hinzutreten. Auf den Opticus drückende Tumoren können das FOSTER-KENNEDYsche Syndrom — primäre Opticusatrophie auf der Tumorseite bei überwiegender Stauungspapille auf der Gegenseite machen.

Als **Temporallappen**-Symptome sind bei linksseitigem Sitz Störungen der Sprache, vorwiegend sensorischen Charakters zu erwarten. Dazu kommt (besonders bei Astrocytomen) eine *auffällige Neigung zu generalisierten epileptiformen Anfällen* gelegentlich mit einer akustischen Aura, auch akustischen Mißempfindungen, Parosmien und Parageusien. Von den Einwirkungen auf die vegetativen Zwischenhirnzentren war oben bereits die Rede. Manchmal bestehen bei Temporallappentumoren sektorförmige Gesichtsfeldausfälle (vgl. S. 485). Die übliche Lokalisation der Gliome in der Tiefe des *Temporalmarks* führt oft zu kontralateralen Störungen der Motorik und Sensibilität, vor allem gern zu einer zentralen Facialisparese. Demgegenüber sieht man bei *extracerebralen* Tumoren des Schläfenlappens durch Druck auf die Hirnnerven der Schädelbasis öfters Augenmuskellähmungen (Ptosis und Sphincterparese) und Reizerscheinungen seitens des Trigeminus; bisweilen kombiniert mit homolateralen Pyr. B.-Symptomen infolge Druck auf die kontralateralen Hirnschenkel.

Die Symptomatologie eines Tumors im Mark der **Zentralwindungen** ergibt sich aus dem dichten Beieinander motorischer und sensibler Leitungsbahnen. Je maligner und „akuter" das Gliom, um so massiver werden die Lähmungserscheinungen ausfallen. Manchmal treten — entgegen der Regel — bei bereits bestehender Parese durch eine Tumorwirkung gegen die Rinde zu vorübergehend fokal-epileptische Anfälle auf.

Linksseitige **Parietallappentumoren** werden sich unter Umständen in verschiedenartigen agnostischen und apraktischen Symptomen (vgl. S. 513f.) verraten.

Tumoren des **Occipitallappens** sind gekennzeichnet durch Sehstörungen, die bei corticalem Sitz des Tumors dem Pat. unter Umständen unbewußt bleiben können und bei Läsion der Sehstrahlung den Charakter negativer Skotome haben (vgl. S. 484). Einseitige schwere Affektion führt zu homonymer Hemianopsie bei erhaltenem Pupillarreflex, agnostischen und anderen Parietallappenwie auch Kleinhirnsymptomen. An Reizerscheinungen werden beobachtet: Visuelle Halluzinationen von Licht und Farbenerscheinungen oder Aurasymptome auf der Seite der Hemianopsie.

Für Tumoren im **Centrum semiovale** und den **Stammganglien** typische Lokalsymptome anzugeben ist nicht möglich. Die dichte Nachbarschaft funktionell so verschiedenartiger Strukturen kann zu sehr mannigfachen klinischen Bildern führen. Im allgemeinen gilt, daß Lokalsymptome bei Geschwülsten im Hemisphärenmark lange fehlen können und daß, wenn Ausfälle auftreten, Lähmungen überwiegen. Bei Tumoren im Striatumgebiet und Höhlengrau beherrschen die pyramidalen Störungen das Bild, obschon dann und wann extrapyramidale und vegetative Störungen vorkommen. Hyperkinesen — Chorea, Athetose, Tremor, Zwangsbewegungen, mimische Störungen — finden sich häufiger bei Tumoren in den caudalen Abschnitten des Thalamus und dann manchmal kombiniert mit Zeichen eines Thalamussyndroms (vgl. S. 458).

O. FOERSTER fand bei solchen Tumoren schwere psychische Veränderungen, Zustände echter Schlafsucht und maniakalischer, meist nächtlicher Erregung mit völliger Desorientiertheit. Der *Balken* wird häufig von Tumoren des Hemisphärenmarks mitergriffen. Die klassische LIEPMANNsche Apraxie (vgl. S. 514f.) sieht man bei Tumoren fast nie. Meist verrät sich das Mitbefallensein des Balkens durch besondere Schwere der psychischen Veränderungen und hochgradige Hirndrucksymptome.

Diese auf die Großhirnhemisphären weisenden Symptome können auch von dem „chronischen Gliom", dem aus differenzierten Astrocyten aufgebauten **Astrocytom** verursacht werden. Das Astrocytom ist gekennzeichnet durch sein sehr allmählich *das normale Hirngewebe infiltrierendes Wachstum* und seine Gefäßarmut. Selbst bei erheblicher Tumorausdehnung kann das so durchwachsene Hirnparenchym noch relativ funktionsfähig bleiben. Die Großhirnastrocytome, die wohl kaum mehr als 10% aller Großhirngliome ausmachen, befallen in abnehmender Häufigkeit den frontalen, temporalen, parietalen, zentralen und occipitalen Hemisphärenbereich. Gelegentlich findet man sie auch im oralen Hirnstamm; selten im Balken. Im Verlauf neigen die Astrocytome zu ausgedehnter *Cystenbildung*. Übergänge zellreicher Astrocytome zu unreifen Glioblastomen kommen vor. Dies zeigt sich *klinisch* daran, daß der sonst ausgesprochen *langsame über Jahre sich hinziehende Verlauf mit geringer Neigung zu Hirnschwellung* seinen Charakter ändert. Die allmähliche Anpassung des Hirns an den wachsenden Tumor und das Sich-Einschleichen cerebraler Symptome zusammen mit der Neigung dieser Tumoren zu diffuser Ausbreitung im Großhirn machen ihre Lokal-, selbst Allgemeindiagnose ohne Encephalographie oft recht schwierig. Die meist schweren psychischen Veränderungen, wie wir sie bei unreifen Gliomen im Stirnhirn finden, treten beim Astrocytom bei weitem nicht so in Erscheinung. Eine Stauungspapille findet sich jedoch meist schon frühzeitig (bei der häufigen Lokalisation im Kleinhirn (vgl. unten!) zusammen mit den Zeichen hochgradiger Liquorstauung). An sonstigen Allgemeinsymptomen seien die nicht seltenen Ohnmachten und auch epileptischen Anfälle erwähnt. — Die Lokalsymptome sind oft verwaschen und schwankend — bis etwa die meist rasche Entstehung einer Cyste deutliche Erscheinungen macht. Der Tumor besteht oft schon viele Jahre, bis er sich deutlich zu erkennen gibt. — Als besonderer Typ eines differenzierten Glioms sei erwähnt das **Oligodendrogliom**, das sich meist im *Stirnhirn* findet. Seine Diagnose wird ermöglicht durch die fast pathognomonischen epileptischen Anfälle und die sehr regelmäßig auftretenden und röntgenologisch darstellbaren feinen Verkalkungen. Der Tumor wächst verdrängend, gleichfalls sehr langsam und neigt wie das Astrocytom zu nach Jahren plötzlich auftretenden Allgemeinsymptomen.

Ventrikeltumoren, meist sog. *Ependymome,* auch *Plexuspapillome* sind meist langsam wachsende Tumoren des erwachsenen Alters, die meist den IV. Ventrikel (vgl. unten!) befallen. aber auch in den Seiten- und III. Ventrikel vorkommen und klinische Symptome erst zu machen pflegen, wenn sie die Liquorzirkulation behindern oder — besonders im Bereich des III. Ventrikels! — die benachbarten nervösen Strukturen schädigen. Die Diagnose dieser Tumoren ermöglicht — wenn überhaupt — meist erst eine Ventrikulographie.

b) Die Tumoren der mittleren Schädelgrube.

Die uns hier beschäftigenden Tumoren verdienen in eine besondere Gruppe zusammengefaßt zu werden, weil sie in Anbetracht ihrer örtlichen Beziehungen zur Sella turcica, der Hypophyse, dem Chiasma, den Augenmuskelnerven, dem Zwischenhirn und den Hirnschenkeln einander ähnliche, aber doch unterscheidbare Syndrome machen. Sie stehen in ihrer Häufigkeit nach den Hemisphärentumoren an 2. Stelle und erfordern je nach ihrer Art unter Umständen verschiedenes therapeutisches Verhalten.

α) Die **Hypophysenadenome** entstehen *intrasellär,* und zwar aus den *eosinophilen* wie *chromophoben Zellen des Vorderlappens* der Drüse. Sie sind die hypophysäre Geschwulst des erwachsenen Alters — meist des 3.—4. Jahrzehnts — und machen etwa 75% aller Hypophysentumoren aus. Ihre *klinischen* Symptome sind zunächst solche *endokriner* Art, und zwar *hyperpituitäre* wie vor allem die *Akromegalie* und *hypopituitäre* vom Charakter einer *Dystrophia adiposogenitalis,* seltener einer Kachexie. Oft sieht man hypopituitäre Merkmale, wie Amenorrhöe, Impotenz, trockene und verdickte Haut, Haarausfall, Grundumsatzverminderung vor oder mit der Entwicklung akromegaler Züge auftreten. Im späteren Verlauf — wenn einmal das Adenom gegen das *Zwischenhirn* zu wächst — treten als Symptome dieser Region Störungen des Wasserhaushalts, erhöhte Zuckertoleranz, gelegentlich auch mangelhafte Temperaturregulation hinzu.

Der Druck auf das Chiasma erfolgt hier von unten und verschont die zur Macula ziehenden Fasern. Oft sieht man dabei auch leichte binasale Gesichtsfeldeinengungen. Für die *Frühdiagnose* ist die Feststellung einer bitemporalen oberen Quadranten. — Hemianopsie für Farben besonders wichtig. Gelegentlich findet man bei der Sehprüfung auch Skotome oder eine konzentrische Gesichtsfeldeinengung. Die *Pupille* zeigt, wohl weil der Tumor *unter* dem Chiasma liegt und den Liquorzufluß zum N. opticus verhindert, *keine Schwellung*. *Bei Tumoren dieser Gegend weist eine Stauungspapille und Hirnschwellung stets auf einem Tumor über dem Chiasma hin!* Allmählich entsteht eine *primäre Opticusatrophie*, die schließlich zur Erblindung führt. Die *Pupillenreaktion* ist oft bereits träge bei noch gut erhaltener Sehfunktion. *Kopfschmerzen* frontosuboccipitaler Art sind im Anfang oft vorhanden, pflegen aber — offenbar wenn das Adenom einmal seine Kapsel gesprengt hat — zu verschwinden. Wo vorhanden, sind sie jedenfalls hier in der Regel *kein Zeichen einer Hirnschwellung*. Röntgenologisch erkennt man das Hypophysenadenom an der oft erheblichen *Erweiterung der Sella* mit Verdünnung der Sattellehne und oft Zerstörung der Processus clinoidei (vgl. in Bd. II, S. 232 dieses Lehrbuches).

Rechtzeitig diagnostiziert — bevor schwere Sehstörungen entstanden sind! — bieten die Hypophysenadenome sehr gute operative Heilungsaussichten!

β) Als zweithäufigster *therapeutisch sehr ungünstiger* Tumor entsteht hier schon in jugendlichem Alter das **Kraniopharyngiom**, das sich aus einer Entwicklungsstörung bei der Schließung des Ductus craniopharyngeus herleitet. Man nennt ihn auch *Hypophysengang* bzw. RATHKE*scher Taschentumor* oder *hypophysäres Adamantinom*. Der Tumor neigt zu rasch auftretender *Cystenbildung* und vor allem auch zu einer pathognomonisch sehr wichtigen *Verkalkung*. Er wächst intrasellär, aber bald und erheblich stärker als das Adenom auch suprasellär. — *Klinisch* muß der *Beginn* des Tumorwachstums oft schon in das erste und zweite Jahrzehnt verlegt werden, obschon die ersten Symptome meist erst in den 20er Jahren auftreten. Die durch Druck auf das Chiasma erzeugten *Sehstörungen* sind meist recht *variabel*. Bald sind sie wie die beim Adenom, dann wieder uncharakteristisch, gelegentlich sogar binasal mit Beginn des Ausfalls in den unteren Quadranten. Infolge der Cystenbildung können rasche Verschlimmerungen, sogar *plötzliche vorübergehende Erblindung* auftreten. *Hirndrucksymptome* und damit auch eine *Stauungspapille* sind hier viel häufiger, wenn auch im weiteren Verlauf die *Papillen* meist das Bild der *primären Atrophie* bieten. Der Hirndruck ist häufig wohl die Folge eines durch Verlegung des III. Ventrikels herbeigeführten *Hydrocephalus int.* Neben den Sehstörungen ist vor allem starker *Kopfschmerz* — retroorbital und temporal — als erstes Tumormerkmal zu nennen. Als *hypophysäre* Störungen begegnet man meist den erwähnten *hypopituitären* Symptomen, gelegentlich auch einmal hypophysärem Zwergwuchs. Mit dem Vordringen des Tumors gegen das Zwischenhirn können zentral vegetative Störungen verschiedener Art auftreten; doch ist dies kein obligates Merkmal. Bisweilen sieht man dem Diabetes insipidus ähnliche Syndrome. Sehr wichtig sind die bei diesen Tumoren vorkommenden überraschenden *zentralvegetativen Störungen* (s. oben!), die im Anschluß an die verschiedensten Einwirkungen, selbst eine anscheinend harmlose Wasserbelastung (PETTE) zu einer Katastrophe führen können. — Wächst der Tumor gegen die Stammganglien oder Hirnschenkel vor, so können Symptome dieser Regionen hinzutreten. *Augenmuskelparesen* sind häufig. — *Allgemeine Hirndrucksymptome* (s. oben), auch epileptiforme Anfälle und narkoleptische Zustände, mitunter ein KORSSAKOWsches Syndrom (vgl. S. 523) und abnorme Erregungszustände kommen vor. — *Röntgenologisch* kann das Bild der Sella dem beim *Adenom* gleichen. In manchen Fällen, wenn der Tumor nur zum kleinen Teil in der Sella liegt, kann diese normal oder im sagittalen Durchmesser abgeflacht sein oder aber Strukturveränderungen an ihrem Boden aufweisen, all dies meist mit einer Rarefikation der Proc. clinoidei. In fast 80% der Fälle kann man die Diagnose aus einem in oder über der Sella gelegenen *Kalkschatten* stellen!

γ) Ein ähnliches Syndrom können **supraselläre Meningiome** machen. Diese sog. *Meningiome des vorderen Chiasmawinkels* sind nicht selten und befallen in der Regel das mittlere bis höhere Alter. Sie nehmen ihren Ausgang von Verbindungsbrücken der Arachnoidea zur Dura in einem Feld zwischen hinterem Rand des Jugum sphenoidale und dem vorderen Chiasmarand. Sie wachsen langsam und können unter Umständen symptomlos bleiben. Wie auch andere Meningiome machen sie in der Regel keine Symptome von Hirnschwellung, können aber im späteren Verlauf durch Kompression des III. Ventrikels einen Hydrocephalus verursachen. Die ersten und bisweilen einzigen Symptome sind primäre Opticusatrophie, Sehstörungen, jedoch nie eine homonyme Hemianopsie. Mit zunehmendem Wachstum ergeben sich Symptome vom Stirnhirn, vom Olfactorius (aber meist nicht so erheblich wie bei den Meningiomen der Olfactoriusrinne), von der Hypophyse (hypopituitärer Art), von dem Boden des Zwischenhirns (Polyurie, Fettsucht usw.) und schließlich auch sogar von den Hirnschenkeln und dem Cerebellum (Motilitäts- und Gleichgewichtsstörungen). Röntgenologisch sieht man wohl eine Abflachung der Sella und Decalcifikation der Proc. clinoid., aber keine typische Sellaerweiterung. Verkalkungen im Tumor fehlen.

δ) Schließlich sei noch das bisweilen bei der RECKLINGHAUSENschen Krankheit vorkommende **„Chiasmagliom"** genannt, histologisch eine oft als **Spongioblastom**, also unreifes Gliom aufzufassende Geschwulst, die sich schon in jugendlichen aber auch in höheren Jahren langsam in der Mittellinie des Gehirns, außer im Chiasma vor allem auch in Pons, Medulla und auch dem Kleinhirn zu entwickeln pflegt. Das nicht häufige Chiasmagliom ist gelegentlich diagnostizierbar infolge seiner Eigenschaft in die Nn. optici, unter Umständen bis in die Papille einzuwachsen. *Opticusatrophie* und verschiedenartige *Gesichtsfeldausfälle* sind daher häufiger als eine Papillenschwellung. Hypophysäre und Zwischenhirnsymptome sind dabei seltener als bei den Hypophysentumoren. Allgemeine Hirndrucksymptome pflegen schon frühzeitig aufzutreten. — Therapeutisch ist man beim Chiasmagliom machtlos.

ε) Das **Cholesteatom**, das an vielen Körperstellen aus versprengten Epidermiskeimen entstehen kann, ist im Hirn ziemlich selten und findet sich dann meist in Chiasmanähe subdural paramedian (aber bisweilen auch an der Oberfläche des Felsenbeins, der Innenfläche der Schädelkalotte, selbst an der Tela chorioid. des III. und IV. Ventrikels). Symptome treten von diesen sehr langsam wachsenden Tumoren meist erst im höheren Alter auf. Allgemeine Hirndruckerscheinungen sind bei dem rein komprimierenden Wachstum nicht die Regel.

Aneurysmen, auch arteriovenöse im Bereich der Carotis int. können sich — allerdings meist ohne Hirndrucksymptom — ganz wie Hirntumoren verhalten (vgl. S. 538). Plötzlich auftretende Oculomotoriuslähmungen ohne Stauungspapille sprechen für Aneurysma und gegen Tumor der gleichen Gegend. — Lokale Tumorsymptome können auch von **Gummen** und **circumscripten Meningitiden** im Chiasmabereich ausgehen. In solchen Fällen wird Anamnese, serologische Untersuchung und Verlauf oft — nicht immer — die Differentialdiagnose ermöglichen.

c) Die Tumoren in der hinteren Schädelgrube.

Die Diagnose „Tumor der hinteren Schädelgrube" ist als solche entscheidend für den chirurgischen Eingriff, gleichgültig ob Entlastungstrepanation oder operative Freilegung des Tumors. Ein Eingriff oberhalb des Tentoriums, wo es sich um einen raumbeengenden Prozeß darunter — bzw. umgekehrt — handelt, ist nicht nur völlig unnütz, sondern *gefährlich! Dreierlei sind die symptomatischen Besonderheiten der infratentoriellen Tumoren:* 1. Der oft alles andere überschattende *Hydrocephalus int.*, 2. *cerebellare Symptome*, 3. *Symptome von Mittelhirn, Pons, Medulla oblongata und den Hirnnerven.*

ad 1. Der *Hydroceph. int.*, d. h. *die Allgemeinsymptome* entwickeln sich bei jenen Tumoren, die durch Druck oder Verlegung zu einer Blockade vor, im IV. Ventrikel oder an seinem Ausgang führen, unter Umständen *sehr rasch.* Andererseits verursachen quantitative Schwankungen dieser Sperre (z. B. durch Veränderung der Kopflage, Einwirkung des venösen und damit Liquordrucks) oft einen auffälligen Wechsel eben dieser Hirndrucksymptome. Der *akute Hydroc. int.* macht natürlich stürmischere Symptome als der chronisch entstandene. Auffällig ist dies auch bei *Kindern*, wo bis zur Pubertät ein allmählich zunehmender Hydrocephalus durch Auseinanderweichen der Schädelnähte und Anpassung des Schädelwachstums an seinen Inhalt keine oder nur geringe Hirndrucksymptome zu machen braucht, wohingegen gerade die *akuten Liquorstauungen* zu periodenweisen Kopfschmerzen, ja zu sehr bedrohlichen Zuständen (Krämpfe, Atmungsstörungen usw.) führen können.

ad 2. *Cerebellare Symptome* können verursacht sein a) durch den Hirndruck auf das Cerebellum — so erklären sich wohl ein Teil der häufigen und die Diagnose so komplizierenden cerebellaren Symptome bei Stirnhirngliomen! — b) durch die Teilnahme des Cerebellums an einer Hirnschwellung — z. B. bei unvorsichtigen Liquorpunktionen! und c) durch direkte Tumorwirkung auf das Kleinhirn. Als *akutes* Kleinhirnsymptom macht die *Tonsilleneinpressung* (vgl. S. 548) heftigsten occipitalen Kopfschmerz mit meningealen Symptomen, abnorme Kontraktionen der Nackenmuskulatur mit Zwangshaltung des Kopfes und bedrohliche medulläre Symptome. Diese mit Urinverhaltung, abdominellen und präkordialen Schmerzen einhergehenden Zustände werden nicht selten falsch gedeutet. Man begegnet ihnen *vor allem auch bei Tumoren des IV. Ventrikels*. Von den eigentlichen *Kleinhirnsymptomen* war bereits S. 492f. die Rede. wir unterscheiden da gern das sog. *mediane Syndrom des Kleinhirnwurms* von dem lateralen der *Kleinhirnhemisphären*. Bei Tumoren des Wurms, die meist schon früh zu schweren Allgemeinsymptomen mit Stauungspapille führen, sehen wir vor allem Gleichgewichts-, Gangstörungen mit Fallneigung nach vorn oder hinten, während bei den Hemisphärentumoren — jedoch durchaus nicht konstant — Dysmetrie, Adiadochokinese, homolaterale Hypotonie, Fallneigung zur Seite und nur gelegentlich ein Nystagmus gefunden werden.

ad 3. Symptome, wie z. B. eine Blickparese durch Funktionsstörung im hinteren Längsbündel, Nystagmus, Augenmuskel-, Trigeminus-, Vestibularis-, Vagus- und Pyramidenbahnstörungen einzeln oder in mannigfacher Kombination können bei Tumoren der hinteren Schädelgrube bald Zeichen einer direkten Tumorschädigung bald aber nur Drucksymptom sein. Dies kann nur genaue Untersuchung, längere Beobachtung und vor allem Erfahrung entscheiden. Die häufig gefundene Abschwächung oder gar Aufhebung der Sehnen- und Periostreflexe dürfte wohl am wahrscheinlichsten auf der Kompression des oberen Halsmarks beruhen. — Seitlicher Druck auf die Medulla kann infolge Eindellung der kontralateralen Pyramide zu *gleichseitigen Hirnnerven-* und *Pyr.B.-Symptomen* führen.

Bisweilen begegnet man bei verschiedenartigen Tumoren der hinteren Schädelgrube tonischen Streckkrämpfen, die J. HUGHLINGS JACKSON als „**cerebellar fits**" beschrieben hat und die große Ähnlichkeit mit SHERRINGTONs „*Enthirnungsstarre*" aufweisen. Die hierbei beobachteten reflektorischen Mechanismen untergeordneter Funktionsverbände könnten ein metencephales Reiz- oder auch Lähmungssymptom sein. Eine Anzahl der uns hier beschäftigenden Tumoren sind dadurch *charakterisiert, daß sie vorwiegend im jugendlichen Alter vorkommen*; beginnen wir mit diesen Tumoren:

α) Das **Medulloblastom** ist das *bösartige Gliom des Kindesalters*; 24 von 39 dieser Tumoren fand CUSHING bei Kindern, überwiegend Knaben von 1—15 Jahren. Es nimmt seinen Ausgang vom Dach des IV. Ventrikels und wächst in den Wurm und in den IV. Ventrikel, wodurch sowohl die eben erwähnten plötzlichen allgemeinen Hirndrucksymptome, oft schwankender Intensität wie das „mediane Syndrom" ausgelöst werden. Drückt der Tumor auf die Vierhügel, so sieht man öfters einen vertikalen Nystagmus. Der durch den Hydrocephalus vergrößerte Kopf gibt bisweilen bei der Perkussion den sog. „Bruit de pot fêlé." Der *Verlauf* ist rasch progredient, die Lebensdauer kaum mehr als 17 Monate. Der überaus gefährliche Tumor hat zu alledem noch die ungewöhnliche Eigenschaft auf dem Liquor- und Lymphweg zu *metastasieren*.

β) Die **cerebellaren Astrocytome,** das *benigne Gliom des jugendlichen Alters* entsteht öfter in den Kleinhirnhemisphären, nicht selten aber doch auch im Wurm. Zum Unterschied vom Medulloblastom ist sein *Verlauf* jedoch viel langsamer und die durch die wechselnden Liquorpassagestörungen verursachten *anscheinenden Remissionen* viel ausgesprochener. Nach Beginn cerebraler Symptome (morgendliche Kopfschmerzen und Erbrechen) können Monate symptomlos vergehen, bis bei irgendeinem belanglosen Anlaß, wie Husten, Niesen, Stuhlentleerung, ja nur einer brüsken Veränderung der Kopfhaltung plötzlich verstärkt die alten Symptome, auch Krampfanfälle oder gar bedrohliche medulläre Störungen auftreten. *Sehstörungen* können infolge der Nachgiebigkeit des kindlichen Schädels ganz zurücktreten. Bei der langen Krankheitsdauer nimmt der *Kopfumfang* meist enorm zu. — Selbst wenn der Tumor in einer Hemisphäre sitzt, macht er doch vorwiegend mediane Symptome. Daran ist auch die häufige *cystische Umwandlung* des Tumors und seine vorwiegend verdrängende Wirkung schuld. — *Im Gegensatz zum Medulloblastom bietet das Astrocytom ausgezeichnete Operationschancen!* Sieht man gelegentlich *Astrocytome* — seltener Medulloblastom — auch einmal bei *Erwachsenen*, so ist dieses Vorkommen bei Kindern *und* Erwachsenen gewöhnlicher bei den

γ) **Ependymomen,** Tumoren, die *bei Kindern* meist *vom Boden des IV. Ventrikels*, bei *Erwachsenen auch von den Wänden der Seiten- und des III. Ventrikels* ausgehen. Bei Kindern, noch mehr bei Erwachsenen macht das Ependymom des IV. Ventrikels die oben beschriebenen foudroyanten, oft anfallsweisen Erscheinungen eines *akuten Hydroceph. int.* und „*Tonsilleneinklemmung*".

Zu den besprochenen Symptomen treten *bei Erwachsenen* hinzu die uns schon bekannten Erscheinungen des Hirndrucks, vor allem die *Stauungspapille* mit konsekutiver meist *konzentrischer Gesichtsfeldeinengung* und Übergang in *Atrophie* und *Erblindung* und *Veränderungen am Schädelknochen* (vgl. unten!). Die operativen Möglichkeiten sind sehr begrenzt.

δ) **Das cerebellare Meningiom,** an sich schon seltener als das cerebrale, befällt mit Vorliebe *Erwachsene* und entwickelt sich dann meist auf der Oberfläche der Hemisphären. Zusammen mit dieser Lokalisation ist es sein relativ langsames Wachstum, das — wenn auch nicht immer! — die bereits erwähnten *lateralen Kleinhirnsymptome,* allerdings wieder meist in Verbindung mit den verschiedenen allgemeinen und speziellen Symptomen der hinteren Schädelgrube, verursacht. Der Tumor ist operabel.

ε) **Angiomatöse Tumoren** im Kleinhirn sind bei Erwachsenen nicht selten. Bisweilen begegnen sie uns in Form rasch wachsender, maligner *angioblastischer Meningiome,* die auf Röntgenstrahlen gut ansprechen, häufiger als *echte Angioblastome.* Diese gehen meist von einer Gefäßanlage im hinteren Teil des IV. Ventrikels aus und bilden gelegentlich vasculäre, solide, öfters jedoch *cystische Tumoren* in einer Kleinhirnhemisphäre. Bei ihrer Eröffnung sieht man oft den eigentlichen Tumor als ein kleines wandständiges Knötchen. — Von besonderem klinischen Interesse sind diese Tumoren, wenn sie ein Symptom einer weitverbreiteten *Angiomatosis* (LINDAUsche Krankheit) mit dergleichen Tumoren auch in der Retina, dem Pankreas, den Nieren, Nebenhoden, der Milz, Leber, den Knochen, der Haut und auch an der Cauda bilden. *Capilläre Hämangiome der Retina* sind Teilerscheinung der sog. v. HIPPELschen Krankheit. — *Klinisch* ist der Verlauf gekennzeichnet durch die oben genannten Zeichen vor allem eines *lateralen Kleinhirnsyndroms,* wozu je nach Art und Ausdehnung des Tumors freilich die übrigen Symptome der hinteren Schädelgrube hinzutreten können. Stauungspapille tritt meist früh auf. Die operativen Chancen sind — zumal bei den cystischen Tumoren — in der Regel gut.

ζ) Als **Kleinhirnbrückenwinkeltumoren** bezeichnet man die morphologisch meist gutartigen *Neurinome des Acusticus,* die entwicklungsmäßig und auch nosologisch engste Beziehungen zur *Neurofibromatose* (vgl. S. 650) aufweisen. Neurinome, die von anderen Hirnnerven ausgehen, sind viel seltener. Die durch den sehr langsam wachsenden, bei Erwachsenen relativ häufigen Tumor verursachten *Symptome* sind aus seiner Lokalisation am Ursprung des N. VIII leicht zu erschließen. Der Beginn mit N. VIII-Symptomen — im Anfang gelegentlich Cochlearis- und Vestibularis-Reizerscheinungen, später nervöse Schwerhörigkeit bis zu Taubheit, dazu oft Vestibularisausfallserscheinungen (vgl. S. 493) ist sehr charakteristisch. Dazu kommen öfters N. V-Symptome, zunächst Abschwächung des Cornealreflexes und Gesichtsschmerzen, später Lähmungen sensibler, selten motorischer Art; periphere Facialislähmung (vgl. S. 474) und eventuell Lähmungen des N. VI bis XII. Bisweilen sind diese Tumoren auch *doppelseitig!* Die enge Nachbarschaft zum Cerebellum, zur Brücke und Medulla bedingen, daß namentlich im weiteren Verlauf mit Größenwachstum des Tumors die Symptome dieser Hirnteile deutlich werden. Manchmal ist die *Differentialdiagnose gegen einen Tumor* (bzw. Absceß!) *der Kleinhirnhemisphäre und vor allem der Brücke und Medulla* schwierig. Im ersteren Fall beginnt die Erkrankung aber wohl nie mit so eindeutigen peripheren Hirnnervensymptomen, im letzteren Fall ist — wie wir sehen werden — der Verlauf doch ein anderer. Auch eine MÉNIÈREsche Krankheit (vgl. S. 612) muß unter Umständen ausgeschlossen werden. Allgemeine *Hirndruckerscheinungen* und *Stauungspapille* stellen sich beim N. VIII-Tumor mit der Zeit ein. — *Umschriebene basale Meningitiden* der hinteren Schädelgrube — syphilitischer, tuberkulöser oder unspezifischer Art — können ein dem Neurinom sehr ähnelndes Bild machen. Manchmal hilft der *Liquorbefund,* der beim Neurinom meist eine deutliche Eiweißvermehrung zeigt. (Die viel selteneren *Epidermoide* im Kleinhirnbrückenwinkel zeigen meist auch normalen Liquor.) Die Operationschancen dieser Tumoren sind gut.

η) **Die Tumoren der Brücke und Med. oblongata** sind meist bösartige *Gliome,* unter denen die schon S. 554 genannten die Mittellinie des Hirns bevorzugenden *Spongioblastome* einen großen Prozentsatz bilden. (Diese Tumoren finden sich auch im Kleinhirnmark.) *Klinisch* entscheidet hier das rasche Auftreten lokalbedingter mannigfacher Symptome. Dabei können bulbärparalytische Zeichen mit homo- und kontralateralen motorischen wie sensiblen Körperparesen, auch eine zentrale Sympathicuslähmung (HORNER) vorhanden sein, *bevor* noch eine Stauungspapille und allgemeine Hirndrucksymptome feststellbar sind. Nicht selten sieht man auch allerhand zentrale Reizsymptome, z. B. einen Trismus. — Tumoren in der Nachbarschaft des Aquädukts können einen akuten Hydroceph. int. machen.

Die Tumoren der Epiphyse und Vierhügelregion sind relativ selten und befallen überwiegend das männliche Geschlecht. Die bald den Medulloblastomen (S. 555) ähnelnden, bald reifen Tumoren der Epiphyse *(Pinealome)* komprimieren die Vierhügel und die oberen Kleinhirnstiele. So sehen wir eine sehr charakteristische *Lähmung der Aufwärtsbewegung der Augen,* gelegentlich verbunden mit cerebellaren Störungen und dazu meist frühzeitig und rasch auftretende Hirndrucksymptome infolge Liquorsperre. Pupillenstörungen sind häufig; ziemlich selten jedoch — und dann nur bei Knaben! — die sog. *Pubertas praecox*. *Andere Tumoren dieser Region*, z. B. Meningiome vom Tentorium, auch Teratome können ganz analoge Bilder machen.

Aneurysmen der A. basilaris (vgl. S. 538) können mitunter so groß werden, daß sie Tumorsymptome, sogar Hirndruckerscheinungen machen. Klagen die Kranken nicht über Pulsieren im Hinterkopf und fehlen meningeale Blutungssymptome (vgl. S. 539), so kann die Diagnose vor der Schädeleröffnung unmöglich sein.

d) **Metastatische Tumoren** sieht man viel häufiger beim Carcinom als Sarkom (87 : 13%). Sie entstammen Primärcarcinomen, die in abnehmender Häufigkeit in der Mamma, Lunge, dem Urogenitaltrakt (Prostata!), Magendarmkanal ihren Sitz haben. Häufig metastasiert das Melanosarkom der Haut und Retina, auch das Hypernephrom und Myelom ins Gehirn. Bald sind die Metastasen solitär und ermöglichen dann — wenn auch sehr selten — einen operativen Eingriff; bald sind sie aber multipel. Es gibt auch eine diffuse Carcinomatose der Meningen. Im Hirn ist die besser vascularisierte graue Substanz, besonders die Rinde bevorzugt. Schädelknochenmetastasen gehen meist ohne Hirnmetastasen einher. — Der *klinische Verlauf* metastatischer Hirntumoren ist oft stürmisch und von Symptomen der Hirnschwellung und rasch auftretenden verschiedenartigen Lähmungen begleitet.

e) Als **chronisch entzündliche Tumoren** begegnen uns im Hirn das *Gumma* (vgl. S. 631) und der **Solitärtuberkel**.

Früher hat man das Vorkommen von Tuberkeln sehr überschätzt. Sie machen wohl nicht mehr als 1—2% aller Hirntumoren aus und befallen in etwa 80% *Jugendliche*. Über drei Viertel sind im *Cerebellum* lokalisiert. Der klinische Verlauf kann ganz dem eines langsam wachsenden Tumors gleichen; Hirndruckerscheinungen fehlen oft. Bisweilen hilft die Anamnese und der sonstige Organbefund, manchmal ein entzündlicher Liquorbefund — tuberkulöse Meningitis (vgl. S. 644) — die Diagnose klären. Die operativen Chancen sind wegen der Gefahr einer meningitischen Komplikation schlecht.

f) **Tierische Parasiten**, die auch Tumorsymptome machen können, sind vor allem der **Cysticercus cellulosae** und der **Echinococcus**.

Bei der großen Seltenheit des *Taenia solium* in unseren Breiten ist die Cysticercose des Gehirns, die sich aus der peroralen Infektion mit den Eiern der Taenie und aus den geschlechtslosen Jugendformen des Tieres ableitet, ein schon ungewöhnlicher Befund. — Die Cysticerken siedeln sich mit Vorliebe in den Ventrikeln — besonders dem IV. — und der Hirnoberfläche — vor allem der Basis (die bekannten *Traubenhydatiden* VIRCHOWS) — seltener im Rückenmarksbereich an. — Die *klinischen Symptome* sind recht mannigfach. Neben chronisch-meningitischen Befunden sieht man rindenepileptische Anfälle, mehr oder minder akuten Hydrocephalus durch Verlegung des IV. Ventrikels, oft auch psychische Veränderungen. Zur *Diagnose* verhilft vor allem der Befund von Membranteilen und kleinen Cysticercusblasen, eine Eosinophilie im Blut und Kalkschatten im Röntgenbild. Der *Verlauf* ist meist chronisch, kann über 10 Jahre und mehr dauern, nach Verkalkung des Cysticercus zu einem gewissen Stillstand kommen oder aber tödlich enden. Die Operationsmöglichkeiten sind schlecht.

Der **Echinococcus,** die cystöse Finne des Hundebandwurms, der sich bisweilen in der Menschenleber findet, ist im Hirn selten. Er bevorzugt das Hemisphärenmark. Die *Prognose* dieser unter dem Bild eines progredienten Hirnprozesses verlaufenden Leidens ist ungünstig. Die *Diagnose* wird durch den Ausfall der Komplementbindungs- und Intracutanreaktion mit einer starken Eosinophilie gesichert.

4. Die Diagnose des Hirntumors.

Aus den vorausgehenden Ausführungen, die bei weitem keinen Anspruch auf Vollständigkeit machen, geht hervor, unter wie mannigfachen Formen und Erscheinungen ein Hirntumor verlaufen kann. Bei der Bedeutung, welche die prozentuale Häufigkeit auch für die Diagnose hat, wird es nützlich sein, sich — in abgerundeten Zahlen — eine Tumorstatistik über 4532 verifizierte Tumoren (das Material von CUSHING, ELSBERG, OLIVECRONA und TÖNNIS) genau anzuschauen. Danach entfallen auf:

1. Gliome 48%
2. Meningiome 15%
3. Hypophysenadenome 11%
4. Acusticusneurome 9%
5. Metastatische Tumoren . . . 4%
6. Kraniopharyngiome 3%
7. Angiome 3%
8. Granulome 2%

Zur eingehendsten neurologischen Untersuchung und Beobachtung treten für die Tumordiagnostik noch einige Verfahren hinzu, deren Vervollkommnung und Beherrschung neben der ganz speziellen Operationstechnik erst die großen Erfolge der Tumorbehandlung — welche von CUSHING und seiner amerikanischen Schule ausging — ermöglicht hat. Im vorliegenden Rahmen kann es sich nur darum handeln, dem Studierenden und Arzt zu zeigen, welchen diagnostischen Methoden er seinen Kranken noch zuführen kann und muß, damit rechtzeitig und erfolgreich gehandelt werden kann. Die Vornahme der komplizierteren Untersuchungen muß gut eingerichteten Kliniken mit speziell geschulten Ärzten überlassen bleiben; am besten neurologisch-chirurgischen Einheiten, wo an die Untersuchung auch sogleich die Operation angeschlossen werden kann.

Die **Liquoruntersuchung** spielt für die Hirntumordiagnostik nur eine beschränkte Rolle. *Man sei mit Punktionen — lumbal wie suboccipital — bei vorhandenen Hirndrucksymptomen, zumal bei Verdacht auf einen Tumor in der hinteren Schädelgrube äußerst vorsichtig, weil eine solche Punktion das mühsam behauptete intrakranielle Gewebs-Liquor-Blut-Gleichgewicht stören und tödliche Folgen haben kann.* In der Regel ist beim Hirntumor der *Liquordruck* erhöht. Das *Eiweiß kann vermehrt sein*, und zwar dann, wenn der Tumor, wie z. B. ein Meningiom, mit den Liquorräumen in örtlicher Verbindung steht und dazu noch abnorm starke Vascularisation oder Stauung den Übertritt von Bluteiweiß in den Liquor begünstigen; oder wenn ein „*Liquorstopp*", d. h. eine Behinderung des Liquorabflusses besteht. (Dabei ist die Eiweißvermehrung jedoch fast niemals so erheblich und konstant wie beim FROINschen Syndrom; vgl. S. 508.) Eiweißvermehrung, bisweilen auch eine Xanthochromie kann auch die Folge eines Tumordurchbruchs in den Liquorraum oder einer sich dem Liquor mitteilenden Tumorblutung sein. — Der *Zellgehalt* ist nur dann erhöht, wenn die Meningen sich in Form einer aseptischen, symptomatischen Entzündung an dem Prozeß beteiligen. Tumorzellen im Liquor findet man nur ausnahmsweise. — Die *Kolloidkurven* zeigen öfters uncharakteristische Ausflockungen im linken Kurventeil. — Von größerer Bedeutung scheint die oft schon im Beginn der Erkrankung feststellbare *Cholesterinvermehrung* im Liquor zu sein (PLAUT).

Die **Röntgenuntersuchung** des Schädels ist von größter Bedeutung. Sie ermöglicht nicht nur die Feststellung eines allgemeinen Hirndrucks, sondern oft auch die Lokalisation des Tumors. Stereoskopische Aufnahmen verdienen den Vorzug. — Als **allgemeine Drucksymptome** seien erwähnt: *Übermäßige Vascularisation* mit Zeichen von *Knochenatrophie*; letztere besonders ausgesprochen beim Hydroceph. int. Dabei kann man — vor allem am jugendlichen Schädel — auch ein *Klaffen der Nähte* sehen. An der Atrophie und Entkalkung nimmt auch die Schädelbasis teil, was sich dann nicht selten am Bild einer sog. „*Drucksella*" zeigt. — Mannigfach sind die Anzeichen, die auf Ort und Art des Tumors hinweisen. Dergleichen **Lokalsymptome** sind z. B. die Seitenverschiebung des Kalkschattens der Zirbeldrüse; abnorm lokale Vascularisation in der Umgebung eines Tumors; exostotische oder enostotische Wucherungen, wie sie mit Vorliebe Meningiome verursachen; andererseits lokale *Knochendestruktionen* durch Einwuchern des Tumors in den Knochen, Tumormetastasen (bei Metastasen, Myelom usw.) oder durch lokalen Druck des Tumors. Diese letztere Einwirkung ist besonders kennzeichnend für die Tumoren der mittleren Schädelgrube. Namentlich das Hypophysenadenom zeigt typische Veränderungen der *Sella turcica*: ballonartige Erweiterung vor allem in Richtung der horizontalen Durchmesser, Atrophie der Process. clinoid. post. et ant. Andere Tumoren dieser Region zeigen ihrer Lokalisation entsprechende Knochenveränderungen an der Sella. Meningiome können hier wie da lokale Knochenatrophien und Destruktionen machen; z. B. auch an der Crista galli. Mit Hilfe spezieller Technik kann die Konfiguration des Felsenbeins wichtige Aufschlüsse geben: Erweiterung des Meatus acusticus bei Neurinomen; Zerstörungen an der Felsenbeinspitze bei Absceß usw. — Ein wichtiger Fingerzeig sind im Tumorbereich sichtbare Verkalkungen. Sie sind kennzeichnend vor allem für das Kraniopharyngiom, wo sie gelegentlich die Gestalt einer verkalkten Cystenwand annehmen; für langsam wachsende Gliome — z. B. das Oligodendrogliom —; für Ependymome, psammomartige Typen des Meningioms, Tuberkel, Cysticerken in der hinteren Schädelgrube und bisweilen auch Aneurysmen.

Sollten die so gewonnenen allgemeinen und vor allem lokalen Tumormerkmale zur Diagnose nicht ausreichen und doch Befund und Verlauf der Erkrankung mit großer Wahrscheinlichkeit für einen Tumor sprechen, so empfiehlt sich eine **röntgenologische Darstellung der mit Luft gefüllten Liquorräume.** Als sog. **suboccipitale Encephalographie** darf diese nur bei Fehlen schwererer allgemeiner Hirndrucksymptome besonders einer Stauungspapille vorgenommen werden. In anderen Fällen nimmt man die **Ventrikulographie** mittels direkter Einfüllung von Luft in die Hinter- bzw. Vorderhörner der Seitenventrikel vor. Diese diagnostischen Methoden bedeuten einen ganz enormen Fortschritt; sollten aber — besonders die — Ventrikulographie nur da und dann vorgenommen werden, wo alle Vorbereitungen zu einem operativen Eingriff getroffen sind. — Kommt man, wie dies vor allem für Tumoren der Großhirnhemisphären mit stark verdrängender Wirkung oder die Ventrikel disfigurierender Hirnschwellung gilt, auch mit der Ventrikulographie nicht zum Ziel, so bleibt als diagnostisches Hilfsmittel chirurgischer Art noch die **Arteriographie** nach MONIZ, wobei Thorotrast in die Carotis interna gespritzt eine Darstellung der arteriellen Großhirngefäßbahn und somit besonders vascularisierter Tumoren von Gefäßmißbildungen oder Abweichungen vom normalen Gefäßbild gestattet.

5. Differentialdiagnose des Hirntumors.

Bei aller Vermehrung unserer neurologischen Kenntnisse und Verbesserung unserer diagnostischen Hilfsmittel liegt es in der Natur der Dinge, daß gewisse organische Hirnprozesse gemäß ihrer Einwirkung auf das Gehirn und ihres gesamten Syndroms Hirntumoren vortäuschen können. Nach einer CUSHINGschen Statistik sind *Zirkulationsstörungen* eine häufige Fehlerquelle. Hirnstörungen bei den verschiedenen Formen des arteriellen Hochdrucks, Arteriosklerose, Endangiitis obliterans, die Polycythämie müssen ausgeschlossen werden. Chronisch *traumatisch* bedingte Veränderungen können als *subdurale Hämatome*, vor allem aber als *Cysten*, Tumorsymptome machen. Bei der Entstehung von Cysten spielen *entzündliche Prozesse* sicher eine große Rolle. Manche Cysten an der Hirnbasis scheinen sich aus meningealen Mißbildungen zu entwickeln. Diese Cysten wie die eigentliche umschriebene Meningitis (vgl. S. 593) — die *Arachnoiditis circumscripta* — meist unspezifischer seltener syphilitischer Natur verhalten sich gar nicht selten wie ein Hirntumor. — Entzündliche Vorgänge am Sehnerven — die *retrobulbäre Neuritis* — mit oder ohne eigentliche Hirnsymptome, wie sie bei Kombinationen mit *encephalitischen* Prozessen, einer *Meningoencephalitis luica* oder auch einer *multiplen Sklerose* auftreten können, müssen von einer Stauungspapille und echten Tumorzeichen wohl unterschieden werden. Der *Hirnabsceß* (vgl. S. 568) ist oft gar nicht vom Tumor zu unterscheiden. — Es gibt Anomalien der Schädelbildung, wie der *Turmschädel*, die — wie natürlich auch andere latent gebliebene oder relativ ausgeglichene *Störungen der Liquorzirkulation* — unter dem Einfluß verschiedenster äußerer Faktoren mehr oder minder akut das Bild eines Hirntumors machen können. — Man vermeide besser den Ausdruck „*Pseudotumor*" und versuche statt dessen den Störungen auf den Grund zu gehen; freilich bedenke man, daß mancherlei organisch nicht oder nicht mehr nachweisbare Störungen — ein *transitorisches Ödem oder eine Schwellung* — schwer von Tumor-Allgemeinsymptomen zu unterscheiden sind. Bei der Migräne, bei Intoxikationen, urämischen und pseudourämischen Zuständen kommt dergleichen vor. — Erwähnt seien schließlich noch *Labyrintherkrankungen* als mögliche Fehlerquellen, vor allem bei der Diagnose von Tumoren in der hinteren Schädelgrube, und besonders auch *epileptiforme Syndrome* (vgl. S. 673).

6. Die Behandlung der Hirntumoren.

Das Verhalten des Arztes einem Hirntumorkranken gegenüber sei bestimmt durch das Bemühen, die Diagnose so rasch und so vollkommen als möglich zu stellen, um so früh als angängig die Geschwulst operativ entfernen zu lassen. Es darf einfach nicht so lange gezögert und gezweifelt werden, bis nicht mehr reparable Schädigungen, gar etwa eine Erblindung eingetreten sind! Man hüte sich vor Röntgenbestrahlungen auf gut Glück; sie sind oft gefährlich und nützen selten! Die letzte Entscheidung liegt beim speziell ausgebildeten Chirurgen, der mit dem Neurologen feststellen muß, ob der Tumor nach Lokalisation, Art und Allgemeinzustand des Kranken die operative Entfernung ermöglicht, oder nur lindernde Maßnahmen — eine Entlastungstrepanation, evtl. mit nachträglicher Bestrahlung — am Platze sind. — Ich möchte diese Ausführungen, die den Studierenden und Arzt für eines der wichtigsten Gebiete der Neurologie interessieren sollen, mit einem kurzen Hinweis auf die Erfolgsaussichten der Tumoroperation schließen. Von 149 im Jahre 1924 durch CUSHING operierten Tumoren lebten nach 8 Jahren noch 52 (34,9%); vom Jahrgang 1926/27 — 157 Fälle — nach 10 Jahren noch 63 (40,1%). 3 Jahre nach der Operation waren von diesen 157 Kranken noch 96 (61,1%) am Leben. W. TÖNNIS rechnet zu den für die Dauer heilbaren Tumoren die Meningiome, Neurinome, Hypophysenadenome, die exstirpierbaren Kraniopharyngiome, die Angioblastome, die Astrocytome des Kleinhirns und cystischen Astrocytome des Großhirns, die entfernbaren Geschwülste und Cysten der Ventrikel, die Teratome und die Epidermoide. Diese Tumoren machen aber etwa 45—50% aller Hirntumoren aus und lassen eine *Dauerheilung* von 35—40% erwarten. — *Diese günstigen Behandlungserfolge und wohl in Zukunft noch bessere können wir nur erreichen, wenn die Hirntumoren rechtzeitig erkannt werden!*

7. Die Tumoren des Rückenmarks.

a) Die verschiedenen Arten der R-Tumoren und ihre unterschiedlichen Symptome.

Tumoren, die im R selbst wachsen, nennen wir **intramedulläre Tumoren**. Zu den *mesenchymalen* Tumoren dieser Art gehören die Angiome, Sarkome, Lipome, Teratome und andere heterotope Geschwülste. — *Ektodermaler* Abkunft sind die von der Marksubstanz selbst, und zwar mit Vorliebe des Cervicalmarks ausgehenden Gliome bzw. Ependymome. Sie ähneln in ihrer morphologischen Struktur den Gliomen des Gehirns. Wir unterscheiden darüber hinaus im R das umschriebene Gliom, das uns hier beschäftigt, von der *Gliomatose*, d. h. der Bildung sog. Gliastifte, die von Ependymzellen ihren Ausgang nehmen, vor allem in die Länge wachsen und zu einem klinisch der *Syringomyelie* entsprechenden Bild führen. Gliome werden meist im jugendlichen und mittleren Alter beobachtet. — Die intramedullären Tumoren, besonders die Gliome können sowohl der Breite wie aber auch der Länge nach erhebliche Größe erreichen und machen ihrem Sitz entsprechend vorwiegend Marksymptome. Bei stärkerer Volumzunahme des R oder bei randständigem Sitz kann auch ein intramedullärer Tumor Wurzelsymptome verursachen; doch pflegen sie nicht so zu dominieren wie bei den extramedullären Geschwülsten. Schmerzen können auch intramedullärer Herkunft sein (S. 455). Die Marksymptome richten sich natürlich nach der Lokalisation des Tumors im Mark und entsprechen je nachdem einem *Querschnittssyndrom*, einem *Brown-Séquard*, einem *Syndrom der zentralen grauen Substanz* usw. (Ich verweise auf die Ausführungen auch auf S. 467 und 506 ff.) Spastische Lähmungen, wie Gefühlsstörungen, beginnen bei intramedullären Tumoren im Gegensatz zu extramedullären oft nahe der Läsionsstelle und nehmen im Verlauf peripherwärts zu. Infolge asymmetrischer Tumorentwicklung entsteht beim intramedullären Tumor häufiger als beim extramedullären eine Differenz der Marksymptome zwischen rechts und links. Ascendierend wachsende Tumoren führen zu aufsteigenden Lähmungen.

Die **extramedullären R-Tumoren** sind zu trennen in *intradurale* und *extradurale Tumoren*. Während die intraduralen ihren Ausgang von den weichen Hirnhäuten, vom Ligamentum denticulatum oder den Wurzelnerven nehmen können, entstehen die extraduralen von der Dura, dem zwischen den Duralblättern liegenden Fettgewebe, dem äußeren Duralblatt (Periost) oder der Wirbelsäule selbst. Die *intraduralen extramedullären* Tumoren überwiegen die anderen Arten. Sie können in jeder Höhe vorkommen, bevorzugen aber die Hals- und Lendenwirbelsäule und die Gegend der Cauda equina. Ihr häufigster Repräsentant ist das Meningiom (Endotheliom bzw. Periteliom), doch sieht man auch Fibrome, Angiome und Varicenbildung, Sarkome (primäre und sekundäre), Lipome, vor allem aber entzündliche Granulationsgeschwülste und metastatische Tumoren. *Neurofibrome* können von den Meningen, Wurzeln und Ligamenten ausgehen und sind nicht selten multipel. Sie bilden am R bisweilen die sog. *Sanduhrgeschwülste*, so genannt, weil ein Teil des Wurzeltumors innerhalb der Wirbelsäule, der andere jenseits der Wirbellöcher zu liegen pflegt. — In der Regel sind die extramedullären Tumoren — auch solche von sarkomähnlichem Charakter — bezüglich Wachstum und Neigung zu Metastasierung gutartig.

Extradurale Lipome, meist als Mischgeschwülste (Angiolipome), kommen öfter bei Kindern als Erwachsenen vor und können bei hohem Sitz eine Tetraplegie verursachen. *Intradurale Lipome* sind Mißbildungen, d. h. heterotope Neoplasmen, deren Genese zurückreicht auf die Zeit der Bildung des Neuralrohres. Ihre Symptomatologie ist sehr mannigfach. Sie sind fast stets kombiniert mit einer *Spina bifida* und sind bei dieser Entwicklungsstörung verantwortlich für später im Leben auftretende Symptome.

Carcinome der Wirbelkörper sind in der Regel Metastasen — vor allem aus Mamma, Uterus und Prostata, aber auch des Respirations- und Magen-Darmtractus —, selten die Folgen carcinomatöser Infiltration aus der Wirbelsäule benachbarten Tumoren. Manche Carcinome gehen einher mit proliferierenden, ossifizierenden Prozessen in den Wirbelkörpern, andere — und diese vor allem machen neurologische Symptome — führen zum Einbruch der Wirbel, Kompressionen des R, carcinomatöser Infiltration der Wurzeln und Meningen mit entsprechenden Symptomen. *Sarkome* finden sich nicht selten primär in den Wirbelkörpern, wo sie zu schweren Destruktionen führen, die bisweilen jedoch für operative Maßnahmen und Bestrahlungen ein dankbares Objekt sein können. Häufiger als angenommen scheinen die *Hämangiome* zu sein, die wahrscheinlich kongenital sind und einen benignen Verlauf nehmen können. Auch durch sie kommt es zu Wirbeleinbrüchen und entsprechenden Symptomen. — *Myelome*, die multipel nicht nur in den Wirbelkörpern, sondern auch im Brustbein, den Rippen und im übrigen Skelet auftreten und durch das Erscheinen des BENCE-JONESschen Eiweißkörpers *(Albumosurie)* charakterisiert sind, machen häufig im Laufe der Zerfallsprozesse der Wirbelkörper neuralgische Schmerzen und auch bisweilen Lähmungen. Myelome kommen mit Vorliebe bei Männern im Alter von 40—60 Jahren vor.

Von selteneren Tumoren seien hier nur erwähnt die von den Zwischenbandscheiben (meist C_{4-6}) ausgehenden *Chondrome*, die auf die vordere und seitliche R-Circumferenz drücken und infolgedessen die vorderen Wurzeln, den Tr. spinothalamicus und den Pyr. S.-Strang lädieren können.

Von allen *chronisch-infektiösen* Prozessen der Wirbel, die zu Kompressionssymptomen Anlaß geben, ist die *tuberkulöse Caries (Malum Pottii)* die häufigste Ursache der Kompressionslähmung (vgl. S. 642). Die *gummöse Syphilis* der Wirbelkörper findet sich fast nur bei Erwachsenen und hat in der Halswirbelsäule ihren Prädilektionssitz. Die *Osteomyelitis* der Wirbel (z. B. nach Typhus, Pneumonie, Anginen und Staphylokokkeninfektionen) ist eine seltene Erkrankung. Sie befällt mit Vorliebe die Lendenwirbelsäule und geht nicht selten mit extra- und intravertebraler Abseßbildung einher. Die seltene *Aktinomykose*, die gern *mehrere* Hals- oder Brustwirbel befällt, ist in der Regel nur Teilerscheinung einer auch anderweitigen aktinomykotischen Erkrankung.

Die meisten der genannten Erkrankungen der Wirbelsäule sind in der Regel röntgenologisch, zum mindesten hinsichtlich ihrer Lokalisation und dem Grade der Knochendestruktion diagnostizierbar.

Alle *extramedullären* Tumoren, die von der Wirbelsäule ausgehenden Prozesse einbegriffen, wirken auf das R durch Kompression und machen jene gemischten Wurzel- und Marksymptome des **Kompressionssyndroms** (vgl. S. 508). Der *klinische Verlauf* ist in der Regel gekennzeichnet durch allmähliches Fortschreiten von Wurzel- zu Marksymptomen. Die übliche Reihenfolge ist: Radikuläre Hyperästhesie, dann Hypästhesie, segmentäre motorische Reiz- und Lähmungserscheinungen, Symptome der Markschädigung, so wie sie im einzelnen im allgemeinen Teil dargestellt worden sind.

Symptome seitens der *Wirbelsäule — Knochensymptome —* können wohl bei allen R-Tumoren vorkommen, sind aber kennzeichnend in erster Linie für die *extraduralen* und hier für die von der Wirbelsäule ausgehenden tumorösen und chronisch entzündlichen Läsionen. Schmerzen in der Wirbelsäule vor allem beim Bewegen und Erschütterungen (auch beim Pressen, Lachen, Husten und Niesen) sind häufig und führen zu reflektorischer Steifhaltung der Wirbelsäule. Durch Beklopfen läßt sich der Schmerz oft auf einen oder mehrere Wirbel, die sich dann als die erkrankten erweisen, lokalisieren. Im späteren Verlauf kann es auch zu Deformationen der Wirbelsäule kommen, dem spitzwinkligen *Gibbus* bei der Tuberkulose und der mehr graduellen Verkrümmung bei Prozessen, die, wie manche Tumoren, meist mehrere Wirbel auf einmal befallen.

b) Diagnose und Differentialdiagnose des R-Tumors.

Der Arzt hat zunächst zu entscheiden: Ist das klinische Bild durch einen Tumor verursacht oder eine andere Läsion? Schon die *Anamnese* gibt wichtige Anhaltspunkte insofern, als Tumoren in der Regel einen progressiven Verlauf und selten Remissionen aufweisen. Bestehen lokale Sensibilitäts- oder Motilitätsstörungen vom segmentalen Typ, so pflegt ihr Niveau meist konstant zu sein. Von großer Bedeutung ist der Ausfall der *Lumbalpunktion*, wobei das Syndrom des partiellen bzw. totalen Blocks (vgl. S. 508) das Vorhandensein eines Tumors sehr wahrscheinlich macht. *Initiale* Tumorsymptome werden leider häufig als solche verkannt. Chronisch *neuralgischen* Schmerzen wird nicht die rechte Bedeutung beigemessen. Das gilt vor allem für *Ischiassymptome*, die, wenn sie *doppelseitig* auftreten und mit sensiblen oder motorischen Ausfällen, gar aber *mit Blasen-Mastdarmstörungen* einhergehen, stets den dringenden Verdacht auf eine tumoröse Affektion der untersten R.-Abschnitte erwecken müssen.

Anlaß zu **Fehldiagnosen** gibt, wie beim Hirntumor, die *adhäsive seröse Meningitis;* doch ist die irrtümliche Annahme eines komprimierenden Tumors in Fällen meningealer Narben und strangulierender Septenbildung nicht so schwerwiegend, da operatives Vorgehen in beiden Fällen indiziert ist. Etwas anderes ist es allerdings bei der Differentialdiagnose gegen circumscripte *neuritische* Prozesse im Gebiet der *Cauda equina*, wo eine Operation nur die Neigung zu spontaner Besserung und Heilung stören könnte.

ELSBERG gibt auf Grund von 45 geklärten Fällen folgende differentialdiagnostischen Merkmale für Erkrankungen im Caudagebiet an:

Caudasymptome	*Tumor*	*Neuritis*
Alter	Meist unter 40 Jahren	Meist über 40 Jahren
Anamnese	Allmählich progressiver Verlauf	Schneller Verlauf
Druckschmerz	In 65% (L_4—S_3)	In 28% (L_1—L_4)
Niveau der Sensibilitätsstörung	Meist eindeutig bestimmbar	In 40% unbestimmt
Liquor:		
Xanthochromie	Häufig	Ungewöhnlich
Globulinvermehrung	Sehr *stark in 80%*	*Auffällig nur in 4%*
Gesamteiweißvermehrung	*Stets deutlich*	*Keine*
Zellvermehrung	Bisweilen	Selten

Der Wert der *Liquordiagnostik* für die Differentialdiagnose offenbart sich aus dieser Gegenüberstellung aufs klarste. Das gilt auch für die Abgrenzung gegen die *Pachymeningitis hypertrophica circumscripta* (in der Regel des Halsmarks), bei welcher der häufig positive Ausfall der Wa.R. im Liquor die bisweilen kaum entscheidbare Differentialdiagnose klären kann; sowie für den Ausschluß einer *syphilitischen Meningomyelitis*. Gewiß können Gummenbildung und lokalisierte meningitische Reizerscheinungen einmal ganz das Bild eines Tumors produzieren; aber in der Regel bringen die serologischen Befunde dann doch eine Klärung, oder es bestehen deutliche Anzeichen für multiple Läsionen. Im Zweifelsfall vermag auch eine antiluische Behandlung den Fall zu klären. — Umschriebene Affektionen des R auf toxischer, entzündlicher oder zirkulatorischer Basis, Bilder, die unter dem Bild einer *Querschnittsmyelitis* (vgl. S. 506) oder ähnlichen Syndroms verlaufen, können einen intramedullären Tumor vortäuschen. Das Verhalten des Liquors ist dabei, weil umschriebene Schwellungen des Marks auch einen „Stopp" verursachen können, nicht so beweisend. — Wie so oft, bietet auch hier die *multiple Sklerose* nicht so selten differentialdiagnostische Schwierigkeiten. Dies gilt besonders für die ja häufigen oligosymptomatischen Fälle, z. B. mit fast ausschließlich paraparetischen Störungen. — Die *Syringomyelie* kann, abgesehen von der Eigenart ihres Verlaufes, begreiflicherweise ganz die Erscheinungen eines intramedullären Tumors machen. — Die Differentialdiagnose gegen primär degenerative Prozesse wie die spastische Spinalparalyse, amyotrophische Lateralsklerose, spinale Muskelatrophie wie auch die kombinierte Strangerkrankung bietet in der Regel keine großen Schwierigkeiten.

In allen zweifelhaften Fällen wird eingehendste Anamnese und Beobachtung des Verlaufs die Diagnose am besten sichern helfen. Das gilt auch für die aus dem Befund allein oft nicht so einfache Entscheidung, ob ein *intra-* oder *extramedullärer Tumor* vorliegt. Auch im R machen lokales Ödem und Zirkulationsstörungen Nachbarschaftssymptome, die über Art und Ausdehnung des Tumors täuschen können.

c) Die Höhenlokalisation der R-Tumoren.

Zur genauen Höhenbestimmung eines R-Tumors sind die *sensiblen Wurzelsymptome* (vgl. S. 451 f.) von eminenter Wichtigkeit, wohingegen die durch Markläsion bedingten Störungen nur in vorgeschrittenen Stadien oder bei Abwesenheit radikulärer Symptome herangezogen werden müssen. Unser Bestreben geht dahin, den oberen Pol eines Tumors zu bestimmen. Hierfür sind die *Reizsymptome* der hinteren Wurzeln viel eindeutiger als die Lähmungssymptome. Hyperästhesien in einem bestimmten Dermatom weisen auf eine Affektion des *gleichen* R-Segmentes hin, während Hyp- und Anästhesien in einem Dermatom infolge der Überlagerung der segmentalen Zonen den Ort der Läsion meist 2 Segmente zu tief anzeigen. In seltenen Fällen führen sekundäre Reizerscheinungen oberhalb des Tumors oder eine Wurzelschädigung am Ort des Wurzelaustritts aus dem Wirbelkanal und nicht ihres Ursprungs aus dem R zu einer fälschlich zu *hohen* Tumorlokalisation. Die zu *tiefe* Lokalisation ist das Gewöhnlichere. Am Rumpf ist die Höhenlokalisation auf Grund von segmentalen Sensibiliätsstörungen verläßlicher als an den Extremitäten (vgl. S. 451).

In Fällen, bei denen diese versagen, kann unter Umständen das Verhalten der *Vasomotoren* gute Dienste leisten. Der hyperalgetischen Zone kann dann eine solche von abnormer vasomotorischer Instabilität — Hautrötung — entsprechen, die besonders nach Hitzeanwendung von etwa 5 Min. sehr deutlich werden und für Stunden anhalten kann. Bei chronischen Fällen von R-Läsion ist distal von dieser Zone eine schwache Pigmentation beschrieben worden (FAY).

Radikuläre bzw. segmentale *Motilitätsstörungen* sind ein wertvolles diagnostisches Hilfsmittel oberhalb D_2 und unterhalb D_8 (vgl. S. 468). Im konkreten Fall muß man stets über die Zuordnung der Muskeln zu den einzelnen Rückenmarksegmenten orientiert sein (vgl. Abb. 3a). Auch das Verhalten der *Eigenreflexe* kann lokalisatorischen Aufschluß geben, da sie ja aufgehoben sind bei Läsionen des extra- oder intramedullären Teiles ihres Bogens (vgl. S. 469). Lokale Symptome seitens der *Wirbelsäule*, auch röntgenologische Befunde, tragen in gewissen Fällen gleichfalls zur Genauigkeit der Höhendiagnose bei.

Besondere Lokalzeichen bei Tumoren in verschiedenen Rückenmarkshöhen.
Bei allen R-Tumoren oberhalb des unteren Lumbalmarks sind die segmentalen Symptome begleitet von distalen, mehr oder minder deutlichen sensiblen und motorischen, vorwiegend spastischen Paresen (Marksymptomen).

Bei *Tumoren des Halsmarks* äußert sich die Wurzelreizung in neuralgiformen Schmerzen im Hinterkopf, Hals, Schulter und Arm und in motorischen Reizerscheinungen an den Kopfwendern, Schulterhebern und Armmuskeln. Je nachdem ob die oberen oder unteren Cervicalwurzeln bzw. Segmente betroffen sind, sehen wir den oberen bzw. unteren Armtyp einer radikulären Lähmung (vgl. S. 476). Sitzt die Affektion zwischen C_3 und C_5, so können Reizzustände und Lähmung des Zwerchfells infolge Läsion des Phrenicus die Folge sein. Doppelseitige Phrenicuslähmung ist tödlich. Je höher Abschnitte des Halsmarkes in den Prozeß einbezogen werden, um so größer ist die Gefahr sekundärer Beteiligung der Med. oblongata. Wir sehen dann auch Hirnnervensymptome, von denen Nystagmus und Schluckstörungen die wichtigsten sind. Distal vom Tumor finden sich die Symptome der Markläsion. Wird das obere Halsmark in seinen zentralen Teilen schwer geschädigt, so resultieren häufig letale Störungen der Temperaturregulation und anderer vegetativer Funktionen. Eine Läsion an der Grenze von Hals- und Dorsalmark kann das Centrum ciliospinale zerstören und den HORNERschen Symptomenkomplex sowie zirkulatorische und schweißsekretorische Anomalien im Gesicht verursachen (vgl. S. 503). Bei *Tumoren im Bereich des Brustmarks* sind die segmentalen Zonen sensibler Störungen der sicherste Hinweis auf die Höhe der Läsion. Bisweilen treten sie nach einer Lumbalpunktion klarer hervor. Segmentale motorische Ausfälle können sich an den Bauchmuskeln, vor allem den Bauchdeckenreflexen, äußern. Wurzelschädigung in D_8 bis D_9 kann zum Erlöschen der oberen, eine in D_{10} bis D_{12} der mittleren und unteren Bauchdeckenreflexe führen. — *Tumoren im Bereich des Lumbalmarks* sind gekennzeichnet durch schmerzhafte Parästhesien im Gebiet des Beckengürtels, auch bisweilen der Beckenorgane und der Oberschenkel. Hier finden sich auch die schlaffen Lähmungen. Der Patellarreflex kann fehlen bei erhaltenem oder spastisch gesteigertem Achillessehnenreflex und positivem Babinski.

Tumoren im Lumbosacralmark und Differentialdiagnose der Conus- und Caudatumoren (vgl. Abb. 3 b). Affektionen der untersten R-Abschnitte treffen schon bei geringer Ausdehnung auf eine große Zahl von Segmenten. Die in der Region des sog. *Epiconus* (L_4 bis S_2) entstehenden Wurzelschmerzen strahlen in die Hinterfläche der Oberschenkel und die äußere Fläche der Unterschenkel — wie bei der Ischias — aus. Hier finden sich auch frühzeitig Hypästhesien. Dazu kommt Aufgehobensein der Achillessehnenreflexe und schlaffe Parese der Fußmuskulatur, besonders im Peronaeusgebiet. Während schwerste Blasen- und Mastdarmstörungen bei Läsionen hierbei nicht obligat sind, überwiegen sie bei etwas mehr caudaler Lokalisation, der Erkrankung des *Conus* (vgl. S. 505). Das typische Conussyndrom entwickelt sich in der Regel schnell und besteht in der bilateralen nicht selten dissoziierten Hyp- bzw. Anästhesie in S_3 bis S_5, der *Reithosenanästhesie* und schlaffer Blasen-Mastdarmlähmung, zu der häufig die Epiconussymptome hinzukommen.

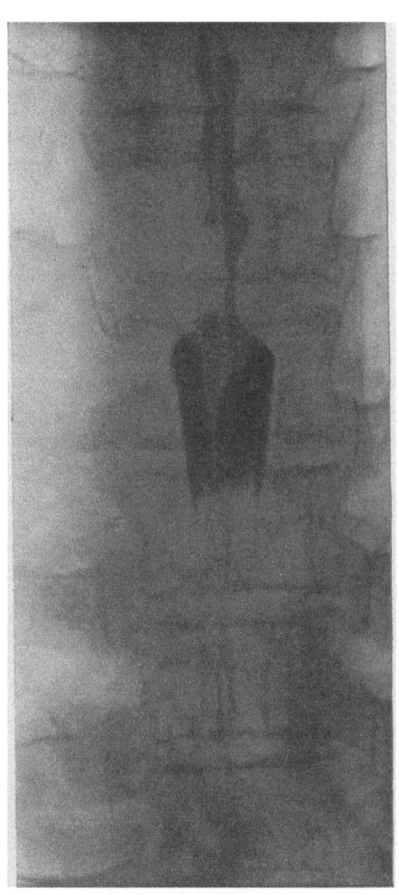

Abb. 37. Röntgenkontrastbild nach suboccipitaler Injektion von Lipiodol bei einem Fall von extramedullärem Tumor. (Aus dem Röntgeninstitut der University of Chicago, Professor HODGES.)

Dieses charakteristische Bild ist in erster Linie der *intramedullären* Conusaffektion eigen. Komprimiert ein *extramedullärer* Tumor den Conus und Epiconus, so werden die dem untersten R anliegenden sensiblen und motorischen Wurzeln von L_2 bis S_2 mitlädiert, und es entsteht ein einer *Caudaschädigung* sehr ähnliches Syndrom. Bei Tumoren der Cauda pflegen im Gegensatz zu den Conusaffektionen die schweren Wurzelschmerzen für lange Zeit im Vordergrund zu stehen, auch ist die Verteilung dieser peripher-sensiblen und -motorischen Ausfälle weniger symmetrisch. Sensibilitätsausfälle betreffen meist alle Qualitäten gleichmäßig. Blasen-Mastdarmlähmungen fehlen hier oder treten erst im späteren Verlauf auf. — Wird allerdings der *unterste Caudaabschnitt* befallen, dann kann das Krankheitsbild wieder sehr einer Conusläsion ähneln. Hier entscheidet dann mitunter eine Lumbalpunktion im untersten Lumbalbereich, die bei Erkrankungen der Cauda einen pathologischen Befund zeigen kann, selbst in Fällen, wo der an der üblichen Stelle gewonnene Liquor normal ist.

Die Einbringung eines **Kontrastmittels** *zur röntgenologischen Darstellung eines Passagehindernisses im Lumbalkanal* leistet wertvollste Dienste zur Sicherung der Höhendiagnose eines raumbeengenden Prozesses, also nicht nur eines Tumors. Man injiziert zu diesem Zweck 1—2 ccm *40%ige Jodipin-* bzw. *Lipiodollösung* suboccipital und beobachtet an Hand mehrfacher Röntgenaufnahmen das Herabgleiten des Kontrastmittels bis ins äußerste Ende des Lumbalsackes. Die Deutung der Befunde, die je nach Art des Tumors bzw. des Prozesses verschieden ausfallen, muß dem fachkundigen überlassen werden. Abb. 37 zeigt den typischen Befund eines totalen Stopps, wie man ihn besonders bei *extramedullären* Tumoren findet.

Die Therapie der Rückenmarkstumoren. Die Therapie der Wahl ist die Operation, d. h. die Freilegung des lokalisierten Tumors mittels Laminektomie, welcher je nach Sitz der Geschwulst die Eröffnung der Dura folgt. Dem Eingriff muß die Lokalisation *in bezug auf die Wirbelsäule* vorausgehen, was am besten an Hand eines Schemas wie in Abb. 3b erfolgt. Es muß stets danach getrachtet werden einen R-Tumor frühzeitig genug zur Operation zu bringen, bevor degenerative Prozesse im Mark die Operationschancen verringern. Auf der anderen Seite sind aber auch Fälle mit bereits länger bestehender Markschädigung durchaus nicht als hoffnungslos zu betrachten. Es kommt auf die Art der Markschädigung an, die niemals vorauszusagen ist. Die Mortalität der Operationen am R ist besonders groß bei Tumoren im hohen Halsmark; beträgt aber unter den Händen speziell ausgebildeter Chirurgen nicht mehr als 10% für die Gesamtgruppe der R-Tumoren. Die *Röntgentherapie* kommt in erster Linie bei den kaum operablen intramedullären Tumoren und im übrigen zur *Nachbehandlung* post operationem in Frage. Der Erfolg der Operation äußert sich am raschesten an den hinteren Wurzelsymptomen. Die Schmerzen verschwinden meist überraschend schnell. Der Rückgang der Marklähmungen hängt ganz von ihrer Schwere ab und kann schon innerhalb von Tagen, aber auch erst innerhalb vieler Monate bis Jahre erfolgen. Bald stellt sich die Sensibilität, bald die Motilität früher wieder her. Die ersten Zeichen der Besserung treten in der Regel an den distalsten Teilen auf. — *Schädigungen des R durch Erkrankungen der Wirbelsäule* erfordern natürlich eine andere Behandlung, so wie sie z. B. auf S. 644 für die tuberkulöse Caries erwähnt wird. — Im übrigen hat die *konservative Behandlung* und *Pflege* bei den nicht operativ besserungsfähigen R-Störungen die gleiche Bedeutung wie bei anderen, z. B. chronisch-myelitischen Störungen (vgl. S. 596).

IV. Die entzündlichen, infektiösen und toxischen Erkrankungen des ZNS.

Die Zusammenfassung einer größeren Anzahl von Erkrankungen als solche entzündlicher Natur begegnet — wie überall im Körper — der Schwierigkeit der eindeutigen Definierung dessen, was man unter „Entzündung" verstehen will. Im ZNS ist die Unterscheidung morphologischer Veränderungen bezügl. ihres primären bzw. sekundären Charakters oft besonders schwierig. Dies betrifft die rein zirkulatorischen, die entzündlichen wie die parenchymatösen Veränderungen in gleicher Weise. Im folgenden beschränken wir uns auf die *primär entzündlichen* Erkrankungen. Den entzündlichen Charakter einer Läsion erkennen wir vorzüglich an den krankhaften Reaktionen der *mesodermalen* Anteile des Nervensystems, also der Gefäße, der Meningen und Hüllen der peripheren Nerven. An ihnen spielt sich in Form exsudativer, zellig-infiltrativer und bindegewebig-proliferativer, vernarbender

Prozesse die Entzündung in ihren verschiedenen Intensitäten und Verlaufsformen ab. Das *Parenchym reagiert* teils sekundär auf die entzündlichen Läsionen besonders der Gefäße, teils aber offenbar *selbständig in der dem ektodermalen Gewebe eigenen Art auf die Einwirkung toxisch-infektiöser Noxen*. Die Pathologie gebraucht hierfür die Bezeichnung „*parenchymatöse Entzündung*", worunter wir im ZNS ein sehr wechselvolles Bild verschiedenartiger Schädigungen und Reaktionen der Ganglienzellen, Nervenfasern mit ihren Scheiden und der Glia verstehen.

Die entzündlichen Vorgänge im NS können sehr verschiedener Art sein. Hier wie sonst im Körper entscheiden Art und Intensität der Noxe und die Reaktionslage des Organismus und seiner Teile. Verhältnismäßig einfach liegen die Verhältnisse, wenn **Eitererreger**, sei es aus den dem Hirn nahen Organen des Respirationstrakts bzw. den Knochen oder Weichteilen des Gesichts- und Hirnschädels wie der Wirbelsäule, in die nervösen Gewebe eindringen. So entstehen die vielen eitrigen Meningitiden, entzündlichen Sinusthrombosen und Hirnabscesse. Auch die Beteiligung des Hirns an *septischen und pyämischen Allgemeininfektionen* ist ohne weiteres verständlich. Hier wie sonst im Körper können sich *metastatisch Eiterherde* bilden. Kompliziert werden die Dinge, wenn wir es nicht mit sichtbaren Erregern zu tun haben und es fraglich wird, wodurch die entzündlichen Erscheinungen verursacht werden. Diese — im Gegensatz zur ersten Gruppe — *nichteitrigen Entzündungen können in ganz verschiedener Weise zustande kommen*. Bei einzelnen Hirn- und Rückenmarksentzündungen wissen wir, daß sie durch **ultravisible Virusarten** erzeugt werden — *epidemische Encephalitis und Poliomyelitis, Herpes zoster, Lyssa*. Bei anderen vermuten wir einen solchen Infektionsmodus, obschon — wie z. B. bei gewissen vorwiegend *lymphocytären Meningitiden* oder bei *encephalitischen Erkrankungen nach Vaccinierung und im Zusammenhang mit Infektionskrankheiten* — auch *andersartige pathogenetische Möglichkeiten* bestehen könnten. Wir denken da — ähnlich wie bei gewissen serösen Entzündungen sonst im Körper, z. B. der Gelenke — an **allergische Vorgänge**. Wir wissen, daß das ZNS — vor allem begreiflicherweise die *Meningen!* — an infektiösen Allgemeinerkrankungen viel öfter teilhat als man früher glaubte. Das zeigt das Ergebnis der Lumbalpunktion einwandfrei. So wie nun aber etwa Exantheme durchaus nicht stets eine bakterielle Invasion der Haut verraten, sondern bald *allergischer* oder rein *toxischer* Natur sein können, so dürften wohl auch diese *serös-exsudativen* und „*exanthematischen*" entzündlichen *zentralnervösen Vorgänge* in verschiedener Weise entstehen. — Die Frage, ob *echt entzündliche* Vorgänge im NS **rein toxisch** bedingt sein können, ist zur Zeit nicht zu entscheiden. Toxische Erkrankungen wie der *Tetanus* lassen jede typische entzündliche Reaktion vermissen. Andere mit lokal- oder allgemeininfektiösen Manifestationen einhergehende zentralnervöse, anscheinend entzündliche Erkrankungen zeigen histologische Veränderungen, deren Zugehörigkeit zu echten Entzündungen nicht allgemein angenommen wird. Ich halte es auf Grund langjähriger Erfahrung doch für erlaubt, die sog. „*pseudo*"-*entzündlichen Encephalomyelitiden* prinzipiell mit den anderen typisch entzündlichen Erkrankungen zusammen zu tun. Anatomisch zeigen sie Veränderungen — vor allem an der Hirnzirkulation —, die den *rein-toxischen* Läsionen, z. B. alkoholischer Natur, sehr ähneln. Wir können daraus nur schließen, wie schwierig und oft auch mißlich es ist, „reine Reaktionstypen" angesichts der Kompliziertheit der verschiedenen biologischen Konstellationen aufstellen zu wollen.

Der eigentliche Charakter der meisten *peripher-nervösen* Erkrankungen — inwieweit entzündlich bzw. zirkulatorisch oder degenerativ bedingt — ist uns in Ermangelung bioptischen oder autoptischen Materials noch sehr ungenügend bekannt.

1. Die eitrigen Entzündungen des ZNS.
a) Die Sinusphlebitis.

Die durch *Eitererreger* verursachte Entzündung, Thrombose und schließlich Vereiterung eines Hirnsinus erfolgt am leichtesten durch eitrige Prozesse in den einem Sinus benachbarten Schädelknochen. So entsteht im Zusammenhang mit einer Otitis media die *Phlebitis* des *S. transversalis* und *petrosus sup.*, die sowohl in Richtung des S. cavernosus wie der V. jugularis fortschreiten kann. Keilbeineiterungen und Osteomyelitiden in dieser Gegend sind nicht selten Ursache einer *Cavernosusphlebitis*. — Auf dem *Blutweg* kann eine eitrige Phlebitis zustande kommen bei Infektionen, vor allem Furunkeln, Phlegmonen und Erysipel im Gesicht. — Eitrige Phlebitiden schließen nur zu leicht zwei Gefahren ein: die *eitrige Meningitis* und der *Hirnabsceß*.

Die **Symptomatologie** der eitrigen Sinusphlebitis hängt bezüglich der *lokalen* Symptome ganz davon ab, welcher Sinus befallen ist. Auf S. 540 wurden bereits die durch die Sinusverlegung verursachten Hirnsymptome besprochen. Das charakteristische Gepräge erhält die Sinusphlebitis meist erst durch die *Allgemeinerscheinungen* einer septischen oder pyämischen Infektion — also Fieber, Leukocytose, Beschleunigung der Blutsenkung usw. — in Verbindung mit Hirnsymptomen, hervorgerufen durch den den Meningen bzw. dem Hirngewebe selbst so nahen entzündlichen oder eitrigen Prozeß. So sehen wir im Syndrom einer *Transversusphlebitis* das Bild einer Otitis media kompliziert einerseits durch Auftreten bzw. Verschlimmerung der klinischen Zeichen einer Allgemeininfektion andererseits durch meningitische Reizsymptome (S. 593), Hirnsymptome, wie Kopfschmerz, Übelkeit, Bewußtseinsstörungen bis zu Merkmalen, die bereits die Bildung eines Hirnabscesses im Schläfenlappen oder Kleinhirn (vgl. S. 569) befürchten lassen. Bildet sich der Abszeß extradural, so erkennt man das meist an einer schmerzhaften entzündlichen Schwellung im Bereich des Warzenfortsatzes. Die Fortsetzung der Phlebitis in den S. cavernosus verrät sich durch das Hinzutreten der S. 540 beschriebenen Symptome und meist mit pyämischem Fieber einhergehende Verschlimmerung des Zustandes. Reicht die Transversusphlebitis bis zur V. jugularis hinab, so kann das QUECKENSTEDT-sche Zeichen (S. 508) auf der gleichen Seite negativ sein. Der *Liquor* bietet oft aber nicht immer die Zeichen einer akut entzündlichen meningitischen Reizung und ist gelegentlich auch xanthochrom. — Die akute *Cavernosusphlebitis* verläuft mit den eben genannten schweren Allgemeinsymptomen als akute Thrombose dieses Sinus, meist in foudroyanter Weise.

Die **Diagnose** einer Sinusphlebitis ist bei Vorliegen eines bereits prädisponierenden Infekts der genannten Art nicht so schwierig; doch müssen Hirnabsceß und lokale Meningitis ausgeschlossen werden. Ein rascher, septischer Verlauf komplizierender Symptome bei Otitis media spricht mehr für Phlebitis und gegen einen Hirnabsceß.

Die **Therapie** ist prophylaktisch bei Furunkeln im Gesicht wie auch der Osteomyelitis der Schädelknochen. Es ist schon manches gewonnen, wenn der Arzt sich der drohenden Gefahr bewußt ist und rechtzeitig einen Chirurgen konsultiert. — Ist die Phlebitis bereits vorhanden, so bietet praktisch nur die Transversusphlebitis gute operative Möglichkeiten. Bisweilen erweist sich die Unterbindung der V. jugularis als lebensrettend.

b) Der Hirn- und Rückenmarksabsceß.

Der Hirnabsceß kann — wie wir sahen — zu einer eitrigen Sinusphlebitis in Beziehung stehen; öfter aber entsteht er, sei es mittels einer vorwiegend venösen eitrigen Metastasierung von Eiterherden in die Schädelknochen und Weichteile, vor allem vom Mittelohr her, sei es auf dem Weg infizierter arterieller (Bakterien-) Emboli, z. B. bei chronischen Eiterungen der Lunge und Pleura, dem Lungenabsceß, vereiterten Ektasien, der Lungengangrän, dem Pleuraempyem, auch bei eitrigen Osteomyelitiden, Phlegmonen, Appendicitis und dem Erysipel. — In mehr *gutartiger* Form entwickelt sich der Hirnabsceß aus einer *lokalisierten eitrigen Encephalitis*, langsam und klinisch oft lange Zeit fast unbemerkt unter *Abkapselung* gegen die Umgebung; in *bösartigen* Fällen jedoch als *akute eitrige Einschmelzung* des Hirngewebes mit den entsprechenden schweren cerebralen *(Hirnödem!)* und körperlichen Allgemeinerscheinungen. Während die arteriell-metastatischen Hirnabscesse oft *multipel* sind und das *Versorgungsgebiet der A. cerebri media* bevorzugen, pflegen die Abscesse bei Affektionen des Gesichts- und Hirnschädels meist *solitär* zu sein und eine der primären Eiterung entsprechende *Hirnlokalisation* aufzuweisen. So pflegen rhinogene Abscesse im vorderen Teil des Frontallappens, otogene, wenn die Eiterung sich nach der mittleren Schädelgrube zu ausbreitet — wie es nicht selten bei akuter Otitis media der Fall ist — im Schläfenlappen, wenn sie wie bei Labyrintherkrankung, nach der hinteren Schädelgrube zu vordringt, im Kleinhirn zu entstehen. Wenn eine Thrombophlebitis das Bild kompliziert, können Abscesse sich auch weiter entfernt vom primären Herd bilden. Bei Eiterungen in der Umgebung des Hirns entwickelt sich gern ein *extraduraler* Absceß, wie überhaupt die Dura bei dem Übergreifen eitriger Prozesse auf das Hirn in entzündlicher Weise mitreagiert. **Rückenmarksabscesse** bevorzugen — zumal wenn sie metastatischer Natur sind und nicht durch das Übergreifen eines eitrigen Wirbelprozesses auf die Meningen und das Mark entstanden sind — die graue Substanz, in der sie sich auch einmal in der Längsrichtung ausbreiten können.

Die Symptomatologie des Hirnabscesses ähnelt in mannigfacher Weise jener gewisser Hirntumoren; doch pflegen beim Absceß *Allgemeinsymptome*, vor allem Kopfschmerz und Stauungspapille, weniger ausgesprochen zu sein als beim Hirntumor. Stauungspapille leichten bis mittleren Grades und Neuritis optica kommen in einem nicht geringen Prozentsatz — zumal bei Kleinhirnabsceß — vor. Heftiger Kopfschmerz, der übrigens keinen verläßlichen, lokaldiagnostischen Wert hat, kann Symptom einer meningitischen Reizung sein. Wichtig ist dann das Exacerbieren der Schmerzen bei Kopfbewegungen. Psychische Störungen — Benommenheit und Verwirrtheitszustände — können auftreten. Druckpuls oder aber abnorm hohe Pulsfrequenz und Temperatursteigerung sowie Respirationsstörungen, Schwindel und Erbrechen pflegen meist bei Abscessen in der hinteren Schädelgrube, also besonders im Kleinhirn, aufzutreten. Bei dieser Lokalisation sind auch andere cerebellare Ausfälle und Nachbarschaftssymptome seitens des Pons, der Medulla und der Hirnnerven zu erwarten. Blicklähmung und Nystagmus nach der *kranken* Seite bei infolge Labyrintheiterung aufgehobener vestibulärer Erregbarkeit spricht für einen Kleinhirnabsceß. Bei Labyrintherkrankung allein pflegt der Nystagmus meist nach der gesunden Seite auszuschlagen. — Die Symptomatologie bei Abscessen in den verschiedenen Hirnlobi entspricht deren physiologischer Funktion (vgl. das im allgemeinen Teil Gesagte und den Abschnitt über Hirntumoren). Schläfenlappenabscesse können zu schweren Trigeminusneuralgien und zum GRADENIGOschen Syndrom (vgl. S. 488) führen. — Konvulsionen finden sich sowohl bei komplizierender Meningitis wie bei Abscessen in der Umgebung der Zentralwindung nahe der Oberfläche; jedoch bei Kindern auch als Frühsymptom von Hirnabscessen überhaupt. — *Der Verlauf* kann akut oder chronisch sein. Bei Abscessen, die von Eiterungen des Schädels ausgehen, findet sich meist ein Latenzstadium von Tagen bis Monaten nach vorübergehenden Initialsymptomen. Ja es kann selbst Jahre dauern, bis ein langsam entstandener Absceß unter dem Einfluß eines akzidentellen Kopftraumas, irgendeines anderen Leidens oder auch aus unbekannter Ursache plötzlich Symptome macht. Der Exitus wird durch eitrige Meningitis infolge Durchbruchs des Abscesses in den Liquorraum oder durch Hirnschwellung herbeigeführt. Kleinhirnabscesse können zu plötzlicher Atemlähmung führen.

Diagnose und Differentialdiagnose. In vielen Fällen kann die Anamnese von entscheidender Bedeutung sein. Man muß an Hirnabsceß denken, wenn bei chronischen Eiterungsprozessen in anderen Organen oder bei allgemein septischen oder pyämischen Erkrankungen plötzlich mehr oder minder lokalisierbare Hirnsymptome, welche nicht auf einer eitrigen Meningitis beruhen, auftreten, oder wenn nach suppurativen Erkrankungen am Schädel nach kürzerer oder längerer Latenz Hirnstörungen erscheinen. Nach Schädelverletzungen werden Temperatursteigerungen, cerebrale Allgemein- und zunehmende Lokalsymptome, sowie meningeale Reizerscheinungen den Verdacht eines Abscesses erwecken. Das Fortbestehen von cerebralen Symptomen nach operativer Beseitigung eines extracerebralen Eiterherdes spricht gegen eine einfache meningeale Reizung, bei klarbleibendem Liquor für Absceß, bei eitrigem Liquor für Meningitis mit oder ohne Absceß. Die *Meningitis* verläuft in der Regel mit höherem Puls und Fieber und charakteristischeren Reizsymptomen als der Absceß, bei dem nicht so selten das Fieber fehlt und mehr allgemeine und lokale Hirnsymptome das Bild beherrschen. — Der **extra- oder epidurale Absceß** unterscheidet sich symptomatologisch häufig nicht von den Symptomen, die die primären eitrigen Knochenprozesse selbst machen. Stark pflegt die Beteiligung der Weichteile über der erkrankten Knochenpartie und dem Absceß zu sein. Meist besteht auch eine heftige lokale Klopfempfindlichkeit und starke Hyperästhesie der Kopfhaut. Ein an der Schädelbasis sitzender epiduraler Absceß wird in der Regel erst bei der operativen Freilegung des Eiterherdes bzw. Eröffnung der betreffenden Nebenhöhlen entdeckt. — Die *circumscripte* eitrige *Meningitis* (**subduraler Absceß**) ist praktisch vom Absceß nicht zu unterscheiden. — Steht die Frage eines otogenen Hirnabscesses zur Entscheidung, so soll man nach JANSEN in unsicheren Fällen zunächst an Labyrinthentzündung, den tiefen extraduralen Absceß, die seröse und eitrige Meningitis, und erst wenn diese Erkrankungen zur Erklärung des Krankheitsbildes nicht ausreichen, an Hirnabsceß denken (GOLDSTEIN). — Diagnostische Schwierigkeiten macht öfters auch die *circumscripte*, zumal *cystische, narbige Meningitis*. Hier wie beim *Hirntumor* kann beim Fehlen einer typischen Anamnese bzw. eines ätiologisch wichtigen Primärleidens, bei Abwesenheit von Temperatursteigerungen, Leukocytose, erhöhter Blutsenkungsgeschwindigkeit und von meningitischen Erscheinungen mit typischem Liquorbefund die Differentialdiagnose unter Umständen unmöglich sein. Eine hochgradige Stauungspapille spricht mehr für Tumor; aber auch dies ist durchaus keine allgemeingültige Regel! Gar manchen Hirnabsceß diagnostiziert erst der Pathologe. — Der *Liquor* kann beim Hirnabsceß ganz normal sein, sofern nicht eine Reaktion der Meningen vorhanden ist; dann ähnelt der Befund dem einer Meningitis.

Therapie. Beim Verdacht auf Hirnabsceß soll sobald wie möglich operiert werden. Dies gilt besonders für die Abscesse im Anschluß an suppurative Prozesse des Schädels. (Aber auch metastatische Abscesse sollen — falls die Lokaldiagnose möglich ist — operativ angegangen werden. Oft macht aber die Multiplizität von Abscessen den Eingriff illusorisch.) Die Operationschancen sind nicht schlecht, werden doch mehr als die Hälfte der Fälle gerettet. Die Natur des Prozesses bringt es mit sich, daß Rezidive vorkommen können, die einer erneuten Operation bedürfen.

Die Symptome des seltenen Rückenmarkabscesses können akut mit lebhaften Wurzelschmerzen einsetzen und rasch zum Bild eines kompletten oder inkompletten Querschnittes führen. In anderen Fällen mehr chronischen Verlaufes kann sich ein recht uncharakteristischer Zustand entwickeln, der gekennzeichnet ist durch mehr oder minder deutliche *spinale* Symptome und *chronisch-meningitische* Reizerscheinungen. — Auch *extramedulläre* Abscesse kommen vor. Die klinischen Symptome sind dann die einer eitrigen *Pachymeningitis spinalis,* zu denen sich in der Regel Marksymptome gesellen. *Die diffuse wie auch umschriebene eitrige Pachymeningitis* — der *epidurale Absceß* — verläuft meist mit hohem, septischem Fieber und Wurzelreizsymptomen. Befällt ein epiduraler Absceß die untersten Abschnitte des Duralraumes, so erhält man bei der Lumbalpunktion zunächst Eiter und erst bei tieferem Eingehen Liquor. Die Höhenlokalisation eines epiduralen Abscesses ergibt sich meist aus der starken lokalen Schmerzhaftigkeit, den segmentalen Wurzelsymptomen und evtl. dem Punktionsergebnis. Therapeutisch, d. h. operativ aussichtsreich ist wohl nur der extradurale, nicht aber der intramedulläre Absceß.

MIX
Papier aus verantwortungsvollen Quellen
Paper from responsible sources
FSC® C105338

If you have any concerns about our products,
you can contact us on
ProductSafety@springernature.com

In case Publisher is established outside the EU,
the EU authorized representative is:
**Springer Nature Customer Service Center GmbH
Europaplatz 3, 69115 Heidelberg, Germany**

Printed by Libri Plureos GmbH
in Hamburg, Germany